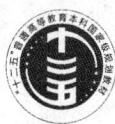

"十二五"普通高等教育本科国家级规划教材

中国高等教育学会医学教育专业委员会规划教材
全国高等医学院校教材

供基础、临床、预防、口腔医学类专业用

儿 科 学
Pediatrics

（第3版）

主　编　申昆玲　姜玉武

副主编　曾其毅　孙正芸　许红梅
　　　　贾秀红　刘文君

编　者　（按姓名汉语拼音排序）

董文斌（泸州医学院）	刘智胜（武汉市儿童医院）
巩纯秀（首都医科大学）	齐建光（北京大学医学部）（主编助理）
何　昕（哈尔滨医科大学大庆校区）	任立红（哈尔滨医科大学）
冀石梅（首都医科大学）（主编助理）	申昆玲（首都医科大学）
贾秀红（滨州医学院）	宋文琪（首都医科大学）
姜玉武（北京大学医学部）	孙正芸（山东省立医院）
敬小青（承德医学院）	唐雪梅（重庆医科大学）
李　明（北京大学医学部）	王　斌（南方医科大学）
李明霞（新疆医科大学）	王继春（内蒙古医科大学）
梁芙蓉（北京大学医学部）	许红梅（重庆医科大学）
刘长山（天津医科大学）	曾其毅（南方医科大学）
刘文君（泸州医学院）	钟旭辉（北京大学医学部）

北京大学医学出版社

ERKEXUE

图书在版编目（CIP）数据

儿科学 / 申昆玲，姜玉武主编 . —3 版 . —北京：北京大学医学出版社，2013.12（2014.11 重印）

ISBN 978-7-5659-0724-1

Ⅰ. 儿… Ⅱ. ①申…②姜… Ⅲ. 儿科学—医学院校—教材 Ⅳ. ① R72

中国版本图书馆 CIP 数据核字（2014）第 011154 号

儿科学（第 3 版）

主　　编：申昆玲　姜玉武
出版发行：北京大学医学出版社
地　　址：（100191）北京市海淀区学院路 38 号　北京大学医学部院内
电　　话：发行部 010-82802230；图书邮购 010-82802495
网　　址：http://www.pumpress.com.cn
E-mail：booksale@bjmu.edu.cn
印　　刷：莱芜市圣龙印务有限责任公司
经　　销：新华书店
责任编辑：李娜　　　责任校对：金彤文　　　责任印制：张京生
开　　本：850mm×1168mm　1/16　　印张：28.75　　字数：819 千字
版　　次：2013 年 12 月第 3 版　2014 年 11 月第 2 次印刷
书　　号：ISBN-978-7-5659-0724-1
定　　价：49.00 元

版权所有，违者必究

（凡属质量问题请与本社发行部联系退换）

全国高等医学院校临床专业本科教材评审委员会

主任委员 王德炳 柯 杨

副主任委员 吕兆丰 程伯基

秘 书 长 陆银道 王凤廷

委　　员（按姓名汉语拼音排序）

白咸勇	曹德品	陈育民	崔慧先	董 志
郭志坤	韩 松	黄爱民	井西学	黎孟枫
刘传勇	刘志跃	宋焱峰	宋印利	宋远航
孙 莉	唐世英	王 宪	王维民	温小军
文民刚	线福华	袁聚祥	曾晓荣	张 宁
张建中	张金钟	张培功	张向阳	张晓杰
周增桓				

序

北京大学医学出版社组织编写的全国高等医学院校临床医学专业本科教材（第2套）于2008年出版，共32种，获得了广大医学院校师生的欢迎，并被评为教育部"十二五"普通高等教育本科国家级规划教材。这是在教育部教育改革、提倡教材多元化的精神指导下，我国高等医学教材建设的一个重要成果。为配合《国家中长期教育改革和发展纲要（2010—2020年）》，培养符合时代要求的医学专业人才，并配合教育部"十二五"普通高等教育本科国家级规划教材建设，北京大学医学出版社于2013年正式启动全国高等医学院校临床医学专业（本科）第3套教材的修订及编写工作。本套教材近六十种，其中新启动教材二十余种。

本套教材的编写以"符合人才培养需求，体现教育改革成果，确保教材质量，形式新颖创新"为指导思想，配合教育部、国家卫生和计划生育委员会在医药卫生体制改革意见中指出的，要逐步建立"5 + 3"（五年医学院校本科教育加三年住院医师规范化培训）为主体的临床医学人才培养体系。我们广泛收集了对上版教材的反馈意见。同时，在教材编写过程中，我们将与更多的院校合作，尤其是新启动的二十余种教材，吸收了更多富有一线教学经验的老师参加编写，为本套教材注入了新鲜的活力。

新版教材在继承和发扬原教材结构优点的基础上，修改不足之处，从而更加层次分明、逻辑性强、结构严谨、文字简洁流畅。除了内容新颖、严谨以外，在版式、印刷和装帧方面，我们做了一些新的尝试，力求做到既有启发性又能引起学生的兴趣，使本套教材的内容和形式再次跃上一个新的台阶。为此，我们还建立了数字化平台，在这个平台上，为适应我国数字化教学、为教材立体化建设作出尝试。

在编写第3套教材时，一些曾担任第2套教材的主编由于年事已高，此次不再担任主编，但他们对改版工作提出了很多宝贵的意见。前两套教材的作者为本套教材的日臻完善打下了坚实的基础。对他们所作出的贡献，我们表示衷心的感谢。

尽管本套教材的编者都是多年工作在教学第一线的教师，但基于现有的水平，书中难免存在不当之处，欢迎广大师生和读者批评指正。

2013年11月

第 3 版前言

第 3 版的使用对象正如之前两版，主要是本科生。其内容和繁简重点参照了临床医学专业五年制儿科学教学大纲，同时与医师资格考试大纲相一致，因此也适用于低年资住院医师。

作者们兼具儿科专家和儿科教育者的双重身份，深刻了解临床教学规律、教学内容以及当前信息化时代的学习环境，力求用可读而精练的文字，针对儿科实习和轮转所需要的基本儿科学专业知识，内容涉及正常儿童的生长发育以及常见儿科疾病的诊断、干预、治疗和预防，既综合全面又不失简明易懂。同时新增和更新了照片、图片、表格和参考资料。该版还适当更新和补充了过去五年来医学及儿科学领域的新进展，旨在帮助医学生和低年资住院医师在获取儿科学基础知识的同时，达到开阔视野、密切联系临床实际、培养学生自主学习与独立思考能力的目的，有助于他们胜任医疗服务，胜任医师资格考试和住院医师的阶段考核。

之前的两版曾获得北京市精品教材，我们衷心希望第 3 版在保持其"思想性、科学性、先进性和实用性"的基础上继续成为广大学习者信赖的儿科学学习资料。

申昆玲　姜玉武
2013 年 8 月

目 录

第一章　绪论…………………………… 1

第二章　儿童生长发育与保健………… 4
　第一节　儿童年龄分期 ……………… 4
　第二节　小儿生长发育的规律和影响
　　　　　因素 ………………………… 5
　第三节　体格生长的测量与评价 …… 6
　第四节　体格的发育 ………………… 12
　第五节　神经心理的发育 …………… 15
　第六节　儿童发育与神经心理评估 … 19
　第七节　儿童保健的具体措施 ……… 23

第三章　儿童疾病诊断与治疗特点……… 32
　第一节　儿科病史采集和体格检查 … 32
　第二节　儿科治疗原则及特点 ……… 38
　第三节　儿童体液平衡和液体疗法 … 42

第四章　营养及营养性疾病…………… 50
　第一节　营养基础 …………………… 50
　第二节　婴儿喂养 …………………… 55
　第三节　儿童、少年膳食安排 ……… 59
　第四节　营养状况评价 ……………… 60
　第五节　蛋白质-能量营养障碍 …… 61
　第六节　维生素营养障碍 …………… 67
　第七节　微量元素缺乏症 …………… 78

第五章　新生儿与新生儿疾病………… 84
　第一节　概述 ………………………… 84
　第二节　正常足月儿和早产儿的特点
　　　　　与护理 ……………………… 85
　第三节　小于胎龄儿和大于胎龄儿 … 91
　第四节　新生儿窒息与复苏 ………… 93
　第五节　新生儿胎粪吸入综合征 …… 97
　第六节　新生儿呼吸窘迫综合征 …… 99
　第七节　新生儿缺氧缺血性脑病 …… 101

　第八节　新生儿颅内出血 …………… 104
　第九节　新生儿寒冷损伤综合征 …… 106
　第十节　新生儿坏死性小肠结肠炎 … 108
　第十一节　新生儿出血症 …………… 110
　第十二节　新生儿黄疸 ……………… 112
　第十三节　新生儿感染性疾病 ……… 116
　第十四节　新生儿低血糖和高血糖 … 124
　第十五节　新生儿低钙血症 ………… 125
　第十六节　产伤 ……………………… 127

第六章　遗传性疾病…………………… 128
　第一节　概述 ………………………… 128
　第二节　染色体畸变 ………………… 130
　第三节　遗传代谢病 ………………… 135

第七章　免疫和免疫缺陷病…………… 139
　第一节　概述 ………………………… 139
　第二节　原发性免疫缺陷病的临床
　　　　　预警、诊断步骤与方法 …… 140
　第三节　以抗体缺陷为主的免疫
　　　　　缺陷病 ……………………… 142
　第四节　联合免疫缺陷病 …………… 144
　第五节　伴有其他特征表现的免疫
　　　　　缺陷病 ……………………… 145
　第六节　先天性吞噬细胞数量和（或）
　　　　　功能缺陷 …………………… 146
　第七节　其他原发性免疫缺陷病 …… 147
　第八节　继发性免疫缺陷病 ………… 149
　第九节　原发性免疫缺陷病的防治 … 150

第八章　感染性疾病…………………… 152
　第一节　概述 ………………………… 152
　第二节　病毒性疾病 ………………… 154
　第三节　细菌性疾病 ………………… 177
　第四节　深部真菌病 ………………… 188

目 录

第五节	寄生虫病	193

第九章 消化系统疾病 202
- 第一节 小儿消化系统解剖生理特点 202
- 第二节 口炎 203
- 第三节 胃食管反流病 204
- 第四节 胃炎 206
- 第五节 消化性溃疡 208
- 第六节 先天性肥厚性幽门狭窄 211
- 第七节 肠套叠 212
- 第八节 先天性巨结肠 214
- 第九节 腹泻病 216
- 第十节 婴儿肝炎综合征 222

第十章 呼吸系统疾病 225
- 第一节 小儿呼吸系统解剖生理特点及检查方法 225
- 第二节 急性上呼吸道感染 228
- 第三节 急性感染性喉炎 230
- 第四节 急性支气管炎 231
- 第五节 毛细支气管炎 231
- 第六节 肺炎 234
- 第七节 支气管哮喘 241
- 第八节 急性呼吸衰竭 247

第十一章 循环系统疾病 252
- 第一节 小儿心血管系统解剖生理特点 252
- 第二节 先天性心脏病 253
- 第三节 心肌炎 264
- 第四节 充血性心力衰竭 267
- 第五节 心肌病 272
- 第六节 小儿心律失常 272

第十二章 泌尿系统疾病 280
- 第一节 儿童泌尿系统解剖生理特点 280
- 第二节 急性肾小球肾炎 282
- 第三节 肾病综合征 285
- 第四节 尿路感染 289
- 第五节 遗尿症 292
- 第六节 急性肾衰竭 294
- 第七节 血尿 298

第十三章 血液系统疾病 302
- 第一节 小儿造血和血液特点 302
- 第二节 小儿贫血 305
- 第三节 出血性疾病 320
- 第四节 急性白血病 327
- 第五节 朗格汉斯细胞组织细胞增生症 333

第十四章 神经系统疾病 336
- 第一节 概述 336
- 第二节 细菌性脑膜炎 337
- 第三节 急性病毒性脑炎 341
- 第四节 吉兰-巴雷综合征 344
- 第五节 惊厥性疾病 346
- 第六节 脑性瘫痪 352
- 第七节 抽动障碍 354
- 第八节 注意缺陷多动障碍 357
- 第九节 精神发育迟缓 359

第十五章 内分泌疾病 362
- 第一节 概述 362
- 第二节 生长激素缺乏症 363
- 第三节 中枢性尿崩症 366
- 第四节 先天性甲状腺功能减退症 369
- 第五节 先天性肾上腺皮质增生症 373
- 第六节 儿童糖尿病 377

第十六章 风湿性疾病 385
- 第一节 风湿热 385
- 第二节 幼年特发性关节炎 389
- 第三节 过敏性紫癜 394
- 第四节 川崎病 396

第十七章 青春期生理与疾病 400
- 第一节 青春期生理 400
- 第二节 青少年的医学评价 403
- 第三节 青春期疾病与健康问题 404

第十八章 常见急危重症 410
- 第一节 小儿心搏呼吸骤停与心肺复苏术 410

第二节　颅内高压综合征和脑水肿 …… 414
　　第三节　脓毒症和脓毒性休克 …… 415
　　第四节　气道异物吸入 …… 422

第十九章　急性中毒 …… 425

附录　常用检验项目参考区间 …… 432
　　附录一　血液一般检验参考区间 …… 432
　　附录二　尿液一般检验参考区间 …… 433
　　附录三　小儿脑脊液检验参考区间 …… 434
　　附录四　血液生化、免疫、内分泌
　　　　　　检验项目参考区间 …… 435
　　附录五　血液气体及酸碱分析参考
　　　　　　区间 …… 438
　　附录六　IgG 亚型检验参考区间 …… 438
　　附录七　儿童外周血淋巴细胞计数及
　　　　　　各亚群参考区间（%） …… 439
　　附录八　乙型肝炎病毒（HBV）标志
　　　　　　物检测临床意义 …… 439
　　附录九　漏出液与渗出液鉴别要点 …… 440

主要参考文献 …… 441
中英文专业词汇索引 …… 443

第一章 绪 论

小儿时期是人生的基础阶段，儿科学（pediatrics）就是研究这个阶段有关正常生长发育规律、疾病的防治及促进儿童身心健康的一门综合性科学。随着医学模式的改变，在重视小儿组织器官健康发育的同时，对小儿心理、性格、人格和良好生活习惯的培养也已成为儿科学研究的重点。儿童时期是人生发展的关键时期。为儿童提供必要的生存、发展、受保护和参与的机会及条件，最大限度地满足儿童的发展需要，开发、发挥儿童潜能，将为儿童一生的发展奠定重要基础。

儿科学研究的对象是自胎儿直到青春期发育的儿童。凡涉及小儿时期的健康和卫生问题均属儿科学范围，随着医学模式的转变和儿科医学的发展，又将其分为预防儿科学（preventive pediatrics）、发育儿科学（development pediatrics）、社会儿科学（social pediatrics）以及临床儿科学（clinical pediatrics，即儿科诊疗学）。

一、预防儿科学

突出"预防为主"，除了对各种儿童常见传染病的预防外，还包括其他器质性和精神心理疾病的预防。其对象为从胎儿至青少年各年龄段的儿童。内容包括营养和喂养、提高免疫功能、加强心理卫生、预防行为偏离与精神疾病，以及对各种先天遗传代谢病的早期筛查与干预。预防儿科学是儿科学的重要部分，是医学新观念在儿科的体现，除了学术方面的论述，根据我国国情还涉及计划生育、优生优育、托幼机构与小学、中学的学校卫生等内容，更与三级保健网的结构、功能和管理有关，其总目标为保证每个儿童能健康成长。

二、发育儿科学

是研究和解决小儿生长发育有关问题的科学，包括体格生长、心理发育、心理性疾病的预防、学习障碍、社交障碍、智力发育迟缓等。目前对宫内胎儿生长发育的监测、生后不同阶段生长发育的规律都有研究。还应用各种人体测量参数如体重、年龄与身高、身高与体重、上臂围等，制订了符合我国国情的生长发育曲线，在全国范围内进行生长发育监测，并建立本国儿童参照人群标准值。此外，青春期的特殊保健问题，如生殖系统发育、性教育、培养良好品质以及心理行为障碍也已成为发育儿科学的重要内容。

三、社会儿科学

社会儿科学在我国还处于开始阶段。随着科技进步、经济全球化及社会矛盾新形式的出现；我国实行计划生育的特殊国情；国际儿科界越来越重视儿童权利等社会及卫生问题，社会儿科学已极受重视，就单亲家庭、童工、家庭暴力、电视、电脑网络和战争等对儿童生长发育和心理的影响进行研究。

四、临床儿科学

即儿科诊疗学。目前随着儿科专业的划分，临床儿科学如成人学科一样逐渐按专业发展成小儿呼吸病学、消化病学、心血管病学、血液病学、肿瘤学、神经病学、肾脏病学、内分泌学、新生儿病学、康复医学、遗传病学和急诊医学等学科；小儿外科形成了普外、新生儿、泌尿、心血管、神经、矫形骨科、胸外等专业。由于各学科间的相互交叉和渗透，又衍生出许多新学科，如心脏介入治疗学、肾脏透析学、小儿心电图学、小儿脑电图学等。实践证明，许多儿童健康问题还涉及社会学、教育学、心理学、伦理学、护理学、流行病学、医学统计学等。因此只有各学科密切合作，才能推动临床儿科学不断发展和进步。

2001年，国务院颁布了《中国儿童发展纲要（2001—2010年）》（以下简称"纲要"），从儿童健康、教育、法律保护和环境四个领域提出了儿童发展的主要目标和策略措施。十年来，国家加快完善保护儿童权利的法律体系，强化政府责任，不断提高儿童工作的法制化和科学化水平，我国儿童生存、保护、发展的环境和条件得到明显改善，儿童权利得到进一步保护，儿童发展取得了巨大成就。截至2010年，"纲要"确定的主要目标基本实现。儿童健康、营养状况持续改善，婴儿、5岁以下儿童死亡率分别从2000年的32.2‰、39.7‰分别下降到13.1‰、16.4‰，孕产妇死亡率从2000年的53.0/10万下降到30.0/10万，纳入国家免疫规划的疫苗接种率达到了90%以上。儿童教育普及程度持续提高，学前教育净入园（班）率从2000年的35.0%上升到56.6%，小学学龄儿童净入学率达到99.7%，初中阶段和高中阶段净入学率分别达到100.1%和82.5%。孤儿、贫困家庭儿童、残疾儿童、流浪儿童、受获得性免疫缺陷综合征（艾滋病）影响儿童等弱势儿童群体得到更多的关怀和救助。

受社会经济、文化等因素的影响，儿童发展及权利保护仍然面临着诸多问题与挑战。全社会儿童优先意识有待进一步加强，儿童工作机制有待进一步完善。城乡区域间儿童发展不平衡，贫困地区儿童整体发展水平较低；出生缺陷发生率上升，出生人口性别比偏高；学前教育公共资源不足，普及率偏低；义务教育发展不均衡，校际、城乡、区域间存在较大差距；贫困家庭儿童、孤儿、弃婴、残疾儿童、流浪儿童的救助迫切需要制度保障；人口流动带来的儿童问题尚未得到有效解决；社会文化环境中仍然存在不利于儿童健康成长的消极因素等。进一步解决儿童发展面临的突出问题，促进儿童的全面发展和权利保护，仍然是今后一个时期儿童工作的重大任务。

2011年，国务院又颁布了《中国儿童发展纲要（2011—2020年）》。"纲要"提出将通过加大妇幼卫生经费投入，加强妇幼卫生服务体系建设，加强儿童保健服务和管理，完善出生缺陷防治体系，加强儿童疾病防治，预防和控制儿童伤害，改善儿童营养状况，提高儿童身体素质，加强对儿童的健康指导和干预，构建儿童心理健康公共服务网络，加强儿童生殖健康服务，保障儿童食品、用品安全，加大环境保护和治理力度以促进儿童健康，并达到以下目标：

(1) 严重多发致残的出生缺陷发生率逐步下降，减少出生缺陷所致残疾。

(2) 婴儿和5岁以下儿童死亡率分别控制在10‰和13‰以下。降低流动人口中婴儿和5岁以下儿童死亡率。

(3) 减少儿童伤害所致死亡和残疾。18岁以下儿童伤害死亡率以2010年为基数下降1/6。

(4) 控制儿童常见疾病和艾滋病、梅毒、结核病、乙肝等重大传染性疾病。

(5) 纳入国家免疫规划的疫苗接种率以乡（镇）为单位达到95%以上。

(6) 新生儿破伤风发病率以县为单位降低到1‰以下。

(7) 低出生体重发生率控制在4%以下。

(8) 0～6个月婴儿纯母乳喂养率达到50%以上。

(9) 5岁以下儿童贫血患病率控制在12%以下，中小学生贫血患病率以2010年为基数下降1/3。

(10) 5岁以下儿童生长迟缓率控制在7%以下，低体重率降低到5%以下。

(11) 提高中小学生《国家学生体质健康标准》达标率。控制中小学生视力不良、龋齿、超重/肥胖、营养不良发生率。

(12) 降低儿童心理行为问题发生率和儿童精神疾病患病率。

(13) 提高适龄儿童性与生殖健康知识普及率。

(14) 减少环境污染对儿童的伤害。

(15) 发展0~3岁儿童的早期教育，加强儿童潜能开发。

梁启超在《少年中国说》中写道："少年智则国智，少年富则国富，少年强则国强，少年独立则国独立，少年自由则国自由，少年进步则国进步，少年雄于地球，则国雄于地球。"愿更多的医学生选择儿科医生作为终身的职业，为儿科事业作出贡献。

（申昆玲）

第二章 儿童生长发育与保健

生长发育是一个重要的生命现象，始于精子和卵子的结合，止于青春期结束。生长（growth）是指儿童身体和各器官量的增长；发育（development）是指细胞组织和器官功能的分化与成熟。生长发育是儿童不同于成人的特点，掌握儿童生长发育的规律和影响因素，有助于更好地采取预防性措施，促进儿童身心健康。

第一节 儿童年龄分期

小儿处于连续不断的生长发育过程中，各系统器官组织逐渐长大，功能也逐渐成熟。为观察和分析儿童生长发育状况，在临床工作中人为地将儿童划分为七个年龄期。

1. 胎儿期（fetal period） 从精子和卵子结合产生新生命的开始直到小儿出生称为胎儿期，共40周，280天。最初8周为胚胎发育期（period of embryo development），此阶段受精卵迅速分化到初具人形，是机体各器官分化的关键时期，胚胎细胞易受物理、化学及生物致畸因子的影响，产生许多缺陷及畸形，因此此期防止有害因素对胎儿的影响最为重要；从第9周起到出生为胎儿期，此期以组织及器官迅速生长和功能渐趋成熟为特点，加强孕期保健、保护胎儿在宫内健康生长发育十分重要。

2. 新生儿期（neonatal period） 从脐带结扎至出生28天为新生儿期。出生后不满7天者称早期新生儿。新生儿期是婴儿出生后适应环境的阶段，新生儿对外界环境适应能力不够成熟，体温维持不够稳定，因此各种疾病的发病率、死亡率高。统计资料表明，新生儿期死亡数占婴儿期死亡总数的60%~70%，早期新生儿死亡数又占新生儿期死亡总数的70%左右。

3. 婴儿期（infant period） 从出生至生后满1岁前的时期。婴儿期的特点是体格和神经系统生长发育迅速，1年中身长较出生时增加50%，体重增加2倍，乳牙萌出，脑发育很快，从出生只能仰卧啼哭，到1周岁时会站、学走、能用拇指和示指捏小物品，并能听懂一些话和有意识地发几个音。此期小儿从以乳汁为主食的流食向泥糊状食品和固体食物过渡，从接受授食过渡到主动进食；易患消化和营养紊乱性疾病。出生后半年从母体获得的被动免疫逐渐消失，自身的免疫功能又发育不完善，因而又易患急性传染病。在此阶段要提倡母乳喂养，及时添加辅食，督促完成计划免疫，积极预防营养紊乱和传染病的发生。

4. 幼儿期（toddler's age） 1周岁后至满3周岁前的时期。此期小儿的特点是体格生长速度和神经系统发育较婴儿期减慢，前囟闭合，乳牙出齐，活动范围增大，接触事物增多，语言思维和应人应物的能力增强。此期小儿独立活动能力增强，但识别危险的能力不足，易发生意外事故；而且自身免疫力不够健全，呼吸系统疾病相对增多，急性传染病发病率较高。还易发生营养缺乏和消化紊乱。在此阶段应注意培养平衡膳食的习惯、重视早期教育、预防传染病和意外伤害。

5. 学龄前期（preschool age） 为3岁至6~7岁入学前的时期。此期儿童的特点是生长速度较慢，每年体重平均增加2kg，身高平均增加5cm。神经心理发育更趋完善，能模仿绘画或临摹横线、直线和简单的几何图形，掌握生活常用语言，说话全部能被别人听懂，好奇多问，模仿性强，渐渐能参加小范围的集体游戏。此期儿童具有较大的可塑性，传染病明显减少，而免疫性疾病、外伤、食物中毒、龋齿、弱视等相对增多。要注意培养其良好的道德品质和行为习惯。

6. 学龄期（school age） 为 6～7 岁至 12～14 岁进入青春期前的时期。学龄期儿童体格生长稳步增长，多种生理功能已基本成熟，除生殖系统外，其他器官的发育基本接近成人水平，淋巴系统发育处于高潮。儿童约 6 岁开始换牙，一般 12 岁时全副乳牙脱落，萌出全部恒牙（第 3 磨牙除外）。脑的形态发育基本完成，社会心理进一步发育，认知能力加强，综合、理解、分析能力逐步完善。此期应加强视力和口腔保健，培养正确姿势与良好卫生习惯，保证营养和充足的睡眠，预防心理行为方面的问题。

7. 青春期（adolescence） 从第二性征出现到生殖功能发育成熟、身高停止增长的时期。女孩 11～12 岁至 17～18 岁，男孩 13～14 岁至 19～21 岁。女孩开始及结束年龄比男孩早 2 年左右。这是儿童过渡到成人的发育阶段，个体差异较大，与地区、气候及种族有关。此期儿童体格生长速率出现第二个高峰，以后减慢直至最后身高停止生长。此期内分泌系统发生一系列变化，生殖器官迅速发育趋向成熟，社交活动扩展，与异性交往增多，心理发育如逻辑思维等达到新的水平。此期神经内分泌调节不够稳定，常可出现心理、行为、精神方面的变化，如甲状腺肿大、高血压、月经不调、痤疮、肥胖症、贫血等。在青春期应加强体育锻炼以增强体质，开展生理卫生教育，树立正确的人生观，保证身心健康。

（梁芙蓉）

第二节　小儿生长发育的规律和影响因素

一、生长发育规律

从婴儿到学龄期儿童的生长发育遵循着一定的规律，表现出相对恒定的生长模式。

1. 遵循由上到下、由近到远、由粗到细、由低级到高级、由简单到复杂的规律。体格生长呈头部领先、躯干次之、最后四肢的生长规律。2 个月的胎儿头长为身长的 1/2。随年龄增长，头长占身长的比例逐渐缩小，出生时为 1/4，6 岁时为 1/6，成人仅 1/8（图 2-1）。

2. 儿童生长发育是个连续过程，见于整个小儿时期，但各年龄阶段生长发育的速度不同。体重和身长在婴儿期及青春期生长速度最快。

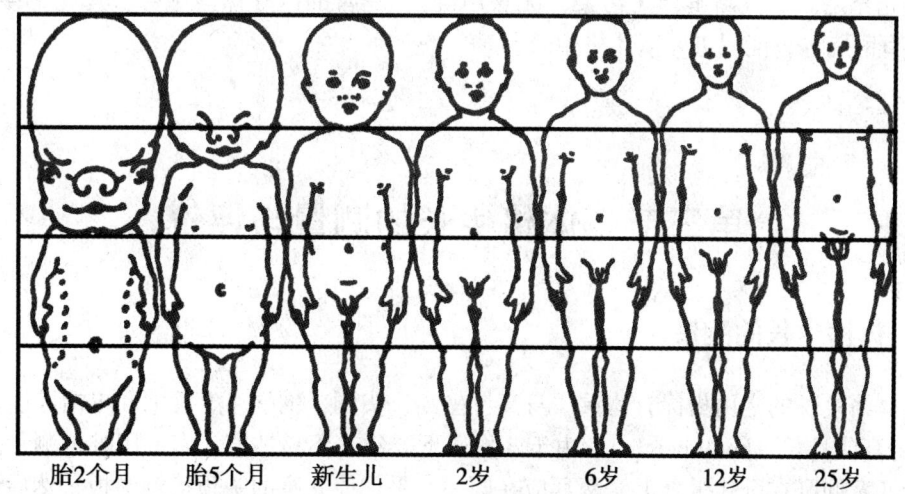

图 2-1　从胎儿 2 个月到成人身体比例的变化

3. 各系统发育不平衡，神经系统发育较早；淋巴系统在儿童期生长迅速，发育至一定高峰后又逐渐退化；生殖系统发育最晚；心、肝、肾、肌肉等系统的增长基本与体格平行，而全身体格生长总趋势则呈一条逐渐上升的双峰曲线（图2-2）。

4. 儿童的生长发育在一定范围内受遗传、营养、教育、环境的影响而存在个体差异。

二、影响生长发育的因素

内在遗传因素与外界环境因素相互作用决定了小儿的生长发育。

1. 遗传（genetic） 在遗传因素中，种族和家族对儿童体格生长的影响很大。父母的体型、脸型特征、性成熟的迟早等都制约着儿童的生长。男、女童生长发育各有特点，青春期后，男童体重和身高均高于女童。

2. 孕母情况（maternal condition） 孕母生活环境、疾病、营养、情绪等各种因素对胎儿在宫内的发育均有影响。如妊娠早期病毒感染可导致胎儿畸形，孕母严重营养不良可引起胎儿体格生长及脑发育迟缓。

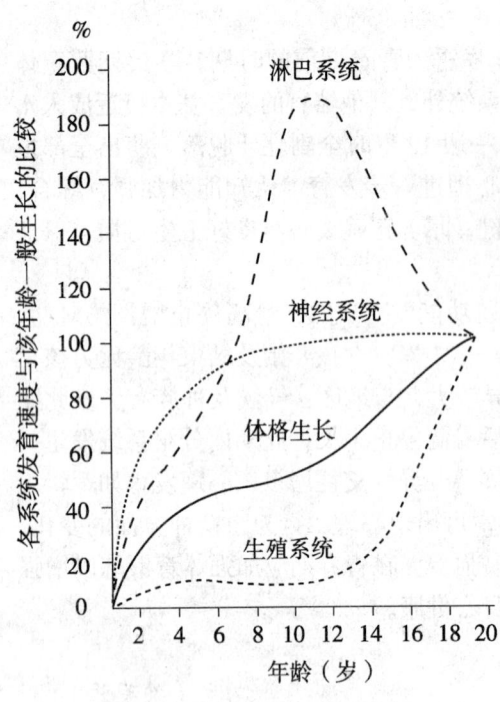

图2-2 人体主要系统生长模式

3. 营养（nutrition） 营养素是生长发育的物质基础。如果胎儿宫内营养素不足，则会出现低出生体重；营养素过剩，则会出现巨大儿。若生后营养素摄入不足，则会营养不良；营养素摄入过剩，则会肥胖。

4. 疾病（disease） 疾病对儿童的体格生长也有十分明显的阻碍作用。急性感染常引起体重不增和下降，慢性病同时影响体重和身高的增长。

5. 内分泌（endocrine） 生长发育受各种激素的调控，其中以生长激素、甲状腺素和性激素最为重要。生长激素缺乏可引起身材矮小，甲状腺素缺乏可引起呆小症，性激素缺乏可影响青春期发育。

6. 生活环境（living environment） 生活环境也会对体格生长有一定影响。良好的居住环境（如阳光充足、空气新鲜、无污染、无噪声等）、完善的医疗保健服务、规律的生活制度、适当的体育锻炼等，能促进儿童体格生长。

（梁芙蓉）

第三节 体格生长的测量与评价

一、体格生长的测量

测量体格生长的常用指标有体重、身高、坐高、头围、胸围、上臂围和皮褶厚度。

1. 身高或身长（body height） 由于3岁以下婴幼儿不易站直，多采用卧位测量。测量方法为：让儿童仰卧在卧式量板上，两耳应在同一水平，使儿童的头顶接触头板，然后使双膝伸直，用足板接触足跟，记录身体的长度。3岁以上的儿童测量身高采用身高计。测量时让儿童取立正姿势，脚跟靠拢，脚尖分开约 60°。脚跟、臀部、两肩胛间同时靠在立柱上，头为正中位。测量人员将滑板的板底接触小儿的头顶部，记下高度。测量时要将儿童的鞋、袜、帽子脱去，以保证准确性。测量结果以厘米为单位，记录至小数点后 1 位。

2．体重（body weight） 婴儿可取卧位，最好用载重 10～15kg 盘式杠杆秤测量，准确读数至 10g；1～3 岁幼儿可取坐位或蹲位，大儿童用站位。体重计应为落地式 50kg 杠杆秤，灵敏度不超过 50g。测量前先调整零点，嘱咐儿童排大小便。测量时要将外衣、鞋袜、帽子脱去，以保证准确性。测量结果以公斤为单位，记录至小数点后 2 位。

3．头围（head circumference） 检查者在儿童前方或右方，用软尺自右或左眉弓上缘经枕骨粗隆环绕头部一周，再回到起点。皮尺应紧贴皮肤，左右对称，注意分开头发和小辫。测量结果以厘米为单位，记录至小数点后 1 位。

4．胸围（circumference of chest） 3 岁以下儿童取卧位或坐位，3 岁以上儿童取立位。将软尺自右或左乳头下缘，经两肩胛下角回到起点，取平静呼、吸气时的中间读数，记录至小数点后 1 位。

5．坐高（sitting height） 3 岁以下儿童用卧式量板测量顶臀长，体位同身长测量。测量者站在小儿左侧，提起小儿小腿，膝关节屈曲，骶骨紧贴底板，大腿与底板垂直，右手移动足板，使其压紧臀部，记录至小数点后 1 位。3 岁以上儿童用坐高计测量。让儿童坐在坐高计的坐板上，躯干自然挺直，使髂骨、两肩胛间紧靠立柱，两腿并拢，大腿垂直于躯干，与地面平行，大、小腿间呈直角。头部位置与测量身高相同，移动滑板使之与头顶接触，记录至小数点后 1 位。

6．上臂围（arm circumference） 取立位或坐位，让儿童上肢自然放松下垂，以左上臂中点（肩峰至鹰嘴连线的中点）为测量点，软尺轻轻接触皮肤绕该处一周，记录至小数点后 1 位。

7．腹围（circumference of abdomen） 取卧位，将软尺 0 点固定于婴儿剑突与脐连线中点，经同一水平绕背 1 周回至 0 点，儿童则为平脐绕腹 1 周，读数记录至小数点后 1 位。

8．上部量与下部量 取卧位或立位，测量耻骨联合上缘至足底的垂直距离为下部量，记录至小数点后 1 位。用身高（身长）减去下部量即为上部量。

9．皮褶厚度（skinfold thickness） 检查者左手拇、示指水平捏起儿童皮褶，两指距离为 3cm，右手持钳式皮褶测量仪（皮脂厚度计），夹住皮褶 2 秒钟，读指针刻度，记录至小数点后 1 位。常用测量部位有：

腹部：测量部位在儿童锁骨中线平脐处，皮褶方向与躯干长轴平行。

肱三头肌部：让儿童上肢自然下垂，取左上臂背侧，肩峰至鹰嘴连线的中点测量，皮褶方向与上臂纵轴平行。

肩胛骨下角部：让儿童上肢自然下垂，在左肩胛下角下稍外侧处测量，皮褶自外下至内上方向，与脊柱呈 45°。

二、体格生长的评价

体格生长的评估（assessment of physical growth）是以正常儿童体格测量数据为标准，评价个体儿童或群体儿童体格生长所处水平及其偏离标准值的程度。对个体儿童而言，除判断其生长、营养状况外，还可对某些疾病的诊断提供重要依据，例如对低出生体重、营养不良、肥胖症、矮小症、巨人症等进行筛选与诊断。对群体儿童而言，可以研究其生长发育的规律和特点，从预防角度早期发现某一群组儿童偏离正常生长模式的倾向，寻找危险因素，采取干预措施。

1．生长评价标准 生长评价标准（growth standards）是通过一定参照人群（reference population）的横断面调查数据制订的。由于参照人群不同，所制订的评价标准也不同。主要分为以下两类：

（1）理想标准：理想标准选择的参照人群是生活在最适宜的环境中的儿童，即这些儿童的喂养、膳食安排合理，能得到足够的营养素，有良好的生活居住环境，可以得到及时、良好的医疗保健服务。即在适宜环境中，这些儿童的生长潜力得到充分发挥，所以体格生长较理想。据此制订出的生长评价参考标准为"理想标准"。我国自1996年以来采用世界卫生组织（WHO）推荐的美国国家健康统计中心（NCHS）参照人群值制订的标准，该标准是WHO推荐的"理想标准"。然而，该标准的参照人群多是人工喂养儿童，不能客观充分地反映儿童的生长情况，并会发生过度喂养倾向。在对该参考标准进行了全面审查之后，WHO于1997—2003年组织美国、印度、巴西、加纳、挪威、阿曼6个国家制订了新的儿童生长参考标准，独特之处就是为制订标准挑选的是母乳喂养儿童，且其母不吸烟，其目的是充分、客观地体现这些健康儿童的生长潜力。

（2）现状标准：制订现状标准时不严格限制参照人群的条件，代表某一国家或地区儿童生长发育的一般水平。我国目前广泛应用的是中国儿科工作者在1975年、1985年、1995年、2005年分别于中国九大城市获得的儿童生长发育衡量数值而制订的标准。

2．生长评价方法　体格生长的评价包括体格生长水平、生长速度和身体匀称程度三方面。常用评价方法有离差法、百分位数法、指数法、曲线图法。

（1）均值离差法（deviation method）：均值离差法又称标准差法（standard deviation units），即将个体儿童的体格测量数值与生长评价标准中的均值（$\overline{X}$）及标准差（SD）比较，根据实测数值在均值上下所处位置，确定和评价儿童体格生长情况。此方法适用于评价正态分布状况。由于儿童体重、身高等体格测量数值并不完全呈正态分布，因此在实际应用时常以中位数（M）代替均值。

根据离差范围的不同，常将 $\overline{X} \pm 1SD$ 和 $\overline{X} \pm 2SD$ 作为界值点，评价分为六等级、五等级和三等级。均值离差法分级标准见图2-3。

常用评价指标有三种：①按年龄的体重（weight/age，W/A）；②按年龄的身高（height/age，H/A）；③按身高的体重（weight/height，W/H）。

均值加减2个标准差为正常范围，任何一种指标评价为"下"（小于 $\overline{X} - 2SD$）者，均为营养不良。如：W/A评价为"下"为体重低下；H/A评价为"下"为生长迟缓；W/H评价为"下"为消瘦。

（2）标准差比值法（standard deviation score，SDS）：亦称Z评分法（Z Scores）。即将评价对象（个体或群体）生长指标的实测值，与同年龄、同性别标准的相应值作比较，以确定儿童个体（或群体）在参照人群中所处的水平或位置。

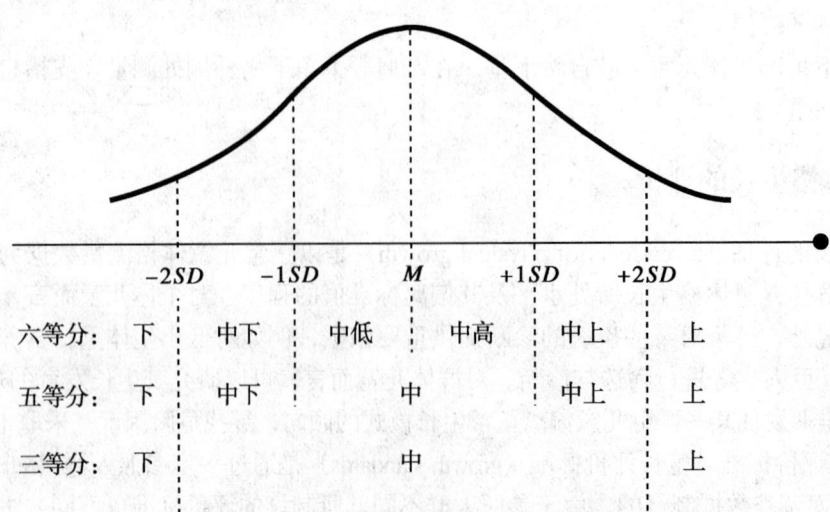

图2-3　均值离差法分级标准

$$Z \text{ 评分（或 SDS）} = \frac{\text{实测值} - \text{同年龄同性别参考标准的中位数}(M)}{\text{参考标准的标准差}(SD)}$$

计算出的 SDS 值有三种不同结果："0"实测值等于参考人群值;"正值"实测值大于参考人群值;"负值"实测值小于参考人群值。一般 SDS 值在 ±2.0 以内为正常范围。

SDS 法可排除观察对象中性别、年龄等在体格生长中的差异，用于不同群体儿童进行横断面调查，也可进行追踪观察，并能作出定量评价。SDS 已编入计算机程序，提高了评价的准确性和效率，目前在国内外已广泛应用于儿童保健和临床科研工作。

SDS 法与离差法的对应关系见表 2-1。

表2-1　SDS法与离差法的对应关系

SDS法	离差法
+3.0	$M+3SD$
+2.0	$M+2SD$
+1.0	$M+1SD$
0	M
−1.0	$M-1SD$
−2.0	$M-2SD$
−3.0	$M-3SD$

（3）中位数百分位法：这是近年来常用的体格生长评价方法，适用于正态分布，也适用于偏态分布。百分位法是将参照人群体格测量值按大小顺序排列，求出与某些百分位相对应的值。以第 50 百分位（P50）为中位数，其余百分位数为离散距，以此来划分儿童体格生长的等级。常用百分位数等级有第 3、10、25、50、75、90、97 百分位，也有用第 3、20、50、80、97 百分位划分者。其中 P50 相当于离差法中的均值，P3 相当于离差法中的均值减 2 个标准差，P97 相当于离差法中的均值加 2 个标准差。P3 ~ P97 包括了全部样本的 95%，属正常范围。百分位法数值分布较均值离差法精细，更能准确分级评价。

在评价儿童体格生长状况的同时，常对其营养状况也作出判断。目前通常采用 WHO 推荐的评价儿童营养状况的三项主要指标，可以综合反映儿童近期和远期营养状况。此评价以低于 P20 为"低"，P20 ~ P80 为"中"，高于 P80 为"高"（表 2-2）。

表2-2　三项指标综合评价表

按身高的体重	按年龄的身高	按年龄的体重	评价意义
高	低	高	肥胖++
高	中	高	目前营养好，有营养过度倾向
高	低	中	目前营养好，过去营养不良
中	高	高	高个子，营养正常
中	中	中	营养正常
中	低	低	过去营养不良，目前营养正常
低	高	中	瘦高体型，目前轻度营养不良
低	中	低	目前营养不良+
低	高	低	目前营养不良++

（4）身体指数法（body build index method）：不同地区、年龄及性别的群体，体格生长中所存在的某些差别用单项指标很难反映，如果用某些相对值将这些差别突出，使不同对象间形成某种可比性，就能更清楚地进行比较分析。因此，派生出身体指数法。此法是根据人体各部位间的比例关系，借助一些数学公式，将两项及两项以上的指标结合成指数，以评价儿童营养、体型等状况。常用的身体指数见表2-3。

表2-3 常用的身体指数

名称	体质指数（Kaup指数）Body Mass Index（BMI）		身高体重指数 Quitelet Index		身高胸围指数
公式	$\dfrac{体重(kg)}{身高(cm)^2} \times 10^4$		$\dfrac{体重(kg)}{身高(cm)} \times 1000$		$\dfrac{胸围(cm)}{身高(cm)} \times 100$
含义	单位面积中所含体重数，与皮脂厚度关系密切，常用于衡量营养状况和肥胖程度		每厘米身高的体重数，反映人体的密度与充实度		通过胸围与身高的比例，反映人的体型、胸廓发育和营养状况
正常范围	分级 营养不良 偏瘦 正常 优良 肥胖	BMI <12 12~13.5 15.5~18 15~20 >20	随儿童年龄增长而呈规律性递增 出生 1岁 2岁 6岁	62 120 138 160	随儿童月龄增加先增大、后减小，转折点在2~3个月。青春期突增高峰时降至最低点，然后随年龄增长上升，成人期稳定

（5）曲线图法：儿童生长监测图是根据同性别、各年龄组儿童体重的数值（均值离差法或百分位法）标在坐标纸上而绘制的图，它能直观地观察儿童体重生长水平、速度和趋势，可早期发现生长迟缓。儿童生长监测图的横坐标是年龄，每月一格。纵坐标是体重。图中有2条及2条以上的参考曲线，一般最上端一条为第97百分位，最下端一条是第3百分位（图2-4）。若小儿体重在上下两条参考曲线间，且生长曲线与参考曲线走向平行，说明生长水平在正常范围。如果儿童生长曲线与参考曲线不呈平行走向，而与横坐标平行，为体重不增。儿童生长曲线与参考曲线走向相反，即本次体重与上次体重之差为负数，为体重下降。若本次体重减上次体重虽为正数，但其增长值低于该月龄增长的最低值，即为体重偏低。

（6）骨龄评价法：骨龄（bone age）是指生长过程中骨的钙化成熟度。长骨生长主要由骺端软骨逐步骨化形成，骨化从胎儿期开始，随儿童年龄增长而增多，至成人期完成。通常采用X线检查儿童某部位骨化中心的多少及干骺端融合情况来测定骨龄。最常检查的部位是腕骨。3个月内的婴儿则要检查股骨远端，因为小婴儿腕部骨化中心尚未出现，而股骨远端骨化中心出生时已出现。确定骨龄多通过计数儿童手腕部骨化中心数目和骨骺愈合数目，与各年龄儿童的标准值进行比较得出（表2-4），也可采用标准骨龄图谱法，将儿童骨龄的X线片与标准骨龄图谱比较，确定发育程度最相近的图谱，从而确定骨龄。

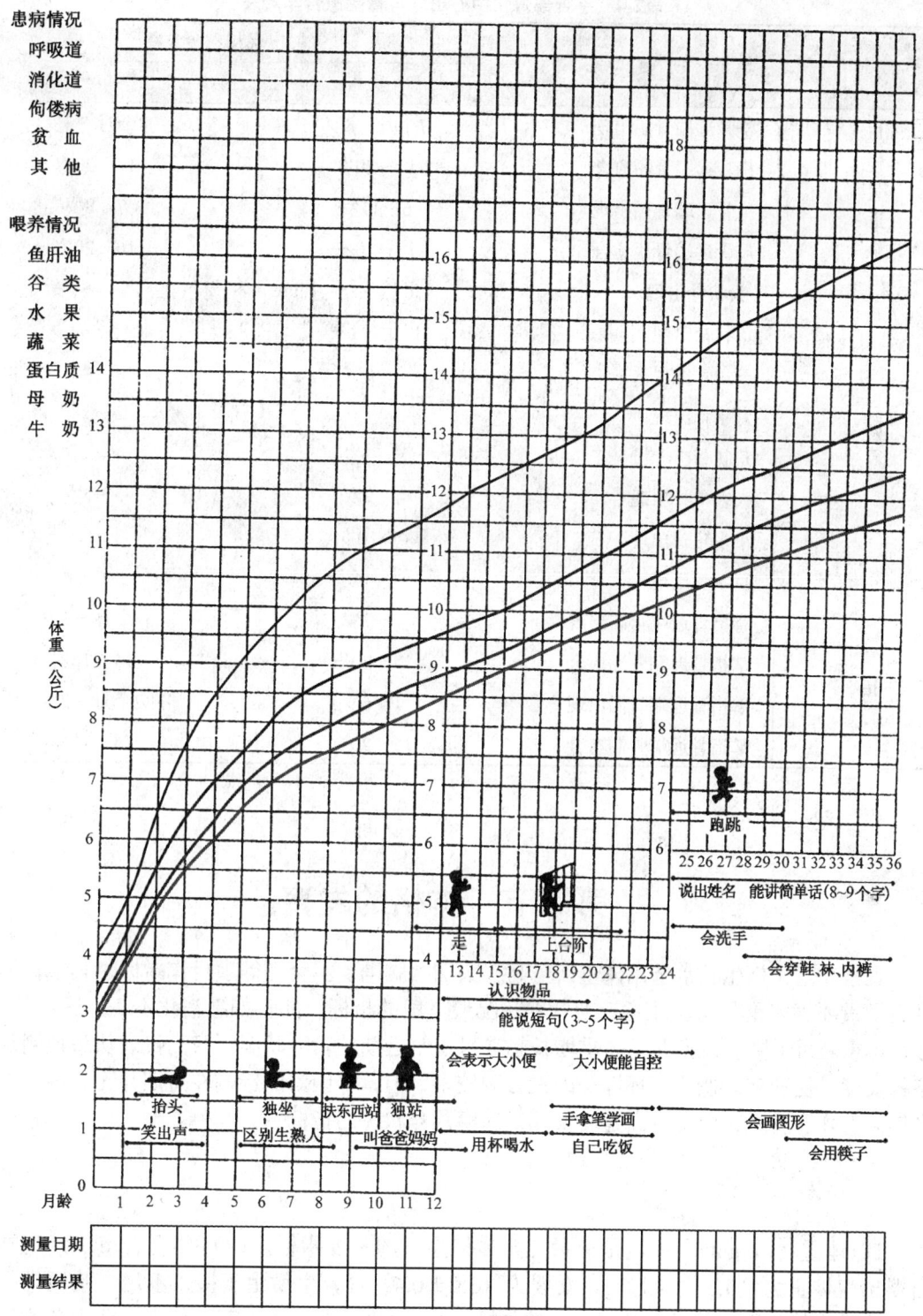

图 2-4 儿童生长监测图

表2-4　手腕部骨化中心出现与骨骺愈合年龄表

部　位	项　目	骨骺出现和愈合年龄 男	骨骺出现和愈合年龄 女
尺桡骨远端	桡骨远端骨骺出现	7个月~8岁	7个月~3岁
	桡骨远端骨骺愈合	17~20岁	17~20岁
	尺骨远端骨骺出现	6~11岁	7~8岁
	尺骨远端骨骺愈合	18~20岁	16~20岁
腕骨	头状骨出现	出生~1岁	出生~1岁
	钩状骨出现	出生~1岁	出生~1岁
	三角骨出现	2~6岁	2~4岁
	月状骨出现	3~7岁	2~5岁
	舟状骨出现	5~7岁	4~5岁
	大多角骨出现	4~7岁	3~5岁
	小多角骨出现	4~10岁	3~5岁
	豆状骨出现	10~16岁	9~14岁
掌指骨	掌指骨近端骨骺出现	1~7岁	7个月~2岁
	掌指骨近端骨骺愈合	15~20岁	14~16岁
	掌指骨远端骨骺出现	1~6岁	7个月~2岁
	掌指骨远端骨骺愈合	15~20岁	14~16岁

（梁芙蓉）

第四节　体格的发育

观察儿童体格生长常选用体重、身高、头围、胸围、上臂围等项目作指标。其中，体重与身高最重要。体重是反映儿童近期营养状况最灵敏的指标。儿童如患消化不良、腹泻等疾病，数日体重就可下降。观察儿童体重增长趋势可了解近期的营养状况。身高代表从头顶到足底骨骼的长度，受种族、遗传、环境等因素影响较多，但营养因素的影响在短期并无表现，一般需半年以上才有反映，所以身高是反映儿童远期营养状况的指标。

一、体格生长

1. 体重（weight）　体重是衡量儿童体格生长的重要指标。1995年九省市统计我国城区男婴出生体重为（3.3±0.4）kg；女婴为（3.2±0.4）kg，生后由于摄入不足、胎便排出、体表水分丢失等原因，体重会暂时性下降3%~9%，生后3~4天至最低点，此现象称为生理性体重下降，7~10天恢复至出生体重。若母亲能及时按需哺乳，可减轻生理性体重下降或避免下降。体重的增长不是等速的，年龄越小增长越快。生后3~4个月的体重是出生时的2倍；1岁的体重是出生时的3倍，约为10kg；生后第2年体重增加2.5~3.5kg；2岁以后体重增长趋于稳定；2岁至青春期前体重每年增长2kg。女童较男童略早开始2年进入青春前期，身高、体重的增长明显加速，体重每年增长4~6kg，持续2~3年。在临床可按以下公式粗略估计体重：

2~12岁：体重(kg) = 年龄×2(kg) + 8(kg)

同年龄、同性别儿童的正常体重存在个体差异，一般在10%左右，故大规模普查所得数据均值只能作参考，需连续定期监测某一儿童的体重，才能评价其生长发育的状况。

2. 身长（高）（length） 为头顶到足底的全身长度，代表头部、脊柱与下肢骨骼长度的总和。身长的增长规律与体重相似，年龄越小增长越快，也同样出现婴儿期和青春期2个高峰，出生时身长平均50cm，生后第1年身长增长约25cm，前3个月身长增加11～13cm，约等于后9个月的增长值。至1岁时婴儿身长可达75cm，是出生时的1.5倍。生后第2年身长增长速度较第1年略慢，全年共增长10～12cm，因此2岁小儿身长可达87cm左右。生后第3年到青春期前，身长增长速度趋于平稳，每年可增加6～7cm。在临床可按以下公式粗略估计身长：

2～12岁：身长（cm）= 年龄 ×7 + 75（cm）

接近青春期，身高、体重的增长明显加速。身高增长速率达儿童期的2倍，女孩身高每年增长达8～9cm，男孩9～10cm，持续2～3年。女孩进入青春期较男孩早2年，故女孩10～13岁时身高较同龄男孩高。男孩青春期开始晚，但持续时间较女孩长，故男孩最终成人身高通常较女孩高。组成身高的头部、脊柱和下肢等部分的增长速度不一致，生后第1年头部生长最快，脊柱次之，至青春期时下肢增长最快。

3. 头围（head circumference） 头围大小与脑和颅骨的发育有关。测量头围大小可观察脑与头颅骨的发育。新生儿出生时头围为34cm，1岁内增长迅速，生后前3个月头围的增加约等于后9个月的增长值（6cm）。1岁时达46cm。1岁后增长速度减慢，2岁时为48cm。5岁时为50cm，15岁时接近成人为54～58cm。头围测量在2岁前最有意义，头围过小常为脑发育不全；头围过大常为脑积水和佝偻病后遗症。

4. 胸围（chest circumference） 胸廓与肺的发育可以用胸围测量。出生时胸围平均为32cm，比头围小1～2cm；胸围在第1年发育最快，1岁时头围和胸围相等；1～1岁半时超过头围，营养不良、佝偻病、缺乏锻炼的小儿胸围超过头围的时间可推迟到1.5岁以后。第2年增长速度明显减慢，平均增长3cm，以后每年平均增加约1cm。1岁至青春前期胸围超过头围的厘米数等于小儿岁数减1。

5. 上臂围（arm circumference） 测量上臂围可以筛选营养不良儿童。1～5岁儿童上臂围多在12.5～13.5cm，>13.5cm表示营养良好，<12.5cm为营养不良。

二、骨骼发育

1. 颅骨（cranial bone）的发育 颅骨的发育与脑的发育关系密切，较面部骨骼发育早。新生儿出生时头顶部有两个骨性间隙，额骨与顶骨之间的菱形间隙称前囟（anterior fontanel），顶骨与枕骨之间的三角形间隙称后囟（图2-5）。前囟出生时为1.5～2cm，数月内随头围的增长而变化，6个月后则逐渐骨化缩小，一般在12～18个月闭合。后囟出生时很小，1～2个月即闭合。颅骨缝出生时尚分离，于生后3～4个月闭合。囟门闭合情况反映颅骨骨化过程，若囟门闭合早，则要警惕头小畸形；囟门闭合晚，多见于佝偻病、脑积水、克汀病等。同时囟门也是观察婴儿颅内疾病的一个窗口，前囟饱满见于颅压增高，凹陷见于脱水者。

2. 脊柱（spine）的发育 脊柱的增长反映脊椎骨的发育，出生后第1年脊柱增长较下肢为快，1岁以后其增长速度落后于下肢。在小儿生长发育过程中，脊柱形成三个生理弯曲，当3个月抬头时出现颈椎前凸，此为脊柱的第1个弯曲；当6个月会坐时出现胸椎后凸，为脊柱的第2个弯曲；当1岁

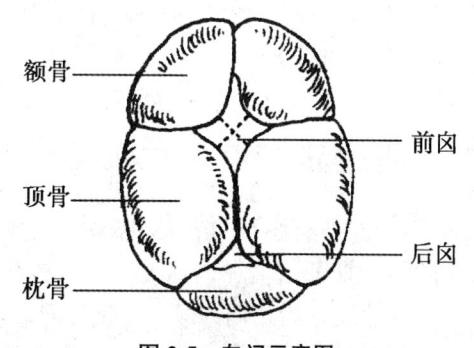

图2-5 囟门示意图

后能行走时出现腰椎前凸，为脊柱的第3个弯曲。在小儿从卧位向坐位、站位和行走发展时，随脊柱的增长形成上述3个生理弯曲，有利于身体平衡。至6~7岁时韧带发育后，这些弯曲才固定下来。坐、立、行走姿势不正确和骨骼病变都可引起脊柱发育畸形。儿童正确的坐、立、行走姿势，对保证儿童脊柱正常形态很重要。

3. 长骨（long bone）的发育　主要依靠干骺端的软骨骨化和骨膜下成骨作用生长，干骺端骨骼融合标志着其生长结束。通过X线检查长骨骺端骨化中心出现的时间、数目、形态变化及融合时间，可判断骨骼发育的年龄。一般拍摄左手X线片，了解腕、掌、指骨的发育。出生时腕部无骨化中心，生后出现次序为头状骨、钩骨（3个月左右）；下桡骨骨骺（1岁）；三角骨（2~2.5岁）；月骨（3岁左右）；大小多角骨（3.5~5岁）；舟骨（5~6岁）；下尺骨骺（6~7岁）；豆状骨（9~10岁）；10岁时出全，共10个。1~9岁时腕部骨化中心的数目为岁数加1。骨龄延迟见于生长激素缺乏症、甲状腺功能低下症、肾小管酸中毒等疾病；骨龄超前见于中枢性性早熟、先天性肾上腺皮质增生症。

三、牙齿

牙齿（teeth）生长与骨骼有一定关系，是骨成熟的一个粗指标。牙的发育经过生长期、钙化期、萌出期三个阶段。人一生有两副牙齿，即乳牙（temporary teeth）和恒牙（permanent teeth）。乳牙是人在儿童期所使用的牙齿，共20颗。婴儿出生时无牙，仅有牙胚。牙胚虽已骨化，但被覆盖在牙龈之下。生后4~10个月乳牙开始萌出，12个月未出者可视为出牙延迟，最晚2.5岁出齐。2岁内乳牙数目为月龄减4~6，但乳牙的萌出时间也存在较大的个体差异。出牙顺序为先出上下切牙，然后是尖牙和磨牙（图2-6）。在牙齿生长过程中，乳牙萌出和脱落及恒牙的萌出均按一定时间和次序，过早或过晚都有问题。恒牙的骨化则从新生儿开始，自6岁左右，儿童开始换牙。在全副乳牙之后长出第1颗恒牙（第1磨牙），即出现24颗牙齿。然后基本按从前至后的顺序逐个替换同位乳牙。12岁长出第2磨牙，18岁以后出现第3磨牙（智齿），但也有人终身不长此牙。出牙为生理现象，但个别小儿可伴有低热、流涎、睡眠不安和烦躁等症状。严重的营养不良、佝偻病、甲状腺功能低下症、唐氏综合征患儿出牙延迟且牙质差。

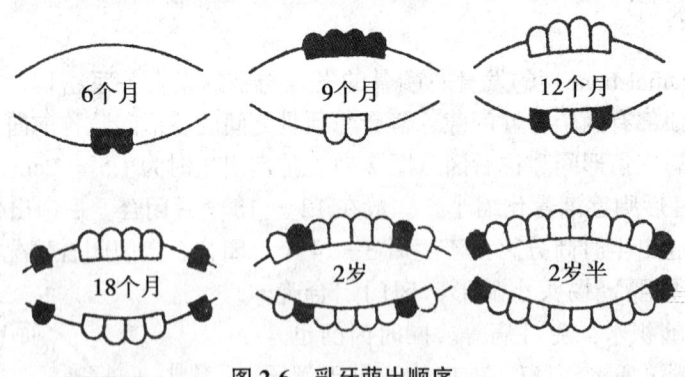

图2-6　乳牙萌出顺序

四、脂肪组织与肌肉的发育

1. 脂肪组织（adipose tissue）的发育　表现为细胞数目增加和体积增大。脂肪细胞数目至胎儿中期开始增加，到1岁末达高峰，以后减速，至2~15岁可增加5倍。脂肪细胞体积的扩大速度以胎儿期为最快，出生时已增加1倍，以后逐渐减慢，一直维持到青春前期。全身脂肪组织出生时占体重的16%，1岁升至22%，以后又逐渐下降，5岁仅为12%~15%，整个学龄期基本保持此比例。青春前期体格生长突然加速时,脂肪组织占体重比例再次上升(女孩占 24.6%,约为男孩的 2 倍),故青春期的女孩大多显得丰满。

2. 肌肉(skeletal muscles)的发育　肌肉的发育与营养和运动有关。胎儿期肌肉组织发育较弱,出生后随小儿躯体和四肢活动增加,骨骼肌才逐渐发育。随着运动能力增强,如会坐、站、走、跑和跳后,肌肉组织发育加速,肌纤维增粗,肌肉活动能力和耐力增强。学龄前小儿已有一定的负重能力,学龄期儿童肌肉比婴幼儿粗壮。9～10 岁男童肌肉占体重 45.9%,女童为 44.2%,以后几年男童超过 50%,而女童则维持不变或下降。营养丰富的膳食、适度的体育锻炼能促进肌肉发达,肌肉发育异常可见于重度营养不良、进行性肌营养不良和肌萎缩症等疾病。

五、生殖系统的发育

生殖系统(breeding system)发育较晚,青春期前才开始加速发育,但持续时间较长。在青春期中,由于受性激素影响,体格生长明显加速,为生长发育第二个高峰。男孩青春期开始的年龄比女孩约晚 2 年,但延续时间较长。青春期结束后,男女的体态有了明显差异,女性由于乳房发育及骨盆增宽,皮下脂肪较厚,显得前胸和臀部较丰满;男性则肩宽胸阔,四肢长,肌肉比较发达。

男婴出生时睾丸大多已降至阴囊,约 10% 尚位于下降过程中,一般于 1 岁内都下降至阴囊,但成人仍可有 0.2% 未降,这种情况称为隐睾。睾丸在胎儿时期形成后就可分泌雄激素,调控性器官发育。出生后到 10 岁前这一阶段睾丸发育得很慢,睾丸容积约 2ml,长径＜2cm,阴茎长度＜5cm。进入青春前期睾丸开始进一步发育,分泌雄激素促进第 2 性征的出现,待睾丸容积＞3ml 即标志着青春期的开始。10～11 岁阴茎开始增大;12～13 岁出现阴毛;14～15 岁出现腋毛,声音变粗;16 岁后长胡须,出现痤疮、喉结,肌肉进一步发育,全过程历时 5 年或更久。

女婴出生时卵巢已发育较完善,但卵泡为原始状态。青春期在增强的垂体前叶促性腺激素即黄体生成素(LH)和促卵泡激素(FSH)的刺激下,卵泡发育成熟,开始正规排卵,伴子宫内膜脱落,出现月经。乳房出现硬结标志着青春期的开始,卵巢分泌的雌激素促进女性第 2 性征的出现。9～10 岁时乳头出现,骨盆开始增宽,子宫逐渐增大;10～11 岁乳房发育、阴毛初现;13 岁左右出现月经初潮;15～16 岁子宫发育到成人水平。

(梁芙蓉)

第五节　神经心理的发育

随着体格的生长,儿童神经系统发育逐渐成熟,其活动与行为的能力逐渐增强。小儿运动、认知、情感与交流等的发育是生物与环境因素共同作用的结果。除先天遗传因素外,小儿的神经心理发育与其所处的环境和受到的素质教养水平尤为密切。出生前后各种因素导致的脑损伤、营养不良与疾病、教养环境的欠缺均可导致发育障碍,引起儿童残疾。

一、脑和脊髓的发育

神经系统(nervous system)的发育是小儿神经心理发育的基础,胎儿期神经系统的发育领先于其他各系统,尤其是脑的发育最为迅速,出生时脑重平均 370g,占体重的 1/9～1/8,而成人脑重为 1500g,占体重的 1/40;2 岁时达 900～1000g;7 岁时已接近成人脑重,出生时大脑已有全部主要的沟回，但皮质较薄、沟裂较浅，新生儿神经细胞数目与成人相同，但其树突与轴突少而短。3 岁时神经细胞分化已基本完成，8 岁时接近成人，神经纤维髓鞘化到 4 岁时才完成。出生时大脑皮质下中枢如丘脑、下丘脑、苍白球等系统的发育已较成熟，但大脑皮质及新纹状体发育尚未成熟，故初生婴儿的活动主要由皮质下系统调节，以后脑实质逐渐增长、成熟，运动转为由大脑皮质中枢调节，对皮质下中枢的抑制作用也趋明显。婴儿大脑类脂质仅占大脑组织的 33%，而成人则为 66.5%。生长时期的脑组织耗氧量较大，在基础代谢状态下，小儿脑耗氧量占总耗氧量的 50%，而成人则为 20%。长期营养缺乏可影响脑的生长发育。胎儿的脊髓发育相对较成熟，出生后即具有觅食、吸吮、吞咽、拥抱、握持等先天反射，即对强光、疼痛、寒冷的反应。脊髓随年龄而增长，脊髓下端在胎儿时位于第 2 腰椎下缘，4 岁时上移至第 1 腰椎。新生儿和婴儿腱反射较弱，腹壁反射和提睾反射不易引出，到 1 岁时才稳定，3～4 个月前屈肌张力较高，凯尔尼格征可为阳性，2 岁以下巴宾斯基征阳性也为生理现象。

二、感知

在小儿神经心理发育过程中，感知（sensation and perception）是一个基本的心理过程。照顾婴儿的行为本身就对婴儿的视、听、嗅、味和触觉提供了刺激，所有这些刺激在婴儿的认知发育中起重要作用。

1．视觉（vision） 在儿童与其环境联系中可提供重要信息，学习过程中约 70% 的信息来源于视觉。婴儿出生时有瞳孔对光反射，已能看见明、暗及颜色，但新生儿所有的视神经细胞尚未发育完善，新生儿视觉在 15～20cm 的距离处最清晰，新生儿遇强光可闭眼，清醒安静状态下可短暂注视缓慢移动的物体，如红色悬环等，并能追视达中线位；2 个月时追视能过中线，并能上下缓慢垂直追视；3～4 个月前，两眼可能不协调，追视时可呈跳跃式，而非平滑移动。3 个月时能沿环形追视，能即刻发现移向胸前之物；4 个月时能从一侧床面跟随 180°弧线到对侧床面，能注意到移动到双脚前方的物体；4～5 个月出现手眼协调动作；1～1.5 岁可注视 3 米远处小玩具；1.5～2 岁两眼调节好，视力为 0.5；2～3 岁可区别垂直线和横线；5 岁能区别颜色，视力为 0.6～0.7；到 6 岁左右，视力达到 1.0。

2．听觉（auditognosis） 新生儿出生时因鼓室无空气，听力差，但可辨认母亲的心音和节奏，生后 3～7 日听觉已相当良好。新生儿期对铃声等刺激会有短暂反应，如自发活动的抑制，或伴随眼睁大、皱眉、怪相等面部表情改变。3～4 个月会转向声源，6 个月能区别父母的声音，8 个月开始区别语言的意义，1 岁可听懂自己的名字，2 岁能听懂简单命令，4 岁时听觉发育完善。婴儿视听感知发展程序见表 2-5。

表2-5 婴儿视听感知发展程序

月龄	视感知发展	听感知发展
1个月	短暂注视	对铃声有反应
2个月	目光跟随物体移动90°	区别不同种类的声音
4个月	目光跟随物体移动180°	听悦耳声音时微笑
6个月	目光跟随落地物体	对母亲语音有反应
9个月	长时间看远处人物的移动	可直接迅速地寻找声源
12个月	偏爱注视小物品	听懂自己的名字，可以控制对声音的反应

3．味觉（taste） 在胎儿 7～8 个月时味觉的神经束已髓鞘化，出生时味觉已发育完善。新生儿时期就能对不同味道的东西产生不同反应，对微甜的糖水表示愉快，而对酸的或苦的东

西表现出皱眉等消极表情。4~5个月以后的婴儿味觉更加敏锐，对任何食物的改变都会出现敏锐的反应。

4．嗅觉（osphresis） 婴儿出生时嗅觉中枢及末梢已发育成熟。哺乳时闻到奶香就会寻找母亲的乳头。4个月的婴儿就能比较稳定地区别好的气味和不好的气味。

5．皮肤感觉（skin sensation） 可分为触觉、痛觉、温度觉和深感觉。触觉是引起若干神经反射的基础，新生儿触觉已很灵敏，尤其在面部、手掌、足底等部位，触之即有反应，7个月左右有定位能力。新生儿痛觉较迟钝，2个月起才逐渐灵敏。新生儿对温度的感受性比较敏感，能区别牛奶和水的温度太高或太低，尤其对冷刺激比热刺激更能引起明显的反应。新生儿的触觉有高度灵敏性，特别敏感的部位是嘴唇、手掌、脚掌、前额、眼帘等处。例如物体接触嘴唇时，会引起新生儿口部动作；物体接触手掌时，他立刻就会抓握。随动作发育，婴儿的手逐渐在触觉发育中占主导地位。2~3岁时能通过接触区分物体软、硬、冷、热。5岁能分辨体积相同但重量不同的物体。

三、运动的发育

婴幼儿的运动（motor）发育依赖于神经系统的成熟。早产儿首先要补足在宫内的发育进程，在评估时需作胎龄矫正。以下简要介绍足月新生儿的正常发育。小儿行为发育呈由头至尾的顺序，如民间谚语将婴儿运动发育归纳为："二抬四翻六会坐，七滚八爬周会走。"小儿一般须遵循上述发育里程碑的顺序依次进步，最终达到完全成熟。但也有一些例外，如并不是每一个小儿会走之前都会爬行。发育的连续性也并不意味着其进步的表现是逐日均匀的，而是可以呈现出阶梯式的跳跃过程。发育的变异性还突出地表现在发育的速率上存在很大的个体差异。要确定发育的正常范围是极为困难的，在正常与异常之间也没有明晰的界限，只能说离平均值越远，正常的可能性越小。

1．粗大运动发育 正常足月儿俯卧位时，头偏向一侧，随着发育，2个月头能抬起，扶坐时头能短暂竖立。4~6个月会翻身，拉坐时头不滞后，扶站自动跳跃。6个月牵拉坐起时肘先屈曲并抬头，在硬实的平面上能手支撑着坐。7个月能由仰卧翻身至俯卧位，在硬实的平面上能直背独坐并保持1分钟以上，并能单手负重。8个月能独坐10分钟以上，会爬行。9个月能扶栏站起。12个月牵双手能走。13个月牵单手能走。到2岁时不用扶，能两步一台阶地上楼，2岁会跑。2岁半能双脚跳，3岁时能一步一台阶地上楼，3岁时能从最后一个台阶跳下。4岁时能一步一台阶地下楼。婴儿大运动发育模式和程序见图2-7。

2．精细运动发育 儿童手和手指的运动及手眼协调操作物体的能力称为精细动作，如抓饼干、捏小米花、握笔绘画、使用剪子等。精细动作多为小肌肉运动，在全身大肌肉发育后迅速发育。而且随着精细动作水平的提高，手眼协调能力越来越占重要地位，并贯穿于精细动作中。1个月内的婴儿大多数时间双手呈握拳状，原始握持反射通常在3个月内消失；4~5个月的婴儿开始伸出双臂抓取面前的物品，最初用手掌尺侧，6个月用全掌，能抓住脚趾玩；7个月时脚趾能放在嘴里，能将一只手中的玩具换到另一只手中；8个月发展到桡掌或桡指抓握；10个月为拇、示指对指抓握，手抓握形式渐趋成熟；12个月时能灵巧地捏起小丸，并且会轻轻地抛球，多会搭积木。如果1岁半叠方积木不足3块，2岁不足5块，提示可能有发育落后。

四、语言发育

出生时会哭，2个月会笑出声，会发单个元音，如"阿、衣、乌"。3~4个月可以发出辅音m、k、g、p、b。6个月能发bababa、dadada等连续叠音，叫名字能回头。8个月说baba、dada、mama，但无特指，会模仿发声。10个月会叫爸爸妈妈，能理解"不"，会摆手表示再

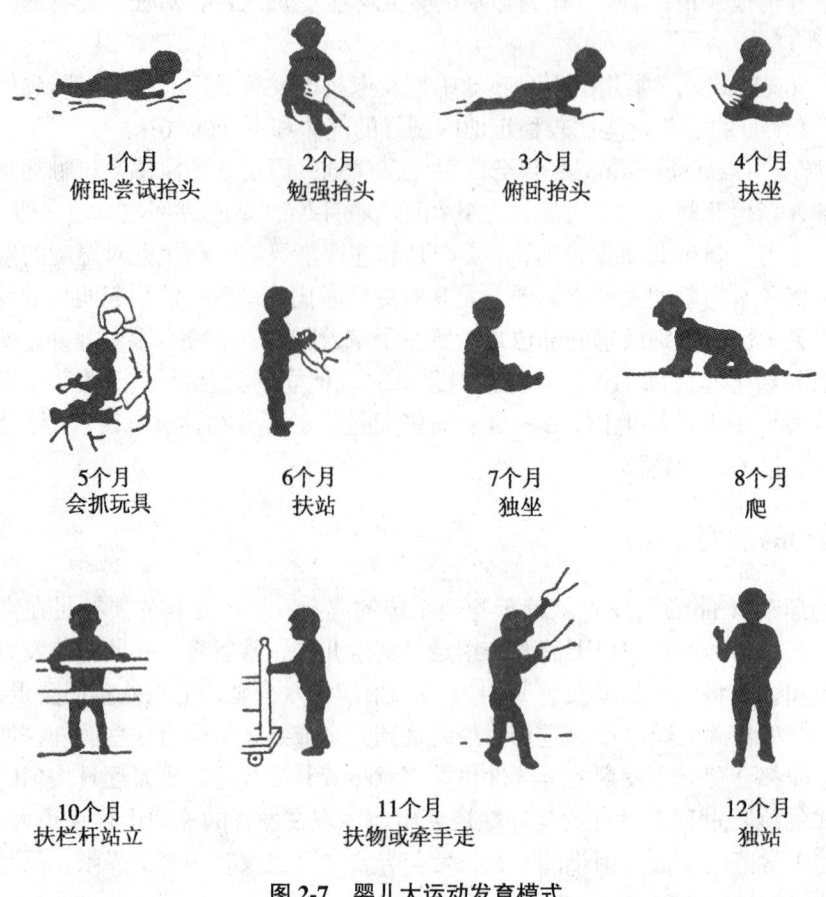

图 2-7 婴儿大运动发育模式

见等。1岁能说2~3个字。15个月能听懂简单指令,如坐下、过来等。18个月能说出几个有意义的词,能听懂并指出身体部位。2岁能说简单句。3岁会报全名,会说歌谣。

五、认知

认知(cognition)指获得和利用知识的过程,是注意、知觉、表象、语言和思维等各种认知因素共同参与、相互制约的复杂过程。由于认知涵盖了个体心理活动的很多重要方面并广泛渗透于其他心理过程中,因此认知始终是心理学的重要研究领域。认知过程是一个信息的接受、编码、储存、提取、使用的过程。这个过程可概括为四种系统,即感觉系统、记忆系统、控制系统和反应系统。小婴儿早期认知活动主要建立在感知和运动的基础上,早期对周围环境的认识和适应性就是以后智力的由来。随着儿童年龄增长,语言逐步发育,儿童认知从外部动作活动转向内部心理活动。其认知发展是连续有序的,从简单到复杂,从低级到高级。婴儿的视听行为是认知理解的早期征象。新生儿在妈妈对他说话或做出各种表情时,会紧盯着妈妈的脸。新生儿在睡眠与困倦中有时微笑。6周后出现所谓社交性的笑,在与其说话、对视、呵痒等各种情形下可诱发微笑,2个月时能笑出声。3个月时喜欢看周围的人和物,看到玩具会兴奋。5个月时常会对着自己镜中的影像笑,开始认生。6个月当妈妈准备抱他时,会伸出手臂。7个月喜欢玩藏猫猫游戏。8个月会尝试够远处的物品,会做出"不"的反应。10个月会拽妈妈以引起注意,会挥手表示再见。11个月时会伸手或抬脚来配合穿衣和穿鞋。1岁时不再把东西经常放入嘴里。因此,0~6个月的婴儿要多进行视觉、听觉和触觉刺激,加强他对人类语言的理解。1岁以后的幼儿手的精细动作快速发展,他将在不断摆弄物品中迅速提高认知水平。

2~3岁儿童皮肤感觉的灵敏度和定位能力逐步提高，已能辨别各种物体的属性，如软硬、冷热、糙滑等，手部皮肤在感知周围物体中起到极其重要的作用。幼儿期口语发展迅速，儿童认知开始进入最初的思维阶段。

（梁芙蓉）

第六节　儿童发育与神经心理评估

儿童时期由生物、心理、环境与社会因素导致的各种躯体与精神疾病均可能导致发育迟缓和行为障碍，影响儿童的健康成长。通过发育与行为评估可以筛查和诊断儿童发育障碍与行为异常，为进一步开展病因诊断和实施干预治疗提供必要的依据。发育评估量表是对儿童行为发育的标准化测验，分为发育筛查量表和发育诊断量表。发育筛查测试异常者需进一步作发育诊断性评估以明确发育障碍及其性质与程度。儿童智力测验属于心理测验，结合适应性行为评估，是对认知发育水平的测验。通过各种行为问卷可以从教养者了解儿童的心理行为特点。发育与行为评估大多是通过对儿童行为的直接观察（测验）或间接观察（问卷）来实现的。有一些计算机化的心理测验虽然能够客观记录儿童行为反应，但仍受到儿童状态与环境的影响。这些儿童评估方法在精确性（信度）和准确性（效度）上常不够理想，对儿童发育和行为问题的诊断还是需要临床综合判断。通过定期的监测，连续观察儿童的发育与行为变化是早期发现和诊断儿童发育与行为障碍的重要方法。

一、发育筛查量表

目前还没有一种理想的婴幼儿发育筛查方法，既有高度的敏感性，几乎能没有遗漏地发现所有发育异常者；又有相当好的特异性，误诊较少。

1．丹佛发育筛查量表（Denver developmental screening test，DDST）　DDST曾经是应用最广、研究最多的发育筛查测验方法，现在已有修订版（Denver-Ⅱ），可用于0~6岁儿童发育筛查。国内标化的是第1版，测试项目共105个，分为个人-社会、精细运动-适应性、语言、大运动共4个能区（图2-8）。结果的判断分为正常、可疑和异常。可疑和异常者需进一步做诊断量表测验。该方法的主要优点是简单易学、测试费时较少。缺点是对轻微的落后可能漏诊。

2．年龄与阶段问卷（Age and Stages Questionaire）　该问卷适用于0~6岁儿童发育筛查，由父母回答儿童所在年龄段的相应问题，即是否具有里程碑意义的行为能力。问题简明易懂，仅需小学文化程度即可。以常模均值低于2个标准差为切值，国外报告发育迟缓筛查的敏感度为82%~89%，特异度为77%~92%。

二、发育诊断量表

当发育筛查提示异常或可疑异常时，须做发育诊断性评估，以帮助明确是否有发育迟缓、发育迟缓的程度，以及在哪些方面发育迟缓。常用的发育诊断量表简介如下。

1．格塞尔发育量表（Gesell developmental schedule）　格塞尔发育量表是最早建立并且仍被广泛应用的婴幼儿行为发育量表。格塞尔和他的同事根据对婴幼儿发育全过程特点的系统观察，发现婴幼儿行为系统的建立是一个顺序发展的过程，它反映了小儿神经系统不断的完善和功能的成熟，可以把每个成熟阶段的行为模式作为发育诊断的依据。基于北京常模修订的格塞尔发育量表于1992年完成，适用于6岁以下的儿童。测试项目包括五大行为领域，即适应性、

第二章 儿童生长发育与保健

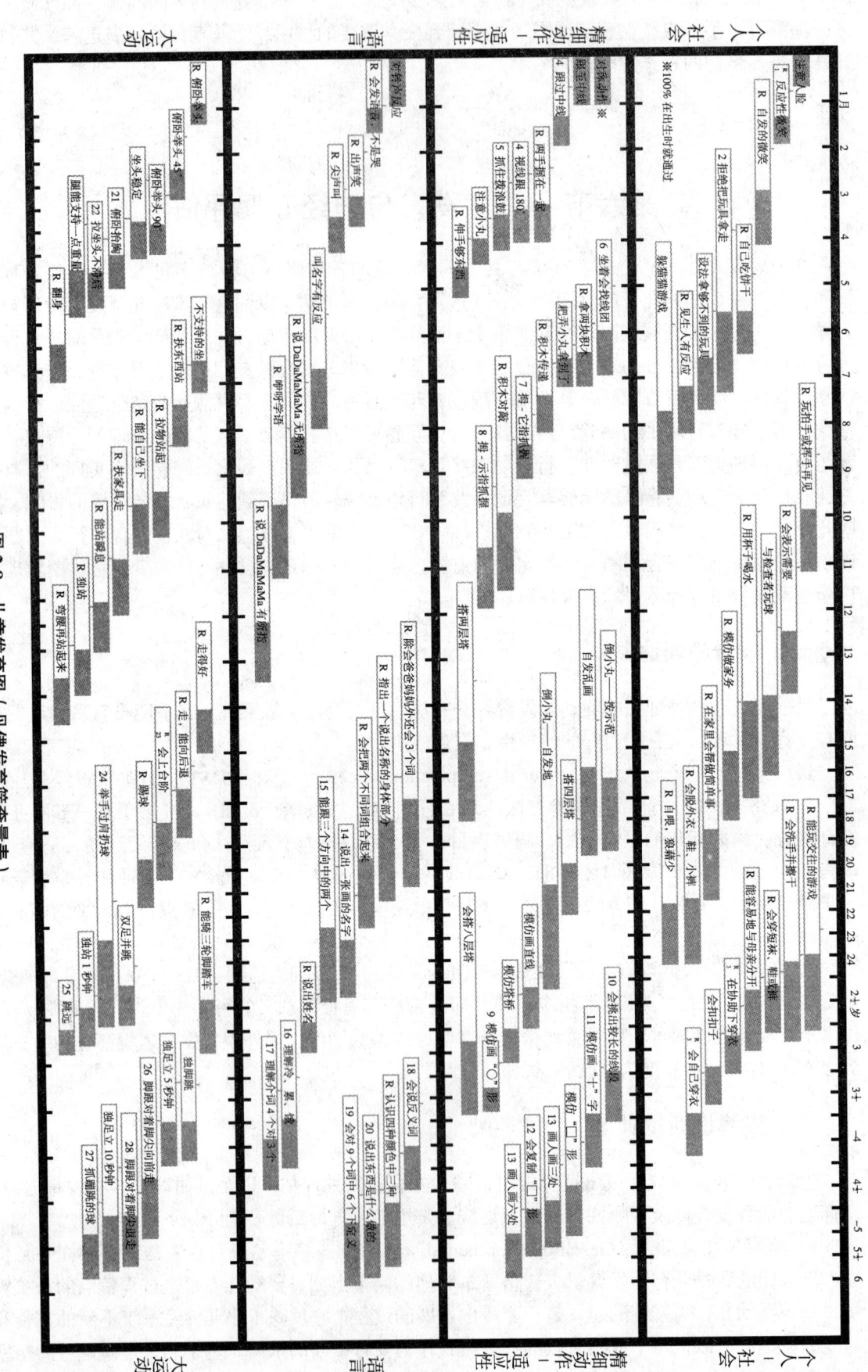

图 2-8 儿童发育图（丹佛发育筛查量表）

大运动、精细运动、语言和个人－社会。结果以发育商（DQ）表示。DQ 均值为 100，标准差为 15。低于 2 个标准差提示发育异常（考虑到测量误差，一般以不足 76 分为异常），1～2 个标准差间提示为发育边缘状态。

2. 贝利婴儿发育量表（Bayley scales of infant development，BSID） 国际上，BSID 在高危儿随访研究中非常流行。该量表适用于 1～42 个月的婴幼儿，主要有两个分量表，即心理量表和精神运动分量表，结果以指数表示（均数为 100，标准差为 15），分别为 MDI（mental developmental index）和 PDI（psychomotor developmental index）。第 3 个量表为行为评定量表（behavior rating scale，BRS），仅为测验提供辅助信息。该量表的制订采用了先进的统计学方法，信度和效度资料较为完备，为研究者所喜爱。1993 年和 2006 年又分别作了修订。BSID 中国城市修订版在 1990 年完成标化。

3. Griffiths 精神发育量表（Griffiths mental developmental scales） Griffiths 精神发育量表适用于 0～8 岁的儿童，在全面发育量表中，是覆盖年龄段最广的一个量表。Griffiths 精神发育量表脱胎于格塞尔发育量表，最初于 1954 年在英国出版，适用于 0～2 岁的儿童。评估内容与格塞尔发育量表一致，也包括类似的 5 个领域，即粗大运动、语言、个人－社会、手眼协调及行为表现。其后作为前量表的补充量表，1960 年发表了 Griffiths 的延伸量表，主要适用于 3～8 岁的儿童，添加了实际推理领域。由于 Griffiths 量表的内容引用了大量的日常生活模式，使得整个测验生动有趣，受到大部分婴幼儿及学龄前儿童的喜爱。这大大缩短了儿童对测验内容的适应时间，也使得测验能更真实地反映儿童的发育水平。该量表于 2006 年再次进行了修订。

4. Peabody 运动发育量表 适用于 0～6 岁儿童，分为粗大和精细运动两个分量表，共包括反射、姿势、移动、实物操作、抓握和视觉运动整合等 6 个分测验，对运动能力有了更细致的分类。各项按 0、1、2 分评分，结合了定性与定量评分方法，可以更灵敏地反映运动发育水平。配套有家庭化训练方案，特别适合于高危儿及脑瘫儿童运动训练指导。

5. 汉语沟通发展量表 是基于 MacArthur-Bates 沟通发展量表建立的，有普通话和广东话两个版本。该量表采取家长访谈方式，通过父母报告，对 8～30 个月的婴幼儿早期语言发展水平进行评估。其中，词汇和手势分量表适合于 8～16 个月的儿童，主要评估婴幼儿的语言和手势的理解和表达能力；词汇和句子分量表适合于 16～30 个月的儿童，主要评估婴幼儿的语言表达能力，缺陷是在该年龄段不能反映其语言理解能力。

三、智力测验

1. 韦克斯勒儿童智力量表（Wechsler Intelligence Scale for children，WISC） 适用于 6～16 岁儿童，最新版第 4 版已有国内标化。共 12 个分测验，如理解、算术、背数、类同、填图、词汇、常识、数字广度、图片、拼图、积木和迷津测验。其中 10 个分测验是必做的，数字广度和迷津为可选替换测验。结果以智商（IQ）表示，包括言语智商、操作智商和全量表智商。

2. 韦克斯勒学龄前期和学龄初期智力量表（Wechsler Preschool and Primary Scale of Intelligence，WPPSI） 适用于 4～6.5 岁儿童，包括 11 个分测验，其中 3 个分测验是新创制的。国内广泛应用的是龚耀先主持修订的长沙－韦氏幼儿智力量表（C-WYCSI），分为城市和农村两式方式。与 WPPSI 相比，项目变化较大，并取消了语句背诵测验。修订后的量表适合儿童直观形象性思维的特点、趣味性强、测试时间缩短。

3. 瑞文标准推理测验（Raven' standard progressive matrices，RPM） 是英国心理学家瑞文于 1938 年创制的非言语智力测验。适用于 5 岁以上人群。全部测验都是由一系列无意义的图形构成的矩阵组成，其中有一幅图缺失或不完整，要求被试者从备选图案中选择合适的一幅来完成。一般认为，瑞文测验与问题解决、清晰知觉和思维、发现和利用所需信息等能力有关。其优点是使用年龄范围宽、不受测试对象文化与语言背景的限制，可以个别或团体施测。本测验包括60道题，分为A、B、C、D、E共5组，每组12题，按从易到难排列。测验无严格时限，一般40分钟完成，结果转化为百分等级。其幼儿版称为瑞文彩色推理测验（Raven' coloured progressive matrices，RCPM），在标准版A、B组之间增加了1组，并全部制成彩图，适用于5～11岁儿童及智力低下者。

4．Peabody图画词汇测验（Peabody picture vocabulary test，PPVT） 由美国心理学家Duun于1959年编制的一种词汇测试，适用于2岁半至成人。测验材料由一组画片组成，每张画片包含四幅图。检查者从易到难拿出一张画片并说出相应的词，让被试者从画片内的四幅图中选出最符合该词的图。简单计算通过的图片数，可查表得出智龄和百分位数等。Peabody图画词汇测验与言语智商相关性好，而与操作智商相关性较差。该测验还适合于言语表达障碍、阅读困难、智力落后的儿童。

5．希-内学习能力测验（Hiskey-Nebraska test of learning aptitude） 主要用于3～16岁的聋哑儿童。包括12个分测验，即穿珠、记颜色、辨别图画、看图联想、折纸、短期视觉记忆、摆方木、完成图画、记数字、迷方、图画类同和空间推理等。所有测验项目用操作回答，不用言语。对聋儿的操作指导语用标准的手势语表达。对聋哑儿童评估结果以学习年龄表示，对应于非聋哑儿童的智力年龄。

四、适应性行为量表

1．文阑适应行为量表（Vineland Adaptive Behavior Scale，VABS） 早在1935年，美国的Doll首先提出了适应性行为的定义和评估方法。经过反复修改，1984年发表了文阑适应行为量表，是目前国际上应用最广泛的标准化量表。该量表适用年龄为0～19岁，是一种间接评估问卷，通过询问对待测个体行为熟悉的人来完成。该量表包括4个行为领域，即交流、日常生活、社会性和运动能力。

2．婴儿-初中学生社会生活能力量表 此量表是日本心理-适应能力研究所等单位编制的。1987年，原北京医科大学等单位完成了中国标准化工作。全量表共132项，包括6个行为领域，即独立生活能力、运动能力、作业、交往、参加集体活动和自我管理。适用于6个月至14或15岁儿童。

3．儿童行为检查表（Child Behavior Checklist，CBCL） 是一种广泛使用的识别儿童行为问题的方法。有父母、教师和自我报告三种问卷。学龄前儿童版适用于18个月～5岁儿童，学龄儿童版适用于6～18岁儿童。主要由问题组成，如"举止远较同龄儿幼稚"等。回答按Likert分级方式记录：0＝不对，1＝有些对或有时对，2＝很对或经常对。结果为常见行为问题打分并提供总分，对照常模样本作出正常、边缘和临床行为问题的结论。

4．Conners问卷 有父母、教师和自我报告等版本，问题类似于CBCL，主要评估注意缺陷障碍（ADHD）及共患病相关的评估认知、行为和情绪等问题。其第3版基于美国《精神障碍诊断和统计手册》（第4版修订版，即DSM-IV-TR）制订。在我国完成常模制订的仍是其第1版。

5．气质量表 Chess和Thomas气质量表从9个维度记录儿童的气质，包括活动度、规律性、初始反应（接近或退缩）、调整能力、反应强度、心境、分心、专注与坚持、敏感度等。儿童据此可以分为容易、困难和慢热三类个性特征。

（李　明）

第七节 儿童保健的具体措施

一、新生儿疾病筛查

某些先天性代谢疾病在新生儿出生时并无症状，但许多疾病的预后取决于治疗开始的早晚，对于少数已经能够进行有效治疗的疾病，可以通过新生儿筛查（neonatal screening）早期确诊并及时治疗，可以预防产生严重后果。我国目前普遍筛查的新生儿疾病是先天性甲状腺功能低下（congenital hypothyroidism，CH）、苯丙酮尿症（phenylketonuria，PKU）、蚕豆病（南方）等。

1．筛查方法　各国筛查试验多采用血液 Guthrie 法（专用滤纸），针刺足跟采血，用滤纸片采取 >10mm 血斑至少 3 个。把载血滤纸片在空气中自然晾干，封存于塑料袋内，冷冻保存，邮送或递送至筛查中心。

2．注意事项　标本编号并记录采血医院名称、住院号、产妇和婴儿姓名、性别、出生和采血日期、出生体重、哺乳状态、联系地址、邮编、电话等，以便追踪。如婴儿呕吐、早产、哺乳不良、感染、使用抗生素等需再次采血。

3．采血时间　新生儿出生后并充分哺乳 72 小时后。因在未哺乳无蛋白质负荷下可出现 PKU 筛查的假阴性，72 小时后的血标本又可避开生理性的促甲状腺素（TSH）上升，减少 CH 筛查的假阳性。

4．实验室检测方法　CH 选择 TSH 作为筛查指标，PKU 则直接测血液中苯丙氨酸（phen）的浓度。目前多采用放射免疫分析（RIA）、酶免疫测定（EIA）进行实验室检测。

5．诊断与处理　当 TSH ≥ 20μIU/ml 时为 CH 可疑阳性，血 phen ≥ 4mg/dl 时为 PKU 可疑阳性。筛查阳性的新生儿需及时复查，进一步作临床和其他诊断性检查，一旦确诊立即开始正规治疗。

二、新生儿访视

为了及时发现新生儿异常情况、宣传科学育儿方法并指导家长做好新生儿护理，促进其健康成长，儿科医生或保健人员有时需去产妇家中随访新生儿，称为新生儿访视（home visit for neonatal）。

1．访视次数

（1）正常新生儿：出产院后 1 个月内至少需进行 2 次家庭访视。时间分别为出产院后 7 天内、生后 28 天各 1 次。

（2）高危新生儿：早产、低出生体重、多胎、产伤、窒息等高危新生儿，或发现有黄疸、感染等异常情况的新生儿，是家庭访视的重点人群，可根据新生儿的具体情况决定访视次数。对体重低于 2000g、体温不正常、生活能力差的新生儿应每天访视 1 次，情况好转后每周访视 1~2 次。访视中若发现新生儿病情较重，应立即将病儿转送至医院。

2．访视内容

（1）了解产妇的胎产次、分娩方式，新生儿的阿氏评分、出生时体重和身长、是否接种卡介苗和乙肝疫苗等情况，询问新生儿吃奶、睡眠、大小便是否正常。观察母乳喂养的姿势，以及室内温度、通风、卫生条件等。

（2）观察新生儿的面色、精神、呼吸节律、哭声和反应性，看新生儿有无嗜睡、烦躁、吸吮无力、黄疸、青紫、呼吸急促并进行全面体格检查，要点为：头面部有无血肿、唇腭裂、鹅口疮；皮肤有无黄疸、皮疹，颈部、腋下、腹股沟等部位皮肤有无潮红或糜烂；心脏有无杂音,肺部呼吸音有无异常;脐带是否脱落,脐窝内或结痂下有无异常;四肢活动、肌张力情况、外生殖器及肛门有无异常;测量体重,观察新生儿生理性体重下降恢复情况及评价其生长状况;对出生后未在产院作听力检查的新生儿进行听力筛查。

(3) 发现异常情况及时处理,并向父母说明孩子的病情和注意事项,并且预约好下一次访视的时间。

3. 指导内容

(1) 喂养:母亲应按需哺喂,两次奶间不需喂水,喂奶后要排空剩余的乳汁。根据新生儿小便次数(每天至少6次)、体重增长情况(每周至少增长125g),及时估计哺喂的乳量是否充足。告诉母亲不要给婴儿用奶瓶或吸吮假奶头,不要轻易添加其他奶类或辅助食品。鼓励母亲母乳喂养尽可能至6个月。早产儿出生后应尽早开始喂养,以免发生低血糖。早产儿能吸吮母乳者尽可能母乳喂养;吸吮力差的早产儿可用小勺或滴管喂养。没有母乳或母乳不足及母亲有严重疾病无法母乳喂养者需及时用配方奶喂养,以防新生儿因饥饿而产生低血糖等严重后果。母乳喂养的新生儿应于生后补充维生素K。早产儿生后即开始每日口服维生素D 600～800IU,足月儿生后15天开始每日口服维生素D 400～600IU,以预防佝偻病。

(2) 保暖:新生儿体表面积相对较成人大,极易散热,应积极采取措施注意保暖,预防硬肿症。新生儿居室冬季室温应保持在18～22℃。如果气候寒冷,在农村没有暖气,可教母亲将早产儿放入怀中采用袋鼠式保温法,以维持新生儿正常体温;而在炎热的季节要注意通风,不可包盖过多,以免引起脱水、发热等不良后果。

(3) 皮肤护理:保持新生儿皮肤清洁,每日用温开水清洗头皮、耳后、面部、颈部、腋下及其他皮褶处,脐带脱落后可盆浴。大便后用温水洗臀部,以防红臀。尿布应勤洗勤换,每次洗后应经日光照射或开水浸烫消毒。内衣应选用柔软、浅色棉织品,力求宽松舒适。

(4) 促进感知觉发育:母亲要常抱新生儿,看着他的眼睛与他说话,给新生儿看色彩鲜艳的玩具、听柔和的声音,可经常让新生儿趴着玩;对他进行抚触,促进新生儿感知觉和运动的发育。

(5) 预防感染:新生儿居室应定时开窗通风换气,保持室内空气新鲜。尽量减少人员探望,避免交叉感染。新生儿的一切用具要经常煮沸消毒,洗脸与洗臀部的毛巾要分开。不给新生儿挤奶头、不擦口腔、不挑马牙,以防乳腺炎和口腔感染。提醒家长自己不要随便给新生儿用药,有病要在医生的指导下治疗。

三、定期健康检查

定期健康检查(regular physical check-ups)是定期对儿童进行生长发育检查,让医生和父母系统地了解儿童的生长发育和营养状况。对肥胖和营养不良儿童,要及时发现护理和喂养中存在的问题,采取相应措施进行治疗。

1. 检查次数 儿童生后第1年每3个月检查1次(生后3、6、9、12个月),生后第2、3年每6个月检查1次(生后18、24、30、36个月),3岁以上儿童每年检查1次,故称之为4-2-2-1体检。

2. 检查内容

(1) 体格测量:测量身高和体重,2岁以内儿童还可增加头围和胸围的测量,并对其体格生长情况进行评价。

(2) 全身系统检查:检查儿童的心、肺、肝、脾、四肢、皮肤以及五官有无异常,听力是否正常。婴幼儿还需检查前囟闭合和乳牙萌出的时间,观察有无佝偻病体征。4岁以上儿童检查视力。

(3) 实验室检查:6～9个月的婴儿应检查一次血红蛋白,1岁以后的儿童每年检查一次血红蛋白。另外，可以定期给儿童检查便常规、尿常规，必要时可检查肝肾功能、血钙、磷、碱性磷酸酶、锌、铅等微量元素以及维生素 D 及维生素 A 的浓度。

（4）心理检查：有条件的地区可以对儿童进行气质、智力发育、人格趋向等测验，帮助家长了解儿童的心理发育特征，早期发现发育问题，以便早期干预。

（5）咨询指导：了解儿童在两次健康体检期间的喂养方式、辅食添加、睡眠、户外活动、神经精神发育及患病情况，并根据健康检查结果提供有针对性的咨询指导。

四、生长监测

儿童生长监测（growth monitoring）是利用儿童生长监测图对个体儿童的体重、身高等指标进行动态的观察，了解婴幼儿生长发育的趋势，早期发现生长缓慢和肥胖现象，及时分析原因，采取相应的措施干预。儿童生长监测图简单、直观，儿童家长可以在医生指导下学会亲自监测孩子的营养状况，提高家庭自我保健能力。

1. 生长监测图　生长监测图是将同性别、各个年龄组儿童体重或其他指标的数值标在坐标纸上，连成参考曲线而绘制的图。以儿童生长监测图（图 2-4）为例，图的底端是年龄刻度，每月一格。左侧是体重的公斤数值。图中有 4 条参考曲线，最上端一条为第 97 百分位（P97），下端 2 条分别是第 10 和第 3 百分位（P10、P3），中间一条为第 50 百分位（P50）。我国学者李辉采用 2005 年调查数据编制的 0～18 岁儿童体重与身高生长曲线（图 2-9～2-12）在儿科临床上有重要的参考价值。

2. 监测方法　按儿童的年龄将每次体格测量数值标在生长监测图的坐标上，并将上次的点与本次的点连成线，观察儿童体格增长曲线与参考曲线的走向是否一致。因体重是反映儿童营养状况最灵敏的指标，故建议 6 个月以内的婴儿每月测量一次体重，7～12 个月的婴儿每 2 个月测量一次体重，1～3 岁的儿童每 3 个月测量一次体重。

3. 监测结果

（1）营养状况判别：如果儿童的体重在 P97 和 P10 参考曲线之间，说明生长的水平在正常范围；低于 P10 参考标准曲线，表示该小儿有营养不良的可能；若低于 P3 参考标准曲线，表示有中度以上营养不良的可能；若超过 P97 参考标准曲线，表示有超重的可能。

（2）曲线走向判别：①正常曲线：即儿童生长曲线与参考曲线走向相平行；②体重不增：即本次体重值减上次体重值等于零，儿童生长曲线不与参考曲线走向平行，而与横轴平行；③体重下降：即本次体重值减上次体重值等于负数，儿童生长曲线与参考曲线走向相反；④体重偏低：即本次体重值减上次体重值虽为正数，但其增长值低于该月龄增长的最低值。

五、营养指导

营养指导（nutritional consulting）是参考儿童生长发育状况，结合不同时期儿童的主要营养问题，对儿童期摄取食物的种类、质量，饮食安排和进食行为等方面进行有针对性的指导，减少和（或）避免营养素缺乏和过剩疾病的发生。营养指导的内容包括以下三个方面：

1. 母乳喂养（breast feeding）　母乳营养素均衡全面，具有其他乳类所无法取代的优点，是婴儿的最佳自然食物。为促进母乳喂养成功，不同时期有不同的指导要点。

（1）新生儿期：①保证婴儿生后半小时内进行第一次吸乳，吸乳时间应不少于 30 分钟；②告诉母亲不必喂糖水、白开水，不要使用奶瓶；③在观察母亲喂奶全过程的基础上，辅导喂奶姿势、挤奶方法等技术；④指导母亲按需哺乳，每 24 小时喂奶不少于 8 次，尤其夜间喂奶很重要，可促进乳汁分泌；⑤喂奶时让婴儿吸完一侧乳房，再吸另一侧；⑥及时正确地处理母亲哺乳中乳胀、乳头裂伤等问题。

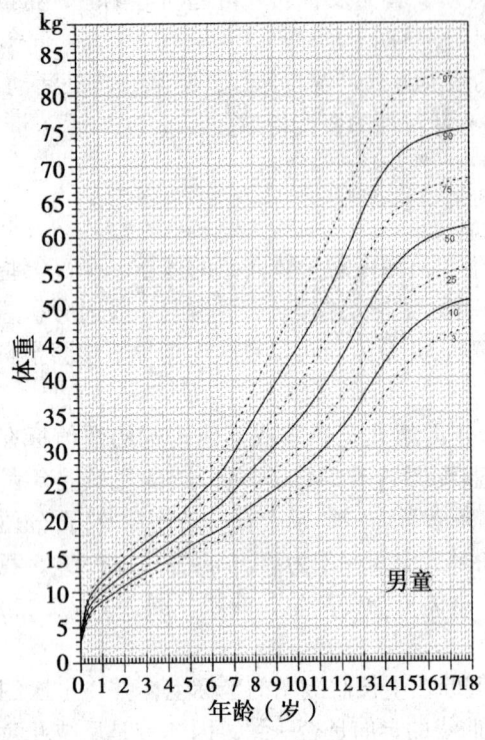

图2-9　0~18岁男童体重增长曲线图

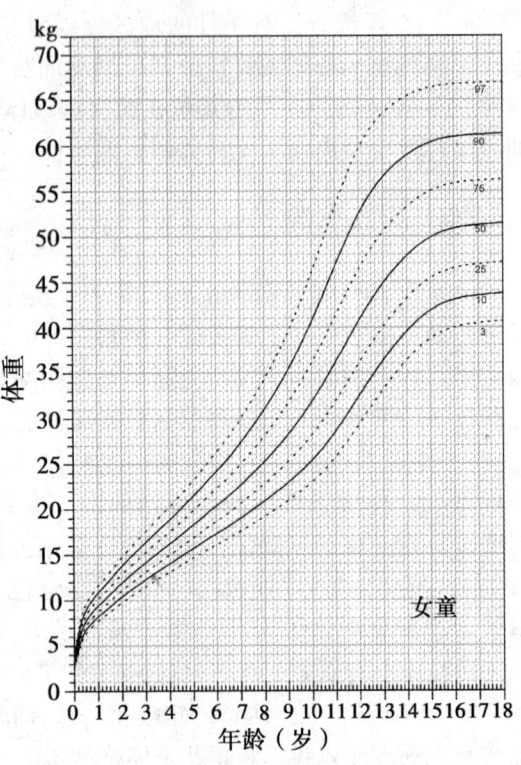

图2-10　0~18岁女童体重增长曲线图

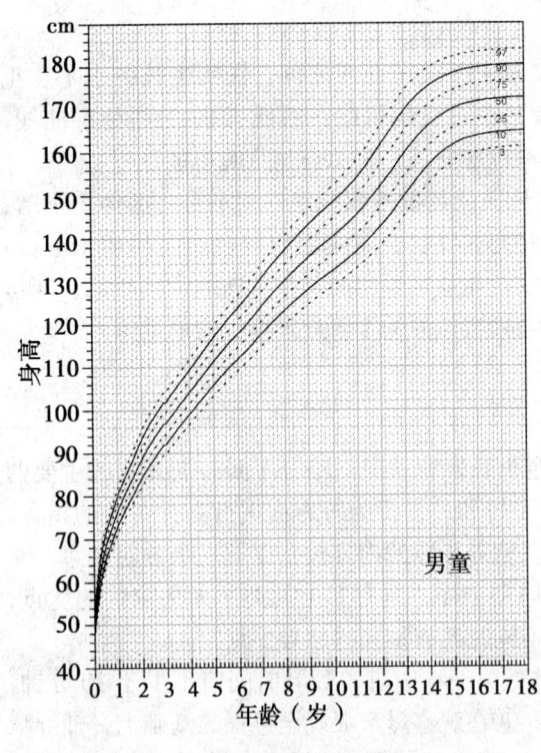

图2-11　0~18岁男童身高增长曲线图

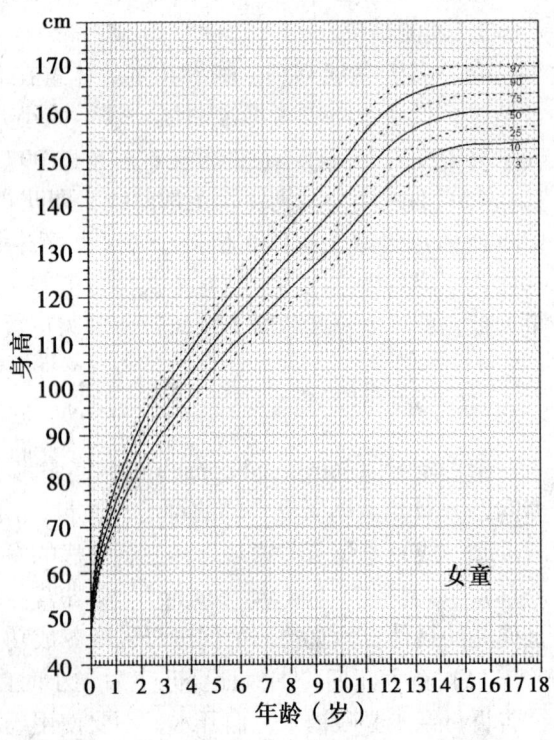

图2-12　0~18岁女童身高增长曲线图

(2) 婴儿期：①指导乳母营养和生活安排，增强母亲坚持母乳喂养的信心；②教会母亲哺乳期的乳房护理，及时解决在哺乳过程中可能出现的乳房问题；③满6个月后应合理添加辅助食品；④鼓励母亲在可能的情况下持续母乳喂养孩子至2岁或更大，并帮助母亲解决上班或外出时如何维持母乳喂养等问题。

2．辅食添加（food supplement） 根据婴儿生长发育的营养需求，满6个月时婴儿需要添加母乳以外的食物（称为辅食）。

(1) 添加原则：①纯母乳喂养不能满足婴儿对能量和营养的需要时，就应该及时添加辅食；②辅食应该能提供充足的营养素，满足婴儿生长发育的营养需要；③辅食的制备和储存都应该保证清洁卫生，不用奶瓶和奶嘴喂食；④依据孩子食欲和吃饱的信号提供食物，并且做到进餐次数和喂养方法符合孩子年龄要求。

(2) 添加方法：见表2-6。

表2-6 母乳喂养婴幼儿的辅食添加*

年龄	食物质地	喂养次数	每餐的量*
满6个月*	泥糊状食物	每天2次正餐，按需喂母乳	2~3勺*
7~9个月	稠粥、切碎的食物	每天3次正餐，按需喂母乳	每餐逐渐增加到2/3碗*
10~12个月	切碎的食物，以及儿童能用手抓的食物	每天3次正餐，1次加餐，并继续喂母乳	每餐3/4碗
1~2岁	家常食物，必要时切碎或捣碎	每天3次正餐，2次加餐，并继续喂母乳	每餐1碗

注：作者认为满4~6个月可添加辅食，若婴幼儿为非母乳喂养，除以上食物外，每天至少喂600ml配方奶（*每勺10ml，每碗250ml）。

(3) 指导要点：①在添加食物的过程中鼓励继续母乳喂养，即使断母乳也不要断乳类，替代的乳类尽可能选择配方奶；②添加的食物应由少量到多量、由一种到多种、由稀到稠、由细到粗；③食物种类应包括谷物类、动物性食物、豆类、蔬菜、水果、油脂和糖类，尤其是富含铁、锌、维生素A的动物性食物；④泥糊状食品是婴儿必须添加的食物，不仅具有营养学意义，而且具有可以促进咀嚼功能和语言功能发育的意义；⑤辅食添加需要注意个体差异，小儿食欲良好、精神愉快、大便正常、生长发育状况满意，是辅食添加成功的标志。

3．培养良好的进食习惯 在注意膳食平衡的基础上，培养儿童良好的进食习惯，经常变换食物的形式和味道，诱发孩子的食欲并保持他们对食物良好的兴奋性，预防偏食、挑食、异食和拒食。

六、免疫接种

免疫接种（immunization）是根据对传染病疫情监测和人群免疫水平分析，按照科学的免疫程序，有计划地进行疫苗接种，以提高人群免疫抗病能力，达到控制乃至最终消灭相应传染病的目的。

1．免疫程序 2008年《扩大国家免疫规划实施方案》规定，"在现行全国范围内使用的乙肝疫苗、卡介苗、脊灰疫苗、百白破疫苗、麻疹疫苗、白破疫苗等六种国家免疫规划疫苗的基础上……将甲肝疫苗、流脑疫苗、乙脑疫苗、麻风腮疫苗纳入国家免疫规划，对适龄儿童进行常规接种。"通过接种上述疫苗，预防儿童乙型肝炎、结核病、脊髓灰质炎、百日咳、白喉、破伤风、麻疹、甲型肝炎、流行性脑脊髓膜炎、流行性乙型脑炎、风疹、流行性腮腺炎等传染病。我国学龄前儿童免疫程序见表2-7。

表2-7 我国学龄前儿童免疫程序

接种年龄	疫苗
出生	卡介苗（BCG）、乙肝疫苗
1月龄	乙肝疫苗
2月龄	脊髓灰质炎三价混合疫苗（Polio3）
3月龄	脊髓灰质炎三价混合疫苗、百白破混合制剂
4月龄	脊髓灰质炎三价混合疫苗、百白破混合制剂
5月龄	百白破混合制剂（DPT）
6月龄	乙肝疫苗
8月龄	麻风疫苗或麻疹疫苗（MV）
9月龄	流脑疫苗（A）
12月龄	乙脑减毒活疫苗
18月龄	麻腮风疫苗、甲肝减毒活疫苗、百白破混合制剂
2岁	乙脑减毒活疫苗
3岁	流脑疫苗（A+C）
4岁	脊髓灰质炎三价混合疫苗
6岁	白喉、破伤风二联类毒素，流脑疫苗（A+C）

2．疫苗接种注意事项

（1）严格按照免疫程序和规定：掌握预防接种的剂量、次数、间隔时间和不同疫苗的联合免疫方案。

（2）正确掌握禁忌证：每种预防接种制剂都有一定的接种对象，也有一定的禁忌证。一般禁忌证包括急性传染病的潜伏期、前驱期、发病期及恢复期，发热或患严重的慢性疾病如心脏病、肝病、肾病、活动性结核病、化脓性皮肤病、免疫缺陷病或过敏性体质（如反复发作支气管哮喘、荨麻疹、血小板减少性紫癜等），用免疫抑制剂治疗期间，有癫痫或惊厥史等。

3．免疫接种反应及处理原则

（1）局部反应：一般在接种疫苗后24小时左右局部发生红、肿、热、痛等现象。红肿直径≤2.5cm为弱反应，2.6～5cm为中等反应，≥5.1cm属强反应。有时可引起局部淋巴结肿痛，可进行热敷。

（2）全身反应：主要表现为发热，接种疫苗后8～24小时体温37.1～37.5℃为弱反应，37.6～38.5℃为中等反应，≥38.6℃为强反应。此外，还可有恶心、呕吐、腹痛、腹泻等症状，一般无须作特殊处理。中等以上反应较少，可对症治疗，如使用退热剂等。

（3）异常反应：少见，主要是晕厥和过敏性休克。晕厥多发生在空腹、精神紧张时进行注射者。此时应让小儿立即平卧，保持安静，喝热开水或热糖水，一般不需用药，短时间内即可恢复正常。过敏性休克为人体对疫苗的严重过敏反应，不及时处理会威胁生命，可皮下注射1:1000肾上腺素，剂量为每次0.01～0.03ml/kg。经处理后，如在3～5分钟内仍不见好转者应立即送医院抢救治疗。

七、儿童常见病的防治管理

利用现有资源，采用包括生长监测（growth monitoring）、口服补液疗法（oral rehydration therapy）、母乳喂养（breast feeding）、免疫接种（immunization）、妇女教育（female education）、

生育间隔（family spacing）及辅食添加（food supplements）等儿童保健适宜技术措施（appropriate technology），防治肺炎、腹泻、维生素 D 缺乏性佝偻病、营养不良性贫血等常见病。推广儿童疾病综合管理（integrated management of childhood illness，IMCI）适宜技术，建立有效管理儿童疾病的综合措施，提供基层卫生人员处理危重症的紧急方法，并指导父母尽可能有效地保护儿童，通过计划免疫接种、改善营养和母乳喂养等措施来预防疾病，促进儿童健康，降低儿童的死亡率。

八、体格锻炼与体质测试

体质是人身体强弱的标志。儿童体质强弱既受先天因素影响，又与后天营养和体格锻炼有关。利用空气、日光和水锻炼身体能增强体质，提高抵抗力，减少疾病。儿童常用的体格锻炼方法有：婴儿被动操和主动操、户外游戏、水浴、日光浴、空气浴、竹竿操、幼儿模仿操、徒手操及各种健美操等。儿童的体格锻炼要与游戏相结合，与合理的生活制度配合，同时注意儿童的个体差异。1998 年，北京市颁布了《北京市 3～6 岁儿童体质测定标准》，测试内容除包括传统的儿童体格测量指标身高、体重外，还进行一整套包括 10 米 ×2 往返跑、立定跳远、垒球掷远、双脚持续跳跃、走平衡木、圆周单脚持续跳跃等在内的测试项目。体格锻炼与体质测试有助于全面评价儿童体质和健康状况，同时也在制订体格锻炼方案时更加有的放矢。

九、智力发育监测

智力发育监测（mental development monitoring）是指对儿童个体进行定期、连续的智力检查，并给予评价的过程。其目的是早期发现和诊断智力发育偏离的儿童，便于进行早期干预，减少残疾的发生，全面促进儿童健康成长。

1. 监测对象

（1）高危儿：国内目前智力发育监测的主要对象为高危新生儿。例如早产、低出生体重、出生窒息、缺血缺氧性脑病、颅内出血、新生儿严重感染等。高危新生儿的发生率在 5%～15%，其发育过程中发生智力偏离的比例较正常新生儿高 5～10 倍，极易发生智力低下。

（2）婴幼儿：有条件的地区可以对所有婴幼儿进行智力发育监测。

2. 监测时间与方法　智力发育监测可结合婴幼儿定期体检的时间，即 3 个月、6 个月、9 个月、12 个月、18 个月、2 岁、2 岁半、3 岁。也可在一些关键年龄检查，如 3～4 个月、8～9 个月、1～1 岁半、2～2 岁半等。智力发育监测常用小儿发育筛查量表（DDST）。智力筛查结果可疑或异常的儿童，应及时由专业人员进行发育诊断评估，以便进行早期智力干预。

3. 早期干预　儿童早期脑细胞有惊人的可塑性，外界的刺激越频繁、越强烈，脑细胞发育的速度就越快。大脑还有很强的代偿功能，局部脑细胞的损伤或丧失可由临近脑细胞代偿。早期感知觉和运动刺激可以极大地调动智力偏离和智力低下儿童脑的功能，使他们的智力潜能发挥出来。早期干预之前应对儿童进行全面诊断，制订早期干预方案和训练计划，然后实施训练。早期干预模式多以家庭指导式为主，应每 1～2 个月指导家长 1 次；也可结合中心式干预模式，便于儿童参加小组活动。训练计划要以儿童现有水平为起点，小步子、程序化训练，多次重复，及时给予表扬，并且注意儿童的兴趣，尊重儿童的个性。

十、心理卫生指导

随着社会发展，生活节奏加快，儿童承受的压力越来越大。由于心理行为障碍所引起的厌食、抑郁、高血压、肥胖、哮喘、抽动症等日益增多，明显的心理障碍性疾病达 3%～5%。儿童健康成长需要心理卫生指导（mental health consulting）。儿童心理保健的目标就是根据儿童心理发展规律，在先天禀赋的基础上，在良好的家庭、社会环境影响下，通过有益的教育和训练，培养儿童健康的心理、完善的人格、良好的适应能力，使之成为身心健康的社会成员。同时早期发现和诊断儿童异常心理行为问题，并给予及时治疗，以减少儿童心理疾病的发生。

1. 婴儿期心理卫生指导　婴儿出生后，接受各种各样的生理和心理上的照顾和刺激，婴儿对母亲或其他照顾他的人产生"依恋"，依恋的形成和健康发展使婴儿产生愉快的情绪和情感，减少了恐惧和焦虑，获得安全感，并建立自信。因此，要指导家长在哺喂、护理婴儿时经常对孩子逗笑、抚摸、说话、唱歌，母爱的温暖是婴儿心理健康的重要保证。

2. 幼儿期心理卫生指导　依恋发展的过程即是儿童向自立发展的过程。因此要继续指导家长对幼儿的关爱，鼓励孩子的探索行为，发展其独立性，摆脱焦虑和恐惧，健康活泼地成长。此期，幼儿语言迅速发展，但语言的表达往往落后于思维，所以易发生生理性口吃。应指导家长多与孩子进行语言交流，让孩子愉快地用语言表达思维，促进幼儿想象、思维的发生和发展。

3. 学龄前期心理卫生指导　学龄前期是人性格的形成期，家长的教育态度对儿童性格的形成尤为重要。通情达理、关心、爱护、民主的父母，培养出来的孩子自信、独立能力强、善于处理相互冲突；喜欢惩罚、过分限制的父母，培养出来的孩子往往过分运用心理防御机制，变得怯懦或顽固；而父母一味溺爱、迁就，培养出来的孩子任性、爱发脾气、怕困难等。因此，应注意培养儿童积极的性格特征，对儿童的需求给予敏感的、适宜的、正确的反应，使儿童生活在一个民主、和睦、互相给予爱的家庭环境之中，为儿童良好性格的形成提供有利条件。

十一、听力保健

听力障碍是常见的出生缺陷之一。儿童听力保健（hearing health）的目的是保护和促进儿童正常的听力发育，通过听力筛查及早发现小儿听力障碍，并进行听力、语言康复。

1. 筛查对象　听力筛查的对象主要是0～6岁儿童，重点为3岁以下的婴幼儿，尤其是具有听力高危因素的婴幼儿。儿童听力高危因素包括：有听力障碍家族史、近亲结婚史、风疹病毒、巨细胞病毒、梅毒或弓形虫引起的宫内感染，出生体重低于1500g，出生窒息，机械通气时间5天以上，睡眠过分安静、不怕吵闹或语言水平落后，有脑膜炎、麻疹、腮腺炎等传染病病史或反复发作的中耳炎，曾用过耳毒性药物。

2. 筛查方法

(1) 电生理测听：耳声发射法是一项无创伤性的测查方法，操作简单、快速，近年来常应用于临床的新生儿听力筛查。听觉诱发电位也称脑干测听（ABR），是通过头皮上的电极记录到的儿童对声音刺激所产生的电位活动，分析脑干的功能，获得儿童听觉传导通路有无损伤及听力损伤的程度。听觉诱发电位操作烦琐，但与耳声发射法相比，不但能测查听力是否受损，而且可反映出听力受损的程度。在临床上多用于听力异常儿童的诊断性测查。

(2) 行为测听：行为测听主要观察儿童的听性反射，筛查仪多选用频率为500～4000Hz的电子发声仪，或者标定过频率的、易于操作的发声物品。检查者避开小儿的视线，在耳后30～50cm的距离，分别给予频率为1000～2000Hz的声音刺激，新生儿所需强度为60～90dBspl，婴幼儿所需强度为50～60dBspl，观察小儿的听性反射。新生儿多表现为惊跳反射、听睑反射、觉醒反射、皱眉动作等；4个月以上婴幼儿听见声音后眼睛或头会转向声源；3岁以上儿童听见声音后可举同侧手示意。

3. 筛查程序　新生儿出产院前采用耳声发射法或听觉诱发电位进行初筛，未通过者于42天内进行复筛，仍未通过者转听力检测中心。婴幼儿在社区卫生服务中心或乡卫生院采用行为测听的方法进行筛查，每年进行一次，对具有高危因素的儿童进行重点随访。听力筛查未通过者或疑有听力障碍者，及时转入听力检测中心进行诊断和康复治疗。对于已经确诊的听力异常儿童，在进一步查找病因和进行一些可能的治疗的同时，应尽早配戴合适的助听器，并开始语言训练。

十二、口腔保健

口腔疾病的发生与社会条件、生活习惯等因素密切相关，防治龋齿是儿童口腔保健（dental care）的重点。此外还有牙龈炎和错殆畸形。口腔保健的服务内容包括：

1．宣传基本的口腔卫生常识，如避免用奶瓶抵压上颌，避免婴儿含奶瓶入睡，在牛奶与饮料中尽量不加糖等。指导正确的刷牙方法，3岁以上儿童应学会自己刷牙，培养每天早晚刷牙的习惯。

2．定期进行口腔检查，每半年或1年检查一次。

3．积极治疗已发现的各种口腔疾病。

十三、眼保健

儿童眼保健（health care for eye）就是根据儿童眼及视功能的生长发育特点，开展眼保健和医疗工作，保障儿童眼睛的健康。宣传用眼卫生，教育儿童掌握视力保护的具体方法。积极防治各种流行性眼病，防止眼外伤的发生。对4岁以上儿童，每年使用国际标准视力表或标准对数视力表至少进行一次视力检查。人工照明的灯箱式视力表距眼5m，高度应为受检儿童的眼与视力表上1.0（对数视力表5.0）的视标行同一水平。检查时由最大视标开始，每行选择最外侧的一个视标依次向下。当儿童辨认发生困难时，开始检查上一行全部视标。记录以能辨认出半数及半数以上视标的一行为儿童的最佳视力。儿童视力异常筛查标准：4岁儿童单眼裸眼视力≤0.6；5～6岁儿童单眼裸眼视力≤0.8。当儿童单眼视力低或双眼裸眼视力相差2行或2行以上时，应进一步检查、确诊和治疗。

十四、托幼机构管理

进入托儿所、幼儿园集体居住的儿童多数为3岁以上的学龄前儿童。在托幼机构的集体居住条件下生活的儿童，彼此接触机会增多，一旦发生急性传染病很快会蔓延到全班，甚至全园（所）。针对这一特点，托幼机构必须贯彻预防为主的方针，落实合理的生活制度、营养管理制度、合理教养制度、健康检查制度、体格锻炼制度、疾病防治制度、卫生消毒制度、安全制度等十项卫生保健制度，做好各项工作的登记、统计，以便对开展的卫生保健工作进行评价和改进。

（梁芙蓉）

第三章 儿童疾病诊断与治疗特点

第一节 儿科病史采集和体格检查

在疾病的临床诊疗过程中，病史采集和体格检查（简称体检）是医生最为重要的基本功。虽然临床实验室和辅助检查手段不断更新，为疾病诊断提供了更多手段，但全面、准确的病史采集和体格检查永远是正确诊断疾病的基础。对于儿科患者而言，其病史采集和体检无论是在内容、方法以及技巧方面，还是在所得信息的判断方面都与成人有所不同，有其自身特点，掌握这些特点是正确诊疗儿科疾病的基础。

一、儿科病史采集的特点

（一）病史采集方法

问诊是医生诊治疾病的第一步，医生的专业素养和人文素养对于成功的问诊特别重要。在儿科病史采集中，应注意以下事项：①问病史前应先简单介绍自己，注重仪表，询问过程中应态度和蔼、语言温和，设法取得家长和患儿的信任。适度的夸奖、对患病儿童的同情，都可以成为被信任的原因。②鼓励追踪式询问，避免诱导性问题，禁止责备性质询：一般先让家长按时间顺序详细叙述病情经过，耐心听取并记录，尽量不打断，然后根据需要以提问的方式予以必要的提示和引导，重要的信息应反复确认，但切忌以暗示的语气对家长进行不正确的引导或以责问的语气使家长不愿说出实情，以免导致错误的结论。③避免使用医学术语：在询问时应尽量用通俗易懂的语言，少用医学术语。④正确理解患儿的描述：表达清楚的患儿如能陈述病情，可让他直接补充有关病情的细节，但应注意其记忆及表达的准确性；同时也要注意有些患儿因惧怕打针、住院等不肯实说病情，有些患儿因不愿上学、去幼儿园而谎说症状（如腹痛、头痛等），刚会说话的小儿往往把不痛说成痛，对这些均需综合分析判断。⑤注意问诊的先后次序：对于病情危急的患儿应先重点询问现病史，最好边体检边询问，以便及时进行抢救。待病情稳定后再详细询问全面病史，切不可为了完成病历而延误治疗。

（二）病史采集内容

1. 一般情况 包括姓名、性别、年龄、出生日期、民族、入院日期、病史陈述者及其可靠性（应注意病史资料的可靠与否，与代述者的文化程度、观察能力和对孩子的关注程度等有关）、家长姓名及职业、年龄、住址（包括电话号码）等项。对于年龄一项，新生儿期要求精确到天数，甚至小时、分钟；婴儿要求精确到月数；1岁及1岁以上儿童写明几岁几个月。

2. 主诉 患儿来院就诊的主要原因（症状）及其时间，一般不超过20个字，例如"发热5天"、"生后呼吸困难1小时"等。

3. 现病史 是病历的主要部分。应确切描述主要症状的发生、发展、轻重程度、伴随症状，病情发展，诊治经过和一般情况。应注意以下几点：

（1）仔细询问主要症状：症状的诱因、起病时间、特征、缓解和加重因素、伴随情况等。婴幼儿不会诉说症状，医师须问询家长患儿有无相应的间接反映患儿症状的特殊表现。例如，要了解小婴儿有无活动耐力下降，可问"有无吃奶时间较长，吸吮后出汗"；要了解有无剧烈腹痛，可问"有无喜俯卧位、阵发性屈腿、哭闹、打滚"等表现。

（2）询问伴随症状：一般根据主诉先问清一个系统的症状，再问其他有关系统的症状。例如呼吸道感染，常先后出现发热、流涕、咽痛、咳嗽、呼吸困难等呼吸系统症状，也常伴有呕吐、腹泻等消化系统症状，重症病例还可出现昏迷、惊厥等神经系统症状。因此，询问内容既要有重点，又要全面。有鉴别意义的阴性症状也要注意询问并记录在病史中。

（3）既往诊治经过：曾于其他医疗机构就诊者需详细询问诊疗经过、查体发现、辅助检查、诊断、治疗方案及疗效。注意结合就诊记录，必要时直接向曾经就诊的医疗机构询问。

（4）一般情况：起病后的精神、食欲、睡眠、大小便、体重变化等，全身情况的改变常能反映病情轻重。

（5）其他：与主要疾病有密切关系的一些状况和疾病对诊断和预后可有提示意义，应注意询问。例如对于疑诊病毒性心肌炎者，应询问发病前1~3周是否有前驱病毒感染史。

4．个人史　主要包括出生史、喂养史、生长发育史及预防接种史等。可依据患儿年龄及所患疾病各有侧重。

（1）出生史：新生儿或小婴儿应重点询问。包括胎次、产次、是否足月（新生儿应询问胎龄）、是否顺产、初生体重、生后情况（如有无窒息和黄疸、Apgar评分、是否进行复苏）等。这些内容在新生儿可记录在现病史中。必要时应详细询问母亲妊娠、分娩时的情况。

（2）喂养史：婴幼儿或有营养缺乏症及消化功能紊乱者，应详细询问。包括生后开奶时间、喂奶的种类和方法、何时添加何种辅食、何时断奶及断奶后食物种类。年长儿则应注意询问有无偏食、食量异常及特殊饮食习惯等。

（3）生长发育史：早产儿、智力或运动发育落后、先天性心脏病患儿应重点询问。主要询问体格及精神神经发育的几项重要指标，如体重、身长（高）增长情况、开始出牙的月龄，以及何时开始会抬头、独坐、独走、说话等。对学龄儿童还应了解其学习情况及与同学相处情况。

（4）预防接种史：包括何时接种过何种疫苗及接种次数、接种效果。视患儿年龄大小按时按序逐项询问。

5．既往史　应重点询问以下内容：

（1）既往患病史：既往是否体健。曾患过哪些疾病，患病年龄，当时诊断、治疗（特殊用药史、手术史）和病情转归。注意与现患疾病相同或类似的疾病史，如现患疾病为发作性疾病（包括支气管哮喘、晕厥、抽搐等），应询问过去有无类似发作史。

（2）急性传染病史：应问清何时患过何种传染病，并依序记录患病经过和并发症。有些传染病患病后可获长期免疫，有助于对现患病的诊断。例如过去曾患过麻疹，现虽有发热、出疹等症状，一般不必再考虑麻疹的诊断。

（3）药物过敏史：问清何时对何种药物过敏及具体表现，以便决定药物的选择，避免再次发生。

（4）输血和血制品史。

6．家族史　询问父母及其他家庭成员健康情况，有无家族性或遗传性疾病及传染病史，尤其注意有无与患儿相同的疾病或相似的临床表现。如有成员已死亡，应记录当时年龄及死亡原因。询问父母是否近亲结婚，母亲各次妊娠、分娩情况、孕期健康情况。

7．其他　包括父母的职业、家庭经济状况、居住环境和条件、就读学校（或幼儿园）的环境、是否曾接触传染病等。

二、小儿体格检查的特点

（一）注意事项

1．查体环境　检查室应比较安静，光线充足，布置温馨；室温要适宜，冬天注意保暖，以尽量暴露检查部位；检查工具应准备齐全，使查体过程流畅。

2. 尽量取得患儿合作　根据患儿年龄特点采取不同的交流方式，与患儿建立良好关系，使患儿在检查中保持安静。对新生儿及小婴儿以安抚为主，悦耳的声音可吸引患儿的注意；对幼儿及学龄前儿应先与其交谈，态度和蔼，必要时用玩具、听诊器等哄逗，以解除其恐惧心理及紧张情绪，查体过程中应不断以"真乖、真听话"等话语表扬、鼓励患儿，使之勇于接受检查。对年长儿则可直接交流、说明检查目的，获得患儿的信任。

3. 检查时的体位　不用统一要求卧位，根据患儿年龄可有不同。婴幼儿可让家长抱着检查，有些婴幼儿在看不见医生时尚安静，可让家长直抱小儿伏在肩上，医生从其背后进行检查。

4. 应注意隔离保护　检查前应洗手，对早产儿、小婴儿及免疫低下容易感染的患儿应注意戴口罩。手和用具要温暖，手法要轻柔，动作要迅速。尽量仅暴露正在检查的部位，且不宜过久，以免患儿着凉。对婴幼儿须于离开小儿前拉好床栏，以防小儿坠地；检查用具（如压舌板、叩诊锤等）应及时拿走，以免小儿误伤自己，保证患儿的安全。

5. 检查顺序　不必强求一致，应视患儿配合程度、病情而灵活掌握。原则上是将容易受哭闹影响的项目趁小儿安静时最先检查，如呼吸、脉搏、心脏听诊、腹部触诊等。而皮肤、淋巴结、骨骼等项无论哭闹与否随时均能检查。对小儿刺激较大的项目如咽部、眼部检查，生理及病理反射应留在最后。对病情危重、需紧急抢救的患儿应先重点检查生命体征或抢救所需项目，待病情稳定后再做全面体格检查。

（二）检查方法

1. 一般状况　见到患儿即应开始观察，尤其是当小儿尚未注意时（如与家长谈话或洗手时）观察所见更为可靠。望诊内容包括发育营养状况、精神状态（易激惹、烦躁、清醒、安静、嗜睡、昏迷等）、体位、步态、面部表情、反应情况、哭声强弱等。根据这些可大致判断小儿精神神志、病情轻重等。

2. 一般测量　包括体重、身长、头围、胸围、腹围等项，可根据年龄、病情选测必要项目。此外，测量还包括体温、呼吸、脉搏和血压四项基本生命体征。

（1）体温：根据小儿的年龄和病情选用测温的方法：①腋表：试法简单，易为小儿接受，不易交叉感染，最为常用。试表时间不应少于5分钟，较胖婴儿也可于腹股沟处试表。②口表：较可靠，但仅用于可配合的较大儿童。③肛表：较准确，放置5分钟可取出读数，但对小儿有一定刺激，并需注意清洁消毒问题，适用于病重昏迷、休克的患儿。④耳温：准确快速，20秒可完成，但仪器较贵，临床尚未普及。

正常小儿的体温，腋表为36~37℃，较口温低0.2~0.4℃，肛表36.5~37.5℃。体温差别除与试表方法有关外，还与小儿年龄、活动量、穿衣多少及外界温度等有关。年龄越小，体温相对偏高，且越易受外界温度影响。一天中的体温波动在年龄较大者较为明显，1个月时约0.25℃，6个月时约0.5℃，3岁后约为1℃。

（2）呼吸、脉搏：较易受患儿情绪的影响，应在小儿安静时进行。小儿年龄越小，呼吸、脉搏越快。不同年龄小儿正常值见表3-1。检查呼吸、脉搏时，除注意呼吸、脉搏的频率外，还应记录呼吸类型、深浅和节律以及脉搏节律、血管充盈度和紧张度。

表3-1　各年龄小儿呼吸、脉搏

年龄	呼吸（次/分钟）	脉搏（次/分钟）	呼吸：脉搏
新生儿	40~45	120~140	1：3
1岁以下	30~40	110~130	1：(3~4)
2~3岁	25~30	100~120	1：(3~4)
4~7岁	20~25	80~100	1：4
8~14岁	18~20	70~90	1：4

(3)血压:应根据年龄不同选择合适的血压计袖带,袖带充气囊宽度以上臂长度的 1/2～2/3 为宜,长度应为上臂周长的 80%～100%,气囊宽度与长度的比值大约是 1:2。不同年龄儿童应采用的袖带标准尺寸见表3-2。袖带过宽时测得值较实际低,过窄时则测得值较实际高。测量以前应该避免服用刺激性的药物或食物,静坐5分钟。尽量坐位下测量右上肢血压,最好坐靠背椅,保证右上肢得到支撑,肘部与心脏在同一水平。临床上儿童常取坐位,婴幼儿取仰卧位。不论采用何种姿势,在测量血压时手臂必须得到支撑,尤其是肘部。对于心血管疾病的患儿应测量四肢血压。

表3-2 血压测量袖带推荐尺寸

年龄范围	宽度(cm)	长度(cm)	最大上臂周长(cm)
新生儿	4	8	10
婴儿	6	12	15
儿童	9	18	22
体格小的成年人	10	24	26
体格正常的成年人	13	30	34
体格大的成年人	16	38	44
体格正常的成年人下肢	20	42	52

水银柱式血压计与柯氏音听诊法一起组成了目前临床测量血压的标准方法。柯氏音开始出现(第1音)时为收缩压,柯氏音消失(第5音)时定为舒张压。在一些儿童,柯氏音在 0mmHg 仍能够被听到。在这种情况下,应减轻对听诊器的按压,重复测量血压。如果第5柯氏音(声音消失)仍然很低,应将第4柯氏音(声音变弱、变沉闷)记录为舒张压。柯氏音在5岁以下,尤其1岁以下婴幼儿有时很难听到,这种情况下可使用自动装置、采用示波的方法测量。

小儿血压随年龄增长而升高,不同年龄小儿血压正常值可用下列公式大致推算:收缩压 (mmHg) = 80 + (年龄×2),舒张压 = 收缩压×2/3。百分位法是目前国内外采用最多的诊断标准,一般认为儿童血压超过同年龄、性别组血压的95百分位数值即可诊断高血压。

3. 皮肤及皮下组织 在光线充足的情况下进行望诊,观察皮肤有无苍白、潮红、黄疸、发绀、皮疹、瘀点、脱屑、瘢痕、色素沉着、毛发的改变。触诊时注意皮肤弹性和湿度、皮下脂肪厚度(可测腹壁、背部肩胛骨下角外侧的皮脂层厚度)和充实感,以及检查有无水肿、硬肿及皮下结节等。

4. 浅表淋巴结 检查头颈部、枕部、耳后、腋窝、腹股沟等处浅表淋巴结的数量、大小、质地、边界、活动度以及表皮是否发红,皮温是否升高、有无粘连及触痛等。应注意正常儿童亦可在颈部、腋窝及腹股沟触及单个、直径不超过黄豆大小的淋巴结,一般质软、活动、无触痛。

5. 头部

(1)头颅及面部:观察大小、形状(有无畸形),必要时测量头围。婴幼儿检查前囟是否关闭,并测量其大小(量对边中点的距离),注意其紧张度,是否膨隆或凹陷。此外,新生儿注意有无头颅血肿、产瘤、颅骨重叠等,小婴儿要观察有无枕秃、颅骨软化、颅骨缺损及特殊面容等。

(2)眼、耳、鼻:注意有无眼睑水肿及下垂、眼球突出、斜视、眼震、结膜充血及分泌物、角膜混浊或溃疡、巩膜黄染等。检查双侧瞳孔大小、形状及对光反射。耳部应检查耳郭

（廓）有无畸形，外耳道有无流脓、提拉耳郭（廓）是否引起疼痛，必要时应用耳镜检查鼓膜。鼻部检查注意有无鼻翼扇动、鼻腔分泌物及通气情况等。

（3）口腔：由外向内检查。首先观察口唇是否湿润（小儿鼻阻时常张口呼吸，致使唇舌干燥，应与脱水相鉴别）、唇色是否苍白或发绀，口角有无疱疹、糜烂，颊黏膜有无充血、血疱、溃疡、黏膜斑、鹅口疮等，牙的数目及位置、有无龋齿，牙龈有无肿胀、溃疡，舌苔及舌乳头情况。最后检查咽部，检查者一手将小儿头部固定，使之面对光线（必要时使用手电筒），同时由家长或助手固定小儿双手，另一手持压舌板压到舌根部使小儿反射性地张口，利用此短暂时间观察咽部，注意有无充血、疱疹、溃疡，同时注意扁桃体大小，有无充血、伪膜、渗出物等。

6. 颈部　注意有无斜颈、短颈、颈蹼等畸形，颈静脉是否充盈，是否有颈抵抗，可否触及甲状腺，颈动脉搏动是否对称有力，气管是否居中，听诊是否闻及血管杂音。

7. 胸部

（1）胸廓：注意有无鸡胸、漏斗胸、肋骨串珠、郝氏沟（Harrison沟）、肋外翻等佝偻病表现。注意左右胸廓是否对称，有无心前区隆起（提示心脏长期扩大）或肋间隙饱满、凹陷、增宽、变窄及其他畸形（如桶状胸等）。

（2）肺

1）望诊：包括呼吸频率、节律、深度的改变以及有无呼吸困难的表现。

2）触诊：主要检查语颤的改变，可让小儿说话或在小儿啼哭时进行。

3）叩诊：需注意以下几点：①用力要轻，一般常用直接叩诊法，即用1、2个手指直接叩击胸壁；②叩诊声音较成人"清"，判断结果时需对比两侧相应部位（注意体位要对称）。

4）听诊：要注意以下几点：①婴幼儿胸壁较薄，呼吸音较成人响，且呼气音能明显听到，很类似成人的支气管肺泡呼吸音，不要误认为异常；②小儿啼哭可影响听诊，可趁哭后深吸气时注意听诊；③应注意全面听诊（如早期肺炎易在肺底、腋下、肩胛间区几个部位听到湿啰音）。

（3）心脏

1）望诊：①心前区是否膨隆；②心尖搏动的强弱、部位及范围大小（一般不超过2～3cm），肥胖婴幼儿不易看到。

2）触诊：①心尖搏动的位置：婴幼儿大都在第4、5肋间乳线内，少数及新生儿可在乳线外。②用右手小鱼际感知有无震颤及其发生的时相（收缩期、舒张期或连续性）和位置（尤应注意触摸胸骨左缘，因先天性心脏病的震颤多于此部位触到）。

3）叩诊：了解心界大小。①动作要轻，可用1个手指直接叩诊。如叩击过重，则声音变化不易分辨，往往使所测心界比实际小。②婴幼儿一般只叩左右界。叩左界时应在心尖搏动点水平自左向右叩，听到清音转轻度浊音点即为左界，以左乳线为标准记录在外或内几厘米或在乳线上；叩右界时应在肝浊音界上一肋间的水平自右向左叩，有浊音改变时即为右界，以右胸骨线（即胸骨右缘）为标准记录在外几厘米或在右胸骨线上。③在判断检查结果的意义时须结合年龄特点（表3-3）。

4）听诊：①选择合适的听诊器体件；②宜趁小儿安静时听诊；③特别注意在胸骨左缘听诊，因先天性心脏病的杂音多在此区最明显；④小儿胸壁较薄，故心音较成人响。小婴儿心尖第一音和第二音的响度几乎相等。除此年龄外，心尖第一音均比第二音响，健康儿童有时听到第三心音，并比成人更易听到第二心音分裂，而心底部第二音总是比第一音响。小儿年龄阶段肺动脉瓣区第二音（P_2）常比主动脉瓣区第二音（A_2）响。学龄前期及学龄期小儿常于肺动脉瓣区或心尖部听到功能性收缩期杂音，也可有窦性心律不齐。

表3-3 各年龄小儿的心界

年龄	左界	右界
1岁以内	左乳线外1~2cm	沿右胸骨旁线*
2~5岁	左乳线外1cm	右胸骨旁线与右胸骨线之间
5~12岁	左乳线上或乳线内0.5~1cm	接近右胸骨线
12岁以后	左乳线内0.5~1cm	右胸骨线

*胸骨旁线即胸骨线与乳线之间的中线

8. 腹部 为避免触诊引起胃肠道蠕动增加，使肠鸣音发生变化，腹部查体顺序为望、听、叩、触，但记录时仍按照望、触、叩、听的顺序。

(1) 望诊：新生儿或消瘦儿童常可看到肠型或蠕动波，新生儿还应检查脐部，观察有无出血、炎症、渗出物或脐疝等。婴儿期仰卧时腹部可高于胸部。

(2) 触诊：小儿哭闹时影响腹部触诊，应尽量避免哭闹时进行腹部查体，如可在小婴儿吮奶或熟睡时触诊。实在不能制止哭闹时可趁吸气时的短暂时间进行触诊。另外，检查者的手应温暖，手法应轻柔，以免因刺激引起哭闹。检查有无压痛时主要看小儿表情反应，不能完全根据小儿的回答。正常婴幼儿肝可在右肋缘下1~2cm处触及，柔软而无压痛。6~7岁后即不应摸到。在婴儿期偶可摸到脾边缘。

(3) 叩诊：与成人相同，注意移动性浊音等。

(4) 听诊：新生儿因腹壁薄，正常时亦可闻及肠鸣音亢进。有血管杂音时注意杂音性质、强弱及部位。

9. 脊柱及四肢 注意脊柱及四肢有无畸形，各关节有无红肿、活动受限等，有无躯干四肢比例失调，有无杵状指（趾）、多指（趾）畸形。检查四肢肌力、肌张力、肌容积情况。

10. 肛门及外生殖器 注意有无畸形（如先天性肛门闭锁、尿道下裂、假两性畸形等）、感染和疝气。女孩注意有无阴道分泌物、畸形。男孩注意有无隐睾、腹股沟疝、鞘膜积液、包皮过紧等。

11. 神经系统 根据年龄、病种选做必要的项目，较为重要的如下：

(1) 一般情况：观察小儿的神志、精神状况、面部表情、语言能力、对外界的反应、有无异常行为等，小婴儿还应注意囟门是否膨隆、紧张。

(2) 脑膜刺激征：包括颈强直（或颈抵抗）、凯尔尼格（Kernig）征及布鲁津斯基（Brudzinski）征。检查方法基本同内科，但在婴幼儿不易一次检查准确，有时需反复多次检查才能肯定结果。正常小婴儿由于生理性屈肌紧张，凯尔尼格征在生后3~4个月内可呈阳性，应结合其他检查综合诊断。

(3) 神经反射：除根据病情选做一般内科要求的项目外，在新生儿及小婴儿有时须检查该年龄时期一些特有的神经反射（原始反射），如觅食反射、吸吮反射、握持反射、拥抱反射等。另外，新生儿和小婴儿浅反射（提睾反射、腹壁反射）可引不出或很弱，2岁以下小儿巴宾斯基（Babinski）征可为阳性。因此，在解释检查结果的意义时应注意年龄特点，双侧对比，全面考虑。

（三）体检记录方法

1. 无论检查顺序如何，记录应按以下顺序：一般检查（包括体温、呼吸、脉搏、血压、体重、身长、头围、胸围）、一般状况、皮肤皮下组织、淋巴结、头部、颈部、胸部、腹部、脊柱、四肢、神经系统、肛门、外生殖器。

2. 所有阳性体征都应记录，重要的阴性结果也要记录。例如，"咽无充血"、"双肺未闻及啰音"、"心脏各瓣膜听诊区未闻及杂音"等。

第二节　儿科治疗原则及特点

儿科治疗的对象是处于生理、心理发育过程中的儿童。小儿除在解剖、生理生化、病理、起病和疾病恢复过程等方面具有明显特点外，在心理、社会适应能力等方面也与成人不同。治疗上应根据病情轻重缓急，分主次逐步诊治，对急重症分秒必争，重点观察、管理；液体疗法及用药严格按照小儿用量、用法及给药速度；另外，细致的观察、护理，加强支持与心理安慰也不能忽视。因此，治疗儿科疾病时，不但要考虑到解剖、生理等方面的特点，也应重视心理、社会因素对治疗选择的影响。

总之，儿科治疗原则是采取有针对性的病因治疗及必要而有效的对症治疗，还要精心护理、改善营养以及提供必要的支持治疗，结合适宜的心理治疗和康复治疗，最终达到促进疾病恢复、提高抗病能力，并使小儿达到完善的生理、心理状态的治疗目的。

一、一般护理措施

护理工作在儿科治疗中占有非常重要的地位。无论是护理人员在医院中的护理，还是家长在家中的护理都是治疗工作的重要方面，而且需要有关人员的协作。不同年龄、不同病种、不同病情的患儿在护理上有不同要求。一般护理措施包括以下几方面。

1．合理的病室安排　病室内应保持清洁、安静，空气流通，光线适当，温度适宜，使患儿有良好的休养环境。儿科病室可按以下原则分组：①按年龄：不同年龄小儿生活习惯不同，对疾病的抵抗能力不同，对护理的要求也不一样。②按性别：目前部分医院将儿科患者接诊年龄扩大到18岁，对较大年龄的患儿还应实行按性别分住。③按病种：同类疾病的患儿诊疗方案及护理要求类似，可相对集中，便于管理，也有利于提高医护质量。传染病患儿应严格按病种分住隔离病室，以防交叉感染。④按病情：危重病儿收住监护病室，以重点观察、及时抢救。

2．保证休息与睡眠　足够的休息和睡眠对减少患儿体力消耗、提高抗病能力、促进疾病康复非常重要。疾病急性期尤其有高热、全身症状明显的患儿要求卧床休息，如情况允许可在床上玩玩具、看书等。另外，合理集中安排诊疗操作时间，避免经常打扰患儿休息。

3．防止意外伤害　婴幼儿的床栏务必随时拉好，以免摔下跌伤。压舌板、叩诊锤等检查用具用毕须随时拿走，以免小儿玩弄时自伤。避免给予不宜进食的食物，如婴幼儿不应给予花生米、豆或带有骨、刺的食物。对呼吸困难容易呛咳的婴儿应耐心喂奶、喂食，注意体位，以免食物吸入气管。总之，应注意防止住院期间各种意外事故。

4．防止院内感染　防止院内感染是儿科病房的重要工作。保持病室清洁卫生，地面、墙壁、病床、桌椅、便盆、玩具等定期清洗、消毒。同病室病床之间保证一定距离（一般大于1米），每日定时开窗通风换气（但应避免对流风），并用紫外线灯照射消毒。医护人员接触患儿前后及其排泄物后必须洗手，分发药物及食品前亦应洗手。对早产儿、新生儿尤应认真做好保护性隔离，必要时穿隔离衣。患儿的衣物、尿布等换下后应放入专用容器内，不可随意乱扔，以免污染环境造成交叉感染。除医护人员的工作外，家长的配合也是关键，因此相关知识应在患儿入院时向监护人做好宣教。

二、饮食疗法

患儿的饮食安排应视年龄、疾种、病情以及以往饮食习惯等而定，为了提高患儿接受的程度，既要考虑营养供给，又要注意食物的色、香、味和温度。根据患儿的接受能力确定食量，如婴幼儿消化功能不够完善，患病时常致胃肠功能障碍，对食物的耐受性降低，易出现纳差、呕吐、腹泻等症状，故饮食需适当减量（一般先减辅食，必要时再减奶量）。此外，进餐环境应力求整洁、安静，进餐时给予耐心的帮助和鼓励，可让患儿集体进餐，互相促进食欲。常用的患儿饮食包括如下几类：

1. 基本膳食

（1）普食：即与同龄正常儿童基本相同的膳食。应注意食物合理搭配、营养均衡，避免难以消化、刺激性大的食物（如油炸食品、辛辣食物）。

（2）软食：如稠粥、烂饭、面条、肉末、碎菜等，易消化、易咀嚼，含粗硬纤维较少。适用于消化功能尚未完全恢复或咀嚼不便的患儿。

（3）半流质饮食：流质饮食加上软食调和而成，如稀粥、汤面、蛋羹等。适用于因口腔、咽部疾病不能咀嚼或吞咽大块食物，或有消化道疾病或因其他疾病致消化功能尚未恢复的患儿。

（4）流质饮食：食物呈流质状态，如米汤、藕粉、蛋花汤、牛乳、豆浆、果汁、杏仁茶等。适用于高热、胃肠炎症、急性感染、昏迷患儿的鼻饲及手术后的患儿。

2. 特殊膳食

（1）少渣饮食：纤维素含量少，对胃肠刺激小，用于胃肠道疾病的患儿。

（2）多渣饮食：增加蔬菜、粗粮、香蕉等，用于习惯性便秘儿童。

（3）低盐饮食：每日食物中食盐量小于1g，肾炎或心力衰竭患儿可短期应用。

（4）贫血饮食：每日增加含铁的食物，如鸡蛋、动物肝和动物血等。

（5）高蛋白饮食：在基本膳食的基础上，添加富含蛋白质的食物，如鸡蛋、鸡、鱼、肉、肝或豆制品等。适用于营养不良、消耗性疾病的患儿，但应注意患儿的耐受性。

（6）低蛋白饮食：蛋白供给量低于普通膳食，适用于肾炎、肾病急性期、尿毒症、肝性脑病等的患儿。

（7）低脂肪饮食：无肥肉、肉汤及油炸食物的膳食。适用于肝胆疾病等脂肪消化吸收差的患儿及肾病综合征的患儿。

（8）低热能饮食：热能供给量低于一般标准，饮食中减少脂肪和糖类的含量，适于单纯性肥胖、原发性高血压、代谢综合征的患儿。

（9）要素饮食：含各种营养素、易消化吸收的无渣饮食，用于消耗性疾病或慢性腹泻的患儿。

（10）特殊乳制品：目前有专门用于低出生体重儿的早产儿奶粉、用于乳糖不耐受的无乳糖奶粉、用于牛奶蛋白过敏的水解蛋白配方奶粉以及用于苯丙酮尿症的低苯丙氨酸奶粉。

三、心理治疗

是指应用心理学方法，帮助改善患者情绪，调整不良心理状态，使其正确认识和对待自己的疾病，树立战胜疾病的信心，并与医护人员很好地合作，从而达到减轻病痛、整体治疗、促进身心康复的目的。儿科医护人员须改变轻视小儿心理治疗的思想，而应该尽量了解不同年龄、不同疾病患儿的心理需要，提供必要而个体化的帮助和指导。这样不但可减轻患儿的痛苦，还可增加机体对各种器质性疾病的抵抗力，使患儿的心理状态更利于疾病的恢复。

在心理治疗中，儿科医护人员应表现出良好的医德、医风，以耐心、细心、精心的工作精神和亲切关怀的语言、行为来了解和影响患儿的思想、情绪，尽量消除患儿对住院的恐惧和孤独感，对医护人员充满信任，同时也应取得家长的理解和配合，以使心理治疗达到更好的效果。具体措施主要包括：①创造整洁、舒适、安静的病房环境；②合理安排患儿的生活制度；③在病房准备有必要的玩具和文娱用品，作为恢复期患儿的娱乐活动；④尽量避免给患儿不良刺激，如在检查、治疗时态度温和，动作轻柔，不在患儿面前流露出消极情绪，避免让患儿看到引起疼痛的诊疗操作；⑤了解患儿存在的和可能产生的心理问题，细心发现并与家长共同耐心解释或劝导；⑥鼓励恢复期学龄儿童补习功课，消除因耽误功课而产生的焦急情绪。

四、药物治疗

合理正确的用药往往是疾病治疗的关键。儿科的药物治疗与成人有明显差别,除了不同年龄用药剂量不同以外,还因脏器功能发育尚未成熟等原因,对药物的吸收、分布、代谢和排泄与成人不同,其用法、疗效和毒副作用也不同。因此,应考虑患儿的个体特点,如年龄的大小、身体的强弱、病情的轻重、肝肾功能及既往用药史和过敏史,评价患儿对药物的耐受能力,合理用药,以获得理想的治疗效果。

1. **药物选择原则** 要根据小儿年龄、病种和病情慎重选择,不可滥用。合并用药种类不宜过多,以减少药物在体内相互作用而削弱药效及产生毒副作用的问题。各类药物应用的注意事项详述如下:

(1) 抗生素类:小儿应用抗生素必须慎重考虑适应证,有针对性地选用,针对患儿的特点选择适宜的剂量。通常以应用一种抗生素为宜,重症感染可考虑联合用药,并注意监测药物副作用。长期滥用抗生素可因各种药物毒副作用而造成不良后果,可能引起肠道菌群失调、微生态失衡而导致腹泻,还可能引发二重感染(真菌或耐药细菌的感染)。目前儿童最常应用的抗生素是β内酰胺类和大环内酯类。氨基糖苷类药物在儿童可引起听神经损害和肾损害,应慎用。四环素类药物由于影响牙釉质发育,8岁以下儿童禁用。喹诺酮类药物动物实验发现会损害幼年动物软骨发育,18岁以下禁用。氯霉素可抑制骨髓造血功能,在新生儿尤其是早产儿肝功能不成熟,还可发生"灰婴综合征"。

(2) 镇咳、祛痰、止喘药物:咳嗽有清除呼吸道分泌物的作用。小儿呼吸道较窄,炎症时易发生黏膜肿胀,加之渗出物多,容易出现呼吸道梗阻。因此在呼吸道感染(尤其是肺炎)时,应多用祛痰药及雾化吸入治疗,少用镇咳药。福尔可定、右美沙芬为中枢镇咳药物,一般仅在儿童咳嗽严重、引起精神紧张或影响休息时应用。氨茶碱为常用的止喘药,但对神经系统有兴奋作用,在新生儿和小婴儿应慎用。

(3) 泻药和止泻药:泻药在小儿较少应用。小儿便秘的治疗应先调整饮食,如奶内多加糖,或喂蜂蜜、增加蔬菜、水果摄入等。偶尔可用栓剂,如甘油栓、开塞露、肥皂条等。仅在十分必要时考虑少量应用缓泻剂。小儿腹泻不宜首选止泻药,因为用药后腹泻虽可减轻,但可能导致肠道毒素吸收增加而使全身中毒症状加重。

(4) 肾上腺皮质激素:应避免误用和滥用糖皮质激素,因用药后可使机体免疫力降低,往往会掩盖原发疾病的性质,延误诊断、治疗。长期应用肾上腺皮质激素,对水、盐、蛋白质、脂肪代谢均有影响,还能影响体格发育,并可引起骨质疏松、肌肉萎缩、血压增高等。水痘患儿禁用。

(5) 退热药物:尽量应用口服退热药物。目前儿童应用最多、最安全的退热药物是对乙酰氨基酚和布洛芬。阿司匹林在儿童,尤其2岁以下儿童有发生瑞氏综合征的可能,因此不推荐在儿童应用。

2. **给药方法** 应根据患儿年龄、疾病种类和病情轻重选用合适的剂型及给药途径。给药种类及次数不宜过多,以免影响患儿休息。

(1) 口服法:为首选给药方法,在儿科最为常用。对不会吞咽药片的小儿,最好用水剂(糖浆剂)、冲剂,或在尽量不影响药效的情况下临时将药片压碎加糖水溶化后再服。给小婴儿喂药时应将其抱起,使之半卧位,用小勺慢慢将药液从嘴角灌入,使药到达舌根部后即可咽下。对较大小儿应首先鼓励自己吃药。必要时强制喂药,但动作要迅速,以防小儿将药吐出或引起呛咳。可用拇指及示指紧按两颊,使上下颌分开,将匙留在上下牙之间,直到将药咽下为止。

(2) 注射法:重症、急症或有呕吐患儿多静脉滴注给药。注射用药时药物起效较口服快,但注射用药可造成一定的局部损伤，副作用大，对小儿有一定精神刺激，故应根据病情及药物特点酌情选用。婴幼儿臀部肌肉少，很少肌内注射治疗。

（3）灌肠法：因药物不易吸收，小婴儿又难以保留药液，故一般少用。若用此法应先用等渗盐水作清洗灌肠，或在小儿自然排便后给药。药物应加水稀释到 10～30ml，用灌肠器轻轻灌入后用手捏紧肛门，以防即刻排出。

（4）其他：患儿昏迷时，仅能口服的药物（如中药）可用胃管鼻饲法灌入。外用药应注意避免患儿用手揉入眼中或吃入口内。雾化吸入给药局部作用强、全身副作用小，在儿童常用于治疗呼吸系统疾病。舌下、含漱等给药方法仅用于能合作的较大患儿。

3. 药量计算　小儿用药剂量因患儿个体差异和病种而异，较成人更需要剂量准确。

（1）按体重计算：为最基本的计算方法，较适于临床应用。计算公式为：

$$小儿剂量 = 体重（kg）\times 每日（或每次）每公斤体重所需药量$$

用此法计算剂量时还应同时考虑年龄因素，年龄越小，所需剂量相对稍大，故常以高限数值计算。这是因为药物代谢与体表面积有关，年龄越小，体表面积相对越大，则用药量相对越多。而年龄较大儿童按体重计算所得剂量超过成人剂量时，则以成人剂量为限。

（2）按体表面积计算：由于很多生理过程（如基础代谢、肾小球滤过率等）与体表面积的关系比与体重、年龄更密切，故按每平方米体表面积给药更为精确。小儿体表面积按体重计算公式如下：

$$<30kg：体表面积（m^2）= 体重（kg）\times 0.035 + 0.1$$
$$>30kg：体表面积（m^2）= [体重（kg）- 30]\times 0.02 + 1.05$$

30kg 的体表面积约 $1.1m^2$

也可根据儿童身高、体重查"体表面积图"求得。

（3）按年龄计算：药物剂量不需十分精确时，为使用方便可按年龄计算。

（4）按成人剂量折算，公式如下：

$$小儿剂量 = \frac{成人剂量 \times 小儿体重（kg）}{50}$$

成人剂量折算所得剂量一般多偏小，与临床实际应用量出入较大，故此法少用，仅于必要时作参考。

无论用何种方法计算所得的剂量都有其局限性，在具体应用时还须结合患儿的具体情况，如：

• 生理特点　新生儿、早产儿肝肾功能不成熟，药物代谢能力个体差异较大，故用药剂量宜偏小，有时仅给半量。

• 疾病种类与病情　重症时有些药物剂量需加大。如治疗化脓性脑膜炎时，青霉素的剂量要远远大于治疗一般感染。而当肝肾功能受损时，应用某些药物的剂量应减小。

• 用药目的　同一药物因用药目的的不同而剂量不同。如阿托品用于抢救有机磷中毒或中毒性休克时比腹痛解痉用量要大几倍至几十倍。

• 用药途径　由于不同用药途径对药物的吸收利用率不同，同一药物在不同用药途径下剂量也不同。

第三节 儿童体液平衡和液体疗法

儿童由于体液占体重比例较大、器官功能发育尚未成熟、体液平衡调节功能差等生理特点，容易发生体液平衡失调，如处理不及时或处理不当可危及儿童生命。

一、儿童体液平衡的特点

（一）体液的总量和分布

体液主要分布于血浆、组织间隙和细胞内，前两者合称为细胞外液。一般而言，年龄越小，体液总量相对越多，主要是间质液所占比例较高，而血浆和细胞内液所占比例与成人相近。

（二）体液的电解质组成

细胞外液电解质以 Na^+、Cl^-、HCO_3^- 等为主，Na^+ 对维持细胞外液的渗透压起主要作用。细胞内以 K^+、Mg^{2+}、HPO_4^{2-} 等为主，K^+ 对维持细胞内液的渗透压起主要作用。小儿体液的电解质组成与成人相似，但新生儿在生后数日内血钾、氯、磷和乳酸偏高，血钠、钙和碳酸氢盐偏低。

（三）水的交换

正常人体内水的出入量与体液保持动态平衡。每日所需水量与热量消耗呈正比。由于小儿所需热量相对较高，故水的需要量按体重计算亦高于成人。正常婴儿每日所需水量约为150ml/kg，以后每3岁减25ml/kg。除生后数日的新生儿出入水量较少外，年龄越小，出入水量（体内外水的交换量）相对越多。婴儿每日的水交换量约为细胞外液的1/2，而成人仅1/7，婴儿的水交换率较成人快3～4倍。所以小儿尤其是婴儿对缺水的耐受力较成人差，在病理情况下，若摄入液量不足，而水分继续丢失，将比成人更易出现脱水。

1. 不显性失水　不显性失水量比较恒定，由于小儿生长发育快，新陈代谢旺盛，所需热量较大，其不显性失水量也较多，按体重计算约为成人的2倍。不显性失水不含盐类，但在过热环境中，出汗量增加，汗液中含有少量盐类（Na^+、K^+、Cl^-），故大量出汗时除补水分外，还须适当补充电解质（主要是钠盐）。

影响不显性失水量的因素包括：①新生儿成熟程度：胎龄越小，不显性失水越多。足月新生儿为每小时0.7～1.6ml/kg，而早产儿为每小时2～2.5ml/kg。②呼吸增快可使经肺的不显性失水增加4～5倍。③体温每升高1℃，不显性失水每小时增加0.5ml/kg。④环境温度较高时，不显性失水增多，可高达3～4倍。⑤应用光疗或红外线辐射热保温时，不显性失水可增加40%～190%。⑥吸入空气湿度或环境湿度增加时，不显性失水减少，反之增加。⑦活动增加时，不显性失水增多，可达30%以上。

2. 消化道的液体交换　正常人每日分泌大量消化液，为血浆量的1～2倍或细胞外液量的2/3，其中绝大部分被再吸收，仅少量由粪便排出。但当患严重腹泻时，水的再吸收障碍，使水和电解质大量丢失，因而引起脱水和电解质紊乱。年龄越小，消化道的液体交换（分泌及再吸收）越快，所以比成人更易因消化功能紊乱而造成水和电解质的丢失。

3. 肾对水及电解质的调节　正常小儿尿量变化很大，取决于肾的最大稀释及浓缩能力和溶质负荷。正常成人可使尿稀释到50～100mOsm/L（比重1.003），浓缩到1400mOsm/L（比重1.035）。年龄越小，肾调节功能越不成熟。新生儿出生1周后肾稀释能力可达成人水平，但由于肾小球滤过率低，水的排泄速度较慢，若摄入水量过多则易致水肿和低钠血症。同时，新生儿和小婴儿肾调节功能尚未成熟，其浓缩和稀释功能只能应付正常的代谢负担，因此当摄水量不足或失水量增加时，易于超过肾浓缩能力的限度，发生代谢产物堆积，形成高渗性脱水。此外，新生儿尤其是早产儿肾排钠能力低，若摄入钠盐过多，易发生高钠血症。但早产儿保钠（回吸收钠）能力亦低，尿的基础排钠量（失钠）亦较多，又易于失钠发生低钠血症。足月新生儿钠需要量为 2～3mmol/（kg·d），早产儿为 3～4mmol/（kg·d）。新生儿期肾排泄氯、磷酸盐、氢离子和产氨能力差，血氯和乳酸偏高，[HCO_3^-] 较低，容易发生酸中毒。

二、脱水及液体疗法

脱水（dehydration）指由于水的摄入量不足和（或）损失量过多，导致体液总量尤其是细胞外液量减少的病理生理状态。除失水外，还伴有钠、钾和其他电解质的丢失。

【临床表现】

1. 脱水程度　根据水的损失量可分为三度：

（1）轻度脱水：失水量占体重 5% 以下（<50ml/kg），前囟和眼窝稍下陷，尿量略减少，皮肤弹性尚正常。

（2）中度脱水：失水量为体重的 5%～10%（50～100ml/kg），眼窝和前囟明显凹陷，哭时泪少，口唇黏膜干燥，尿量明显减少，皮肤苍白、干燥、弹性较差，四肢稍凉，精神萎靡或烦躁不安。

（3）重度脱水：失水量为体重的 10% 以上（100～120ml/kg）。除上述症状更明显外，因血容量明显减少可有休克表现，如心音低钝、脉细数、血压下降、四肢厥冷、尿极少或无尿。

2. 脱水性质　根据水和电解质损失比例不同可分为三种情况：

（1）等渗性脱水：水和电解质（主要是钠）成比例地损失，临床最常见，血清钠为 130～150mmol/L。临床表现主要是脱水症状。

（2）低渗性脱水：丢失电解质（主要是钠）的比例大于失水，即脱水加低钠血症，多见于营养不良、病程较久或补液中钠盐过少，此时血清钠<130mmol/L。临床表现为四肢凉、血压低、脉细弱、皮肤弹性差、湿冷等，口渴反而不明显。

（3）高渗性脱水：丢失水的比例大于丢失电解质（主要是钠），即脱水加高钠血症，血清钠>150mmol/L。多见于不显性失水增多而给水不足（如昏迷、发热、呼吸增快、光疗或红外线辐射保温以及早产儿、新生儿）或呕吐、腹泻和胃肠引流时或补充含钠溶液过多。由于细胞外液容量减少，其渗透压增高，水从细胞内向细胞外转移，使细胞内失水，临床表现为口渴、烦躁、发热、皮肤干燥、肌张力增高、易激惹或惊厥等神经系统症状。

【治疗】

液体疗法的目的是维持或恢复正常的体液容量和成分，以保证人体正常的生理功能。液体疗法包括补充累积损失量、继续损失量和生理需要量。不同疾病对补液的需要虽有不同，但生理需要量则是共同需要的，可根据不同疾病和病情调整其他一项或两项补液的量或质。例如，一般感冒或昏迷不能进食者，只需补充生理需要量；胃肠引流或手术后有肠瘘者需补充生理需要量和异常继续损失量；婴儿腹泻则需按三项补充。

1. 液体疗法常用的溶液　常用的非电解质溶液有 5% 和 10% 葡萄糖溶液；电解质溶液有 0.9% 氯化钠（生理盐水）、复方氯化钠溶液（Ringer 溶液）、3% 氯化钠、5% 碳酸氢钠、10% 或 15% 氯化钾和 0.9% 氯化铵等。为适应不同情况需要，常将上述液体混合使用。

溶液张力（tonicity）是指溶液中电解质所产生的渗透压，与血浆渗透压相等时为等张，如 0.9% 氯化钠、1.4% 碳酸氢钠、1.86% 乳酸钠。葡萄糖虽也有渗透压，但输入体内后很快被氧化成水和二氧化碳，液体的渗透压也随之消失，因此液体疗法时各种浓度葡萄糖均为无张力溶液。常用溶液的组成及其张力见表 3-4。

2. 液体疗法的具体实施　补液方式分为口服补液及静脉补液两种。

口服补液用于腹泻时脱水的预防，以及轻度和中度脱水而无明显周围循环障碍、无频繁呕吐的患儿。有明显休克、心肾功能不全或其他严重并发症者及新生儿不宜口服补液。口服补液可用世界卫生组织推荐的口服补液盐（oral rehydration solution，ORS），含 Na^+ 90mmol/L、K^+ 20mmol/L、Cl^- 80mmol/L、HCO_3^- 30mmol/L，为2/3张液体，钾浓度0.15%。目前主张以新的低渗配方的ORS液取代以往的ORS液，张力为1/2，总渗透压为245mOSm/L，认为有助于缩短腹泻持续时间、减少大便的量以及减少静脉补液。

静脉补液适用于严重呕吐、腹泻、伴中重度脱水的患儿。具体方案如下：

（1）补充累积损失量：即补充发病后水和电解质的总损失量，使体液的量和组成成分迅速恢复正常。

1）补液量（定量）：根据脱水程度决定。轻度脱水 30～50ml/kg，中度脱水 50～100ml/kg，重度脱水 100～120ml/kg。一般按上量的2/3给予。因为脱水时细胞外液的钠不仅通过消化道等途径丢失，而且由于细胞同时失钾，有一部分钠进入细胞内液进行代偿（细胞内液钾缺乏、钠过剩）；当补钾时，随着细胞内液钾的逐渐恢复，其过剩的钠又返回细胞外液，故补充时可稍减少含钠液量，以免细胞外液过度扩张。因小儿体液总量随年龄增长逐渐减少而达成人水平，学龄前和学龄儿童的补液量应分别减少1/4或1/3。

表3-4 液体疗法常用溶液

溶液	组成（容积比）	Na^+（mmol/L）	K^+（mmol/L）	Cl^-（mmol/L）	HCO_3^-（mmol/L）	Na：Cl	张力※
①生理盐水		154		154		1：1	1
②5%或10%葡萄糖							
③5%碳酸氢钠		595			595		3.5
④1.4%碳酸氢钠		167			167		1
⑤10%氯化钾			1342	1342			8.9
⑥2：1等张含钠液	①：④=2：1	158		100	58	3：2	1
⑦1：4含钠液	①：②=1：4	30		30		1：1	1/5
⑧生理维持液	1L⑦中加入15ml⑤	30	20	50		3：5	1/3
⑨2：3：1含钠液	①：②：④=2：3：1	79		51	28	3：2	1/2
⑩4：3：2含钠液	①：②：④=4：3：2	106		69	37	3：2	2/3

※一般将渗透压与血浆相等的液体称为等张液，其张力视为1。

2）溶液种类（定性）：先浓后淡，根据脱水性质决定。等渗性脱水用1/2张含钠液，低渗性脱水用2/3张含钠液，高渗性脱水用1/3张含钠液。若临床判断脱水性质有困难，可按等渗性脱水处理，待血清钠测定结果出来后再调整。对于高渗性脱水，需缓慢纠正高钠血症，24小时血钠下降不超过10mmol/L。为了防止血钠迅速下降出现脑水肿，有时需用张力较高甚至等张液体。

3）补液速度（定速）：先快后慢。累积损失量应于开始输液的8～12小时补足。输液速度一般为每小时8～12ml/kg。

重度脱水宜首先扩充血容量，可以2：1等张含钠液（2份0.9%生理盐水与1份1.4%碳酸氢钠），按20ml/kg（<300ml），于30～60分钟内快速输入，以迅速改善血循环和肾功能。然后再补剩余的累积损失量。

在循环改善、出现排尿后及时补钾。酸碱平衡紊乱及其他电解质异常的纠正见第9章第9节相关内容。

（2）补充继续损失量：在补液中，引起脱水的原因（如呕吐、腹泻等）往往持续存在，使机体不断丢失体液，应按实际损失量以相似组成成分的溶液补充，"丢多少补多少"。腹泻患儿在早期严格禁食时，大便量约 30ml/（kg·d）。腹泻继续丢失量的补液成分一般可用 1/3 张含钠液，可于第一个 24 小时的后 12～16 小时内均匀静脉滴入，输液速度一般为每小时 5ml/kg。轻症和无呕吐者可分次口服。消化液的钾含量较高，量可达细胞外液的 3 倍以上，故丧失消化液易导致缺钾，在治疗上需注意及时补充。

(3) 补充生理需要量：每日水、电解质的生理维持量可按代谢所需热量计算：葡萄糖供给量最少每日 5g/kg，可减少蛋白质的分解和酮血症。每日需水量可按 120～150ml/100kcal 计算，若按 50kcal/（kg·d）供给基础代谢热量时则为 60～80ml/（kg·d）。钠、钾、氯的需要量各为 2～3mmol/（100kcal·d）。补充生理需要量宜尽量口服，不能口服或口服量不足者可静脉滴注生理维持液（1/5 张含钠液加 0.15% 氯化钾）。若有发热、呼吸增快或活动增加，应适当增加进水量。在上述两项补液完成后进行。上述三部分的补液应于 24 小时内补入。

三、电解质和酸碱平衡紊乱及其处理

（一）低钾血症

低钾血症（hypokalemia）指血清钾低于 3.5mmol/L。钾缺乏时，血清钾常降低，但当存在影响细胞内外钾分布的因素（如脱水、酸中毒等）时，血清钾可正常或增高。在体内钾总量正常时，血清钾亦可降低或增高。

【病因】

①钾摄入量不足；②经消化道失钾过多；③经肾排钾过多；④其他途径失钾：如烧伤、透析治疗不当；⑤钾在细胞内外分布异常（钾过多移入细胞内）：见于碱中毒、胰岛素治疗、周期性瘫痪等。

【临床表现】

主要是神经肌肉、循环、泌尿和消化等系统症状。①神经肌肉：神经肌肉兴奋性减低，精神萎靡，反应低下，躯干和四肢肌肉无力，常先从下肢开始，呈上升性。腱反射减弱或消失，严重者可出现弛缓性麻痹。若呼吸肌受累则呼吸变浅，甚至呼吸肌麻痹。平滑肌受累出现腹胀、便秘、肠鸣音减弱甚至消失。②心血管：心肌兴奋性增高致心率增快，严重者心律失常、心音低钝，重症者血压常降低。心电图示：T 波增宽、低平或倒置，出现 U 波（>0.1mV），逐渐增高，在同一导联中 U 波 ≥ T 波，两波相连呈驼峰样，可融合成为一个宽大的假性 T 波。Q-T（Q-U）延长，S-T 下降。房性或室性期前收缩多见（由单源转为多源），严重低钾可发生室上性或室性心动过速，甚至心室颤动（室颤）。室颤可反复发作，出现阿-斯综合征，可导致猝死。低钾亦可引起心动过缓和房室传导阻滞，但心室内传导阻滞罕见。③泌尿系统：低钾还可使肾小管上皮细胞空泡变性，对抗利尿激素反应低下，浓缩功能降低，尿量增多；肾小管泌 H^+ 和回吸收 HCO_3^- 增加，氯的回吸收减少，可发生低钾低氯性碱中毒伴反常性酸性尿。④其他：胰岛素分泌受抑制，糖原合成障碍，对糖的耐受降低，易发生高血糖症。蛋白合成障碍可致负氮平衡。

【治疗】

首先治疗原发病，去除病因，防止钾的继续丢失。应尽早恢复正常饮食。补钾可口服氯化钾，口服有困难或缺钾严重者需由静脉补充，病情好转后再转成口服。每日氯化钾剂量为 3～4mmol/kg。重症或有继续大量失钾者（如严重腹泻、盐皮质激素增多、糖尿病酮症酸中毒伴低钾血症等）可用至 4～6mmol/kg。静脉滴注氯化钾溶液的浓度和速度按所需补钾量和不同疾病所需补液量而定，一般为 0.2%，不超过 0.3%。每日氯化钾静脉滴注时间不应短于 8 小时。严重脱水时，肾功能障碍、无尿，可影响钾排出，此时补钾容易引起高血钾，注意见尿补钾。由于细胞内钾恢复较慢，治疗低钾血症须持续给钾 4～6 日。严重者或有继续经肾或肾外大量失钾者治疗时间更长。

(二)高钾血症

高钾血症(hyperkalemia)即血清钾>5.5mmol/L。血清钾增高常反映体内钾总量过多,但当存在细胞内钾向细胞外转移时,如溶血、酸中毒等,体内钾总量亦可正常或减低。

【病因】

①钾摄入过多:如短时间内给予大量钾或静脉注射大量青霉素钾盐等,肾功能障碍或钾从细胞外液移入细胞内液发生障碍,则易发生高钾血症。②肾排钾障碍:肾衰竭、血容量减少(脱水、休克等)、肾上腺皮质功能不全(阿狄森病、肾上腺发育不全、肾上腺出血等)、肾对醛固酮无反应等。③钾从细胞内释放或移出:见于大量溶血、缺氧、酸中毒、休克、组织分解代谢亢进、严重组织损伤(挤压伤)、洋地黄中毒、胰岛素缺乏以及应用去极化型肌松剂(琥珀酰胆碱)等。

【临床表现】

主要是神经肌肉和心脏的症状。神经肌肉兴奋性降低,精神萎靡,嗜睡,躯干和四肢肌肉无力,腱反射减弱或消失,严重者呈弛缓性瘫痪。常先从下肢开始,呈上升型。但颅神经支配的肌肉和呼吸肌常不受累。高钾可致乙酰胆碱释放,引起恶心、呕吐、腹痛。心脏收缩无力,心音减低,早期血压可偏高,晚期常降低。心电图的早期改变为T波高尖,底部变窄,呈帐篷样,但T波振幅亦可正常。正常婴儿$V_{1\sim3}$导联和左室肥厚的T波常倒置,高钾时可变为直立。重度高钾(7.5~10mmol/L)除T波改变外,P波低平、增宽,P-R间期延长,S-T段下降(偶可抬高),以后P波消失,R波变低,S波增加。严重病例(血钾≥10mmol/L)QRS波明显增宽,S波与T波直接相连呈正弦样波形。可发生室性心动过速、心室扑动或室颤,最后心室静止。在心室静止前,常有缓慢的心室逸搏心律。心室静止或室颤可反复发作,出现阿-斯综合征,可猝死。

【治疗】

高钾血症的治疗主要有两个目的,一是防止发生致死性心律失常;二是从体内排出钾。首先要积极治疗原发病,停用钾剂和含钾的食物。

1. 轻症的治疗 血清钾6~6.5mmol/L、心电图正常者给予阳离子交换树脂保留灌肠或排钾利尿剂等。

2. 紧急治疗 血清钾>6.5mmol/L或有心电图异常需迅速采取以下措施:

(1)拮抗高钾对心脏的毒性作用:可用10%葡萄糖酸钙缓慢静脉注射,在数分钟内即显效,但维持时间较短。若心电图无改善,可在5分钟后重复应用。

(2)使钾由细胞外液移入细胞内液:可采用葡萄糖加胰岛素静脉滴注(每3~5g葡萄糖加1个单位胰岛素);5%碳酸氢钠3~5ml/kg稀释成等张后缓慢静脉注射。

(3)促进钾排出的措施:阳离子交换树脂;静脉注射呋塞米或依他尼酸;必要时采用透析疗法。

(三)酸碱平衡紊乱

在机体代谢过程中不断产生酸性和碱性物质,它们通过体内缓冲系统以及肺、肾的调节作用,使体液pH维持在7.4(7.35~7.45)。细胞外液缓冲系统中,最重要的是碳酸氢盐缓冲对(HCO_3^-/H_2CO_3)。细胞外液的pH主要决定于HCO_3^-和H_2CO_3两者含量的比值,正常时为20:1。如果此比值发生变化,则pH随之改变。如因原发性肺排出CO_2障碍或过度,使H_2CO_3增加或减少,可导致呼吸性酸中毒或碱中毒;若由于原发性疾病使HCO_3^-增加或减少,则导致代谢性碱中毒或酸中毒。当HCO_3^-或H_2CO_3增加或减少时,机体通过肺(呼吸性)和肾(代谢性)的代偿调节,可降低HCO_3^-或H_2CO_3比值和pH的偏移程度,使之接近正常。但这种代偿调节是有限度的,在酸中毒或碱中毒时,轻症病例虽可维持pH在正常范围的低值或高值，但并不能使 pH 完全恢复至原来水平。重症时 pH 将低于或高于正常范围，即为部分代偿性（或失代偿性）酸血症或碱血症。若同时存在两种或两种以上使 H_2CO_3 和（或）HCO_3^- 增加或减少的不同组合时，则发生两联或两联以上的混合型酸碱平衡紊乱（acid-base imbalance）。酸碱平衡紊乱的诊断应结合病史、临床表现（原发疾病）、治疗措施（应用碱剂或呼吸机）、血气分析、血清电解质（Na、K、Cl）检测、阴离子隙（AG）计算及代偿范围参考值等进行综合分析判断。

代谢性酸中毒（metabolic acidosis）

【病因】

其病因主要系 H^+ 增加或 HCO_3^- 丢失。发生原因为：①体内碱性物质经消化道或肾大量丢失：见于腹泻，小肠、胰或胆管引流或瘘管，肾小管性酸中毒，应用碳酸酐酶抑制剂（乙酰唑胺）或醛固酮拮抗剂（螺内酯），各种原因所致的醛固酮缺乏症。②酸性代谢产物产生过多或排出障碍：见于进食不足或吸收不良所致饥饿性酮症、糖尿病酮症、各种原因所致乳酸血症（如由于缺氧、脱水、休克、心跳呼吸骤停、先天性糖代谢障碍）、肾衰竭等。③摄入酸性物质过多：如长期应用氯化钙、氯化镁等。

【临床表现】

根据血浆 HCO_3^- 将酸中毒分为轻度（18～13mmol/L）、中度（13～9mmol/L）及重度（＜9mmol/L）。轻度酸中毒的症状不明显，仅呼吸稍快，若不作血气分析难以作出诊断。较重的酸中毒出现呼吸深长、心率增快、厌食、恶心、呕吐、疲乏、无力、精神萎靡、烦躁不安，进而嗜睡、昏睡、昏迷，口唇呈樱桃红色。严重酸中毒（pH＜7.20）时，心率变慢，周围血管阻力下降，心肌收缩力减弱和心排血量减少，可发生低血压、心力衰竭和室颤阈降低，有致命危险。酸中毒时 HCO_3^- 及 pH 降低均可使 H^+ 进入细胞与 K^+ 交换，致细胞内液 K^+ 降低和细胞外液 K^+ 增高，可促发心律失常。酸中毒时血浆游离钙增加，酸中毒纠正后下降，原有低钙血症的患儿可能发生手足搐搦或惊厥。新生儿和小婴儿的呼吸代偿功能较差，酸中毒时其呼吸改变可不典型，往往仅有精神萎靡、拒食和面色苍白等。

【治疗】

最重要的是去除引起酸中毒的病因，改善循环、肾和呼吸功能，以恢复机体的调节作用。补充碱剂只是一种暂时的辅助疗法，以即刻减轻严重酸中毒对机体的危害。轻度酸中毒经病因治疗，通过机体代偿可自行恢复，不需碱性药物治疗。计算碱性药物需要量的公式如下：

$$碱性药物需要量（mmol）=（22-测得HCO^-）mmol/L×0.3×体重（kg）$$
$$或=剩余碱（BE）负值×0.3×体重（kg）$$

碳酸氢钠可直接提供缓冲碱，是治疗代谢性酸中毒的首选药物。因为 5% 碳酸氢钠 1ml 能提供碱剂 0.6mmol，因此所需 5% 碳酸氢钠（ml）＝剩余碱（BE）负值 × 0.5 × 体重（kg）。

每公斤体重给予 5% 碳酸氢钠 1.0ml 或 11.2% 乳酸钠 0.5ml 或 1.87% 乳酸钠或 1.4% 碳酸氢钠 3ml 均可提高 HCO_3^- 约 1mmol/L。

计算公式只能作为粗略估计，碱性药物治疗的剂量必须个体化。一般先给予总需要量的 1/3～1/2，若无条件测定血气，可按提高血浆 HCO_3^- 5mmol/L 计算。根据治疗后反应决定是否继续用药和决定剂量。严重酸中毒需紧急处理时，可静脉推注或快速静脉滴注（30～60 分钟），使血液 pH 迅速恢复到 7.20～7.25。以后持续静脉滴注。由于机体的调节作用，多数患儿无须给足总需要量即可完全恢复。

代谢性碱中毒（metabolic alkalosis）

【病因与发病机制】

由于体内固定酸丢失或 HCO_3^- 蓄积所致。

1. 盐水治疗有效的代谢性碱中毒　此类碱中毒多伴有细胞外液减少，尿氯＜10mmol/L。原因包括：①经胃肠道丢失盐酸：如长期呕吐或胃管吸引、先天性失氯性腹泻等。②应用利尿剂：如呋塞米或依他尼酸等。③外源性摄入过多碱性液体：超过肾的排泄能力时，有机酸经代谢转变为 HCO_3^-。④慢性呼吸性酸中毒被迅速纠正。⑤细胞外液容量（有效循环血量）减少。

2. 盐水治疗无效的代谢性碱中毒　此类碱中毒的细胞外液容量正常或增加，尿氯＞20mmol/L。原因包括：①盐皮质激素分泌过多：见于原发性醛固酮增多症、库欣综合征、Bartter 综合征（肾小球旁器增生症）、去氧皮质酮分泌增多（先天性肾上腺皮质增生症）。②出现类似醛固酮增多症样表现的疾病：Liddle 综合征（原发性远端肾小管转运功能障碍）及摄入甘草（含甘草酸）过多均使 Na^+ 回吸收及 H^+、K^+ 排出增多，而肾素及醛固酮分泌受抑制。③严重缺钾使细胞外液的 H^+ 进入细胞内液与 K^+ 交换，肾小管 H^+-Na^+ 交换及 HCO_3^- 回吸收增加。④高钙血症使近端肾小管 HCO_3^- 回吸收增多和细胞外液容量减少（多尿）及继发性醛固酮增多。⑤大量应用肾不能回吸收的阴离子：如青霉素、氨苄西林和羧苄西林，使远端肾小管 H^+、K^+ 排出及 Na^+ 回吸收增多。

【临床表现】

缺乏特异临床表现和体征。神经系统症状常见，表现为倦怠、头昏、精神迟钝、嗜睡，甚至精神错乱或昏迷。碱中毒时血中游离钙减少，使神经肌肉兴奋性增加，可出现手足搐搦或惊厥。代偿性呼吸浅慢使肺泡通气量减少，可发生低氧血症。缺钾可引起碱中毒，碱中毒亦可引起缺钾，故碱中毒时常有低钾症状。

【治疗】

针对代谢性碱中毒，主要应治疗原发病，去除引起代谢性碱中毒的病因（如手术切除肾上腺皮质腺瘤、碱性药物应用过量者停用碱剂）和使之继续存在的因素（如细胞外液容量减少、低血钾及低血氯等），使 HCO_3^- 回吸收减少和排出量增加。某些病因难以消除，只能对症治疗。

盐水治疗有效的代谢性碱中毒首先应用生理盐水纠正脱水，恢复有效循环血量，同时补充氯化钾，多数患儿经肾代偿调节，数日后即可恢复。对高碳酸血症突然解除的代谢性碱中毒，首先调节呼吸机参数，使 $PaCO_2$ 回升到患者原来可耐受的水平，以后逐渐降低。对原发性醛固酮增多症、库欣综合征和 Bartter 综合征给予螺内酯，先天性肾上腺皮质增生症用地塞米松抑制 ACTH 分泌，Liddle 综合征可用氨苯蝶啶。

盐酸、氯化铵或盐酸精氨酸等酸性药物仅用于重症病例（pH＞7.60、HCO_3^-＞45～50mmol/L），或伴心、肾功能不全者。但这些药物副作用较多，一般不主张应用。必要时行透析治疗。

呼吸性酸中毒（respiratory acidosis）

由于通气障碍导致体内 CO_2 潴留和 H_2CO_3 升高所致。见于：①呼吸道堵塞：如喉头痉挛或水肿、支气管哮喘、呼吸道异物、分泌物堵塞、羊水或胎粪吸入等。②肺、胸腔和胸廓疾患：如严重肺炎、呼吸窘迫综合征、肺不张、肺水肿、气胸、大量胸腔积液等。③心脏疾患：如心搏骤停、室颤、心力衰竭引起肺淤血等。④呼吸肌麻痹或痉挛：见于感染性多发性神经根炎、脊髓灰质炎、严重低血钾、破伤风等。⑤呼吸中枢抑制：见于脑炎、脑膜炎、颅脑外伤、药物过量（安眠药、麻醉药、吗啡、安定）等。⑥呼吸机使用不当。

临床上除原发病的表现外，常伴有低氧血症及呼吸困难，高碳酸血症可引起血管扩张、颅内血流增加，导致头痛及颅内压增高，严重时可出现呼吸抑制。

治疗主要是积极治疗原发病，改善通气和换气功能，清除呼吸道阻塞。必要时行气管插管和辅助通气。镇静剂可抑制呼吸，一般禁用。

呼吸性碱中毒（respiratory alkalosis）

因通气过度使血液中 CO_2 过度减少，血浆中 H_2CO_3 降低所致。见于：①神经系统疾病：脑炎、脑膜炎、脑肿瘤或外伤。②呼吸道梗阻突然解除（气管切开）或人工呼吸机使用不当。③长时间剧烈啼哭、癔症等。④高热、败血症。⑤水杨酸中毒（早期）。⑥低氧：CO 中毒、严重贫血、肺炎、肺水肿、高山病等。

突出症状为呼吸深快，其他症状与代谢性碱中毒相似。

呼吸性碱中毒主要是病因治疗，呼吸改善后可逐渐恢复。有手足搐搦症者给予钙剂。

（齐建光）

第四章　营养及营养性疾病

机体从外界摄取有益物质，经过消化、吸收和新陈代谢，以维持机体的生存、生长、发育和修补损伤组织以及各种生理功能，这一连续的综合生理过程称为营养（nutrition）。儿童处于人体生长发育的重要阶段，良好的营养水平不仅是体格生长发育的重要保证，而且是发育潜能充分发挥的重要保证。营养不足或营养过剩、体内营养素代谢过程出现障碍，均可导致儿童营养性疾病。

不同的生长发育阶段，人体对营养的需求不同。影响儿童营养需求的因素包括儿童生长速率、身体构成以及生长过程中不同阶段主要增长的身体部分的构成。这些影响因素又因年龄阶段而变化。例如婴儿早期的生长速率最快，超过青春期的生长高峰期，而在婴幼儿早期，大脑重量占体重的比例远远大于成年人的大脑比例，故在此阶段为了满足婴儿生长发育的需要，对蛋白质和热卡的需求比其他年龄段要大，应注意供给对脑发育有帮助和促进作用的营养素。

第一节　营养基础

人类不同个体因遗传因素和代谢状态以及生活方式的不同，其营养需求各异。对于儿童而言，基本的营养需求目标是保证其生长发育和避免营养不良。良好的营养状态有助于机体抵抗各种急慢性疾病、提高体力和精神状态的潜能、储存应急所需。

营养过程中所需要的物质称为营养素（nutrient）。为了满足儿童的营养需求，儿童必须摄入足够的营养素和保持正常的能量代谢状态。

一、营养素和代谢

人体需要的营养素包括水、蛋白质、脂类、糖类、维生素和矿物质六大类，也有文献将糖类中的膳食纤维单独作为一类。蛋白质、脂类、糖类可以提供能量，其他营养素尽管不能提供能量，但参与体内各种生理生化过程，对生命不可或缺。

（一）水

1. 作用　水（water）是人体生存所必需的物质，缺水数天即可导致死亡。儿童身体中水占体重的比例为70%～80%，而成人体内水分一般占体重的55%～60%。水在人体中的地位十分重要：①是细胞和组织的组成部分；②有调节体温的功能；③参与机体的能量代谢和各种化学反应；④营养物质的消化、吸收、运输以及代谢废物排泄的介质；⑤参与和维持机体内的液体渗透压；⑥各种腔隙、通道中的分泌液及泪液、唾液等起到润滑作用。

2. 需要量　人体对水的需要和热卡消耗、不显性失水、尿液比重等有关。婴幼儿单位体重需水量远大于成人，但如果按热卡单位计算，婴幼儿和成年人每消耗一个单位热卡需要的水分是相同的。

3. 吸收与排泄　人体水分主要通过胃肠道吸收获得，小部分来自体内化学反应产生，比如食物氧化和组织细胞分解代谢等。水分排出途径有肾（60%）、肺和皮肤（30%）、肠道（10%）。

(二) 蛋白质

1. **作用** 蛋白质 (protein) 重量占人体体重的 20%，其中各种氨基酸成分是组成细胞质的必需成分。蛋白质分子中氨基酸的种类、数量、排列顺序决定了蛋白质分子的性质。蛋白质如作为提供热卡的物质完全分解，其能量含量为 4kcal/g。

2. **蛋白质组分** 组成蛋白质的氨基酸有 24 种，其中 9 种是正常儿童及成人必需氨基酸 (essential amino acid) [蛋氨酸 (methionine)、苏氨酸 (threonine)、缬氨酸 (valine)、异亮氨酸 (isoleucine)、苯丙氨酸 (phenylalanine)、亮氨酸 (leucine)、色氨酸 (tryptophan)、赖氨酸 (lysine)、组氨酸 (histidine)]，早产儿及低出生体重儿则还有 3 种也是必需氨基酸 [精氨酸 (arginine)、胱氨酸 (cystine)、牛磺酸 (taurine)]。

非必需氨基酸可以在人体内合成，而生成新的组织还需要必需氨基酸的存在。如果人体缺乏某一个必需氨基酸，则不能合成身体需要的蛋白质，就会导致整个机体的负氮平衡 (negative nitrogen balance)。

3. **消化与吸收** 食物中的蛋白质在小肠被分解为多肽 (peptides) 和氨基酸，然后由肠道的黏膜细胞吸收进入人体，多肽在进入人体细胞后可继续被分解为氨基酸，极少量的蛋白质未经分解以原型进入肠道细胞。氨基酸通过门静脉到达肝，由肝分配到不同的组织，合成人体需要的功能蛋白（图 4-1）。

4. **代谢和排泄** 多余的氨基酸则脱氨基，含氮部分在肝转化为尿素通过肾排出；氨基酸中的碳成分则像脂肪一样被氧化，部分形成糖原，部分产生酮体。当蛋白质和氨基酸代谢途径出现障碍，会出现代谢中间产物的堆积，这是一类特殊的代谢障碍性疾病。

(三) 糖类

1. **作用** 糖类 (carbohydrate) 提供了食物的体积，同时也提供了大部分的身体所需能量，其在体内氧化产生的能量为 4kcal/g。如果缺乏糖类的供应，机体会分解蛋白质和脂肪作为热量供应的来源。婴幼儿糖类占体重不超过 1%，以糖原的形式储存于肝和肌肉组织中。

2. **糖类的种类** 见表 4-1。

3. **吸收和消化** 双糖和多糖必须经过消化酶的作用分解为单糖才能被小肠吸收，供机体利用。纤维素及果胶则不能被吸收而成为粪便的重要有形成分。

4. **代谢障碍性疾病** 糖类代谢障碍主要有糖尿病、糖原累积症、乳糖血症、果糖不耐受和葡萄糖不耐受。

(四) 脂类

1. **组成** 脂类 (fat) 包括脂肪、胆固醇和磷脂。

2. **作用** ①提供能量：脂类在婴幼儿的饮食营养

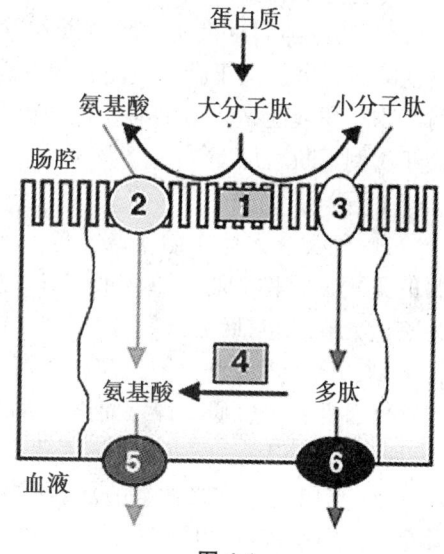

图 4-1
1. 肠黏膜刷状缘的多肽酶。2. 肠黏膜刷状缘的氨基酸转运蛋白。3. 肠黏膜刷状缘的 2-3 肽转运蛋白。4. 细胞内多肽酶。5. 基底膜侧的氨基酸转运蛋白。6. 基底膜侧的 2-3 肽转运蛋白

中举足轻重，母乳喂养时人乳中脂类提供的能量占 50%。食物中的脂类 98% 以上是以三酰甘油的形式存在，能量含量为 9cal/g（38kJ/g）。②脂类能有效地储存在脂肪组织中，以这种方式储存时耗费能量最少，体内的脂肪组织同时起到保持体温、保护脏器抵抗机械冲击的作用。③脂类的存在对于人体吸收脂溶性维生素、中枢神经系统髓鞘的形成是必要条件，脂肪提供了大脑发育、细胞膜磷脂、合成前列腺素和白三烯的必需脂肪酸。

表4-1 糖类的种类

简单糖类（糖）	单糖（monosaccharides）	葡萄糖（glucose）
		果糖（fructose）
		半乳糖（galactose）
	双糖（disaccharides）	蔗糖（sucrose）=葡萄糖+果糖
		乳糖（lactose）=葡萄糖+半乳糖
		麦芽糖（maltose）=葡萄糖+葡萄糖
复杂糖类（淀粉）	直链淀粉（amylose）	a-1,4键连接葡萄糖，直链，平均600个葡萄糖残基
	支链淀粉（amylopectin）	a-1,4键直链及a-1,6键连接支链，平均6000个葡萄糖残基
膳食纤维（不能消化的植物物质）	可溶解（果胶、半乳甘露聚糖、麦麸）	1. 吸水水分
		2. 延缓糖吸收
		3. 结合胆盐
	不溶解（纤维素、木质素）	减少食物通过消化道的时间

3．必需脂肪酸　人体的必需脂肪酸由亚麻酸衍生而来，如亚油酸、亚麻酸、花生四烯酸是人体自身不能合成的不饱和脂肪酸。

4．代谢障碍性疾病　脂肪摄入障碍可出现肥胖或消瘦等。如果脂肪在体内分解氧化过程出现障碍，多是由于脂肪代谢过程中有关催化酶以及转运体先天性功能障碍，导致脂肪代谢中间产物堆积或能量供应障碍。近20年来随着串联质谱分析技术的普及，这类遗传代谢疾病的诊断病例不断增加。

（五）矿物质

1．种类　人体中除了碳、氢、氧、氮等构成有机物的物质外，还存在很多生命活动需要的元素，统称矿物质（minerals），包括宏量元素和微量元素。其中占人体总重量0.01%的为宏量元素，包括钙、磷、镁、钾、钠、氯、硫；已知在人体内有重要功能的微量元素有碘、锌、硒、铜、钼、铬、钴、铁，还有几种微量元素可能是身体必需的，但功能不是十分明确，包括锰、硅、硼、矾、镍，而氟、镉、汞、砷、铝、锂、锡等在体内累积到一定程度则表现出毒性。

2．作用　矿物质和微量元素不能给人体提供能量，其主要作为构成人体的成分和调节人体生理生化功能的物质存在。钙、铁、碘、锌、硒等矿物质缺乏，将会导致机体产生疾病。

（六）维生素

维生素（vitamins）是体内催化细胞代谢所必需的一类有机化合物，其需要量极小，但多数维生素不能由人体合成，必须从食物中摄取。与儿童生长发育密切相关的维生素有脂溶性维生素如维生素A、D、E、K，水溶性维生素如维生素B_1（硫胺素）、维生素B_2（核黄素）、烟酸、维生素B_6、泛酸、叶酸、维生素B_{12}、维生素C（抗坏血酸）等。维生素的生理代谢特性与食物来源如表4-2所示。

表4-2 维生素的生理代谢特性与食物来源

维生素	性质	生化功能	缺乏	过多	来源
维生素A	脂溶性，对热稳定；干燥和氧化可破坏。吸收时需胆汁辅助，储存于肝，受维生素E保护	视网膜色素、视紫红质、视青紫质的合成组分。在暗处视物起作用。有助于牙齿和骨骼发育、上皮组织的形成和成熟	夜盲，泪腺上皮不健全、分泌停止造成干眼症、角膜软化、皮肤角化。骨骼和牙釉质发育障碍，生长发育受阻，免疫力低下	食欲减退，生长发育迟缓，皮肤皲裂干燥，肝脾大，四肢疼痛，长骨骨膜下新骨形成，易发生骨折，颅内压增高	动物肝、肾、鱼肝油、乳类、蛋黄。植物中的胡萝卜素，绿色蔬菜和黄色水果
维生素B_1（硫胺素）	溶于水和乙醇，弱酸中稳定，碱性溶液或热条件下破坏	参与糖代谢过程中α-酮酸的氧化脱羧反应；抑制胆碱酯酶的活性	脚气病（beriberi）；早期出现疲倦、健忘、不安、易怒，后期出现消化不良、头痛失眠、心动过速，晚期出现多发性周围神经炎、心脏肥大扩张、充血性心力衰竭、水肿	摄入过多无害	猪肉、肝、乳类、米糠、麦麸、豆类、坚果
维生素B_2（核黄素）	水溶性，在碱性溶液和光照下易破坏，耐热、耐酸，不易氧化	黄素酶的构成组分，在细胞呼吸中起传递氢作用，参与氨基酸、脂肪、糖类代谢及视网膜色素代谢及光适应	畏光视物模糊，眼睛烧灼感，角膜血管充血，溃疡，生长障碍，口唇干裂	摄入过多无害	蛋黄、乳类、肝、瘦肉、鱼、绿色蔬菜、豆类、全麦
烟酸（烟酰胺、维生素PP）	溶于水和乙醇，性质稳定，不易在酸、碱、热中破坏	辅酶Ⅰ和辅酶Ⅱ的构成组分，为一系列脱氢酶NAD，NADP中的辅助因子	皮炎、腹泻、神经炎	血管扩张、颜面潮红	肉类、肝、花生
叶酸	微溶于水，在热、光、酸环境中不稳定	与一碳单位的合成和代谢有关，参与嘌呤和嘧啶的合成，是DNA合成的主要原料	怀孕早期妇女缺乏可导致胎儿神经管发育异常、DNA合成障碍、巨幼细胞贫血、淋巴细胞免疫功能抑制	未明	绿色蔬菜
维生素B_6（吡哆醇、吡哆醛、吡哆胺）	水溶性，对碱、热、紫外线敏感	转氨酶、脱羧酶、脱硫酶的辅酶，参与蛋白质和脂肪代谢	婴幼儿缺乏可见兴奋性增高、惊厥	未明	蛋黄、肉、鱼、乳类、谷物、蔬菜
维生素B_{12}	微溶于水，在中性水溶液中稳定，在强碱、紫外光、氧化剂和还原剂环境中易被破坏	参与一碳单位代谢，增加叶酸的利用，影响DNA和蛋白质的合成，促进红细胞的发育成熟，参与化合物甲基化、参与胆碱的合成	DNA合成障碍，营养性巨幼细胞贫血，青年型恶性贫血，妨碍免疫功能	未明	肝、肉类、蛋、鱼、乳类

续表

维生素	性质	生化功能	缺乏	过多	来源
维生素C（抗坏血酸）	水溶性，容易被氧化，热、光、碱和氧化酶可加速其被氧化	参加体内氧化和还原反应，可促进铁的吸收和叶酸代谢，促使结缔组织成熟，参与酪氨酸等芳香族氨基酸代谢，促进肾上腺皮质激素、免疫球蛋白、神经递质的合成	坏血病：烦躁不安、生长缓慢、易感染、骨膜下出血、牙龈出血、伤口愈合慢、牙质和骨样组织形成障碍	尿石症	橘子、柚子、山楂、猕猴桃等新鲜水果，番茄、辣椒、白菜、萝卜等新鲜蔬菜
维生素D	脂溶性，耐热、耐酸、耐碱，不易被氧化	调节消化道对钙磷的吸收，参与骨骼钙化，增加肾小管对钙磷的重吸收	佝偻病、婴幼儿手足搐搦症、生长障碍、骨软化	恶心、呕吐、腹泻、头痛、多尿、夜尿、体重下降、骨化过度、软组织钙化，心脏、肾小管、气管、血管钙盐沉着，严重者致肾衰竭	肝、蛋、鱼肝油
维生素E（生育酚）	脂溶性，在无氧条件下对热稳定，紫外线照射下易氧化	抗氧化剂，保护胡萝卜素、维生素A和亚油酸在小肠不被氧化，保护红细胞膜不饱和脂肪酸不被氧化，抗血管硬化	早产儿溶血、共济失调、周围神经病、眼肌麻痹	未明	麦胚油、豆类、蔬菜

二、能量代谢

机体的一切生命活动必须消耗能量（energy），它来源于食物中的蛋白质、脂肪和糖类。它们在体内氧化产生的能量分别为：蛋白质 4.0kcal/g（16.7kJ/g）、脂肪 9.0kcal/g（37.7kJ/g）、糖类 4.0kcal/g（16.7kJ/g）。

儿童的能量需要包括以下五个方面：

1. **基础代谢** 基础代谢是指在空腹、清醒、安静状态下，环境温度为 18～25℃时维持机体基本生理活动所需要的能量，如维持体温、肌张力、血液循环、呼吸、空腹时胃肠蠕动、腺体分泌等。单位时间内每平方米体表面积所需要的基础代谢能量称为基础代谢率（basal metabolic rate）。不同年龄、性别、体形以及不同的生长发育阶段、内分泌状态和神经活动状态，基础代谢率大不一样。一般而言，年龄越小，基础代谢率越高。

2. **食物特殊动力作用** 进食后食物刺激人体消耗额外能量，用于食物的消化吸收或者转运储存，称为食物特殊动力作用（specific dynamic action）。近年来，营养学家称之为食物生热效应（thermic effect of food）。不同的食物需要的特殊动力消耗能量不一样，其中蛋白质的食物生热效应最大，相当于本身提供能量的30%，而脂肪和糖类相当于4%～6%，故合理的食物比例有助于蛋白质的吸收利用。

3．活动需要　机体的一切活动都要消耗能量，思维、内分泌的活动也需要消耗能量。不同个体不同时候消耗相差很大。

4．生长发育需要　儿童与成人的主要区别是小儿处在不断的生长发育之中，体重的增长和功能的发育成熟均需要消耗大量的能量，能量的消耗与发育速度呈正比。能量供给不足，会影响小儿的正常生长发育。

5．排泄消耗　肠道的粪便和机体代谢产物排出体外需要消耗能量。婴幼儿正常情况下排泄消耗的能量占总能量需要的10%以下。

上述五个部分能量的总和就是机体需要的总能量需要。不同年龄阶段总能量需要如表4-3所示。

表4-3　不同年龄阶段总能量需要

年龄	能量需要（每公斤体重）
初生儿第1周	60kcal（251kJ）
第2、第3周	100kcal（418.4kJ）
第2个月到半岁	105~115kcal（439.3~481.2kJ）
1岁以内	110kcal（460.2kJ）

1岁以后每增加3岁需要量减少10kcal（41.8kJ），到15岁为60kcal（251kJ），成年人需25~30kcal（104.6~125.5kJ）。

长期总能量供应不足，机体则动用体内储备，导致消瘦和营养不良，而总能量长期供给过多，有引起肥胖的不良倾向。

（王　斌）

第二节　婴儿喂养

婴儿营养代谢有与成人不同的特点，婴儿消化系统发育相对不够成熟、容积小、黏膜娇嫩、消化功能相对不足，而此时为人体生长发育速度最高峰的时期，营养需求旺盛。初生婴儿最佳食物是母乳，一般应母乳喂养。婴儿3~4个月时唾液相对增多，淀粉酶增加，故应在这个月龄后才开始进食淀粉类食品。婴儿4~6个月开始萌出乳牙，但切割、咀嚼能力差，故应进食流质或者泥糊状食物。

一、母乳喂养

（一）母乳喂养的优点

母乳喂养是人类进化以来一直存在的天然哺育方式，是最适宜初生婴儿喂养的方式，母乳喂养有不可替代的优点。

1．母乳最适合婴儿的营养需要　在6个月内，母乳所含营养素在质、量两个方面最适合婴儿需要，容易被婴儿消化、吸收和利用，是其他替代食品不能比拟的。与最常用的替代乳品牛乳相比，母乳的优点表现在：

1）母乳蛋白质含量比牛乳少，但含清蛋白高于酪蛋白（4∶1），更适合婴儿吸收。清蛋白中的乳铁蛋白、免疫球蛋白、溶菌酶等具有抗病原菌作用；

2）母乳含有更高比例的不饱和脂肪酸，其中的卵磷脂、鞘磷脂、牛磺酸是人类神经系统发育的重要营养物质；

3）母乳乳糖含量高，全部溶于乳汁，利于吸收，利于肠道内乳酸杆菌和双歧杆菌的生长；

4）母乳钙磷比例（2:1）适宜，利于吸收，不容易出现低钙血症；

5）母乳含人体需要的微量元素和维生素较牛乳高，比例合适，适于婴儿吸收，利用率更高；

6）母乳酸碱缓冲力较小，不会对胃酸产生中和作用，有助消化功能。

2．减少婴儿过敏　母乳蛋白为人类同种蛋白质，进食后不易过敏。

3．母乳渗透压低　相比牛乳喂养对肾的负担更小，适合婴儿肾功能不完善的特点。

4．母乳喂养有利于增强婴儿免疫能力　母乳中含有较多的免疫球蛋白，尤以SIgA为多，能在肠道中稳定地发挥功能。母乳中含有巨噬细胞、淋巴细胞，可以分泌免疫因子。母乳中还有溶菌酶，对细菌有杀伤作用。

5．母乳喂养方便　母乳经济、清洁卫生、温度恒定适宜，且母乳的分泌量可根据婴儿吸吮的次数和吸吮量自我调节。

6．母乳喂养有利于母子之间的感情交流　满足母子双方的心理需求，对婴儿的神经系统和情感发育大有裨益。

7．母乳喂养有利于母亲产后康复　哺乳可促进子宫收缩、推迟月经复潮。

世界卫生组织（WHO）和联合国儿童基金会（UNICEF）把提倡母乳喂养列入儿童生存、发展和保护的行动纲领中，大力提倡母乳喂养，强调在4个月以前婴儿应纯母乳喂养。并强调要鼓励母亲，让绝大多数母亲明白能够成功喂哺自己的孩子。

（二）母乳喂养的禁忌证

1．慢性疾病　母亲患有活动性结核，心脏、肾严重疾病和未能控制的糖尿病，或者母亲服用对婴儿产生影响的药物时。

2．急性传染病　母亲患有急性传染病、HIV阳性或败血症。

3．乳房疾病　乳头皲裂、乳腺肿胀。

4．婴儿畸形　有先天性畸形，不能有效吸吮或者容易误吸入气管者，如唇腭裂。

（三）母乳喂养的原则和方法

母亲在母乳喂养过程中，应保持乐观幸福的情绪，避免情绪紧张、焦虑、忧郁等；保证营养的均衡和充足；避免服用药物，如患有必须服药治疗的疾病，最好咨询专家或查阅相关资料，以了解药物对婴儿的影响从而决定取舍。

掌握一定的哺乳方法对成功进行母乳喂养也至关重要：

1．及早开奶，按需哺乳　通过近二十年来的实践，围产医学专家主张在婴儿娩出后30分钟即与母亲进行皮肤接触，并让婴儿吸吮乳头，刺激乳汁分泌。及早开奶可以避免新生儿低血糖。母乳喂养无须严格定时定量，按需哺乳可保证婴儿摄入的需要和乳房排空。

2．哺乳时采用适当的姿势　让婴儿口腔与乳头乳晕的大部分充分含接，待婴儿吸空一侧乳房后再吸另外一侧，两侧乳房轮流喂。

3．哺乳完毕后不可即刻让婴儿平卧　宜先将婴儿抱直，面向母亲，头靠母亲肩部，然后轻拍婴儿背部几分钟，让婴儿在吸吮时吸入的空气充分嗝出，避免溢乳。

4．母亲要保持乳房的清洁　可用肥皂清洗乳房和乳头，乳头皲裂和乳房发炎时应避免哺乳。

二、混合喂养

（一）基本概念

母乳分泌量不足或者不能及时哺乳，而用代乳品代替部分母乳喂养，这种方式称为混合喂养。喂养的代乳品一般是牛乳、羊乳和配方乳，配方乳经过工业加工处理，使其成分更容易消化、更接近母乳的成分,有条件时应采用配方乳作为代乳品。

(二)混合喂养方法

1．补授法　6个月以下的婴儿,母乳分泌量不足时,在每次喂哺时先让母亲哺乳,使乳房排空,后给予部分代乳品。这样既能保持吸吮对母乳分泌的刺激,又能保证婴儿吃饱。

2．代授法　母亲不能及时哺乳,可用代乳品代替一天中的一次或几次母乳喂养,这种方式适用于母亲白天工作不能及时哺乳,或者给月龄较大的孩子作断奶前的喂养过渡。

三、人工喂养

尽管强调4个月以内的婴儿应母乳喂养,但在无法进行母乳喂养时,可以用代乳品进行喂养。

(一)婴儿配方乳粉

婴儿配方乳粉主要是用牛乳粉进行改良,使之适合婴幼儿消化功能和营养需要。工艺主要包括:脱脂,去除牛乳中的饱和脂肪酸,加入植物油脂,增加不饱和脂肪酸使之占总脂肪的10%;去除部分盐分,减轻肾的负担;降低总蛋白含量至1.5%左右,去除部分酪蛋白,加入乳清蛋白使之比例更接近母乳;增加β-乳糖;强化维生素和微量元素。近来一些配方乳粉为了有利于婴儿生长发育,加入了牛磺酸、DHA、胡萝卜素、核苷酸等成分。中国卫生部(现称国家卫生和计划生育委员会)对配方乳粉的营养成分标准作了规定(GB10765-1997),其中营养相关标准见表4-4。

表4-4　每100g配方乳粉营养成分指标

营养素	指标	营养素	指标	营养素	指标
热量(kJ)	≥1862	维生素		矿物质	
蛋白质(g)	≥18.0	A(IU)	1250~2500	钙(mg)	≥500
脂肪(g)	≥17.0	D(IU)	200~400	磷(mg)	≥400
		E(IU)	≥4.0	镁(mg)	30~80
		C(mg)	≥40	铁(mg)	6~10
		B_1(μg)	≥400	锌(mg)	2.5~7.0
		B_2(μg)	≥500	铜(μg)	270~750
		烟酸(μg)	≥4000	碘(μg)	30~150
				钠(mg)	≤300
				钾(mg)	400~1000
				氯(mg)	≤600

婴儿配方乳粉配制的方法可根据婴儿每天需要的总能量来计算。一般每千克体重每天需要能量为418~460kJ(100~120kcal),需水量为150ml,这样可以算出按国家标准生产的奶粉需要量和水量。水与奶粉配制的比例可根据奶粉配制的说明书,这样口感适中,如一天奶量与总的需水量有差距,则通过饮水、果汁等补充。

(二)牛乳

新鲜牛乳可以用作代乳品,但质量与人乳有较大差别(参见母乳优点部分)。用于喂养婴幼儿时,应该注意以下配制问题:

1．加糖　牛乳中含乳糖少,应加入5%~8%的糖,以保证热量的供给和口感。

2．消毒　牛乳在生产运输过程中易被污染,应加热消毒后方可食用。

3．稀释　牛乳矿物质含量高,渗透压高,对肾的负担较重,用于新生儿尤其是早产儿和肾功能差者可能有不利影响。因此，用鲜牛乳喂哺新生儿时应加水稀释，开始时牛乳和水比例为 2：1，1~2 周后调整为 3：1，再增至 4：1。

4．牛乳量计算方法　原则和配方乳粉一样，含 5% 糖的牛乳每 100ml 可提供 376kJ（90kcal）能量，含 8% 糖的牛乳每 100ml 可提供 418.4kJ（100kcal）能量。

（三）羊乳

在草原牧区常用羊乳作为婴幼儿的代乳品。羊乳中蛋白质、脂肪含量均比牛乳高，但含维生素 B_{12} 和叶酸极少，长期用羊乳喂哺婴幼儿可出现这两种维生素缺乏，出现巨幼细胞贫血。因此，在使用羊乳作为代乳品时应添加这两种维生素。配制羊乳量的方法和牛乳一样，需要加 5% 糖，并需要加温消毒。

（四）其他代乳品

在无法母乳喂养和获得上述代乳品时，可用大豆、花生、鱼肉、鸡蛋等动植物蛋白质，加上一些其他营养物质，配制成婴儿代乳品。但这些代乳品营养成分和含量都不如牛乳。

四、添加辅食

婴儿出生后，以母乳喂养为最佳，代乳品喂养也是以乳汁为主。随着时间推移和身体逐渐长大，所需营养素的量和种类都发生变化，单一的食物品种不能满足婴儿生长发育的需要。同时，消化系统的器官发育和功能也逐步成熟，可以消化乳汁以外的食品。转换食品的种类，培养婴儿对一般膳食的适应性，也是为过渡到年长儿断乳后的家庭膳食作准备。因此，在婴儿 4~6 个月大时开始添加辅助食品（complementary food）。

添加辅食的原则包括：

1．添加时机　尝试添加一种新的辅食应该在婴儿健康、精神状态比较好的时候，此时孩子胃口、食欲比较好。

2．由一种到多种　每次尝试一种，待婴儿适应后，再尝试新的辅食。

3．由稀到稠　每种辅食添加时先从比较稀薄开始，逐渐加稠，如添加大米食品可以从米汤开始，进而米糊、稀粥、稠粥、软饭。

4．由少到多　添加辅食从少量开始，逐渐增加，避免婴儿不适应而导致消化不良、腹泻、呕吐，进而拒绝辅食。

5．由细到粗　婴儿萌出乳牙后，先喂泥糊类食物，逐渐过渡到固体。蔬菜、肉类等食品先切细熬烂，逐渐过渡到较大块和正常状态。

婴儿辅食添加时间安排可以参照表 4-5。

表4-5　婴儿辅食添加时间安排

月龄	食物性状	参考食物	饮食安排 主餐	饮食安排 辅餐	喂食方式
4~6个月	泥糊状食物	蔬菜、水果、营养米糊、较大婴儿配方乳、维生素AD制剂、蛋黄	6次奶（断夜间奶）	逐渐加至1次	用勺喂
7~9个月	末状食物	软饭（面）、肉末、菜末、蛋、鱼泥、豆腐、营养米粉、水果、维生素AD制剂	4次奶	1餐饭、1次水果	学用杯
10~12个月	碎食物	软饭（面）、碎肉、碎菜、蛋、鱼肉、豆制品、水果	2餐饭	2~3次奶、1次水果	抓食，断奶瓶，自用勺

（王　斌）

第三节 儿童、少年膳食安排

一、幼儿膳食安排

大多数幼儿在第一年的喂养过程中，可以逐渐适应辅食以及一日三餐外加一到两次点心这样的饮食方式。尽管每个孩子的饭量不一，每个家庭的饮食习惯也有区别，但幼儿每天的膳食应该有个大致计划。此外，应知道如何培养孩子正确的饮食行为，这对孩子以后良好习惯的养成尤其重要。

满周岁以后，孩子的生长速度比第一年明显减慢，相应单位体重所需要的能量也减少，摄入食物也会有所减少，但仍然比年长儿和成人快。在这个阶段，有些孩子可能对食物不感兴趣，这是暂时性的，家长一定要懂得这个道理，否则就会强迫进食，造成孩子对食物的厌烦和对喂食的逆反，养成不好的饮食习惯。

幼儿膳食应遵循的原则如下：

1. 各种营养素比例均衡　蛋白质、脂肪与糖类的最佳比例为 1∶1.2∶4，这样既能保证膳食中有足够的能量，也能保证摄入的蛋白质不被作为能量供应的主要物质而被消耗。适当补充蔬菜、水果，保证维生素的供给，蛋白质食品避免单一品种，以便摄入各种氨基酸。

2. 选择适合幼儿的食物品种　幼儿的消化功能还不能与成人相比，选择食物时应注意优质、量少、易消化的食品。蛋白质类食品应以蛋、奶、肉类和大豆制品为主，可以猪肉、牛肉、禽类肉、牛奶、蛋类等交替；总脂肪供应中应含有 10%~15% 的不饱和脂肪酸，烹饪时适当选用植物油；糖类除大米、小麦制品外，可适当选用一些杂粮如小米、玉米、黑米、麦片等进行搭配。多食有色蔬菜以保证维生素的摄入。

3. 合理的烹调　选用新鲜食品，食物应切得比较碎，煮烂，便于咀嚼功能不发达的幼儿能够顺利进食。尽量避免喂食碎粒状食物，以免吸入气管，造成窒息。避免过度煎炸食品，口味以清淡为主，不宜摄入刺激性太强的食物和生冷食物。

二、学龄前期儿童膳食安排

1. 与家人共同进食　3~6 岁婴幼儿体重生长比较稳定，乳牙出齐，消化功能已接近成年人，此时膳食安排应与家人共同进食。

2. 能量需要　此时为 276.6kJ/(kg·d)[90kcal/(kg·d)]。蛋白质需要也较幼儿少，约 2.5g/(kg·d)，但质量应继续保证。糖类应成为热量的主要供应来源，其供能应占总能量的 55%~60%。脂肪则供应热能的 25%~30%，其中 1/2 应为植物脂肪，以保证不饱和脂肪酸的供应。该年龄阶段摄入蛋白质、脂肪、糖类的比例为 1∶1.1∶6，如糖类和脂肪供应过多，容易引起肥胖。

3. 食品的选择　学龄前儿童食品种类基本与家庭成员一致。仍应注意营养素的平衡，确保食物品种的多样性，避免过硬、太刺激的食品。每天三餐，午后增加一餐点心。

三、学龄儿童膳食安排

1. 学龄儿童生长发育速度比幼儿减慢，此阶段对营养的要求低于幼年期。

2. 青春前期出现一个生长发育加速期，女童的生长加速比男童早 2 年，此时对营养的需求大大增加，骨骼发育明显增快，需要较多的矿物质，必须补给充足的钙剂。

3. 营养供应应注意到学生智力发育迅速、学习任务紧张的特点。一日三餐，要强调早餐的质量，不但吃饱还要吃好，最好能够进食鸡蛋、肉类、奶类等食品。

4. 小学上午上课需要充足的营养和能量，避免过早出现饥饿感、注意力不能集中，影响上课的质量。早餐的能量摄入应占一天的 20%～25%。午餐也应吃饱吃好，晚餐则以清淡为主，晚饭后不再进食水果以外的食品。

（王　斌）

第四节　营养状况评价

每个儿童均有来自遗传的体格、精神、情感发育的潜能，营养能满足这些生长发育的潜力即为理想状态。定期对儿童的营养状况进行评估，了解个体或者群体的实际营养状况以及儿童身体发育的情况及其两者之间的关系，可及时纠正营养紊乱，减少营养性疾病的发生，保证儿童身心健康发展。

一、临床评估

临床医生对儿童营养状况评估最基本的办法就是临床评估，通过询问病史、体格检查以及试验性治疗，可大致了解儿童的营养状况，简单易行，每个儿科医生都应掌握。

1. 询问病史　围生期史可了解宫内发育情况，出生后的喂养史、饮食史（食欲、食品种类和数量、烹调方式）等可大致了解进食情况，初步判断营养摄入的水平。此外，可询问是否出现过与营养性疾病相关的症状如前囟闭合情况、盗汗、夜盲、牙龈出血、腹泻等。

2. 体格检查　可发现营养性疾病相关的体征，如佝偻病的鸡胸、肋缘外翻、手镯征等。

3. 试验性治疗　维生素缺乏症患儿在给予维生素补充后症状可以很快消失，有助诊断。

二、体格测量及评估

体格测量在相关章节已有讲述，利用这些指标可以对儿童营养状况进行评估。

（一）体格测量指标对比评估

可参考相关章节的不同年龄、性别儿童体格发育指标（参考人群值或标准值），进行对比评价。

（二）指数法评估

临床上最常采用体质指数（body mass index，BMI）对人体的发育情况和营养情况进行评估。

1. 计算公式　BMI = 体重（kg）/ 身高（m）^{2}

2. BMI 评价标准　成人平均值为 18.5～25kg/m^2，儿童平均值因年龄、种族而异，国内尚无权威的统计数据（表4-6）。

表4-6　BMI评价标准

评价	消瘦	肥胖
一级危险值	17.5～18.5	25～30
二级危险值	16.0～17.5	30～40
三级危险值	<16	>40

三、实验室检查

利用生化检查中的指标可以评估儿童营养状态。如测定血中白蛋白、维生素、微量元素水平，以及尿液中代谢产物的排泄水平，均可评价营养素摄入和代谢的情况。

四、膳食调查

1. 估计膳食的质和量　对儿童的膳食成分、每日摄入量进行调查,与每日儿童推荐摄入量进行对比,评估儿童营养摄入的情况。可以通过以下几种手段收集儿童营养摄入的资料。

(1) 称重法:通过称量儿童实际进食食物重量,换算成烹调前食物重量,再根据食物成分表计算儿童实际摄入营养素和热量的情况。

(2) 询问法:询问家长调查3~5天内儿童食物种类和分量,粗略计算营养素及能量摄入。

(3) 记账法:托幼机构则通过统计一段时间内食物消耗,计算该群体儿童的平均营养素和热量摄入情况。

2. 根据膳食调查的结果进行评估

(1) 摄入量:摄入营养素和能量与推荐的摄入量相比,达到80%以上为足够,<70%为摄入不足。

(2) 摄入成分:蛋白质摄入大于推荐供给量的80%时,显示蛋白质摄入足够,小于70%为蛋白质摄入不足;优质蛋白应占膳食中蛋白质1/2以上;矿物质、维生素摄入应大于推荐供给量的80%。

(3) 摄入比例:三种宏量营养素与能量供应之间应达到一定的平衡比例,蛋白质产能占总能量的10%~15%,脂类占总能量的20%~25%,糖类占总能量的50%~60%。

(4) 三餐能量分布:早餐保证吃饱吃好,供能应占一日总能量的25%~30%,中餐应占总能量的35%~45%,晚餐应占总能量的25%~30%。

根据以上平均的项目及标准,对调查对象提出意见和对家长进行膳食指导。

(王　斌)

第五节　蛋白质-能量营养障碍

一、蛋白质-能量营养不良

当人体摄入不足或者食物不能被人体充分消化吸收和利用,就会出现营养不良(malnutrition)。世界卫生组织将营养不良定义为:营养素和能量的供应与机体维持生命、生长和特殊功能的需要之间的不平衡。营养不良在全球范围内仍然是儿童疾病和死亡的重要危险因素,全球死亡的儿童一半以上与营养不良有关。

蛋白质-能量营养不良(protein-energy malnutrition,PEM)是由于蛋白质和能量供应不足,导致儿童体重不增或增加缓慢、消瘦、皮下脂肪减少、皮下水肿,并可造成各器官功能障碍,并发电解质紊乱、腹泻等症状。慢性PEM患儿常伴有微量营养素如铁、碘、锌及各种维生素的缺乏。以热能缺乏为主的营养不良,临床常表现以消瘦为主,称营养不良性消瘦;以蛋白质缺乏为主的营养不良,临床表现多为水肿,称夸希奥科(kwashiorkor)。

【病因】

1. 喂养不当　婴幼儿处于体格快速发育阶段,对营养素和能量要求高,必须供应充足的能量和优质蛋白质才能满足需要。母乳不足时如不给予足够的代乳品或代乳品蛋白质浓度太低、以糖类作为哺乳期婴儿主要食品、断乳后辅食添加不当等因素,均可能造成营养供应不足。

2. 消化系统疾病　患有先天性唇、腭裂的婴幼儿吸吮困难,影响进食;长期腹泻影响胃肠道对营养的吸收。

3. **消耗性疾病** 急慢性感染时，能量消耗增加，而此时患儿食欲及消化系统功能往往比较差，导致营养素摄入和需要之间的不平衡。儿童肠道寄生虫是常见疾病，可严重影响儿童营养吸收。

4. **先天性营养基础差** 多胎儿、足月小样儿、早产儿等宫内发育时就存在营养不良，出生后如喂养不当则不能出现追赶性生长。

【病理生理】

机体靠饮食中的蛋白质提供氨基酸来合成身体所需的蛋白质和其他功能性分子，能量是机体产生化学和生理学功能的基本要素，因此PEM可以影响全身任何器官系统。

1. 器官功能低下

(1) 消化系统：胃肠道黏膜萎缩、细胞数减少，肠绒毛变短、肠壁变薄、消化腺体萎缩、退化，胰腺萎缩、脂肪变性，各种消化酶活力低下。消化吸收功能明显减退。

(2) 循环系统：心肌纤维因蛋白质不足出现肌纤维浑浊肿胀，收缩力减弱，心排血量随之减少。

(3) 中枢神经系统：大脑生长缓慢，脑重量轻，大脑皮质菲薄，神经元数量减少，成髓鞘不足以及树突改变。

(4) 肾：肾小管浑浊肿胀、脂肪变性，尿比重下降。

(5) 肝：脂肪变性，蛋白质合成功能障碍，白蛋白减少。

2. 代谢失调

(1) 糖代谢异常：因食欲低下，摄入量减少，糖原储备不足，常见低血糖。

(2) 脂肪代谢异常：体内脂肪动员消耗大，血清胆固醇下降，肝细胞脂肪浸润。

(3) 蛋白质代谢异常：蛋白质摄入不足，机体处于负氮平衡状态，总蛋白和白蛋白均低于正常水平，全身可出现低蛋白血症。

(4) 水电解质失衡：能量不足，细胞内钠潴留。

3. **免疫功能低下** 中重度营养不良患儿体内免疫系统组织萎缩，免疫功能低下。淋巴细胞增殖分化低下，免疫因子分泌如白介素、肿瘤坏死因子等减少，免疫球蛋白合成也下降，因此细胞免疫和体液免疫两方面功能不足，造成患儿抵抗力差，容易并发各种感染。

【临床表现】

1. **体重减轻** 早期表现为体重增长缓慢或不增长，线性生长减慢，身高、体重低于正常。

2. **精神差** 轻度营养不良时精神状态正常，重症患儿可出现精神萎靡、反应低下。

3. **皮下脂肪层变薄甚至消失** 消减顺序为腹部、胸背腰部、上肢、下肢、臀部、面部，体检时应注意检查。皮下脂肪层厚度是判断营养不良程度的重要指标之一。

4. **水肿** 是蛋白质营养不良的重要表现，常见于四肢，重症患儿可出现全身水肿，并发腹水、胸腔积液。可有凹陷性水肿，皮肤发亮，严重时可破溃、感染，形成慢性溃疡。

5. **口腔改变** 口唇干裂、口角炎、舌乳头萎缩。

6. **腹部膨胀** 腹部体检可见因腹部肌肉萎缩或软弱导致的腹部膨胀，可见因脂肪浸润导致的肝大。

7. **皮肤改变** 干燥、脱屑、苍白，皮肤逐渐失去弹性，额部出现皱纹如老人状。

8. **并发症** 可伴有微量营养素缺乏的病理症状，出现相关的并发症。常见的并发症有营养性贫血，以小细胞低色素性贫血最为常见，贫血与缺乏铁、叶酸、维生素B_{12}、蛋白质等造血原料有关。维生素缺乏以脂溶性维生素A、D缺乏常见。营养不良时维生素D缺乏的症状不明显，在恢复期生长发育加快时症状比较明显。约有3/4的患儿伴有锌缺乏。

9. **脏器功能损害** 重度营养不良可有重要脏器功能损害，如心脏功能低下，可有心音低钝、血压偏低、脉搏变缓、呼吸浅表等。

10. **其他并发症** 由于免疫功能低下，故易患各种感染，如反复呼吸道感染、鹅口疮、肺炎、结核病、中耳炎、尿路感染等；婴儿腹泻常迁延不愈，加重营养不良，形成恶性循环。可并发自发性低血糖，患儿可突然表现为面色灰白、神志不清、脉搏减慢、呼吸暂停、体温不升，但无抽搐。若不及时诊治，可致死亡。

【实验室检查】

最有帮助的是小儿血液和蛋白质营养状态的实验室检查。其他检查可以作为佐证。

1. **血液学常规检查** 包括周围血细胞涂片，通过该项目也可排除缺铁性贫血、叶酸和维生素 B_{12} 缺乏所致贫血。

2. **蛋白质营养状态** 可通过检测血清白蛋白、视黄醇结合蛋白、前清蛋白、转铁蛋白、肌酐、尿素氮水平来评估。其中视黄醇结合蛋白、前清蛋白、转铁蛋白半衰期较短，适合作为早期诊断的指标，白蛋白则半衰期长，可作为慢性 PEM 的诊断指标。

3. **胰岛素样生长因子-1（IGF-1）** IGF-1 在体内调节物质代谢和体格生长发育，在营养不良出现临床症状之前已经发生变化，不仅反应灵敏且受其他因素影响较小，是诊断蛋白质营养不良的较好指标。

【诊断】

根据儿童的喂养史，对儿童营养状况进行评价，结合体重增长缓慢或下降、身高增长放缓、皮下脂肪减少或消失、水肿以及各器官系统功能受损等，典型的 PEM 诊断并不困难。轻症易被忽略，需要对患儿生长发育情况进行较长时间的检测，并作相应的体格发育评估和实验室检查。

根据体格测量指标和同龄、同性别儿童作比较，临床将营养不良儿童分三种类型，每种类型分轻、中、重三度（表4-7）。

表4-7 儿童营养不良分型和分度

类型	分度	标准	临床意义
体重低下 (underweight)	轻	$\bar{\chi}>$体重$>(\bar{\chi}-2SD)$	反映儿童有急性和（或）长期营养不良
	中	$(\bar{\chi}-2SD)>$体重$>(\bar{\chi}-3SD)$	
	重	体重$<(\bar{\chi}-3SD)$	
生长迟缓 (stunting)	轻	$\bar{\chi}>$身高$>(\bar{\chi}-2SD)$	反映儿童有慢性或既往营养不良
	中	$(\bar{\chi}-2SD)>$身高$>(\bar{\chi}-3SD)$	
	重	身高$<(\bar{\chi}-3SD)$	
消瘦 (wasting)	轻	$\bar{\chi}>$体重/身高$>(\bar{\chi}-2SD)$	反映儿童有近期急性营养不良
	中	$(\bar{\chi}-2SD)>$体重/身高$>(\bar{\chi}-3SD)$	
	重	体重/身高$<(\bar{\chi}-3SD)$	

注：表中身高、体重均指同性别、同年龄组指标；体重/身高指单位身高体重。

【治疗】

PEM 治疗应采取综合措施，临床应在处理紧急并发症的基础上，调整膳食方案，补充能量和营养物质，治疗原发病，改善患儿消化系统功能。

1. **维持水电解质平衡** 患儿出现水电解质紊乱、严重酸中毒、低血糖、继发感染等紧急情况时，应先行处理。因患儿皮下脂肪菲薄，对脱水程度容易估计过高，故在液体补充疗法时应注意准确估计应补液总量，以免造成心力衰竭。

2. **调整饮食和补充营养** 要根据 PEM 的程度和个体对食物的耐受程度逐步调整。轻度 PEM 患儿原来的食物耐受能力及其消化功能接近正常，膳食方案不需要作太大变动，逐步增加其中热卡含量即可。中重度 PEM 患儿，消化功能损害明显，对食物不耐受，在调整膳食时从小量开始增加，从每日 251.0kJ/kg（60kcal/kg）开始，逐步少量增加；若消化吸收能力较好，可逐渐加到每日 500～727kJ/kg（120～170kcal/kg），并按实际体重计算热能需要。

3. **食物选择** 食物选择应挑选容易消化吸收的优质蛋白质食物，并保证能量的供应。鼓励婴儿患者的母亲继续给予母乳喂养，及时添加辅食。断乳的婴儿应给予代乳品如牛乳、配方乳。由于此时患儿消化功能比较弱，任何食品均应该遵循从少量开始、从容易消化开始的原则逐渐增加。蛋白质的需要可按照 1.5～2.0g/(kg·d) 开始，逐渐增加到 3.0～4.5g/(kg·d)。

4. **肠外营养** 肠道消化功能严重损害、短期内不能恢复的患儿，应考虑给予肠外营养（parenteral nutrition，PN），完全不能进食者可给予全肠外营养（total parenteral nutrition，TPN）。静脉营养可以及时改善体内能量和蛋白质的供应，促进脏器功能包括肠道消化功能的恢复，有利于患儿恢复到正常膳食状态。常用的营养液有葡萄糖、复方氨基酸、脂肪乳剂、维生素制剂、微量元素制剂等。

5. **纠正贫血** PEM 患儿通常伴有贫血，如果血红蛋白含量少于 80g/L 可以输注红细胞，同时给予铁剂、叶酸、维生素 B_{12} 等造血原料。

6. **改善消化功能和促进食欲的药物** 可给予 B 族维生素和胃蛋白酶、胰酶等以助消化。也可给予蛋白质同化类固醇制剂，如苯丙酸诺龙，能促进蛋白质合成，并能增加食欲，每次肌内注射 10～25mg，每周 1～2 次，连续 2～3 周，用药期间应供给充足的热量和蛋白质。对食欲差的患儿可给予胰岛素注射，降低血糖，增加饥饿感以提高食欲，通常每日 1 次皮下注射正规胰岛素 2～3 单位，注射前先服葡萄糖 20～30g，每 1～2 周为一疗程。锌制剂可提高味觉敏感度，有增加食欲的作用，每日可口服元素锌 0.5～1mg/kg。

7. **治疗原发疾病**。

8. **加强护理** PEM 患儿多伴有神情冷漠、抑郁，医护人员应从心理上多给予关爱。食欲不振者不要强迫进食。

二、小儿肥胖症

小儿肥胖症（obesity）是儿童长期摄入过多的能量，造成体内脂肪积聚，体重明显超过同龄、同性别对照群体的一种营养障碍性疾病。

该病是与生活行为密切相关的疾病，是一种社会健康问题，应引起社会重视。肥胖症多见于生活条件好的群体，发达国家发病率明显高于贫困国家地区，在我国有发生率逐步升高的趋势。儿童时期肥胖症人群在成年后容易发生 2 型糖尿病、高血压、高血脂以及肝肾疾病、生殖功能障碍等。不伴有内分泌和代谢性疾病的称单纯性肥胖。

【病因与分类】

1. **单纯性肥胖** 单纯性肥胖发病原因众多：

（1）遗传因素：遗传因素在肥胖症发生中占有重要地位。父母均为肥胖者，后代发生肥胖的概率是 80%。目前认为肥胖是多基因遗传，但与生活行为共同作用。

（2）个人行为因素：进食过多、进食过快、运动量过少是主要因素。

（3）家庭因素：人工喂养、过早添加固体食物、过早断奶、儿童超量喂食、过分溺爱、选择高热量食物等是主要因素。

2. **继发性肥胖** 继发于其他原因引起的肥胖症，多为神经-内分泌-代谢紊乱引起。

（1）下丘脑疾病：炎症、创伤、肿瘤等。

（2）垂体疾病：腺垂体功能减退症、垂体瘤、空蝶鞍综合征。

（3）胰腺疾病：胰岛素分泌过多，使脂肪分解减少而合成增加，如 2 型糖尿病、胰岛素瘤。

（4）甲状腺功能减退。

(5) 肾上腺皮质功能亢进：库欣综合征。

(6) 性腺功能减退：女性多囊卵巢综合征、男性无睾丸。

(7) 先天性染色体异常：唐氏综合征、特纳综合征、Cohen 综合征。

(8) 药物诱导性肥胖：引起肥胖的药物有皮质激素、孕激素、磺脲类药物、三环类抗抑郁药、单胺氧化酶抑制剂、口服避孕药、胰岛素、噻唑烷二酮类、利培酮、氯氮平等。

(9) 其他：水钠潴留性肥胖等。

【病理生理】

1．组织学　肥胖的组织学基础是脂肪组织的堆积，包括脂肪细胞数目增多和脂肪细胞体积增大。人体脂肪细胞数量的增多主要发生在以下三个阶段：出生前3个月、生后第一年和11～13岁，这三个阶段内发生肥胖症可引起脂肪细胞数目增多型肥胖，治疗较困难且易复发；其他时期发生的肥胖症以脂肪细胞体积增大为主，治疗相对容易。

2．能量代谢和体温调节　当摄入热量超过消耗热量时，过多的热能就转化为脂肪储存在体内。过多能量摄入可见于一些遗传综合征，如 Prader-Willi 综合征、库欣综合征、药物诱导性肥胖以及某些控制食欲的基因突变。能量消耗低则常见于激素水平低下的疾病如甲状腺功能低下、生长激素缺乏。

肥胖儿对外界温度的变化反应不敏感，用于产热的能量消耗较正常儿少，使肥胖儿有低体温倾向。

但遗传和激素的原因不能解释大部分肥胖症患者，家庭环境因素在这些患者中占了主要地位，如膳食方式、锻炼运动、业余休闲方式、家庭文化背景等。

3．营养素代谢

(1) 脂类代谢变化：肥胖儿常伴有血浆三酰甘油、胆固醇、极低密度脂蛋白（VLDL）及游离脂肪酸增加，但高密度脂蛋白（HDL）减少，成年后易并发动脉硬化、冠心病、高血压、胆石症等疾病。

(2) 蛋白质代谢变化：肥胖者嘌呤代谢异常，血尿酸水平增高，易发生痛风症。

4．内分泌变化

(1) 甲状腺功能的变化，如 T_3 受体减少，被认为是产热减少的原因。

(2) 肥胖儿血清甲状旁腺素水平升高。

(3) 肥胖儿血浆生长激素减少；睡眠时生长激素分泌高峰消失；在低血糖或精氨酸刺激下，生长激素分泌反应迟钝。但肥胖儿 IGF-1 分泌正常，胰岛素分泌增加，对生长激素的减少起到了代偿作用，故患儿无明显生长发育障碍。

(4) 男、女性患儿均有雌激素水平增高。

(5) 糖皮质激素增加。

(6) 肥胖者既有高胰岛素血症，同时又存在胰岛素抵抗，致糖代谢异常，可出现糖耐量减低或糖尿病。

【临床表现】

肥胖症的临床表现因病因不同，临床症状、体征有所不同，基本表现为体重明显高于同龄、同性别对照群体，皮下脂肪堆积明显。继发性肥胖症除肥胖外还有原发病的症状。轻度肥胖者通常不伴有其他器官系统症状，中重度肥胖可有以下表现：

1．肺泡换气不良综合征（Pickwickian 综合征）　肥胖儿童体重大，活动时耗氧量大，而体内脂肪堆积限制了胸廓运动，腹部脂肪可致横膈面升高，当患儿稍有活动即感觉气喘、呼吸困难，严重者可出现低氧血症、气急、发绀、红细胞增多，长期可导致心脏扩大或发生充血性心力衰竭甚至死亡。

2．心血管系统综合征　肥胖儿童体重大，有效血容量增多，相对要求心排血量、每分钟输出量增加，心脏负担重；同时心肌因脂肪浸润收缩力下降，容易出现心肌劳损；年长患儿可有高血压、动脉粥样硬化；加上上述肺泡换气不良，可出现心力衰竭。

3. 内分泌代谢紊乱　既有胰岛素分泌增多，又存在胰岛素抵抗，患儿可有糖耐量减低或糖尿病；血中总脂肪、胆固醇、三酰甘油、游离脂肪酸水平均增加；肾上腺皮质激素水平升高；T_3 受体减少；生长激素水平下降但 IGF-1 正常；男性雌激素水平升高。

4. 消化系统症状　食欲亢进，善饥多食，可有脂肪肝。可伴有胆道疾病。

5. 骨科并发症　股骨上端骨骺滑移，胫骨内翻，足部功能异常。

6. 良性颅内高压　出现头痛，眼底检查见视神经盘边缘不清晰。

7. 女孩可有多囊卵巢。

8. 哮喘。

9. 心理障碍　自尊心下降，被嘲笑，抑郁，对自身形象和身体不满意，与异性交往时有心理障碍。

【实验室检查】

1. 血脂　患儿主要为三酰甘油增高，胆固醇正常或稍高，低密度脂蛋白（LDL）正常或增高，高密度脂蛋白（HDL）正常或偏低，严重患者血清 β-脂蛋白增高。

2. 激素水平　①高胰岛素血症。可通过口服葡萄糖耐量试验检测，测定服葡萄糖前及服后 2 小时血糖、胰岛素和 C 肽。②血生长激素水平减低，生长激素刺激试验的峰值也较正常小儿为低。

3. 脂肪肝　肝超声波检查可见不同程度脂肪肝。

为了鉴别单纯性肥胖和继发性肥胖，应作以下检查：

1. 甲状腺功能检测。
2. 甲状旁腺功能检查和血清钙、磷检测。
3. 血清瘦素水平检测。
4. 肾上腺皮质激素水平检测。
5. 性激素水平检测，包括泌乳素。
6. 染色体核型分析。
7. MRI 检查脑垂体和下丘脑　临床有指征时进行。

【诊断】

儿童肥胖症至今没有统一的被广泛接受的诊断标准。

1. 根据体征和体重即可诊断。国内临床通常使用的诊断标准为：体重超过同年龄、同性别儿童体重均值（$\bar{x}$）+两个标准差（$2SD$）即为肥胖。

2. 体格指标评估　利用 BMI 值对患儿进行评估（见本章相关内容）。

3. 鉴别诊断　主要与引起继发性肥胖的一些原发病相鉴别，通过实验室检查和影像学检查进行，不再详述。

【预防与治疗】

对肥胖症的任何干预措施都是为了安全有效地控制儿童体重增长和降低 BMI，防止长期并发症的出现。首先应处理急慢性并发症，有条件者可通过心理医生对有进食障碍和严重抑郁的患儿进行心理治疗。然后设计一套可以长期执行的饮食和锻炼方案，取得家庭支持，防止体重大幅度波动。没有家庭支持的干预措施很难成功。应避免用惩罚手段进行减肥，避免使用减肥药和手术治疗的方法减肥。

过多减少体重在儿童很难达到也很难维持。因此患儿父母应了解以下知识：

1. 儿童肥胖症越来越常见；肥胖患儿可并发其他问题，如高血压、糖尿病、心理疾病；肥胖儿童长大后易成为肥胖成人。

2. 治疗成功需要家庭支持。

3. 没有证据表明,药物治疗对儿童有效;<14岁儿童不主张手术治疗;儿童肥胖症肥胖原因是能量摄取/消耗不平衡,主张平衡饮食,6~12岁肥胖患儿目标热量为900~1200kcal/d,13~18岁患儿目标热量<1200kcal/d。

4. 肥胖儿童改变生活方式,哪怕是行为方式的微小变化对减肥都有重要意义,主要是增加体力活动时间,减少看电视或上网时间,鼓励平衡健康饮食。

在干预和改变生活方式过程中,有一些方法可供选择:

1. 饮食干预 小儿正处于生长发育阶段,不应过度节食,膳食品种可选择低脂肪、低糖和高蛋白食谱。低脂饮食可迫使机体消耗自身的脂肪储备,但也会使蛋白质分解,故需同时供应优质蛋白质。糖类分解成葡萄糖后会强烈刺激胰岛素分泌,从而促进脂肪合成,故必须适当限制。进食体积大而热能低的蔬菜类食品容易令患儿产生饱腹感,其膳食纤维还可减少糖类的吸收和胰岛素的分泌,并能阻止胆盐的肝肠循环,促进胆固醇排泄,并有一定的通便作用。萝卜、胡萝卜、青菜、黄瓜、番茄、莴苣、苹果、柑橘、竹笋等均可选择。

2. 行为干预 避免晚餐过饱、不吃夜宵、不吃零食、少吃多餐、细嚼慢咽等。行为干预应制订奖励/惩罚措施,制订目标,强调家长参与。

3. 运动疗法 体育锻炼能促使脂肪分解,减少胰岛素分泌,使脂肪合成减少,蛋白质合成增加,促进肌肉发育。可测定个体最大耗氧量,以最大有氧运动能力的50%为训练强度,每天锻炼1~2小时,每周5天,一个疗程12周。肥胖症患儿常因动作笨拙和活动后易累而不愿锻炼,可鼓励和选择患儿喜欢和有效、易于坚持的运动,如晨间跑步、散步、做操等,使锻炼成为患儿的生活习惯。

4. 原发病治疗 继发性肥胖患儿在明确诊断后,必须对原发病进行治疗后,上述干预手段才能取得预期效果。

(王 斌)

第六节 维生素营养障碍

一、维生素 A 缺乏症

维生素 A 缺乏症(vitamin A deficiency)是由于食物不足或消化功能障碍等原因所致机体维生素 A 缺乏引起的全身性疾病,其临床表现主要为皮肤黏膜改变(如毛囊角化、角膜软化等)和暗适应能力下降引起的夜盲(night blindness)。在此之前可出现免疫功能损伤,导致易患各种感染,这种称为"亚临床状态维生素 A 缺乏"的现象也日益引起人们的重视。

在发展中国家,维生素 A 缺乏仍然是威胁儿童健康和生存的主要因素之一。据 WHO 估计,全球约33.3%的5岁以下儿童血清视黄醇<0.7μmol/L,处于维生素 A 缺乏风险中。我国2002年全国性调查结果显示,6岁以下儿童血清视黄醇≤0.7μmol/L 的检出率为11.7%,属于轻度到中度儿童维生素 A 缺乏地区。

【维生素 A 的来源与吸收】

维生素 A 包括所有具有视黄醇生物活性的 β-白芷香酮(β-ionone)的衍化物如视黄酯(relinyl easter)、视黄醇(retinol)、视黄醛(retinal)及视黄酸(retinoic acid)等。以视黄醇为代表,主要来自肝、鱼油、奶制品、鸡蛋等动物性食物;绿叶蔬菜以及黄色或橙色的水果和蔬菜中富含多种胡萝卜素,可在体内转变为维生素 A;强化维生素 A 和胡萝卜素的食品也提供部分维生素 A。

维生素 A 及其前体胡萝卜素均在小肠细胞中转化成棕榈酸酯后与乳糜微粒结合,通过淋巴系统进入血液循环而转运至肝并储存。储存在肝中的维生素 A 棕榈酸酯,经酯酶水解后与视黄醇结合蛋白(retinol binding pretein,RBP)结合,再与前白蛋白(prealbumin,PA)结合形成复合体后,释放进入血液并经血液循环转运至人体不同的组织器官。

【维生素 A 的生理功能】

1. 构成视觉细胞内的感光物质,维持暗光下的视觉功能 视网膜杆状细胞中的感光物质即视紫红质(erythropsin)的合成需要维生素 A,缺乏时合成减少,暗光或弱光下视力发生障碍,甚至出现夜盲症。

2. 维持全身上皮细胞(皮肤、黏膜)结构的完整性 维生素 A 是调节糖蛋白合成的一种辅酶,对上皮细胞的细胞膜起稳定作用,维持上皮细胞的形态完整和功能健全。当维生素 A 缺乏时,破坏了上皮细胞的稳定性和完整性,引起上皮细胞增生,表层角化脱屑,皮脂腺及汗腺萎缩,防御病菌的能力降低,毛发枯槁,指甲变脆。

3. 促进生长发育 维生素 A 是小儿生长发育必需的营养素,参与细胞 RNA、DNA 的合成,对细胞的分化、组织更新有一定影响。参与软骨内成骨,故维生素 A 缺乏会影响骨组织的生长发育。

4. 增进人体的免疫功能 维生素 A 对很多细胞功能活动的维持和促进作用是通过其在细胞核内的特异性受体——视黄醇受体实现的。视黄醇受体可以形成异源性或同源性二聚体,与视黄醇反应元件结合,从而调控靶细胞基因的相应区域。这种对基因的调控结果可以促进免疫细胞产生抗体的能力,也可以促进细胞免疫的功能,以促进 T 淋巴细胞产生某种细胞因子。维生素 A 缺乏时,细胞免疫和体液免疫功能均下降,易患呼吸道和消化道感染。

5. 其他 维生素 A 对维持生殖系统正常功能有一定作用。β 胡萝卜素能减轻卟啉病患儿对光的敏感性,从而减轻症状。

【病因】

1. 摄入不足 病后忌嘴,长期素食,长期以米糕、面糊等或脱脂乳、炼乳喂养又未及时添加辅食,易患维生素 A 缺乏症;因为维生素 A 不能通过胎盘,新生儿肝中含维生素 A 很少,如生后不及时补充,亦可发生维生素 A 缺乏症。

2. 吸收障碍 慢性消化道疾病如迁延性腹泻、慢性痢疾、肠结核等可使维生素 A 及胡萝卜素吸收减少。肝胆系统疾病均可影响胡萝卜素转变为维生素 A 及体内维生素 A 的储运;饮食中长期缺乏脂肪也可影响维生素 A 的吸收。

3. 需要增加 早产儿生长发育迅速,对脂肪耐受又较差,故易发生维生素 A 缺乏。各种急性传染病、长期发热及肿瘤等均可使机体对维生素 A 的需要增加,导致相对缺乏。

4. 代谢障碍 维生素 A 在血液中通过白蛋白转运,当血中白蛋白降低时,可影响维生素 A 的转运与利用。此外,因先天性酶缺乏如甲状腺功能减退、糖尿病等,虽口服较多量的胡萝卜素食品,但因 β 胡萝卜素转变成维生素 A 发生障碍,也可出现维生素 A 缺乏症。此时血液及皮肤均累积胡萝卜素,皮肤变黄与黄疸相似,但巩膜无黄染。

【临床表现】

当维生素 A 缺乏数周或数月后,体内储存量耗尽即可出现症状。本病婴幼儿多见,患儿常伴体格发育迟缓、营养不良及其他症状。

1. 眼部症状 进展缓慢,为维生素 A 缺乏症的典型症状。最初为暗适应时间延长,以后在暗光下视力减退,继之发展为夜盲症。其次是结膜干燥,尤以靠近角膜两旁的结膜常因干燥而发生皱褶,形成泡沫样滤泡,或大小不等的银灰色斑点,此即所谓结膜干燥斑(Bitot's spot),又称眼干燥症。经过数周后,结膜、角膜因干燥而混浊、软化,继发感染后可形成结膜角膜炎,继而形成溃疡,愈合后可留下白斑,影响视力;重者角膜穿孔,虹膜脱出,以致失明。

2. 皮肤症状　皮肤症状多见于年长儿,且可无眼部症状。病初全身皮肤干燥、鳞状脱屑,以后角化增生,常发生丘疹样角质损害,角化物充塞毛囊并突出皮面,状似"鸡皮",扪之有粗沙样感觉,以两肩、臀部及四肢侧面为著。指甲多纹,失去光泽,易折裂。毛发干枯,易脱落。

3. 免疫功能低下　维生素A不足或缺乏时,呼吸道上皮基底层增生变厚,表面层细胞变扁、干燥,使鼻、咽及气管内膜角化,削弱了屏障结构,易反复发生呼吸道、消化道和泌尿道感染,且迁延不愈。

4. 其他　患儿体格和智能发育轻度落后,常伴营养不良、贫血及其他维生素缺乏症。

【诊断】

1. 临床诊断　根据饮食中维生素A摄入不足的病史、慢性消化道疾病以及眼与皮肤症状等即可诊断。但对于早期症状不典型者诊断较困难,可进行以下实验室检查。

2. 实验室诊断

(1) 血清视黄醇浓度测定:是目前最普遍采用的评估维生素A营养状况的血液生化指标。5岁以下儿童,血清视黄醇<0.7μmol/L,即可视为维生素A缺乏高风险;<0.35μmol/L,则确诊为维生素A缺乏。

当视黄醇浓度介于0.70~1.05μmol/L时,仍有亚临床型维生素A缺乏风险。由于感染状况下血清视黄醇浓度下降,因此建议对血清视黄醇浓度介于0.70~1.05μmol/L,并具有高危因素的儿童进行相对剂量反应试验(relative dose response,RDR)以确定诊断。

(2) 血浆视黄醇结合蛋白(RBP)测定:由于(RBP)与人体维生素A水平相关,因此检测RBP能了解维生素A水平。当RBP浓度<23.1mg/L时,提示维生素A缺乏可能。

【治疗】

1. 一般治疗　调整膳食,增加维生素A或胡萝卜素的摄入。积极查找导致维生素A缺乏的高危因素和基础疾病,并采取有效的干预措施。

2. 维生素A治疗

(1) 亚临床状态维生素A缺乏:口服维生素A 1500μg/d(1μg=3.3U,相当于4500U/d)。

(2) 有症状者:婴幼儿轻度维生素A缺乏可口服维生素A 7500~15000μg/d(相当于2.5万~5万U/d),2天后减为1500μg/d(相当于4500U/d)。

慢性腹泻或肠道吸收障碍患儿,可先采用维生素AD注射剂(每支含维生素A 7500μg和维生素D 62.5μg)0.5~1ml,每日1次,深部肌内注射,连续3~5天后改为口服治疗。除全身治疗外,以抗生素眼药水滴眼可减轻结膜和角膜干燥不适,并预防继发感染。

【预防】

母亲怀孕及哺乳期应多食富含维生素A及胡萝卜素的食物,以保证新生儿和乳儿有充足的维生素A摄入。患慢性消化功能紊乱及消耗性疾病的小儿应及早补充维生素A。在维生素A缺乏高发地区,推荐预防性补充维生素A 1500 U/d,或每6个月一次性口服10万~20万U维生素A。

附　维生素A中毒

由于维生素A摄入过量所致,多数因短期内大量服用或长期过量服用浓缩鱼肝油引起;部分患儿系因治疗皮肤病长期服用维生素A所致。维生素A过量可破坏细胞溶酶体膜,释放出各种水解酶,导致全身广泛性的组织病变,如皮肤、骨、脑、肝等。孕妇服用过量维生素A可致胎儿畸形。

【临床表现】

维生素A中毒分为急性和慢性两种。

1. 急性中毒　多见于6个月~3岁的婴幼儿。一次摄入量超过30万~100万U即可在

12~24小时内出现症状。过量可使脑室脉络丛分泌脑脊液量增多或吸收障碍，导致颅内压增高，出现头痛、呕吐、烦躁、囟门饱满、头围增大、颅缝裂开、视神经乳头水肿和复视、眼震颤等症状和体征。

2. 慢性中毒　较常见。从开始摄入过量维生素A到出现症状时间常超过3个月，最长者2年以上。症状轻重与摄入量多少无一定关系。临床表现多样：①神经系统：有颅内压增高的症状，如头痛、恶心、呕吐、前囟隆起等。②骨骼系统：常有转移性骨痛伴软组织肿胀，以四肢长骨较多见，但局部无红、热表现。颞、枕部颅骨可因骨膜下新骨形成而发生隆起。③皮肤粗糙、瘙痒、脱屑、色素沉着，口角常有皲裂，毛发稀少，干、脆易脱。④其他：偶有肝脾大和出血倾向，血浆凝血酶原降低。

【诊断】

根据服用维生素A过多史及典型临床表现，诊断并不困难。血清视黄醇浓度>3.5µmol/L可产生中毒症状。>5.1µmol/L（150µg/L）是确诊的有力佐证。

【治疗】

立即停服维生素A。急性中毒1.5~2天内症状可迅速消失。慢性中毒也于1~2周后症状逐渐消失。皮肤黏膜症状常在停药1个月内好转，骨骼改变常需半年才能复原。

二、维生素D缺乏性佝偻病

维生素D缺乏性佝偻病（rickets of vitamin D deficiency）是维生素D缺乏引起体内钙磷代谢异常，导致生长期骨组织矿化不全，产生的一种以骨骼病变为特征的全身慢性营养性疾病。维生素D缺乏性佝偻病是维生素D缺乏的最严重阶段，发病高峰在婴儿3~18月龄。随着我国卫生保健水平的提高，佝偻病发病率逐年降低，且多属轻症。

【维生素D的来源及转化】

维生素D是一组具有生物活性的脂溶性类固醇衍生物（secosteroids）。天然的维生素D包括维生素D_2（麦角固醇，ergosterol）和维生素D_3（胆固化醇，cholecalciferol）两种。前者存在于植物中，后者来自于人类和动物皮肤中的7-脱氢胆固醇（7-dehydrocholesterol），经日光中紫外线的光化学作用变为维生素D_3（内源性维生素D_3）。食入的维生素D_2在空肠经胆汁的作用形成乳糜微粒，经淋巴管吸收，再进入血液循环。血清中的维生素D_2和D_3均无生物活性，它们与维生素D结合蛋白（vitamin D binding protein，DBP）结合后被转运，贮存于肝、脂肪、肌肉等组织内。维生素D_3在体内必须经过两次羟化作用才能发挥生物效应：首先经肝细胞微粒体和线粒体中的25-羟化酶作用生成25-羟胆固化醇[25-hydroxycholecalciferol，25-(OH)D_3]。血中25-(OH)D_3的半衰期约为21天，较为稳定，常作为评估个体维生素D营养状况的检测指标。25-(OH)D_3生物活性作用较弱，需再经近端肾小管上皮细胞线粒体中的1-α羟化酶作用下再次羟化生成1,25-二羟胆固化醇[1,25-dihydroxycholecalciferol，1,25-(OH)$_2D_3$]。维生素D结合蛋白是维生素D内分泌系统运行中的一个关键成分。

目前认为1,25-(OH)$_2D_3$是一个类固醇激素，1,25-(OH)$_2D_3$生物活性为25-(OH)D_3的100~200倍，其主要功能是增加钙的肠、肾吸收，促进骨的正常形成和矿化。这些功能是由维生素D受体（VDR）介导的，而维生素D受体位于多种组织细胞核中。1,25-(OH)$_2D_3$在靶细胞与VDR结合形成激素-受体复合体，作用于靶基因的特定DNA序列，从而产生调节作用。

由25-(OH)D_3转变为1,25-(OH)$_2D_3$，其过程受许多因素的严格控制：①甲状旁腺素（PTH）：PTH促进1-α羢化过程，增加1,25-(OH)$_2D_3$的合成。②钙、磷：低钙血症可刺激PTH分泌增加，从而间接促进1,25-(OH)$_2D_3$的合成以提高血钙水平；血钙过高则抑制PTH分泌。低磷血症可直接增加血浆1,25-(OH)$_2D_3$水平。③1,25-(OH)$_2D_3$自身：1,25-(OH)$_2D_3$血浓度过高时可通过负反馈机制减慢1-α羟化过程。④降钙素（CT）：CT分泌可抑制肾小管羟化生成1,25-(OH)

$_2D_3$。⑤其他：生长激素、胰岛素和雌激素等均有促进 1,25-$(OH)_2D_3$ 合成的作用。

【维生素 D 的生理功能】

1,25-$(OH)_2D_3$ 是维持钙、磷代谢平衡的主要激素之一，它通过对肠、肾、骨等靶器官的作用而发挥抗佝偻病的生理功能：①促进钙、磷自小肠黏膜吸收：增加小肠黏膜细胞合成钙结合蛋白（calcium binding protein，CaBP），以增加肠道对钙的吸收，磷也随之吸收增加。②动员骨钙、磷释放入血：与甲状旁腺素协同使破骨细胞成熟，促进骨重吸收，旧骨中钙盐释放入血。另外，刺激成骨细胞促进骨样组织成熟和钙盐沉积。③增加肾小管对钙、磷重吸收，减少尿磷排出，提高血磷浓度，以利骨钙化。

近年来发现 1,25-$(OH)_2D_3$ 尚参与多种细胞的增殖、分化和免疫功能的调控过程。维生素 D 缺乏与人体免疫功能异常、心血管疾病、代谢性疾病、自身免疫性疾病、肿瘤等密切相关。

【病因】

1. **日照不足** 人皮肤内 7-脱氢胆固醇需经波长为 296～310nm 的紫外线照射才能转化为维生素 D_3，此为人体维生素 D 的主要来源。紫外线不能通过玻璃窗，故婴幼儿如缺乏户外活动，室内又不经常开窗，容易造成内源性维生素 D 生成不足，导致佝偻病。另外，城市中高大建筑多，紫外线易被阻挡；城市中空气污染严重，如烟雾、尘埃能吸收部分紫外线；我国北方地区寒冷季节长、冬季日照时间短、紫外线较弱等，均为小儿佝偻病发病率较高的因素。

2. **摄入不足** 母乳和牛乳含维生素 D 的量均少，不能满足婴儿需要；虽然人乳中钙磷比例适宜（2:1），有利于钙的吸收，但母乳喂养儿若缺少户外活动，或不及时补充鱼肝油、蛋黄、肝泥等富含维生素 D 的辅食，也易患佝偻病。

3. **先天维生素 D 储备不足及生长过速** 母孕期，特别是妊娠后期维生素 D 营养不足，如母亲严重营养不良、肝肾疾病、慢性腹泻，以及早产、双胎或低出生体重儿均可使婴儿体内维生素 D 储量少，且生后生长速度快，需要多，易发生维生素 D 缺乏性佝偻病；婴儿早期生长较快，也易发生佝偻病。生长迟缓的婴儿发生佝偻病者较少。

4. **疾病因素** 多数胃肠道或肝胆疾病会影响维生素 D 和钙、磷的吸收和利用，如婴儿肝炎综合征、先天性胆道狭窄或闭锁、脂肪泻、胰腺炎、慢性腹泻等。严重肝、肾损害可使维生素 D 羟化障碍，致 1,25-$(OH)_2D_3$ 生成量不足，可引起佝偻病。

5. **药物影响** 长期服用抗惊厥类药物如苯妥英钠、苯巴比妥等，可提高肝细胞微粒体氧化酶系统的活性，使维生素 D 和 25-$(OH)D$ 分解成无活性的代谢产物；糖皮质激素可对抗维生素 D 转运钙的作用。

【发病机制】

由于钙为神经、肌肉、内分泌腺正常功能及细胞间桥接所必需的元素，因而维生素 D 缺乏性佝偻病可认为是机体为维持正常血钙水平，将钙从正生长的骨中溶解下来而释放到血中以保持血钙浓度正常或接近正常，但这会引发骨钙盐沉积障碍而引起骨骼的损害。故佝偻病本质为骨矿化代谢障碍引发的骨骼改变。

维生素 D 缺乏时，肠道吸收钙、磷减少，血钙水平降低，并刺激 PTH 的分泌。PTH 分泌增加，一方面动员骨释放出钙，使血钙浓度维持在正常或接近正常水平；另一方面 PTH 抑制肾小管对磷的重吸收，使尿磷排出增加，致血磷降低，钙磷乘积下降（钙磷乘积指 100ml 血清钙和磷的毫克数相乘的值，正常＞40），使骨样组织钙化过程障碍（图 4-2）。同时维生素 D 缺乏引起成骨细胞代偿增生，局部骨样组织堆积，骨碱性磷酸酶分泌增多，骨样组织堆积于干骺端，骺端增厚，向外膨出形成"串珠"、"手足镯"。骨膜下骨样组织不能钙化，皮质骨变薄，骨质疏松，负重出现长骨干的弯曲；颅骨骨化障碍而致颅骨软化，颅骨骨样组织堆积出现"方颅"。临床上出现一系列佝偻病症状和血生化改变。

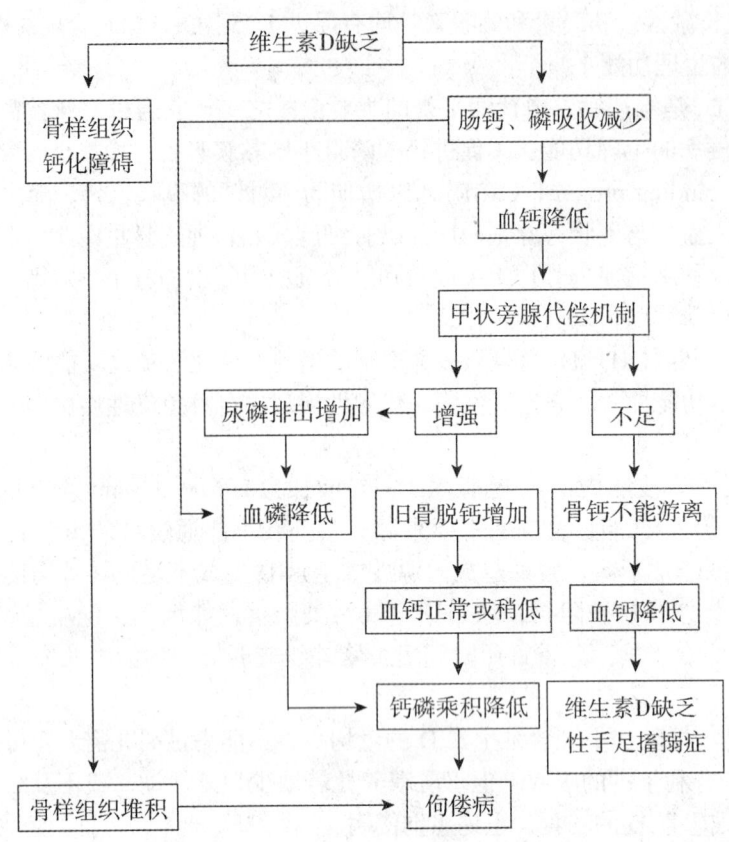

图 4-2 维生素 D 缺乏性佝偻病和手足搐搦症的发病机制

【临床表现】

本病多见于婴幼儿，3 个月～2 岁小儿主要表现为处于生长最快部位的骨骼改变，并可出现肌肉松弛和神经兴奋性增高的表现。骨骼改变多在维生素 D 缺乏数月后出现，先天维生素 D 储备不足的婴儿佝偻病可在生后 2 个月内出现。重症患儿可有消化功能紊乱和心肺功能障碍，并影响行为发育和免疫功能。本病在临床上分为初期、激期、恢复期和后遗症期，初期和激期统称活动期。

1. 初期（早期） 多见于 6 个月以内，特别是小于 3 个月的婴儿，主要表现为非特异性神经兴奋性增高的表现，如易激惹、烦躁、夜间啼哭、睡眠不安，常伴有与室温、季节无关的多汗，尤其是头部多汗刺激头皮致婴儿常摇头擦枕，出现枕秃。此期骨骼病变常不明显，X 线骨片可正常，或仅呈临时钙化带轻度模糊；血清 25-(OH)D 下降，PTH 升高，血钙正常或稍降低、血磷降低，碱性磷酸酶正常或稍高。

2. 激期 早期维生素 D 缺乏婴儿如未经治疗，继续加重，可出现甲状旁腺功能亢进和钙、磷代谢失常的典型骨骼改变。除初期症状外，因小儿身体各部位骨骼的生长速度因年龄而异，骨骼改变在生长快的部位改变最明显，故不同年龄表现不同。

（1）骨骼系统改变

1）头部：①颅骨软化：小于 6 个月的患儿以颅骨改变为主，颅骨薄，前囟边缘较软。用手指压枕部或枕骨中央部位可感觉到颅骨内陷，手放松则弹回，恰似压乒乓球样，称乒乓颅。6 月龄后，尽管佝偻病仍在进展，但颅骨软化至 1 岁左右常消失。②方颅：7～8 个月以上患儿，由于骨样组织增生致额骨和顶骨双侧呈对称性隆起，形成方颅，重者可呈鞍状或十字状颅形。③头围增大。④前囟增大，闭合延迟，重者可延迟至 2～3 岁。

2）胸廓：胸廓骨骼改变多见于 1 岁左右小儿。①肋骨串珠（beading of ribs）：肋骨和肋软骨交界处的骨骺端因骨样组织堆积而膨大，可扪及钝圆形隆起，以两侧第 7～10 肋最明显，上下排列如串珠状。因膨大的肋软骨向胸腔内隆起而压迫肺组织，故患儿易患肺炎。②鸡胸或漏斗胸：由于肋骨骺部内陷，以致胸骨向前突出，形成鸡胸（pigeon chest）；如胸骨剑突部向内凹陷，即形成漏斗胸（funnel chest）（图 4-3）。③郝氏沟（Harrison's groove）：膈肌附着处的肋骨因膈肌牵拉而内陷，同时下部肋骨因腹大而外翻，形成一条水平方向的横沟。这些胸廓畸形会影响呼吸功能。

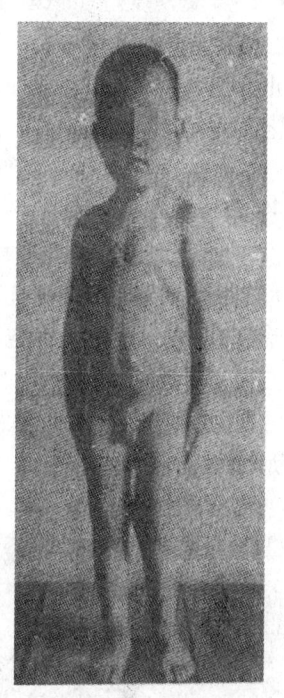
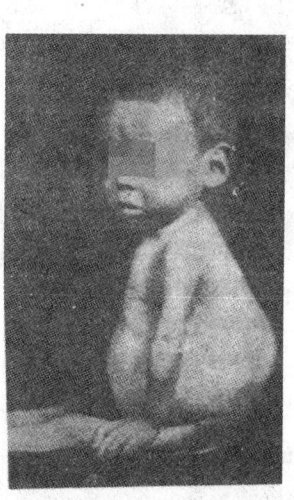

图 4-3　佝偻病漏斗胸、鸡胸

3）四肢：①腕踝畸形：多见于 6 个月以上小儿。在手腕、足踝部可扪及或看到钝圆形环状隆起，称佝偻病"手镯"或"脚镯"，此种腕踝畸形由软骨和未钙化的骨样组织形成（图 4-4）。②下肢畸形：由于骨质软化与肌肉关节松弛，小儿双下肢在开始站立与行走后因负重可出现"O"形腿（膝内翻）或"X"形腿（膝外翻）。正常小儿 1 岁内可有生理性弯曲和轻微姿势变化，如足尖向内或向外等，以后会自然矫正，故仅对 1 岁以上小儿才作下肢畸形检查。

4）其他：患儿会坐后可致脊柱后突或侧弯；重者骨盆前后径变短而形成扁平骨盆，女婴成年后可致难产。

（2）全身肌肉松弛：糖代谢需要磷的参与。严重低血磷可妨碍肌肉中的糖代谢，使全身肌肉和肌张力降低，韧带松弛，表现为头项软弱无力；坐、立、行等运动功能发育落后，腹肌张力低下致腹部膨隆如蛙腹。

（3）其他：严重佝偻病患儿常伴营养不良及贫血，并可出现肝脾大，还可有智力发育迟缓。因免疫力低下，容易患呼吸道、消化道感染，并使感染加重，死亡率增加。

此期患儿的血生化除血清钙稍降低或正常外，其他生化指标改变更加明显，如血磷明显降低，碱性磷酸酶较初期更为增高。X 线检查示：①长骨骺端临时钙化带模糊或消失，呈毛刷样及杯口状；②骨骺软骨明显增宽（>2mm），

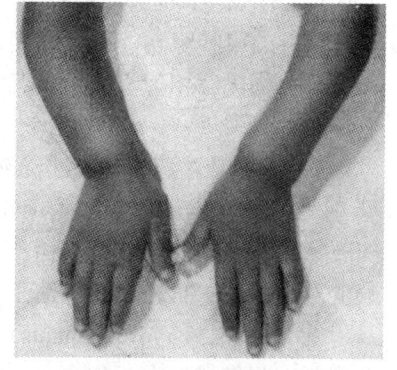

图 4-4　佝偻病"手镯"

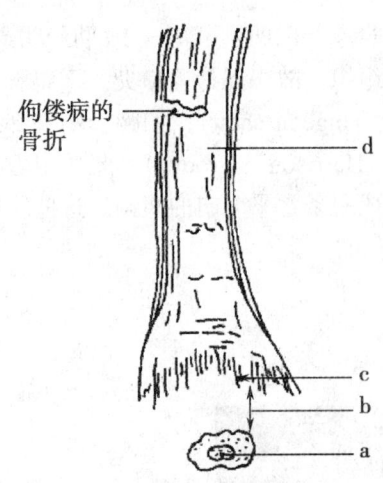

图 4-5 佝偻病长骨 X 线改变示意图
a.骨干骺端；b.干骺端距离加大；c.临时钙化带模糊或消失，呈毛刷样、杯口状改变；d.骨质普遍稀疏，密度减低

骨骺与干骺端距离加大；③骨质普遍稀疏，密度减低，骨皮质变薄；④可有骨干弯曲或青枝骨折（图 4-5）。

3. 恢复期　经适当治疗后，患儿临床症状和体征逐渐减轻或近于消失。血清钙、磷浓度逐渐正常，碱性磷酸酶需 1～2 个月恢复到正常水平；骨骼 X 线改变于治疗 2～3 周后才有改善，临时钙化带重新出现，逐渐致密增宽，骨质密度逐步恢复正常（图 4-6）。

4. 后遗症期　婴幼儿期重症佝偻病可遗留不同程度的骨骼畸形，多见于 2 岁以后，此时已无任何临床症状，血生化、骨骼 X 线检查正常。

【诊断】

早诊断并及时治疗可避免发生骨骼畸形。因早期患儿骨骼改变不明显，且多汗、烦躁、夜惊等神经兴奋性增高的症状又无特异性，因此正确诊断需来自对患儿病史、临床表现、血生化检测和骨骼 X 线检查结果的综合判断。应注意血碱性磷酸酶活性正常范围在儿童高于成人。血清 25-(OH)D 在病初即明显降低，是可靠的诊断标准。基于目前的研究结果，婴儿及儿童适宜的血清 25-(OH)D 水平应＞20μg/ml（50nmol/L），当＜8μg/ml 时可诊断本病。

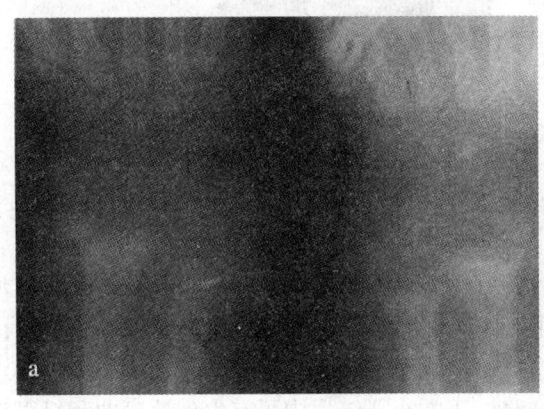 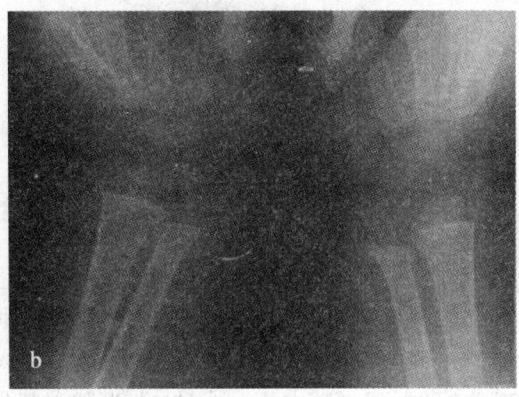

图 4-6 佝偻病治疗前及治疗后腕关节 X 线对比
a.治疗前；b.治疗后

【鉴别诊断】

本病需与以下疾病鉴别：

1. 先天性甲状腺功能低下（congenital hypothyroidism）　简称甲减。生后 3～6 个月开始出现典型的甲状腺功能不足表现，表现为生长发育迟缓、体格明显矮小、出牙迟、前囟大而闭合晚等与佝偻病相似。但甲减患儿智力低下明显；有特殊外貌、皮肤粗糙等；X 线可见骨龄延迟；血钙、磷正常；血清 TSH、T_4 测定可资鉴别。

2. 骨软骨营养不良（chondro-osteodystrophy）　是一种遗传性软骨发育障碍，出生时即可见头大、前额突出、长骨骺端膨出、胸部易见串珠、腹大，与佝偻病相似。但本病体态特殊，四肢短粗、五指齐平、腰椎前凸、臀部后凸；血钙、磷正常；X 线可见长骨短粗和弯曲，干骺端变宽，呈喇叭状，但轮廓清楚，有时可见部分骨骺埋入扩大的干骺端中。

3. 脑积水（hydrocephalus）　先天性脑积水出生数月后可表现为头颅和前囟逐渐增大，骨缝裂开，与佝偻病有相似之处。但脑积水因颅内压增高，可见前囟饱满，严重时两眼下视呈落日状。头颅 B 超、CT 检查可作出诊断。

4. 继发性抗维生素 D 佝偻病　①肝性佝偻病：如慢性肝脏疾病伴有胆汁淤积，可使 25-(OH)D_3 生成障碍，同时影响维生素 D 和钙的吸收，循环中 25-(OH)D_3 明显降低，可出现低血钙、抽搐和佝偻病体征。②肾性佝偻病：由于先天或后天原因所致的慢性肾功能障碍，导致钙、磷代谢紊乱，血钙低，血磷高，甲状旁腺继发性功能亢进，骨质脱钙，骨骼呈佝偻病改变。

5. 原发性抗维生素 D 佝偻病　较少见。①低血磷抗维生素 D 佝偻病：即家族性低磷血症，本病多为性连锁遗传，亦可为常染色体显性或隐性遗传，也有散发病例。为肾小管重吸收磷及肠道吸收磷的原发性缺陷所致。临床表现常在 2 岁以后出现，表现为生长发育迟缓、骨骼畸形和肌肉疼痛；血钙多正常，血磷明显降低，尿磷增加。对用一般治疗剂量的维生素 D 治疗佝偻病无效时应与本病鉴别。②维生素 D 依赖性佝偻病：为常染色体隐性遗传，可分为两型：Ⅰ型为肾 1-羟化酶缺陷，使 25-(OH)D 不能转变为 1,25-(OH)$_2$D，血中 25-(OH)D 升高，而 1,25-(OH)$_2$D 降低。Ⅱ型为靶器官 1,25-(OH)$_2$D 受体缺陷，血中 1,25-(OH)$_2$D 浓度增高。两型临床均有严重的佝偻病体征、低钙血症、低磷血症、碱性磷酸酶升高及继发性甲状旁腺功能亢进。

【治疗】

治疗目的在于控制活动期佝偻病，防止骨骼畸形。

1. 维生素 D 制剂　以口服为主。剂量为每日 50～100μg（2000～4000IU），1 个月后改为预防量 10μg/d（400IU/d）。有并发症或无法口服者可一次肌内注射维生素 D_3 20 万～30 万 IU，3 个月后改预防量口服。

2. 补充钙剂　如有低钙血症，需补钙治疗。

3. 其他　多参加户外活动，接触阳光；活动期要加强护理，勿使患儿久坐、久立，不要行走太早，以防发生骨骼畸形。严重骨骼畸形后遗症期可考虑手术矫治。

【预防】

营养性维生素 D 缺乏性佝偻病为自限性疾病，预防的关键是日光浴和适量维生素 D 的补充，其具体措施如下：

1. 围生期　孕母应多在户外活动，食用含钙、磷、维生素 D 和蛋白质丰富的食物。妊娠后期为秋冬季节的妇女宜适当补充维生素 D 10～25μg/d（400～1000IU/d）。有条件的孕妇在妊娠后 3 个月应监测血 25-(OH)D 浓度。存在明显维生素 D 缺乏，应补充维生素 D，维持 25-(OH)D 水平达正常范围。

2. 户外活动　指导家长携婴儿尽早户外活动，逐渐达 1～2h/d。

3. 补充维生素 D　婴儿（包括纯母乳喂养）生后 2 周开始补充维生素 D 10μg/d（400IU/d）至 2 岁；早产儿、低出生体重儿或双胎儿生后即应补充维生素 D 20～25μg/d（800～1000IU/d），3 个月后减至 10μg/d（400IU/d）。

在乳量摄入正常的情况下，一般不需要加服钙剂，只有当乳类摄入不足和营养不良时可适当补充微量营养素和钙剂。

三、维生素 D 缺乏性手足搐搦症

维生素 D 缺乏性手足搐搦症（tetany of vitamin D deficiency）是因维生素 D 缺乏，血中钙离子浓度降低，使神经肌肉兴奋性增高，出现全身惊厥、手足肌肉抽搐或喉痉挛等症状。多见于 6 个月以内的小婴儿。目前普遍开展维生素 D 缺乏预防工作后，本病已较少发生。

【病因与发病机制】

维生素 D 缺乏引起血钙降低，若甲状旁腺代偿性分泌不足，则血钙继续降低，当血钙总量<1.75～1.88mmol/L（7～7.5mg/dl）或离子钙<1.0mmol/L（4mg/dl）时，即可出现抽搐症状。

发病原因与佝偻病相同，但骨骼变化不明显，多伴有甲状旁腺代偿功能不全。血钙降低可与下列因素有关：①维生素D缺乏症初期；②春夏季户外活动增多，使体内维生素D合成骤增，或用维生素D治疗之初，均使未钙化的骨骼加速钙化，血钙大量沉着于骨骼，骨骼钙化加速，旧骨脱钙减少，肠道钙吸收又相对不足，使血钙下降；③感染、发热、饥饿时，由于组织分解，磷从细胞内释出，血磷升高，使血钙下降；④年龄因素，6个月以内婴儿易发生；⑤长期腹泻或梗阻性黄疸。

【临床表现】

主要临床表现为惊厥、喉痉挛和手足搐搦。幼小婴儿常出现惊厥，偶发喉痉挛。手足搐搦多见于较大的幼儿、儿童。部分患儿有程度不等的佝偻病活动期表现，如烦躁、睡眠不安、易惊、多汗等。

1. 典型症状　当血钙总量<1.75mmol/L或离子钙<1.0mmol/L时，常突然发生下列某一典型症状。

（1）惊厥：四肢突然发生抽动，两眼上窜，面肌颤动，神志不清；发作时间短者数秒钟，长者可达数分钟以上，发作时间长者可伴口周发绀；发作停止后，意识恢复，精神萎靡入睡，醒后活泼如常；发作可数日1次，或1日数次，甚至1日数十次；一般不发热；轻者仅有短暂的眼球上窜和面肌抽动，神志清楚。

（2）手足搐搦：见于幼儿及儿童，发作时意识清楚。突然手足强直痉挛呈弓状，双手腕部屈曲，手指伸直，拇指内收掌心（"助产士手"）；足部踝关节伸直，足趾同时向下弯曲（"芭蕾舞足"）（图4-7和图4-8）。

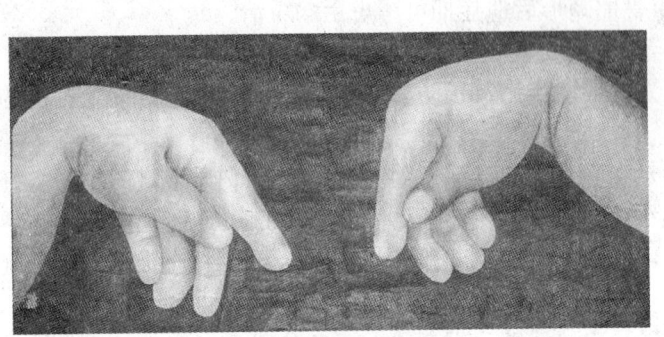

图4-7　维生素D缺乏性手足搐搦"助产士手"

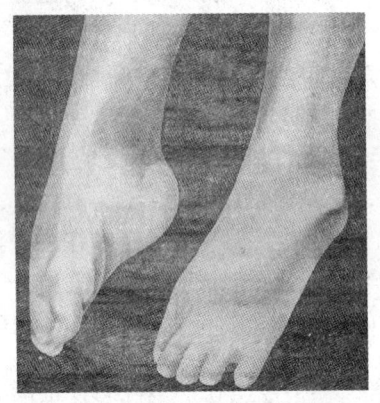

图4-8　维生素D缺乏性手足搐搦"芭蕾舞足"

（3）喉痉挛：婴儿多见，喉部肌肉及声门突发痉挛，呼吸困难，吸气喉鸣，有时可突然窒息，缺氧发绀，甚至死亡。

以上三种症状以无热惊厥最常见，喉痉挛不多见，但极为严重。

2. 隐性体征　血清钙浓度多为1.75～1.88mmol/L，无典型发作症状，但可引发神经肌肉兴奋性增高的体征。

（1）面神经征（Chvostek征）：以手指尖或叩诊锤轻叩患儿颧弓与口角间的面颊部（第Ⅶ颅神经孔处），引起眼睑和口角抽动者为阳性。新生儿期可呈假阳性。

（2）腓反射：以叩诊锤叩击膝下外侧腓骨小头上腓神经处，足向外侧收缩者为阳性。

（3）陶瑟征（Trousseau征）：以血压计袖带包裹上臂，使血压维持在收缩压与舒张压之间，5分钟内该手出现痉挛状为阳性。

【诊断与鉴别诊断】

婴幼儿突发无热惊厥，发作后神志清醒，无神经系统体征，且反复发作，应该首先考虑本病。1岁以下无热惊厥的小儿，若有维生素D缺乏病史，或有佝偻病的症状和体征，或在冬末春初发病，均有助于诊断。在发作间歇可发现隐性体征。血钙总量<1.75～1.88mmol/L，或离子钙<1.0mmol/L即可确诊。应与下列疾病鉴别。

1．其他无热惊厥性疾病

（1）低血糖症（hypoglycemia）：常见于清晨空腹时，有进食不足或腹泻史，严重者惊厥后昏迷，一般口服或静脉注射葡萄糖液后立即恢复，血糖常<2.2mmol/L。

（2）低镁血症（hypomagnesemia）：多见于新生儿或幼小婴儿，常有触觉、听觉过敏，引起肌肉颤动，甚至惊厥、手足搐搦，血清镁常<0.58mmol/L。

（3）婴儿痉挛（infantile spasm）：于1岁以内起病，均突然发作，头及躯干、上肢均屈曲，手握拳，下肢弯曲至腹部，伴点头状抽搦和意识障碍，数秒至数十秒后自行停止，常伴智力异常，脑电图有高辐异常节律。

（4）甲状旁腺功能减退（hypoparathyroidism）：表现为间歇性惊厥或手足搐搦，间隔几天或数周发作1次；PTH水平下降，血磷升高>3.23mmol/L，血钙降至1.75mmol/L以下，碱性磷酸酶正常或稍低；颅骨X线片可见基底节钙化灶。

2．中枢神经系统感染　脑膜炎、脑炎、脑脓肿等患儿大多伴有发热和感染中毒症状，精神萎靡和食欲差等。体弱年幼儿反应差，有时可不发热。常有颅内压增高体征及脑脊液改变。

3．急性喉炎　喉痉挛患儿应与急性喉炎鉴别，后者多伴有上呼吸道感染症状，也可突然发作，表现为声音嘶哑、犬吠样咳嗽和吸气性呼吸困难。

【治疗】

1．急救处理　①止惊：首先应迅速控制惊厥或喉痉挛，可用10%水合氯醛，每次40～50mg/kg，保留灌肠；或用地西泮，每次0.1～0.3mg/kg，静脉注射。喉痉挛者须立即开放气道，行人工呼吸，必要时气管插管。②惊厥期应立即吸氧。

2．钙剂治疗　手足搐搦症的主要原因是血钙过低，因此治疗应尽快给予钙剂，提高血钙浓度。可用10%葡萄糖酸钙5～10ml加入10%葡萄糖液20～40ml，缓慢静脉注射（10分钟以上）或静脉滴注。惊厥反复发作者可每日2～3次，惊厥停止后可口服钙剂。

3．维生素D治疗　症状控制后，按维生素D缺乏性佝偻病给予维生素D治疗。

【预防】

同维生素D缺乏性佝偻病。

附　维生素D中毒

近年偶有维生素D摄入过量引起中毒的报道，多由以下原因所致：①短期内多次给予大剂量维生素D治疗佝偻病；②维生素D预防剂量过大，每日摄入量过多；③将其他代谢性骨骼疾病或内分泌疾病误诊为佝偻病而长期用大剂量维生素D治疗。维生素D中毒剂量个体差异较大，且与用量、应用时间长短及给药途径有关。一般认为，小儿每日服用500～1250μg（2万～5万IU），或每日50μg/kg（2000IU/kg），连续数周或数月即可发生中毒；敏感小儿每日服用100μg（4000IU），连续1～3个月即可发生中毒。

【发病机制】

机体大量摄入维生素D后，肠吸收钙、磷增加，血钙浓度过高，可使神经肌肉兴奋性降低，降钙素调节使钙盐沉积于骨骼和各组织器官，引起组织变性和破坏，导致功能受损。如钙盐沉积于肾可使肾小管细胞变性坏死，肾小管堵塞造成肾小球破坏，甚至发生肾坏死、肾钙化；钙盐沉积于小支气管及肺泡，可损坏呼吸道上皮细胞，引起溃疡或形成钙化灶，故维生素

D中毒时易患呼吸道感染；在中枢神经系统、心血管系统等重要器官组织亦可形成较多钙化灶，产生不可逆的损害。

【临床表现】

早期症状为厌食、恶心、倦怠、烦躁不安、低热，继而出现呕吐、顽固性便秘和体重下降。重症可有惊厥、血压升高、心律不齐、烦渴、尿频、夜尿，甚至脱水、酸中毒。尿中出现蛋白质、红细胞、管型等改变，随即发生慢性肾衰竭。

【诊断】

目前认为血清 25-(OH)D＞100μg/ml（250nmol/L）为维生素D过量，而＞150μg/ml（375nmol/L）则可诊断为维生素D中毒。维生素D过量可造成高钙血症、高钙尿症、异位钙化以及抑制中枢神经系统。

维生素D中毒缺乏特异性表现，故早期易漏诊、误诊。诊断依据可考虑以下几方面：①有口服或注射过量维生素D的病史。②早期血钙升高＞3mmol/L。③尿常规检查示尿蛋白阳性，严重时可见红细胞、白细胞及管型。尿钙试验（Sulkowitch反应）阳性。④X线检查：可见长骨干骺端临时钙化带致密、加深、增宽（＞1mm），骨干皮质增厚，骨质疏松或骨硬化；颅骨周缘增厚，呈环状密度增深带；严重病例于大脑、心、肾、血管、四肢可见钙化灶。⑤少数病例出现氮质血症、脱水和电解质紊乱。

【治疗】

1. **停用维生素D** 立即停用维生素D，避免紫外线照射。
2. **降低血钙** ①血钙过高者低钙饮食，限制钙盐摄入；②加速钙的排泄，可用呋塞米每次 0.5～1mg/kg，静脉注射；③抑制肠内钙的吸收，口服泼尼松 2mg/(kg·d)，抑制肠内钙结合蛋白的生成而降低肠钙的吸收，一般 1～2 周后血钙可降至正常；④重症可口服氢氧化铝或依地酸钠以减少肠钙吸收，亦可试用降钙素每日皮下或肌内注射 50～100IU。
3. 控制感染及保持水和电解质平衡。

（任立红）

第七节 微量元素缺乏症

相对于蛋白质、脂肪、糖类三大营养素，矿物元素在人体内的含量有限，每日需要量仅以 μg 或 mg 计，因而被称为微量营养素（micronutrints）。微量营养素在维持人体正常生理功能方面发挥着重要作用，是体内激素、酶的重要组成部分或催化剂。

微量元素中铁、锌、铜、碘最重要。铁缺乏可引起缺铁性贫血。铜与锌相似，在肉、鱼、肝中含量丰富，在体内参与不少酶的作用，能促进红细胞的成熟和释放，增加铁的吸收和利用，与小儿生长发育、生殖功能、智力发育都有密切关系。长期缺铜可引起贫血及中枢神经系统发育障碍。

一、锌缺乏症

锌（zinc）为人体重要的必需微量元素之一，几乎参与人体内所有的代谢过程。锌缺乏症（zinc deficiency）可导致儿童生长迟缓、免疫功能下降以及神经心理发育异常等。

【病因】

1. **摄入不足** 动物性食物不仅含锌丰富而且易于吸收，植物性食物含锌少，故素食者容易缺锌；全胃肠道外营养如未加锌可致严重缺锌。
2. **吸收障碍** 各种原因所致腹泻均妨碍锌的吸收。长期进食谷类食物如米面，因含多量植酸、草酸和纤维素使锌的吸收率降低。牛乳含锌量与母乳相似，为 45.9～53.5μmol/L，但牛乳锌的吸收率（39%）远低于母乳锌的吸收率（65%）。肠病性肢端皮炎（acrodermatitis enteropathica）是一种常染色体隐性遗传病，因小肠缺乏吸收锌的载体，故表现为严重缺锌。

3. 需要量增加　处于生长发育迅速阶段的婴儿、组织修复过程中、营养不良恢复期等，皆可使锌需要量增多。

4. 丢失过多　如反复出血、溶血、长期多汗、外伤、大面积灼伤皆可使大量锌随体液丢失；肝硬化、慢性尿毒症等因低白蛋白血症所致高锌尿症，一些药物如长期应用金属螯合剂（如青霉胺）等，与锌结合自尿排出，均可导致锌缺乏。

【发病机制】

正常人体含锌 2～2.5g，锌参与体内 100 多种酶的形成，对儿童生长发育和生理功能的影响至关重要：①影响味蕾细胞的更新和唾液磷酸酶的活性，致使舌黏膜增生、角化不全、味觉敏感度下降；②直接影响核酸和蛋白质的合成及细胞分裂，并妨碍生长激素轴功能及性腺轴的成熟；③锌可促进与细胞免疫和体液免疫有关酶的合成；④缺锌可使脑DNA和蛋白质合成障碍，谷氨酸浓度降低，从而引起神经系统发育迟缓。

【临床表现】

1. 消化功能减退　表现为食欲不振、厌食、异嗜癖等。

2. 生长发育落后　身高、体重低于正常同龄儿，严重者有侏儒症。青春期性发育延迟，男性生殖器、睾丸过小，女性乳房发育及月经来潮晚。

3. 免疫功能降低　容易发生感染。

4. 智能发育延迟　智能迟缓。

5. 其他　地图舌、反复口腔溃疡、头发枯黄易脱落、创伤愈合迟缓以及视黄醛结合蛋白减少导致夜盲等。

【实验室检查】

①血清锌测定：血清锌可部分反映人体锌营养状况，但该指标缺乏敏感性，轻度锌缺乏时仍可保持正常。正常最低值为 11.47μmol/L（75μg/dl）。②餐后血清锌浓度反应试验（PICR）：测空腹血清锌浓度（A_0）作为基础水平，然后给予标准饮食（按全天总热量的 20% 计算，其中蛋白质 10%～15%，脂肪 30%～35%，糖类 50%～60%），2 小时后复查血清锌（A_2），按公式 PICR =（A_0-A_2）/A_0×100% 计算，若 PICR＞15% 提示缺锌。

【诊断】

根据缺锌的病史和临床表现，血清锌＜11.47μmol/L，PICR＞15%，锌治疗有显效等即可诊断。

【治疗】

1. 病因治疗　针对病因，治疗原发病。

2. 饮食疗法　鼓励多食富含锌的动物性食品如肝、鱼、瘦肉、禽蛋等。初乳含锌丰富，应尽量哺喂。

3. 补充锌剂　常用葡萄糖酸锌，每日剂量为锌元素 0.5～1.0mg/kg，相当于葡萄糖酸锌 3.5～7mg/kg，疗程 2～3 个月。长期静脉高营养（TPN）者每日锌用量：早产儿 0.3mg/kg，足月儿～5 岁 0.1mg/kg，大于 5 岁 2.5～4mg/kg。

【预防】

提倡母乳喂养，新生儿尽早开奶以吃到初乳。提倡平衡膳食，自幼培养良好的饮食习惯，不挑食、不偏食。早产、人工喂养、营养不良、长期腹泻、大面积烧伤的小儿，均应适当补锌。在缺锌地区可给予婴儿锌强化乳制品、代乳品或适当补充锌制剂。锌的每日供给量：0～6 个月 3mg，7～12 个月 5mg，1～10 岁 10mg，大于 10 岁 15mg。

二、缺碘性疾病

碘缺乏（iodine deficiency）是一种分布极广的地方病，我国约有3.2亿人生活在碘缺乏地区，有4300万人由于碘缺乏导致智力障碍，1120万人患有克汀病。1983年Hetze等首次将地方性甲状腺肿、地方性克汀病以及与缺碘有关的疾病统称为缺碘性疾病（iodine deficiency disorder，IDD）。

【病因】

根本原因是食物和饮水中缺碘。

【发病机制】

碘的主要功能是合成甲状腺素。碘缺乏使甲状腺素合成障碍，从而影响生长发育。

【临床表现】

缺碘的主要危害是影响脑发育，导致儿童智力损伤和体格发育障碍，表现为以智力障碍为主要特征的精神-神经-甲减综合征，其严重程度取决于碘缺乏程度、持续时间及碘缺乏时机体所处的发育阶段。胎儿期缺碘可致死胎、早产及先天畸形；新生儿期可致甲状腺功能低下；儿童和青春期则可引起地方性甲状腺肿、地方性克汀病。长期轻度缺碘则可引起亚临床型克汀病，表现为轻度智能迟缓或轻度听力障碍，常伴生长落后。

【实验室检查】

1. 血清TSH测定　全血TSH可作为评价碘营养状态的间接指标，缺乏时血TSH常增高。
2. 尿碘测定　尿碘测定是判断个体或群体碘营养状况的一项简便而有效的方法。尿碘中位数值<100μg/L意味着碘摄入量不足，50～99μg/L为轻度缺碘，20～49μg/L为中度缺碘，<20μg/L为重度缺碘。

【诊断】

亚临床型甲状腺功能减退症（轻度缺碘）的诊断标准为：

1. 必备条件

(1) 出生、居住于低碘地方性甲状腺肿病流行区。

(2) 智能发育障碍：主要表现为智力低下。

2. 辅助条件

(1) 神经系统障碍：主要表现：①轻度听力障碍（电测听高频或低频异常）；②极轻度语言障碍；③精神运动发育障碍。

(2) 甲状腺功能障碍：主要表现：①极轻度体格发育障碍；②极轻度骨龄发育落后；③甲状腺功能减退（T_3、T_4正常或降低，TSH升高）。

具备上述必备条件，以及辅助条件中神经系统障碍或甲状腺功能障碍中的任何1项或1项以上，并能排除其他原因，如营养不良、脑炎等影响智力以及各种可影响骨龄和体格发育的因素后，便可作出诊断。

【治疗】

1. 碘剂　主要用于缺碘引起的弥漫型重度甲状腺肿大，且病程短者。常用碘剂为复方碘溶液，每日1～2滴（约含碘3.5mg），或用碘化钾（钠），每日10～15mg，2周为1疗程，两疗程间停药3个月，如此反复治疗1年。长期大量服用可引起甲状腺功能亢进，应予以注意。

2. 甲状腺素制剂　参见甲状腺功能减退症。

【预防】

碘缺乏病重在预防，食盐加碘是预防缺碘性疾病最有效的措施。平时鼓励小儿多吃海带、紫菜等富含碘的食物；适当补充碘酸钾制剂也是一种有效的预防方法。我国每日碘推荐摄入量为：4岁以下为50μg，4～11岁以下为90μg，11～13岁以下为120μg，14岁以上为150μg。

附 铅中毒

铅是嗜神经和嗜胎盘毒物,同时又是产生多系统、多器官损伤的重金属毒物,已成为日常生活中威胁儿童生长发育和健康的常见危险因素,其损害是终身的、不可逆的。儿童对体内铅的生理病理反应有独特的表现,与职业病所描述的迥异。防治环境污染、清洁居住环境、保持个人卫生和经常性非药物驱铅是保护儿童避免铅中毒的有效对策。

【病因】

1．铅暴露 儿童暴露在铅环境中,将铅吸到体内造成铅中毒。

(1) 大气中的铅

1) 自然来源：自然环境中的铅通过地壳侵蚀等释放入大气环境中。

2) 非自然来源：工业和交通等方面的铅排放,其中以含铅汽油燃烧的排铅量最高。

(2) 环境媒介中的铅

1) 土壤和尘埃中的铅：土壤中的铅会在儿童玩耍时被有意无意地摄入,土壤的铅污染还影响土壤中生长的作物中的铅含量。室内铅尘也是儿童铅暴露的重要来源之一。

2) 水中的铅：一般情况下,被污染的水中的铅不至于成为儿童铅暴露的主要来源。

(3) 食物中的铅：含铅釉彩器皿储存食物造成污染;其中铅污染罐头食品的危害最大。

(4) 含铅油漆与儿童铅暴露：居住于含铅油漆刷饰住房内的儿童,其血铅水平明显高于居住于无铅污染住房的儿童。

(5) 学习用品和玩具的污染：儿童玩具和学习用品的含铅量普遍较高。课桌、椅的棕黑色油漆层,教科书彩色封面,彩色蜡笔含铅量足以引起儿童铅中毒。

(6) 食品的污染：爆米花、松花蛋、砷酸铅杀虫剂喷洒的水果等,含铅量也较高。

2．铅接触、吸入

(1) 铅的吸收：肠道是非职业性铅暴露时铅吸收的主要途径。

(2) 铅在体内的分布：铅在体内分布有三种模式：血液、软组织和骨骼。血液和软组织为交换池,交换池中的铅绝大多数在 25～35 天内转移到骨性组织中；储存池中的铅主要是指骨组织中的铅,与交换池中的铅维系着动态平衡。

1) 血液中的铅：参与血液循环的铅 99% 以上存于红细胞中。

2) 骨组织中的铅：骨组织容纳了占体内总铅量 90% 以上的铅。骨铅的积蓄始于胎儿时期,以后随着年龄的增长而逐渐增多,骨铅的积蓄可持续约 50 年。当由于感染、服用酸性药物使体液偏酸时,骨内不溶解的正磷酸铅转化成为可溶性磷酸氧铅并移动到血液,使血铅浓度急剧升高引起中毒或使原发病症状加重。

3) 其他组织中的铅：少量分布在肝、肾、脑中。脑组织是铅的重要靶器官。由于血脑屏障成熟较晚,中枢神经系统相对脆弱,以及排泄功能不够完善,容易受到铅的损害。

(3) 铅的排泄：铅通过三条途径排出体外。近 2/3 通过肾经小便排出；近 1/3 通过胆汁分泌排入肠腔,然后随大便排出；有 8% 左右的铅通过头发及指甲脱落排出体外。

3．儿童铅代谢的特点

(1) 吸收多：无论是经呼吸道还是经消化道,儿童均较成人吸收较多的铅。消化道是儿童吸收铅的主要途径。

1) 儿童有较多的手-口动作,铅接触的机会多。

2) 儿童单位体重摄入的食物较成人明显为多,通过食物途径摄入的铅量也相对较多。

3) 儿童胃排空较成人快,铅的吸收率会大幅度增加。

(2) 排泄少：儿童铅的排泄率仅为 66% 左右,仍有约 1/3 的铅留在体内。

(3) 储存池的铅流动大：儿童储存池中的铅流动性较大,较容易向血液和软组织中移动,因而内源性铅暴露（内源性铅暴露是指体内储存池中的铅向交换池移动，造成血液和软组织中的铅含量升高的过程）的概率和程度均较高。

【临床表现】

儿童对铅污染的反应与血铅无线性关系，表现各异。多呈现非特异性表现。

1. 急性铅中毒 较少见。①口内有金属味，流涎，恶心，呕吐，呕吐物常呈白色奶块状（铅在胃内生成白色氯化铅），腹痛，出汗，烦躁，拒食等；②当发生急性铅中毒性脑病时，患儿突然出现顽固性呕吐、惊厥、昏迷等；③重症铅中毒常有阵发性腹绞痛；④患儿大都不发热或仅有轻微发热；⑤病程较长的患儿常合并有贫血，面容呈灰色（铅容），伴心悸、气促、乏力等；⑥成人可见牙齿与指甲因铅质沉着而染黑色，称"铅线"，但很少见于幼儿；⑦指、趾麻木则为较大患儿常诉症状。

2. 慢性铅中毒 多见于2~3岁以上的患儿，一般从暴露铅环境至出现症状为3~6个月。主要表现为严重的中枢神经系统病变如癫痫样发作、多动、注意力缺陷、攻击性行为、语言功能发育迟滞等。此类慢性脑病可以是急性脑病的后遗症或与经常摄入过量的铅有关。

【实验室检查】

1. 铅检测 检测血铅有直接法和间接法。直接法包括原子吸收石墨炉法和阳极溶出伏安法，以阳极溶出伏安法最为精确。间接法主要是红细胞锌原卟啉测定，血铅高时红细胞锌原卟啉升高。

2. 周围血象 中度以上铅中毒患儿可有红细胞和血红蛋白减少，点彩红细胞增多，网织红细胞及多染性红细胞亦常增多，但其特异性均较差。检查荧光红细胞为铅中毒早期诊断有价值的方法之一，其常用标准如下：1%以下为正常，超过2%~10%为轻度增加，超过10%为过高。但非铅中毒的特异诊断方法。

3. 驱铅试验 对有铅接触史而无明显症状的患儿，尿铅测定正常，可做驱铅试验。一般用依地酸二钠钙（$Na_2Ca\ EDTA$）$500mg/m^2$ 单次肌内注射，收集其后8小时的尿检测铅含量，若每毫克依地酸二钠钙的尿铅排出量大于 $4.83\mu mol$（$1\mu g$），则提示患儿血铅浓度增高。

4. 卟啉测定 采用 Benson 和 Chisolm 设计的尿粪卟啉定量法较为可靠，其正常上限值为 $<0.15mg/L$，可检出血铅增高的患儿。

【诊断】

1. 世界发达国家儿童血铅$<60\mu g/L$ 为相对安全。

2. 国际血铅诊断标准为：$\geq 100\mu g/L$ 为铅中毒。

3. 我国疾病预防控制中心2006年制订的标准为：儿童高铅血症和铅中毒要依据儿童静脉血铅水平进行诊断。

(1) 高铅血症：连续两次静脉血铅水平为 $100~199\mu g/L$。

(2) 铅中毒：连续两次静脉血铅水平$\geq 200\mu g/L$；并依据血铅水平分为轻、中、重度铅中毒：①轻度铅中毒：血铅水平为 $200~249\mu g/L$；②中度铅中毒：血铅水平为 $250~449\mu g/L$；③重度铅中毒：血铅水平$\geq 450\mu g/L$。

(3) 儿童铅中毒可伴有某些非特异的临床症状，如腹隐痛、便秘、贫血、多动、易冲动等；血铅$\geq 700\mu g/L$时，可伴有昏迷、惊厥等铅中毒脑病表现。

【治疗】

1. 脱离铅环境 对轻症中毒患儿，脱离铅环境，即能阻止铅中毒加剧。对误服大量含铅物品而中毒的患儿，首先必须导吐，可用吐根糖浆，并用1%硫酸钠或硫酸镁洗胃，继之向胃内注入硫酸钠或硫酸镁15~20g，使之形成不溶性硫化铅，然后再次洗胃，以清除沉淀出的硫化铅。以后服用较大量牛乳或生蛋白，可使剩存铅质成为不易溶解的盐类，并可保护胃黏膜；再用盐类泻药1~2次以导泻。

2. **非药物驱铅** 对于大多数没有急性中毒的儿童首选非药物驱铅。使用金属硫蛋白的生物饮品有助于排出体内的铅。

3. **药物排铅** 慎用于儿童,需住院并在有经验的医师指导下进行治疗。目前常用的驱铅疗法是将依地酸二钠钙($Na_2Ca\ EDTA$)15～25mg/kg 加于 5% 葡萄糖溶液内配成 0.3%～0.5% 溶液,静脉滴注或缓慢静脉注射。其每日总量一般不超过 50mg/kg,在 6～12 小时内缓慢静脉滴注,或分 2 次缓慢静脉滴注,持续 2～3 天,间歇 5～10 天为 1 个疗程,一般可连续应用 3～5 个疗程。以后根据病情,间隔 3～6 个月再行驱铅治疗。静脉用药可能引起肾损害,故在治疗过程中须经常检查尿常规及肾功能。

4. **治疗急性腹痛** 如腹痛剧烈,可选用阿托品、东莨菪碱、维生素 K 等以解除肠道痉挛,并可由静脉缓慢注射 10% 葡萄糖酸钙 10ml,除减轻腹绞痛以外,可促使铅在骨骼内沉着,降低血铅浓度。

【预防】

儿童期铅防治的关键是"零血铅战略",即在理想状况下保持儿童血铅为零。为此,应开展血铅筛查,并作为儿童保健的常规,早期检出、早期干预。

日常生活中应采取的措施有:①经常洗手:一次洗手可以消除 90%～95% 附着于手上的铅,避免消化道摄入。②清洗用具:凡是小儿可以放入口中的玩具、文具或易舔触的家具均应定期擦洗去除铅尘。③定期作家庭扫除,去除铅尘。④个人卫生:小儿不上街边玩耍并长时间停留,避免吸入汽车尾气、铅尘。⑤营养选择和行为:少吃含铅食品(如松花蛋、爆米花)。

(任立红)

第五章　新生儿与新生儿疾病

第一节　概　述

新生儿学（neonatology）是研究新生儿生理、病理、疾病防治及保健等方面的学科，是围生医学（perinatology）的一部分。围生期（perinatal period）是指产前、产时和产后的一个特定时期，我国目前将其定义为自妊娠28周至生后7天。新生儿（neonate，newborn）系指从脐带结扎到生后28天内（<28天）的婴儿。

一、新生儿分类

1．根据胎龄分类　胎龄（gestational age，GA）是从末次正常月经第1天起至分娩时为止，通常以周表示。

(1) 足月儿（full term infant）：37周（259天）≤ GA <42周（294天）。

(2) 早产儿（preterm infant）：GA <37周（259天）。

(3) 过期产儿（post-term infant）：GA ≥42周（294天）。

2．根据出生体重分类　出生体重（birth weight，BW）指生后1小时内的体重。

(1) 低出生体重儿（low birth weight infant，LBW）：BW <2500g。

(2) 极低出生体重儿（very low birth weight infant，VLBW）：BW <1500g。

(3) 超低出生体重儿（extremely low birth weight infant，ELBW）：BW <1000g。

(4) 正常出生体重儿（normal birth weight infant，NBW）：2500g ≤ BW ≤ 4000g。

(5) 巨大儿（macrosomia）：BW >4000g。

3．根据出生体重与胎龄的关系分类

(1) 小于胎龄儿（small for gestation age，SGA）：BW在同龄儿平均体重的第10百分位数以下。

(2) 适于胎龄儿（appropriate for gestation age，AGA）：BW在同龄儿平均体重的第10~90百分位数。

(3) 大于胎龄儿（large for gestation age，LGA）：BW在同龄儿平均体重的第90百分位数以上。

4．根据出生后周龄分类

(1) 早期新生儿（early newborn）：生后1周之内。

(2) 晚期新生儿（late newborn）：生后第2周至第4周末。

5．高危儿（high risk neonate）　指已经发生或可能发生危重疾病而需要监护的新生儿。常见于以下情况：

(1) 母亲疾病史：如糖尿病、慢性心肺疾病、感染、吸烟、吸毒或酗酒史，母亲血型为Rh阴性，过去有死胎、死产或性传播疾病史等。

(2) 母孕史：母亲年龄>40岁或<16岁，孕期有阴道流血、妊娠高血压综合征、先兆子痫、子痫、胎粪污染、胎盘早剥、前置胎盘等。

(3) 分娩史：各种难产（如高位产钳、胎头吸引、臀位产等）、手术产、急产、产程延长、分娩过程中使用镇静和止痛药物史等。

(4) 新生儿：窒息、多胎儿、早产儿、小于胎龄儿、巨大儿、宫内感染、先天畸形等。

二、各期死亡率计算方法

- 围生期死亡率（perinatal mortality）：围生期内，每千名出生婴儿（包括死胎）之死亡数

$$= \frac{死胎数 + 出生1周死亡数}{所有新生儿人数（包括死胎）} \times 1000$$

- 新生儿死亡率（neonatal mortality）：新生儿期内，每千名活产新生儿的死亡数

$$= \frac{新生儿期死亡人数（不包括死胎）}{所有活产新生儿} \times 1000$$

- 婴儿死亡率（infant mortality）：每千名活产新生儿在婴儿期的死亡数

$$= \frac{婴儿期死亡人数（不包括死胎）}{所有活产新生儿} \times 1000$$

上述定义对研究及记录新生儿状况至关重要。例如新生儿死亡最常见于低体重儿，低体重儿又包括早产儿和营养不良、有生长障碍的婴儿。适于胎龄儿、大于胎龄儿、小于胎龄儿等主要反映新生儿出生体重是否适当，亦可作为其有无可能发生疾病的指标。新生儿及围生期死亡率则是反映地区围生期与整体社会医疗状况、医疗水平的一个重要指标。

（孙正芸 赵 春）

第二节 正常足月儿和早产儿的特点与护理

正常足月儿（normal term infant）是指 37 周 ≤ GA < 42 周，2500g ≤ BW ≤ 4000g，无畸形或疾病的活产婴儿。早产儿又称未成熟儿（preterm infant；premature infant），是指 GA < 37 周的新生儿。高危因素有：母亲年龄 < 16 岁或 > 35 岁、社会经济状况差、营养不良、患急性发热性疾病，或有慢性心、肺疾患；妊娠期感染、吸烟、酗酒、吸毒、外伤、生殖器畸形、羊膜早破、多胎妊娠、羊水过多、前置胎盘、胎盘早剥、绒毛膜炎症、子宫颈内口松弛、过度劳累等。种族和遗传因素与早产也有一定的关系。胎龄越小，体重越轻，死亡率越高。因此，预防早产儿对降低新生儿死亡率，减少儿童的伤残率具有重要意义。

一、正常足月儿和早产儿外观特点

见表 5-1。

表5-1 正常足月儿和早产儿外观特点

	早产儿	足月儿
皮肤	肤色绛红，水肿，毳毛多	肤色红润，皮下脂肪丰满，毳毛少
头发	头更大（占全身比例1/3），头发细而乱	头大（占全身比例1/4），头发分条清楚
耳壳	耳壳软，缺乏软骨，耳周不清楚	耳廓软骨发育好，耳舟成形、直挺
指（趾）甲	指（趾）甲未达指（趾）端	指（趾）甲达到或超过指（趾）端
跖纹	足底纹理少	足纹遍及整个足底
乳腺	无乳腺结节或结节 < 4mm	乳腺结节 > 4mm，平均7mm
外生殖器	男婴睾丸未降或未降全，女婴大阴唇不能遮盖小阴唇	男婴睾丸已降至阴囊，女婴大阴唇覆盖小阴唇

二、正常足月儿和早产儿生理特点

（一）呼吸系统

1. 足月儿　肺发育已成熟，能产生足够的表面活性物质，生后在各种刺激下开始第一次吸气，之后啼哭，肺泡张开。生后1小时内呼吸频率可达60～80次/分，随后降至约40次/分，若持续超过60～70次/分为呼吸急促，常由呼吸系统或其他系统疾病所致。胸廓呈圆筒状。肋间肌薄弱，呼吸主要靠膈肌的升降，呈腹式呼吸。呼吸道管腔狭窄，黏膜柔嫩，血管丰富，纤毛运动差，易致气道阻塞、感染、呼吸困难及拒乳。

2. 早产儿　呼吸中枢尚不成熟，呼吸常不规则，甚至有周期性呼吸或呼吸暂停。前者是指呼吸停止<20秒，不伴有心率减慢和发绀；而后者是指呼吸停止>20秒，伴心率<100次/分，并出现青紫。早产儿因肺表面活性物质（pulmonary surfactant，PS）少，易发生呼吸窘迫综合征。气道和肺泡易因机械通气（气压伤）、氧中毒和炎性损伤而引起支气管肺发育不良（bronchopulmonary dysplasia，BPD），即慢性肺疾病（chronic lung disease，CLD）。呼吸辅助肌未成熟，对刺激的反应较弱，较易发生窒息，常需辅助通气。

（二）循环系统

出生后血液循环途径和血流动力学发生重大改变：

1. 肺泡扩张及血氧分压上升使肺动脉压力降低。
2. 脐带结扎，胎盘-脐血循环终止。
3. 肺静脉血回流至左心房血量明显增加，体循环压力升高。
4. 体循环压力上升与肺动脉压下降，有助于血液进入肺部，由此开始，右心室搏出的血液有90%进入肺部。
5. 随输入肺部血液增多，肺静脉输出血量相应增加，导致左心房压力上升，卵圆孔（foramen ovale）功能上关闭。
6. 动脉血氧分压（PaO_2）上升，导致动脉导管关闭，通常动脉导管在生后24小时内形成功能性完全关闭。肺动脉压力亦逐渐下降。严重肺炎、酸中毒、低氧血症时，肺血管压力升高，当压力等于或超过体循环时，可致卵圆孔、动脉导管重新开放，出现右向左分流，称持续胎儿循环（persistent fetal circulation，PFC），即新生儿持续肺动脉高压（persistent pulmonary hypertension of newborn，PPHN）（见本章第五节）。

足月儿血压平均70/50mmHg（9.3/6.7kPa）；心率在清醒时为140～160次/分，睡眠时120次/分，波动范围90～160次/分。

早产儿心率偏快，血压较低，衰弱的早产儿常因心功能不全于生后24小时内出现低血压。部分可伴有动脉导管开放。

（三）消化系统

1. 足月儿　吞咽功能完善，幽门括约肌发育成熟，但胃呈水平位，食管下端括约肌张力较低，故易溢乳甚至呕吐；消化道面积较大，管壁较薄、通透性高，利于吸收母乳中的免疫球蛋白，但也使肠腔内毒素和消化不全产物容易进入血液循环，引起中毒症状；除淀粉酶活性要到生后4个月才达到成人水平外，其他消化酶已足以消化蛋白质和脂肪，胎便于生后24小时内开始排出，2～3天排完，若生后24小时仍不排胎便，应检查排除肛门闭锁或其他消化道畸形的可能；因肝葡萄糖醛酸转移酶的量及活力不足，故多数新生儿生后会出现生理性黄疸，同时对多种药物的处理能力（葡萄糖醛酸化）低下，易发生药物中毒。

2. 早产儿　吸吮能力差，吞咽反射弱，吞咽功能不协调，胃容量小，常出现哺乳困难如呛奶或乳汁吸入引起吸入性肺炎；消化酶含量接近足月儿，但胆酸分泌较少，不能将脂肪乳化，故对脂肪的消化吸收差；缺氧、缺血或喂养不当时易发生坏死性小肠结肠炎；胎便形成较少，肠蠕动乏力，常出现胎便排出延迟；肝功能更不成熟，生理性黄疸程度较足月儿重，且持续时间长，更易发生核黄疸；肝糖原储备少，合成蛋白质能力差，易发生低血糖和低蛋白血症。

（四）泌尿系统

1. 足月儿　肾结构已发育完成，但功能仍不成熟。肾小球滤过率低，肾小管浓缩功能差，不能有效处理过多的水和溶质，易发生水肿或脱水；对钠的耐受限度较窄，高钠饮食可使细胞外液容量增加，发生钠潴留和水肿；碳酸氢盐阈值较低，处理酸负荷能力不足，易发生代谢性酸中毒；肾小管糖回吸收能力低下，输注葡萄糖速率过高时可出现尿糖。一般于生后24小时内开始排尿，少数在48小时内排尿，1周内每日排尿可达20次。如果48小时仍不排尿应进一步检查。

2. 早产儿　肾浓缩功能更差；排钠分数高，肾小管对醛固酮反应低下，易出现低钠血症；葡萄糖阈值低，易发生糖尿；血中碳酸氢盐浓度极低，阴离子间隙较高，肾小管排酸能力差。由于牛乳中蛋白质含量和酪蛋白比例较高，可使内源性氢离子产生增加，超过肾小管排泄能力，出现晚期代谢性酸中毒（late metabolic acidosis），表现为面色苍白、反应差、体重不增和代谢性酸中毒。改为人乳或早产儿配方乳喂养，可使症状改善。

（五）血液系统

1. 足月儿　出生时血红蛋白为170g/L（140~200g/L），出生后因入量少、不显性失水等原因使血液浓缩，血红蛋白值上升。随后因血容量随生长增加、红细胞寿命缩短、红细胞生成素水平低等原因，血红蛋白水平下降，约于1周恢复至出生时水平，以后逐渐降低，8~10周降至最低点，为90~110g/L，称为生理性贫血（physiological anemia）。生后2周内静脉血血红蛋白≤130g/L，或毛细血管血红蛋白≤145g/L定义为新生儿贫血。血红蛋白中胎儿血红蛋白占70%~80%（成人<2%），随后逐渐被成人型血红蛋白所取代。网织红细胞于生后3天内为0.04~0.06，4~7天后降至0.005~0.015，4~6周后回升至0.02~0.08。白细胞生后1天为$(15~20)\times10^9$/L，3天后明显下降，5天后接近婴儿值。血细胞分类中，生后以中性粒细胞为主，约占白细胞总数的60%，以后逐渐下降。4~6天时中性粒细胞与淋巴细胞比例大致相等，此后以淋巴细胞占优势。血小板计数与成人相似。血容量为85~100ml/kg。由于胎儿维生素K储存量少，凝血因子Ⅱ、Ⅶ、Ⅸ、Ⅹ活性较低，故生后常规肌内注射维生素K_1。

2. 早产儿　生理性贫血出现早，且胎龄越小，贫血持续时间越长，程度越严重；早产儿血容量为85~110ml/kg，周围血中有核细胞较多，白细胞和血小板稍低于足月儿；大多数早产儿在第3周末出现嗜酸性粒细胞增多，持续2周左右。早产儿维生素K_1、铁、维生素D等储存量较足月儿少，更易发生出血、贫血和佝偻病。

（六）神经系统

1. 足月儿　脑相对较大，重量占体重的10%~20%；头围增长快，每月达1.1cm。脊髓末端在第三、四腰椎下缘，故腰椎穿刺应在第四、五腰椎间隙进针。新生儿大脑皮质兴奋性低，大多数时间处于睡眠状态，觉醒时间一昼夜仅为2~3小时。刚出生的新生儿若处于激惹状态，反而是轻度窒息大脑应激的征象。肌张力随孕周增加而增强。上肢肌张力较下肢发育早，四肢呈屈曲状态，双手握拳。正常自然活动时，手足活动自如、对称，当其注意力被转移时，动作停止。具备多种原始反射（primitive reflexes），持续至生后4个月。初生婴儿若失去原始反射，提示中枢神经系统受损。在较大婴儿或幼童，这些原始反射应该消失，如仍然存在，提示中枢神经系统发育迟滞，如脑性瘫痪。主要的原始反射如下：

（1）拥抱反射（moro reflex）：颈部突然伸展，让原来受承托的头部突然向后、向下坠落时，婴儿上肢伸直外展，双手张开，随之屈曲、内收，双手握拳呈拥抱状。若该反射双侧不对称或上肢活动不良，提示一侧肢体麻痹或存在疼痛（如肱骨或锁骨骨折）。

(2) 握持反射（grasp reflex）：轻击手掌面将引起双手握持动作，其强度足以提起该婴儿。同样的，轻击足掌也能引起脚趾屈曲。

(3) 觅食反射（rooting reflex）：轻叩口周皮肤，头转向刺激侧，同时张口欲吞食测试者的手指。在喂哺时，此反射有助于婴儿寻找母亲乳头。

(4) 吸吮反射（sucking reflex）：将一物体（如手指）放入婴儿口中，可引起吸吮动作。

此外，正常足月儿也可出现年长儿的病理反应如凯尔尼格征（Kernig sign）、巴宾斯基征（Babinski sign）和佛斯特征（Chvostek sign）等。腹壁和提睾反射不稳定，偶可发生阵发性踝阵挛。因新生儿囟门及骨缝未闭合，故颅内病变时脑膜刺激征多不明显。

2. 早产儿　觉醒时间较足月儿短；神经系统成熟度与胎龄有关，胎龄越小，原始反射越难引出或反射不完全；肌张力低，四肢伸展，双手伸开；视网膜发育不良，吸入高浓度氧气或用氧时间过长，受光照射和缺乏必需脂肪酸等均可影响其视网膜组织，干扰视网膜血管发育而产生视网膜病变，严重可致失明；早产儿尤其是低出生体重儿脑室管膜下存在发达的胚胎生发层组织，易发生脑室周围 - 脑室内出血及脑室周围白质软化。

（七）免疫系统

1. 足月儿　特异性和非特异性免疫功能均不成熟。T 细胞免疫功能低下，对特异性外来抗原应答差，是新生儿免疫应答无能的主要原因。免疫球蛋白 IgG 可通过胎盘，含量与胎龄相关。IgM 和 IgA 不能通过胎盘，尤其是分泌型 IgA 不足，新生儿易患呼吸道和消化道感染；血清补体水平低，调理素活性低，白细胞吞噬功能不全；皮肤菲薄易破，容易引起感染；脐残端未闭合，细菌易繁殖并进入血液。

2. 早产儿　特异性和非特异性免疫功能更差。虽然免疫球蛋白 IgG 可通过胎盘，但胎龄越小，通过胎盘获得的 IgG 越少，故早产儿更易患感染性疾病。

（八）体温调节

1. 足月儿　体温调节中枢功能尚不完善，皮下脂肪少，皮肤薄且通透性强，体表面积相对较大，容易散热。寒冷时无寒战反应，主要依靠棕色脂肪（brown fat）产热。棕色脂肪多分布在大动脉、肾动脉周围、肩胛间区、颈和腋窝等部位。新生儿生后如不及时保暖，暴露在寒冷环境中，可发生代谢性酸中毒、低氧血症、低血糖症和寒冷综合征等。中性温度（neutral temprature）指新生儿以最低耗氧量维持正常体温的环境温度，又称适中温度。出生体重、生后日龄不同，中性温度也不同（表 5-2）。新生儿正常体表温度为 36.0～36.5℃，核心（直肠）温度为 36.5～37.5℃。因不显性失水过多可增加热的消耗，故适宜的环境湿度为 50%～60%。环境温度过高、进水少及散热不足，可使体温增高，发生脱水热。

2. 早产儿　棕色脂肪少，产热能力差，肌肉活动未成熟，通过肌肉颤抖的产热量很少，更易散热，保暖不当时更易发生低体温甚至硬肿症；汗腺发育差，环境温度过高时体温也易升高。

表5-2　不同出生体重新生儿的中性温度

出生体重（g）	中性温度			
	35℃	34℃	33℃	32℃
1000	出生10天内	10天后	3周后	5周后
1500		出生10天内	10天后	4周后
2000		出生2天内	2天后	3周后
2500			出生2天	2天后

（九）能量和体液代谢

1. 足月儿　在中性温度下，基础代谢率为209kJ/kg（50kcal/kg），加上活动、食物特殊动力学作用、大便丢失和生长所需等，每日共需热量为418～502kJ/kg（100～120kcal/kg）。新生儿体内含水量为体重的70%～80%，随日龄的增加逐渐减少。液体需要量第1天为60～80ml/kg，以后每日增加30ml/kg，直至每日150～180ml/kg。出生后1周内由于哺乳量不足、水分丢失和胎粪排出，体重可下降3%～9%，约1周下降至最低点，之后迅速恢复并增长，10天左右恢复到出生体重，称生理性体重下降。每日钠需要量为1～2mmol/kg，10天内不需补钾，以后日需要量为1～2mmol/kg。

2. 早产儿　吸吮力弱，消化功能差，生后数周内常不能达到上述能量需要量，而需肠外营养；生理性体重下降可达10%～15%，超低出生体重儿可达20%，恢复速度较足月儿慢，生后7～10天开始恢复，2～3周末恢复至出生体重；＜32周早产儿钠需要量为3～4mmol/（kg·d）。早产儿全身含液量较足月儿多，出生后由于细胞外液减少和尿量排出增多使体重下降。生后最初数日，由于肾小管重吸收水分功能未成熟，导致利尿；加之大量水分经皮肤蒸发，早产儿较足月儿失水更明显。此时若液体补给过多，可能会增加动脉导管未闭、坏死性小肠结肠炎、支气管肺发育不良的发生率；若补给不足，会引起缺水及高钠血症。因此需要密切监测早产儿液体摄入量。生后开始补液的原则为：体重1000～1500g，胎龄＞28周，每日液体量为80ml/kg；体重＜1000g，胎龄＜28周，每日液体量为100～120ml/kg。补液量受环境因素如温度、湿度、光疗、应用辐射暖台等影响。早产儿生后数日内，每天体重可下降3%～5%。需仔细监测尿量和血钠浓度，若有异常丢失，酌情补充。

（十）几种常见的特殊生理状态

1. 生理性黄疸　见新生儿黄疸。
2. 乳腺肿大　由于母亲的黄体酮和催乳素可经胎盘至胎儿，出生后母体雌激素影响中断，故于生后3～5天出现乳腺肿大，约蚕豆到鸽蛋大小，多于生后2～3周消退。男女均可发生。
3. 假月经　女婴在生后5～7天阴道流出少量血液，维持1～3天自行停止。系母亲雌激素在孕期进入胎儿体内，出生后突然中断所致，一般不必处理。
4. 马牙（Epstein's pearls）　为上颚中线两侧及齿龈上淡黄色针头大小囊肿，为黏液囊肿。系上皮细胞堆积或黏液腺分泌物积留形成，数周后可自然消退。不可挑破，以免发生感染。
5. 红斑及粟粒疹　生后1～2天，在头部、躯干及四肢常出现大小不等的多变形斑丘疹，称"新生儿红斑"，1～2天后自然消失。也可因皮脂腺堆积在鼻尖、鼻翼、颜面部形成小米粒大小黄白色皮疹，称为"新生儿粟粒疹"，蜕皮后自然消失。

三、新生儿常规体检

第一次新生儿常规体检有普查作用，主要是注意婴儿是否健康，有无先天缺陷，以及评估其能否顺利由胎儿期过渡到新生儿期。为新生儿体检应注意以下内容：

1. 一般表现　早产与过期产体征、有无明显畸形（如先天愚型）、体重是否标准（AGA、SGA或LGA）等。
2. 皮肤　颜色是否苍白、黄染、发绀、过红、有无紫癜、是否有胎痣或面部创伤性发绀。
3. 头部　头围大小，前囟大小及张力，是否有头颅血肿、先锋头、蛛网膜下腔出血、凹陷性骨折等。面部是否有畸形（唇裂、眼、耳、口、鼻畸形），有无外耳位置过低、小下颌、唇腭裂、口炎、"马牙"。
4. 四肢　四肢是否正常，手指、脚趾是否完整，活动有无障碍，是否有Erb麻痹等。
5. 脐或脐带　确定是否有两条脐动脉及一条脐静脉，若只有一条脐动脉，则腹内器官尤其是肾先天畸形较多。

6. 性器官 是否有畸形，是否性别分辨不清（ambiguous genitalia），睾丸是否已降至阴囊，阴茎长度及尿道口位置是否正常，女婴则需要注意阴蒂大小、阴道是否闭锁。

7. 心血管 心尖搏动位置，心音是否正常，有无杂音，上下肢脉搏是否有差异。

8. 肺部 胸部有无畸形，有无呼吸窘迫征象（呼吸频率＞60次／分、呻吟、吸气性三凹征、喘鸣）。

9. 腹部 是否有腹胀，有无肝、脾、肾肿大或肛门闭锁。若腹部凹陷，可能因出生前已排出大量胎粪，亦可能是膈疝的表现。

10. 中枢神经系统 四肢活动是否正常、婴儿是否清醒和头围大小。

11. 脊椎 有无脑脊髓膜膨出、骶尾部色素斑。

四、足月儿及早产儿护理

1. 保暖 生后应立即将新生儿置于自控式开放式抢救台上或暖箱中，使婴儿处于中性温度中，并用预热的毛巾擦干新生儿。早产儿，尤其出生体重＜2000g或低体温者，应根据体重、日龄选择中性环境温度。暖箱中的湿化装置容易滋生"水生菌"，故应每日换水，并加1：10 000硝酸银2ml。无条件者可采取其他保温措施，如用热水袋（应注意避免烫伤）等。因新生儿头部表面积大、散热量多，寒冷季节可戴绒布帽。如体温升高，可散包降温并补充水分，体温可下降，一般不用退热药。

2. 喂养 正常足月儿生后半小时即可喂哺母乳，以促进乳汁分泌，提倡按需哺乳。无母乳者可给配方乳。首先试喂10%葡萄糖水10ml，吸吮及吞咽良好者可给配方乳，每3小时1次，每日7～8次。奶量根据所需热量及婴儿耐受情况计算，遵循从小量渐增的原则，以奶后安静、无腹胀和理想体重增长（每日增长10～15g/kg，生理性体重下降期除外）为标准。

早产儿也应母乳喂养。与足月人乳相比，早产儿的母乳含有更多的蛋白质、必需脂肪酸、能量、矿物质、微量元素，可使早产儿在较短时间内恢复到出生体重。对吸吮能力差、吞咽功能不协调的小早产儿或有病者可由母亲挤出乳汁经管饲喂养，也可暂行人工喂养。开始先试喂5%葡萄糖水，耐受后用早产儿配方奶。哺乳量应因人而异，原则上是胎龄越小，出生体重越低，每次哺乳量越少，喂奶间隔时间也越短，哺乳量不能满足所需热量者辅以静脉营养。

足月儿生后应肌内注射1次维生素$K_1$1mg，早产儿连用3天。足月儿生后4天加维生素C 50～100mg/d，生后2周加维生素D 400～600IU/d，维生素A 1200～1800 IU/d，4周后添加铁剂，每日给元素铁2mg/kg。早产儿生后即添加维生素D 600～800IU/d，生后2周后添加铁剂，每日给元素铁1～2mg/kg。极低出生体重儿每日给元素铁3～4mg/kg，并同时加维生素E 25IU和叶酸2.5mg，每周2次；生后可给予重组人类红细胞生成素，每周600～750 IU/kg，皮下注射，分3次给药，可减少输血需要。

3. 呼吸管理 保持呼吸道通畅，早产儿仰卧位时可在肩下放置软垫，避免颈部弯曲。低氧血症时予以吸氧，但吸入高浓度氧或吸氧时间过长可引起早产儿视网膜病和慢性肺疾病。因此，吸氧流量或浓度应以维持动脉血氧分压6.7～9.3kPa（50～70mmHg）或经皮血氧饱和度90%～95%为宜。切记给早产儿常规吸氧。呼吸暂停者可轻弹、拍打足底或托背等恢复呼吸，同时可给予氨茶碱静脉注射，负荷量为4～6mg/kg，12小时后给予维持量2～4mg/（kg·d），分2～4次给药。继发性呼吸暂停应针对病因治疗。

4. 预防感染 新生儿护理和处置时均应注意无菌操作。婴儿室工作人员应严格遵守消毒隔离制度。接触新生儿前应严格洗手；护理和操作时应注意无菌；工作人员或新生儿如患感染性疾病应立即隔离，防止交叉感染；避免过分拥挤，防止空气污染和杜绝乳制品污染。

5. 皮肤黏膜护理 勤洗澡，保持皮肤清洁。每次大便后用温水清洗臀部，勤换尿布防止红臀或尿布疹发生。保持脐带残端清洁和干燥。一般生后3～7天残端脱落，脱落后如有黏液或渗血，应用碘伏消毒或重新结扎；如有肉芽组织，可用硝酸银烧灼局部；如有化脓感染，用过氧化氢溶液或碘酒消毒。口腔黏膜不易擦洗。衣服宜宽大、质软，不用纽扣。应选用柔软、吸水性强的尿布。

6. 预防接种　卡介苗：生后3天接种。目前新生儿接种卡介苗有皮上划痕和皮内注射两种方法。皮内接种后2～3周出现红肿硬结，约10mm×10mm，中间逐渐形成白色小脓疱，自行穿破后溃疡，最后结痂脱落并留下一永久性圆形瘢痕。早产儿、有皮肤病变或发热等其他疾病者暂缓接种；对疑有先天性免疫缺陷的新生儿，应绝对禁止接种卡介苗，以免发生全身感染而危及生命。

乙肝疫苗：生后第1天、1个月、6个月时应各注射重组乙肝疫苗1次，每次20～30μg。母亲为乙肝病毒携带者或乙肝患者，婴儿出生后应立即肌内注射高价乙肝免疫球蛋白（HBIg）0.5ml，同时换部位注射重组乙肝疫苗5μg。

7. 新生儿筛查　应开展先天性甲状腺功能减退症及苯丙酮尿症等先天性代谢缺陷病的筛查。

（赵　春　孙正芸）

第三节　小于胎龄儿和大于胎龄儿

一、小于胎龄儿

小于胎龄儿指出生体重低于同胎龄体重第10百分位的新生儿，约40%发生于正常妊娠，找不出原因，且多数身体健康。其余可能由病理因素引起。

【病因】

1. 母亲因素　母亲身材矮小、高龄初产、吸烟、生活在高海拔地区或患有各种急慢性疾病，如慢性肾病、心脏病、长期严重糖尿病、原发性高血压、妊娠合并症等。母亲营养不良通常只在十分严重时才影响胎儿。

2. 胎儿因素　多胎妊娠、先天性异常（染色体异常和综合征）、先天性感染（如风疹、巨细胞病毒、弓形虫、梅毒等）、暴露于致畸因子（乙醇、免疫抑制剂、抗代谢药、苯妥英钠、华法林等）。

3. 胎盘和脐带因素　小胎盘、胎盘发育不良、胎盘梗死或硬化；母亲疾病（如前述）所致的胎盘功能障碍；单脐动脉、脐带附着部位异常（附着于胎盘边缘）等。

【分类】

1. 匀称型　又称成比例（symmetrical）小于胎龄儿。其头围、身高、体重成比例减小，均小于该胎龄值的第10百分位。这些新生儿常因妊娠早期受致畸物、先天性异常或宫内感染影响，导致生长发育不全。其生长潜能不全，追赶性生长（catch up growth）能力差，智力、体格发育均预后不良。

2. 非匀称型　又称不成比例（asymmetrical）小于胎龄儿。其头围、身高与胎龄相符，但体重低于该胎龄的第10百分位，由妊娠后期胎盘功能不足所致。患儿外表多呈营养不良，但其头颅生长常在正常值范围，脑部发育多未受影响。生长潜能多正常，具有追赶生长能力，智力、体格发育预后良好。

【临床表现】

1. 外貌特征　小于胎龄儿外形瘦长，皮下脂肪少，肌肉消瘦，尤以大腿肌肉明显，皮肤干皱伴裂痕和脱屑，易激惹，进食时吮吸有力。生后生理性体重下降较适于胎龄儿少。

2. 并发症

(1) 低血糖：小于胎龄儿易出现低血糖。系因肝、肌肉及心脏内糖原储备少，肝糖原合成差所致。出生后必须严格监测血糖水平，尽快纠正低血糖。

(2) 红细胞增多症：胎盘功能不足导致胎儿相对缺氧，刺激红细胞生成素生成增加，使红细胞增多，血细胞比容升高，血液黏稠度增加。可出现组织供氧不足的表现，包括呼吸急促、呼吸暂停、低血糖等，可用生理盐水作部分换血治疗。

(3) 中性粒细胞减少和血小板减少：胎盘功能不足导致的小于胎龄儿，可因骨髓抑制出现血小板和中性粒细胞减少。

(4) 肺出血：小于胎龄儿大量肺出血较适于胎龄儿多见。

【治疗原则】

1. 产房中的处理　小于胎龄儿产时窒息、脑缺氧损害、先天畸形发生率较高，因此应做好复苏准备。需要复苏时，应在迅速开始复苏的同时，将患儿擦干和保暖。复苏后，应当对患儿进行评估、分类，检查有无其他合并症，并作出相应处理和监护。

2. 喂养　为防止发生低血糖，应及早开始喂养。这类婴儿较同体重早产儿胃容量大，吸吮力较强，需要热量亦较多，若经口喂养不能满足营养需要，可予以胃肠外营养。

3. 防治低血糖　低血糖是小于胎龄儿的常见并发症。必须定期监测血糖。早期喂养和静脉输注10%葡萄糖，可减少低血糖的发生。出现低血糖症状或血糖低于2.2mmol/L（40mg/dl），应给予治疗。

4. 治疗其他合并症　如缺氧缺血性脑病、胎粪吸入综合征、酸中毒等。

【预后】

非匀称型小于胎龄儿常有较好的生后追赶性生长和正常的智力及体格发育，生后第二年末达到正常水平。而匀称型小于胎龄儿则多身材矮小，由于存在潜在的病理因素，他们的智力和体格发育将受影响，多数预后不良。有研究显示，出生时体型与成年后健康状况相关，即小于胎龄儿较适于胎龄儿倾向于成年后发生胰岛素抵抗性糖尿病、脂质代谢病及心血管疾病等。

二、大于胎龄儿

大于胎龄儿是指出生体重大于同胎龄体重第90百分位的新生儿。出生体重>4kg者称巨大儿。

【病因】

1. 母亲因素　母亲体型高大；患糖尿病或妊娠糖尿病。

2. 胎儿因素　常见于某些综合征及胎儿水肿患者。如贝-维综合征（Beckwith-Wiedemann syndrome）、索托斯综合征（Soto's syndrome）。胎儿水肿常见于重型α-地中海贫血或胎儿幼红细胞增多症（erythroblastosis fetalis），以及Rh血型不合导致的胎儿水肿。

【并发症】

1. 低血糖　多见于母亲患有糖尿病或妊娠糖尿病，血糖控制不良，新生儿生后容易发生低血糖。

2. 难产　巨大儿可引起梗阻性分娩和肩位难产，可致窒息和产伤。

【治疗】

1. 准备复苏　在出生时做好复苏准备，预防窒息和产伤发生。

2. 体格检查　婴儿出生后认真作全身检查，注意有无产伤、胎儿水肿或其他先天性异常。

3. 监测血糖　尤其对糖尿病母亲所生的新生儿，能进食的应尽早开奶，血糖低的应静脉补充葡萄糖液。

【预后】

若能适当监测及治疗低血糖,糖尿病母亲所生的新生儿一般预后良好。其他原因引起的大于胎龄儿,预后取决于其潜在病理因素。

(赵 春 孙正芸)

第四节 新生儿窒息与复苏

新生儿窒息(asphyxia of newborn)是指由产前、产时或产后各种因素导致新生儿娩出后不能建立自主呼吸或呼吸抑制状态,造成机体低氧血症、高碳酸血症和酸中毒、全身多脏器损伤,是新生儿死亡和儿童致残的重要原因之一。

【病因】

窒息的本质是缺氧,凡能使血氧饱和度降低的任何因素均可引起窒息。

1. 孕母因素 ①严重疾病:如糖尿病、高血压等;②妊娠合并症:如妊娠高血压综合征;③孕妇吸毒、吸烟、高龄或年龄过小等。

2. 产时因素 头盆不称、宫缩乏力、臀位,使用高位产钳、胎吸助产等,产程中麻醉药、镇痛药或催产药使用不当等。

3. 胎儿因素 ①早产儿、巨大儿等;②先天性畸形:如膈疝、肺发育不全、先天性心脏病等;③宫内感染;④呼吸道阻塞:如羊水、胎粪吸入。

4. 胎儿附属物因素 ①胎盘因素:如前置胎盘、胎盘早剥和胎盘老化等;②脐带因素:如脐带过短、过细、脱垂、绕颈、打结等。

【病理生理】

1. 呼吸改变

(1) 原发性呼吸暂停:胎儿或新生儿缺氧初期,呼吸代偿性加深、加快,如缺氧未能及时纠正,随即转入抑制状态,出现呼吸停止、心率减慢,即原发性呼吸暂停。

(2) 继发性呼吸暂停:若缺氧持续存在,则出现喘息样呼吸,继而出现呼吸停止,此为继发性呼吸暂停。此时肌张力低下或消失,皮肤苍白,血压和心率进一步下降,此阶段需正压通气才能恢复自主呼吸,否则会导致死亡。

2. 全身各器官系统改变 窒息早期,由于低氧血症与酸中毒,引起机体产生经典的"潜水"反射,体内血流重新分布,皮肤、胃肠道、肺、肾等器官血管收缩,血流量减少。血中糖皮质激素、儿茶酚胺、肾素等分泌增加,心肌收缩力增强,心率增快,心排血量增加及外周血压轻度上升,心、脑血流灌注得以维持。如低氧血症持续存在,组织无氧代谢亢进,酸性代谢产物迅速增加,代谢性酸中毒进一步加重,体内储存糖原耗尽,使心功能受损,心搏出量减少,心率和血压下降,生命器官供血减少,导致或加重脑损伤。全身组织因血流灌注不足,出现休克,不及时纠正则导致器官功能衰竭。

3. 血液生化和代谢改变

(1) PaO_2、pH 降低及混合性酸中毒:为缺氧、缺血后无氧代谢及通气功能障碍所致。

(2) 糖代谢紊乱:窒息早期,机体在应激状态下,血糖正常或增高;缺氧持续,继之糖原耗竭而出现低血糖。

(3) 高胆红素血症:酸中毒抑制胆红素与白蛋白结合,并降低肝酶活力,使未结合胆红素增加。

(4) 其他:抗利尿激素分泌异常,发生稀释性低钠血症;钙通道开放、钙泵失灵、钙内流可引起低钙血症。

【临床表现】

1. **胎儿宫内窒息**　早期胎动增加，胎心率≥160次/分；晚期缺氧严重则胎动减少，甚至消失，胎心率<100次/分；羊水被胎粪污染。

2. **新生儿窒息**　评价初生婴儿有无窒息及其程度，采用Apgar评分（表5-3），包括肤色、心率、对刺激的反应、肌张力和呼吸五项指标，每项0~2分，共10分。8~10分为正常，4~7分为轻度窒息，0~3分为重度窒息；一般采用即刻评分（1分钟评分），有窒息者每5分钟评一次直至评分正常。1分钟评分仅是窒息诊断和分度的依据，5分钟及10分钟评分有助于判断复苏效果及预后。多种因素影响Apgar评分，如早产儿肌张力低、孕母用镇静药，评分会较实际低，故近年来认为出生时做脐血血气分析有助于提高判断的准确性。

表5-3　新生儿Apgar评分标准

体征	评分标准		
	0分	1分	2分
皮肤颜色	青紫或苍白	躯干红，四肢青紫	全身红
心率（次/分）	0	<100	>100
弹足底或导管插鼻反应	无反应	有些动作，如皱眉	哭，喷嚏
肌张力	松弛	四肢略屈曲	四肢活动
呼吸	无	慢，不规则	正常，哭声响

3. **各脏器受损的表现**　因不同组织细胞对缺氧的易感性各异，故各器官损伤发生的频率和程度有差异。

（1）中枢神经系统：缺氧缺血性脑病和颅内出血最常见。

（2）呼吸系统：常见吸入性肺炎，包括羊水或胎粪吸入、持续肺动脉高压及呼吸暂停等。

（3）心血管系统：缺氧缺血性心肌损害，表现为心律失常、心力衰竭等。

（4）泌尿系统：肾功能不全、肾静脉血栓形成等。

（5）代谢方面：常见低血糖或高血糖、低钙血症及低钠血症等。

（6）消化系统：早期常见应激性溃疡，晚期多见坏死性小肠结肠炎；黄疸加重或时间延长等。

【辅助检查】

对宫内缺氧胎儿，通过羊膜镜可了解羊水胎粪污染程度，或在胎头露出宫口时取头皮血行血气分析，以评估宫内缺氧程度；生后应检测动脉血气、血糖、电解质、乳酸、血尿素氮和肌酐等生化指标；必要时做X线胸片、头颅B超、头颅MR、CT检查等。

【治疗】

窒息复苏是产科、儿科、麻醉科三科医生以及助产士必须掌握的技术，要求培训合格再上岗。生后应立即进行复苏及评估，而不应延迟至1分钟Apgar评分后进行，有条件的医院新生儿科医生在孕妇分娩时应进入产房。

1. **复苏方案**　目前采用美国儿科学会（AAP）和美国心脏学会（AHA）制订的ABCDE复苏方案。

（1）A（airway）：清理呼吸道，保持呼吸道通畅；

（2）B（breathing）：建立呼吸，增加通气，保证供氧；

（3）C（circulation）：维持有效循环，保证足够的心排血量；

（4）D（drugs）：药物治疗，纠正酸中毒、补充血容量、增强心功能及改善微循环等；

（5）E（evaluation）：评估、监护。

前三项最重要,其中 A 是根本,B 是关键,E 贯穿于整个复苏过程中。呼吸、心率是复苏评估的关键指标,并遵循评估→决策→措施→再评估的循环原则,直至复苏完成。

2. 复苏步骤和程序(图 5-1)

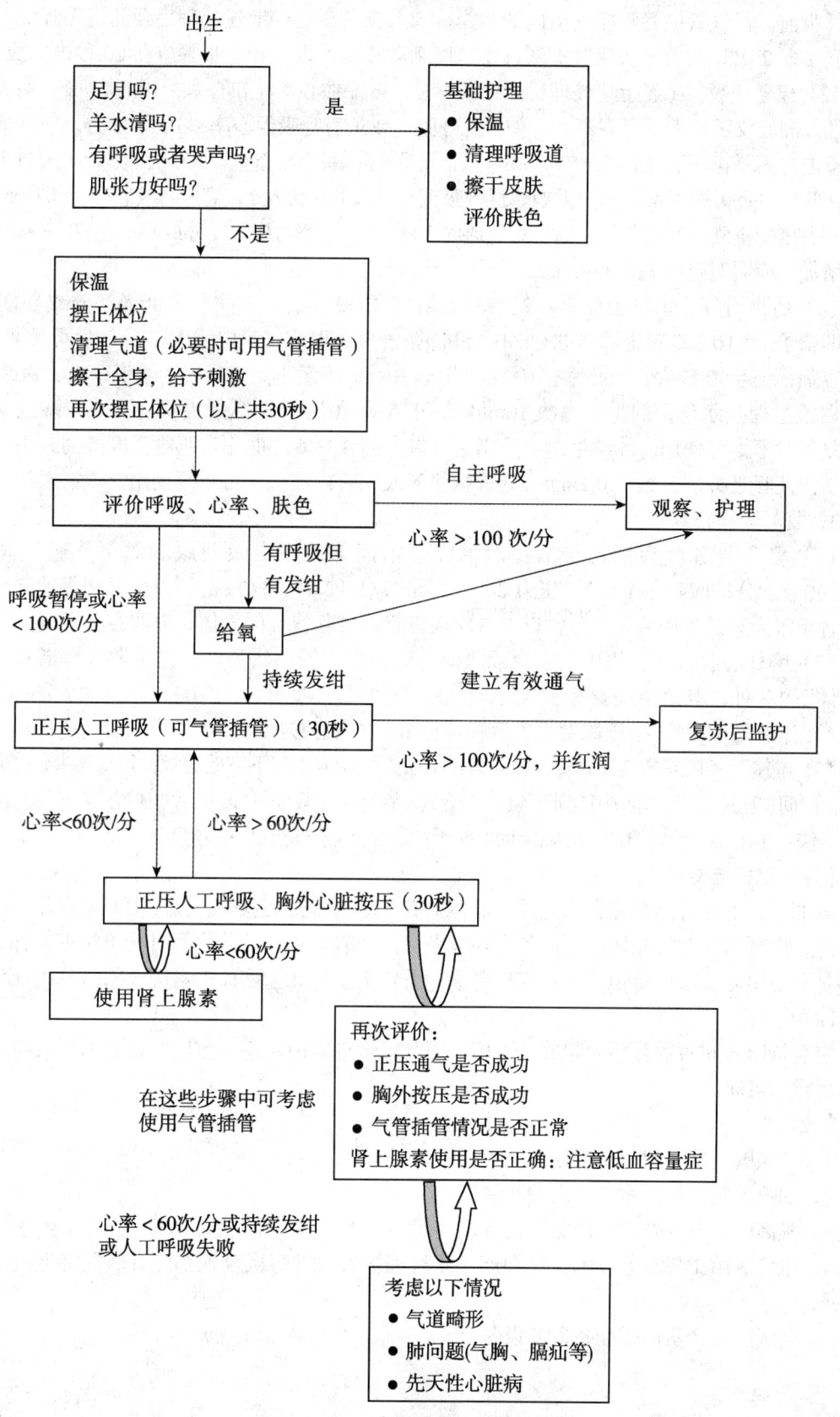

图 5-1　新生儿窒息复苏步骤和程序

(1) 初步复苏：①保暖：胎儿娩出后立即置于预热的开放式远红外抢救台上。②减少散热：揩干全身皮肤。③放好体位：肩部垫高2～3cm，使颈部轻微仰伸。④清理呼吸道：10秒内吸净口、咽和鼻腔的黏液。如羊水混有较多胎粪，在肩娩出前吸净口腔和鼻腔；肩娩出后、第一次呼吸前，行气管插管吸净气道内的胎粪。⑤触觉刺激：经上述处理后婴儿仍无呼吸，可拍打足底1～2次，或上下快速摩擦腰背皮肤以刺激呼吸。以上5个步骤应在20秒内完成。

(2) 建立呼吸：①经上述处理后如呼吸正常，再评估心率，如心率>100次/分，再评估肤色，如红润或仅手足青紫可观察；②如仍无呼吸，或虽有呼吸但心率<100次/分，应立即用复苏气囊进行面罩正压通气；③15～30秒后，再评估心率，如心率>100次/分，出现自主呼吸可评估肤色，吸氧并观察；④如无规律性呼吸或心率<100次/分，需进行气管插管正压通气。

(3) 维持正常循环：若气管插管正压通气30秒后，心率<60次/分或心率在60～80次/分不再增加，应同时进行胸外心脏按压。

(4) 药物治疗：①肾上腺素：经胸外心脏按压30秒后，心率仍<80次/分或心率为0，应立即给予1:10 000肾上腺素0.1～0.3ml/kg，静脉注射或气管内注入，5分钟后可重复一次。②扩容剂：给药30秒后，如心率<100次/分，并有血容量不足表现时，给予全血、血浆、5%白蛋白或生理盐水等，剂量为每次10ml/kg，于5～10分钟静脉缓慢输注。③碳酸氢钠：新生儿复苏时不推荐使用。④纳洛酮：适用于其母产前4～6小时用过吗啡类麻醉药或镇痛药所致的新生儿呼吸抑制，每次0.1mg/kg，静脉注射或气管内注入，可重复使用。

3. 复苏操作技术

(1) 婴儿复苏气囊加压给氧：面罩应密闭面部而不压及两眼和颌下，通气频率为40～60次/分，吸呼比1:2，压力20～30cmH$_2$O（2.0～3.0kPa），以可见胸廓抬起和听诊呼吸音正常为宜。加压通气2分钟以上者应插胃管，排除胃部的气体，以防腹胀影响通气。

(2) 胸外心脏按压：用中、示指或双拇指法，以双拇指法为佳。操作者双拇指并排放于胸骨体下1/3处，其余指绕胸廓于背后，然后双拇指按压，频率为100～120次/分（每按压3次，正压通气1次），按压深度为前后胸直径1/3左右。按压有效可触摸到股动脉搏动。

(3) 喉镜下经口或鼻气管插管：指征为：①胎粪黏稠或声门下有胎粪颗粒须清除者；②重度窒息较长时间加压通气者；③应用复苏气囊加压给氧，胸廓扩张效果不佳或心率仍然在80～100次/分，不见增快；④需要气管内给药；⑤临床疑诊先天性膈疝。插管应在20秒内完成。

【复苏监护与处理】

复苏后新生儿可能合并有休克或多器官损害，应给予密切监护。监测主要内容除一般生命体征外，应特别注意患儿休克指标和内环境平衡。如有休克征象，应及时给予纠正，补充足够的容量和使用血管活性药物。如并发症严重，需转至新生儿重症监护病房（NICU）治疗。

【预后】

窒息持续时间对婴儿预后起关键作用。因此，慢性宫内窒息、重度窒息复苏不及时或方法不当者预后可能不良。

【预防】

1. 加强围生期保健，及时处理高危妊娠。
2. 加强胎儿监护，避免宫内胎儿缺氧。
3. 提高产科分娩技术，避免产伤等。
4. 推广ABCDE复苏技术，培训产、儿科医护人员。每次分娩都应有掌握复苏技术的人员在场。
5. 各级医院产房内需配备复苏设备。

（王　斌）

第五节　新生儿胎粪吸入综合征

新生儿胎粪吸入综合征（meconium aspiration syndrome，MAS）是由于新生儿在宫内缺氧过程中或分娩时吸入混有胎粪的羊水，导致患儿肺部机械性阻塞以及一系列炎症反应，出现呼吸衰竭。常见于足月儿和过期产儿。

【病因与发病机制】

1．胎粪吸入　胎儿发育接近成熟时，在宫内有呼吸动作出现，羊水在此过程中进出肺泡。出现胎儿宫内缺氧时，其肠道及皮肤血液量减少，迷走神经兴奋，导致肠壁缺血痉挛，肠蠕动增加，肛门括约肌松弛而排出胎粪。而此时同时缺氧的胎儿反应性呼吸运动增加（喘息），混有胎粪的羊水进入胎儿肺内。胎儿缺氧发生在分娩时，在建立有效呼吸后很容易吸入胎粪。

2．气道机械性阻塞　胎粪吸入到肺内，其有形固体成分可导致小支气管和肺泡机械性阻塞，可出现以下病理变化：①肺不张：部分肺泡因其小气道被胎粪颗粒阻塞，其远端肺泡内气体吸收，引起肺不张，使肺泡通气/血流降低，导致肺内分流增加，从而发生低氧血症。②肺气肿：黏稠胎粪如不完全阻塞肺泡的小气道，可在气道中形成"活瓣"，出现肺气肿，致使肺泡通气量下降，CO_2 潴留。③出现肺气肿的肺泡如张力过大则破裂出现气漏，临床可表现为间质气肿、纵隔气肿或气胸等。④正常肺泡代偿：未被吸入胎粪阻塞的部分肺组织，其肺泡的通换气功能均可代偿性增强。

3．炎症　胎粪中有刺激炎症反应的物质，这些物质引起气道上皮细胞表达高水平的炎性细胞因子如 IL-1β、IL-6、IL-8、TNF-α 等，刺激肺组织，使血管通透性增高，导致细胞渗出等炎症现象。通气障碍的肺泡有利于细菌生长，故 MAS 也可继发细菌感染。

4．肺动脉高压　宫内缺氧可使胎儿肺血管中间层重塑，对缺氧产生异常反应；酸中毒导致肺小动脉痉挛，肺动脉阻力增加，右心压力增加，发生卵圆孔水平的右向左分流；肺血管阻力的持续增加，使肺动脉压超过体循环动脉压，从而导致已功能性关闭或尚未关闭的动脉导管发生导管水平的右向左分流，即新生儿持续肺动脉高压（persistent pulmonary hypertension of newborn，PPHN）。上述变化将进一步加重低氧血症及混合性酸中毒，并形成恶性循环。

5．近年来有文献报道，MAS 可导致 II 型肺泡上皮细胞受损和肺表面活性物质减少，同时胎粪成分可使肺表面活性物质失活。

【临床表现】

1．吸入混有胎粪的羊水　是诊断 MAS 的必要但不是充分的条件。①分娩时可见羊水混有胎粪；②患儿体表、脐带和指（趾）甲床留有胎粪污染的痕迹；③口、鼻腔吸引物中含有胎粪；④气管插管时声门处或气管内吸引物中可见胎粪（即可确诊）。

2．呼吸系统表现　患儿症状轻重与患儿是否有宫内慢性缺氧密切相关，宫内慢性缺氧且能诊断 MAS 的患儿其症状明显比其他患儿严重。若吸入大量混有黏稠胎粪羊水者，可致死胎或生后不久即死亡。MAS 患儿生后数小时便可出现呼吸急促（>60 次/分）、发绀、鼻翼扇动和吸气性三凹征等呼吸窘迫表现，少数患儿也可出现呼气性呻吟。体格检查可见胸廓前后径增加，早期两肺有鼾音或粗湿啰音，以后出现中、细湿啰音。如呼吸窘迫突然加重，并伴有呼吸音明显减弱，应怀疑气胸的发生。

3．持续肺动脉高压　多发生于足月儿，表现为严重的发绀，其特点为：当吸入氧浓度（FiO_2）>0.6 时，发绀仍不缓解；哭闹、哺乳或躁动时发绀加重；发绀程度与肺部体征不平行（发绀重，体征轻）。部分患儿在胸骨左缘第 2 肋间可闻及收缩期杂音，严重者可出现休克和心力衰竭。

需与青紫型先天性心脏病或严重肺部疾病所导致的发绀相鉴别：①高氧试验：吸入纯氧 15 分钟，如动脉血氧分压（PaO_2）或经皮血氧饱和度（$TcSO_2$）较前明显增加，提示为肺实质病变；PPHN 和青紫型先天性心脏病则无明显增加。②动脉导管前、后血氧差异试验：比较动脉导管前（右桡动脉或颞动脉）和动脉导管后（左桡动脉、脐动脉或下肢动脉）的 PaO_2 或 $TcSO_2$，若动脉导管前、后 PaO_2 差值＞2kPa（15mmHg）或 $TcSO_2$ 差值＞4%，表明动脉导管水平有右至左分流。若无差值也不能除外 PPHN，因为也可有卵圆孔水平的右至左分流。③高氧 - 高通气试验：应用气管插管纯氧复苏气囊通气，频率60～80次/分，通气10～15分钟，使动脉血二氧化碳分压（$PaCO_2$）下降和血 pH 上升，若 PaO_2 较通气前升高＞4kPa（30mmHg）或 $TcSO_2$ 升高＞8%，则提示 PPHN 存在。

【辅助检查】

1. 实验室检查　血气分析示 pH 及 PaO_2 降低，$PaCO_2$ 增高；血常规、血糖、血钙和相应血生化检查；气管内吸引物及血液的培养。

2. X 线检查　两肺透亮度增强，伴有节段性或小叶性肺不张，也可仅有弥漫性浸润影或并发纵隔气肿、气胸等。临床统计发现：部分 MAS 患儿胸片改变与临床表现不呈正比，即胸片严重异常者症状却很轻，胸片轻度异常甚或基本正常者症状反而很重。

3. 超声波检查　彩色多普勒超声检查有助于肺动脉高压的诊断。

【治疗】

1. 清理呼吸道内的胎粪　生后不久且活力不足的 MAS 患儿，应立即进行气管插管吸引胎粪，胎粪黏稠者也可气管内注入0.5ml 生理盐水后再行吸引。为促进气管内胎粪排出，可采用体位引流、叩背和震动胸部等方法。进行吸氧或机械通气的患儿，应特别注意保证气体的温湿化。

2. 对症治疗

（1）氧疗：当 PaO_2＜8.0kPa（60mmHg）或 $TcSO_2$＜90% 时，应依据患儿缺氧程度选用鼻导管、面罩或头罩等吸氧方式，以维持 PaO_2 8.0～10.6kPa（60～80mmHg）或 $TcSO_2$ 90%～95% 为宜。若患儿有指征，应尽早机械通气治疗。

（2）纠正酸中毒：①纠正呼吸性酸中毒：可经口、鼻或气管插管吸引，保持气道通畅，必要时进行正压通气；②纠正代谢性酸中毒：纠正缺氧，改善循环，当血气结果中碱剩余为 -6～-10mmol/L 时，应在保证通气的前提下给予碱性药物。

（3）维持正常循环：出现低体温、苍白和低血压等休克表现者，应用血浆、全血、5% 白蛋白或生理盐水等进行扩容，同时静脉滴注多巴胺和（或）多巴酚丁胺等。

（4）其他：①限制液体入量：伴有脑水肿、肺水肿或心力衰竭者，应适当限制液体入量；②抗生素：不主张预防性应用抗生素，但对有继发细菌感染者，根据血、气管内吸引物细菌培养及药物敏感试验结果应用抗生素；③肺表面活性物质：目前有应用其治疗 MAS 的临床报道，但病例数较少，确切疗效尚有待证实；④预防肺气漏：需机械通气的病例，气道峰压（PIP）和呼气末正压（PEEP）不宜过高，以免引起气胸等；⑤气胸治疗：应紧急行胸腔穿刺抽气或行胸腔闭式引流，可立即改善症状；⑥其他：保温、镇静，满足热量需要，维持血糖和血钙正常等。

3. PPHN 治疗　去除病因至关重要。

（1）碱化血液：是治疗 PPHN 经典而有效的方法之一。采用人工呼吸机进行高通气，以维持动脉血气：pH 7.45～7.55，$PaCO_2$ 3.3～4.7kPa（25～35mmHg），PaO_2 10.6～13.3kPa（80～100mmHg）或 $TcSO_2$ 96%～98%，从而降低肺动脉压力。

（2）血管扩张剂：静脉注射妥拉唑啉虽能降低肺动脉压，但也会引起体循环压相应或更严重地下降。鉴于妥拉唑啉可使肺动脉压和体循环压同时下降，其压力差较前无明显改变甚或增大，非但不能减少反而可能增加右向左分流，目前临床已很少应用。近年来，磷酸二酯酶抑制剂如西地那非（sildenafil）等，可选择性扩张肺血管，应用于新生儿 PPHN 也取得了一定疗效。

(3) 一氧化氮吸入（inhaled nitric oxide，iNO）：NO 是血管舒张因子，由于 iNO 的局部作用，使肺动脉压力下降，而动脉血压不影响，故是 PPHN 治疗的选择之一。近年来的临床试验也表明，iNO 对部分病例有较好的疗效。

(4) 其他：在 PPHN 的治疗中，有报道肺表面活性物质能使肺泡均匀扩张，降低肺血管阻力；关于是否应用激素及持续气道正压通气（CPAP）治疗尚存在争议；液体通气尚在试验中；高频震荡通气取得了一定效果；体外膜式氧合（ECMO）对严重 MAS（并发 PPHN）疗效较好，但价格昂贵，人员及设备要求高。

【预防】

积极防治胎儿宫内窘迫和产时窒息；尽量避免过期产；出生时如羊水混有胎粪，患儿出现窒息且反应差，应立即插管清理呼吸道；及时纠正低氧血症和混合性酸中毒对预防 PPHN 至关重要。

（王　斌）

第六节　新生儿呼吸窘迫综合征

新生儿呼吸窘迫综合征（neonatal respiratory distress syndrome，NRDS）多见于早产儿，是由于缺乏肺表面活性物质（pulmonary surfactant，PS），使肺泡表面张力增高，肺泡呈进行性萎陷，导致生后不久出现进行性呼吸困难、发绀、呼气性呻吟、吸气性三凹征和呼吸衰竭的临床综合征。病理学上以出现嗜伊红透明膜和肺不张为特征，又称新生儿肺透明膜病（hyaline membrane disease，HMD）。

【病因与发病机制】

PS 缺乏是本病的直接原因。PS 由肺泡 II 型上皮细胞分泌，其主要成分为磷脂。PS 覆盖在肺泡表面，可降低其表面张力，防止呼气末肺泡萎陷，保持功能残气量（FRC），稳定肺泡内压，减少液体自毛细血管向肺泡渗出。PS 不足或缺乏时，肺泡表面张力增加，肺泡萎陷，肺顺应性降低，吸气时做功增加且肺泡难以充分扩张，潮气量和肺泡通气量明显减少，而肺泡血流相对正常，通气/血流比例降低，导致缺氧、CO_2 潴留及代谢性酸中毒。缺氧及酸中毒引起肺小动脉痉挛，形成肺动脉高压，产生右向左分流，造成肺血流灌注下降，加重缺氧，使肺毛细血管通透性增高，液体漏出。肺间质水肿和纤维蛋白沉着于肺泡内表面形成嗜伊红透明膜，使气体弥散障碍，又进一步加重缺氧和酸中毒，进而抑制 PS 合成，形成恶性循环。

NRDS 的诱发因素包括：①早产儿：胎龄＜35 周早产儿易发生 NRDS，且胎龄越小，发生率越高；②围生期窒息、缺氧、酸中毒、低灌注可抑制 PS 生成；③剖宫产婴儿：有研究认为在分娩发动之前剖宫产，未经正常宫缩，新生儿肺的 PS 合成减少；④其他：糖尿病孕母的婴儿、肺部严重感染、重度 Rh 溶血病等。

【临床表现】

1. 症状与体征　多于生后 2～6 小时出现，表现为呼吸急促，呼吸频率 60 次/分以上，皮肤发绀、呼气性呻吟、吸气时出现三凹征，病情呈进行性加重。继而出现呼吸不规则、呼吸暂停、青紫、呼吸衰竭。呼吸窘迫进行性加重是本病的特点。听诊呼吸音减低，若闻及细湿啰音应考虑肺出血或肺炎可能。常在生后第 2、3 天病情严重，存活 3 天以上病情将明显好转。如出生 12 小时后出现呼吸窘迫，一般不考虑本病。并发颅内出血及肺炎者病程较长。

2. 并发症

(1) 动脉导管未闭（PDA）：NRDS 早期易出现右向左分流，恢复期出现左向右分流。发生 PDA 时，肺动脉血流增加，致肺淤血、心脏负荷增加，表现为喂养困难、呼吸暂停、水冲脉、心率增快、心前区搏动增强，胸骨左缘第 2 肋间可听到收缩期或连续性杂音，严重者致肺水肿、心力衰竭。

(2) 肺动脉高压（PPHN）：出现 PPHN 可使病情加重。

(3) 肺部感染：由于气管插管、机械通气，患儿易继发肺部感染。

(4) 支气管肺发育不良（BPD）：长时间给氧、机械通气，可造成肺损伤、肺纤维化，导致 BPD。

(5) 肺出血：严重病例可发生肺出血，与早产、缺氧有关，常发生在病程第 2～4 天。

(6) 脑室内出血（IVH）：NRDS 可发生 IVH，主要与早产、缺氧有关，亦与机械通气有关。

【辅助检查】

1. 血气分析　主要为血 pH、HCO_3^-、PaO_2 下降，$PaCO_2$ 增高。

2. 泡沫稳定试验　阳性表明 PS 多，可除外 NRDS；阴性表明 PS 少，可考虑为 NRDS；两者之间为可疑。

3. 羊水卵磷脂/鞘磷脂（L/S）比值　L/S ≥ 2 提示"肺成熟"，1.5～2 为可疑，＜1.5 为"肺未成熟"。

4. 肺部 X 线检查　胸片表现较特异，对 NRDS 诊断非常重要。根据病变程度分 4 级：Ⅰ级：两肺透亮度减低，可见弥漫性网状细小颗粒影，心影清楚，支气管充气征不明显；Ⅱ级：两肺透亮度减低较明显，并见较大密集网状颗粒影，可见支气管充气征；Ⅲ级：肺野透亮度更加降低，呈毛玻璃样，横膈及心界模糊不清，支气管充气征明显；Ⅳ级：呈"白肺"样改变，树枝状支气管充气征更加明显。动态拍摄 X 线胸片有助于诊断及治疗效果的评估。

5. 彩色多普勒超声检查　确诊有无 PPHN 和 PDA。

【诊断与鉴别诊断】

根据典型的临床表现、血气分析和 X 线胸片不难确诊，但应与以下疾病鉴别：

1. B 族乙型溶血性链球菌肺炎　宫内或分娩过程中感染 B 族乙型溶血性链球菌肺炎或败血症，临床及 X 线胸片表现难以与 NRDS 区别。但该病患儿母亲妊娠晚期常有感染、胎膜早破或羊水有臭味史；母血或宫颈拭子培养有 B 族乙型溶血性链球菌生长；机械通气时所需参数较低，病程与 NRDS 不同；用青霉素有效。

2. 湿肺　多见于足月儿，病程短，为自限性疾病。生后数小时内出现呼吸增快（＞60 次/分），非进行性，一般情况好，重者也有青紫和呻吟等。胸部 X 线表现为肺气肿、肺门纹理增粗和斑点状云雾影，以及叶间胸膜积液。

3. 羊水和胎粪吸入性肺炎　以足月儿或过期产儿多见，常有宫内窘迫，出生时窒息，复苏后出现呼吸困难、发绀，但不呈进行性发展，肺部湿啰音常见。胸部 X 线表现为斑片状模糊影、肺气肿。

4. 膈疝　孕母常有羊水过多，新生儿出生后出现呼吸困难及发绀。腹部凹陷，患侧胸部呼吸音减弱甚至消失，可闻及肠鸣音；胸腹 X 线片可见患侧胸部有充气的肠曲或胃泡影及肺不张，纵隔向对侧移位，腹部充气影减少，膈肌升高。

【治疗】

NRDS 的处理原则包括：①加强呼吸管理，预防低氧血症和酸中毒，减少氧和机械通气所致的肺损伤；②保持内环境稳定和正常的组织代谢，促进 PS 产生；③维持心血管功能稳定，预防右向左分流及 PDA 的发生；④PS 的替代治疗。

1. 纠正缺氧

(1) 供氧：轻者选用鼻导管、面罩或头罩吸氧，因早产儿易发生氧中毒，故以维持 PaO_2 50～70mmHg（6.7～9.3kPa）和 $TcSO_2$ 90%～95% 为宜。

(2) 持续气道正压通气（continuous postive airway pressure, CPAP）：应用于一般给氧效

果不好，且辅助呼吸肌运动明显者，应及早应用 CPAP。压力范围 2～8cmH$_2$O，2～6cmH$_2$O 最常用。

(3) 机械通气：CPAP 压力>8cmH$_2$O，PaO$_2$ 仍然<50mmHg（6.7kPa），或 PaCO$_2$>60mmHg（8kPa），并继续升高；频繁呼吸暂停；胸部 X 线呈Ⅲ级以上病变者均为气管插管机械通气的指征。当常频通气治疗难以奏效时，可用高频通气。

2．PS 替代疗法　给药时间越早越好，可明显降低 NRDS 病死率及气胸发生率，同时可改善肺顺应性和通气、换气功能，减少对机械通气的依赖。PS 目前已常规用于预防或治疗 NRDS。

3．对症支持治疗　①保温。②监测：体温、呼吸、心率、血压和血气等。③液体和营养：NRDS 患儿在机械通气时，既要避免低血容量，又要防止补液过多导致肺水肿和 PDA、IVH 和 BPD 的发生。第 1～2 天液量 60～80ml/(kg·d)，第 3～5 天 80～100ml/(kg·d)，并补充电解质。病情好转后改为经口喂养，热能不足时辅以部分静脉营养。④纠正酸中毒。⑤维持循环稳定：低血压可用多巴胺。

4．抗感染治疗　根据肺部继发感染的病原菌，选用相应的抗生素治疗。

5．并发症的治疗

(1) 并发 PDA 的治疗：包括限制入液量，早期应用前列腺素合成酶抑制剂吲哚美辛，三剂为一疗程，每剂间隔 12 小时，首剂 0.2mg/kg，第二、第三剂为每次 0.1mg/kg。或使用布洛芬，其没有少尿和肾功能损害等副作用。用药无效时可考虑手术结扎。

(2) 并发 PPHN 的治疗：吸入 NO 对 PPHN 有较好的疗效。剂量 5～20ppm。无条件使用 NO 时可使用硫酸镁、前列腺素、西地那非等。

【预防】

1．产前预防　①预防早产。②糖皮质激素：对有可能发生早产的孕母应用地塞米松，每次 5mg，每日 2 次，共 4 次；倍他米松每次 12mg，每 24 小时一次，共 2 次。应在分娩前 24 小时至 7 天给药。

2．出生后预防　对胎龄<30～32 周的早产儿，出生体重<1200g 者可考虑预防性应用 PS，越早越好。

（王　斌）

第七节　新生儿缺氧缺血性脑病

新生儿缺氧缺血性脑病（hypoxic-ischemic encephalopathy，HIE）是指围生期窒息引起的缺氧、脑血流减少或暂停而导致胎儿或新生儿脑损伤。HIE 是新生儿死亡和儿童神经系统伤残的常见原因，是近年来国内外研究的热点。

【病因与发病机制】

HIE 最常见的原因是新生儿窒息，其他如胎盘、脐带因素、妊娠高血压引起的宫内慢性缺氧，以及生后出现的心搏骤停、心力衰竭、肺炎、NRDS、休克均可导致脑缺氧缺血性损伤。

任何原因引起的 HIE 其发病机制的共同途径是缺血缺氧，神经细胞在缺血或缺氧几分钟内就开始出现损伤和死亡。如果缺氧后得到复苏，大脑出现血液再灌注，细胞不会立即死亡，但会在几个小时或几天之后的再灌注过程中产生细胞损伤。目前关于脑细胞损伤和死亡的基本机制有如下几种：

1．能量衰竭　心跳停止后，立刻出现血流完全终止，脑赖以产生能量的物质（氧气和葡萄糖）供应终止，脑失去产生能量的能力。神经系统细胞立刻由有氧代谢转为无氧代谢，残余的葡萄糖和糖原迅速被代谢并产生乳酸。血乳酸升高并与血浆中的葡萄糖水平成比例，同时有 ATP 水解，导致血液中 [H^+] 升高。此时血糖高会对神经细胞造成损害。损害进展导致过量释放兴奋性神经递质。

2. 兴奋毒性和钙离子　电化学梯度改变和离子内流可进一步强化神经递质的释放，兴奋性递质如谷氨酸盐可导致更进一步的离子内流，从而形成了一个恶性循环，导致细胞肿胀。此时 Ca^{2+} 作为第二信使中的关键角色，促进去极化扩散，触发细胞毒分子的级联反应，从而使细胞能量储存丧失、发生凋亡和坏死。

3. 活性氧簇（ROS）和再灌注损伤　正常情况下，脑部可根据神经细胞活动的情况，通过血管调节化合物如 NO 等控制局部脑血流，NO 在内皮细胞、神经元和间质通过 NO 合酶（NOS）催化 L-精氨酸产生。当存在 ROS 时，NOS 和 ROS 结合产生过氧硝酸基，产生的速度超过了其清除剂（如超氧化物歧化酶）处理的速度，而过氧硝酸基是一种破坏 DNA 和其他细胞成分的极为不稳定的物质。

4. 线粒体损伤　细胞质中 Ca^{2+} 的增加可触发线粒体膜形成转移孔，细胞质化合物可自由通过这些孔道，进入线粒体腔，并影响线粒体内膜以及呼吸链元件，这种情况下线粒体可溶解，其中的内容物会漏出，激活半胱氨酸蛋白酶（caspase）和裂解多聚 ADP 核糖聚合酶（PARP），导致发生内源性凋亡级联反应。

5. 炎症　HIE 开始数分钟，炎症应答就会出现，包括体液应答和细胞应答。促炎细胞因子如 IL-1β、TNFα、IL-8 从大脑微血管内皮和间质中释放，白细胞和巨噬细胞产生趋化和激活，细胞黏附分子上调使白细胞在大脑微循环中大量出现。白细胞在缺血缺氧所导致的神经组织损伤方面会起到某种作用。

6. 凋亡和坏死　全脑短暂缺血即可因凋亡和坏死导致细胞死亡，上面提到的很多介导因子可触发导致细胞死亡的路径，故神经元细胞死亡可能是既有坏死也有凋亡。

7. 无复流和再灌注延迟　大脑缺血后一些微血管在再灌注时未出现血流，即无复流现象（no reflow phenomenon），重新出现血流时间延迟，则脑组织损害更严重。这些现象和缺氧缺血事件时中性粒细胞黏附、内皮细胞肿胀、血液高黏滞性和血小板聚集堆积导致毛细血管阻塞有关。

【病理学改变】

病变的程度与分布范围主要取决于损伤时脑成熟度、缺氧程度及持续时间。①脑水肿：早期主要的病理改变；②选择性神经元死亡（包括凋亡、坏死）和梗死：足月儿主要病变在脑灰质，包括大脑皮质、海马、基底核、丘脑和小脑，后期可表现为软化、多囊性变或瘢痕形成；③出血：包括脑室、原发性蛛网膜下腔、脑实质出血；④早产儿主要表现为脑室周围室管膜下-脑室内出血和脑室周围白质软化。

【临床表现】

患儿有严重的宫内窘迫或出生时重度窒息史，出生后 12～24 小时内出现神经系统症状，如意识障碍、肌张力改变、原始反射异常、惊厥或脑干受损表现等，即可诊断为 HIE。部分患儿在宫内已发生缺血缺氧性脑损伤，出生时无窒息，但生后数天或数周逐渐出现神经系统受损症状。临床上根据病情、病程及预后等分为轻、中、重三度，见表 5-4。

【辅助检查】

1. 血生化检查

(1) 血气分析、电解质、血糖及肝肾功能。

(2) 酶学检查：血清肌酸磷酸激酶同工酶（CPK-BB）、神经元特异性烯醇化酶（NSE）、S-100 蛋白（S-100）在缺氧缺血性脑损伤后 6～72 小时，在血液和脑脊液中的升高和脑损害程度呈正相关，是 HIE 早期诊断和预后评估的敏感标志物。

表5-4 新生儿缺氧缺血性脑病临床分度

分度	意识	肌张力	原始反射 拥抱反射	原始反射 吸吮反射	惊厥	中枢性呼吸衰竭	瞳孔改变	前囟张力	病程及预后
轻度	过度兴奋	正常	稍活跃	正常	无	无	无	正常	兴奋症状在24小时内最明显，3天内逐渐消失，预后好
中度	嗜睡、迟钝	减低	减弱	减弱	通常伴有	无或轻	无或缩小	正常或稍膨满	症状大多在1周末消失，10天后仍不消失者可能有后遗症
重度	昏迷	松软，或间歇性伸肌张力增高	消失	消失	多见或持续	常有	不对称或扩大，光反应消失	饱满紧张	病死率高，多在1周内死亡，存活者症状可持续数周，后遗症可能性较大

2．影像学诊断

（1）颅脑B超：具有无创、价廉、床边操作和动态随访等优点，对脑室及其周围出血具有较高的特异性。

（2）磁共振成像（MRI）及CT检查：MRI分辨率高、无创，诊断价值高，而且对预后判断有意义。CT对脑水肿不敏感，对梗死、颅内出血类型及病灶部位等有确诊价值。

（3）脑功能检查：①脑电图在生后1周内检查，表现为脑电活动延迟（落后于实际胎龄）、异常放电、缺乏变异、背景活动异常（以低电压和爆发抑制为主）等。有条件时，可在出生早期进行振幅整合脑电图（aEEG）连续监测。②脑干诱发电位：HIE表现为出波延迟、潜伏期延长、波幅变平或波脱失。③多普勒超声脑血流速度（CBV）测定：有助于了解脑灌注情况，高CBV提示脑血管麻痹和缺乏自主调节，低CBV提示存在广泛的脑坏死低灌注，甚至无灌流。

（4）HIE的脑代谢监测：①磁共振频谱（MRS）可无创检测活体组织化学成分，如脑组织的ATP、磷酸肌酸、乳酸等，比MRI更能早期敏感地反映缺氧缺血的脑损伤程度。②近红外光谱测定技术（NIRS）可直接测出脑组织中央和血红蛋白及还原血红蛋白的变化，实际了解脑内氧合情况，间接反映脑血流动力学状况及细胞内生物氧化过程。

【诊断与鉴别诊断】

应与新生儿颅内出血、化脓性脑膜炎、宫内病毒感染、遗传代谢性疾病等鉴别。

1．产伤性颅内出血 有异常分娩史，生后可有神经系统症状，影像学检查可以鉴别。

2．宫内感染 有围生期病史，血培养，脑脊液常规及培养，TORCH血清及脑脊液特异性抗体IgG、IgM和PCR病原体检查有助于鉴别。

3．中枢神经系统先天性畸形 影像学检查可资鉴别。

【治疗】

治疗基本原则为恢复大脑血流供应和氧气供应，尽量减少大脑代谢活动，采取适当的临床治疗措施。

1．改善血流灌注 对有效循环血量不足的患儿，首先要纠正，并防止休克、维持适度的血压、降低颅内压、使用血管扩张剂、降低血液黏稠度等。

2．代谢和能量供应 保持良好的通气，但不主张过度通气。恢复脑组织和脑细胞的能量供应是保护脑的重点，过高浓度的葡萄糖可产生过量的乳酸，乳酸可损伤缺氧的脑组织，因此HIE治疗过程中要维持葡萄糖在正常水平。

3．低温疗法　低温疗法是目前保护脑的重要手段。在新生儿HIE发生6小时内，有条件的单位可行脑部或全身亚低温治疗，治疗过程应严格按照相关操作常规进行。

4．控制惊厥　镇静疗法在ICU比较常用，目的是辅助机械通气、有创操作、缓解焦虑。麻醉剂和镇静剂还有降低大脑代谢的好处，这种效应与药物剂量相关。控制惊厥首选苯巴比妥。

5．无复流和再灌注延迟的处理　改善HIE后脑血流一直是个难题。根据HIE后无复流现象和再灌注延迟的机制，可尝试高张盐水以达到扩容和减轻脑水肿、降低颅内压的双重效果。

6．抗炎疗法和免疫调节　近年来有报道临床使用的COX2抑制剂如布洛芬等，在大脑缺血时可能产生有益的神经保护作用。

【预后与预防】

本病预后与病情严重程度，抢救是否正确、及时有关。预后不良的决定因素有：①重度窒息经抢救20分钟以上出现自主呼吸；②重度HIE；③出现脑干症状；④频繁惊厥发作，不易控制；⑤1周后神经系统症状仍未消失；⑥2周后EEG仍中度以上异常；⑦头颅B超显示有Ⅲ～Ⅳ级脑室内出血或脑实质大面积梗死或缺血区，基底核有明显病变，28天左右复查有脑软化灶、脑萎缩、脑室扩大、基底核病变或脑室周围白质软化；⑧生后12～14天新生儿行为神经测定（NBNA）评分<35分；⑨血清或脑脊液酶活性明显升高；⑩同时合并胎粪吸入综合征、缺氧缺血性心肌损害和急性肾衰竭等多脏器功能受损者，症状持续48小时以上仍不能恢复正常。

积极推广新法复苏，防止围生期窒息是预防本病的主要方法。对HIE新生儿应强调早期正规治疗、疗程要足。对有预后不良高危因素的新生儿，应定期随访和跟踪监测，及时发现异常和早期干预，使之赶上正常水平。

（王　斌）

第八节　新生儿颅内出血

新生儿颅内出血（intracranial haemorrhage of the newborn）是新生儿期常见的严重脑损伤，病死率高，存活者后遗症较多。近年来由于产科技术的进步及新生儿监护的发展，产伤所致硬脑膜下出血等明显减少，而主要发生在早产儿及存在围生期高危因素的足月儿，且颅内出血新生儿的存活率明显增加。

【病因与发病机制】

1．脑毛细血管发育不成熟　早产儿胎龄在32周以下者，脑室周围室管膜下脑生发基质区极易出现毛细血管破裂，引起脑室周围-脑室内出血及出血性脑梗死。

2．缺氧缺血　低氧血症、高碳酸血症形成压力被动性脑血流，动脉压力升高引起毛细血管破裂出血；动脉压力降低引起毛细血管缺血性损伤而出血；还可因脑血管扩张，静脉淤血、血栓形成，致血管破裂出血。

3．外伤　如胎位不正、产程延长等使胎儿头部过分受压，或使用各种助产方式使脑血管撕裂出血。其他如气管插管等频繁操作或机械通气时呼吸机参数设置不当等，可造成脑血流动力学突然改变引起毛细血管破裂而出血。

4．其他　新生儿肝功能不成熟、凝血因子缺乏，或有出血性疾病，不当输入碳酸氢钠、甘露醇等高渗溶液，可导致毛细血管破裂。

【临床表现】

1．神经系统表现　以神经系统的兴奋或抑制症状为主要表现，与出血部位和出血量有关。

轻者可无症状，大量出血者可在短期内死亡。常见的症状与体征有：①神志改变：过度兴奋、嗜睡或昏迷；②兴奋症状：哭吵、尖叫、躁动、激惹、抖动、呼吸增快、心动过速、腱反射亢进、颈强直、惊厥、角弓反张等；③抑制症状：肌肉松弛，心动过缓，呼吸减慢、节律不规则或暂停；④眼部症状：凝视、斜视、眼球震颤、瞳孔对光反应迟钝或消失、瞳孔不等大。

2．非特异性表现　不明原因的苍白、贫血和黄疸；体温调节障碍可引起高热、体温不升。

3．各型颅内出血的特点

（1）脑室周围-脑室内出血（periventricular-intraventricular hemorrhage，PVH-IVH）：多见于未成熟儿，尤其是胎龄小于32周、体重低于1500g者。根据头颅影像学检查分为4级：Ⅰ级：室管膜下出血，单侧或双侧；Ⅱ级：脑室内出血但无脑室扩大；Ⅲ级：脑室内出血伴脑室扩大；Ⅳ级：脑室内出血合并脑实质出血或脑室周围出血性梗死。临床表现可有三种类型：急剧恶化型、断续进展型和临床寂寞型。以寂寞型最常见，无临床症状和体征，仅在超声或CT检查时发现；断续进展型次之，症状在数小时至数天内断续进展，神志改变、动作减少、肌张力低下、呼吸不规则；急剧恶化型最为少见，但症状最重，患儿可在数分钟至数小时内迅速恶化，出现意识障碍、呼吸暂停、频繁抽搐、肌张力低下、前囟紧张、瞳孔对光反应消失、血压下降、心动过缓，死亡率高。Ⅰ～Ⅱ级出血者预后较好，Ⅲ～Ⅳ级出血存活者半数左右会留有神经系统后遗症。

（2）原发性蛛网膜下腔出血（subarachnoid hemorrhage，SAH）：起源于软脑膜丛的小静脉或蛛网膜下腔的桥静脉。SAH多与缺氧、酸中毒、产伤有关。大多数出血量少，无临床症状，预后良好；中度出血者可引起惊厥，常在生后第2天出现，惊厥发作间歇表现正常；大量出血者常在短期内恶化和死亡，但并不常见。SAH预后较好，90%随访正常。SAH主要的后遗症为出血后脑积水。

（3）硬脑膜下出血（subdural hemorrhage，SDH）：是产伤性颅内出血最常见的类型，多发生于足月儿、巨大儿。可发生于小脑天幕、大脑镰撕裂，大脑表浅静脉破裂。出血量少者可无症状；急性大量出血者可在短期内死亡，亚急性者多数于1～2天后出现惊厥、斜视和神经定位征象如偏瘫等神经系统症状。发生小脑幕切迹疝时可有瞳孔散大、对光反应减弱或消失等第三对脑神经受压的表现。也有在新生儿期症状不明显，但在数月后发生慢性硬脑膜下积液。

（4）脑实质出血（intraparenchymal hemorrhage，IPH）：多因小静脉栓塞后使毛细血管内压力增高、破裂而出血。如出血部位在脑干，则早期可发生瞳孔改变、呼吸不规则和心动过缓等，前囟张力可不高。主要后遗症为脑瘫、癫痫和精神发育迟缓。出血部位可液化形成囊肿，如囊肿与脑室相通则称为脑穿通性囊肿。

（5）小脑出血（cerebellar hemorrhage，CH）：包括原发性小脑出血、脑室内或蛛网膜下腔出血扩散至小脑、静脉出血性梗死及产伤引起小脑撕裂四种类型。多见于胎龄小于32周、体重低于1500g的早产儿，或有产伤史的足月儿。严重者除一般神经系统症状外，主要表现为脑干压迫症状，可在短时间内死亡。预后较差，尤其是早产儿。

【辅助检查】

1．血常规　颅内出血量较多时可伴有贫血，血常规检查有血红蛋白下降、红细胞减少。

2．脑脊液检查

（1）血性脑脊液：连续采集三管，均为血性，有皱缩红细胞。

（2）脑脊液糖定量测定：糖定量明显降低，与血糖比值<0.6，5～10天最明显，可持续数周。

（3）含铁血黄素细胞检查：此细胞在脑脊液中可持续6个月，有助于诊断及不明原因脑积水患儿的病因追查。

3．影像学检查

（1）超声检查：颅内出血在头颅B超中呈现回声增强，是PVH-IVH的特异性诊断手段，应为首选,并在生后 3~7 天进行,1 周后动态监测。由于 B 超对低血红蛋白浓度的敏感性高,数月后仍可探测到残余血块。但对蛛网膜下腔、后颅窝和硬膜外等部位的出血,B 超不易发现,需 CT、MRI 确诊。

(2) CT 检查:颅内出血在 CT 中表现为密度增加,是各型颅内出血诊断的较好手段。

(3) 磁共振成像(MRI)检查:MRI 检查有无创、准确的特点,但费用高。在 B 超、CT 检查阴性而又高度怀疑颅内出血时应做 MRI 检查。

【诊断与鉴别诊断】

新生儿颅内出血有异常分娩史、窒息史,发病多在 3 天内,出现上述的症状与体征。腰椎穿刺为血性脑脊液,镜下可见皱缩红细胞。头颅 B 超、CT、MRI 可以确诊。需与以下疾病鉴别:

1. 化脓性脑膜炎　脑脊液常规、培养、细胞形态学检查可资鉴别。
2. 缺氧缺血性脑病　脑脊液检查、头颅 CT 可资鉴别。
3. 代谢性惊厥　如低血糖、低血钙及低血镁等,生化检查结果以及对症处理后惊厥停止可资鉴别。

【治疗】

1. 支持疗法　保持患儿安静,尽可能避免搬动、刺激性操作,维持正常的 PaO_2、$PaCO_2$、pH、渗透压及灌注压。维持水、电解质平衡,纠正低血糖、酸中毒。
2. 止血　可选择使用维生素 K_1、酚磺乙胺、巴曲酶(立止血)等。
3. 控制惊厥(见本章第七节)。
4. 降低颅内压　因颅内出血量大、占位明显导致颅内压增高,有脑疝危险可外科手术清除血肿,脑细胞肿胀明显可适当应用脱水剂如甘露醇。
5. 硬脑膜下穿刺　硬脑膜下出血者可行此术,每日 1 次,每次抽出液量不超过 15ml,必要时手术治疗。
6. 脑积水治疗　乙酰唑胺可减少脑脊液的产生,每日 50~100mg/kg,分 3~4 次口服;对 Ⅲ、Ⅳ 级 PVH-IVH 或 SAH 可于病情稳定后(生后 1 周左右)连续腰椎穿刺,每日或隔日 1 次,控制脑积水的发生,但对此法尚存在争议。上述治疗对梗阻性脑积水多无效,应转外科行脑室-腹腔分流术。
7. 恢复脑功能的药物　胞磷胆碱、生脉注射液、脑活素、吡拉西坦(脑复康)等。随访发育,早期发现异常,早期干预。

【预后】

主要与出血部位、出血量、胎龄及其他围生期因素有关。早产儿 Ⅲ、Ⅳ 级 PVH-IVH,慢性缺氧,顶枕部脑实质出血预后差,幸存者常留有神经系统后遗症。

【预防】

加强围生期保健,避免早产,减少窒息和产伤,对患有出血性疾病的孕妇、新生儿及时治疗。避免各种可能导致医源性颅内出血的因素。

(王　斌)

第九节　新生儿寒冷损伤综合征

新生儿寒冷损伤综合征(neonatal cold injury syndrome)简称新生儿冻伤,因多有皮肤硬肿,故又称新生儿硬肿症(neonatal scleredema)。是由于寒冷和(或)多种疾病所致,多发生在寒冷季节,常见于早产儿,以低体温和皮肤硬肿为主要临床表现,重症者可发生多器官功能损害。

【病因与发病机制】

新生儿尤其是早产儿，皮肤屏障功能发育不成熟，合并疾病状态时可造成微循环血运不良，均可增加发生冻伤的敏感性，从而导致新生儿寒冷损伤综合征的发生。

1．保温不足

（1）体温调节中枢不成熟：新生儿尤其是早产儿体表面积相对大，皮肤薄，血管丰富，当环境温度低时，散热增加，易发生低体温。

（2）热量储备少：寒冷时对失热的耐受能力差，易发生低体温。

（3）缺乏寒战反射：寒冷时仅靠棕色脂肪代偿产热来维持体温，但其代偿能力有限。

（4）皮下脂肪以饱和脂肪酸为主：熔点高，低体温时易凝固。

以上情况多见于早产儿，孕周及体重越小越容易发生。

2．某些疾病　严重感染、缺氧、心力衰竭、休克等使局部血液循环瘀滞，引起缺氧和酸中毒，毛细血管通透性增加，出现水肿，加之能源物质消耗增加，产热能力及热卡摄入不足，易出现皮肤硬肿。若缺氧和代谢性酸中毒进一步加重，可引起弥散性血管内凝血和多脏器功能损害。

【临床表现】

此病多见于冬季，感染、缺氧等引起者则无季节性。新生儿体温常低于35℃，常于生后1周内发病，早产儿多见。低体温和皮肤硬肿是本病的主要特征。新生儿的一般情况与低体温的严重程度及潜在的疾病或并发症有关。早期表现有反应差、哭声弱、吸吮困难；病情进展则出现不哭、不吃、不动、体温不升、皮肤逐渐变硬等典型表现。硬肿先后见于下肢、臀部、面颊和上肢，重者遍及全身；特点为皮肤紧贴皮下组织，不能移动，局部肿胀，呈暗红色，皮温低，硬而发亮。重者可出现休克、心肺功能衰竭、肾衰竭、肺出血、弥散性血管内凝血等多器官衰竭表现。

根据临床表现及硬肿面积分为轻、中、重度，见表5-5。

表5-5　新生儿硬肿症病情分度

分度	肛温（℃）	腋-肛温差	硬肿范围*	器官功能改变
轻	≥35	正值	<20%	无或轻度功能低下
中	<35	0或者负值	20%～50%	有功能损害
重	<30	负值	>50%	器官功能衰竭，如休克、弥散性血管内凝血、肺出血、急性肾衰竭等

*头颈部20%，双上肢10%，前胸及腹部14%，背及腰骶部14%，臀部8%，双下肢26%。

【诊断】

1．病史　了解环境温度及有无保温不当、合并症、早产、热量摄入不足等。

2．体格检查　新生儿正常的核心温度（肛温）为36.5～37.5℃，正常体表温度为36～37℃，注意体温、反应、硬肿程度及面积、多脏器损害的表现。具体诊断分度见表5-5。

3．辅助检查　血气分析：低氧血症及代谢性酸中毒；血常规：血小板减少；凝血功能：纤维蛋白原减少，凝血酶原时间及部分凝血酶原时间延长；生化检查：血糖降低，尿素氮、肌酐增高，高血钾，高血磷，低血钠，低血钙；心电图：P-R间期延长、Q-T间期延长、T波低平、ST段下降；X线胸片：重者可有肺淤血、肺水肿、肺出血等。

【鉴别诊断】

需与新生儿水肿及新生儿皮下坏疽进行鉴别。

1．新生儿水肿　新生儿精神反应良好，可表现为局部水肿、体位性水肿或全身水肿，原因以液体外渗、早产、营养不良、低白蛋白、心功能不全等有关，随着原发病的治疗水肿多可痊愈。

2．新生儿皮下坏疽　常由金黄色葡萄球菌感染所致。常见于身体受压部位或受损部位，表现为皮肤硬肿、暗红、边界不清,部分皮温增高、可触及波动感,严重者可伴有出血和溃疡。

【治疗】

主要处理包括复温、控制感染、供给热能、纠正酸中毒和电解质紊乱、纠正器官功能障碍。

复温是治疗新生儿低体温的主要措施,过去主张逐渐复温,认为体温越低、复温越应该谨慎。近年来有人提出应快速复温,目前观点尚未统一,但无论采取任何复温方法,过度低温的新生儿在复温过程中都应该给予密切监护。一般选用新生儿暖箱进行复温,每小时提高暖箱温度1℃,箱温最大不超过34℃,在复温过程中监测体表温度与肛门温度的差不应该超过1℃。对于早产、低体重、体温过低(低于32℃)的新生儿复温应减慢,每小时提高暖箱温度不超过0.6℃。

对于需要抢救的新生儿,则可将其置于远红外抢救台上进行复温,复温速度可每15~30分钟提高1℃。如无暖箱或抢救台,可选择热水袋、电热毯、温水浴或将患儿放入母亲的怀中等加热方法。复温应与控制感染、供给热能、纠正酸中毒和电解质紊乱、纠正器官功能障碍等措施同步进行。

【预防】

1. 避免早产、产伤和窒息等,及时治疗诱发冷伤的各种疾病。
2. 注意保暖。产房温度不低于24℃,生后立即擦干新生儿皮肤,避免低体温。

(王 红 李明霞)

第十节 新生儿坏死性小肠结肠炎

新生儿坏死性小肠结肠炎(neonatal necrotizing enterocolitis,NEC)是新生儿期的一种严重威胁患儿生命的疾病,常见于早产儿,以腹胀、呕吐、便血为主要临床表现,腹部X线检查以肠壁囊样积气为特征。近年来随着NICU的发展,极低出生体重儿的病死率逐渐下降,NEC的发生例数有增加的趋势。

【病因与发病机制】

许多因素与NEC的发生有关,目前认为肠道缺血、代乳品喂养和病原体入侵是与NEC密切相关的三大因素,但早产则是最危险的因素。NEC的发病机制尚不清楚。目前认为肠道黏膜屏障破坏导致感染性病原体入侵是发病的始动因素。各致病因素之间的相互作用详见图5-2。

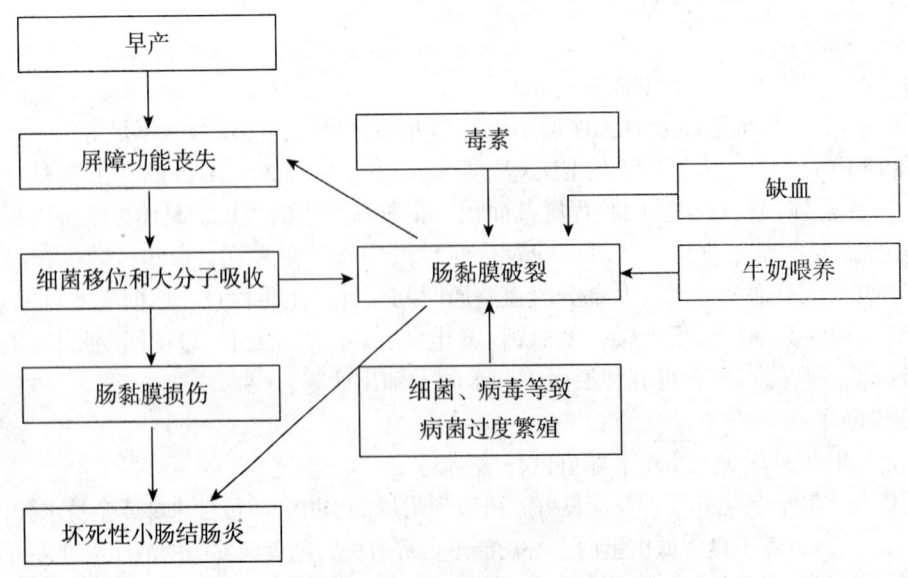

图5-2 坏死性小肠结肠炎致病因素之间的相互作用

【临床表现】

NEC 多见于早产儿，症状和体征可隐匿，也可突然暴发，通常发生于生后头 2 周内，但在极低出生体重儿也可推迟至 3 个月。最初的体征为腹胀及胃潴留，25% 的患儿可出现明显的血便。本病的表现轻重不一，轻度仅有大便隐血实验阳性，而重症病例则导致腹膜炎、肠穿孔、全身炎症反应综合征、休克甚至死亡。图 5-3 为 NEC 的腹部体征改变。

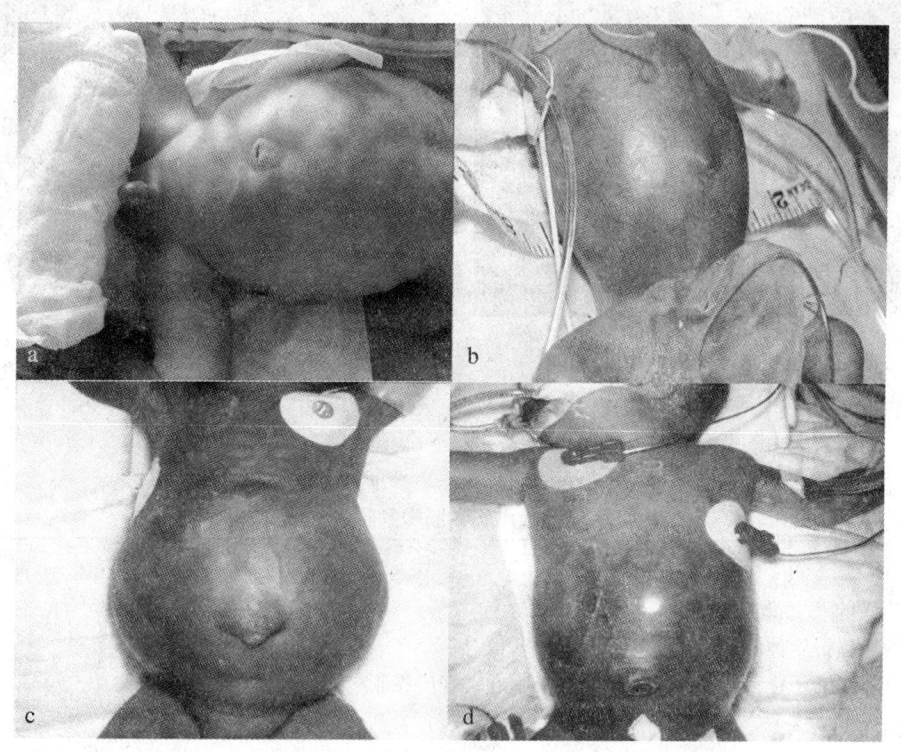

图 5-3　新生儿坏死性小肠结肠炎的腹部体征改变
a. 可见明显的肠形；b. 严重腹胀；c. 腹胀伴腹壁蓝色变；d. 腹胀伴腹壁皮肤出血点。

【辅助检查】

1. 血常规　白细胞增多或减少，血小板减少。
2. C 反应蛋白　急性期升高。
3. 血培养　18%～60% 的病例血细菌培养阳性。
4. 血气分析　代谢性酸中毒。
5. 腹部 X 线平片　可作为确诊依据。表现具有多样性，包括肠充气不良、肠壁增厚、肠壁僵硬（呈腊肠样改变）、气液平、肠壁间积气、黏膜下"气泡征"、门静脉积气、气腹征（图 5-4 和图 5-5）。

【诊断】

在治疗高危儿时应高度警惕本病。如腹部 X 线平片显示肠壁积气可确诊为 NEC。表 5-6 为 NEC 的临床分期系统。

【治疗】

对疑似及确诊病例均应加强治疗。对 NEC 的治疗包括内科治疗及外科治疗两方面，内科治疗的目的是让肠道休息、控制感染、恢复代谢平衡，直到肠道功能恢复。内科治疗包括：①严密监护：监测生命体征、血气、凝血功能、肾功能和电解质。监测腹部 X 线平片，必要时 6～12 小时复查以及时发现肠穿孔等并发症。②禁食及胃肠减压。③抗感染。④静脉营养支持，保证水、电解质平衡及能量需求。

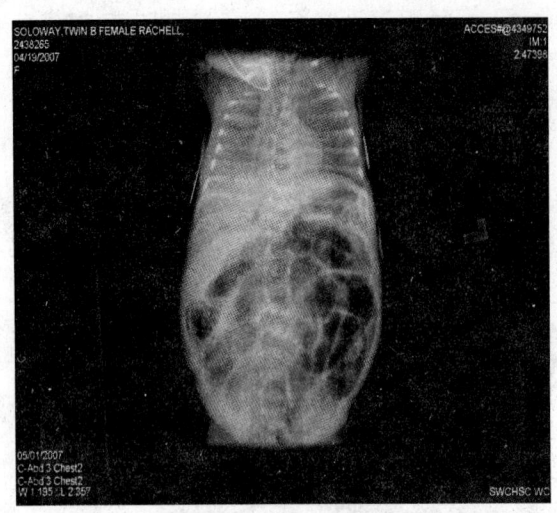 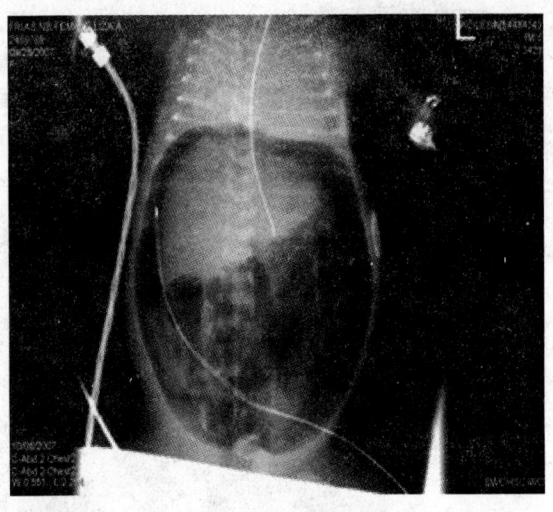

图5-4 坏死性小肠结肠炎患儿腹部X线片显示有肠壁积气　　图5-5 肠穿孔：坏死性小肠结肠炎患儿腹部立位X线片显示气腹

表5-6　坏死性小肠结肠炎的临床分期系统

1期：疑似病例
有围生期应激的病史； 疾病的全身性体征：体温不稳定、嗜睡、呼吸暂停等； 胃肠道表现：喂养不良、胃肠减压体积增多、呕吐、轻度腹胀、粪便隐血阳性。
2期：确诊病例
1期的任何症状，伴有持续的隐匿性或者大量的胃肠道出血，显著的腹胀； 腹部X线平片：小肠扩张、肠壁水肿、固定的肠袢、肠壁积气、门静脉积气。
3期：晚期病例
1期或者2期的任何特征，伴有生命体征恶化，出现休克或者败血症，或显著的胃肠道出血迹象； 腹部X线平片显示有2期的任何特征，伴有气腹。

部分病例需要进行手术。手术的指征是：肠穿孔、形成肿块、内科治疗无效。

（王　红　李明霞）

第十一节　新生儿出血症

新生儿出血症（hemorrhagic disease of the newborn，HDN）是由于维生素 K 缺乏导致体内某些维生素 K 依赖性凝血因子活性降低的自限性出血性疾病。近年来，由于对初生婴儿常规注射维生素 K_1，此病发生率已明显下降。

【病因与发病机制】

凝血因子Ⅱ、Ⅶ、Ⅸ、Ⅹ主要在肝微粒体内合成，在此过程中需要维生素 K 参与。当维生素 K 缺乏时，上述维生素 K 依赖因子不能羧化，不具有凝血生物活性，因此导致出血。

维生素 K 缺乏的原因包括：①由于孕母体内维生素 K 不易通过胎盘，故新生儿血中维生素K水平和肝内储存都较低。②由于母乳中维生素K含量很少，远低于牛奶及配方奶，因此母乳喂养儿容易发生维生素K缺乏。③维生素K的合成需要肠道细菌的参与，新生儿刚出生时肠道细菌很少，因此容易发生维生素K缺乏。④慢性腹泻或因为其他疾病口服抗生素的新生儿由于肠道正常菌群减少而导致维生素K合成不足。⑤新生儿有肝胆疾病时可影响维生素K的吸收。⑥母亲产前用过苯妥英钠、苯巴比妥、双香豆素、利福平、异烟肼等可影响维生素K代谢。

【临床表现】

HDN根据发病时间分三型，见表5-7。

表5-7 新生儿出血症分型

	早发型	经典型	晚发型
年龄	生后24小时内	生后2~7天	生后1~6个月
出血部位	头颅血肿	胃肠道	颅内
	帽状腱膜下	耳、鼻、喉、黏膜	胃肠道
	颅内	颅内出血	皮肤
	胃肠道	包皮环切	耳、鼻、喉、黏膜
	脐部	皮肤	感染部位
	腹腔内	感染部位	胸部
病原学/易感因素	母亲使用药物（苯巴比妥、苯妥英钠、华法林、利福平、异烟肼）、与维生素K发生干扰的遗传性凝血病	维生素K缺乏、母乳喂养	胆汁淤积使维生素K吸收障碍（胆道闭锁、囊肿性纤维化、肝炎）、β脂蛋白缺乏、特发于亚洲母乳喂养新生儿、摄入华法林
发生率	很低	2%（见于没有给予维生素K_1治疗的新生儿）	取决于基础疾病

【辅助检查】

凝血功能检查：凝血酶原时间及部分凝血活酶时间均延长（为对照组的2倍以上有诊断意义），但出血时间以及血小板均正常。

【诊断与鉴别诊断】

根据高危病史、发病时间、临床表现、实验室检查及维生素K_1治疗有效即可诊断，需与以下疾病进行鉴别：

1. 新生儿咽下综合征 新生儿生后不久呕血或便血，一般反应良好，需鉴别是否为咽下母血。可做Apt实验：取一份呕吐物加5份水，搅匀、离心（2000r/min），10分钟后取上清液4ml，加入1%碳酸氢钠1ml，1~2分钟后观察，如上清液变为棕色说明为母血，如不变色（粉红色）为婴儿血。

2. 新生儿消化道出血 缺氧、感染、喂养不当、应激等因素会导致以消化道出血为表现的消化道溃疡、坏死性小肠结肠炎、消化道穿孔等疾病，此类疾病患儿除消化道出血外，还有反应差、腹胀、呕吐、肠梗阻等不适，严重者合并休克、多脏器功能衰竭。

3. 其他原因所致的出血症 常见的其他原因所致的出血症有原发性血小板减少症、弥散性血管内凝血等。结合临床征象及辅助检查可以鉴别。

【治疗与预防】

活产婴儿生后立即应用维生素K_1是预防HDN的有效措施。

1. 产妇产前维生素K_1的应用 对于妊娠期使用过抗凝药、抗惊厥药或抗结核药的产妇在妊娠后 3 个月肌内注射维生素 K_1 共 3～5 次,每次 10mg,产前 1～4 小时内再次肌内注射维生素 K_1 10mg。

2．新生儿维生素 K_1 的应用　新生儿需在出生时及生后 3 个月内补充维生素 K_1。常用方案：新生儿出生后立刻给予维生素 K_1 1mg 肌内注射,可预防维生素 K 依赖性凝血因子的降低。

3．乳母维生素 K_1 的应用　可预防大部分经典型及迟发型 HDN 的发生。乳母口服维生素 K_1 5 mg/d,有利于防止 HDN 的发生。

对于已发生出血者,应立即给予维生素 K_1 1～2mg 肌内注射,一般用药数小时后出血可减轻,24 小时内出血完全停止。对于严重出血的早产儿及合并肝脏疾病者,常合并有凝血因子的合成不足,可在给予维生素 K_1 肌内注射的同时输注血浆或全血。

（王　红　李明霞）

第十二节　新生儿黄疸

新生儿黄疸 (neonatal jaundice) 是由于胆红素在体内的聚集而引起的皮肤及其他脏器的黄染,是新生儿最常见的临床症状。2/3 的健康新生儿和几乎全部的早产儿,在生后的第 1 周内,会出现肉眼可见的皮肤黄染,其中部分严重的高未结合胆红素血症患儿可能发生胆红素脑病,可能留有严重的神经系统后遗症。胆红素主要来源于衰老破坏的红细胞。正常胆红素的代谢见图 5-6。

一、新生儿胆红素的代谢特点

1．胆红素产生相对过多　新生儿出生时红细胞数相对较多,红细胞寿命较短 (70～100 天),故产生胆红素的量亦多,每天 6～10mg/kg (平均约 8.8mg/kg),而成人仅为 3.8mg/kg。

2．胆红素与白蛋白联结运送的能力不足。

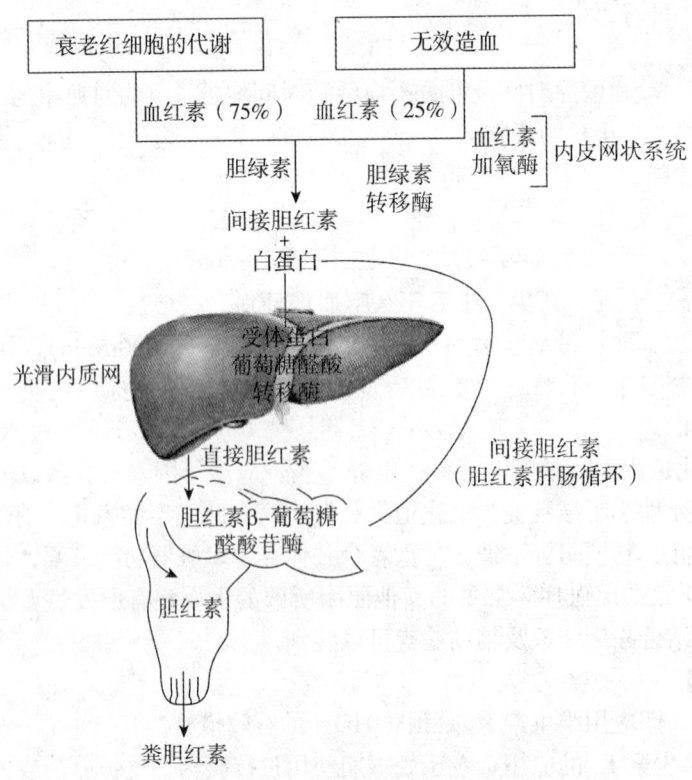

图 5-6　正常胆红素的代谢

3. **肝功能不成熟** 摄取、结合和排泄胆红素的能力差。

4. **肝肠循环增加** 新生儿生后肠道内正常菌群尚未建立，但肠道中有较多的β-葡萄糖醛酸苷酶，故能将结合胆红素水解为非结合胆红素，被肠黏膜吸收，增加肝肠循环。

二、新生儿黄疸的分类

可将其分为两类，即生理性黄疸和病理性黄疸。

（一）生理性黄疸

由于新生儿胆红素的代谢特点，大多数新生儿在生后1周出现生理性黄疸（physiologic jaundice），其特点为：①一般情况良好；②足月儿生后2~3天出现黄疸，4~5天达高峰，5~7天减轻，但最迟不超过2周；早产儿黄疸多于生后3~5天出现，5~7天达高峰，7~9天减轻，最长可延迟到3~4周；③每日血清胆红素升高<85μmol/L（5mg/dl）。

（二）病理性黄疸

下列任一种情况均被认为是病理性黄疸（pathological jaundice）：①生后24小时内出现黄疸；②足月儿黄疸高峰时血清胆红素>221μmol/L（12.9mg/dl），早产儿>257μmol/L（15mg/dl），或每日上升值>85μmol/L（5mg/dl）；③黄疸持续时间足月儿>2周，早产儿>4周；④黄疸退而复现；⑤血清结合胆红素>34μmol/L（2mg/dl）。

目前推荐使用"小时胆红素"来评估新生儿高胆红素血症的严重程度，足月及近足月健康新生儿血清胆红素值处于"同小时胆红素表"中的高危区域者考虑是病理性黄疸。因疾病状态及早产儿血脑屏障不完善，在生理性黄疸范围中也可能发生胆红素脑病，需要严密监测黄疸及治疗。

病理性黄疸又可分为高未结合胆红素血症和高结合胆红素血症。

1. **高未结合胆红素血症** 新生儿高未结合胆红素（unconjugated bilirubin）血症较为常见，是由于胆红素生成过多、肝对胆红素的摄取及结合能力低下、肝肠循环增加所致，临床表现为皮肤巩膜黄染、粪便色黄、尿色正常、血清未结合胆红素增高。由母子血型不合引起的黄疸见本节后续溶血病部分。

（1）围生因素所致的高胆红素血症：主要包括母亲孕期患有高血压、贫血、心脏病、肾病、糖尿病等，新生儿因胎内缺氧导致肝酶活力低下；孕母产程中应用较多的催产素、麻醉药物会导致红细胞破坏增多，导致胆红素增高；母亲服用精神类、抗结核类药物可导致新生儿胆红素增加；早产儿、小于胎龄儿等均有胆红素增加的风险。

（2）母乳性黄疸：有研究显示母乳喂养儿肠道菌群建立较晚，初乳中β-葡萄糖醛酸苷酶含量高，以上情况导致肝肠循环中胆红素再吸收增加，从而发生新生儿高胆红素血症。患儿一般状况好，停母乳1~3天后黄疸可明显消退，胆红素迅速下降30%~50%。

（3）先天性非溶血性高未结合胆红素血症：由于先天性的胆红素-尿苷二磷酸葡萄糖醛酸转移酶缺陷或活性低下导致，发病的遗传基础为位于染色体2q37位点上UGT发生突变，根据此酶缺乏程度和基因分析的不同，分为Gilbert综合征、Crigler-Najjar综合征Ⅰ型和Ⅱ型，其中Gilbert综合征稍普遍，酶诱导剂治疗效果好。

（4）家族性暂时性高胆红素血症（即Lucey-Driscoll综合征）：有明显家族史，发病原因是由于母亲孕中期和孕晚期血清中存在一种尚未证实的胆红素-尿苷二磷酸葡萄糖醛酸转移酶抑制素，能通过胎盘屏障到达胎儿体内，有抑制新生儿葡萄糖醛酸转移酶的作用。该病新生儿黄疸一般很重，多于48小时内血清总胆红素>340.2μmol/L（20mg/dl）或更高，如不及时换血，可发生胆红素脑病。

（5）其他原因引起的溶血：如红细胞葡萄糖-6-磷酸脱氢酶（glucose-6-phosphate dehydrogenase, G6PD）缺乏、丙酮酸激酶缺乏症（pyruvate kinase deficiency）、先天性球形红细胞增多症（congentital spherocytosis）、血红蛋白异常等。

2. 高结合胆红素血症 新生儿高结合胆红素（conjugated bilirubin）血症是由于多种病因导致肝细胞和（或）胆道对正常胆汁的分泌和（或）排泄功能障碍或缺损，伴有结合胆红素增高而引起的以阻塞性黄疸为主要临床表现的临床症候群。临床表现为皮肤、巩膜黄染，大便色泽变淡或呈白陶土色，尿色深黄，肝脾大或肝功能受损。

（1）肝细胞排泄障碍（肝细胞性）：为先天性非溶血性高结合胆红素血症，病因包括 Dubin-Johnson 综合征和 Rotor 综合征。

（2）肝细胞摄取、结合、排泄功能障碍：病因包括新生儿先天性及后天获得性肝炎、新生儿败血症、药物及中毒、遗传性代谢紊乱、染色体病等。

（3）胆道排泄障碍：多由肝内胆道梗阻和肝外胆道梗阻所致，常需要手术治疗。

新生儿溶血病

新生儿溶血病（hemolytic disease of newborn，HDN）是指因母婴血型不合引起的胎儿或新生儿同族免疫性溶血性疾病。临床上以胎儿水肿和（或）黄疸、贫血为主要表现，严重者可致死或遗留严重的后遗症。至今人类已经发现 26 个红细胞血型系统，其中 ABO 血型不合是引起新生儿溶血病最常见的原因，其次为 Rh 血型不合。

【病因与发病机制】

1. ABO 溶血 ABO 血型不合溶血病在我国最常见，常见于母亲血型为 O 型，新生儿血型为 A 或者 B 型，母子血型为 A-B、A-AB 或者 B-A、B-AB 也可发生，但很少见。由于 ABO 血型物质广泛存在于自然界当中，母亲初次怀孕前已经致敏，故 ABO 血型不合性溶血可发生于第一胎。但因胎儿红细胞抗原性较弱（为成人抗原 1/5～1/4），母体本身存在的血型抗体主要为 IgM，胎儿组织中有血型物质，可中和部分抗体等原因，导致仅有 20% 母婴 ABO 血型不合的新生儿发生溶血，且临床症状轻。

2. Rh 溶血 Rh 血型不合溶血病在我国较少见，因我国少数民族 Rh 阴性型人口比例较汉族高，故少数民族地区此病的发生率高，如维吾尔族、塔塔尔族、布依族、苗族等。Rh 抗原强度的顺序为：D＞E＞C＞c＞e＞d。因为 Rh 血型抗原仅存在于人的红细胞上，初次致敏需血 0.5～1ml，第一次妊娠时只有 0.05～0.1ml 胎儿血进入母体，且初发免疫反应主要是 IgM，不能通过胎盘屏障，故一般不发生在第一胎，少数可发生于孕母产前输血（Rh 阳性）、流产及孕母为 Rh 阳性血等情况。再次怀孕时仅需 0.05～0.1ml 的胎血即可触发母体的二次致敏，产生大量的 IgG，可以通过胎盘到达胎儿体内，且症状随胎次增加而加重。

【临床表现】

ABO 血型不合溶血病临床表现较 Rh 血型不合溶血病轻。

1. 黄疸 多于生后 24 小时内出现，并迅速加重。ABO 血型不合溶血病较 Rh 血型不合溶血病出现晚且程度轻。

2. 贫血 程度轻重不一。ABO 血型不合溶血病贫血可能很轻或者没有贫血；Rh 血型不合溶血病贫血往往很重，严重者会出现贫血性心脏病或心力衰竭，需要紧急输血纠正贫血。

3. 胎儿水肿（hydrop fetalis） 重度贫血和低白蛋白血症可导致全身皮肤水肿，胸、腹腔积液，肝脾大，严重者发生胎儿窘迫、流产或死胎。

4. 胆红素脑病（bilirubin encephalopathy） Rh 血型不合溶血病因黄疸出现早且程度重，如不及时治疗可合并有胆红素脑病；ABO 血型不合溶血病因黄疸程度轻，胆红素脑病不常见。

胆红素脑病又称核黄疸（kernicterus），是未结合胆红素在基底神经节和脑干沉积的一种神经综合征。其发生是多因素的，涉及未结合胆红素的水平、白蛋白和游离结合胆红素的水平、穿透血脑屏障、神经对损害的敏感性等，疾病对血脑屏障的破坏、窒息和血脑屏障通透性的改变等都会增加其危险性。典型的胆红素脑病临床分期如表 5-8 所示。

表 5-8 胆红素脑病的临床表现及分期

分期	临床表现
急性期	
警告期（第1~2天）	吸吮差、昏睡、肌张力减低、原始反射减弱或消失
痉挛期（生后1周内）	凝视、抽搐、角弓反张、肌张力增高、前囟隆起、尖叫、拒奶，常有发热，治疗不及时可死亡
恢复期（1周后）	吃奶好转，惊厥减少，肌张力恢复
慢性期（后遗症期）	
第一年	肌张力低下、深腱反射活跃、强直性颈反射、运动技能延迟
第一年后	脑瘫、智能落后、运动障碍（舞蹈病、震颤）、双眼向上运动障碍、听觉障碍（感觉性神经听力丧失）、牙釉质发育不良等

【辅助检查】

1．产前检查　①夫妻血型。②母体抗体滴度测定：当孕妇血清中 IgG 抗体效价增高时，其血型不合胎儿有可能发生溶血病。③B 超检查：发现胎儿受累有一定价值，如胎儿水肿、腹水、胸腔积液、肝脾大、胎盘水肿、羊水量增多等。④羊水检查：羊膜腔穿刺是最常用的有创操作，可检测羊水中胆红素浓度及胎儿成熟度。

2．生后检查　①母子血型。②特异性抗体检查：改良直接抗人球蛋白试验（改良 Coombs 试验）及释放试验可作为确诊试验。③新生儿血常规检查：红细胞及血红蛋白减少（＜145g/L），网织红细胞增多（＞6%）。④血清总胆红素及未结合胆红素明显增加。

【诊断】

1．产前诊断　凡既往有不明原因的死胎、流产、新生儿重度黄疸史的孕妇及其丈夫均应进行 ABO、Rh 血型检查，不合者进行孕妇血清中抗体检测。

2．产后诊断　新生儿娩出后黄疸出现早且进行性加重，有母子血型不合、改良 Coombs 试验或抗体释放试验中有一项阳性者即可确诊。

【治疗】

1．产前治疗　Rh 阴性孕妇血中抗体达 1∶64 时，如监测胎儿已成熟，应考虑提前分娩。对胎儿不成熟的孕母应进行宫内血浆置换，减少胎儿溶血。对于胎儿贫血严重者需宫内输血。

2．产后治疗　主要是降低血清胆红素水平、增加胆红素与白蛋白的结合，同时纠正代谢紊乱等加重胆红素毒性的因素。密切监测胆红素水平的变化。

（1）光照疗法：是降低血清未结合胆红素简单而有效的方法。因蓝光的波长包含胆红素的吸收波长（蓝光波长主峰在425～475nm，胆红素的吸收光线波长在450～460nm），故最常选用。光疗时应保护新生儿的生殖器及眼睛。另外需防治光疗不良反应的发生，如发热、脱水、腹泻、皮疹、青铜症等。建议连续光照不超过72小时，当血清结合胆红素＞68μmol/L（4mg/dl）时停止光疗。光疗的适应证参照足月儿及早产儿黄疸的干预方案（表5-9和表5-10）。

（2）换血疗法：可降低血中胆红素、抗体及致敏红细胞的水平。换血的适应证包括：①产前明确诊断，出生时脐血胆红素＞68μmol/L（4mg/dl）或者更高，明显贫血，血红蛋白低于120g/L，伴水肿、肝脾大、充血性心力衰竭者。②早期胆红素超过指南中换血标准的。③凡有早期胆红素脑病症状者。④早产及前一胎病情严重者适当放宽指征。血源的选择：Rh 溶血病用 Rh 血型同母亲、ABO 血型同患儿的血；ABO 溶血病用 O 型红细胞加 AB 型血浆。换血量为患儿血液总量的 2 倍，为 150～180ml/kg。可选用脐动、静脉同步换血或外周动、静脉同步换血的方法。换血时需预防感染及适量补钙。

（3）其他：包括静脉应用大剂量的人免疫丙种球蛋白（0.5～1g/kg），可阻断新生儿单核-

吞噬细胞系统的 Fc 受体，抑制溶血过程。输白蛋白或血浆可增加间接胆红素与白蛋白的结合，纠正酸中毒，保证大便通畅，促进肠道细菌的产生，避免使用与间接胆红素竞争白蛋白的药物等。

【预防】

Rh 阴性孕妇在娩出 Rh 阳性婴儿 3 天内，或者流产、羊膜腔穿刺术后、产前出血或者孕前及产前输过 Rh 阳性血制品者，均应肌内注射抗 DIgG 300μg，以避免孕妇被致敏，可以预防 D 抗原引起的 Rh 血型不合溶血病。

表5-9 不同出生时龄的足月新生儿黄疸干预推荐标准

时龄（h）	血清胆红素水平[μmol/L（mg/dl）]			
	考虑光疗	光疗	光疗失败换血	换血加光疗
<24	≥102.6（6）	≥153.9（9）	≥205.2（12）	≥256.5（15）
~48	≥153.9（9）	≥205.2（12）	≥290.7（17）	≥342（20）
~72	≥205.2（12）	≥256.5（15）	≥342（20）	≥427.5（25）
>72	≥256.5（15）	≥290.7（17）	≥376.2（22）	≥427.5（25）

注：括号内数值为mg/dl值，1mg/dl=17.1μmol/L。"考虑光疗"是指在该日龄的血清胆红素水平，可以根据临床病史、病程和体检做出判断，权衡利弊，选择光疗或严密监测胆红素。"光疗失败"是指光疗4~6小时后，血清胆红素仍上升 8.6μmol/L（L·h）[0.5mg/(dl·h)]。如达到上述标准可视为光疗失败，准备换血。

表5-10 不同胎龄/出生体重的早产儿黄疸干预推荐标准（总胆红素界值，μmol/L）

胎龄/出生体重	24小时		48小时		≥72小时	
	光疗	换血	光疗	换血	光疗	换血
<28w/1000g	≥85.5（5）	≥119.7（7）	≥119.7（7）	≥153.9（9）	≥119.7（7）	≥171（10）
28~31w/1000~1500g	≥102.6（6）	≥153.9（9）	≥153.9（9）	≥222.3（13）	≥153.9（9）	≥256.5（15）
32~34w/1500~2000g	≥102.6（6）	≥171（10）	≥171（10）	≥256.5（15）	≥171（10）	≥290.7（17）
35~36w/2000~2500g	≥119.7（7）	≥188.1（11）	≥205.2（12）	≥290.7（17）	≥239.4（14）	≥307.8（18）
36w/>2500g	≥136.8（8）	≥239.4（14）	≥222.3（13）	≥307.8（18）	≥256.5（15）	≥342（20）

注：括号内数值为mg/dl值，1mg/dl=17.1μmol/L。有发生胆红素脑病高危因素的早产儿，应予以更早期的预防性光疗。

（朱艳萍　李明霞）

第十三节　新生儿感染性疾病

感染性疾病是新生儿期发病率最高、威胁最大的一种疾病。细菌和病毒是最常见的病原体，其次是真菌、原虫、螺旋体等。TORCH 是一组病原微生物的英文名称缩写，其中 T（toxoplasma）是弓形虫，R（rubella virus，RV）是风疹病毒，C（cytomegalovirus，CMV）是巨细胞病毒，H（herpes simplex virus，HV）是单纯疱疹病毒，O（others）是其他，是引起先天性宫内感染及围生期感染的常见病原体。近年来，梅毒螺旋体、乙型肝炎、细小病毒 B_{19}（parovirus B_{19}）、解脲脲支原体（ureaplasma urealyticum）、人类免疫缺陷病毒等感染增多，也成为宫内感染的常见病原体。

根据感染发生时间可以分为先天性感染（congenital infection，即产前或宫内感染）、分娩时感染（intrapartum infection）及产后感染（postnatally acquired infection）三大类。前者可分为经胎盘感染（即病原体从母体通过胎盘进入胎儿血循环，又称宫内感染）和上行感染（即母亲产道的病原体上行感染胎儿）。根据感染部位可以分为全身感染（如新生儿败血症）和局部性感染（如新生儿肺炎）。与携带病毒的母亲密切接触是产后病毒感染最重要的途径，消毒不严的各种导管和仪器可造成医源性感染。

一、先天性感染

（一）新生儿巨细胞病毒感染

巨细胞病毒是由人类巨细胞病毒（human cytomegalovirus，HCMV）引起。巨细胞病毒属于疱疹病毒、DNA 病毒，普遍存在于自然界。我国是 CMV 感染的高发地区，孕妇抗体阳性率高达 95% 左右。成人的感染率很高，但很少发病。

【临床表现】

1. 先天性感染（宫内感染）　母为原发感染时，30%～40% 胎儿被感染；母为再发感染时，仅 1% 胎儿被感染。出生 2 周内有病毒排出。主要表现为早产、低体重、黄疸、肝脾大、肝功能损害、皮肤瘀斑、血小板减少、贫血、脉络膜视网膜炎、脑钙化、腹股沟疝等多器官多系统受损的表现。常见的后遗症有智力低下、运动障碍、癫痫、牙釉质钙化不全，尤为突出的是感觉神经性耳聋，多在 1 岁左右出现。

2. 围生期感染　出生时经产道吸入含 CMV 的分泌物或出生后不久接触母亲含有 CMV 的唾液、尿液、摄入带病毒的母乳、输血引起的感染。由于母乳中 CMV 排毒率为 20%～70%，因此，摄入带病毒的母乳是生后感染的重要途径。出生 2～3 周内有病毒排出，多数无症状，主要表现为肝炎和间质性肺炎，早产儿还可表现为单核细胞增多症、血液系统损害和心肌炎等，死亡率高达 20%。足月儿常呈自限性经过，预后一般良好。输血传播可引起致命的后果。

【实验室检查】

1. 病毒分离　此法最可靠、特异性最强，将尿液、唾液或脑脊液标本接种于成纤维细胞以分离病毒。

2. CMV 标志物检测　采用 DNA 杂交试验检测患儿样本中的 CMV，该方法特异性高、敏感性强；或采用 PCR 技术体外扩增特异性 CMV 基因片段检出微量病毒。

3. 血清学检查　脐血或生后 2 周内血清中检出 IgM、IgA 抗体是先天性感染的标志。血清 IgG 滴度升高持续 6 个月以上，提示宫内感染。

【治疗】

首选药物为更昔洛韦（丙氧鸟苷）每日 5～6mg/kg，每 12 小时 1 次，静脉滴注，疗程 6 周。副作用主要有白细胞和血小板减少、肝功能损害和脉络膜视网膜炎。还可静脉输注丙种球蛋白。对于 CMV-IgM 阳性的母亲，建议停止母乳喂养。

（二）先天性梅毒

先天性梅毒（congenital syphilis）又称新生儿梅毒（neonatal syphilis）、胎传梅毒，是指梅毒螺旋体由母体经胎盘进入胎儿血循环所致的感染。多发生在妊娠 4 个月后，胎儿感染与母亲梅毒的病程及妊娠期是否治疗有关。2 岁以内发病者为早期梅毒，主要是感染和炎症的直接结果；2 岁后发病为晚期梅毒，主要为早期感染遗留的畸形或慢性损害。近年来，我国先天性梅毒发病率有明显上升趋势。

【临床表现】

大多数患儿出生时无症状，于 2～3 周后逐渐出现。主要的表现有：

1. 一般表现　早产、营养障碍、消瘦，有发热、贫血、体重不增等。

2. 皮肤改变 常于生后2~3周出现。出现皮肤松弛，皮疹为散发或多发性，呈圆形、卵形或彩虹状，紫色或铜红色浸润性斑块，外周有湿疹，带有鳞屑。多见于口周、臀部、手掌、足趾，甚至全身。口周病损呈放射状皲裂，可持续多年。可出现梅毒性天疱疮，表现为掌、趾部呈现大疱或大片脱皮。

3. 黏膜损害 出现鼻塞，张口呼吸，脓性、血性分泌物，含大量病原体，极具传染性，累及鼻软骨时形成"鞍鼻"，累及喉部引起声嘶。

4. 肝脾淋巴结肿大 几乎所有患儿均有肝大，其中1/3有梅毒性肝炎，出现黄疸、肝功能受损，可持续数月至半年之久；滑车上淋巴结肿大有诊断价值。

5. 骨损害 占80%~90%，多发生于生后数周，但多数无临床体征，少数可因剧痛而致"假瘫"。X线表现为对称性长骨骨骺端横行透亮带。

6. 中枢神经系统 在新生儿时期症状罕见，多在生后3~6个月时出现急性化脓性脑膜炎样表现，但脑脊液中细胞数以淋巴细胞为主，糖浓度正常。

7. 其他 如肾损伤、胰腺炎、肺炎、心肌炎等。

【诊断与实验室检查】

诊断主要根据母亲病史、临床表现及实验室检查。确诊可根据：

1. 取胎盘、羊水、皮损等易感部位标本，在暗视野显微镜下找梅毒螺旋体。

2. 性病研究室实验室试验（venereal disease research laboratorytest，VDRL） 简便、快速、敏感性极高，但有假阳性，可作为筛查试验。

3. 荧光密螺旋体抗体吸收试验（fluorescence treponemal antibody-absorptiontest，FTA-ABS test） 特异性强，常用于确诊。

【治疗】

首选青霉素，为避免因大量杀灭螺旋体而释放异性蛋白出现不良反应，应从小剂量开始，每次5万U/kg，每12小时1次，静脉滴注，共7天，以后改为每8小时1次，共10~14天。青霉素过敏者可用红霉素，每日15mg/kg，连用12~15日，口服或注射。疗程结束后应在2、4、6、9、12个月时追踪监测VDRL试验，直至其滴度持续下降或阴性。

（三）先天性风疹综合征

是由于孕早期感染风疹病毒，病毒通过胎盘感染胎儿，在胎盘和胎儿体内长期生存繁殖，造成多系统慢性、进行性感染，导致早产或先天性畸形，如先天性心脏病、白内障、耳聋、发育障碍等，称为先天性风疹，或先天性风疹综合征（congenital rubella syndrome，CRS）。大多为进行性或永久性的病变。

【临床表现】

孕妇感染可造成死胎、流产。新生儿可出现血小板减少性紫癜、长骨的骺部钙化不良、肝脾大、肝炎、溶血性贫血和前囟饱满、脑脊液细胞增多等严重表现。常见的风疹病毒感染所致的各种先天性缺陷和畸形有：

1. 心血管缺陷 主动脉导管未闭、室间隔缺损和肺动脉狭窄。

2. 耳缺陷 耳聋和外耳畸形。

3. 眼缺陷 白内障、视网膜病、小眼和青光眼。

4. 中枢神经系统缺陷 精神性运动迟缓，小脑、脑膜炎和脑炎。

5. 其他一些畸形 如骨骼发育障碍、生长激素缺乏等。

【诊断与实验室检查】

1. 流行病学资料 孕妇于妊娠初期有风疹接触史或发病史，并经实验室检查证实母体已受风疹病毒感染。

2. 新生儿出生后有异常表现 有一种或几种先天缺陷的表现。

3．实验室检查

（1）血清学检查：在血清或脑脊液标本中存在特异性风疹 IgM 抗体，可诊断为先天性风疹病毒感染。血清标本中持续出现相当水平的风疹 IgG 抗体，均有助于诊断。

（2）病毒分离：对疑有先天性风疹的患儿，咽分泌物、尿液、脑脊液或其他病理组织中分离出风疹病毒即可明确诊断。

【治疗与预防】

无特殊治疗方法，主要是对症处理，重点在于预防。孕母有风疹接触史可考虑人工流产。或静脉滴注人免疫球蛋白或高滴度风疹免疫球蛋白，有可能防治胎儿发生先天性风疹。风疹减毒活疫苗接种后抗体阳转率在 95% 以上，可维持 7 年以上。

（四）先天性弓形虫病

先天性弓形虫病（congenital toxoplasmosis）是指妇女在妊期感染弓形虫后通过血行播散引起胎盘感染，从而引起胎儿宫内弓形虫感染。母体感染弓形虫后不论有无症状，33%～40% 的胎儿将被感染，是引起小儿中枢神经系统先天性畸形及发育障碍的重要原因。

【临床表现】

中枢神经系统受损和眼部症状最突出，视网膜脉络膜炎、脑积水、脑钙化是先天性弓形虫感染的三联征。主要表现为：

1．全身症状　早产、宫内发育迟缓、发热、皮疹、肺炎、肝脾大、黄疸、消化道症状等。

2．中枢神经系统　可有惊厥、痉挛、震颤、颈部强直、病理反射等，严重者可出现昏睡、昏迷、瘫痪或角弓反张。脑脊液也多有异常改变。中脑导水管被阻塞时，可形成脑积水，出现大头畸形、脑内钙化灶。生后多有智力发育障碍。

3．眼部病变　典型损害为视网膜脉络膜炎，表现为眼底部单个或多发的黄白色棉球样斑状损害、玻璃体混浊。反复发作眼病，视力逐渐下降甚至失明。

【实验室检查】

1．病原学检查　取血或体液涂片后找病原体。

2．血清学检查　ELISA 检查血清弓形虫 IgG、IgM。

3．PCR 检查弓形虫 DNA。

【治疗】

1．磺胺嘧啶（sulfadiazine，SD）　每日 50～100mg/kg，分 4 次口服。

2．乙胺嘧啶　每日 1mg/kg，每 12 小时 1 次。2～4 日后减半，疗程 4～6 周，用 3～4 个疗程，每疗程间隔 1 个月。与磺胺嘧啶合用是目前治疗此病最常用的方法，但是可引起骨髓抑制和叶酸缺乏，用药期间应定期观察血象并服用叶酸 5mg，每日 3 次。

3．螺旋霉素　在胎盘组织中浓度高，不影响胎儿，可用于弓形虫感染的孕妇和先天性弓形虫病。每日 100mg/kg，分 2～4 次服用，连服 3 周，间隔 1 周重复 1 疗程。

【预后】

本病的预后多较严重，不治疗的病例病死率约 12%。

（五）新生儿先天性单纯疱疹病毒感染

新生儿先天性单纯疱疹病毒感染（congenital herpes simplex virus infection）见分娩时感染。

（六）人类免疫缺陷病毒感染

人类免疫缺陷病毒感染（HIV infection）见第七章第八节继发性免疫缺陷病。

二、分娩时感染

（一）细菌

在国外，10%～30% 的孕妇阴道或直肠内有 B 族溶血性链球菌（group B hemolytic streptococcus，

GBS）生长。GBS 感染是国外最常见的新生儿严重细菌感染。我国香港 14% 的孕妇为 GBS 带菌者，内地尚无确切的流行病学资料。GBS 感染可以分为早发及晚发两种类型。前者多在生后 5 天内发生败血症及肺炎，临床表现为呼吸窘迫和败血症，其 X 线表现有时难以与 NRDS 鉴别，病死率较高。后者多见于生后 5～7 天，主要病变为脑膜炎（脑膜炎型）。两种 GBS 感染都需使用青霉素治疗。产道内的其他细菌，包括大肠埃希菌（K 细菌）、克雷伯杆菌及流感嗜血杆菌等也可导致分娩时感染。

（二）病毒

主要为单纯疱疹病毒感染。人类单纯疱疹病毒分为两型，即单纯疱疹病毒Ⅰ型（HSV-Ⅰ）和单纯疱疹病毒Ⅱ型（HSV-Ⅱ）。Ⅰ型主要引起生殖器以外的皮肤、黏膜（口腔黏膜）和器官（脑）的感染。Ⅱ型主要引起生殖器部位皮肤黏膜感染。分娩过程中，当胎儿与疱疹病灶接触时导致皮肤或眼、口的黏膜感染。临床上主要分为三大类：①皮肤、眼、口形成红疹及水疱（SEM 即 skin、eye、mouth），属轻微症状，预后良好；②败血症；③脑炎。后两种为严重疾病，病死率高达 80%。此三类表现可交错重叠发生。若孕妇产道患单纯疱疹，应在破水前行剖宫术娩出胎儿，并给予抗病毒药物阿昔洛韦或阿糖胞苷治疗。

（三）真菌

白念珠菌和念珠菌属可引起局部或全身感染。局部感染常累及口腔黏膜（鹅口疮）及会阴皮肤（尿布疹）。多应用抗真菌药物（如制霉菌素）局部治疗。系统性念珠菌病（systemic candidiasis）能导致真菌血症、脑膜炎、肺炎和泌尿道感染，常难以与细菌性败血症鉴别。需以血液或其他体液进行真菌培养及相关感染学标志物来帮助诊断。系统性念珠菌病的治疗可用两性霉素 B 和氟康唑。目前国外有学者主张对于小于 1000g 的早产儿出生后使用氟康唑预防真菌感染，剂量每次 3mg/kg，每周 2 次，具有良好的安全性、有效性和经济性。

（四）沙眼衣原体

沙眼衣原体是成人尿道炎、附件炎、宫颈炎、输卵管炎和子宫内膜炎的主要致病菌之一。4% 的孕妇阴道内能发现此种衣原体。胎儿通过产道时，衣原体可定植于其眼结合膜和（或）鼻咽部，出生后即发生衣原体结膜炎和（或）肺炎。用姬姆萨染色或碘染色后镜检找上皮细胞胞质内包涵体或直接免疫荧光法（DFA）和酶免疫测定（EIA）检测有无沙眼衣原体抗原来协助诊断。治疗可用四环素眼膏、0.1% 利福平或 10% 磺胺醋酸钠眼药水滴眼和口服红霉素或阿奇霉素。

三、产后感染

产后感染常是院内感染所致，新生儿重症监护室（neonatal intensive care unit，NICU）病儿最易发生。常见病原体包括：细菌（包括葡萄球菌、铜绿假单胞菌、不动杆菌属、肠杆菌属、空肠弯曲菌、厌氧菌和 B 族溶血性链球菌）；病毒（如柯萨奇病毒、轮状病毒、呼吸道合胞病毒、腺病毒）；真菌（念珠菌属）。常见疾病有以下几种。

新生儿败血症

新生儿败血症（neonatal septicemia）是指病原体侵入新生儿血液循环中并在其中生长、繁殖、产生毒素而造成全身感染的临床综合征。是新生儿时期重要的感染性疾病之一，其发病率和死亡率较高。

【病因与发病机制】

由于新生儿非特异性和特异性免疫功能低下，一旦感染容易发展成为败血症。感染途径包括：①产前感染：如母亲为菌血症、羊膜腔穿刺或宫内输血消毒不严等；②产时感染：胎膜早破、产程延长、产钳损伤等；③产后感染：最常见，尤其是金黄色葡萄球菌，主要由于脐部、皮肤、口腔黏膜损伤（割"螳螂嘴"、挑"马牙"）所致。病原菌在我国仍以葡萄球菌最常见，其次为大肠埃希菌。美国和欧洲以 GBS 和李斯特菌为常见的致病菌。近年来，随着 NICU 技术的提高，极低出生体重儿存活率提高，各种侵袭性操作增多，使机会致病菌（表皮葡萄球菌、铜绿假单胞菌、克雷伯杆菌、肠杆菌等）、厌氧菌（脆弱类杆菌、产气荚膜梭菌）以及耐药菌株所致的感染有增加趋势。

【临床表现】

常无特异症状，尤其是早产儿。早期精神、食欲欠佳，或烦躁不安，体温可正常或发热。随着病情发展或严重者，反应渐差，吸吮无力或拒奶，嗜睡、不哭不吃，体温不升，面色青灰，皮肤出现花纹，尿少，血压 <30～45mmHg，即休克表现。可有呕吐、腹泻、腹胀、中毒性肠麻痹。呼吸不规则，常并发脑膜炎，有肌张力增高、抽搐、昏迷等。可有出血倾向（瘀斑、消化道出血、肺出血、弥散性血管内凝血）。黄疸加深，或黄疸为主要表现，肝脾大等。脐部红肿，有脓性分泌物、皮肤脓疱、口腔黏膜损伤或乳腺红肿等病灶。

【辅助检查】

1. 非特异性检查 外周血白细胞计数 <$5×10^9$/L，或 ≤3天者外周血白细胞计数 >$25×10^9$/L，>3天者外周血白细胞计数 >$20×10^9$/L；杆状核细胞/中性粒细胞（I/T）≥0.16；血小板 ≤$100×10^9$/L。红细胞沉降率 ≥15mm/1h，C反应蛋白（C reactive protein，CRP）≥8μg/ml。

2. 直接涂片查病原菌 将脑脊液、痰、鼻咽分泌物、创面脓液、生后1小时内胃液等涂片找菌；抗凝血离心后吸取白细胞层涂片找菌。

3. 细菌培养 于不同部位送2次血培养，作普通培养、厌氧菌培养和高渗培养（L型细菌培养）。

4. 聚合酶链反应（PCR） 16s rRNA PCR 检测阳性。

【治疗】

1. 抗生素治疗 根据病史初估病原菌，及早选用有效、足量、杀菌类抗生素，静脉给药，待血培养及药敏试验明确病原菌后再调整用药（表5-11）。一般疗程10～14天，有并发症者需用药4～6周。病原菌未明确者，要兼顾革兰阳性球菌及阴性杆菌，杆菌类可选用氨苄西林及头孢菌素类等，两者联合应用。近年来，随着抗生素的广泛应用，条件致病菌败血症逐渐增多，因此在选用抗生素时应予重视。

表5-11 新生儿败血症抗生素选择及剂量

病原菌	药名	每次剂量（mg/kg）	日龄≤7天（mg/kg）每日剂量（给药次数）	日龄>7天（mg/kg）每日剂量（给药次数）
病原菌不明时	氨苄西林（或）	25～50	50～100（2次）	100～200（3或4次）
	苯唑西林	25～50	50～100（2次）	100～200（3或4次）
病情危重而病原菌不明时	头孢噻肟（或）	50	100（2）	150（3）
	氯唑西林	25～50	50～100（2）	100～200（3）
革兰阴性杆菌、对其他抗生素不敏感的革兰阴性杆菌	氨苄西林（加）	25～50	50～100（2）	100～200（3或4）
	头孢噻肟（或）	50	100（2）	150（3）
	头孢曲松	50	50（2）	100（2）
葡萄球菌	苯唑西林（或）	25～50	50～100（2）	100～200（3或4）
	氯唑西林（或）	25～50	50～100（2）	100～200（3或4）
	万古霉素	15	30（2）	45（3）

续表

病原菌	药名	每次剂量（mg/kg）	日龄≤7天（mg/kg）每日剂量（给药次数）	日龄>7天（mg/kg）每日剂量（给药次数）
铜绿假单胞菌、链球菌、肺炎链球菌	羧苄西林（或）青霉素G	100 2.5万~5万U	200（2） 5万~10万U（2）	300~400（3或4） 10万~25万U（2或3）
厌氧菌	甲硝唑	7.5~15	15（2）	30（2）
革兰阴性-杆菌脑膜炎	氯霉素	25	25（1）	50（2）
百日咳鲍特菌、衣原体、支原体	红霉素	5~10	10~20（2）	15~30（3）

注：日龄<7天及低体重儿选用小剂量。

2. **支持疗法** 及时纠正休克和代谢紊乱，维持血糖和酸碱、电解质平衡；适当保暖、供氧，有呼吸衰竭时可行机械通气；给静脉高营养以保证热量；高未结合胆红素血症给予光照疗法。根据病情可酌情输注血浆和免疫球蛋白治疗。有条件时可采用连续性血液净化（continuous blood purification，CBP）技术治疗。

新生儿感染性肺炎

感染性肺炎（infectious pneumonia）是新生儿的常见疾病，也是引起新生儿死亡的重要原因，病死率可达5%~20%。可发生在产前、产时或产后，由细菌、病毒、真菌等不同病原体引起。

【病因】

1. **产前感染性肺炎** 又称先天性肺炎。感染途径有：①上行感染：胎膜早破，细菌如大肠埃希菌、克雷伯菌、李斯特菌、B族乙型溶血链球菌或原虫（弓形虫）、支原体等从阴道上行感染污染羊水，导致胎儿感染。胎膜早破时间越长，感染的概率越高。②血行感染：病原体由母体通过胎盘至胎儿循环，然后到达肺，一般以病毒为主，如巨细胞病毒、风疹病毒、水痘-带状疱疹病毒、单纯疱疹病毒、柯萨奇病毒等，也可由李斯特菌、肺炎链球菌、梅毒螺旋体、弓形虫引起。

2. **产时感染性肺炎** ①胎膜早破者胎儿在娩出过程中感染；②产程延长时，胎膜通透性增高，产道内细菌可通过未破的胎膜污染羊水后再感染胎儿；③胎儿吸入了产道中污染的血性分泌物而发生肺炎。病原体有：细菌、沙眼衣原体、巨细胞病毒、单纯疱疹病毒等。早产、滞产、产道检查更易诱发感染。

3. **产后感染性肺炎** ①呼吸道感染：病原体经飞沫传播由上呼吸道向下至肺，亦可由鼻腔内原有的金黄色葡萄球菌在抵抗力降低时（如受凉、上呼吸道感染后）下行引起感染；②血行感染：病原体经血循环至肺所致；③医源性感染：吸痰器、雾化器、气管插管等消毒不严。使用呼吸机的患儿较易患铜绿假单胞菌肺炎；广谱抗生素使用过久者易发生白念珠菌肺炎等。

【临床表现与辅助检查】

1. **产前感染性肺炎** 多在24小时内发病。上行感染则以呼吸频率快、呻吟等表现为主，肺部听诊呼吸音可为粗糙、减低或啰音等，肺部X线表现为两肺有广泛、较均匀的浸润阴影等影像学改变。血行感染者黄疸、肝脾大、视网膜脉络膜炎、脑膜脑炎等多系统受累表现较肺炎表现更明显，这是因为胎儿双肺处于压缩状态，肺动脉血流仅少量入肺，大部分血流经动脉导管进入主动脉的缘故。脐血IgM>200~300mg/L或特异性IgM增高有诊断价值。

2. **产时感染性肺炎** 一般在出生后数日至数周发病，如衣原体感染在生后3~12周，细菌感染在生后3~5天，Ⅱ型疱疹病毒感染多在生后5~10天发病。实验室检查：生后胃液涂片找白细胞和病原体，或取标本、气管分泌物等进行涂片、培养和对流免疫电泳等检查有助于病原学诊断。

3．产后感染性肺炎　常见呼吸浅速、鼻扇、青紫、点头呼吸、口吐白沫、吸气性三凹征。肺部体征早期可不明显，病程中可出现湿啰音。呼吸道合胞病毒感染可表现为喘息，肺部听诊可闻及哮鸣音。实验室检查：鼻咽部分泌物细菌培养、病毒分离和荧光抗体、血清特异性抗体有助于病原学诊断。金色葡萄球菌肺炎易合并脓气胸，X线检查可见肺大疱。

【治疗】

抗感染治疗：李斯特菌可用氨苄西林；衣原体感染首选红霉素；单纯疱疹病毒感染可用阿昔洛韦；巨细胞病毒感染选用更昔洛韦。保持呼吸道通畅，有低氧血症时可用鼻导管、头罩给氧。有呼吸衰竭时可使用机械通气。纠正循环障碍和水电解质、酸碱失衡。保证能量和营养供给，静脉输注血浆、白蛋白和免疫球蛋白。

新生儿脐炎

脐炎是指出生断脐时或出生后脐部处理不当，脐残端被细菌侵入引起感染。以金黄色葡萄球菌最常见。轻者脐残端及脐周围皮肤红肿，伴少许脓性分泌物。严重者脐部及脐周红肿且发硬，脓性分泌物增多并有臭味。可出现蜂窝织炎、败血症、腹膜炎等潜在并发症。处理：用3%过氧化氢溶液清洗后用碘伏或安尔碘消毒脐部。如有脓肿形成，需切开引流。

新生儿破伤风

新生儿破伤风（neonatal tetanus）是由破伤风梭菌侵入脐部并产生痉挛毒素而引起以全身骨骼肌痉挛、牙关紧闭为特征的一种急性感染性疾病。有"脐风"、"七日风"、"锁口风"之称。推广新法接生以来，发病率大幅度下降。

【病因与发病机制】

破伤风梭菌为革兰阳性厌氧菌，广泛分布于土壤、尘埃和人畜粪便中。其芽胞抵抗力极强。接生时采用旧法接生，如用未消毒的剪刀、玻璃碎片等断脐或接生时结扎、包裹脐端消毒不严等使破伤风梭菌侵入脐部。坏死的脐残端氧化还原电势降低，有利于该菌繁殖并产生痉挛毒素。毒素沿神经轴逆行或经淋巴、血液至中枢神经系统，与神经节苷脂结合，阻止甘氨酸等抑制性神经传递介质，导致全身肌肉痉挛。毒素还可兴奋交感神经，导致心动过速、高血压、多汗等。

【临床表现】

潜伏期大多3~14天，多为4~7天，此期越短，病情越重，预后越差。早期因牙关紧闭（即张口困难）出现吸吮困难、面肌痉挛、额皱眉举、口角上牵，出现苦笑面容；易激惹，稍有刺激（如声、光、轻触等）则会发生全身痉挛，颈项、躯干及四肢强直，呈角弓反张状。喉肌痉挛引起呼吸困难、发绀，甚至窒息。痉挛发作时患儿神志清醒，发作间歇期全身肌肉仍呈持续强直。可继发肺炎或因进食困难衰竭死亡。

【辅助检查】

脐部或伤口处分泌物作厌氧菌培养，部分患儿可查到破伤风梭菌。

【治疗】

1．中和毒素　人破伤风免疫球蛋白（TIgG或TIG）500IU深部肌内注射一次。无TIG时用破伤风抗毒素（TAT）1万~2万IU静脉滴注一次。TAT用前需做皮肤过敏试验，阳性者按脱敏法给药。

2．控制惊厥　是治疗本病的关键。以鼻饲或静脉给药，采用交替或联合用药，选用地西泮（首选）、苯巴比妥钠等。

3. 控制感染　常用青霉素，能阻止破伤风梭菌及伤口污染的厌氧杂菌繁殖，每日20万U/kg静脉滴注，用7~10天。甲硝唑是抗厌氧菌的首选药。

4. 保证营养和水分供给　病初暂禁食，后期可鼻饲母乳或其他乳制品，宜少量多次喂，以防呕吐、窒息。鼻饲喂养困难者可静脉营养。

5. 其他　呼吸衰竭可用东莨菪碱每次0.03~0.05mg/kg，每15分钟1次，用2~4次。处理脐带。

【预防】

推广无菌接生法。接生时消毒不严的新生儿，应在24小时内重新消毒和结扎脐带，并肌内注射TAT 1500~3000IU或TIG 75~250IU。

（董文斌）

第十四节　新生儿低血糖和高血糖

一、新生儿低血糖

无论出生体重、胎龄和日龄如何，凡是全血血糖＜2.6mmol/L（47mg/dl）均考虑为新生儿低血糖（neonatal hypoglycemia）。其发生率在足月儿中占1‰~3‰，早产儿中占43‰，小于胎龄儿中可达60‰。临床上可以分为一过性低血糖（持续时间短，不超过新生儿期）和持续性低血糖（持续到婴儿或儿童期）两类。由于脑细胞代谢需要大量糖，血糖过低可导致脑细胞不可逆的损伤，因此不论有无症状，对于新生儿低血糖都应早期诊断、早期治疗。

【病因与发病机制】

1. 一过性低血糖　早产儿和小于胎龄儿肝糖原储备不足是引起低血糖的主要原因，也与糖原异生功能低下、胰高血糖素反应迟钝有关。此外，缺氧、酸中毒、低体温和低血压使儿茶酚胺分泌增加，加速糖的消耗，使血糖降低。

糖尿病母亲娩出的新生儿胰岛细胞增生，胰岛素分泌过多，常在出生后4~6小时发生低血糖，可持续至生后48小时。

生产期间给母亲静脉输入葡萄糖过多，以及胎儿幼红细胞增多症、Beckwith综合征等可导致新生儿一过性高胰岛素血症，出现血糖降低。

2. 持续性低血糖　胰岛细胞增生症、胰岛B细胞瘤可出现高胰岛素血症，引起早期严重的新生儿低血糖，使神经系统严重受损，甚至死亡。

先天性垂体功能低下（可出现黄疸、男性小阴茎）、先天性糖皮质激素缺乏（先天性肾上腺增生、双侧肾上腺出血、先天性肾上腺发育不全）等内分泌疾病可以出现早期持续性低血糖。

糖原累积症、半乳糖血症、氨基酸代谢障碍、线粒体脂肪酸氧化缺陷、肝糖原异生障碍等遗传代谢性疾病可导致糖原生成和代谢障碍，引起低血糖。

【临床表现】

大部分患儿为无症状性低血糖，尤其多见于早产儿。少数可在生后数小时至1周内出现嗜睡、拒乳、震颤、呼吸暂停、阵发性青紫、昏迷、眼球异常转动、心动过速，有时多汗、苍白和体温不升。也有表现为激惹、兴奋和惊厥，以微小型和局限型惊厥为多见。

【辅助检查】

1. 血糖测定　是确诊和早期发现本病的主要手段，对有可能发生低血糖者应于生后第3、6、12、24小时监测血糖。

2. 持续低血糖者 根据病情测定胰岛素、胰高血糖素、生长激素等。

3. 其他检查 根据需要可查血型、血红蛋白、血钙、血镁、尿常规与酮体，必要时做脑脊液、X线胸片、心电图或超声心动图等检查。以呼吸暂停、惊厥为主要表现时需与低钙血症、颅内出血等相鉴别。

【治疗】

对可能发生低血糖的新生儿，从生后1小时即开始喂糖水，生后2～3小时提早喂奶。对低血糖情况严重或患儿有明显症状时，可先给予一次剂量的10%葡萄糖200mg/kg（2ml/kg），按1ml/min的速度静脉滴注，随后改为6～8mg/（kg·min）维持，以防血糖反跳。每4～6小时监测血糖一次，并根据血糖值调节输注速率，正常24小时后逐渐减慢输注速率，48～72小时停用。如用上述方法补充葡萄糖后，仍不能维持血糖正常水平者，可加用氢化可的松5～10mg/（kg·d），或泼尼松1mg/（kg·d），直至症状消失，血糖恢复后24～48小时停止，一般用数日至1周。

对于持续性低血糖，葡糖糖输注速率常需提高至20～30mg/（kg·min）以上才能维持血糖浓度在正常范围。也可使用胰高血糖素0.1～0.3mg/kg肌内注射，必要时6小时后重复应用。高胰岛素血症可用二氮嗪（diazoxide）10mg/（kg·d）（最大剂量<25mg/kg），分3次口服。

持续性低血糖伴有潜在器质性病变者，需治疗原发性疾病。胰岛细胞增多症的患儿常需外科手术切除胰腺，术后这些患儿年长后会发展成糖尿病。

二、新生儿高血糖

新生儿高血糖（neonatal hyperglycemia）是指全血血糖>7mmol/L（125mg/dl），或血浆葡萄糖水平>8.4mmol/L（150mg/dl）。由于新生儿肾糖阈低，当血糖>6.7mmol/L（120mg/dl）时常出现糖尿。

新生儿医源性高血糖症较其他病因发生为高。常见于早产儿，多由于输注葡萄糖溶液的速度过快或不能耐受所致。在应激状态下，如窒息、寒冷和败血症等均可使肾上腺能受体兴奋、儿茶酚胺和胰高糖素释放增加，或使胰岛内分泌细胞受损伤而致功能失调，均可引起高血糖，多为一过性，但也有少数可持续较长时间。

暂时性新生儿糖尿病是一种罕见的自限性高血糖症，常发生在小于胎龄儿中，又称新生儿假性糖尿病。其病因和发病机制尚不十分清楚，可能与胰岛B细胞功能暂时性低下有关。多数在生后6周内发病，病程呈暂时性，血糖常高于14mmol/L（250mg/dl），出现消瘦、脱水和尿糖阳性，尿酮体常为阴性。治疗包括纠正脱水，使用胰岛素降低血糖。此病在数周至18个月内可以自愈。

（董文斌）

第十五节 新生儿低钙血症

新生儿血清总钙低于1.75mmol/L（7mg/dl），可诊断为新生儿低钙血症（neonatal hypocalcemia）。临床上依发病时间将新生儿低钙血症分为早期和晚期两种类型。

【病因与发病机制】

在宫内，胎儿主动吸收母体的钙，足月时血总钙和游离钙均较母体高约10%，而这种相对高血钙可抑制胎儿甲状旁腺素的分泌，刺激降钙素的释放，从而有利于胎儿矿物质积聚。然而出生后，源于母亲钙的供应中断，外源性钙又摄入不足，同时新生儿甲状旁腺功能仍处于抑制状态，骨质中的钙不能入血，故可导致低钙血症。正常足月新生儿血钙在生后 24～72 小时下降，最低可降至 1.75～2mmol/L。低钙血症使甲状旁腺素分泌增加，并抑制降钙素分泌，故足月新生儿生后 4～5 天血钙逐渐恢复至正常水平。这种暂时性钙代谢改变通常无症状。但若调节机制失常（延迟或过激），则可出现症状。

1. 早期新生儿低钙血症　发生于生后 72 小时内，常见于早产儿、低出生体重儿、窒息、母亲患胰岛素依赖型糖尿病或甲状旁腺功能亢进、新生儿甲状旁腺功能低下者。

早产儿的发生率与出生体重和孕周呈反比。超过半数的极低出生体重儿可能出现低钙血症。其病因可由多种因素引起，如产后摄取不足；产后甲状旁腺激素升高延迟；因窒息使组织缺氧，磷释放增加，引起低钙血症。此外，缺氧损伤后钙向细胞内转移，亦可引起血钙下降。

胰岛素依赖型糖尿病母亲妊娠期间，血镁水平较低，会导致母亲和胎儿甲状旁腺功能不全及新生儿低钙血症。

孕母甲状旁腺功能亢进，导致母亲和胎儿高钙血症，将抑制胎儿甲状旁腺功能，使其出生后发生低钙血症。

新生儿甲状旁腺功能不全为罕见新生儿疾病，多因胎儿甲状旁腺先天缺如或发育不全所致，为 X 连锁隐性遗传。具有持久的甲状旁腺功能低下和高磷酸盐血症。如同时合并有胸腺缺如、免疫缺陷、小颌畸形和主动脉弓异常者，则称为 DiGeorge 综合征。

2. 晚期新生儿低钙血症　发生于生后 72 小时后，常见于摄取高磷乳品（未改良的牛乳）。因为牛乳含磷量较人乳高 3～4 倍，高磷能抑制肠道钙的吸收，故可引起低钙血症。此外，还可见于甲状旁腺功能低下，低镁血症也可并发低钙血症。

【临床表现】

多于生后 5～10 天出现症状。临床表现差异很大。可无任何特异症状，亦可出现神经肌肉兴奋性增高，表现为惊跳、不安、震颤，重症者可见抽搐、呼吸暂停及青紫，少有手足搐搦。发作间期一般情况良好，但肌张力稍高，腱反射亢进，踝阵挛可呈阳性。早产儿生后 3 天内易出现血钙降低，其降低程度一般与胎龄呈反比，但早产儿即使血清钙很低，亦可无惊厥，可能与血清白蛋白较低，且常有酸中毒使游离钙较高有关。

【治疗】

1. 抗惊厥　出现惊厥或其他明显的神经肌肉兴奋症状时，应经静脉补充钙剂，可用 10% 葡萄糖酸钙每次 2ml/kg，以 5% 或 10% 葡萄糖溶液稀释 1 倍后缓慢静脉滴注，必要时可间隔 6～8 小时再给药 1 次。每日最大剂量为 6ml/kg。在静脉补钙过程中，必须注意保持心率 > 80 次/分，否则应暂停，同时应避免药液外溢至血管外引起组织坏死。若症状在短期内不能缓解，应同时给予镇静剂。惊厥停止后改为口服钙维持，可用口服葡萄糖酸钙或氯化钙 1～2g/d，病程较长者可口服钙盐 2～4 周，维持血钙在 2～2.3mmol/L（8.0～9.0mg/dl）。

2. 补充镁剂　使用钙剂后惊厥仍不能控制者，应查血镁。若血镁 < 1.2mEq/L（1.4mg/dl），可肌内注射 25% 硫酸镁，按每次 0.4ml/kg 给药。

3. 调节饮食　应强调母乳喂养或用钙磷比例适当的配方奶。也可每次服用 10% 氢氧化铝 3～6ml，阻止磷在肠道的吸收，同时口服钙剂治疗，以降低血磷，恢复血钙浓度。

4. 甲状旁腺功能不全患儿需长期口服钙剂治疗，同时加用维生素 D_2（10 000～25 000 IU/d）或二氢速变固醇（dihydrotachysterol）0.05～0.1mg/d 或 1,25(OH)$_2D_3$ 0.25～0.5μg/d。治疗过程中应定期检测血钙水平，调整维生素 D 的用量。

（靳有鹏　孙正芸）

第十六节 产 伤

产伤（birth injury）可分为软组织损伤、骨折、神经损伤和脏器损伤。

（一）软组织损伤

1. 创伤性面部发绀（traumatic cyanosis） 并非确实的"损伤"，而是胎儿头部经过产道时受压，静脉淤血，致使面部皮肤出现瘀点、瘀斑，常见于面先露。预后良好，无须治疗，可在数日内消退。

2. 切割伤 因剖宫产时手术刀意外损伤胎儿所致，常见于面部或头皮，也可发生在身体其他部位。

3. 先锋头（caput succedaeneum） 又称产瘤。因胎儿娩出过程中头部受产道挤压发生瘀斑和水肿所致。出现于头颅先露部，范围可超越骨缝。无须治疗，数日内消退。

4. 头颅血肿（cephalhematoma） 为头颅骨膜下出血。常见于胎儿吸引助产，也可见于自然分娩。头颅血肿临床特点包括：出血有自限性且非大量；多局限于一块头骨（顶骨常见），从不超越颅骨缝；可伴有颅骨线性骨折；常于数周内消失，但有时可长达数月；血肿边缘可出现钙化。此类出血无须治疗，预后良好。

5. 帽状腱膜下出血（sub-aponeurotic hemorrhage） 常见于胎头吸引助产，导致腱膜下血管破裂，引起出血，血液进入其结缔组织。因腱膜下是一潜在间隙，大量出血可致低血容量性休克，甚至死亡。故治疗上应密切监测生命体征，定时监测血细胞比容和血红蛋白，必要时输液、输血。此外，还应监测凝血功能，并给予新鲜冰冻血浆以纠正凝血障碍。

6. 小脑幕撕裂 常见于臀位产。早产儿颅骨柔软，遇到突然的压迫和移位，可导致小脑幕撕裂。如出血发生于后颅凹，则使脑干受压。此损伤的病死率甚高。

（二）骨折

1. 锁骨骨折 常见于肩位难产。患儿可无症状，或当被引出拥抱反射（mroo reflex）时，同侧手臂活动减弱，数日后因骨痂形成，在锁骨上可触及团块。常无须积极治疗，预后好。

2. 四肢长骨骨折 特别是肱骨、股骨的骨干骨折，常见于臀位产或肩位难产使用宫底挤压法时。治疗为固定患肢，预后好。

3. 脊柱骨折 见于臀位产和肩位难产，可引起脊髓损伤，目前已极少发生。

（三）外周神经损伤

1. 面神经瘫痪 面神经损伤往往由于产钳钳压或胎儿从产道下降过程中受母亲骨盆压迫所致。损伤常为暂时性，能完全恢复。

2. Erb 瘫痪 常见于肩位难产，试图取出婴儿时，头颅受牵拉，导致上臂丛神经（颈5～颈6）损伤。表现为患儿肩关节不能外展或伸直，肘部伸展，前臂旋后而腕部屈曲。故亦称侍应生小费手（waiters's tips hand）。大多数为暂时性，常在数周内恢复，但少数亦可有永久性肢体损伤。

3. Klumpke 瘫痪 常见于臀位产，下臂丛神经（颈8～胸1）受牵拉损伤所致。表现为患儿腕伸肌和手掌内肌群软弱（爪形手）。损伤常为暂时性，但严重时也可致永久性瘫痪。

（四）内脏损伤

肝、脾和肾的损伤或破裂可因助产士的过度用力挤压所致，如臀位产。

（靳有鹏 孙正芸）

第六章 遗传性疾病

第一节 概 述

近年来随着妇产科技术的不断进步，围生期母婴死亡率明显降低，但新生儿致死性先天畸形的发生率仍没有明显减少。国外报道有2%~5%的活产婴儿存在遗传性疾病或先天畸形，在国外这类疾病占儿科病房住院患儿的1/3，且已成为婴幼儿时期死亡的重要病因。许多成人常见疾病也有相当多的遗传因素，例如糖尿病、肿瘤、心脏病等。从广义上来说，所有疾病都和遗传基因有不同程度和形式的联系。如何清楚界定后天疾病和先天遗传因素之间相互影响的多态性，加强我们对病因的了解是对现代医学的挑战。

遗传性疾病简称遗传病（genetic disease），是由于人体遗传物质结构或功能的改变、缺陷所导致的疾病。虽然每一种遗传病的发病率都很低，但这类疾病的种类众多，仅已知的单基因遗传病就达上千种。其中有相当数量的遗传病没有治疗方法，因此预防其发生成为儿科领域中一个突出的问题。

遗传物质包括细胞中的染色体及其基因，人类细胞染色体数为23对（46条），其中22对是男女相同的常染色体（autosome），1对不同，是决定性别的性染色体（sexchromosome）。正常男性的染色体核型为46，XY，正常女性的染色体核型为46，XX。而正常人每一个配子（卵子和精子）含有22条常染色体和1条性染色体X或Y，即22+X或22+Y的一个染色体组（chronsome set），称为单倍体（haploid，n）。

核苷酸序列（DNA）是最基本的遗传物质，是合成具有功能的蛋白质多肽链或RNA所必需的全部核苷酸序列。基因是DNA上的特异片段，是生物体传递和表达遗传信息的基本单位。通过其编码的表达产物主导特定的细胞功能。DNA作为基因的载体，蛋白质是细胞功能的执行者，而RNA为传令信使。RNA是较DNA更原始的遗传物质。此外，RNA有其独立功能，例如某些RNA有酶的活性，可切割RNA分子。非蛋白质编码的RNA可以操纵遗传印记。根据人类基因组计划数据估计，人类DNA上的基因有5万~10万个。它们有规律地分布于23对染色体上，即每个基因在染色体上都有特定的座位（locus）。如果基因表达的程序发生错误，可导致不良后果。

一、遗传病的分类

遗传性疾病可分为三类，即染色体病、单基因遗传病和多基因遗传病。

（一）染色体病

染色体病是由于染色体数目和结构异常，造成遗传物质改变而导致的疾病。分为常染色体病和性染色体病，是临床最常见的遗传性疾病之一。目前已确认的人类染色体异常综合征已达100余种，各种异常核型约3000种。其常见类型为各种三体综合征、多X染色体、染色体部分缺失或增多。主要是由于细胞减数分裂或有丝分裂过程中，局部或整条染色体分配不平衡所致。

染色体数目变异可分为：①整倍体变异：包括单倍体和多倍体。②非整倍体变异：包括亚倍体（2n-X）、单体和缺体。③混倍体性变异：如嵌合体（mosaic）。

染色体结构变异可分为：①缺失：末端缺失、中间缺失。②重复：顺接重复、反接重复、不等交换。③倒立：臂内倒立、臂间倒立。④易位：简单易位、相互易位、移位易位和复合易位。此外，还有等臂染色体、环形染色体等。

最为临床医生熟悉的是染色体数目的增加或减少，长、短臂或片断的增减。近年来，分子分析技术已能测定染色体更细微的异常，甚至检测到单基因异常，如FISH技术。随着染色体核型分析技术的不断进步，依靠临床资料，我们可利用基因图谱了解染色体上各个基因的功能。

（二）单基因遗传病

指一对主基因突变造成的疾病。又依其遗传是否符合孟德尔定律分为以下两种。

1. **孟德尔方式遗传的单基因遗传病** 分为显性遗传和隐性遗传。

（1）显性遗传：只要等位基因中的一个发生突变，即会导致遗传病表现型。其机制很多，突变造就新的蛋白；或突变后蛋白质失去原来功能，同时干扰其他正常蛋白质的功能；或使某蛋白（特别是受体类蛋白）活化，使组织接受过度刺激等。

（2）隐性遗传：只有一对等位基因同时丧失原有功能才会出现遗传病表现型。一般常染色体的基因都有两个或以上等位基因，若致病基因在X/Y染色体上，男性则会因单一的基因缺陷而患病（致病基因位于X/Y染色体的假常染色体区例外），称X/Y连锁隐性遗传。

2. **非孟德尔方式遗传的单基因遗传病** 泛指不按简单等位基因关系决定基因表现型的单基因遗传病。以下几类是较普遍的例子。

（1）线粒体基因变异：线粒体也是一个基因库，其16500碱基序列中含有许多基因，可以编码为10余种参与能量代谢的线粒体酶，主管线粒体的有氧代谢。线粒体主要由母体的卵子遗传，故遗传模式按母系进行。这是因为在受精过程中，精子的线粒体极少进入卵子。此外，在有丝分裂过程中，线粒体并非平均分配到子代细胞中，可形成细胞质异质性，也可直接导致表型变化。如糖尿病、MELAS综合征等都属于此类。

（2）单亲源二体性：在减数分裂过程中，同源染色体重组出现偏差，部分染色体只由母系或父系染色体传代，因此受影响的基因仅为父系或母系的基因，造成假显性或隐性遗传的后果。若受影响的基因有遗传印记控制，其临床表现将更复杂。如Prader-Will综合征（15q11-13）、Angelman综合征（15q11-13）和Russel-Silver综合征（7p23-26）。

（3）遗传印记：是指一些基因在精子或卵子产生过程中发生变异，导致其不能在子代表达。就目前了解，基因甲基化是主要致病机制之一，一系列的酶（DNA胞核嘧啶甲基转化酶）具有修饰作用，它们在后代遗传控制中起决定作用。如Beckwith-Wiederman综合征中的类胰岛素生长因子Ⅱ（IGF-Ⅱ）和Rett综合征中的甲基磷酸胞苷鸟苷结合蛋白2（MeCP2）。

（三）多基因遗传病

许多基因是以集体参与的方式影响蛋白质特性，单一基因并不起决定作用，也就是说，大多数疾病是由多基因遗传的。已知的这类疾病已有100种以上。多基因遗传病和单基因遗传病的比较见表6-1。

表6-1 多基因遗传病和单基因遗传病的比较

单基因遗传病	多（或少）基因遗传病
高外显率	低外显率
低流行率	高流行率
表现型不太受环境影响	表现型受环境影响
按照孟德尔方式遗传	不按照孟德尔方式遗传

二、辅助检查

1. 染色体核型分析　主要用于检查各种类型的染色体畸变。

（1）G 显带：G 显带是指吉姆萨染色后，使染色体显带的技术。是目前最常用的染色体核型分析技术。

（2）荧光原位杂交（FISH）：主要用于检查指定的和比较微小的染色体畸变。一般应已知检查染色体的哪个位点。目前发展的多色荧光原位杂交和光谱核型分析能够检测染色体平衡易位，也可作为筛查工具。

（3）比较基因组杂交：能筛查整个基因组 DNA 拷贝数的增减。在染色体数目异常、染色体复杂结构异常及标记染色体来源判定等方面均具有明显优势。

2. 分子遗传学检测方法

（1）Southern Blotting（southern 杂交）：用于检查指定的基因或染色体片段。

（2）分析单亲二位体的可能性：主要利用相关微卫星序列界定患者染色体片段是否有父或母的遗传型。

（3）分析遗传印记：当前主要是分析基因的甲基化状态。

（4）分析基因数量：可用定量 PCR 或 southern 杂交法。

（5）基因序列：针对所选择的基因或基因组进行检查。如今已能非常有效地进行序列分析。

3. 代谢物检测　包括一系列复杂的检测，如利用色谱和（或）质谱技术检测血或尿中氨基酸、肉碱／酰基肉碱、脂肪酸；酶的功能检测；血乳酸、嘌呤检测等。

三、遗传咨询

遗传咨询是对有遗传病家族史者、遗传基因携带者和有生育遗传缺陷儿可能的夫妇进行遗传鉴定和咨询，使患者及其家属对该遗传病有全面的了解，选择最适当的决策以保证胎儿和儿童健康地生长发育。

遗传咨询的对象包括：①高龄孕妇；②有遗传病家族史的孕妇；③疑与遗传有关的智力低下孕妇或其家族中有智力低下者；④不明原因多次自然流产者，死胎、畸胎分娩史者；⑤不孕不育症患者；⑥孕期尤其是孕早期接触过致畸物质者；⑦近亲结婚者。

第二节　染色体畸变

染色体畸变是先天性染色体数目异常和（或）结构畸变而造成的疾病。

染色体数目异常是由于在减数分裂或有丝分裂过程中染色体不分离所造成的结果。在减数分裂过程中，若某一染色体不分离，则会出现两种配子，一种缺乏某一染色体；另一种则多一个染色体。这种异常配子和正常配子结合时，就会产生子代该染色体的单体病或三体病。若整个染色体组都不分离，则会使子代产生多倍体。若染色体不分离发生于受精后，则产生嵌合体，因此患儿体内存在两种或两种以上的细胞株。嵌合体的特征之一是染色体比例因组织不同而异，故临床表现有较大差异。

染色体结构畸变发生的基础是断裂，断裂后未能在原位重接，导致染色体重排，引起各种类型的染色体结构畸变。常见类型有：缺失、易位、倒位、插入、环状染色体和等臂染色体等。断裂的片段连接到另一染色体上称易位，易位后基因无丢失或增加者称平衡易位（balanced translocation）。平衡易位临床无症状，但其子代易患染色体病。染色体畸变的原因见表 6-2。

表6-2 染色体畸变的原因

染色体畸变的原因	描述
物理因素	放射线、放射核素，畸变率与放射线剂量呈正相关性
化学因素	药物（如抗代谢药物、抗癫痫药物等）、农药、毒物等
感染因素	某些病毒（如风疹病毒、巨细胞病毒等）可引起胎儿染色体断裂
孕妇年龄	发生率随母亲年龄增长而增加，可能与生殖细胞的老化有关
遗传因素	父母患染色体病、父母为平衡易位的携带者

一、唐氏综合征

唐氏综合征又称21-三体综合征、先天愚型或Down综合征，属常染色体畸变[OMIM190685]。是人类最早发现且最常见的常染色体病。在活产婴儿中的发病率为1/(600~800)，发病率随孕母年龄增长而增加。半数以上患儿在胎儿早期即夭折流产。

【病因与发病机制】

本病发生多数与孕妇高龄导致卵细胞老化有关。仅有极少数为家族遗传，即父母双亲之一是本病患者。由于本病男性没有生育功能，故不存在遗传子代的问题。细胞遗传学特征是第21号染色体呈三体征（trisomy 21），主要是由于生殖细胞在减数分裂形成配子时或受精卵在有丝分裂时21号染色体不分离，使胚胎体细胞内存在一条额外的21号染色体。可分为三型：标准型、易位型和嵌合体型。

1. 标准型　占全部病例的95%。患儿体细胞染色体为47条，核型为47，XX（或XY）+21。

2. 易位型　占3%~4%，其中家族性者占1/4。有D/G易位和G/G易位两类。

（1）D/G易位：最常见。D组中以14号染色体为主，核型为46，XY（或XX），-14，/t（14q21q），也可见15号或13号染色体。这种易位型约半数为遗传性，即亲代中有14/21平衡易位染色体携带者，核型为45，XX（或XY），-14，-21，+t（14q21q）。

（2）G/G易位：较少见。可为两条21号染色体发生着丝粒融合，形成等臂染色体t(21q21q)；或一个21号染色体易位到一个22号染色体上，即t(21q22q)。

3. 嵌合体型　占1%~2%。患儿体内存在正常和21-三体两种染色体核型细胞系。

【临床表现】

主要为智能低下、特殊面容和生长发育迟缓，并可伴有多种畸形。

1. 智能低下　是本病最突出而严重的表现，且随年龄的增长日益明显，智商通常较低（IQ 50~70至20~35）。嵌合体型患儿若正常细胞比例较大，则智能障碍较轻。

2. 特殊面容　表情呆滞，眼裂小，眼距宽，双眼外眦上斜，可有内眦赘皮；鼻梁低平，外耳小；硬腭窄小，常张口伸舌，流涎；头小而圆，前囟大且关闭延迟；颈短，可有颈蹼（图6-1）。

3. 生长发育迟缓　身材矮小，骨龄常落后，出牙延迟且有错位；四肢短，韧带松弛，关节可过度弯曲；肌张力低下，腹膨隆，可伴有脐疝；手指粗短，小指尤短，中间指骨短宽，且向内弯曲。

4. 皮纹特点　常见通贯掌，atd角增大，第5指有的只有1条指褶纹。

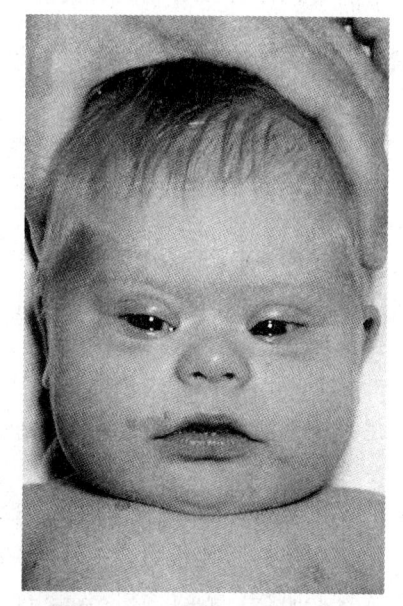

图6-1　21-三体综合征特殊面容

5. **伴发畸形** 约75%的患儿存在听力减退或丧失；50%伴有先天性心脏病；50%存在视力障碍，15%发生白内障；15%患甲状腺疾病；12%出现消化道畸形；6%发生后天性髋脱白；急性淋巴细胞性白血病的发生率明显高于正常人群，免疫功能低下，易患感染性疾病；男孩可有隐睾、小阴茎，无生殖能力，女孩性发育延迟，少数可生育。

【诊断与鉴别诊断】

典型病例根据其特殊面容、皮肤纹理特点和智能低下即可拟作诊断。新生儿、嵌合体型或不典型患儿需进一步作染色体核型分析以确诊。本病应与先天性甲状腺功能减低症鉴别，见表6-3。

表6-3 唐氏综合征与先天性甲状腺功能减退症的比较

	染色体核型	智能低下	生长发育迟缓	特殊面容	多发畸形	皮纹特点	生理功能低下	甲状腺功能
唐氏综合征	异常	有	有	有	有	有	无	正常
先天性甲状腺功能减低症	正常	有	有	无	无	无	有	异常

【治疗】

目前尚无特殊的治疗方法，可选用促进脑细胞代谢和营养的药物，同时注重对患儿的教育和体能训练，以促进智能发育和体能改善。注意预防感染。若伴有先天性心脏病、消化道畸形等可考虑手术矫正。

【遗传咨询】

妊娠14～20周，孕母行血清标记物三联筛查：甲胎蛋白（AFP）、游离雌三醇（FE$_3$）和β-绒毛膜促性腺激素（β-HCG）。若筛查结果阳性再进一步作羊膜腔穿刺，取羊水细胞培养，染色体核型分析以确诊。高龄孕妇（超过35岁）可直接作羊膜腔穿刺检查。超声筛查可提高阳性检出率。尽管如此，仍有部分婴儿在出生后才得到诊断。此时，医生要迅速进行染色体核型测定，同时细心向家长解释此病可能带来的近期和长期问题。

孕母年龄越大，风险率越大，女性应该避免在40岁以后生育。标准型唐氏综合征的再发风险为1%。易位型患儿的双亲应进行核型分析，以确定父母是否为平衡易位携带者：母亲的染色体有D/G易位，每胎都有10%的风险率；父亲为D/G易位，风险率为4%。G/G易位绝大多数为散发，父母核型多正常，若母亲为21q21q平衡易位携带者，子代发病风险率为100%。

二、其他常染色体畸变综合征

（一）13-三体综合征

又称Patau综合征。发病率约为1:5000，随父母年龄增长而增多。患儿通常在生后数日或数周内死亡，但也有存活超过1岁者，平均寿命约8.5天。

【病因】

主要由于母方染色体不分离所致，占60%。父方染色体不分离仅为15%。20%的父方或母方为平衡易位携带者，若父母一方有平衡易位，再发率为10%。

【临床表现】

患儿有智能障碍、生长发育落后、面容特殊：眼球小甚至缺失，双眼距过宽或过窄；鼻梁平坦；可有唇裂和腭裂；颈短，有颈蹼；多指（趾）、摇椅样足、拇趾背屈。常有脐膨出、先天性心脏病、多囊肾和隐睾。

（二）18-三体综合征

发病率约为 1 : 3000。95% 因母方染色体不分离导致，父方染色体不分离者仅为 5%。

患儿表现为低出生体重，枕骨突出，前额狭窄，下颌小，耳位低，耳垂畸形、低垂；胸骨短；通贯掌，示指和小指重叠。常有肾、心脏和其他器官畸形，智力发育延迟。患儿多于生后 1 周内死亡，平均寿命 6 天，存活超过 1 岁者非常罕见。

三、先天性卵巢发育不全综合征

本病于 1938 年由美国内科医生 Henry Turner 首先报道，故又称为特纳综合征（Turner syndrome，TS）。TS 的表型是女性，为人类唯一能生存的单体综合征。其主要临床特征为身材矮小、特殊体型、第二性征不发育和（或）原发性闭经。

【病因与发病机制】

TS 与父母年龄无关。其发生是由于亲代生殖细胞减数分裂时 X 染色体不分离或有丝分裂过程 X 染色体部分丢失，因缺少一条 X 染色体携带的 SHOX（short stature homebox gene）基因导致患者身材矮小、第二性征不发育。常见核型见表 6-4。

表6-4 特纳综合征常见核型

分型	核型	发病率
单体型	45, XO	约60%
嵌合体	45, XO/46, XX	约25%
X染色体结构异常	46, Xdel（Xq）；46, Xdel（Xp）	

【临床表现】

由于核型不同，其临床表现多样。典型的 TS 患儿在出生时即呈现身高、体重落后，在新生儿期可见手、足背明显淋巴水肿，颈蹼等特殊症状。常见的临床表现为生长障碍、性腺发育不良及第二性征不发育，并伴发多种畸形和特殊体征。

1. 身材矮小 是最常见的就诊原因。胎儿期生长迟缓，出生身高、体重落后正常新生儿 $-1SD$；出生后生长速率仍低，4～5 岁时身高已明显落后。青春期不出现生长高峰，成年患者身高为 135～140cm，较正常女性平均低 3.3 个标准差。

2. 第二性征不发育 是 TS 的常见表现，患儿外生殖器一直保持婴儿型，伴原发闭经，但 10%～20% 的患儿可有自发的青春期发育（有第二性征和自发经期出现）。若不使用雌激素治疗，由于雌二醇水平甚低，青春期发育将延迟。大部分患儿阴毛稀少，乳房很小，乳头间距增宽，乳头发育不良、内陷。

3. 多发畸形 7%～10% 的患儿出生时有主动脉缩窄，30% 有先天性心脏病或主动脉瓣膜异常。约 20% 的患儿有泌尿系统发育异常，如马蹄肾、单肾、双输尿管或肾结构畸形等。骨骼畸形：40% 的患儿有骨骼发育异常，如上肢屈曲、肘外翻、第 4 或 5 掌骨较短、盾状胸、先天性髋脱位、小下颌等，10% 的患儿有脊柱侧弯。

4. 特殊体征 TS 患儿多表现有后发际低，50% 可有颈蹼、颈短，盾形胸，乳头间距增宽，肘外翻，皮肤多见黑色素痣，手术后瘢痕疙瘩、斜视、弱视和眼睑下垂也都常见，指（趾）甲发育不良，第 4、5 掌骨较短，高腭弓，腭裂等。

5. 其他 94% 的患儿智力正常，语言表达较好，但对空间想象和数学有一定困难，这些困难可通过努力克服。20% 的患儿有甲状腺功能减退，抗甲状腺抗体阳性。患糖尿病的可能性较常人高。中耳炎常见，反复发作可致听力下降。约 1/4 的患儿有中度听力减退，但对日常生活影响可能不大。部分有心理问题或认知功能障碍。

【辅助检查】

1. 染色体核型分析　是确诊 TS 的金标准。常用外周血淋巴细胞培养技术进行核型分析。

2. 内分泌激素检查　血清雌二醇水平低，垂体促卵泡激素（FSH）、黄体生成素（LH）明显增高提示高促性腺激素性发育不良。部分患儿血清胰岛素样生长因子-1（IGF-1）水平低下，生长激素（GH）激发峰值＜10ng/ml。

3. 子宫、卵巢 B 超检查　显示子宫形态小，卵巢发育不良，严重的可表现为条索状卵巢。

【诊断】

根据临床表现和实验室检查可作出诊断。确诊本病后仍需进行心脏和肾超声检查，以确定有无畸形。

【治疗】

主要是在适当的时间对无禁忌证的患儿进行生长激素和性激素治疗。

1. 生长激素　发现身高落后即可开始治疗。基因重组人生长激素（rhGH）0.15～0.2IU/kg，每晚睡前皮下注射。但患儿对生长激素的反应极不相同，从无反应到治疗后最终身高增加 20cm 不等。通常治疗第一年生长速率可达 9cm 以上，此后稍降低。影响 GH 疗效的主要因素有初始治疗的年龄和骨龄、GH 的剂量和疗程、雌激素替代治疗前 GH 治疗时间、遗传靶身高等。治疗过程中应每周监测尿糖。

2. 性激素　从 12 岁开始可予雌、孕激素替代治疗，持续到 40～50 岁。开始剂量为每日 0.3mg，2～3 年内逐渐增加至 1.25mg。雌激素治疗 1～2 年后，需加黄体酮进行人工周期治疗。具体方案是：第 1～21 天用雌激素，每日 0.625～1.25mg；第 12～21 天用甲羟孕酮，每日 7.5～10mg；或用克龄蒙补佳乐 PREMPAK 或 PREMELLE CYCLE。治疗后可有正常的乳房发育、阴毛生长和女性体态。TS 患者可过正常性生活。若不用雌激素治疗，随年龄增长有患骨质疏松的危险。雌激素治疗还可延缓动脉粥样硬化的发生，且有利于活跃性生活。若性腺发育不良患者带有 Y 染色体，于青春期变为性腺母细胞瘤的概率高达 15%，故应在儿童期手术切除发育不良的性腺。

本病再发风险率低，但对已生育 TS 患儿的双亲，再次生育时需进行产前诊断。应有针对性地对患儿身材矮小、第二性征不发育及不孕等进行咨询，解决患儿的心理社会障碍。

四、先天性睾丸发育不全综合征

先天性睾丸发育不全综合征又称 Klinefelter 综合征（克氏综合征，KS）、先天性睾丸曲细精管发育不全、原发性小睾丸综合征等。是引起睾丸功能不足（testicular failure）最常见的原因，在活产男婴中发病率约为 1∶1000。该病是由于生殖细胞减数分裂或受精卵卵裂过程中性染色体不分离所致。与孕母高龄有关，核型多为 47，XXY。其睾酮水平可减低或正常，所以青春期一般可在正常年龄出现，但第二性征发育不能达到成人水平。青春期前，指尖间距可能增加，上下部量较同龄正常男童低。在对智力障碍、精神行为异常及语言发育障碍儿童作染色体分析时，有时可发现先天性睾丸发育不全综合征。

进入青春期后，血清促性腺激素水平会较青春期前水平增加，但睾酮水平仍低。患儿身材较高，体形瘦长，皮肤细嫩，脂肪和阴毛呈女性型分布，阴茎较小，睾丸质地硬且体积小，睾丸活检可见曲精管玻璃样变性和纤维样变性。男性乳房发育在青少年期和成人患者中较常见。患乳腺癌和生殖细胞瘤的概率亦较常人高。

睾酮替代治疗一般从 12～14 岁开始，可促进第二性征发育，改善患儿的心理状态、学习能力。

第三节 遗传代谢病

遗传代谢病被定义为一类少见的疾病，表现为机体不能将食物正常转化为能量。这类疾病的产生通常是由于体内特异的蛋白（酶）缺陷造成某种底物不能转化为终产物，而产生相应其他底物或产物堆积导致代谢异常。遗传性代谢病多为单基因遗传病，包括氨基酸、有机酸、脂肪酸、糖等代谢缺陷，多数属常染色体隐性遗传，少数为X连锁遗传、常染色体显性遗传或线粒体遗传，已发现5000余种。大致可分为三类：①受影响代谢途径的终末产物缺乏，所产生的症状多为持续性、进行性，且与进食等因素无关。如过氧化酶体病、溶酶体病等。②中间代谢产物或旁路代谢产物大量蓄积，通常表现为积累物的中毒症状，主要影响脑的发育和功能。起病可早可迟，病前常无症状，发作可呈间歇性。如苯丙酮尿症、半乳糖血症等。③代谢途径受阻引起脑、肝等组织供能不足。如糖代谢障碍、先天性高乳酸血症等。也可分为六类：①蛋白质代谢紊乱（即氨基酸、有机酸代谢异常，尿素循环障碍）。②糖类代谢异常（如糖原累积病、乳糖不耐受、高胰岛素血症）。③溶酶体贮积症。④脂肪酸氧化缺陷。⑤线粒体缺陷。⑥过氧化物酶体缺陷。

一、苯丙酮尿症

苯丙酮尿症（phenylketonuria，PKU）是由于先天性氨基酸代谢障碍，属常染色体隐性遗传。临床主要特征为智力低下，皮肤、毛发色素浅淡和鼠尿臭味。其发病率因种族而异，在中国发病率为1：(10 000 ～ 12 000)。

【病因与发病机制】

典型的PKU是由于肝细胞中苯丙氨酸羟化酶（phenylalanine hydroxylase，PAH）缺乏，苯丙氨酸不能转化为酪氨酸，导致苯丙氨酸在血液、脑脊液中浓度增高，同时积聚的苯丙氨酸在其转氨酶催化下，生成过多的苯丙酮酸，后者经氧化作用生成苯乙酸、苯乳酸和对羟基苯乙酸等旁路代谢产物，并自尿中排出。高浓度的苯丙氨酸及其旁路代谢产物在脑组织中大量堆积，导致脑细胞受损。

非典型PKU与四氢生物蝶呤（tetrahydrobiopterin，BH_4）缺乏有关。苯丙氨酸的代谢必须由BH_4作为辅助因子，体内的BH_4是由三磷酸鸟苷，经过三磷酸鸟苷环化水解酶、6-丙酮酰四氢蝶呤合成酶和二氢生物蝶呤还原酶等一系列酶的催化而合成。其中任一种酶的编码基因缺陷都可导致相关酶的活性下降，进而不能将苯丙氨酸转化为酪氨酸。同时BH_4是苯丙氨酸、酪氨酸、色氨酸等芳香族氨基酸在催化过程中所必需的共同辅酶，其缺乏还可造成多巴胺、5-羟色胺等重要神经递质的合成受阻，加重神经系统的功能损害。具体分型见表6-5。

【临床表现】

出生时正常，典型病例在新生儿期即出现呕吐，易激惹，生长发育落后。一般病例于3～6月龄出现症状，1岁时明显。其临床表现取决于诊治时机及控制程度。

1. 神经系统　智能发育落后最为突出。早期可有神经行为异常，如兴奋、多动、癫痫、肌张力升高甚至僵硬、腱反射亢进，继之智能发育落后逐渐明显。BH_4缺乏者的神经系统症状出现较早且重，甚至在婴儿期已有明显智能落后，常见肌张力减低、嗜睡、惊厥。若未治疗，多于幼儿期死亡。

2. 外貌　由于酪氨酸产生减少，黑色素合成不足，毛发、皮肤和虹膜颜色变浅。

3. 特殊气味　苯丙氨酸的代谢产物（苯乙酸）使尿和汗液带有霉味（鼠尿味）。

其他原因引起的血苯丙氨酸水平升高，部分只是短暂问题，轻型患者尿中无苯乙酸、苯乳酸、苯丙酮酸和对羟基苯乙酸等代谢产物，一般脑损伤较少。

表6-5 苯丙酮尿症分型及临床特点

分型	酶缺陷	血苯丙氨酸浓度（mg/dl）	血酪氨酸	尿	临床表现
经典型	苯丙氨酸羟化酶活性消失	>20	正常或稍低	苯丙氨酸及生物蝶呤增多	智力低下、惊厥、色素少
持续性轻型苯丙氨酸血症	苯丙氨酸羟化酶活性减低	开始>20，以后4~20	正常	苯丙氨酸增多	正常或智力低下
一过性轻型高苯丙氨酸血症	苯丙氨酸羟化酶成熟迟缓	开始>20，以后接近正常	正常	苯丙氨酸及其代谢物先增多后正常	可正常
转氨酶型高苯丙氨酸血症	苯丙氨酸转氨酶缺乏	正常，高蛋白饮食时可增高	正常	正常	正常
变异型	二氢蝶啶还原酶缺陷	7~46	正常	苯丙氨酸及生物蝶呤增多	智力低下、惊厥、多动、低苯丙氨酸饮食治疗无效
合成酶缺陷型	二氢蝶呤合成酶缺陷	>20	正常	新蝶呤增多，生物蝶呤降低	智力低下、惊厥、运动障碍、低苯丙氨酸饮食治疗无效

【诊断】

根据患儿智能发育落后、皮肤毛发浅淡、特殊的鼠尿味，结合血苯丙氨酸水平增高，即可诊断。本病是少数几个可治性遗传性代谢病之一，应力求早诊断、早治疗，以避免神经系统不可逆损伤。

1．新生儿筛查　目前我国已基本普及新生儿筛查系统。新生儿喂奶3天后，采集足跟血滴于专用的采血滤纸上，晾干后寄至新生儿筛查中心，采用Guthrie枯草杆菌生长抑制试验测定血苯丙氨酸浓度。若苯丙酮酸含量>0.24mmol/L（4mg/dl），亦即2倍于正常参考值时，应取静脉血作苯丙氨酸和酪氨酸定量检测。

2．尿三氯化铁试验和二硝基苯肼试验　特异性较差，主要用于较大儿童的筛查。新生儿期因苯丙氨酸旁路代谢尚未健全，尿筛查多呈阴性。

3．其他　包括测定血酪氨酸、血二氢蝶啶还原酶、尿生物蝶呤和新蝶呤比例。若怀疑BH_4缺乏，可给予BH_4试验性治疗，观察苯丙酮酸是否随BH_4增加而下降，或做BH_4耐量试验。基因分析可确定患者的遗传基础。

【治疗】

治疗越早，预后越好。诊断一旦确定，应立即开始治疗。

1．低苯丙氨酸饮食　每日苯丙氨酸供给量应为30~50mg，以控制血苯丙氨酸浓度在0.12~0.6mmol/L为宜。婴儿可给予低苯丙氨酸奶粉；幼儿添加辅食应以含苯丙氨酸较低的食物为主，如淀粉类、蔬菜、水果等。饮食控制需持续至青春期以后。

2．药物治疗　BH_4缺乏者除饮食控制外，还需给予BH_4、5-羟色胺酸和左旋多巴。

【预防】

对有本病家族史的夫妇应进行产前检查，检测羊水中的蝶呤或进行DNA分析。普及新生儿筛查是最合理和积极的办法。

二、肝豆状核变性

肝豆状核变性（hepatolenticular degeneration，WD）又称Wilson病，属常染色体隐性遗传

的铜代谢缺陷病，以不同程度的肝细胞损害、脑退行性变和角膜边缘铜盐沉积为临床特点。发病率为 1/100 万～1/50 万。

【病因与发病机制】

由于 P 型 ATP 酶 -ATP7B 蛋白缺乏，导致肝不能正常合成铜蓝蛋白，铜自胆道系统排出锐减，肝铜含量增加，引起肝功能异常、肝硬化；同时非铜蓝蛋白结合铜进入血液。高浓度的铜使细胞受损、坏死，导致脏器功能障碍，出现相应的临床症状。

【临床表现】

婴儿期肝内已有铜贮积，但少有临床症状，一般在 4～5 岁出现症状。起病隐匿，以肝损害为主，神经系统病变多在 10 岁以后。

1. 肝损害　表现为急性肝病症状，如上腹不适、食欲不振、疲乏、黄疸、呕吐和肝性脑病；亦可为慢性肝衰竭，出现肝脾大、水肿、腹胀、肌无力和低血糖等。少数病例进展迅速，可致急性肝衰竭。约 50% 以肝病表现开始。

2. 神经系统症状　典型病例以锥体外系症状为主，表现为身体僵硬、肌张力增高、动作笨拙、表情呆板、构音困难、肢体震颤、流涎和吞咽困难；晚期常见智能障碍、行为异常。也可出现精神病样症状。20% 以神经系统异常为首发症状。

3. 角膜色素环（Kayser-Fleisher 环，K-F 环）　为本病特征性表现。以神经精神症状起病的，均可见到 K-F 环；以肝病症状或以溶血性贫血为主要临床表现的，约 75% 可见此环。初期需行裂隙灯检查。

4. 其他　肾受累可有肾小管功能异常，出现蛋白尿、氨基酸尿、糖尿、磷酸尿和肾小管酸中毒；甲状腺功能减退；体液、细胞免疫功能低下等。少数以溶血性贫血为首发表现，还有以骨关节症状、血尿或精神障碍等起病。

【辅助检查】

1. 血清铜蓝蛋白　血清铜蓝蛋白降低是重要的诊断指标之一，患儿常低于 200mg/L，甚至＜50mg/L。需注意有 5%～10% 不典型 WD 患儿血清铜蓝蛋白不低或为正常低限。

2. 血清铜氧化酶活性　能间接反映血清铜蓝蛋白水平。正常酶活性（OD 值）为 0.17～0.57。患儿酶活性明显降低，可用于早期诊断。

3. 24 小时尿铜排泄量　高尿铜是本病的显著异常生化指标之一，对临床诊断、评估疗效、指导药物剂量、观察患儿对治疗的依从性等有重要意义。24 小时尿铜排出量可达 100～1000μg。

4. 铜含量测定　大部分患儿血清铜含量明显降低，但血清铜易受血浆蛋白、饮食影响而出现假阳性，故其对 WD 的诊断价值有限；正常人肝实质铜含量约为 20μg/g（干重），WD 患儿可达 200～300μg/g（干重）。肝铜含量＞250μg/g（干重）是诊断 WD 最重要的生化指标，取样对象主要是诊断未明以及较年轻的患儿。

5. 眼科 K-F 环检查　铜在角膜边缘的上下方沉积，逐渐形成环状，宽 1～3mm，呈棕黄或褐色环，早期需在眼科裂隙灯下观测，以后肉眼可见。

6. 影像学检查　肝 B 超常显示肝实质光点增粗甚至结节状改变；头颅 CT 显示脑室扩大及脑干、小脑萎缩，双侧豆状核区异常低密度影。MRI 比 CT 更具特异性，异常信号常见于基底节，其次是丘脑、脑干和齿状核。T2 加权像低信号是本病铜沉积的较具特征性的改变。

7. 基因检测　目前已知本病的基因定位于 13q14～21，可利用 DNA 分析作出早期诊断。

【诊断】

具有典型临床表现和角膜 K-F 环阳性，血清铜蓝蛋白低于 200mg/L，铜氧化酶吸光度低于 0.17，即可作出诊断。

【治疗】

一般治疗包括给予低铜饮食、促进铜排出和减少铜吸收。每日食物中铜含量不应超过1mg。药物治疗多用 D-青霉胺促进铜排出，需终身适量服用，以使组织中铜含量维持合理水平。对 D-青霉胺过敏或不能耐受其毒性者可用三乙酰四胺 200~800mg，每日 3 次。此外，轻症患儿可每日给予 50mg/kg 锌制剂以减少铜的吸收。治疗效果主要取决于治疗开始的早晚和患者个体差异。若出现严重肝衰竭，则肝移植是唯一有效的治疗方法。肝细胞移植今后可能成为一种有效的治疗措施。基因治疗目前尚处于动物实验阶段，其研究进展显示未来将有望根治 WD。

（王志杰　敬小青）

第七章 免疫和免疫缺陷病

第一节 概 述

机体的免疫系统由免疫器官、免疫细胞和免疫分子组成，具体功能包括防御感染，清除衰老、损伤或死亡的细胞，识别和清除突变细胞。免疫应答是免疫细胞识别和清除抗原分子的过程，可分四个阶段：抗原呈递阶段、淋巴细胞增殖和分化阶段、免疫效应阶段及淋巴细胞凋亡。免疫反应过程主要依赖B淋巴细胞介导的体液免疫（humoral immunity）、T淋巴细胞介导的细胞免疫（cellular immunity）、吞噬系统（phagocytic system）和补体系统（complement system）共同参与。B细胞和T细胞介导的属适应性免疫（adaptive immunity），而吞噬及补体系统介导固有免疫（innate immunity）。由于免疫活性细胞（如淋巴细胞、吞噬细胞）和免疫活性分子（可溶性因子如白细胞介素、补体蛋白质和细胞膜表面分子）发生缺陷引起的免疫反应缺如或降低，导致机体抗感染和免疫功能低下的一组临床综合征，称为免疫缺陷病（immunodeficiency disease，ID），可分为原发性和继发性免疫功能缺陷。

感染是小儿常见病和多发病，如何分辨正常小儿的多次自限性感染及患有免疫缺陷病小儿的反复感染有时并不容易。正常小儿感染具有自限性，通过适当治疗可迅速痊愈。难以治愈的反复感染常提示有免疫功能缺陷的可能。原发性免疫缺陷病（primary immunodeficiency，PID）由涉及免疫功能的基因突变引起，多为遗传性疾病，PID以反复感染为突出特点，亦可伴有自身免疫病（autoimmune disease）、恶性肿瘤及炎症反应性疾病。其他因感染、环境因素、营养等导致的免疫功能暂时低下，经解除外部因素后免疫功能可恢复，称为继发性免疫缺陷病（secondary immunodeficiency，SID）或免疫功能低下（immunocompromice），其中继发于人类免疫缺陷病毒（HIV）感染所致的免疫功能低下称为获得性免疫缺陷综合征（acquired immunodeficiency syndrome，AIDS）。PID的患病率可高达1/10000～1/2000活产婴，至今已明确的PID已超过200种。2011年国际免疫学会（International Union of Immunological Societies，IUIS）关于PID的分类如表7-1所示。

表7-1 常见原发性免疫缺陷病的分类

原发性免疫缺陷病的分类	主要疾病
T细胞和B细胞联合免疫缺陷（combined T and B cell immunodeficiencies）	严重联合免疫缺陷病（SCID）、腺苷脱氨酶缺陷（ADA）、X-连锁高IgM综合征（XHIM）
其他已明确的免疫缺陷综合征（other well-defined immunodeficiency syndromes）	Wiskott-Aldrich综合征（WAS）、DiGeorge综合征、共济失调毛细血管扩张综合征（AT）
抗体缺陷为主的免疫缺陷病（predominantly antibody deficiency disease）	X-连锁无丙种球蛋白血症（XLA）、常见变异型免疫缺陷病（CVID）、选择性IgA缺陷、IgG亚类缺陷
免疫失调性疾病（diseases of immune dysregulation）	X-连锁多内分泌腺病、肠病伴免疫失调综合征（IPEX）
先天性吞噬细胞数量或（和）功能缺陷（congenital defects of phagocyte number and/or function）	慢性肉芽肿病（CGD）、白细胞黏附功能缺陷（LAD）、严重先天性粒细胞减少症（SCN）、Chediak-Higashi综合征（CHS）

续表

原发性免疫缺陷病的分类	主要疾病
固有免疫缺陷（innate immunodeficiency）	外胚层发育不良伴免疫缺陷综合征（EDA-ID）、WHIM综合征
自身炎症反应性疾病（autoinflammatory disorder）	家族性地中海热（FMF）
补体缺陷（complement deficiency）	C1-9缺陷、甘露聚糖结合蛋白缺陷

（唐雪梅）

第二节　原发性免疫缺陷病的临床预警、诊断步骤与方法

早期发现并诊断PID十分重要，可以为PID患儿的治疗赢得宝贵的时间和机会。但是因为PID种类繁多，临床表型复杂多变，难以早期诊断。1999年，由Jeffrey Model基金会和美国红十字会联合提出了PID的十大预警症状，包括：①一年内发生4次以上新发耳部感染；②一年内发生两次以上严重鼻窦感染；③口服抗生素治疗2个月以上无明显疗效；④一年内发生两次以上肺炎；⑤婴儿期生长发育迟缓或停滞；⑥反复深部皮肤或脏器脓肿；⑦持续鹅口疮或皮肤真菌感染；⑧需静脉应用抗生素治疗才能清除感染；⑨超过两次深层次感染（包括败血症）；⑩有PID家族史。

随着近年来我国对PID的关注和重视程度的提高，儿科临床工作者更应注重PID的基本诊断步骤：首先应明确有无免疫功能缺陷，其次明确是原发性或继发性免疫功能缺陷，再次为明确免疫缺陷的成分（T细胞、B细胞、吞噬功能或补体缺陷）。而详细的病史询问、仔细全面的体格检查、准确的实验室筛查和确诊实验是早期发现PID的关键。

一、病史

1．家族史　注意患儿家族中有无因严重感染或不明原因夭折的患者，有无患过敏性疾病、自身免疫性疾病及淋巴肿瘤的患者。父母是否有血缘关系（consanguinity）也能提示是否和遗传有关。因较多PID属于X连锁显性遗传病，因此仔细询问母系男性有无早年夭折患者，对于PID的诊断尤其重要。

2．疫苗接种史　应重视发生减毒活疫苗（attenuated live vaccine）接种后异常反应患儿，此类反应常提示接种者细胞免疫功能缺陷。如接种卡介苗后发生局部脓肿、区域性淋巴结肿大或脓肿，甚至播散性感染，应怀疑严重联合免疫缺陷病（severe combined immunodeficiency，SCID）、慢性肉芽肿病（CGD）或其他对结核分枝杆菌易感性增高的PID；口服脊髓灰质炎疫苗感染则高度提示无丙种球蛋白血症或联合免疫缺陷。

3．既往感染病史　应详细询问感染的频率、严重程度、持续时间、并发症以及病原体。慢性或反复感染，如早期出现严重致死性腹泻、便血、慢性气道感染、反复皮肤软组织感染、合并糖尿病等内分泌腺疾病往往提示PID可能。

二、体格检查

PID患儿常合并生长发育障碍。体检时包括全身皮肤、浅表淋巴结、扁桃体、肝脾大小等应重点关注。慢性腹泻、淋巴结缺乏、反复念珠菌感染往往提示严重联合免疫缺陷；缺乏扁桃体和淋巴结、慢性胸部感染提示X-连锁无丙种球蛋白血症；顽固性皮肤湿疹、皮下出血、新

生儿期血便提示 Wiskott-Aldrich 综合征（WAS）；持续脐炎、脐带脱落延迟、反复软组织感染提示白细胞黏附分子缺陷（LAD）；肝脾大、淋巴结炎、皮肤反复化脓感染提示慢性肉芽肿病；反复感染伴皮肤色素脱失、白化病提示 Chediak-Higashi 综合征。

三、实验室检查

实验室检查可分为筛查试验和确诊试验。对怀疑有 PID 的患儿，先进行筛查试验，而后进行确诊试验，既可避免遗漏，也能更有效地筛选到 PID 患儿。血常规及血清免疫球蛋白定量检测是第一步初筛，正常淋巴细胞绝对计数随着年龄增长而降低，故婴儿期外周血淋巴细胞绝对计数减少（<1500/μl），往往提示严重联合免疫缺陷。免疫球蛋白测定总 Ig <2g/L，应警惕抗体缺陷病。AIDS 已在亚洲地区广泛蔓延，2002 年中国约有 100 万人感染 HIV，如控制预防力度不足，在 10 年内感染人数将高达 1000 万，故 HIV 抗体也应作为早期筛查项目。

1．筛查试验　外周血全血细胞计数和分类、中性粒细胞数量检测、四唑氮蓝实验检测粒细胞功能、血清免疫球蛋白定量、流式细胞仪分析 T 细胞亚群（包括 CD3+、CD4+ 和 CD8+）、B 细胞（CD19+）和自然杀伤细胞（NK 细胞）（CD16+/CD56+）、皮肤试验、补体活性检测、HIV 抗体等可作为 PID 患儿的初筛试验。

2．确诊试验　确诊试验的选择应根据临床表现类型决定（表7-2），目前大约60%的 PID 病种已有明确的突变基因，突变位点和突变形式也已确定。因此基因测定也逐渐成为常规检查手段用于提高诊断准确率，及提供遗传咨询和产前诊断。常见 PID 的分子诊断见表7-3。

表7-2　不同免疫缺陷类型的实验室检查

免疫功能缺陷	检查项目
免疫球蛋白缺陷	初筛检查
	血清免疫球蛋白水平
	血清特异性抗体滴度
	进一步检查
	人工免疫抗体反应
	B细胞流式技术
	体外丝裂原刺激的抗体产生
	抗CD40和细胞因子刺激的抗体产生
T细胞功能缺陷	初筛检查
	T细胞和NK细胞流式技术
	迟发型皮肤超敏反应
	进一步检查
	酶分析（ADA、PNP）
	对丝裂原和抗原应答的体外增殖
	NK细胞毒性
	对丝裂原和抗原刺激应答产生的细胞因子
	丝裂原刺激后表面标志的表达

续表

免疫功能缺陷	检查项目
补体缺陷	初筛检查 　　CH50（总溶血补体） 　　AH50（旁路途径溶血活性） 进一步检查 　　单个补体成分的水平和功能 　　补体裂解产物的趋化活性
吞噬功能缺陷	初筛检查 　　血细胞计数和分类 　　中性粒细胞染色、形态学 进一步检查 　　氧化酶功能（二氢核黄素、硝基四唑蓝、化学发光） 　　黏附分子的流式检测 　　趋化作用 　　吞噬作用 　　酶分析（髓过氧化物酶、G6PDH） 　　细菌和真菌杀伤实验 　　骨髓活组织检查

表7-3　常见原发性免疫缺陷病与分子缺陷

常见原发性免疫缺陷病	分类	分子缺陷
无丙种球蛋白血症	B细胞缺陷	BTK
Wiskott-Aldrich综合征	T/B细胞缺陷	WASP
X-连锁SCID	T/B细胞联合缺陷	IL-2γ链
SCID-AR	T/B细胞联合缺陷	ADA/PNP
SCID-AR	CD8 T细胞缺乏	ZAP-70
X-连锁高IgM血症	B/T细胞缺陷	CD40L
X-连锁慢性肉芽肿病	吞噬细胞缺陷	Gp91phox
共济失调毛细血管扩张症	T/B细胞联合缺陷	ATM

（唐雪梅）

第三节　以抗体缺陷为主的免疫缺陷病

一、体液免疫的发育

B细胞介导的体液免疫其发育经历两个阶段：第一阶段属抗原非依赖性（antigen independent），包括免疫球蛋白基因重组。通常在胚胎第8周发生。胚胎第13周时，胎儿B细胞已具备经历第二阶段抗原依赖性（antigen dependent）分化的功能。第二阶段通常发生在出生后，需要多种信号包括 T 细胞参与。最终 B 细胞分化为分泌特异性抗体（specific antibody）的浆细胞（plasma cell）。不同类别的抗体（IgG、IgA、IgM）出现在不同的发育阶段，在免疫反应中起不同的作用。

1. IgG　IgG 是唯一可通过胎盘的免疫球蛋白，占总 Ig 的 70%～80%，在足月儿出生后最初几个月发挥抗感染作用。母体 IgG 通过胎盘一般发生在妊娠 30～32 周后。其半衰期为 25 天。正常婴儿生后 3～4 个月，IgG 浓度可下降至 200mg/dl。早产儿可低至 60mg/dl。四种 IgG 亚类中，IgG_1 和 IgG_3 浓度的变化依从总 IgG 的模式，在生后前 3～6 个月下降，随后逐渐增加至成人水平。IgG_2 和 IgG_4 上升缓慢，2～3 岁达生理水平。IgG_1 主要针对蛋白质抗原（protein antigen），IgG_2 为抗多糖抗原（polysaccharide antigen），IgG_3 介导多种病毒的原发性抗体反应。不同年龄儿童 IgG 及亚类正常值参见附录。

2. IgM　由于 IgM 不能通过胎盘，出生时 IgM 浓度极低。胎儿 IgM 浓度升高往往提示存在宫内感染。在原发性免疫反应（primary immune response）中，IgM 是最先产生的免疫球蛋白。女性 IgM 浓度比男性高 30%。IgM 正常值参见附录。

3. IgA　最初在唾液、鼻分泌物、汗液和初乳中发现。分泌型 IgA 在母乳中的浓度很高，给婴儿提供了重要的抗感染支持。IgA 正常值参见附录。

二、以抗体缺陷为主的免疫缺陷病

抗体缺陷系因 B 淋巴细胞缺乏或功能缺陷导致的各种抗体生成障碍，从而表现为体内 Ig 水平降低或缺失的一类疾病。

（一）X-连锁无丙种球蛋白血症（X-linked agammaglobulinemia，XLA）

为最常见的无丙种球蛋白血症。系因 Bruton 酪氨酸激酶（bruton tyrosine kinase，BTK）基因突变引起 B 细胞发育障碍导致的疾病。主要临床表现为反复感染，起病年龄多在 6～12 个月。最常见的病原体为化脓性细菌（pyogenic bacteria），如肺炎链球菌和流感嗜血杆菌。支原体是后期慢性肺部感染的常见病原体。10% 未接受治疗的男性患儿可发生败血症、细菌性脑膜炎或骨髓炎。尽管 T 细胞功能基本正常，但患儿仍易发生肠道病毒（enterovirus）感染。体格检查可发现患儿缺乏腺体组织，如扁桃体和淋巴结缺如。实验室检查通常 IgG、IgA、IgM 均明显下降，外周血 B 细胞极少或缺如。最终诊断依据：男性患者，外周血 CD19+ B 细胞＜2%，并至少符合以下一项：①BTK 基因突变；②Northern blot 检测中性粒细胞或单核细胞发现缺乏 BTK mRNA；③单核细胞或血小板缺乏 BTK 蛋白；④母系的表兄、舅舅或侄子 CD19+ B 细胞＜2%。

（二）常见变异型免疫缺陷病（common variable immunodeficiency，CVID）

CVID 是一组病因不明、遗传方式不定，表现为 Ig 降低或缺如的综合征。发病率为 1∶5000，男女均可发病。最常见的临床表现是化脓性细菌引起的呼吸道感染和鞭毛虫引起的慢性腹泻、消化吸收不良、自身免疫性溶血性贫血、血小板减少、肠炎、淋巴小结增生也是常见的临床表现。约 10% 的患儿可发生非霍奇金淋巴瘤、胸腺瘤等恶性肿瘤，随着年龄增长，其发病率有所增加。体格检查可扪及淋巴结，有扁桃体存在，约 25% 的患儿肝脾大。主要免疫学异常为血清中 IgG 和 IgA 低下，IgM 正常或降低。B 细胞数量可能减少，T 细胞功能异常可能是致病关键。诊断依赖于排除其他原发性免疫缺陷病。

（三）选择性 IgA 缺陷（selective IgA deficiency）

为最常见的原发性免疫缺陷病，发病率约 1/500，以 IgA 水平低（＜50mg/L）、sIgA 含量极低、其他各类 Ig 水平正常为主要表现。大部分选择性 IgA 缺陷者无严重临床症状。部分患儿可出现反复呼吸道感染、变态反应、泌尿系统疾病、胃肠道疾病以及自身免疫性疾病。实验室检查血清 IgG、IgM 正常，而 IgA 降低，可合并 IgG_2 亚类缺陷。

(四)选择性 IgG 亚类缺陷(selective IgG subclass deficiency)

血清 1～2 种 IgG 亚类浓度低于同龄儿童平均值 2SD 时可考虑 IgG 亚类缺陷,血清总 IgG 一般正常。IgG_2 缺陷是最常见的 IgG 亚类缺陷。患儿可无症状,也可表现为反复呼吸道感染,病因可能与 T 细胞功能障碍有关,多数 IgG 亚类缺陷患儿随年龄增长可自行消失。需要注意的是本病 2 岁前不易与生理性 IgG 亚类低下相鉴别,故不宜过早诊断本病。

(张志勇 唐雪梅)

第四节 联合免疫缺陷病

一、细胞免疫的发育

胸腺(thymus)是 T 细胞分化发育成熟的地方。从胚胎 8～9 周起,原始胸腺细胞(thymocytes)首先进入胸腺被膜区,定居在胎儿胸腺。T 细胞从皮质向髓质移动的过程中分化为成熟 T 细胞。早期前 T 细胞上可同时表达 CD4 和 CD8。随着 T 细胞的分化成熟,T 细胞表达成熟的 T 细胞受体如 CD3 和 CD11。CD4 是辅助 T 细胞(T helper cell)的表面标志,而 CD8 是抑制 T 细胞(suppressor T cell)和细胞毒性 T 细胞(cytotoxic T cell)的表面标志。在胚胎 12 周,胎儿出现有功能的 T 细胞,40 周时 T 细胞基本成熟。T 细胞成熟的过程中经历阳性选择和阴性选择两个过程,多数前 T 细胞在成熟过程中死亡。出生时,足月新生婴儿淋巴细胞总数为 4500/μl,其中 CD4 阳性 T 细胞占外周血 T 细胞的 60%,CD4 与 CD8 比例超过 3:1。随着年龄增长,CD4 阳性 T 细胞数目下降,到 6 岁左右,外周血中仅 40% 的 T 细胞为 CD4 阳性 T 细胞,CD4 与 CD8 比例约为 2:1,CD4 阳性 T 细胞通过识别抗原提呈细胞(antigen presenting cell)如树突状细胞(dendritic cell)、巨噬细胞(macrophage)上的 II 类主要组织相容性抗原(MHC class II),分泌细胞介质(interleukin)促进 B 细胞分泌抗体。CD8 阳性细胞毒性 T 细胞则通过识别 I 类主要组织相容性抗原(MHC class I),参与抗病毒的免疫反应。不同年龄儿童外周血 T 淋巴细胞比例见附录。

二、联合免疫缺陷病

(一)严重联合免疫缺陷病

SCID 是一组遗传异质性疾病,其特征为 T、B、NK 细胞发育和功能的显著异常。发病原因是一系列的分子缺陷,主要特征为细胞免疫和体液免疫异常,故 SCID 的临床表现往往相似。X-连锁 SCID 最常见,是因 IL-2、IL-4、IL-7、IL-9、IL-15 的共同受体 γ 链基因突变,引起 T 细胞和 NK 细胞早期分化受阻所致。此外,SCID 尚可由 T 细胞 ZAP70 基因突变引起的 T 细胞信号传导缺陷、RAG1/RAG2 基因突变或 IL-2 产生缺陷引起。近一半常染色体隐性遗传 SCID 是腺苷脱氨酶(adenosine deaminase,ADA)缺陷导致代谢毒物在淋巴细胞堆积所致。

SCID 的发病率为 1/50 万～1/10 万,95% 患儿为男孩,通常在生后 2～6 个月出现反复严重致死性感染,如呼吸道、胃肠道或卡介苗接种处等皮肤感染,生长发育迟缓。SCID 患儿首发表现常为机会感染(opportunistic infection),如肺孢子菌病(pneumocytis carinii)、巨细胞病毒(cytomegalovirus)感染、口腔溃疡、念珠菌感染、严重水痘和腹泻。实验室检查示多数患儿外周血淋巴细胞数目<1200/μl,尤其应关注新生儿外周血淋巴细胞绝对计数,如<2500/μl 者,应考虑 SCID 可能,进一步作 T 细胞亚群、NK 细胞的数目和功能检查分析共同受体 γ 链基因等以明确其免疫表型和致病基因。

（二）腺苷脱氨酶缺陷

是一种常染色体隐性遗传病，大约占 SCID 病例的 20%，是由于 ADA 基因缺陷导致脱氧腺苷和 dATP 在细胞内蓄积，抑制核酸核苷酸还原酶而阻滞 DNA 合成，T 淋巴细胞和 B 淋巴细胞增殖障碍，从而导致 T 淋巴细胞和 B 淋巴细胞免疫功能异常。多数病例早年发病。若基因突变影响 ADA 功能较少，则在年长儿和成年人发病，症状较轻。该病临床表现类似 SCID，以反复感染为主，常伴骨骼系统的发育异常（如肋骨外翻、骨盆畸形等）、神经系统异常（如震颤等）。多数患儿存在念珠菌感染，尚可发生巨细胞病毒感染、肺孢子菌病等。患儿外周血和淋巴结中的淋巴细胞明显减少，T 细胞减少，淋巴细胞对有丝分裂原的反应减弱，免疫球蛋白水平低下，血清中各种特异性抗体效价降低。

（三）X-连锁高 IgM 综合征（X-linked hyper-IgM syndrome）

系 CD40 配体基因突变，导致 B 细胞内 Ig 类别转换障碍，不能从 IgM 向下游 Ig 转换，使 IgM 正常或增高，IgG、IgA 和 IgE 均减少或缺如。患儿通常在生后 6～12 个月出现症状。可发生荚膜细菌（encapsulated bacteria）引起的呼吸道感染。由于部分 T 细胞功能缺陷，易发生机会感染，如肺孢子菌病。此外，患儿可有淋巴系统增生、自身免疫性溶血性贫血、血小板减少与粒细胞减少症。实验室检查示 T、B 细胞数目基本正常，血清 IgG、IgE、IgG、IgA 缺乏或明显降低，而 IgM 明显升高或正常。CD40L 的流式细胞仪检查可以进行快速诊断，CD40L 基因突变是确诊依据。

（张志勇　唐雪梅）

第五节　伴有其他特征表现的免疫缺陷病

一、Wiskott-Aldrich 综合征（Wiskott-Aldrich syndrome，WAS）

WAS 是一种 X-连锁隐性遗传性疾病，以血小板减少、血小板体积减小、湿疹及易患自身免疫性疾病和肿瘤为特征。1994 年，通过定位克隆技术确定其致病基因为 WAS 基因，编码出 502 个氨基酸组成的在造血系统特异表达的 WAS 蛋白（WASp）。WAS 蛋白是否表达与疾病的严重程度和预后密切相关，其基因突变导致的临床疾病亦轻重不一，包括典型 WAS、X-连锁血小板减少症（X-linked thrombocytopenia，XLT）、间歇性 X-连锁血小板减少症（intermittent X-linked thrombocytopenia，IXLT）和 X-连锁粒细胞减少症（X-linked neutrapenia，XLN）。其临床表现、细胞免疫及体液免疫均有差异。典型 WAS 患儿常在新生儿期出现血小板减少、大便出血、湿疹及反复感染，合并淋巴网状系统恶性肿瘤、自身免疫性溶血性贫血、关节炎的发生率也明显增高。阳性家族史是诊断的重要线索。免疫学检查显示 IgA 和 IgE 水平可升高，IgG 正常，IgM 可降低。此外，各类免疫细胞，包括 T 细胞、B 细胞、单核或巨噬细胞、调节性 T 细胞、树突状细胞和粒细胞功能均有缺陷。WASp 的流式检测和 WAS 基因分析是进一步的确诊依据。造血干细胞移植是最有效的治疗手段，基因治疗目前正处于临床试验中。

二、DiGeorge 综合征（DiGeorge syndrome）

DiGeorge 综合征系因第 22 号染色体长臂 11 缺失（22q11），妊娠 6～8 周第三和第四咽囊（pharyngeal pouch）发育异常，导致胸腺（thymus）、甲状旁腺发育不全的疾病。临床特点为先天性手足搐搦、异常面容、反复感染、胸腺发育不良和先天性心脏病。男女均可发病。该病临床表现多样，部分患儿可表现为"不完全型 DiGeorge 综合征"（partial DiGeorge syndrome），其免疫功能基本正常；部分患儿临床表现与 SCID 相似。实验室检查可发现 T 细胞减少，血清免疫球蛋白水平与同年龄组患儿接近。T 细胞增殖反应的高低取决于患儿免疫功能缺陷的严重程度。22 号染色体长臂近段（22q11）微缺失的测定可确定诊断。

三、共济失调毛细血管扩张症（ataxia telangiectasia，AT）

AT 是常染色体隐性遗传性疾病，表现为进行性的小脑共济失调、眼睑毛细血管扩张、反复呼吸道感染和多种免疫功能缺陷，包括体液免疫和细胞免疫功能缺陷。目前认为系 AT 基因突变导致 DNA 修复缺陷所致。患儿对放射线非常敏感，且不易修复，易患恶性肿瘤。多数患儿在生后第一年即出现行走困难，典型病例通常在 3～6 岁出现进行性小脑共济失调和毛细血管扩张，免疫功能缺陷导致的反复感染发生较晚。免疫功能异常变化多端，且可进行性发展。

（张志勇　唐雪梅）

第六节　先天性吞噬细胞数量和（或）功能缺陷

一、吞噬系统

机体的吞噬系统由中性粒细胞（neutrophil）、巨噬细胞（macrophage）、树突状细胞（dendritic cell，DC）、各种组织细胞及相关功能分子组成。尤其是外周血中占大多数的中性粒细胞，其经历由原始粒细胞到成熟分叶核粒细胞的各个发育阶段，成熟后释放至外周血，趋化至炎症组织，吞噬病原微生物，通过呼吸爆发产生氧自由基杀灭病原微生物。这整个过程均涉及大量基因调控，部分基因缺陷则导致吞噬细胞数量和（或）功能缺陷。该类疾病主要分为粒细胞发育缺陷、趋化与黏附缺陷、呼吸爆发缺陷及遗传性分枝杆菌易感性疾病。

二、典型疾病

（一）慢性肉芽肿病（chronic granulomatous disease，CGD）

CGD 是由 CYBB、CYBA、NCF1、NCF2、NCF4、RAC2 基因突变引起的吞噬细胞 NAPDH 氧化酶复合物缺陷，导致吞噬细胞呼吸爆发功能异常，不能产生超氧化物而失去杀灭过氧化物酶阳性的细菌与真菌的原发性免疫缺陷病，发病率为 1/450 000～1/250 000。其中 CYBB 为 X-连锁隐性遗传，占 70% 以上的病例。RAC2 为常染色体显性遗传，其余为常染色体隐性遗传。

该病 75% 通常在生后 6 个月内出现临床表现。80% 以上的患儿在生后第二年普遍出现严重感染，表现为反复肺炎、肺脓肿、肝脓肿、皮肤脓肿、蜂窝织炎和淋巴结炎等。病原菌包括金黄色葡萄球菌、洋葱伯霍尔德杆菌、黏质沙雷菌等，炎症不完全消散并易形成特征性肉芽肿，可造成消化道、泌尿道梗阻。曲霉菌引起的肺炎也相当普遍并是致命的。在我国，CGD 患者较常见卡介苗感染和肺结核。中国香港的研究表明 X-CGD 患儿结核病感染发生率较健康人群高 170 倍，因此应避免接种卡介苗。对于生长发育落后，反复皮肤及深部严重细菌、真菌感染，脓肿形成患儿应怀疑本病。

四唑氮蓝试验（NBT）可用作 CGD 的初步筛查，而二羟罗丹明 123（DHR）试验方法更敏感、准确，并能发现轻症 CGD 患者和携带者。致病基因分析可确诊并用于产前诊断。CGD 患者需长期口服复方磺胺甲噁唑和伊曲康唑以预防感染。该病根治需行细胞移植或基因治疗。

（二）白细胞黏附功能缺陷（leukocyte adhesion deficiency，LAD）

LAD 为吞噬细胞黏附和趋化功能异常。根据发病机制分为三型，其中 ITGB2（CD18）分子亚单位基因缺陷导致 LAD1 发生，以反复感染、脐带脱落延迟等为临床特点，目前全世界报道最多，选择素配体合成缺陷导致 LAD2 发生，感染严重程度不及 LAD1，无脐带脱落，但有体格及智力发育延迟，伴有特殊面容；整合素激活缺陷导致 LAD3 发生，有反复感染及严重的出血倾向。常见致病菌为金黄色葡萄球菌、大肠埃希菌和假单胞球菌，感染部位不易形成脓液，婴儿期可有严重牙龈炎和牙周炎，外周血中性粒细胞可显著升高。CD11/CD18 完全缺陷的患儿多因严重感染在出生后 1 年内死亡，不完全缺陷患儿通常能存活到成年。CD18 流式细胞分析可快速诊断本病，骨髓移植仍为目前最有效的治疗方法。

（三）严重先天性粒细胞减少症（severe congenital neutropenia，SCN）

SCN 分为四型，分别为 SCN1～4，分别由 ELANE、GFI1、HAX1、G6PC3 基因突变引起，包括常染色体显性及隐性遗传。其中 ELANE 基因突变较为常见，已报道可造成 50% 的常染色体显性遗传性严重先天性粒细胞减少症，该基因杂合突变也可引起周期性粒细胞减少症。本病临床表现主要为婴儿期严重感染，包括脐炎、皮肤脓肿、肺炎、败血症，也可有真菌感染，但不易形成脓液。患者外周血中性粒细胞明显减少，多低于 500/μl。骨髓粒细胞发育停滞于早幼粒细胞阶段。未经治疗的患儿多于 2 岁内死亡。

（四）Chediak-Higashi 综合征（Chediak-Higashi syndrome，CHS）

CHS 是少见的常染色体隐性遗传性疾病，表现为反复化脓性感染、皮肤部分白化病、粒细胞中出现巨大细胞质颗粒，血清免疫球蛋白正常，T、B 细胞数正常，NK 细胞和细胞毒 T 淋巴细胞 CTL 活性低下。其发病机制尚不清楚，可能与吞噬细胞功能异常有关。

（安云飞　唐雪梅）

第七节　其他原发性免疫缺陷病

一、补体缺陷

补体系统在机体防御中扮演重要角色，它由二十多种成分组成。母体的补体不能通过胎盘传给胎儿，但早在胎龄 6～14 周，胎儿即能合成补体成分。新生儿补体经典途径（classical pathway）和 C3、C4、C5 活性是其母亲的 50%～60%，于生后 3～6 个月达成人水平。旁路途径（alternative pathway）和旁路活化的各种成分（B 因子和备解素）的活性发育更为落后，分别为成人的 35%～70%。甘露聚糖结合蛋白（mannose binding lectin，MBL）为第三路活化途径，其发育与其他补体类似。除 C1 抑制物、MCP 缺陷为常染色体显性遗传，备解素缺陷为 X-连锁隐性遗传外，绝大多数补体缺陷为常染色体隐性遗传。

不同补体成分缺陷的临床表现有所不同，C1、C2、C3 或 C4 缺陷通常表现为荚膜细菌引起的感染和自身免疫性疾病如系统性红斑狼疮（systemic lupus erythematosus）；C5～C9 缺陷多表现为脑膜炎奈瑟菌和淋球菌感染。溶血性补体定量检查可作为筛查，一旦发现缺陷再作近一步功能测定。补体活化途径见图 7-1。

二、免疫失调性疾病

免疫系统在针对外来抗原产生免疫应答时，免疫细胞扩增及发挥效应均被精细控制在适当范围内，以免对机体自身产生病理性损害。参与免疫调节的成分包括免疫细胞（Treg、Tr1 等）、膜蛋白与核蛋白（CD25、FOXP3 等）以及可溶性蛋白。这些调节成分基因突变则可能造成免疫失调性疾病，主要表现为发热、自身免疫、淋巴组织异常增生、色素失调症等。

X-连锁多内分泌腺病、肠病伴免疫失调综合征（immune dysregulation, polyendocrinopathy,

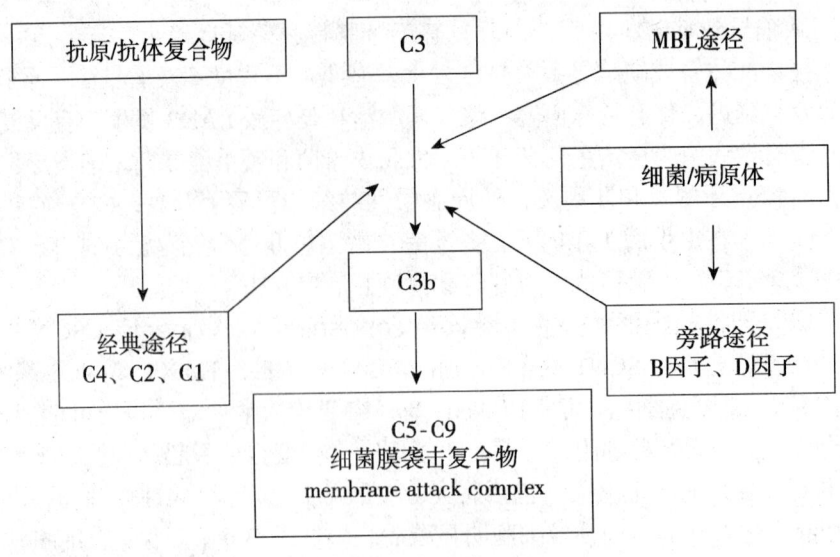

图 7-1 补体活化途径

enteropathy and X-linked syndrome，IPEX）为由 FOXP3 基因突变导致调节性 T 细胞数量或功能异常所致的一种 X 连锁隐性遗传病，发病率为 1/1 000 000～1/500 000。临床通常表现为严重的自身免疫性肠病、早发的多内分泌病尤其是胰岛素依赖性糖尿病及皮炎三联征，如果不予积极治疗，患儿常常在 2 岁内死亡。诊断依靠 Treg 流式细胞分析及基因分析。IPEX 的治疗主要是使用免疫抑制剂环孢素 A 或者他克莫司、西罗莫司等抑制效应 T 细胞。干细胞移植是目前 IPEX 患者唯一有效的根治方法，移植后即使患儿临床表现仅部分减轻也能较好生存。

三、固有免疫缺陷

人体固有免疫系统作为对抗外来抗原的第一道防线，由固有免疫细胞（NK 细胞、巨噬细胞、上皮细胞等）及免疫活性分子及表面分子（抗菌肽、细胞因子、Toll 样受体通路蛋白等）组成，具有非特异性、快速、无免疫记忆性等特点。固有免疫缺陷病以感染为主要表现，如外胚层发育不良伴免疫缺陷综合征（anhidrotic ectodermal dysplasia with immunodeficiency，EDA-ID），临床表现为分枝杆菌及化脓性细菌感染、无汗性外胚层发育不良等；TLR-3 通路（包括 TLR-3、UNC93B1、TRAF3 基因）缺陷表现为单纯疱疹病毒性脑炎；MYD88 及 IRAK4 缺陷主要表现为化脓性细菌感染；WHIM 综合征（warts，hypogamma-globulinemia，infections，myelokathexis syndrome）则表现为反复皮肤疣病、球蛋白降低、B 细胞及粒细胞降低等。

四、自身炎症性疾病

自身炎症性疾病（autoinflammatory disorder）是一组由免疫系统某些炎症反应信号传导途径、调控因子相关基因突变引起的炎性疾病，包括家族性地中海热（familial mediteranean fever，FMF）在内的十余种疾病，为常染色体显性或隐性遗传。该病以发热、皮疹、关节炎、眼部病变为主要表现，因患者体内不能检测到特异性抗原、高滴度自身抗体或特异性 T 细胞克隆异常活化而区别于自身免疫性疾病。

FMF 为常染色体隐性遗传病，系 MEFV 基因突变所致。约 20% 的患儿首次发病在 2 岁前，2/3 的患者 10 岁前发病。主要临床特征为发作性发热、腹痛、胸痛、关节炎及皮疹。目前尚无特异性 FMF 诊断标准，基因分析可确诊。

（安云飞　唐雪梅）

第八节 继发性免疫缺陷病

继发性免疫缺陷病（secondary immunodeficiency diseases，SID）是出生后不利的环境因素导致免疫系统暂时性功能障碍，引起免疫功能低下的状态，一旦不利因素被纠正，免疫功能可恢复正常。引起 SID 的常见因素见表7-4。

表7-4 引起继发性免疫缺陷病的常见原因

因素	常见情况
营养紊乱	蛋白质-热能营养不良
	铁缺乏症、锌缺乏症
	维生素A缺乏症
	肥胖症
免疫抑制剂	糖皮质激素
	细胞毒性药物
	放射线
	抗体
遗传性疾病	染色体异常
	染色体不稳定综合征
	酶缺陷
	血红蛋白病
	张力性肌萎缩
	骨骼发育不良
肿瘤和血液病	白血病
	淋巴系统肿瘤
	组织细胞增生症
	淋巴组织增殖性疾病
	再生障碍性贫血
	结节病
新生儿	早产儿为甚
感染	细菌感染
	真菌感染
	病毒感染
	寄生虫感染
其他	糖尿病
	蛋白质丢失性肠病
	肾病综合征
	尿毒症
	外科手术和外伤

其中营养紊乱与感染是导致小儿 SID 最常见的病因。由营养紊乱引起的免疫功能缺陷是小儿易患感染性疾病的主要原因之一；反复感染又可引起更严重的营养吸收障碍，从而加重营养不良；此外，感染本身也可直接导致免疫功能损害，以病毒感染为甚。如此形成"营养不良–免疫功能降低–感染–营养不良加重"的恶性循环，是造成儿童时期罹患严重疾病的重要原因。营养不良、常见营养素缺乏和不同感染引起的免疫功能缺陷见表 7-5。

表7-5　常见营养素缺乏和不同感染因素引起的继发性免疫功能缺陷

继发因素		免疫功能缺陷			
营养不良及营养素缺乏		T细胞	B细胞	巨噬细胞	中性粒细胞
	营养不良	↓		↓	↓
	维生素A	↓	↓		
	维生素C			↓	↓
	维生素D		↓		
	维生素E	↓	↓	↓	
	锌	↓		↓	
	铁	↓			↓
感染					
	麻疹病毒	↓			
	疱疹病毒	↓	↓		
	结核分枝杆菌	↓			

（唐雪梅）

第九节　原发性免疫缺陷病的防治

随着分子生物学的飞速发展，越来越多的 PID 患者获得了明确的基因诊断，为临床采用崭新的治疗方法、进行遗传咨询及产前诊断提供了依据。

一、产前诊断

确诊了 PID，如为 X 连锁遗传的 PID（WAS、X-SCID、XLA 或 X-CGD 等），有阳性家族史的女性怀孕时应进行遗传咨询和相应产前检查，以明确胎儿是否可能患病。若为男性胎儿，建议在孕早、中期行羊水脱落细胞或脐带血检查以明确是否有致病基因突变。

二、治疗

1．一般治疗　包括加强教育与护理，采取有效措施预防感染。PID 患儿易发生各种感染，对细菌、真菌、病毒、肺孢子菌等病原体易感性增高，部分 PID 患儿可采取口服复方磺胺甲基异噁唑以预防感染，合并感染时应积极寻找病原学证据，选用合适的抗生素治疗。针对出血、湿疹等各种情况进行对症治疗。有 T 细胞免疫缺陷的患儿禁止接种活疫苗。已确诊为 T 细胞缺陷的患儿不宜输新鲜血制品，以防发生移植物抗宿主病（graft versus host disease，GVHD）。必须输血或新鲜血制品时，应用射线处理血制品后才能使用。

2．替代治疗　PID 的临床表现取决于免疫系统不同成分的缺陷，治疗时应针对缺乏部分作相应的补充。

（1）静脉注射免疫球蛋白（intravenous immunoglubulin，IVIG）：低或无 IgG 血症是使用 IVIG 的绝对适应证。每月按 400～800mg/kg 输注，尽量使患儿血清 IgG 水平维持在正常范围（>8g/L），以减少感染的频率和严重程度。若患儿反应欠佳，应加大 IVIG 输注量和频率。对于不同类型的 PID 患儿，在无法采取有效根治治疗前，IVIG 可起到不同程度的替代作用，为患儿的进一步治疗争取时间和机会。

（2）血浆：血浆中含有免疫球蛋白、补体和其他免疫活性成分，在非常情况下，可用于免疫缺陷病的替代治疗，剂量为 20ml/kg。此法并非针对性治疗，只是权宜方案，最终须根据临床和分子诊断确定治疗方案。

（3）细胞因子治疗：人重组 γ 干扰素（human recombinant interferon gamma）治疗 CGD 可明显降低感染发生率及其严重程度。对 X- 连锁 CGD 患者，γ 干扰素治疗可能增加 NADPH 氧化酶活性，提高白细胞呼吸爆发功能。重组人 γ 干扰素剂量为 $50U/m^2$，皮下注射，每周 3 次。

（4）酶替代疗法：反复输注经洗涤的纯红细胞或经 25～50Gy 射线照射过的库血，对部分腺苷脱氨酶（ADA）缺乏的 SCID 患儿有效。亦可使用 ADA 与聚乙二醇结合（PEG-ADA）定期注射，代替红细胞补充缺乏的 ADA。

（5）其他替代疗法：中性粒细胞数目降低或功能缺陷的患儿有严重感染时，输注白细胞（leucocyte transfusion）可用于控制危及生命的感染。

3. 免疫重建（immune reconstitution） 免疫器官或组织移植术可使患儿恢复其免疫功能，称为免疫重建，是目前根治 PID 的重要治疗手段。造血干细胞移植（haematopoietic stem cell transplantation，HSCT）根据不同干细胞来源，临床常选用骨髓移植（bone marrow transplantation，BMT）和脐血干细胞移植（cord blood stem cell transplantation）。移植前需行供受双方 HLA 配型，HLA 同型同胞供体移植效果最佳，部分 PID 患儿经过同胞移植后，B 细胞和 T 细胞功能恢复可高达 70%～80%。

若缺乏 HLA 配型相同的同胞，可尝试其他治疗方案，如 HLA 同型无关供体（matched unrelated donors，MUDS）或单倍体相合的供者（haploidentical donor）作骨髓移植。对于单倍体相合的干细胞移植，为了防止致死性移植物抗宿主反应，通常将 T 细胞从骨髓细胞中去除（T cell depletion）。随着更为有效的感染监测手段及移植方案的出现，同型单倍休相合移植受体的成活率呈上升趋势。

PID 确诊后在发生严重感染前进行移植成功率较高，且移植成功与否与患儿年龄显著相关。因此医务工作者应提高对 PID 患儿的早期识别及早期诊断能力，为患儿赢得宝贵的治疗时间，提高 PID 患儿的生存机会。

4. 基因治疗 ADA 缺陷病是第一种运用基因治疗的 PID。英国伦敦大学较早开展 ADA 基因治疗，已证实转 ADA 基因的 T 细胞、B 细胞、髓细胞及粒细胞可长期存活，表达正常 ADA 功能，患儿免疫功能趋于正常。但在对 WAS 患儿的基因治疗中，有发生白血病的报道，因而基因治疗的安全性和成功率还有待进一步提高。

（唐雪梅）

第八章 感染性疾病

第一节 概 述

感染性疾病是世界范围内儿科常见的急性疾病，也是发展中国家儿童病理性死亡的主要原因。据统计，世界每年死于感染性疾病的5岁以下儿童约有700万人。在中国，儿童感染的死亡率也排在第一位。

儿童感染性疾病的发病率和死亡率与一个国家的经济、社会管理、教育、医疗卫生政策、医疗技术水平、营养和预防保健等方面的发展水平密切相关。在发展中国家，随着经济进步，营养状况改善，居住条件、预防免疫、抗生素疗法及现代医疗技术水平的提高，感染性疾病的发病率和死亡率都大幅度下降。然而某些感染性疾病仍然呈现较高的发病率，如脑膜炎、腹泻病、流行性感冒等。某些传染性疾病如结核病等的发病率有回升趋势。由于国家人群之间的交往增加，疾病传播也明显增强，如儿童获得性免疫缺陷综合征的发病有上升趋势。由于现代经济和社会的高速发展造成流动人口剧增，给免疫预防工作带来了一定困难，导致某些儿童特有的流行性传染病，如麻疹、水痘、脊髓灰质炎等发病都有不同程度的增加。

感染性疾病大多具有一些共同特征，即病原体、传播特性、感染后免疫及相应特征的临床表现。

一、病原体

病原体（pathogen）主要包括细菌、真菌、病毒、支原体、衣原体、寄生虫等种类的病原微生物。有些新的微生物引起了一些新的疾病，而一些病毒因其抗原决定簇的结构不断改变而引起新的流行。

二、传播特性

感染性疾病的传播特性包括传播途径、流行性、可预防性及其影响因素。

1. **传播途径（route transmission）** 感染性疾病具有可传播性，其传播途径主要包括呼吸道传播、消化道传播、血液传染等。根据传播方式可分为：①人群个体间的直接传播（患者传播给健康人群）；②通过物体中介的间接传播（如肝炎通过消化道食物中介传播）；③虫媒中介传播（如流行性乙型脑炎通过蚊虫传播）；④动物到人类的传播（如禽流感、口蹄疫）。

2. **感染性疾病的流行性** 流行性是感染性疾病的特征之一，其传播的快慢及发病率都因病原性质及人群预防措施而异。人群中感染性疾病发病率较低称为散发（sporadic）；感染性疾病如连续传播造成人群中短时间内的高发病率称为流行（epidemic）；若短时间内呈集中性大规模发病称为暴发（outbreak）；若流行性疾病广泛传播，跨越多国甚至洲界称为大流行（pandemic）。

3. **感染性疾病传播流行的影响因素** 感染性疾病的流行性受多种因素影响，包括病原体的性质、数量、传染源、传播途径、易感人群、气候、季节、地理环境、社会经济状况、人群健康状况以及预防保健水平。

三、感染后免疫（postinfection immunity）

感染性疾病病原进入人体后可引起应答性的特异性免疫反应和非特异性免疫反应。这种应答性免疫反应可消除抗原，帮助人体战胜疾病，机体的这种特性称为免疫（immunity）或称为免疫保护（protective immunity）。免疫保护在消除病原的同时也可引起机体一定的免疫损伤。若这种免疫过程被不适当上调则可导致机体组织细胞严重损伤，致使器官功能障碍，这种免疫损伤称为宿主自身免疫性损伤（host autoimmunol injury）。

特异性免疫反应又称为获得性免疫、保护性免疫或适应性免疫，是指机体针对特异性抗原结构，产生相应的特异性抗体，发生抗原抗体反应，消除抗原，同时产生免疫记忆。这种免疫记忆可在一段时间内当机体再次感染病原时，迅速产生免疫反应，从而保护机体免受发病。一般而言，获得性免疫具有时间性，短时间内免疫保护作用较强，长时间可使这种保护作用减弱称为免疫遗忘。不同的疾病其感染患病后的保护期不同。某些病原如麻疹病毒、水痘病毒和脊髓灰质炎病毒具有较强的抗原结构特异性和抗原稳定性，因此可产生长期免疫保护作用甚至终身免疫。

特异性抗体的检测不仅可作为机体免疫保护状态的评估，还可作为感染性疾病的特异性诊断方法。近年来利用这一原理，常进行病原的核酸及其基因（DNA或RNA）检测和特异性抗体基因检测，已作为诊断技术普遍应用于临床。

四、临床特点

感染性疾病的临床表现具有共同的规律，包括潜伏期、前驱期、发病期和恢复期。

1．潜伏期　是指机体从感染病原体到开始出现症状的时间。不同疾病其潜伏期长短差异很大，可为数小时至数日，有些疾病潜伏期可长达数年至数十年。潜伏期内可无症状，但具有传染性。这部分患者往往是重要传染源，是流行性疾病防控的难点。

2．前驱期　是指疾病的潜伏期末即开始出现症状到特征性临床表现出现之前的时间，通常为1~3天。发病急骤者可无前驱期。前驱期常见的临床表现为发热、头痛、乏力、食欲差等一般性症状。

3．发病期　是指开始出现疾病的特征性临床表现到恢复期前的时间。此期间疾病的特征性临床表现由轻渐重，然后逐渐缓解、消退。这一时期的疾病往往较易确诊。

4．恢复期　是指疾病的临床症状逐渐消失到完全康复的时间。恢复期的时间很难界定，这一阶段患者的临床症状逐渐消失，健康状况逐渐恢复正常，但并非所有感染性疾病的患者恢复期都能完全康复，一些疾病会留下后遗症甚至终身不治。

五、可预防性

感染性疾病是可以预防的。目前人类已经成功掌握了很多感染性疾病的防控知识和技术，使不少传染性感染疾病得到了较好的预防。这些预防措施包括政府卫生部门的主导、有效的防疫网络建设（如疾病预防控制中心与医院和社区的联动机制）、疫苗的预防接种等。有效的预防机制，如控制感染源、切断传播途径、保护易感人群、改善公共卫生、合理预防用药、卫生知识宣教等，更重要的是我国政府倡导的"预防为主"的卫生工作方针和群众性的"爱国卫生运动"在加强对感染性疾病的有效预防方面均发挥了巨大作用，今后还将发挥更加重要的作用。

六、医院内感染

医院内感染（nosocomial infection）是指患者入院前不存在亦不处于潜伏期，只是住院期间发生的感染，因此又称为医院内获得性感染或交叉感染，包括院内获得性感染处于潜伏期而出院后才出现临床表现者。

医院内感染有其特征：①易感人群为住院患者，本身抵抗力较健康人群差，某些治疗也会造成抵抗力下降（如糖皮质激素治疗患者）。某些年老体弱患者或病情较重的婴幼儿抵抗力较差，容易发生院内感染，且死亡率也会提高。②医院中病原体种类较多，但多为耐药性，因此预防用药及治疗用药疗效都不好。③医院中流行的细菌多为条件致病菌，病原体培养易出现假阳性，诊断、治疗都有一定困难。目前，院内感染是临床诊疗上的热点和难点问题，需要更多的重视和研究。

第二节　病毒性疾病

一、麻疹

麻疹（measles）是一种由麻疹病毒引起的儿童常见的急性呼吸道传染病，临床以发热、上呼吸道炎症、结膜炎、口腔麻疹黏膜斑（又称柯氏斑，Koplik's spots）及全身性斑丘疹为主要特征，多见于6个月～5岁小儿。麻疹主要通过空气飞沫传播，传染性较强，易并发肺炎。单纯麻疹预后良好，重症患者因并发症严重故病死率较高。麻疹病毒的抗原决定簇结构较稳定，因此大多数患者得病后可获得终身免疫。

【病原学】

麻疹病毒（measles virus）是麻疹的病原体，属副黏液病毒科，为单股RNA病毒，只有一个血清型。电镜下呈球形或丝杆状，直径100～250nm，由6种结构蛋白组成，具有血凝、溶血及细胞融合等生物学活性。麻疹病毒不耐热，对日光和消毒剂均敏感，但在低温中能长期保存。阳光照射或流通空气中20分钟即可失去致病力，但耐寒冷及干燥，0℃可存活1个月，-70℃可保存活力数月至数年。

【流行病学】

麻疹患者为主要传染源，无症状病毒携带者及隐性感染者传染性较低。麻疹传染期为潜伏期末至出疹后5天，有并发症患者的传染期延长到出疹后10天。传播途径为呼吸道，患者口、鼻、咽、眼结膜的分泌物均含有病毒，在咳嗽、打喷嚏、说话时，以飞沫形式传染易感者，而经被污染的衣物、食物及用具等间接传染的机会较少。麻疹的传染性较强，好发于冬春季。未患过麻疹且未接种疫苗的易感者接触后，约90%以上发病。

【发病机制】

麻疹病毒侵入易感者的呼吸道黏膜或眼结膜，病毒在局部复制增殖。感染后第2～3天，少量病毒释放入血，引起第一次病毒血症。继之病毒在全身的单核-巨噬细胞系统复制活跃，于感染后第5～7天，病毒再次大量释放入血，引起第二次病毒血症，并引起病毒全身性播散，累及全身组织器官，但以口、呼吸道、眼结膜、皮肤及胃肠道等部位为主，表现出一系列的临床症状及体征。

【病理】

麻疹的病理组织学特征是感染部位形成两种类型的多核巨细胞：一类为网状内皮巨细胞（reticulo endothelial giant cells），又称华-佛细胞（Warthin-Finkeldey giant cells），另一类为上皮巨细胞。两者均为多个细胞融合而成。华-佛细胞广泛存在于全身淋巴结及肝脾等脏器中；上皮巨细胞主要位于皮肤、眼结膜、呼吸道和消化道黏膜等部位。

麻疹是全身性疾病，皮肤浅表血管内皮细胞肿胀、增生、渗出，真皮淋巴细胞浸润、充血肿胀。表皮细胞坏死及退行性变形形成脱屑，因红细胞崩解及血浆渗出使皮疹消退后留有色素沉着。呼吸道病变最明显，可表现为鼻炎、咽炎、喉炎、支气管炎及肺炎。肠道黏膜可有受累，严重时可并发脑炎。

【临床表现】

1．典型麻疹

（1）潜伏期：一般为 6～18 天。潜伏期末有低热及全身不适。

（2）前驱期：持续 3～4 天。主要为上呼吸道及眼结膜炎的表现，有发热、咳嗽、流涕、流泪、眼结膜充血、畏光、咽痛和周身乏力。病后第 2～3 天，于第二磨牙相对应的颊黏膜处，可见直径约 1.0mm 灰白色小点，外周有红晕，即麻疹黏膜斑，为麻疹前驱期的特异性体征，具有确诊意义。初起时仅数个，1～2 天内迅速增多，可波及整个颊黏膜，甚至唇部及上腭黏膜，于出疹后 1～2 天迅速消失。部分患儿也可有呕吐、腹泻等消化道症状。

（3）出疹期：持续 3～4 天。患儿多于发热后 3～4 天出疹，此时发热、呼吸道症状达高峰。皮疹先出现于耳后、发际，渐及前额、面、颈，自上而下至胸、腹、背及四肢，最后达手掌和足底，3～4 天波及全身。皮疹初为淡红色斑丘疹，压之褪色，疹间皮肤正常。继之转为暗红色，可融合成片。此期全身浅表淋巴结及肝脾轻度肿大，肺部可有干湿啰音。

（4）恢复期：持续 3～5 天，按出疹先后顺序依次消退。此期体温下降，全身症状明显减轻。疹退后，皮肤有糠麸状脱屑及浅褐色色素沉着。7～10 天痊愈。

2．非典型麻疹

（1）轻型麻疹：多见于对麻疹具有部分免疫力者，如 6 个月以内婴儿，近期接受过被动免疫或曾接种过麻疹疫苗者。前驱期较短，发热及上呼吸道症状较轻，麻疹黏膜斑不典型或不出现，皮疹稀疏，无并发症，病程 1 周左右。

（2）重型麻疹：多见于全身状况差、免疫力低下或继发严重感染者。起病急骤，持续高热，全身中毒症状重，可出现中毒性麻疹、出血性麻疹、休克型麻疹、疱疹性麻疹。此型病情危重，病死率高。

（3）异型麻疹（非典型麻疹综合征）：多见于接种麻疹灭活疫苗后 4～6 年而再次感染麻疹者。表现为高热、头痛、肌痛、乏力等，多无麻疹黏膜斑，2～3 天后出疹，但从四肢远端开始，逐渐波及躯干及面部。皮疹为多型性，有斑丘疹、疱疹、紫癜或荨麻疹等。

【并发症】

1．肺炎　是麻疹最常见的并发症，多见于 5 岁以下小儿，可发生于病程的各个时期，是麻疹死亡最主要的原因。麻疹病毒引起的肺炎多不严重，主要为继发其他病原体感染。病原体多为细菌性，常为金黄色葡萄球菌、肺炎链球菌等，故易并发脓胸和脓气胸。部分为病毒性，多为腺病毒。

2．喉炎　多见于 2～3 岁以下小儿，可由麻疹病毒或继发感染所致。表现为声音嘶哑、犬吠样咳嗽及吸气性呼吸困难。轻者随体温下降、皮疹消退，其症状逐渐消失，重者可因窒息而导致死亡。

3．心肌炎　多见于 2 岁以下小儿，轻者仅有心音低钝、心率增快、一过性心电图改变，重者可出现心力衰竭，甚至心源性休克。

4．脑炎　多发生于出疹后的 2～6 天，临床表现及脑脊液改变与其他病毒性脑炎相似。多数可恢复，重者可留有不同程度的智力低下、癫痫及瘫痪等神经系统后遗症。

5．亚急性硬化性全脑炎　麻疹的远期并发症，罕见。多发生于麻疹后 2～17 年（平均 7 年）。临床逐渐出现智力障碍、性格改变、运动不协调、视听障碍、语言障碍及癫痫发作等，最后因昏迷、强直性瘫痪而死亡。

6．其他　结核病恶化、营养不良及维生素 A 缺乏症等。

【辅助检查】

1. 血常规 白细胞总数减少，淋巴细胞相对增多。若白细胞总数增高、中性粒细胞比例为主，提示继发细菌感染；如淋巴细胞严重减少，常提示预后不良。

2. 多核巨细胞的检测 在前驱期和出疹期，刮取口腔或鼻黏膜上皮细胞瑞氏染色直接镜检，可找到多核巨细胞。

3. 血清学检查 酶联免疫吸附试验（ELISA法）测定血清特异性IgM和IgG，敏感性及特异性较好。IgM抗体于病后5~20天最高。IgG抗体恢复期较早期增高4倍以上也有意义。

4. 病毒抗原检测 取患儿鼻咽部分泌物、血细胞及尿沉渣细胞，应用免疫荧光或免疫酶法检测麻疹病毒抗原，可做出早期诊断。

5. 病毒核酸检测 采用聚合酶链反应（PCR法）检测麻疹病毒RNA，敏感性和特异性均好。

【诊断与鉴别诊断】

典型病例不难诊断。根据当地有麻疹流行、接触史及典型麻疹的临床表现，如急性发热，上呼吸道卡他症状，结膜充血、畏光，口腔麻疹黏膜斑等即可诊断。非典型病例需要依赖于实验室检查。需与其他发热皮疹性疾病相鉴别（如风疹、幼儿急疹、猩红热、肠道病毒感染及药物疹等），见表8-1。

表8-1 小儿常见出疹性疾病的鉴别诊断

	病原	全身症状及其他特征	皮疹特点	发热与皮疹关系
麻疹	麻疹病毒	呼吸道卡他症状、结膜炎，发热后第2~3天口腔麻疹黏膜斑	红色斑丘疹，自头面部→颈→躯干→四肢，退疹后有色素沉着斑及细小脱屑	发热3~4天后出，出疹期热更高
风疹	风疹病毒	全身症状轻，耳后、枕部淋巴结肿大	自面部→躯干→四肢，斑丘疹，24小时内遍及全身，退疹后无色素沉着及脱屑	发热后半天至1天出疹
幼儿急疹	人疱疹病毒6型	一般情况好，高热时可有惊厥，耳后、枕部淋巴结亦可肿大	红色斑丘疹，颈及躯干部多见，一天出齐，1~2天消退	高热3~4天，热退疹出
猩红热	乙型溶血性链球菌	高热，中毒症状重，咽峡炎、杨梅舌、环口苍白圈	皮肤弥漫性充血，上有密集针尖大小丘疹，持续3~5天退疹，有帕氏线。皮疹消退后有脱皮	发热1~2天出疹，出疹时高热
肠道病毒感染	埃可病毒、柯萨奇病毒	发热、咽痛、流涕、结膜炎、腹泻、全身或颈、枕后淋巴结肿大	散在斑疹或斑丘疹，很少融合，1~3天消退，不脱屑，有时可呈紫癜样或水疱样皮疹	发热时或热退后出疹
药物疹		原发病症状	斑丘疹、疱疹、猩红热样皮疹、荨麻疹等。皮疹痒感，摩擦及受压部位多，与用药有关	发热、服药史

【治疗】

目前尚无特效抗麻疹病毒的药物，治疗原则是对症治疗、加强护理和防止并发症的发生。

1. 一般治疗 应卧床休息，保持室内空气新鲜，注意温度和湿度。保护眼、鼻及口腔清洁，避免强光刺激，给予营养丰富并易于消化的食物，注意补充维生素，尤其是维生素A。

2. 对症治疗 高热可采用物理降温或酌情用小剂量退热药；咳嗽可用祛痰镇咳剂；惊厥时可给予止惊剂；体弱病重患儿可给予丙种球蛋白；保持水电解质及酸碱平衡。

3. 并发症治疗 根据各种并发症给予相应治疗。抗生素不能预防并发症，故不宜滥用。

【预防】

预防麻疹的关键是对易感者接种麻疹疫苗,提高其免疫力。

1. 管理传染源 早发现、早报告、早隔离及早治疗麻疹患者。应隔离至出疹后5天,并发肺炎者应延长隔离到出疹后10天。易感的接触者应检疫3周,并给予被动免疫。

2. 切断传播途径 在麻疹流行期间,尽量避免去人群密集的场所,轻型无并发症者可居家隔离。居住处应通风,病室用紫外线照射。

3. 保护易感人群

(1) 主动免疫:接种麻疹减毒活疫苗。国内规定初种年龄为生后8个月,18~24月龄时应复种一次。易感者若在接触患者2天内接种疫苗,仍有可能预防麻疹发生或减轻病情。

(2) 被动免疫:未接受过麻疹预防接种者,若在接触麻疹患者5天内,注射人丙种球蛋白0.25ml/kg可预防发病。若在5天后注射,则只能减轻症状。被动免疫仅维持3~8周,以后还应采取主动免疫。

二、风疹

风疹(rubella)是由风疹病毒引起的急性呼吸道传染病,临床以低热、皮疹及耳后、枕部淋巴结肿大和全身症状轻微为特征。主要经飞沫传播,以春季多见。妊娠早期感染风疹后,病毒可通过胎盘传给胎儿而导致各种先天畸形,称为先天性风疹综合征(congenital rubella syndrome)。

【病原学】

风疹病毒属披膜病毒科(*Toga viridae*),其直径约60nm,核心为单股正链RNA,外有包膜,由脂蛋白等组成。不耐热,37℃和室温中很快灭活,但能耐寒和干燥,-60℃可存活数月。

【流行病学】

人类为风疹病毒唯一宿主,患者从出疹前5天到出疹后2天均具有传染性。其鼻咽部分泌物、血、尿及便中均带有病毒。主要通过空气飞沫经呼吸道传播,多见于1~5岁儿童,一年四季均可发病,但以冬春季发病最多。病后可获持久免疫力。先天性风疹患儿在生后数月内仍有病毒排出,具有传染性。

【发病机制】

病毒首先侵入上呼吸道黏膜及颈部淋巴结,并在其内复制,从而导致上呼吸道炎症和病毒血症,临床表现为发热、皮疹及浅表淋巴结肿大。

【临床表现】

1. 获得性风疹

(1) 潜伏期:14~21天。

(2) 前驱期:持续1~2天,症状多轻微,可有低热和上呼吸道卡他症状,耳后、枕部及后颈部淋巴结稍大。

(3) 出疹期:发热1~2天后出疹,最早见于面颊部,迅速扩展至躯干和四肢,1天内布满全身,但手掌及足底常无皮疹。皮疹为斑丘疹,面部及四肢远端皮疹较稀疏,躯干、背部皮疹可融合。皮疹多于3天内迅速消退,皮疹消退后不留色素沉着。此期患儿耳后、枕部及后颈部淋巴结肿大明显,偶可并发肺炎、心肌炎及血小板减少等。

2. 先天性风疹综合征 妊娠早期患风疹的妇女,风疹病毒可传给胎儿,使胎儿发生严重的全身感染,引起多种畸形,称为先天性风疹综合征。先天畸形以先天性心脏病、白内障、耳聋、头小畸形及骨发育障碍等多见。出生后感染可持续存在,并可引起多器官的损害,如血小板减少性紫癜、脑炎及肝脾大等。

【诊断与鉴别诊断】

根据本病的流行病学及临床特点，诊断并不困难。对不典型者，可做有关病原学或血清学检测。妊娠初 3~4 个月感染风疹，出生时婴儿若有畸形和多种病症，血中特异性抗风疹 IgM 阳性，可诊断为先天性风疹综合征。若未见畸形，仅有实验室证据，可称之为先天性风疹感染。鉴别诊断见表 8-1。

【治疗】

目前尚无特效的治疗方法。主要是对症治疗。

【预防】

患者出疹 5 天后即无传染性。妊娠 3 个月内应避免与患者接触，若有接触史，可于接触后 5 天内注射丙种球蛋白，可以减轻疾病的症状或阻止疾病的发生。对已确诊为风疹的早期孕妇，应考虑终止妊娠。对儿童及易感育龄妇女，可接种风疹减毒活疫苗。因风疹减毒活疫苗可通过胎盘感染胎儿，故孕妇不宜接种。

三、幼儿急疹

幼儿急疹（exanthema subitum），又称婴儿玫瑰疹（roseola infantum），是婴幼儿常见的急性发热出疹性疾病，其特点为婴幼儿在高热 3~5 天后，体温突然下降，同时出现玫瑰红色的斑丘疹。为小儿常见病毒感染性疾病之一。

【病原学】

病原体主要为人类疱疹病毒 -6 型（HHV-6）。HHV-6 由 162 个粒子组成的蛋白膜所包裹，整个粒子的直径为 150~200nm。核心为 160KB 的双链 DNA。目前的研究已证实，HHV-6 分 A、B 两个亚型，幼儿急疹大部分是由 HHV-6 B 亚型感染引起。少部分由人类疱疹病毒 -7 型（HHV-7）所致。

【流行病学】

一年四季可见，但以冬春季为最多，普遍易感，6 个月~2 岁婴幼儿为主。患儿、隐性感染者和健康带毒者是传染源，可经唾液及血液传播。发病后可获得终身的免疫力。

【临床表现】

1. 前驱期　突发高热，体温达 39~40℃或更高，呈稽留热或弛张热型，持续 3~4 日后体温骤降。可伴轻微咳嗽、流涕、咽部充血等呼吸道症状，也可伴有恶心、呕吐、腹泻等消化道症状。

2. 出疹期　发热 3~4 日体温骤退同时出现皮疹是本病的主要特征。皮疹呈淡红色斑疹或斑丘疹，不痒；由颈部和躯干开始，1 日内迅速散布全身，以躯干及腰臀部较多，面部及四肢远端皮疹较少。皮疹数小时后开始消退，1~2 日内完全消失，不脱屑，无色素沉着。发热期少数患儿在软腭及悬雍垂可见淡红色斑疹，出疹后即消失。颈部淋巴结肿大，尤以枕后及耳后淋巴结为明显，热退后可持续数周才逐渐消退。脾偶可肿大。

本病一般症状较轻，多数为良性经过。

【诊断与鉴别诊断】

根据 2 岁以内的婴幼儿高热 3~4 天，全身症状轻微，热退时或热退后出现红色斑丘疹，皮疹持续 1~2 天消退，即可做出临床诊断。需与麻疹、风疹等发热出疹性疾病相鉴别（表 8-1）。

【治疗】

该病具有自愈性，预后良好，治疗原则以对症处理为主。

【预防】

目前无有效预防方法。在集体儿童机构中，对接触患者的易感儿应密切观察 10 日，如有发热，需暂时隔离治疗。

四、水痘

水痘（varicella，chichenpox）是一种传染性较强的儿童期出疹性疾病，与带状疱疹（herpes zoster）为同一病毒所引起的两种不同表现的临床病症。水痘为原发感染。经过飞沫或接触传播，感染后可获得持久的免疫力，但以后可发生带状疱疹。其临床特点为皮肤黏膜相继出现和同时存在斑疹、丘疹、疱疹和结痂等皮疹，全身症状多轻微。冬春季节多发。

【病原学与流行病学】

病原体为水痘带状疱疹病毒（varicella-zoster virus，VZV），属疱疹病毒科α亚科。只有一个血清型，但与单纯疱疹病毒抗原有部分交叉免疫。人是唯一宿主。体外抵抗力弱，对热、酸和各种有机溶剂敏感，不能在痂皮中存活。

传染源为水痘及带状疱疹患者。主要通过空气飞沫经呼吸道传染，也可经接触患者疱疹浆液而感染。传染期从出疹前1~2天至皮肤病损结痂7~8天。人群普遍易感，主要见于儿童，以2~6岁为高峰。20岁以后发病者占2%以下。孕妇分娩前6天患水痘可感染胎儿，出生后10天内发病。

【发病机制】

病毒经上呼吸道或眼结膜侵入人体，在局部黏膜及淋巴组织内繁殖，然后侵入血液，形成病毒血症，如患者的免疫能力不能清除病毒，则病毒可到达单核-巨噬细胞系统内再次增殖后入血，引起各器官病变。主要损害部位在皮肤和黏膜，偶可累及内脏。皮疹分批出现与间隙性病毒血症有关。皮疹出现1~4天后，产生特异性细胞免疫和抗体，病毒血症消失，症状随之缓解。

【病理】

水痘病变主要发生在皮肤和黏膜，皮肤真皮层毛细管内皮细胞肿胀，表皮棘状细胞层上皮细胞水肿变性，液化后形成水疱，内含大量病毒，其后液体吸收、结痂。有时疱疹破裂，留下浅表溃疡，很快愈合。黏膜病变与皮疹类似。免疫功能低下的小儿可发生全身性播散性水痘，病变可波及肺、肝、脾、胰、肾、肠等，受累器官可有局灶性坏死、充血水肿和出血。并发脑炎者，可有脑水肿、充血和点状出血等。

【临床表现】

1．典型水痘　出疹前1天可出现前驱症状，如低热、不适、厌食等，次日出现皮疹。皮疹特点：①首发于头、面和躯干，继而扩展到四肢，末端稀少，呈向心性分布；②最初的皮疹为红色斑疹和丘疹，继之变为透明饱满的水疱，24小时后水疱内容物变混浊并中央凹陷，水疱易破溃，2~3天迅速结痂；③皮疹分批出现，伴明显痒感，在疾病高峰期可见斑疹、丘疹、疱疹和结痂同时存在；④黏膜皮疹还可出现在口腔、眼结膜、生殖器等处，易破溃形成浅表溃疡，多为自限性，10天左右痊愈，全身症状和皮疹较轻。皮疹结痂后不留瘢痕。

2．重症水痘　多发生在恶性疾病或免疫功能低下患儿。持续高热和全身中毒症状明显，皮疹多，且易融合成大疱型或呈出血性，可伴血小板减少而发生暴发性紫癜。

3．先天性水痘　母亲在妊娠早期感染水痘可导致胎儿多发性先天畸形；若发生水痘数天后分娩可导致新生儿水痘，病死率为25%~30%。

【并发症】

最常见的并发症为皮肤继发感染如脓疱疮、丹毒、蜂窝织炎，甚至导致败血症等；水痘肺炎主要发生在免疫缺陷儿和新生儿中，其他儿童少见；神经系统受累可引起水痘脑炎、横贯性脊髓炎、面神经瘫痪、Reye综合征等；少数病例可并发心肌炎、肝炎、肾炎、关节炎等。

【实验室检查】

1．血常规　白细胞总数正常或稍低。

2. 血清学检查　血清 VZV 特异性 IgM 检测可早期帮助诊断；双份血清特异性 IgG 抗体滴度 4 倍以上增高也有助于诊断。

3. 病毒分离　取水痘疱疹液或血液作病毒分离。

【诊断与鉴别诊断】

典型水痘临床诊断不难。对非典型病例可选用实验室检查帮助确诊。需鉴别的疾病有丘疹性荨麻疹以及能引起疱疹性皮肤损害的疾病，如手足口病、金黄色葡萄球菌感染、药疹和接触性皮炎等。

【治疗】

水痘是自限性疾病，无并发症者以一般治疗及对症治疗为主。加强护理，如勤换内衣、剪短患儿指甲、戴手套以防抓伤和减少继发感染等。保持空气流通，供给足够水分和易消化食物。皮肤瘙痒可局部使用炉甘石洗剂，必要时可给少量镇静剂。抗病毒药物首选阿昔洛韦，应在皮疹出现的 48 小时内使用。口服每次 2mg/kg，每日 4 次；重症需静脉给药，每次 10～20mg/kg，每 8 小时 1 次。继发细菌感染时给抗生素治疗。糖皮质激素对水痘病程有不利影响，一般禁用。

【预防】

控制传染源，隔离患儿至皮疹全部结痂为止。对已接触的易感患儿，应检疫 3 周。水痘减毒活疫苗能有效预防，其保护率可达 85%～95%，并可持续 10 年以上。对正在使用大剂量糖皮质激素、免疫功能受损、恶性病患者、接触过患者的孕妇以及患水痘母亲的新生儿，在接触水痘 72 小时内肌内注射水痘-带状疱疹免疫球蛋白 125～625U/kg，可起到预防作用。

五、流行性腮腺炎

流行性腮腺炎（mumps，epidemic parotitis）是由腮腺炎病毒（mumps virus）引起的急性呼吸道传染病，以 5～15 岁患者较为多见，感染后可获得终身免疫。临床上以腮腺肿痛为特征，各种腺体组织及器官均可受累。

【病原学与流行病学】

腮腺炎病毒属于副黏病毒科，为单股 RNA 病毒。只有一个血清型。病毒颗粒呈圆形，大小悬殊，直径为 100～200nm，有包膜。对物理和化学因素敏感，来苏、甲醛溶液等均能在 2～5 分钟内将其灭活，紫外线照射也可将其杀灭，加热至 56℃、20 分钟即失去活力。

人是病毒的唯一宿主。流行性腮腺炎患者和健康带病毒者是本病的传染源，患者在腮腺肿大前 6 天到发病后 5 天或更长的时间均可排出病毒。主要通过呼吸道飞沫传播，亦可因唾液污染食具和玩具，通过直接接触而感染。全年均可发生感染流行，但以冬春季发病较多。

【发病机制】

病毒通过口、鼻侵入人体后，在上呼吸道黏膜上皮组织中生长增殖，导致局部炎症和免疫反应，并进入血液引起病毒血症，进而扩散到腮腺和全身各器官，亦可经口腔沿腮腺导管到腮腺。由于病毒对腺体组织和神经组织具有高度亲和性，可累及多种腺体（腮腺、舌下腺、颌下腺、胰腺、生殖腺等）和神经系统，引起相应临床表现。

【病理】

特征性的病理改变为腮腺的非化脓性炎症，间质充血、水肿、点状出血、淋巴细胞浸润和腺泡坏死等。腺体导管细胞肿胀，管腔中充满坏死细胞及渗出物，使腺体分泌排出受阻。唾液中的淀粉酶经淋巴系统进入血液，使血、尿淀粉酶增高。

【临床表现】

潜伏期 14～25 天，平均 18 天。

大多无前驱期症状，常以腮腺肿大为首发体征。常先见于一侧，然后另一侧也相继肿大，

2～3日内达高峰，面部一侧或双侧因肿大而变形，局部疼痛、过敏，开口咀嚼或吃酸性食物时胀痛加剧。肿大的腮腺以耳垂为中心，向前、后、下发展，边缘不清，表面发热但多不红，触之有弹性感并有触痛。腮腺肿大可持续5日左右，以后逐渐消退。腮腺导管口（位于上颌第二磨牙对面黏膜上）在早期可见红肿。在腮腺肿胀时，颌下腺和舌下腺也可肿大。颌下腺肿大时颈前下颌处明显肿胀，可触及椭圆形腺体，少数患者仅表现为颌下腺肿大。舌下腺肿大时可见舌下及颈前下颌肿胀。

病程中患者可有不同程度发热，持续时间不一，短者1～2天，多为5～7天，亦有体温始终正常者。可伴有头痛、乏力、食欲减退等。

【并发症】

1. 脑膜脑炎　常见，常在腮腺肿大高峰时出现，也可出现在腮腺肿大前或腮腺肿大消失以后。表现为发热、头痛、呕吐、脑膜刺激征等，脑脊液的改变与其他病毒性脑炎相似。脑电图可有改变，但不似其他病毒性脑炎明显，以脑膜受累为主，预后大多良好，常在2周内恢复正常，多无后遗症。如侵犯脑实质，可出现嗜睡甚至昏迷等，并可能有神经系统后遗症甚至死亡。

2. 睾丸炎　男孩常见并发症，多为单侧。常发生在腮腺肿大后4～5天。开始为睾丸疼痛，随之红肿伴明显触痛，同时伴高热、寒战等。10天左右消退，1/3～1/2的病例患侧睾丸不同程度萎缩，若双侧萎缩可能导致不育症。

3. 卵巢炎　5%～7%的青春期后女性患者可并发卵巢炎，症状多较轻，可出现下腹痛及压痛、月经不调等，不影响受孕。

4. 胰腺炎　严重的急性胰腺炎较少见。常发生于腮腺肿大数日后，表现为上腹部剧痛和触痛，伴发热、寒战、反复呕吐等。由于单纯腮腺炎即可引起血、尿淀粉酶增高，因此淀粉酶升高不能作为诊断胰腺炎的证据，需作脂肪酶检查，有助于诊断。

5. 耳聋　为听神经受累所致，发病率不高，大多为单侧性，不易及时发现，治疗困难，可成为永久性耳聋。

6. 其他并发症　心肌炎较常见，而肾炎、乳腺炎、胸腺炎、甲状腺炎、泪腺炎、角膜炎、血小板减少及关节炎等偶可发生。

【实验室检查】

1. 血、尿淀粉酶测定　血清和尿淀粉酶有轻至中度增高，2周左右恢复正常。血脂肪酶增高有助于胰腺炎的诊断。

2. 血清学检查　ELISA法检测患者血清中腮腺炎病毒特异性IgM，可以早期快速诊断。双份血清特异性IgG效价有4倍或4倍以上升高也有助于诊断。

3. 病毒核酸检测　RT-PCR技术检测腮腺炎病毒RNA有很高的敏感性。

4. 病毒分离　在发病早期取患者唾液、尿液、脑脊液或血液标本，及时接种鸡胚或人胚肾细胞进行病毒分离实验，阳性者可确诊。

【诊断与鉴别诊断】

根据流行病学史、接触史及腮腺肿痛等症状，临床诊断较容易。对可疑病例可行血清学检查以确诊。鉴别诊断包括化脓性腮腺炎、其他病毒性腮腺炎、症状性腮腺肿大等。

【治疗】

无特殊治疗，以对症处理为主。

注意保持口腔清洁，忌酸性食物，多饮水。对高热、头痛和并发睾丸炎者给予解热止痛药物。睾丸肿痛时可用丁字带托起。中药治疗多用清热解毒、软坚消痛方法，常用普济消毒饮加减内服和青黛散调醋局部外敷等。利巴韦林、α-干扰素等抗病毒药物疗效不确切。对睾丸炎及重症患者可短期使用糖皮质激素治疗，疗程3～5天。脑膜脑炎、胰腺炎等的治疗见相关章节。

第八章 感染性疾病

【预防】

及早隔离患者直至腮腺肿胀完全消退为止。集体机构的接触儿童应检疫3周。保护易感儿可接种腮腺炎减毒活疫苗。

六、脊髓灰质炎

脊髓灰质炎（poliomyelitis）又称小儿麻痹症，是由脊髓灰质炎病毒（poliovirus）引起的严重急性传染病，是小儿致残的主要疾病之一。多发生在5岁以下的小儿，3岁以下占88%。本病无特效治疗方法，但可应用疫苗有效预防。2000年10月世界卫生组织（WHO）宣布包括我国在内的西太平洋区域为无脊髓灰质炎地区。

【病原学与流行病学】

脊髓灰质炎病毒属于微小RNA病毒科的肠道病毒，为20面体球形、无包膜的裸体颗粒。有3个血清型，各型间较少交叉免疫。体外生存力强，耐酸，耐乙醚、氯仿等有机溶剂，低温环境中能长期存活；高温、紫外线照射、含氯消毒剂、氧化剂等可将其灭活。人是自然界唯一宿主。粪-口感染为主要传播方式。感染之初患者的鼻咽分泌物也排出病毒，故亦可经飞沫传播，但为时短暂。急性期患者和健康带病毒者的粪便是重要的病毒来源，其中隐性感染者（占90%以上）和轻型无麻痹患者是最危险的传染源。潜伏期末和瘫痪前期传染性最强，热退后传染性减弱。患儿粪便中脊髓灰质炎病毒存在时间可长达2个月，但以发病2周内排出最多。多以40天作为本病的隔离期。人群普遍易感，感染后获得对同型病毒株的持久免疫力。

【发病机制】

病毒经口进入人体，在咽部和肠壁的淋巴组织中增殖，同时向外排出病毒，如机体抵抗力强，患者可无临床症状，形成隐性感染；少数患者病毒可侵入血液引起病毒血症，并侵犯呼吸道、消化道等组织引起前驱症状。此时如机体免疫系统能清除病毒则形成顿挫型感染；否则病毒可继续扩散到全身淋巴组织中大量增殖，并再次入血形成第二次病毒血症。如侵犯神经系统，轻者不发生瘫痪，称无瘫痪型；重者发生瘫痪，称瘫痪型。在此期间，任何使机体抵抗力降低的因素如劳累、感染、局部刺激（如外伤、肌内注射）、手术等均可使病情加重并促进瘫痪的发生。

【病理】

脊髓灰质炎病毒为嗜神经病毒，主要侵犯中枢神经系统的运动神经细胞，以脊髓前角运动神经元损害为主，尤其是颈段和腰段受损多见，脑干及其他部位受累次之。病灶特点为多发、散在且不对称。可见神经细胞胞质内染色体溶解，周围组织充血、水肿和血管周围炎性细胞浸润。早期病变呈可逆性，病变严重者则因神经细胞坏死、瘢痕形成而造成持久性瘫痪。偶见局灶性心肌炎，间质性肺炎，肝、肾等其他器官病变。

【临床表现】

潜伏期为5~14天。临床表现轻重悬殊，分为无症状型（又称隐性感染，占90%以上）、顿挫型（占4%~8%）、无瘫痪型和瘫痪型。其中瘫痪型为本病的典型表现，分期如下。

1. 前驱期　有发热、全身不适、食欲不振、多汗、咽痛、咳嗽、流涕等上呼吸道感染症状。亦可见恶心、呕吐、腹痛、腹泻等消化道症状。持续1~4天，如病情不再发展而痊愈，即为顿挫型。

2. 瘫痪前期　多数患儿由前驱期进入本期，少数于前驱期症状消失数天后再次发热至本期，亦可无前驱期症状而从本期开始发病。患儿出现高热，头痛，颈、背、四肢肌肉疼痛，活动或变换体位时加重。同时有多汗、皮肤发红、烦躁不安等兴奋状态和颈强直、脑膜刺激征阳性等中枢神经系统感染的症状和体征。小婴儿拒抱，较大患儿体检可见：①三脚架征：患儿坐起时需用两臂向后撑在床上使身体形似三脚架以支持体位；②吻膝试验阳性：小儿坐起后不能自如地弯颈使下颌抵膝；③头下垂征：将手置于患儿腋下，抬起其躯干时，头与躯干不能平行。此时脑脊液已出现异常，呈现细胞蛋白分离现象。若3～5天后热退，症状消失则为无瘫痪型；如病情继续发展，浅反射和深腱反射逐渐减弱至消失，可能发生瘫痪。

3．瘫痪期 临床上无法将此期与瘫痪前期截然分开，多于起病后的2～7天或第二次发热后1～2天出现不对称性弛缓性瘫痪，随发热而加重，热退后瘫痪不再进展。无感觉障碍，大小便功能障碍少见。根据病变部位分为以下类型：

（1）脊髓型：最常见。多表现为不对称的单侧下肢弛缓性瘫痪，近端肌群瘫痪程度重于远端。如累及颈背肌、膈肌、肋间肌时，可出现抬头及坐起困难、呼吸运动受限、矛盾呼吸等表现。腹肌、肠肌瘫痪则可引起肠麻痹、顽固性便秘；膀胱肌瘫痪时出现尿潴留或尿失禁。

（2）延髓型：病毒侵犯延髓呼吸中枢、循环中枢及脑神经的运动神经核，病情大多严重，可见脑神经麻痹及呼吸、循环受损的表现。常与脊髓型同时发生。

（3）脑型：较少见。呈弥漫性或局灶性脑炎，临床表现与其他病毒性脑炎无异。可有上运动神经元瘫痪。

（4）混合型：同时存在上述两种或两种以上类型的表现。

4．恢复期 在瘫痪后1～2周，瘫痪的肌肉开始恢复，常从肢体远端的手指、足趾开始，继之近端大肌群，并逐渐上升至腰部。轻症1～3个月恢复，重症需更长时间。

5．后遗症期 因运动神经元严重受损而形成持久性瘫痪，1～2年内仍不能恢复则为后遗症。受累肌群萎缩，形成马蹄足内翻或外翻、脊柱弯曲等畸形。

【并发症】

呼吸肌麻痹者可继发吸入性肺炎、肺不张；尿潴留易并发尿路感染；长期卧床可致褥疮、肌萎缩、骨质脱钙、尿路结石和肾衰竭等。

【实验室检查】

1．血常规 外周血象中白细胞明显增高，以中性粒细胞为主。

2．脑脊液 瘫痪前期及瘫痪早期可见细胞数增多，蛋白增加不明显，呈细胞蛋白分离现象，对诊断有一定参考价值。至瘫痪第3周，细胞数多已恢复正常，而蛋白质仍继续增高，4～6周后方恢复正常。

3．血清学检查 ELISA法检测患者血液及脑脊液中脊髓灰质炎病毒特异性IgM抗体，阳性可早期帮助诊断；恢复期患者血清中特异性IgG抗体滴定度较急性期有4倍以上增高，对诊断有一定意义。

4．病毒分离 粪便病毒分离是本病最重要的确诊性检查。发病1周内，从患儿鼻咽部、血、脑脊液中也可分离出病毒。

【诊断与鉴别诊断】

脊髓灰质炎出现典型瘫痪症状时，诊断并不困难。瘫痪出现前多不易确立诊断。血清学检查和大便病毒分离阳性可确诊。需与其他急性弛缓性麻痹（如Guillain-Barre综合征等）、肠道病毒感染引起的瘫痪、家族性周期性麻痹等相鉴别。

【治疗】

目前尚无药物可控制瘫痪的发生和发展，主要是对症处理和支持治疗。

1．前驱期和瘫痪前期 卧床休息，隔离40天。避免劳累、肌内注射及手术等刺激。肌肉痉挛、疼痛可予热敷或口服镇痛剂。静脉滴注高渗葡萄糖及维生素C，可减轻神经组织水肿。有条件可静脉输注丙种球蛋白400mg/（kg·d），连用2～3天，有减轻病情的作用。

2．瘫痪期 置瘫痪肢体于功能位置，防止畸形。地巴唑0.1～0.2mg/（kg·d）顿服，10天为一疗程，有兴奋脊髓和扩张血管的作用；加兰他敏能促进神经传导，0.05～0.1mg/（kg·d）肌内注射，20～40天为一疗程；维生素B_{12}能促进神经细胞的代谢，0.1mg/d肌内注射。呼吸肌麻痹者尽早使用呼吸机；吞咽困难者用胃管保证营养；继发细菌感染者选用适宜抗生素治疗。

3. 恢复期及后遗症期　尽早开始主动和被动锻炼，防止肌肉萎缩。也可采用针灸、按摩及理疗等，促进肌肉功能恢复，严重肢体畸形可手术矫正。

【预防】

1. 主动免疫　对所有小儿均应口服脊髓灰质炎减毒活疫苗糖丸进行主动免疫。基础免疫自出生后2月龄婴儿开始，连服3次，每次间隔1个月，4岁时加强免疫一次。还可根据需要对5岁以下儿童实施基础免疫外的强化补充免疫接种。

2. 被动免疫　未服用疫苗而与患者有密切接触的5岁以下小儿或有先天性免疫缺陷的儿童应及早注射丙种球蛋白，每次0.3~0.5ml/kg，每日1次，连用2日，可防止发病或减轻症状。

【监测】

为进一步落实《2003—2010年全国保持无脊髓灰质炎状态行动计划》，应做到对急性弛缓性麻痹（AFP）病例的主动监测。发现急性弛缓性麻痹的患者或疑似患者，要在24小时内向当地疾病控制中心报告，并及时隔离患者，自发病之日起至少隔离40天。对有密切接触史的易感者应进行医学观察20天。所有AFP病例均应按标准采集双份大便标本用于病毒分离，并尽可能进行血清学检测。

七、传染性单核细胞增多症

传染性单核细胞增多症（infectious mononucleosis，IM）是由EB病毒（Epstein-Barr virus，EBV）感染所导致的急性感染性疾病，主要侵犯儿童和青少年，临床上以发热、咽峡炎、肝脾和淋巴结肿大、外周血中淋巴细胞增多并出现异型淋巴细胞等为其特征。

【病原学】

EBV是本病的病原体。1964年由Epstein和Barr首先在Burkitt淋巴瘤的非洲儿童瘤组织中发现，1968年由Henle等报道为本病的病原体。EBV属于疱疹病毒，主要侵犯B淋巴细胞（B淋巴细胞表面的CD21受体，与EB病毒受体相同）。电镜下病毒呈球形，直径150~180nm；EBV基因组呈线状，但在受染细胞内，病毒DNA存在两种形式，一是线状DNA整合到宿主细胞染色体DNA中；另一种是以环状的游离体游离于宿主细胞DNA之外。这两种形式的DNA因不同的宿主细胞可独立或并存。

EBV有5种抗原成分，均能产生各自相应的抗体：①衣壳抗原（viral capsid antigen，VCA）：可产生IgM和IgG抗体，VCA-IgG出现稍迟于前者，可持续多年或终身，故不能区别新近感染与既往感染。②早期抗原（early antigen，EA）：是EBV进入增殖性周期初期形成的一种抗原，其中EA-D成分是EBV活跃增殖的标志。EA-IgG于病后3~4周达高峰，持续3~6个月。③核心抗原（nuclear antigen，EBNA）：EBNA-IgG于病后3~4周出现，持续终身，是既往感染的标志。④淋巴细胞决定的膜抗原（lymphocyte determinant membrane antigen，LYDMA）：带有LYDMA的B细胞是细胞毒性T（Tc）细胞攻击的靶细胞，其抗原为补体结合抗体，出现和持续时间与EBNA-IgG相同，也是既往感染的标志。⑤膜抗原（membrane antigen，MA）：是中和性抗原，可产生相应中和抗体，其出现和持续时间与EBNA-IgG相同。

【流行病学】

本病在世界各地均有发生，多呈散发性，但也不时出现一定规模的流行。全年均有发病，以秋末至初春为多。病后可获得较稳固的免疫力。患者和隐性感染者是传染源。病毒大量存在于唾液腺及唾液中，可持续或间断排毒达数周、数月甚至数年之久。口-口传播是重要的传播途径，偶经输血传播，无垂直传播证据。主要见于儿童和青少年，6岁以下小儿多表现为隐性或轻型感染，15岁以上感染者则呈典型症状。超过35岁的患者少见。

【发病机制】

本病的发病机制尚未完全阐明。由于 B 淋巴细胞 EBV 表面有 EBV 受体，故 EBV 进入口腔后，可能首先感染咽扁桃体中的 B 淋巴细胞和口腔上皮细胞，并在细胞中进行增殖，导致细胞破坏，引起咽峡炎、局部颈部淋巴结肿大。病毒还可在腮腺和其他唾液腺上皮细胞中繁殖，并可长期或间歇性向唾液中排放，然后进入血液，通过病毒血症或受感染的 B 淋巴细胞进行播散，继而累及周身淋巴系统。受感染的 B 淋巴细胞表面抗原发生改变，引起 T 淋巴细胞的强烈免疫应答而转化为细胞毒性 T 细胞（主要是 CD8+T 细胞，Tc）。Tc 细胞在免疫病理损伤形成中起着非常重要的作用，它一方面杀伤感染 EBV 的 B 细胞；另一方面侵犯许多组织器官而产生一系列的临床表现。患者血中的大量异常淋巴细胞（又称异型细胞）就是这种具有杀伤能力的 T 细胞。此外，本病的发病机制除主要是由 B、T 细胞间的交互作用外，还有免疫复合物的沉积以及病毒对细胞的直接损害等因素。婴幼儿时期典型病例很少，主要是因为不能对 EBV 产生充分的免疫应答。

【病理】

淋巴细胞的良性增生是本病的基本病理特征。病理所见非化脓性淋巴结肿大、淋巴细胞及单核 – 吞噬细胞高度增生。肝、心、肾、肾上腺、肺、皮肤、中枢神经系统等重要脏器均可有淋巴细胞（包括成熟淋巴细胞、单核细胞及异型淋巴细胞）浸润及局限性坏死病灶。脾充满异型淋巴细胞，充血水肿，致脾质脆、易出血，甚至破裂。

【临床表现】

潜伏期 5～15 天。起病急缓不一。症状呈多样性，多数患者有乏力、头痛、畏寒、鼻塞、恶心、食欲减退、轻度腹泻等前驱症状。发病期典型表现有：

1. 发热　多有发热，体温 38.5～40℃ 不等，无固定热型，热程大多 1～2 周，少数可达数月。中毒症状多不严重。

2. 咽峡炎　咽部、扁桃体、腭垂充血肿胀，可见出血点，伴有咽痛，少数有溃疡或假膜形成。咽部肿胀严重者可出现呼吸及吞咽困难。

3. 淋巴结肿大　大多数患者有浅表淋巴结肿大，在病程第 1 周就可出现。全身淋巴结均可受累，以颈部最为常见。肘部滑车淋巴结肿大常提示有本病可能。肿大淋巴结直径很少超过 3cm，中等硬度，无明显压痛和粘连，常在热退后数周才消退。肠系膜淋巴结肿大时，可有腹痛。

4. 肝、脾大　肝大者占 20%～62%，大多数在肋下 2cm 以内，可出现肝功能异常，并伴有急性肝炎的消化道症状，部分有轻度黄疸。约半数患者有轻度脾大，伴疼痛及压痛，偶可发生脾破裂。

5. 皮疹　部分患者在病程中出现多形性皮疹，如丘疹、斑丘疹、荨麻疹、猩红热样斑疹、出血性皮疹等。多见于躯干。皮疹大多在 4～6 日出现，持续 1 周左右消退。

病程多为 2～3 周，也可长至数月。偶有复发，但病程短、病情轻。婴幼儿感染常无典型表现，但血清 EBV 抗体可阳性。

【实验室检查】

1. 血常规　外周血象改变是本病的重要特征。早期白细胞总数可正常或偏低，以后逐渐升高 $>10\times10^9$/L，高者可达（30～50）$\times10^9$/L。白细胞分类早期中性粒细胞增多，以后淋巴细胞数可达 60% 以上，并出现异型淋巴细胞。异型淋巴细胞超过 10% 或其绝对值超过 1.0×10^9/L 时，具有诊断意义。血小板计数常见减少，可能与病毒直接损伤或免疫复合物作用有关。

2. 血清嗜异凝集试验　患者血清中出现 IgM 嗜异性抗体，能凝集绵羊或马红细胞，阳性率达 80%～90%。凝集效价在 1:64 以上，经豚鼠肾吸收后仍阳性者，具有诊断意义。5 岁以下小儿多呈阴性。

3. **EBV 特异性抗体检测** 检测血清中 VCA-IgM 和 EA-IgG。VCA-IgM 阳性是新近 EBV 感染的标志，EA-IgG 一过性升高是近期感染或 EBV 复制活跃的标志，均具有诊断价值。

4. **EBV-DNA 检测** 采用聚合酶链反应（PCR）方法能快速、敏感、特异地检测患儿血清中含有高浓度 EBV-DNA，提示存在病毒血症。

【诊断与鉴别诊断】

根据流行情况、典型临床表现（发热、咽痛、肝脾及淋巴结肿大）、外周血异型淋巴细胞 >10%、嗜异凝集试验阳性和 EB 病毒特异性抗体（VCA-IgM、EA-IgG）检测可做出临床诊断。

本病需与巨细胞病毒、腺病毒、肺炎支原体、甲型肝炎病毒、风疹病毒等感染所致的淋巴细胞和单核细胞增多相鉴别。其中巨细胞病毒所致者最常见，有人认为在嗜异性抗体阴性的类传染性单核细胞增多症中，几乎半数与巨细胞病毒有关。

【治疗】

本病系自限性疾病，若无并发症，预后大多良好。临床上无特效的治疗方法，主要采取对症治疗。

由于轻微的腹部创伤就有可能导致脾破裂，因此有脾大的患者 2～3 周内应避免与腹部接触的运动。抗病毒药物阿昔洛韦、更昔洛韦或 α-干扰素可能有一定疗效，但疗效不确切。重型患者短疗程应用糖皮质激素可明显减轻症状。发生脾破裂时，应立即输血，并行手术治疗。

【预防】

国内外正在研制 EB 病毒疫苗，除可用于预防本病外，还可用于 EBV 感染相关的儿童恶性淋巴瘤和鼻咽癌的免疫预防。

八、流行性乙型脑炎

流行性乙型脑炎（epidemic encephalitis B）简称乙脑，是由嗜神经的乙型脑炎病毒所致的中枢神经系统感染性疾病。经蚊虫等吸血昆虫传播，流行于夏秋季，多发生于儿童，临床上以高热、意识障碍、惊厥、呼吸衰竭及脑膜刺激征为特征。部分患者留有严重后遗症，重症患者病死率较高。

【病原学】

乙型脑炎病毒属披膜病毒科黄病毒属，呈球形，直径 20～30nm，核心含单股 RNA，有衣壳。在脂蛋白囊膜表面有血凝素刺突，能凝集鸡、鹅、羊等动物红细胞。抗原性稳定。

该病毒在外界环境中抵抗力不强，56℃ 30 分钟或 100℃ 2 分钟即可灭活，但对低温和干燥的抵抗力很强，用冰冻干燥法在 4℃ 冰箱中可保存数年。

【流行病学】

乙脑仅分布在亚洲。在我国，疫区分布在兰州—长春连线以南的广大地区内。本病有严格的季节性，华南地区的流行高峰在 6～7 月，华北地区为 7～8 月，东北地区为 8～9 月，均与蚊虫密度曲线相一致。气温和雨量与本病的流行也有密切关系。

乙脑呈高度散发性，同一家庭同时有两个患者罕见。

1. **传染源及储存宿主** 主要传染源是家畜、家禽。人被感染后仅发生短期病毒血症且血中病毒数量较少，故患者及隐性感染者作为传染源的意义不大。猪是本病重要的动物传染源。蚊虫除作为传播媒介外，是病毒的储存宿主。此外，蝙蝠也可作为储存宿主。

2. **传播途径** 本病系经过蚊虫叮咬而传播。国内的主要传播媒介为三带喙库蚊。此外，从福建、广东的蠛蠓中已分离到乙脑病毒，故也可能成为本病的传播媒介。

3. **易感人群** 人群对乙脑病毒普遍易感，但感染后出现典型乙脑临床表现的只占少数。成人多因隐性感染而免疫。流行区以 10 岁以下的儿童发病较多，但因儿童计划免疫的实施，近来报道发病年龄有增高趋势。病后免疫力强而持久。

【发病机制】

当人体被带病毒的蚊虫叮咬后，病毒即进入血循环中。当人体抗病能力强时，病毒即被消灭。如人体抵抗力降低，而感染病毒量大、毒力强时，病毒经血循环可突破血脑屏障侵入中枢神经系统，并在神经细胞内复制增殖，导致中枢神经系统广泛病变。

【病理】

病变广泛存在于大脑及脊髓，但主要位于脑部，且多以间脑、中脑等处病变为著。肉眼观察可见软脑膜大小血管高度扩张与充血，脑的切面上可见灰质与白质中的血管高度充血、水肿，有时见粟粒或米粒大小的软化坏死灶。显微镜下可见脑内血管扩张、充血，小血管内皮细胞肿胀、坏死、脱落。血管周围环状出血，重者有小动脉血栓形成及纤维蛋白沉着。血管周围有淋巴细胞和单核细胞浸润，可形成"血管套"。神经细胞变性、肿胀与坏死，胞核溶解，神经细胞溶解坏死形成软化灶，有胶质细胞增生。

【临床表现】

潜伏期 4～21 天，多为 10～14 天。

1．分期

典型患者的病程可分四个阶段：

（1）初期：病程第 1～3 天，体温在 1～2 日内升高到 38～39℃，伴头痛、神情倦怠和嗜睡、恶心、呕吐。小儿可有呼吸道症状或腹泻。

（2）极期：病程第 4～10 天，进入极期后，突出表现为全身毒血症状及脑部损害症状。

1）高热：必有的表现。体温高达 39～40℃ 以上。轻者持续 3～5 天，多为 7～10 天，重者可达数周。热度越高、热程越长，则病情越重。

2）意识障碍：在起病后 1～3 天出现不同程度的意识障碍，如嗜睡、昏迷。嗜睡常为乙脑早期的表现。多在 7～10 天恢复正常，重者持续 1 个月以上。

3）惊厥或抽搐：乙脑严重症状之一。由于脑部病变部位与程度不同，可表现为轻度的手、足、面部抽搐或惊厥，也可为全身性阵发性抽搐或全身强直性痉挛，持续数分钟至数十分钟不等。

4）呼吸衰竭：乙脑最为严重的症状，也是重要的死亡原因。主要是中枢性的呼吸衰竭，可由呼吸中枢损害、脑水肿、脑疝、低钠性脑病等原因引起。表现为呼吸表浅、节律不整、双吸气、叹息样呼吸、呼吸暂停、潮式呼吸以至呼吸停止。中枢性呼吸衰竭可与外周性呼吸衰竭同时存在。

高热、抽搐及呼吸衰竭是乙脑急性期的三联征，常互为因果、相互影响，加重病情。

5）脑膜刺激征：较大儿童及成人均有不同程度的脑膜刺激征。婴儿多无此表现，但常有前囟隆起。

6）其他神经系统症状和体征：若锥体束受损，常出现肢体痉挛性瘫痪、肌张力增强，巴宾斯基征阳性。少数人可呈软瘫。小脑及动眼神经受累时，可发生眼球震颤，瞳孔扩大或可缩小、不等大、对光反应迟钝等。自主神经受损常有尿潴留、大小便失禁。浅反射减弱或消失，深反射亢进或消失。

7）部分乙脑患者可发生循环衰竭，表现为血压下降、脉搏细速。偶有消化道出血。

多数患者在本期末体温下降，病情改善，进入恢复期。少数患者因严重并发症或脑部损害重而死于本期。

（3）恢复期：极期过后体温在 2～5 天降至正常，昏迷转为清醒，有的患者有一短期精神"呆滞阶段"，以后言语、表情、运动及神经反射逐渐恢复正常。部分患者恢复较慢，需 1～3 个月以上。个别重症患者表现为低热、多汗、失语、瘫痪等。但经积极治疗，常可在 6 个月内恢复。

(4) 后遗症期：虽经积极治疗，部分患者在发病6个月后仍留有神经、精神症状。发生率为5%～20%。以失语、瘫痪及精神失常最为多见。如继续积极治疗，仍可望有一定程度的恢复。

2. 分型

根据病情轻重，乙脑可分为四型：

1) 轻型：患者神志始终清晰，有不同程度嗜睡，多无抽搐，脑膜刺激征不明显。体温通常在38～39℃，多在1周内恢复，无恢复期症状。

2) 普通型：有意识障碍如昏睡或浅昏迷。腹壁反射和提睾反射消失。偶有抽搐。体温常在40℃左右，病程约为10天，多无恢复期症状。

3) 重型：神志昏迷，体温在40℃以上，有反复或持续性抽搐。深反射先消失后亢进，浅反射消失，病理反射强阳性，常有定位病变。可出现呼吸衰竭。病程多在2周以上，恢复期常有不同程度的精神异常及瘫痪表现，部分患者可有后遗症。

4) 暴发型：少见。起病急骤，有高热或超高热，1～2天后迅速出现深昏迷并有反复强烈抽搐。如不积极抢救，可在短期内因中枢性呼吸衰竭而死亡。幸存者也常有严重后遗症。

乙脑临床症状以轻型和普通型居多，约占总病例数的三分之二。流行初期重型多见，流行后期轻型多见。

【实验室检查】

1. 血常规　白细胞计数多在(10～30)×10^9/L，中粒细胞增至80%以上。

2. 脑脊液检查　同病毒性脑炎，脑脊液中可检测到乙型脑炎病毒IgM。

3. 血清乙型脑炎病毒抗体检测　ELISA测定乙型脑炎病毒IgM，敏感性高，方法简便快速。

4. 乙型脑炎病毒抗原检测　采用免疫荧光法检测发病初1～2天的血液或发热第2～4天的脑脊液及发热全程的脑室内的脑脊液，检测乙脑病毒抗原，方法快速、阳性率高，有早期诊断价值。

5. 病毒分离　病初可取血清或脑脊液接种乳鼠以分离病毒。

【诊断与鉴别诊断】

根据流行病学、流行地区、发病年龄、乙脑疫苗接种史、临床表现等，再结合脑脊液改变，可作出初步诊断。进一步检查血清乙型脑炎病毒IgM可确诊。

该病需与中毒型细菌性痢疾、化脓性脑膜炎以及其他病毒所致的病毒性脑炎相鉴别。

【治疗】

1. 一般治疗　病室应安静，对患者要尽量避免不必要的刺激。注意口腔及皮肤的清洁，防止发生褥疮。注意精神、意识、体温、呼吸、脉搏、血压以及瞳孔的变化。补给足够的营养及维生素。

2. 对症治疗

(1) 降温：室温控制在30℃以下，给予物理降温及退热药等。必要时可采用亚冬眠疗法，肌内注射氯丙嗪及异丙嗪，每次0.5～1mg/kg，每4～6小时一次，同时加用物理降温，使体温降至38℃左右。

(2) 降颅内压：20%甘露醇1～1.5g/kg静脉注射或快速静脉滴注。

(3) 止惊：镇静剂应用原则：①宜早用，在有抽搐先兆、高热、烦躁、惊厥及肌张力增加时，即予应用。②肌肉松弛后即停用。③掌握剂量，注意给药时间。

常用药物如下：①安定：0.1～0.3mg/kg，肌内注射，必要时静脉缓注，但不超过10mg。②水合氯醛：50mg/kg（每次不大于1g），鼻饲或保留灌肠。③苯妥英钠、苯巴比妥钠、异戊巴比妥钠、副醛、氯丙嗪+异丙嗪（冬非合剂）等可酌情选用。

3. 呼吸衰竭的治疗

(1) 保持呼吸道通畅：定时翻身拍背、吸痰、给予雾化吸入以稀释分泌物。

(2) 给氧：用鼻导管低流量给氧。

(3) 气管切开：凡有昏迷、反复抽搐、呼吸道分泌物堵塞而致发绀，肺部呼吸音减弱或消失，反复吸痰无效者，应及早气管切开。

(4) 必要时应用人工呼吸机。

4. 恢复期及后遗症的处理　以康复治疗及功能锻炼为主。

【预防】

乙脑的预防措施为灭蚊、防蚊和预防接种。

人群免疫：目前我国广泛使用乙脑减毒活疫苗。乙脑减毒活疫苗免疫原性好，对象主要为流行区儿童，初种年龄为8月龄，复种年龄为2岁。

九、手足口病

手足口病（hand-foot-mouth disease，HFMD）是一种儿童传染病，多发生于5岁以下儿童，表现为手、足、口腔等部位的疱疹，可发热，少数患儿可引起心肌炎、肺水肿、无菌性脑膜脑炎等并发症。个别重症患儿如果病情发展快，可导致死亡。

【病原学与流行病学】

研究表明有20多种肠道病毒血清型可致手足口病，包括柯萨奇病毒A组16（Cox A16）、4、5、7、9、10型，柯萨奇病毒B组2、5、13型，埃可病毒和肠道病毒71型（EV71）。现主要为Cox A16和EV71流行。

人是人类肠道病毒的唯一宿主，患者和病毒携带者均为传染源。主要传播途径为粪-口途径，也可经呼吸道飞沫途径、直接接触和间接接触传播。

手足口病在各年龄段均可发病，但易感人群以5岁以下儿童为主，男孩发病率高于女孩，其中以3岁以下年龄组发病率最高，出现重症病例概率较大。感染后可产生持久的免疫力，但各型间无交叉免疫。

【临床表现】

病毒感染后潜伏期：多为2～10天，平均3～5天。

1. 普通病例表现　急性起病，发热，口腔黏膜出现散在疱疹，手、足和臀部出现斑丘疹、疱疹，疱疹周围可有炎性红晕，疱内液体较少。可伴有咳嗽、流涕、食欲不振等症状。部分病例仅表现为皮疹或疱疹性咽峡炎。多在1周内痊愈，预后良好。

2. 重症病例表现　少数病例（尤其是小于3岁者）病情进展迅速，在发病1～5天出现脑膜炎、脑炎（以脑干脑炎最为凶险）、脑脊髓炎、肺水肿、循环障碍等，极少数病例病情危重，可致死亡，存活病例可留有后遗症。

(1) 神经系统表现：精神差、嗜睡、易惊、头痛、呕吐、谵妄甚至昏迷；肢体抖动、肌阵挛、眼球震颤、共济失调、眼球运动障碍；无力或急性弛缓性麻痹；惊厥。查体可见脑膜刺激征、腱反射减弱或消失、巴宾斯基征等病理征阳性。

(2) 呼吸系统表现：呼吸浅促、呼吸困难或节律改变，口唇发绀，咳嗽，咳白色、粉红色或血性泡沫样痰液，肺部可闻及湿啰音或痰鸣音。

(3) 循环系统表现：面色苍灰、皮肤花纹、四肢发凉、指（趾）发绀；出冷汗；毛细血管再充盈时间延长。心率增快或减慢，脉搏浅速或减弱甚至消失；血压升高或下降。

【辅助检查】

1. 血常规　白细胞计数正常或降低，病情危重者白细胞计数可明显升高。

2. 血生化检查 部分病例可有轻度谷丙转氨酶(ALT)、谷草转氨酶(AST)、肌酸激酶同工酶(CK-MB)升高,病情危重者可有肌钙蛋白(cTnI)、血糖升高。C反应蛋白(CRP)多不升高。乳酸水平升高。

3. 血气分析 呼吸系统受累时可有动脉血氧分压降低、血氧饱和度下降、二氧化碳分压升高、酸中毒。

4. 脑脊液检查 神经系统受累时可表现为:外观清亮,压力增高,白细胞计数增多,多以单核细胞为主,蛋白正常或轻度增多,糖和氯化物正常。

5. 病原学检查 Cox A16、EV71等肠道病毒特异性核酸阳性或分离到肠道病毒。咽、气道分泌物,疱疹液,粪便阳性率较高。

6. 血清学检查 急性期与恢复期血清Cox A16、EV71等肠道病毒中和抗体有4倍以上的升高。

7. 其他 重症患者出现不同器官功能障碍的症状时,可做相应的检查,但无特异性。通常检查如下项目:

(1) 胸部X线检查:可表现为双肺纹理增多,网格状、斑片状阴影,部分病例以单侧为著。

(2) 磁共振成像:神经系统受累者可有异常改变,以脑干、脊髓灰质损害为主。

(3) 脑电图:可表现为弥漫性慢波,少数可出现棘(尖)慢波。

(4) 心电图:无特异性改变。少数病例可见窦性心动过速或过缓,Q-T间期延长,ST-T改变。

【诊断】

根据流行季节发病、年龄及临床表现,可做出临床诊断。进一步检测肠道病毒血清型可确诊。进一步分类及分型参照《手足口病诊疗指南(2010)》。

1. 临床分类

(1) 普通病例:手、足、口、臀部皮疹,伴或不伴发热。

(2) 重症病例

1) 重型:出现神经系统受累表现。如精神差、嗜睡、易惊、谵妄;头痛、呕吐;肢体抖动、肌阵挛、眼球震颤、共济失调、眼球运动障碍;无力或急性弛缓性麻痹;惊厥。体征可见脑膜刺激征,腱反射减弱或消失。

2) 危重型:出现下列情况之一者:①频繁抽搐、昏迷、脑疝;②呼吸困难、发绀、血性泡沫痰、肺部啰音等;③休克等循环功能不全表现。

2. 重症病例早期识别 具有以下特征,尤其3岁以下的患者,有可能在短期内发展为危重病例。①持续高热不退;②精神差、呕吐、易惊、肢体抖动、无力;③呼吸、心率增快;④末梢循环不良、四肢湿冷;⑤高血压;⑥外周血白细胞计数明显增高;⑦高血糖。

3. 鉴别诊断 需与其他儿童出疹性疾病鉴别,重型及危重型需与其他病毒所致脑炎或脑膜炎、脊髓灰质炎、肺炎、暴发性心肌炎等相鉴别。

【治疗】

1. 普通病例

(1) 一般治疗:轻症患者无须特殊治疗,适当休息,清淡饮食,做好口腔和皮肤护理。

(2) 共同生活的5岁以下儿童要注意隔离,避免交叉感染。

(3) 对症治疗:发热应用退热药物。患儿因口腔炎吞咽疼痛可能进食困难,应注意补充液体和热卡。

(4) 预防危重症出现。临床危重症者大多出现休克症状,应密切观察微循环状态,及时纠正微循环障碍。

2．重症病例

（1）神经系统受累治疗

1）控制颅内高压：限制入量，给予甘露醇降颅压治疗，必要时加用呋塞米。

2）酌情应用糖皮质激素治疗，甲泼尼龙 1～2mg/(kg·d)，氢化可的松 3～5mg/(kg·d)，地塞米松 0.2～0.5mg/(kg·d)，病情稳定后，尽早减量或停用。个别病例进展快、病情凶险可考虑加大剂量，如在 2～3 天内给予甲泼尼龙 10～20mg/(kg·d)（单次最大剂量不超过 1g）或地塞米松 0.5～1.0mg/(kg·d)。

3）酌情静脉注射免疫球蛋白，总量 2g/kg，分 2～5 天给予。

4）其他对症治疗：降温、镇静、止惊。

5）严密观察病情变化，密切监护。

（2）呼吸、循环衰竭治疗：①保持呼吸道通畅，吸氧。②确保两条静脉通道通畅，监测呼吸、心率、血压和血氧饱和度。③呼吸功能障碍时，及时气管插管使用正压机械通气。④在维持血压稳定的情况下，限制液体入量（有条件者根据中心静脉压、心功能、有创动脉压监测调整液量）。⑤头肩抬高 15～30 度，保持中立位；留置胃管、导尿管。⑥药物应用：根据血压、循环的变化可选用米力农、多巴胺、多巴酚丁胺等药物；酌情应用利尿药物治疗。⑦保护重要脏器功能，维持内环境的稳定。⑧监测血糖变化，严重高血糖时可应用胰岛素。⑨抑制胃酸分泌：可应用胃黏膜保护剂及抑酸剂等。⑩继发感染时给予抗生素治疗。

（3）恢复期治疗：促进各脏器功能恢复，进行功能康复治疗。

3．中医治疗 按中医治疗原则行清热解毒、化湿透邪或清气凉营、解毒化湿；重症需解毒清热、熄风定惊；危重症应回阳救逆；恢复期应益气养阴、化湿通络。

（曾其毅）

十、流行性感冒

流行性感冒（influenza）简称流感，是由流感病毒（influenza virus）引起的急性呼吸道传染病。其传染性强、传播速度快，临床主要表现为急起高热、明显的头痛、乏力、全身肌肉酸痛等中毒症状，呼吸道症状轻。其病程短，常呈自限性，婴幼儿和免疫功能低下者易并发肺炎。

【病原学】

流感病毒属正黏液病毒科，呈球形或丝状，直径 80～120nm，有包膜，是一种 RNA 病毒。病毒由核衣壳与外膜组成。核衣壳含核蛋白（NP）、多聚酶和 RNA。外膜有型特异性基质蛋白（M）、血凝素（hemagglutinin，HA）和神经氨酸酶（neuraminidase，NA）均具有抗原性。

根据流感病毒核蛋白与基质蛋白的抗原性不同，将流感病毒分为甲、乙、丙三型，其主要的不同点在于宿主范围不同：甲型流感病毒宿主广泛，乙型、丙型主要感染人类。

抗原变异是流感病毒独特和显著的特征。在感染人类的三种流感病毒中，甲型流感病毒变异性极强，常引起流感大流行，乙型次之，丙型的抗原性非常稳定。

流感病毒不耐热、酸和乙醚，100℃ 1 分钟或 56℃ 30 分钟可灭活，对常用消毒剂（1% 甲醛、过氧乙酸、含氯消毒剂等）、紫外线敏感，耐低温和干燥，真空、干燥或 -20℃ 以下仍可存活。

【流行病学】

1．传染源 患者和隐性感染者是主要传染源，自潜伏期即有传染性，发病 3 日内传染性最强，排毒可持续到病后 7 天。人感染高致病性禽流感的传染源主要为患禽流感或携带禽流感病毒的鸡、鸭、鹅等禽类，目前尚无人与人之间传播的确切证据。

2. 传播途径 以空气飞沫或气溶胶经呼吸道传播为主，也可通过直接接触传播或病毒污染物品间接接触传播。

3. 人群易感性 人群普遍易感，感染后获得对同型病毒的免疫力，但维持时间短，各型及亚型之间无交叉免疫。病毒变异后人群无免疫力，易引起流行。

4. 流行病学特点 流行特点为突然发生、传播迅速、发病率高、流行期短。流感每年都会发生流行，四季均可发生，以秋冬季节为主。近年来，人禽流感和甲型 H1N1 流感又在世界上出现了流行。

【发病机制与病理】

流感病毒经呼吸道吸入后，经胞饮作用黏附和进入柱状上皮细胞并在细胞内复制，新的病毒粒子从细胞膜上芽生，借神经氨酸酶的作用从细胞表面释放，再感染临近的柱状上皮细胞，在短期内（3～5 天）导致大量呼吸道上皮细胞受累。

病毒在呼吸道上皮复制时，导致炎症反应，释放多种细胞因子，这可能与患者全身中毒症状有关，但流感多不发生病毒血症。

受累的呼吸道上皮细胞发生坏死、脱落和局部炎症反应，黏膜下层可有出血和水肿，镜下见白细胞浸润，肺泡有纤维蛋白渗出物，常有出血，肺组织中易分离出流感病毒。

【临床表现】

潜伏期数小时至 4 天，通常为 1～3 天，临床常分为以下类型：

1. **典型流感** 起病急，病程中全身症状重而呼吸道的症状和体征较轻。可有高热、寒战、头痛、乏力、全身酸痛等不适，可伴或不伴流涕、咽痛、干咳等局部症状。查体可见结膜充血、咽喉红肿，肺部听诊可闻及干啰音。病程 4～7 天，但咳嗽和乏力可持续数周。

2. **轻型流感** 急性起病，轻度或中度发热，全身及呼吸道症状轻，2～3 天内自愈。

3. **肺炎型流感** 多发于婴幼儿、慢性病患者及免疫低下者。病初类似典型流感患者，1 天后病情迅速加重，持续高热、咳嗽、呼吸困难及发绀，可伴有心、肝、肾衰竭。体检双肺遍及干湿啰音，痰细菌培养阴性，抗生素治疗无效。多于 5～10 天内发生呼吸、循环衰竭，病死率高。

【辅助检查】

1. **血常规** 白细胞总数正常或减低，淋巴细胞相对增高。合并细菌感染时，白细胞总数与中性粒细胞比例增高。

2. **病原学检查**

(1) 病毒分离：将起病 3 天内患者咽部试纸或含漱液接种于鸡胚进行病毒分离。

(2) 抗原检测：取患者鼻甲黏膜印片，用免疫荧光染色或酶法检测病毒抗原，可早期快速诊断。

(3) 血清学检查：血清急性期和恢复期中和抗体，如有 4 倍以上升高，则有诊断意义。

(4) 核酸检测：用 RT-PCR 直接检测患者上呼吸道分泌物中病毒 RNA，快速、敏感、特异。

3. **影像学等检查** 对并发重症肺炎者的诊断有一定辅助作用。

【并发症】

主要为继发细菌性肺炎，继发感染的致病菌主要有流感嗜血杆菌、肺炎链球菌和金黄色葡萄球菌。同时，也可继发病毒、细菌混合性肺炎。也可并发中毒性休克、中毒性心肌炎、脑炎、瑞氏综合征（Reye syndrome）等。

【诊断与鉴别诊断】

根据当地有流感流行，有接触史和集体发病史，头痛、乏力、全身酸痛等全身中毒症状，而呼吸道表现较轻，可临床诊断。散发病例诊断困难，需依靠病原学检查确诊。

本病需与鼻病毒、副流感病毒、腺病毒、呼吸道合胞病毒、埃可病毒、柯萨奇病毒、细菌、支原体、衣原体等所致的呼吸道感染相鉴别。

【治疗】

1．一般治疗　隔离传染源，流行期间对公共场所加强通风和空气消毒。

2．对症支持治疗　应及早卧床休息，多饮水并注意营养，饮食要易于消化。发热及全身酸痛可用解热镇痛药，儿童禁用阿司匹林，防止瑞氏综合征发生。密切观察并发症发生。

3．早期抗病毒治疗　可抑制病毒复制，减少排毒量，减轻临床症状，缩短病程，并有利于防止肺炎等并发症的发生。金刚烷胺和金刚乙胺用于甲型流感，但耐药株较多。神经氨酸酶抑制剂奥司他韦和扎那米韦对甲型流感、乙型流感均有治疗作用。

4．中医药治疗　按中医治疗原则行清热解毒、宣肺止咳；重症行解毒泻肺、益气固脱。

【预防】

1．控制传染源　早期发现疫情，及早对流感患者进行呼吸道隔离和早期治疗，隔离时间为1周或至主要症状消失。

2．切断传播途径　流感流行期间，避免集会等集体活动，易感者尽量少去公共场所。注意通风，必要时公共场所进行消毒。

3．保护易感人群　预防流感最基本的措施是疫苗接种，用灭活流感疫苗。药物预防可使用金刚烷胺和金刚乙胺，对甲型流感有预防作用。奥司他韦可用于甲型、乙型流感的预防。

附　人感染高致病性禽流行性感冒

人感染高致病性禽流行性感冒（highly pathogenic avian influenza）简称人禽流感，指人感染高致病性禽流感病毒后引起的急性呼吸道传染病。通常情况下，禽流感病毒并不感染人类，但自1997年禽甲型流感病毒H5N1亚型感染人类以来，相继又有H9N2、H7N7、H7N9等亚型感染人类的报道。人禽流感的主要临床表现为高热、咳嗽和呼吸急促，病情轻重不一，重者可出现毒血症、感染性休克、多脏器功能衰竭以及瑞氏综合征等多种并发症而致人死亡。

【病原学】

禽流感病毒属正黏病毒科甲（A）型流感病毒属。甲型流感病毒除感染人外，还可感染猪、马、海洋哺乳动物和禽类。感染禽类的甲型流感病毒称为禽流感病毒。目前感染人类的禽流感病毒亚型主要为H5N1、H9N2、H7N7、H7N9等，其中的H5N1、H7N7和H7N9等亚型被认为是高致病性的，病死率高。

【流行病学】

1．传染源　主要为患禽流感或携带禽流感病毒的鸡、鸭、鹅等家禽。其他禽类、野禽或猪也有可能成为传染源。现尚无人际传播的确切证据。

2．传播途径　主要经呼吸道传播，通过密切接触感染的禽类及其分泌物、排泄物、受病毒污染的水等，或直接接触病毒感染。

3．人群易感性　人群普遍易感，12岁以下儿童发病率较高，病情较重。高危人群为在发病前1周内接触过禽类者，例如从事禽类养殖、贩运、销售、宰杀、加工业等人员。

【发病机制与病理】

人禽流感的发病机制与普通流感的发病机制基本一致。病毒通过呼吸道感染患者后，引起以肺为主的多系统损伤。病理显示，支气管黏膜严重坏死，肺泡内大量淋巴细胞浸润、散在的出血灶和肺不张，肺透明膜形成。除表现为弥漫性肺损伤外，同时伴有心脏、肝、肾等器官组织损伤。

【临床表现】

潜伏期多在7天以内，通常为2～4天。感染H9N2亚型的患者通常仅为轻微的上呼吸道感染症状。感染H7N7亚型的患者常表现为结膜炎。重症患者多为H5N1、H7N9亚型病毒感染。

患者呈急性起病,早期表现类似普通型流感,主要为发热,热程1~7天,可伴有流涕、鼻塞、咳嗽、咽痛、头痛、肌肉酸痛和全身不适。重者常在发病1~5天后(H5N1)或5~7天(H7N9)后出现重症肺炎表现,可迅速进展为呼吸窘迫,肺部出现实变体征,随即发展为呼吸衰竭,即使接受辅助通气治疗,病死率仍高。还可出现肺炎、肺出血、胸腔积液、纵隔气肿、全血细胞减少、脓毒血症、感染性休克、瑞氏综合征,甚至多器官功能衰竭等多种并发症。

【辅助检查】

1. 血常规、血清学检查、病原学检查 与流行性感冒基本相同。
2. 影像学检查 X线胸片可见肺内斑片状、弥漫性或多灶性浸润,但缺乏特异性。重症患者肺内病变进展迅速,呈大片毛玻璃状或肺实变影像,少数可伴有胸腔积液。发生急性呼吸窘迫综合征(ARDS)时,病变分布广泛。

【诊断与鉴别诊断】

流行病学史是指发病前1周内曾到过禽流感暴发疫点,或与病禽及其分泌物、排泄物等有密切接触者。目前不排除与人禽流感患者有密切接触者有患病的可能。

根据流行病学史、临床表现及实验室检查结果,排除其他疾病后,可作出人禽流感的诊断。在流行病学史不详的情况下,根据临床表现、辅助检查结果,特别是从患者呼吸道分泌物标本中分离出禽流感病毒,或禽流感病毒核酸检测阳性,或动态检测双份血清禽流感病毒特异性抗体水平呈4倍或以上升高,可作出人感染禽流感的诊断。

应注意与人季节性流感、细菌性肺炎、传染性非典型肺炎(SARS)、新型冠状病毒肺炎、腺病毒肺炎、衣原体肺炎、支原体肺炎等疾病进行鉴别诊断。鉴别诊断主要依靠病原学检查。

【治疗】

基本治疗同流行性感冒。重点为并发症的治疗,出现呼吸衰竭时可行氧疗和呼吸支持。

【预防】

1. 监测及控制传染源 加强禽类疾病的监测,一旦发现禽流感疫情,动物防疫部门应立即封锁疫区,将高致病性禽流感疫点周围半径3公里范围划为疫区,捕杀疫区内的全部家禽,并对疫区5公里范围内的易感禽类进行强制性疫苗紧急免疫接种。此外,应加强对密切接触禽类人员的检疫。
2. 切断传播途径 发生禽流感疫情后,应对禽类养殖场、市售禽类摊档以及屠宰场进行彻底消毒,对死禽及禽类废弃物应销毁或深埋;医院诊室要彻底消毒,防止患者排泄物及血液污染院内环境及医疗物品;医护人员要做好个人防护。保持室内空气清新流通;勤洗手,养成良好的个人卫生习惯。
3. 保护易感人群 因禽流感病毒变异性极强,目前尚无商品化的人用禽流感疫苗。对密切接触者可试用抗流感病毒药物或按中医药辨证施治。

(许红梅)

十一、人类免疫缺陷病毒感染

人类免疫缺陷病毒(human immunodeficiency virus,HIV)感染引起的感染性疾病即为获得性免疫缺陷综合征(acquired immunodeficiency syndrome,AIDS),其病死率高,至20世纪80年代起,在世界各地流行,对人类社会带来了巨大灾难。

【病原学】

HIV是一种RNA逆转录病毒,外膜为脂质双层,镶嵌糖蛋白gp120等,核心呈锥形或棒状,含单链RNA基因组、酶类(反转录酶和整合酶等)和核心蛋白(p24,p9,p7)。有两个血清型,HIV-1和HIV-2。前者在世界范围内广泛流行,后者主要流行于西非国家。包膜糖蛋白 gp120 是与靶细胞受体（主要是 CD4 分子）的配体，核心蛋白 p24 为病原学诊断标志。

HIV 的外界抵抗力低，易于灭活，对热极其敏感（56℃，30 分钟），对化学消毒剂（0.2% 次氯酸钠、70% 乙醇）敏感。

【流行病学】

1. 传染源　为 HIV 感染者和 AIDS 患者。病毒存在于其各种体液中，其中血液、精液、脑脊液的病毒含量大；阴道分泌物、羊水、泪液、唾液、乳汁内的病毒含量低。

2. 传播途径　母婴传播是儿童 HIV 感染最主要的传播途径，占 90% 以上，宫内和产时感染是最常见的传播方式。摄入带病毒母乳、输入污染 HIV 血制品也可感染。成人主要为血液途径（静脉毒瘾和输注血制品）与性接触传播。

3. 人群易感性　人群普遍易感。

4. 流行状况　2013 年 WHO 和联合国儿童基金会（UNICEF）报道，近 30 年来，AIDS 造成 2500 多万人死亡。2011 年，全球人口中有 3400 万人携带 HIV，新近感染 270 万（其中 15 岁以下儿童 39 万），死亡 180 万（其中儿童 25 万）。我国于 1985 年报告首例 HIV 感染者，近年来其报告疫情正以 30% 的速度增长，至 2005 年已有 65 万人感染 HIV，累计死亡 7773 例，预计我国 AIDS 的发病率将进入高峰阶段。

【发病机制】

HIV-1 病毒的基本受体为 CD4 分子。因 CD4+T 淋巴细胞富含 CD4 分子，是 HIV 的主要靶细胞；其他 HIV 感染细胞包括单核 – 巨噬细胞、B 细胞、朗格汉斯细胞、肠上皮细胞、毛细血管内皮细胞、星形细胞和小胶质细胞。HIV 进入体内，到达淋巴组织，通过 CD4 分子及辅助受体（CXCR4 或 CCR5）侵犯 CD4+T 淋巴细胞，并在其内大量繁殖，直接使其破坏。释放出的病毒再感染并破坏其他细胞。病毒抗原可招募大量的 CD4+T 淋巴细胞到达淋巴组织并被感染，从而引起全身淋巴结的肿大。HIV 最先感染对其反应的细胞，从而使机体免疫功能对其复制失去控制，在感染后的 3～6 周，出现突发的病毒血症，患者出现流感样症状（发热、皮疹、淋巴结肿大、关节痛）。在感染后 2～4 个月，随着机体细胞免疫和体液免疫的出现，病毒载量明显下降，患者症状消失，CD4+T 淋巴细胞有所恢复，进入到无症状期。此期 HIV 仍在体内不断复制并感染破坏 CD4+T 淋巴细胞，最终导致 CD4+T 淋巴细胞的耗竭、免疫系统的崩溃，患者终将死于严重机会感染或恶性肿瘤。

HIV 除形成产毒性感染导致靶细胞溶解外，还能通过其他机制损伤宿主免疫系统功能，如 HIV 通过 gp120 封闭辅助性 T 细胞（Th）CD4 受体，影响其免疫调控功能，诱导抗 CD4 受体的自身抗体而阻断 Th 功能，触发抗体依赖性细胞介导细胞毒（ADCC）作用，使 CD4+T 淋巴细胞受到免疫攻击，使单核 – 巨噬细胞的抗原呈递能力下降、B 细胞多克隆活化与功能异常和 NK 细胞功能异常，诱导 T 细胞和 B 细胞凋亡和细胞因子表达异常等。

【临床表现】

母婴传播获得者常在 2～3 岁时发病，输血途径感染者潜伏期为 9 个月～5 年。婴儿、儿童和青少年 HIV 感染者的临床表现差异很大。

1. 非特异性表现　婴儿大多出生时无异常，最初的表现呈非特异性，包括肝脾大、全身淋巴结肿大、轻度生长迟缓、获得性小头畸形、间歇性或慢性腹泻、间质性肺炎、鹅口疮、衰竭、间歇发热和慢性皮肤病。在儿童多为反复的细菌感染、腮腺肿大、淋巴细胞间质性肺炎、进行性的神经功能退化等。

2. 各种机会感染　可引起呼吸道、消化道、中枢神经系统、皮肤等慢性或弥漫性感染。常为胞内病原体感染，包括呼吸道合胞病毒（RSV）、腺病毒（ADV）、巨细胞病毒（HCMV）、单纯疱疹病毒（HSV）、人乳头瘤病毒（HPV）、水痘 – 带状疱疹病毒（VZV）、风疹病毒（RV）等病毒；棘阿米巴、弓形虫等寄生虫；分枝杆菌、沙门菌、痢疾杆菌、空肠弯曲菌等细菌；白色假丝酵母菌、组织胞浆菌、球孢子菌、隐球菌等真菌。

3. 淋巴增生性间质性肺炎（LIP） 表现为干咳和渐进性缺氧发作。全身淋巴结肿大、慢性腮腺炎、生长迟缓、杵状指（趾），胸部X线表现为特征性间质性小结节型浸润。

4. AIDS脑病 有精神和神经症状，以痴呆为突出表现。常于症状出现后数周至数月死亡。

5. 胃肠并发症 机会感染所致慢性腹泻、肠炎和结肠炎，常伴肠吸收不良和小肠穿孔。

6. 恶性肿瘤 儿童较成人少见，已报告的肿瘤有非霍奇金淋巴瘤、卡波西肉瘤、肝母细胞瘤、B淋巴细胞性白血病和胃肠平滑肌肉瘤等。

7. 其他并发症 ①心脏并发症，充血性心力衰竭、心脏压塞、非细菌性血栓性心内膜炎、心肌病、心律失常等；②肾：局灶性肾小球硬化、肾小球膜性增生和肾病，主要见于年长儿；③血液系统：白细胞减少、中性粒细胞减少、贫血和血小板减少。

【实验室检查】

1. 特异性IgG检测 ELISA用于初筛试验，蛋白免疫印迹杂交法和免疫荧光法用做证实试验。18个月以下婴儿可存在来自母亲的被动抗体。

2. 病毒抗原检测 检测血清、脑脊液中游离的免疫复合物中的P24抗原。P24抗原检测在<1月龄婴儿假阳性率高，不宜作为此年龄段的诊断指标。

3. HIV核酸（RNA）检测 用RT-PCR法检测外周血或体液中HIV RNA（拷贝数/毫升）。

4. 病毒分离 取血浆、外周血单个核细胞、脑脊液等样本分离病毒。主要用于科研。

【诊断与鉴别诊断】

非特异表现单独存在时与儿科其他疾病不能区别，易延误诊断。若详细询问病史，有助于发现HIV感染高危因素（母亲有HIV感染或有输血制品史），注意在鉴别诊断中考虑本病。主要经病原学检查确定诊断。

中华医学会儿科分会感染学组、中华医学会儿科分会免疫学组对儿童HIV感染及AIDS的诊断标准及处理建议（2003年）如下：

1. 小儿无症状HIV感染

(1) 流行病学：①HIV感染母亲所生的婴儿；②输入未经HIV抗体检测的血液或血液制品。

(2) 临床表现：无任何症状、体征。

(3) 实验室检查：①HIV抗体阳性，经确诊试验证实者；②HIV RNA（+）。

(4) 确诊标准

1) ≥18月龄儿童，具有相关的流行病学史，实验室检查中任一项阳性可确诊。

2) <18月龄小儿，具有相关的流行病学史，2次不同时间的血浆样本HIV RNA（+）可确诊。

2. 小儿AIDS

(1) 流行病学同无症状HIV感染。

(2) 临床表现：不明原因的持续性全身淋巴结肿大（直径>1cm）、肝脾大、腮腺炎；不明原因的持续性发热超过1个月；慢性反复发作性腹泻；生长发育迟缓；体重下降明显（3个月下降>基线的10%）；迁延难愈的间质性肺炎和口腔真菌感染；常发生各种机会感染等。

(3) 实验室检查：HIV抗体阳性并经确诊试验证实；血浆HIV RNA（+）；外周血CD4+T淋巴细胞总数减少，CD4+T淋巴细胞占淋巴细胞数百分比减少。

(4) 确诊标准：患儿具有一项或多项临床表现。≥18月龄儿童HIV抗体阳性（经确诊试验证实）或血浆HIV RNA（+），<18月龄小儿2次不同时间的血浆样本HIV RNA（+）可确诊。

【治疗】

治疗包括抗HIV治疗、预防和治疗机会感染、调节机体免疫功能、支持疗法和心理关怀。抗HIV治疗采用高效抗逆转录病毒疗法（high active anti-retroviral therapy，HAART），即2种以上药物联合治疗。根据年龄、病毒学、免疫学和临床表现启动抗逆转录病毒治疗。早期诊断和积极治疗机会感染可延长生存时间。

HIV感染儿童应适龄接种各类灭活疫苗，并每年接种流感疫苗。

【预防】

1. 普及艾滋病知识。
2. 严格血制品筛查和管理。
3. 阻断母婴传播　HIV母婴传播最常发生于临近分娩和分娩期，采用抗病毒化学预防可明显减少母婴传播。根据母亲抗病毒治疗背景资料不同选择不同的预防方案。母亲孕期和分娩期均未接受抗病毒治疗的新生儿应给予6周药物预防。其他干预措施包括选择性剖宫产和HIV感染母亲避免母乳喂养。

（许红梅）

第三节　细菌性疾病

一、猩红热

猩红热（scarlet fever）是由产生红疹毒素的A族溶血性链球菌感染引起的急性呼吸道传染病，其主要临床特点为发热、咽峡炎、皮肤弥漫性充血基础上的粟粒疹和疹退后脱屑。少数病例在病后出现心、肾、关节等变态反应性疾病。

【病原学】

A族链球菌（group Astreptococcus）呈革兰染色阳性，有100多种血清型，其中凡产生红疹毒素（erythrogenic toxin）的菌株均可引起猩红热。对热和干燥的抵抗力较弱，加热56℃ 30分钟及一般消毒剂均可将其杀灭，但在痰及脓液中可生存数周。

【流行病学】

传染源为本病的患者和带菌者。主要通过空气飞沫经呼吸道传播，偶可经被污染的玩具、用具和食物间接传播，还可经伤口或产道传播引起"外科型"或"产科型"猩红热。人群普遍易感，5~15岁的儿童是高发人群，患病后可产生长久的抗菌及抗红疹毒素免疫力。红疹毒素有A、B、C三型，各型特异抗体间无交叉保护作用，因此，曾有患2次甚至3次猩红热的病例。全年均可发病，以冬春季为主。我国猩红热的发病率和病死率均已显著降低，20世纪80年代后，病死率已下降至1%以下。

【发病机制与病理】

发病机制涉及感染、中毒及变态反应三方面。

1. 感染性病变　有咽及扁桃体化脓性炎性反应，咽及扁桃体充血、水肿，炎性细胞及纤维蛋白渗出形成脓性分泌物。细菌侵犯邻近组织引起炎症甚至形成脓肿。细菌进入血液可引起败血症。

2. 中毒性病变　病原菌产生的外毒素经咽部丰富的血管进入血液循环，引起全身毒血症，表现为发热、头痛、呕吐、中毒性休克等。红疹毒素引起皮肤充血、水肿、上皮细胞增殖、白细胞浸润，其中以毛囊周围最明显，形成典型的猩红热皮疹。恢复期表皮组织死亡、脱落而出现皮肤脱屑。黏膜可充血及有点状出血。肝、脾和淋巴结间质血管周围有单核细胞浸润及不同程度的充血和脂肪变。心肌可出现细胞肿胀、变性甚至坏死。肾可有间质炎症。

3. 变态反应性病变　发生于少数患者。猩红热发病2~3周后，出现急性肾小球肾炎、风湿热等。

第八章 感染性疾病

【临床表现】

潜伏期 1~7 天，多为 2~5 天。按临床特点，本病可分为轻型、普通型和中毒型。

1. 轻型　低热或不发热，皮疹少且不典型，颜色淡，可仅见于腋下及腹股沟处，1~2 天后即消失。无杨梅舌。发病后 1 周面部、肢端等处有轻微皮肤脱屑。近年来多见。

2. 普通型

(1) 前驱期：起病急骤，出现寒战、发热，体温高低不一，多为 38~39℃，少数达 39℃ 以上。同时伴精神萎靡、食欲减退、头痛、恶心、呕吐等感染中毒症状。咽峡炎症状明显，表现为咽痛明显，影响进食，咽部和扁桃体显著充血，可有脓性分泌物。舌面有较厚白苔，舌乳头红肿，称草莓舌。颈部及颌下淋巴结肿大并有压痛。

(2) 出疹期：发热后 24~48 小时出现皮疹，先见于耳后、颈部、胸部、腋下和腹股沟，24 小时内迅速遍及全身，多在 48 小时达高峰。典型皮疹是在弥漫性充血发红的皮肤上出现猩红色针尖大小的丘疹，触之有粗糙感，按之退色，疹间无正常皮肤，手按压皮肤见红色短暂消退数秒钟，出现苍白的手印，该体征称为贫血性皮肤划痕。面部潮红但无丘疹，口周皮肤无发红，相对苍白，称口周苍白圈。在腋窝、肘部、腘窝、腹股沟等皮肤皱褶处皮疹密集，有针尖大小出血点，色深红，即形成深红色条带，称帕氏线或帕氏征 (Pastia's sign)。

(3) 恢复期：3~5 天皮疹颜色转暗，然后依出疹顺序开始消退。疹退后皮肤开始脱屑，可呈糠屑状或片状脱皮，不遗留色素沉着。同时发热及其他感染中毒症状、咽峡炎表现逐渐缓解。此期持续 1 周左右。

3. 中毒型　体温急剧升高至 40℃ 以上，全身中毒症状明显，甚至出现惊厥、意识障碍等中毒性脑炎表现，也可出现感染性休克、中毒性心肌炎、中毒性肝炎。皮疹呈出血性，持续时间较久。而咽峡炎表现较轻。病死率高，此型近年来比较少见。

4. 外科型及产科型猩红热　病原菌经皮肤创面或产道侵入致病，局部有化脓性病变。皮疹先出现于创伤附近，再逐渐向周围及全身扩散，可伴有发热等感染中毒症状。

【实验室检查】

外周血白细胞计数增高，中性粒细胞常在 80% 以上。咽拭子或其他病灶分泌物细菌培养可助确诊。亦可用免疫荧光法检测咽拭子中 A 族链球菌特异性抗原以快速诊断。

【诊断与鉴别诊断】

根据病史、流行病学资料及发热、咽峡炎、草莓舌、典型皮疹等临床表现，大多可作出临床诊断。不典型病例需作咽拭子细菌培养，如 A 族链球菌阳性，则可确诊。鉴别诊断应考虑金黄色葡萄球菌感染、病毒性咽峡炎、传染性单核细胞增多症、川崎病、麻疹、风疹及药疹等疾病。

【治疗】

青霉素是首选抗生素。轻型或普通型，3 万~5 万 U/(kg·d)，分两次肌内注射，疗程 7~10 天。口服可选用阿莫西林、青霉素 V 钾。重症病例青霉素 10 万~20 万 U/(kg·d)，分 3~4 次静脉输入。第 1 代和第 2 代头孢菌素也有效。对青霉素、头孢菌素过敏者，可用红霉素 40mg/(kg·d) 或克林霉素 30mg/(kg·d)，疗程 10 天。

二、百日咳

百日咳 (pertussis, whooping cough) 是由百日咳博德特菌 (*Bordetella pertussis*) 引起的小儿急性呼吸道传染病，以阵发性痉挛性咳嗽及咳后出现的鸡鸣样吼声为主要临床特点，咳嗽症状可持续长达 2~3 个月，故名"百日咳"。

【病原学】

百日咳博德特菌为一种革兰阴性短球杆菌，大小 1.3μm×0.4μm。为需氧菌，无鞭毛，无芽胞，培养时需含血液的培养基才能生长，因此也称百日咳嗜血杆菌。百日咳博德特菌对外界环境抵抗力不强，对化学消毒剂和紫外线敏感。加热至56℃ 30分钟或干燥数小时即可灭活。

【流行病学】

人类是百日咳博德特菌的唯一宿主。患者或受百日咳博德特菌感染者为本病的传染源。发病后1～3周（主要在第1周）具有传染性。通过呼吸道飞沫传播。百日咳患者主要是婴幼儿。其保护性抗体可能是IgA和IgG，因抗体不能从母体通过胎盘进入胎儿体内，因此新生儿和小婴儿均易感。本病多发生于温带和寒带，冬春季常见。无论接种百日咳疫苗或自然感染百日咳后均不能产生终生免疫，免疫3～5年后预防能力开始下降。由于年长儿和成人可出现亚临床再感染，因此，目前认为年长儿及成人百日咳感染者是婴幼儿百日咳最主要的传染源。

【发病机制与病理】

百日咳是由毒素介导的疾病。当细菌进入呼吸道后，首先黏附于呼吸道纤毛柱状上皮细胞表面，在局部生长繁殖，形成菌落，并在局部释放各种毒素。发病初期的发热与不适等与内毒素进入血液有关。纤毛上皮细胞坏死脱落，纤毛麻痹，使正常上皮清除机制受损，支气管内分泌物及细菌积累，反射性引起强烈咳嗽，直至排出部分痰液。支气管黏膜上皮细胞基底部及肺泡间质有嗜中性粒细胞和单核细胞浸润，上皮细胞胞质内有空泡形成及坏死脱落。黏稠的分泌物阻塞小支气管可致局部肺不张或支气管扩张；剧烈咳嗽可引起面部水肿、眼结膜出血甚至颅内出血，可致肺部破裂形成纵隔气肿，也可致脑部缺氧、脑组织充血、水肿、点状出血、神经细胞变性，从而并发百日咳脑病。

【临床表现】

潜伏期2～21天，多为7～21天。

典型的临床过程分为三期：

1. 卡他期　从发病至出现痉挛性咳嗽，持续1～2周。最初为感冒样症状，如发热、不适、轻咳、流涕、打喷嚏等。3～4天后热退，其他症状好转，但咳嗽日渐加重，随后进入痉咳期。

2. 痉咳期　持续2～4周或更长，以痉挛性咳嗽为特征性表现。痉咳的特点是突然发作、连续多次（10次以上）短促痉挛性咳嗽，随即深吸气一次，由于此时声带仍处于紧张状态，故发出鸡鸣样哮吼声。这种阵发性咳嗽可连续发作多次，直至咳出部分痰液或发生呕吐为止。痉咳时患儿十分痛苦，严重者可大小便失禁、面部肿胀、鼻出血、结膜下出血等。由于咳嗽时舌系带与牙齿反复摩擦，可致舌系带溃疡。痉咳日轻夜重，轻者每日数次，重者可达20次以上。新生儿和小婴儿常无典型痉咳发作，而表现为呼吸暂停或屏气、面部及口唇青紫，重者可因窒息死亡。

3. 恢复期　此期持续2～3周，痉咳发作次数逐渐减少乃至停止，其他症状亦随之好转。

非典型百日咳发生于已经免疫的儿童和曾经感染的成人，表现为三期症状都缩短或症状无明显的阶段性。

【并发症】

常见并发症为支气管肺炎、肺不张和脑病。百日咳脑病多出现于痉咳后期，表现为抽搐、意识障碍、病理反射、瘫痪、耳聋、失语、共济失调等，预后不良，约1/3死亡，1/3留下永久性后遗症。

【实验室检查】

到目前为止，对于百日咳的所有实验室检查方法在敏感性和特异性方面均不足。

1. 血常规　白细胞增多，以淋巴细胞明显增加为主。

2. 细菌培养　是本病常见的诊断方法。用鼻咽拭子或鼻咽吸出物进行细菌培养，在卡他期和痉咳早期采集标本多可获得阳性结果。如应用过抗生素或采集标本时间过晚，则培养的阳性率低。

3. PCR 检测百日咳博德特菌核酸　是较敏感和快速的检测方法。

4. 鼻咽分泌物直接荧光抗体试验可帮助作出早期诊断。

【诊断与鉴别诊断】

感冒样症状数日后，出现典型痉咳，结合流行病学、免疫接种史和百日咳接触史，应考虑本病。但确定诊断要靠特异性实验室检查。

鉴别诊断应考虑其他病原体（包括细菌或病毒）所致气管、支气管炎及气管异物等。百日咳综合征系副百日咳博德特菌、腺病毒、呼吸道合胞病毒、肺炎支原体、衣原体等引起的类似百日咳的临床综合征。依靠实验室检查鉴别。

【治疗】

1. 一般治疗　保证充足的液体和营养。保持室内空气新鲜。痉咳严重时需专人守护，及时吸痰，必要时吸氧、人工呼吸。痰液黏稠时给予祛痰剂、雾化吸入。痉咳严重者适当给予镇静剂。

2. 抗菌治疗　大环内酯类抗生素对百日咳博德特菌有特效，早期使用效果最好。阿奇霉素 10mg/(kg·d)，每天 1 次，口服或静脉输入（现 3 个月内婴儿静脉用药安全性待定），疗程 5 天；红霉素 40～50mg/(kg·d)，分次口服或静脉输入。本病痉咳主要由百日咳博德特菌毒素所致，故痉咳期抗生素治疗意义有限，不能缩短病程，但对防止其他细菌合并感染可能有一定作用。

【预防】

主动免疫是预防百日咳的有效方法，应按时接种"白、百、破"三联疫苗。在流行区和流行季节，未接受三联疫苗接种的婴幼儿或儿童，特别是与患儿有密切接触的儿童，可服用抗生素预防，阿奇霉素 10mg/(kg·d)，每天 1 次，口服 5 天，或红霉素 40～50mg/(kg·d)，口服 10～14 天。

三、中毒型细菌性痢疾

中毒型细菌性痢疾（toxic shigellosis）简称毒痢，是细菌性痢疾最严重的临床类型，多见于 2～7 岁的小儿，主要特点是起病急骤、突然高热、反复惊厥、迅速发生休克及昏迷，预后险恶。

【病原学】

志贺菌属（*Shigella*）亦称痢疾杆菌，是细菌性痢疾的病原。痢疾杆菌是肠杆菌科的细菌，革兰染色阴性，菌体短小、无鞭毛，但有菌毛；此菌营养要求不高，可在普通培养基上生长。志贺菌属有 4 个群：A 群（痢疾志贺菌）、B 群（福氏志贺菌）、C 群（鲍氏志贺菌）和 D 群（宋内志贺菌）。我国细菌性痢疾主要由 B 群痢疾杆菌引起。本菌既产生外毒素，也产生内毒素，可造成严重毒血症。痢疾杆菌对环境的抵抗力不强，对一般化学消毒剂都敏感，日光直接照射 30 分钟、56～60℃ 10 分钟或煮沸 3 分钟即被杀死。

【流行病学】

传染源为细菌性痢疾患者或带菌者。治疗不彻底的患者病后带菌率可达 20%，带菌时间长达 4 周。密切接触者也可带菌 2～3 周。

主要经粪-口途径传播。受污染的食物、餐饮用具等也可传播本病。集体单位的食物或水源受污染时可引起暴发流行。苍蝇是传播媒介之一。

人群对痢疾杆菌普遍易感，患病后产生一定免疫力，但维持时间不长，且不同菌群间无交叉免疫，因此，一个人可多次患细菌性痢疾。发病有季节性，北方 7～9 月、南方 5～6 月为发病高峰期。中毒型细菌性痢疾易感人群以 2～7 岁儿童为主。

【发病机制与病理】

痢疾杆菌进入消化道，直至结肠，借菌毛黏附于结肠上皮细胞，继而侵入细胞内繁殖，并释放外毒素及内毒素。外毒素被称为志贺毒素，具有神经毒性、选择性细胞毒性和肠毒素活性。内毒素可使肠壁通透性增高、促进毒素吸收，引起发热、意识障碍、休克等严重毒血症的临床表现。发病机制可能与宿主特异体质、对细菌毒素发生异常强烈的应激反应、内毒素和（或）免疫介导产生的细胞因子引起急性微循环障碍有关，详见感染性休克节。

【临床表现】

潜伏期数小时至 2 天。起病急骤，患儿突然高热，体温可达 40℃ 以上。在 24 小时内出现病情加重，此时可有腹泻。有的患儿腹泻出现较晚，极易误诊。

根据临床特点，可将本病分为三种类型。①休克型：以循环衰竭为主，较多见。表现为面色苍白或青灰、四肢湿冷及皮肤发花、发绀、心音低钝、尿少甚至无尿，在休克早期血压偏高、短时间内降低；休克晚期可出现弥散性血管内凝血（DIC）及多器官功能衰竭。②脑型：在 24 小时内出现惊厥，并反复发作，意识障碍逐渐加深，很快进入昏迷，重者可发生脑疝并导致呼吸衰竭。③混合型：少见，兼有以上两型临床表现，病死率高。

【诊断与鉴别诊断】

本病的诊断应结合年龄、季节、病前不洁饮食史、临床表现及实验室检查综合考虑。若患儿有腹泻及脓血便，可诊断本病。若无腹泻，可采用肛拭子或冷盐水灌肠方法采集粪便标本，进行常规检查以明确诊断。大便细菌培养阳性可作回顾性诊断。本病需与流行性乙型脑炎、暴发型流行性脑脊髓膜炎以及其他病原体引起的感染性休克相鉴别。

【治疗】

本病病情凶险，必须及时抢救。休克型患儿应液体复苏、使用血管活性药物；脑水肿型则应止惊、降颅压；混合型则综合采用上述两类疗法，但应分清主次矛盾。同时积极降温。

为迅速而有效地控制感染。应静脉给予强力广谱抗生素。可根据局部地区流行菌株药物敏感性或耐药状况，选用抗菌药物。目前，痢疾杆菌对某些头孢菌素类抗生素，如头孢曲松、头孢噻肟等尚敏感，可考虑选用。

【预防】

目前尚无主动或被动免疫制剂。应使儿童从小养成良好的卫生习惯，饭前便后洗手，不饮生水，生吃瓜果蔬菜要洗烫等。消灭苍蝇，隔离患者，做好粪便管理，水源保护十分重要。

四、非伤寒沙门菌感染

非伤寒沙门菌感染（non-typhoidal salmonellosis）是由伤寒或副伤寒以外的沙门菌引起的感染，有胃肠炎、败血症和伤寒等临床类型。

【病原学】

沙门菌为革兰阴性杆菌，按菌体抗原"O"分类共有 50 个群，按鞭毛"H"抗原分型，已有两千多个血清型。最常引起人类疾病者为鼠伤寒沙门菌、德比沙门菌、猪霍乱沙门菌、肠炎沙门菌和鸭沙门菌等。其中最常引起儿童感染的是鼠伤寒沙门菌（*Salmonella typhimurium*），约占所有沙门菌感染病例的 30%。此菌广泛分布于自然界，有鞭毛，能运动，无芽胞，不形成荚膜。在粪便中能生存 3~4 个月，在土壤中可生存 1 年，对常见化学消毒剂敏感，加热至 60℃ 20 分钟可将其杀死。

【流行病学】

患者、带菌者及不少家畜、家禽、鱼类和鼠类均可为传染源。禽类和爬虫类沙门菌携带率特别高，进食受其污染的食物可造成传播。传播途径主要是经口感染，食用未经彻底消毒的肉、内脏、蛋以及乳类等均可引起本病。食物和水源污染可致暴发流行。儿童较成人易感，年龄越小，易感性越强。患慢性病、免疫功能受损者易感性增加。婴儿室或儿科病房中可通过医护人员造成交叉感染。胃肠道感染后免疫力不持久。

【发病机制与病理】

细菌经口进入胃内，未被胃酸杀灭者将进入小肠和结肠，细菌可进入小肠淋巴组织，再由淋巴管进入血液，引起菌血症。肠黏膜有不同程度炎症，重者侵犯整个消化道。肠黏膜充血、水肿和糜烂，少数可有多发性脓肿、黏膜与黏膜下层坏死及溃疡，肠壁淋巴组织可肿胀并出现局部坏死。少数病例可经肠壁淋巴组织血行播散而致败血症，且可波及其他器官组织，如引起支气管肺炎、脓胸、化脓性脑膜炎、肾盂肾炎、骨髓炎等。

【临床表现】

本病多见于2岁以下小儿。临床表现轻重不一，有些细菌易引起胃肠炎型疾病，另一些则容易引起败血症。

1．胃肠炎型　为最常见的临床类型。主要由鼠伤寒沙门菌和肠炎沙门菌引起。多因食用被这些细菌或其毒素污染的肉、蛋或乳类而致病。潜伏期数小时～3天，起病急，有呕吐、腹痛、腹泻，大便为稀水便，可含有黏液及脓血，大多伴有不同程度的发热。免疫功能正常儿童2～7天症状缓解。少数患儿病情重，除消化道症状外，有高热、中毒性脑病、中毒性肠麻痹等表现。

2．伤寒型　主要病原是猪霍乱沙门菌。临床表现类似伤寒，表现为稽留热、惊厥、脾大等，但病程短、并发症少。

3．败血症型　系鼠伤寒沙门菌和猪霍乱沙门菌引起。体弱、免疫受损小儿易患此型。潜伏期3～10天，起病急，有呕吐、寒战、高热、嗜睡、精神萎靡、烦躁、惊厥。新生儿和小婴儿可出现腹胀、黄疸、肝脾大。可有化脓性骨髓炎或关节炎、支气管肺炎、脓胸、化脓性脑膜炎等。

【诊断与鉴别诊断】

患儿在夏秋季出现原因不明的发热、腹泻，或持续高热，有与非伤寒沙门菌感染患者接触史，尤其体质较弱、免疫受损者出现上述表现时，应考虑本病。从粪便、血液或化脓病灶培养出病原菌，常可确定诊断。

本病须与原发性肺结核、其他病原菌引起的败血症、急性细菌性痢疾、外科急症（阑尾炎、肠穿孔等）及肉毒杆菌、葡萄球菌或嗜盐杆菌引起的食物中毒等鉴别。细菌学检查及影像学检查可助确诊。

【治疗】

1．一般治疗　包括充分的液体和营养摄入及对症治疗。有脱水和电解质、酸碱平衡紊乱者，应及时纠正。

2．对症治疗　高热者采取综合措施降温，惊厥者用解痉药物。

3．抗菌治疗　轻型胃肠炎型患儿不主张使用抗菌药物。重症病例、3岁以下小儿及免疫功能低下者，应用强有力的抗菌药物。可选用头孢曲松钠或头孢噻肟钠等第3代头孢菌素，可根据细菌药物敏感试验选药，疗程2周以上。喹诺酮类药物对该类致病菌抗菌活性强，但不推荐儿童首选。

【预防】

注意饮食卫生，避免小儿食用未经彻底消毒或烹制的食品。在婴儿室和儿科病房应严格执行消毒隔离制度。

（许红梅）

五、结核病

(一) 总论

结核病(tuberculosis,TB)是由结核分枝杆菌引起的一种慢性感染性疾病。全身各脏器均可累及,但以肺结核(pulmonary tuberculosis)最常见。结核分枝杆菌可血行播散而致粟粒性肺结核、结核性脑膜炎等重症结核病的发生。

结核病危害人类已有数千年。自从卡介苗的广泛使用以及抗结核药问世后,其发病率明显降低,但近十几年来,由于耐药菌产生、结核病患者的管理不善和人类免疫缺陷病毒的流行,发病率有所上升。

【病原学】

结核分枝杆菌属分枝杆菌科,为需氧细菌,革兰染色阳性,抗酸染色呈红色。在固体培养基上生长缓慢,需6~8周才见菌落。结核分枝杆菌共有4型:人型、牛型、鼠型和鸟型。人型、牛型对人致病,其中人型是人类结核病的主要病原体,其次为牛型。

【流行病学】

1. 传染源 排菌的结核病患者。
2. 传播途径 主要是呼吸道传播,小儿吸入带有结核分枝杆菌的飞沫或尘埃而引起感染,在肺部形成原发病灶。少数经消化道传播,产生咽部或肠道原发病灶。还可经皮肤或胎盘而感染。
3. 易感者 人类普遍易感。感染后不一定均发病,是否发病与结核分枝杆菌数量及毒力、机体对结核分枝杆菌的特异性和非特异性免疫力有关。接种卡介苗可产生特异性的免疫力而获得一定的保护力。

【发病机制】

小儿初次接触结核分枝杆菌后是否发展为结核,主要与机体的免疫力、细菌的毒力和数量有关,尤其与细胞免疫力强弱有关。机体在感染结核菌后,在产生免疫力的同时,也产生变态反应,均为致敏T细胞介导,是同一细胞免疫过程的两种不同表现。

1. 细胞介导的免疫反应 巨噬细胞吞噬和消化结核分枝杆菌,并将特异性抗原传递给辅助T淋巴细胞(CD4+ 细胞),巨噬细胞(主要为树突状细胞)分泌IL-12,诱导CD4+ 细胞向TH_1细胞极化,分泌和释放IFN-γ。IFN-γ增强细胞毒性T淋巴细胞(CTL、CD8+ 细胞)和自然杀伤细胞(NK)的活性。上述细胞免疫反应可最终消灭结核分枝杆菌,但亦可导致宿主细胞和组织破坏。当细胞免疫反应不足以杀灭结核分枝杆菌时,结核分枝杆菌尚可通过巨噬细胞经淋巴管扩散到淋巴结。

2. 迟发型变态反应 是宿主对结核分枝杆菌及其产物的超常免疫反应,亦由T细胞介导,以巨噬细胞为效应细胞。由于迟发型变态反应直接和间接作用,引起细胞坏死及干酪样改变,甚至形成空洞。

感染结核分枝杆菌后,机体可获得免疫力,90%可终生不发病;5%因免疫力低下当即发病,即为原发型肺结核;另5%仅于日后机体免疫力降低时才发病,称为继发性结核病,是成人肺结核的主要类型。初染结核分枝杆菌除潜匿于胸部淋巴结外,亦可随感染初期菌血症转移到其他脏器,并长期潜伏,成为肺外结核发病的来源。

【诊断】

早期诊断最为重要。诊断包括:①明确结核感染;②发现病灶;③确定其活动性,以作为预防和治疗的依据。

1. 病史 ①中毒症状:有无长期低热、轻咳、盗汗、乏力、食欲减退、消瘦等;②结核病患者接触史:对诊断有重要意义,年龄越小,意义越大,特别是询问与患儿密切接触的家庭成员有无开放性肺结核;③卡介苗接种史:了解接种时间、次数以及接种是否成功;④发病前有无急性传染病史,尤其是麻疹、百日咳等可使机体免疫功能暂时降低,致使体内潜伏的结核病灶活动、恶化。

2. 结核菌素试验　为判断结核感染的早期特异性诊断方法。小儿感染结核分枝杆菌后4～8周,结核菌素试验即呈阳性,属于迟发型变态反应。

(1) 试验方法:常用抗原制品有两种,即旧结核菌素(OT)和结核菌素纯化蛋白衍生物(purified protein derivative, PPD)。用PPD做试验较OT结果恒定,不产生非特异性反应。目前WHO推荐使用PPD,每0.1ml含5单位结核菌素。采用皮内注射法。一般选择左前臂掌侧中下1/3处,使之形成直径6～10mm的皮丘。注射后48～72小时观测反应结果,测定局部硬结的直径,取纵、横两者的平均直径来判断其反应强度。硬结直径＜5mm为阴性;5～9mm为+;10～19mm为++;≥20mm为+++(强阳性);除硬结外,还有水肿、破溃、淋巴管炎及双圈反应等为++++(极强阳性)。

(2) 临床意义

1) 阳性反应:①接种卡介苗后。②年长儿无明显临床症状,仅呈一般阳性反应者,表示曾感染过结核分枝杆菌。③婴幼儿尤其是未接种卡介苗者的阳性反应表示体内有新的结核病灶。年龄越小,活动性结核的可能性越大。④强阳性反应者,表示体内有活动性结核病灶。⑤由阴性反应转为阳性反应,或局部硬结较原来增大6mm以上,表示有新近感染。

2) 阴性反应:①未感染过结核分枝杆菌;②结核变态反应前期(初次感染后4～8周之内);③假阴性反应:由于机体免疫功能低下或受抑制所致,如部分危重结核病;急性传染病期间(麻疹、水痘、风疹、百日咳等);体质极度衰弱(重症营养不良、重度脱水、重度水肿等);应用糖皮质激素或其他免疫抑制剂治疗时;原发或继发免疫缺陷病;④技术误差或所用试剂失效。

3. X线检查　是诊断肺结核的必备检查。胸部X线检查不仅有助于早期发现结核病灶,还可以对病灶范围、部位、性质、类型、病灶活动或进展情况、治疗效果等进行判断,必要时可作胸部CT扫描。

4. 实验室检查

(1) 结核分枝杆菌检查(涂片抗酸染色或培养):确诊结核病的主要依据。标本可为痰液、脑脊液、胸腹水、各种活检标本和手术标本等。婴幼儿不会吐痰,可在清晨用鼻饲管抽取空腹胃液送检。

(2) 红细胞沉降率:多增快,反映结核病的活动性。

(3) 免疫学诊断和分子生物学诊断:用酶联免疫吸附试验(ELISA)、酶联免疫电泳技术等免疫学方法,检测患儿血清、脑脊液、胸腹水等体液中的抗结核分枝杆菌抗体;还可采用DNA探针、PCR等分子生物学技术快速诊断结核病。但以上方法的特异性和敏感性均有待进一步提高。

5. 纤维支气管镜检查　可直视病变、取材、活检,有助于支气管内膜结核和支气管淋巴结结核的诊断。

6. 周围淋巴结穿刺液涂片或活检　可发现特异性的结核病理改变(如结核结节或干酪性坏死等)。

【治疗】

1. 一般治疗　注意营养,食物应富含蛋白质和维生素。有结核中毒症状者应注意休息。居住环境应空气流通、阳光充足。避免感染其他传染病特别是呼吸道传染病。

2. 抗结核药物治疗　治疗原则为:早期治疗、适宜剂量、联合用药、规则用药、坚持全程、分段治疗。

(1) 目前常用的抗结核药可分为两类:

1) 杀菌药物：①全杀菌药：如异烟肼（isoniazid，INH）和利福平（rifampin，RFP）；②半杀菌药：如链霉素（streptomycin，SM）和吡嗪酰胺（pyrazinamide，PZA）。

2) 抑菌药物：常用者有乙胺丁醇（ethambutol，EB）及乙硫异烟胺（ethionamide，ETH）。

3) 抗结核药物的使用（表8-2）。

表8-2 小儿常用抗结核药物

药物	剂量（kg/d）	给药途径	主要副作用
异烟肼（INH或H）	10mg（≤300mg/d）	口服、肌内注射、静脉滴注	肝毒性、末梢神经炎、过敏、皮疹和发热
利福平（RFP或R）	10mg（≤450mg/d）	口服	肝毒性、恶心、呕吐和流感样症状
链霉素（SM或S）	20~30mg（≤0.75g/d）	肌内注射	第Ⅷ对脑神经损害、肾毒性、过敏、皮疹和发热
吡嗪酰胺（PZA或Z）	20~30mg（≤0.75g/d）	口服	肝毒性、高尿酸血症、关节炎、过敏和发热
乙胺丁醇（EB或E）	15~25mg	口服	视神经炎、皮疹
乙硫异烟胺（ETH）	10~15mg	口服	胃肠道反应、肝毒性、末梢神经炎、过敏、皮疹和发热

(2) 化疗方案

1) 标准疗法：用于治疗无明显症状的原发型肺结核。方案为INH、RFP和（或）EB，疗程为9~12个月。

2) 两阶段疗法：用于治疗活动性肺结核、急性粟粒性结核病和结核性脑膜炎。①强化治疗阶段：化疗的关键阶段，3~4种杀菌药物联合使用，目的为迅速杀灭敏感菌、生长繁殖活跃的细菌以及代谢低下的细菌，防止或减少耐药菌株的产生。长程化疗一般为3~4个月；短程化疗一般为2个月。②巩固治疗阶段：2种抗结核药联合使用，目的为杀灭持续存在的细菌以巩固疗效，防止复发。在长程化疗时，此阶段为12~18个月；短程化疗时，一般为4个月。

3) 短程疗法：方案：① 2HRZ/4HR；② 2SHRZ/4HR；③ 2EHRZ/4HR 等。

【预防】

1. 控制传染源　早发现、早隔离、早治疗结核分枝杆菌阳性的开放性肺结核，此为预防的关键。

2. 普及卡介苗接种　卡介苗接种是预防小儿结核病的有效措施。接种卡介苗是我国的计划免疫之一，在新生儿期初种，并在7岁、12岁各复种一次。常用方法为左上臂三角肌上端皮内注射法。禁忌证有：先天性胸腺发育不良或严重联合免疫缺陷病患者；急性传染病恢复期；注射部位有湿疹或患全身皮肤病；结核菌素试验阳性。

3. 预防性化疗　对于以下儿童给予预防性治疗：①密切接触家庭内开放性肺结核者；②<3岁婴幼儿未接种卡介苗而结核菌素试验呈阳性者；③结核菌素试验新近由阴性转为阳性者；④结核菌素试验阳性伴结核中毒症状者；⑤结核菌素试验阳性，新患麻疹或百日咳小儿；⑥结核菌素试验阳性需长期使用糖皮质激素或其他免疫抑制剂者。方案为：① INH 10mg/(kg·d)，疗程为6~9个月；② INH+RFP，剂量均为10mg/(kg·d)，疗程为3个月。

（二）原发型肺结核

原发型肺结核（primary pulmonary tuberculosis）是结核分枝杆菌初次侵入肺部后发生的原发感染，它是儿童肺结核的主要类型。原发型肺结核包括原发综合征（primary complex）和支气管淋巴结结核（tuberculosis of bronchial lymphnodes）两个类型，它们是同一疾病发展过程中的两种不同的X线改变。

【病理】

结核分枝杆菌第一次经呼吸道侵入小儿体内，常在右肺上叶底部、下叶上部，靠近胸膜处形成原发灶。多为单个，有时亦可为2个或2个以上。病灶呈渗出性为主的局限性肺部炎症，继之出现增殖性结核结节，随后病灶中出现干酪性坏死，并逐渐形成纤维包膜，易波及胸膜。在原发灶的形成过程中，细菌经淋巴管到达肺门或纵隔淋巴结，可引起淋巴管炎或淋巴结炎。支气管淋巴结结核（亦称肺门淋巴结结核）是指原发综合征之肺内原发病灶极小或已经吸收后，遗留局部肿大的肺门淋巴结或纵隔淋巴结，故两者实际上是同一疾病发展过程的两种表现。原发病灶吸收较快，预后一般较好，但其残留的淋巴结内病灶多为以后严重肺结核的根源，且在婴儿期可能进展恶化。

【临床表现】

一般起病缓慢，轻者可无症状或仅有低热、轻咳、食欲减退等。稍重者有长期不规则低热、盗汗、疲乏、食欲不振、消瘦等慢性结核中毒症状。婴幼儿及重症患儿可急性起病，突起高热，可达39～40℃，但一般情况尚好，与发热不相称，持续2～3周后转为低热，伴结核中毒症状。当支气管淋巴结明显肿大时，可发生一系列压迫症状，如压迫气管分叉处可出现类似百日咳的痉挛性咳嗽，压迫支气管使其部分阻塞时可引起喘鸣。

肺部体征大多不明显。较重者因病灶周围浸润范围较大，叩诊呈浊音，听诊呼吸音降低或有少量干湿啰音。颈部淋巴结有不同程度的肿大，婴儿可伴肝脾大。部分患儿可出现疱疹性结膜炎、皮肤结节性红斑及（或）多发性一过性关节炎等结核变态反应的临床表现。

【转归】

主要取决于感染细菌的数量、是否感染耐药菌、机体的免疫力和治疗是否及时等因素。

1．吸收好转　原发型肺结核预后大多良好。病灶一般在治疗3～6个月后开始吸收，10～12个月开始钙化，2年内吸收痊愈或遗留钙化灶。

2．形成潜伏灶　支气管淋巴结结核的病程较长，病变多纤维化或硬结钙化，如未经合理治疗，病灶内的结核菌可能长期生存，成为继发性结核的潜伏灶。

3．进展恶化　并发胸膜炎、阻塞性肺气肿或肺不张、淋巴结支气管瘘、原发空洞、干酪性肺炎和急性粟粒性结核等。

【诊断与鉴别诊断】

结合结核中毒症状、卡介苗接种史、结核病接触史、结核菌素试验及胸部X线片，可明确诊断。临床上应注意与支气管炎、肺炎、百日咳和恶性肿瘤等疾病相鉴别。

【治疗】

治疗目的为杀灭病灶中的结核分枝杆菌，防止血行播散。治疗原则和一般治疗见总论，抗结核药物治疗方案如下：

1．无明显症状的原发型肺结核采用标准疗法（见总论）。

2．活动性原发型肺结核采用两阶段疗法或直接督导下的短程化疗（DOTS）（见总论）。

（三）结核性脑膜炎

结核性脑膜炎（tuberculous meningitis）简称结脑，为结核分枝杆菌侵犯脑膜所致。常常是全身粟粒性结核的一部分。多发生在原发感染后1年内，尤其在原发结核病程的3～6个月内最易发生，好发于3岁以内的儿童。是儿童结核病中最严重的类型。如果诊断不及时或治疗不当，死亡率高，后遗症多。

【流行病学】

传染源是排菌的活动性肺结核患者。本病多因原发性结核菌感染，特别是血行播散性结核所致。易感人群为婴幼儿。患者绝大多数未接种过卡介苗。一年四季均可发病。

【发病机制】

由于婴幼儿中枢神经系统发育不成熟、血脑屏障功能不完善以及免疫力低下，入侵的结核分枝杆菌容易经血行播散，故结核性脑膜炎常常是血行播散性结核病的一部分，婴幼儿多为此途径。亦可为脑实质或脑膜隐匿结核病灶破溃，结核分枝杆菌进入蛛网膜下腔而引起，此途径多为年长儿。偶见邻近器官（颅骨、脊髓、中耳或乳突）的结核病灶直接蔓延侵犯脑膜。

【病理】

主要病理改变为结核性渗出病变，脑膜弥漫充血、水肿、炎性渗出，脑沟变平并形成许多结核结节，延髓、脑桥、大脑脚及视神经交叉等处的蛛网膜下腔有大量稠厚的黄色或灰绿色渗出物，以脑底部最明显，故有脑底脑膜炎之称。渗出物及脑水肿包围挤压脑神经而致其受损。临床常见第Ⅱ、Ⅲ、Ⅳ、Ⅶ对脑神经障碍症状。病变甚至侵犯脊髓及神经根。脑部血管在早期主要为急性动脉炎，病程较长者可见栓塞性动脉内膜炎，严重者可致偏瘫。如渗出物聚积于大脑导水管和第四脑室孔等脑脊液循环通路，可引起阻塞性脑积水。炎症病变从脑膜蔓延至脑实质，或脑实质原本已有结核病变，可致结核性脑膜脑炎。

【临床表现】

典型病例起病较缓慢，根据其发展过程，可分为早期、中期和晚期。

1．早期（前驱期）　持续1～2周。有低热、食欲不振、乏力、盗汗、消瘦或体重不增等结核中毒症状，可有少言、懒动、易倦、烦躁、易怒等性格改变。年长儿可诉头痛，多较轻微或呈间歇性；婴幼儿则表现为皱眉、凝视或嗜睡。容易呕吐。

2．中期（脑膜刺激期）　持续1～2周。出现剧烈头痛、喷射性呕吐、嗜睡、昏睡、烦躁不安、惊厥等明显颅内压增高症状，有明显脑膜刺激征。婴幼儿主要表现为前囟膨隆、颅缝裂开。还可出现脑神经障碍，面神经瘫痪最常见，其次为动眼神经、展神经瘫痪。部分患儿出现脑实质损伤表现，如肢体瘫痪、震颤或语言障碍等。结核中毒症状加重，体温升高、食欲不振、乏力、盗汗、消瘦更明显。

3．晚期（昏迷期）　持续1～3周。病情进一步加重，惊厥频繁发作，呈阵发性或持续性，意识障碍加深，进入昏迷。高热、极度消瘦、舟状腹。常有水电解质代谢紊乱。最终因颅内压急剧增高导致脑疝而死亡。

【诊断与鉴别诊断】

早期诊断极为重要。根据患儿临床表现，结合结核病接触史、PPD试验、卡介苗接种史、X线检查和脑脊液检查做出诊断。胸部X线检查发现肺内有结核病灶支持结核性脑膜炎诊断。头颅CT或磁共振成像（MRI）可显示基底节阴影增强，脑池密度增高、模糊、钙化、脑室扩大等征象，对诊断有帮助，并可协助判断预后。最有诊断意义的是脑脊液检查，典型改变为压力增高，外观呈毛玻璃状，细胞数增多，多为（50～500）×10^6/L，偶可超过1000×10^6/L，以淋巴细胞为主，蛋白升高，多为1～3g/L，糖和氯化物均下降。脑脊液静置12～24小时后可出现蜘蛛网状薄膜，抗酸染色或采用直接荧光抗体法检出结核分枝杆菌可确诊。脑脊液培养出结核分枝杆菌也可确诊，但需时间较长，需6～8周，故对早期诊断意义不大。聚合酶链反应（PCR）可检测脑脊液中微量的结核分枝杆菌DNA。

应与化脓性脑膜炎、病毒性脑膜炎、隐球菌脑膜炎、脑肿瘤进行鉴别。

【治疗】

治疗的关键是尽早治疗，防止进入中晚期造成死亡或永久性后遗症。抗结核和降低颅内压是治疗的两个关键。

1．一般治疗　切断患儿与开放性肺结核患者的接触；卧床休息，居室通风良好；保证足够热卡供给；对于昏迷患儿要加强护理，保持眼、口腔、皮肤的清洁，要经常变换体位，以防止褥疮和坠积性肺炎。

2. 抗结核治疗 联合使用容易透过血脑屏障的抗结核杀菌药物,进行分阶段治疗。

(1) 强化治疗阶段:疗程为 3~4 个月。INH、RFP、PZA 和 SM 联合使用,其中 INH 剂量为 15~25mg/(kg·d)。

(2) 巩固治疗阶段:继续使用 INH、RFP(或 EB)。抗结核药总疗程 INH 18~24 个月,RFP 或 EB 9~12 个月;或脑脊液恢复正常后继续治疗 6 个月。

3. 糖皮质激素 能抑制炎性渗出以降低颅内压,减轻结核中毒症状和脑膜刺激症状,有利于脑脊液循环,减少粘连从而减轻或防止脑积水的发生,早期使用效果好。常用地塞米松或泼尼松,疗程 8~12 周。

4. 降低颅内压

(1) 脱水剂:20% 甘露醇每次 0.5~1g/kg,每 4~6 小时一次,脑疝时 2g/kg,待病情好转后逐渐减少次数、逐渐停用。

(2) 利尿剂:脑水肿明显者可加用呋塞米。乙酰唑胺是碳酸酐酶抑制剂,可减少脑脊液产生从而降低颅内压,慢性脑积水可使用,可在停用甘露醇前 1~2 天口服该药,20~40mg/(kg·d)(<0.75g/d),分次服用,疗程数周至数月。

(3) 其他:如出现脑积水可行侧脑室穿刺引流、腰椎穿刺减压和鞘内注射 INH 和地塞米松等。有梗阻性脑积水时,可行分流手术。

5. 对症治疗 ①可用地西泮或苯巴比妥等抗惊厥药;②纠正水电解质紊乱。

6. 随访观察 凡临床症状消失、脑脊液正常、疗程结束后 2 年内无复发,则为治愈,但仍需继续观察直至停止治疗后 5 年。

【预后】

与以下因素有关:①抗结核治疗的早晚;②年龄:年龄越小,预后越差;③脑实质损伤的程度;④抗结核治疗方案、剂量、疗程是否正确;⑤是否为原发耐药菌株感染等。

附 结核感染

无症状结核感染是指由结核分枝杆菌感染所致的 PPD 试验阳性,但全身未发现结核病灶、胸部 X 线检查正常、临床无活动性结核证据者。

1. 诊断要点 ①有结核病的接触史。②多无临床症状和体征。③胸片 X 线检查正常。④以下几种情况发现 PPD 试验阳性:a. 3 岁以下婴幼儿未接种卡介苗而 PPD 试验阳性;b. PPD 试验新近由阴性转为阳性;c. PPD 试验阳性伴结核中毒症状;d. 新患麻疹、百日咳小儿 PPD 试验阳性;e. 较长期使用免疫抑制剂或糖皮质激素者 PPD 试验阳性。⑤接触过开放性肺结核病的小儿,如果 PPD 试验阴性,胸部 X 线片正常,没有症状和体征,则不一定感染结核,但其感染结核和发展为活动性结核病的危险性增加,也应给予密切观察。

2. 治疗

(1) 目的:杀灭机体内的结核分枝杆菌,防止近期或远期活动性结核病的发生。

(2) 方法:INH 每日 10mg/kg(≤300mg/d),疗程 9 个月;或 INH 每日 10mg/kg(≤300mg/d),联合 RFP 每日 10mg/kg(≤450mg/d),疗程 3 个月。

(赵振河 何 昕)

第四节 深部真菌病

真菌(fungus)又称霉菌,是广泛存在于自然界的一类真核细胞生物,种类繁多,能引起人类感染的只占很少一部分。深部真菌病(deep mycosis)指真菌侵犯了皮肤黏膜深层以及内脏组织的疾病，分为外源性感染和内源性感染两类。外源性深部真菌病是真菌经呼吸道、胃肠道或受损伤的皮肤侵入人体致病；内源性深部真菌病指寄生于体内、平时不致病的真菌因机体免疫功能受损和（或）机体菌群失调而出现的严重深部真菌感染性疾病。由于广谱抗菌药物、糖皮质激素、免疫抑制剂的广泛使用，以及器官移植、各种导管和插管技术的发展以及 AIDS 患者的增多等，近年来深部真菌病的发病率有上升趋势。

一、念珠菌病

【病原学】

引起人类深部念珠菌病（candidiasis）最常见的是白念珠菌（*Candida albicans*，Ca），占 60%～80%，其他还有克柔念珠菌、近平滑念珠菌和伪热带念珠菌。念珠菌体呈圆形或椭圆形，奶白色，在培养基上菌落呈珍珠状。革兰染色阳性，直径 2～4μm，以出芽方式繁殖，产生芽生孢子及假菌丝。

【发病机制与病理】

念珠菌属于条件致病菌，正常情况下可寄生于健康人的皮肤、口腔、消化道或阴道，健康小儿带菌率可达 5%～30%。当机体的免疫系统功能降低时可发生深部念珠菌病。

念珠菌侵入组织后首先表现为渗出性改变，有炎性细胞浸润；后期出现肉芽肿及小的脓肿灶。念珠菌还易侵犯血管，引起坏死性血管炎，血管破裂时出血。黏膜感染后形成假膜，假膜脱落后形成糜烂和溃疡。念珠菌可致败血症，也可引起重要器官的炎症如支气管炎、肺炎或脓肿。

【临床表现】

根据受感染的部位不同，临床表现轻重不一，可从浅表的黏膜皮肤感染到危及生命的败血症与休克。

1. 肺念珠菌病（pulmonary candidiasis） 主要是念珠菌性肺炎，多继发于其他呼吸道感染后，在长期应用抗菌药物的过程中，除表现出支气管肺炎的症状、体征外，患儿还有发热、较剧烈的咳嗽、咳出白色或无色胶冻状痰，有时痰中带血丝；患儿可气喘、发绀，肺部叩诊呈浊音，听诊有中小水泡音。肺部病变可融合而成广泛实变。病情迁延不愈，抗菌药物治疗无效。

2. 消化道念珠菌病（gastrointestinal candidiasis） 最常见为念珠菌性肠炎，常由鹅口疮发展而致。其临床表现主要为腹泻，大便每日数次至 20 余次，粪便呈泡沫状水样或豆腐渣样，带发酵气味；严重者形成黏膜溃疡，排血样便，甚至肠穿孔，继发腹膜炎而危及生命。念珠菌性食管炎也较多见，常有恶心、呕吐、拒食、流涎及吞咽困难。大便中找到菌丝即可诊断。

其他念珠菌病尚有心内膜炎、脑膜炎、败血症等。

【诊断】

长期或不规则使用抗菌药物、糖皮质激素制剂或有其他原因导致机体免疫功能受损，并出现相应临床表现时，应考虑本病。但念珠菌病的确诊有赖于病变部位的病原学检查。来自无菌部位的标本涂片和培养检出念珠菌，有确诊价值。皮肤、痰液、气管插管以及会阴等部位标本见到孢子及菌丝、2 次以上培养阳性，结合临床表现、影像学检查及治疗反应，可诊断。

【治疗】

发现本病后，应立即停止使用抗菌药物，并严格掌握糖皮质激素和免疫抑制剂的使用指征。根据不同病变部位，选择使用抗真菌药物治疗。

1. 抗真菌治疗

（1）消化道念珠菌病：可选用制霉菌素口服，未成熟儿及新生儿 20 万～40 万 U/d；2 岁以下 40 万～80 万 U/d；2 岁以上 100 万～200 万 U/d，分 3～4 次口服。较重者可选用氟康唑。

（2）肺念珠菌病：首选氟康唑，3～6mg/kg，每天 1 次，口服或静脉注射，疗程 10～14

天。克柔念珠菌或其他耐药菌株可选用伊曲康唑、两性霉素B。两性霉素B可雾化吸入。两性霉素B的用法为：从小剂量开始，0.1mg/(kg·d)，若无严重不良反应，逐渐将剂量增加至1mg/(kg·d)，但一日量不能超过1.5mg/kg。将此药以5%葡萄糖溶液稀释至5~10mg/100ml，隔日一次缓慢静脉输入，滴注时间不少于6小时。疗程多需1~3个月。常见不良反应有发热、恶心、呕吐、厌食和肝肾及造血系统损害。两性霉素B也可用于其他重症及全身播散性感染。

2. 支持疗法　包括加强护理及营养，补充维生素，提高机体抵抗力等。

【预防】

预防的重点在于避免滥用抗菌药物和糖皮质激素制剂。对皮肤黏膜念珠菌感染进行及时、有效的治疗，可减少发生念珠菌深部感染。

二、隐球菌病

隐球菌病（cryptococcosis）是由隐球菌（Cryptococcus）引起的疾病，主要侵犯肺和中枢神经系统，但呈全身播散性感染时，许多器官均可受累。隐球菌病大多数为新型隐球菌（Cryptococcus neoformans，Cn）感染所致。

【病原学】

新型隐球菌为酵母菌，菌体呈球形，直径4~20μm，以芽生方式繁殖。此菌具有黏多糖荚膜，荚膜厚度在不同菌株间差异很大，从几乎测定不出到整个细胞的2倍，细胞正中有苍白的圆形细胞核。广泛存在于土壤、水果、牛奶及正常人皮肤和粪便中。其中，在干燥的鸽子粪中可以生存数年之久，为人类的主要传染源。

【发病机制与病理】

存在于土壤和鸽子粪中的新型隐球菌可随尘埃一起，主要经人体呼吸道直接进入肺泡，也可经皮肤破损处侵入或经食物进入肠道再播散至全身，经血液侵入脑、骨骼和皮肤。新型隐球菌侵入人体后不一定致病，易感因素包括长期使用糖皮质激素及免疫抑制剂、免疫系统疾病、糖尿病、肿瘤等。也可以发生于免疫功能正常的儿童。

感染早期的病理改变以弥漫性浸润和渗出性病变为主，组织中出现较多成团的新型隐球菌，任何组织均可受累。晚期病变为肉芽肿形成，在感染后数月出现，包括巨噬细胞及成纤维细胞增生，有大量淋巴细胞浸润，可有小的坏死灶及蜂窝状小空洞形成。脑组织较其他组织更易形成小空洞。

【临床表现】

感染通常在吸入病原体后发生，由于隐球菌直径小，吸入后能直接进入肺泡，因此，疾病可仅限于肺，或经血行播散至其他器官。多为皮肤、骨、关节、眼和肾受累。中枢神经系统感染尤其常见。

1. 肺隐球菌病　起病多隐匿，往往无症状，或仅有轻咳、乏力、体重减轻等，体格检查也较少出现典型的肺炎体征。常在X线检查时偶然发现。肺部可出现单个或多个散在的结节性病灶。若此损害形成空洞，可持续数月，其后可不治而愈，也可经血液循环扩散至中枢神经系统。这些损害多为浸润性、弥漫性，常见于肺下野。多不侵犯肺门或纵隔淋巴结。

2. 隐球菌性脑膜炎　是真菌性脑膜炎中临床最常见的类型。病程缓慢，初期的症状为发热、头痛，并逐渐加重，伴有恶心、呕吐和精神状态的改变。数周或数月后逐渐出现颅内压增高和脑膜刺激症状，并可出现视神经乳头水肿、颅神经功能障碍及惊厥。病变部位往往有大量新型隐球菌。脑脊液压力多增高，蛋白含量增高，糖减少，淋巴细胞增多，与结核性脑膜炎不易区别。

【并发症】

有些病例可发生脑积水；原发感染或感染扩散后可能引起显著的肺或骨疾病。

【诊断与鉴别诊断】

诊断要结合病史、临床表现和实验室检查综合考虑。其中，病原体检查是最重要的诊断方法。①用印度墨汁对脑脊液或其他病变部位标本的离心沉淀物染色镜检，是敏感、迅速、简便和可靠的方法。找到无菌丝或出芽的隐球菌，诊断即可确立。②活组织检查和真菌培养。③乳胶凝集试验或酶免疫测定法检测血清中的隐球菌抗原，可早期、可靠地帮助诊断。

鉴别诊断须考虑结核性脑膜炎、病毒性脑膜炎和其他真菌引起的脑膜炎或脑肿瘤等。

【治疗】

在使用抗真菌药的同时，积极控制颅内压，立即减少或停用糖皮质激素等免疫抑制剂。对隐球菌性脑膜炎分阶段治疗。诱导期用两性霉素 B（剂量同前）与氟胞嘧啶 $50 \sim 100 mg/(kg \cdot d)$ 联合应用。两药合用时有协同作用，剂量均可适当减少。疗程 6～10 周。其后巩固治疗，氟康唑 $3 \sim 6 mg/(kg \cdot d)$，疗程 6～12 个月。尽管如此，仍有复发者。有免疫功能缺陷的基础病患儿可能需终身治疗。

三、曲霉菌病

深部曲霉菌病（aspergillosis）是由致病曲霉菌造成内脏（主要是肺、脑及全身）感染所致，多在免疫受损者发生。

【病原学】

曲霉菌（*Aspergillus*）是一种丝状真菌，带有隔菌丝，菌丝直径 2～4μm。曲霉菌的分生孢子顶端有穹形包囊，表面有带长串孢子的菌丝，其柄长达 500μm 以上。常见的致病性曲霉菌有烟曲霉菌（*A. fumigatus*）、黑曲菌（*A. niger*）、黄曲菌（*A. flavus*）等。

【发病机制与病理】

曲霉菌在自然界分布广泛，其孢子存在于尘埃及土壤中。人常将曲霉菌孢子吸入呼吸道，但发病者不多。免疫受损者易发病。曲霉菌孢子也可经皮肤或黏膜破损处进入机体致病。

病变早期为弥漫性浸润及渗出性改变，晚期为坏死、化脓和肉芽肿形成。菌丝侵犯血管可引起血管炎、血栓形成等，从而进一步使组织缺血、坏死。

【临床表现】

1. 过敏性支气管肺曲霉菌病　过敏体质者吸入曲霉菌孢子后，可促发 IgE 介导的过敏反应，导致过敏性鼻炎或支气管哮喘发作。临床表现为鼻塞、流涕、咳嗽、喘息及咳黏液栓性痰、咯血、间断性发热、反复肺炎。血液和痰中可检出大量嗜酸性粒细胞，血清总 IgE 升高，痰涂片中可找到菌丝。胸部 X 线片显示上肺有短暂的浸润影及环状征或双轨征。胸部 CT 可显示支气管扩张。曲霉菌抗原速发型皮肤超敏试验阳性。

2. 外源性肺泡性肺泡炎（extrinsic alveolar alveolitis）　非特应性体质个体反复暴露于含此病原体的尘土后，可出现过敏性肺炎，其临床表现为在暴露后 4～6 小时出现发热、咳嗽和呼吸困难。听诊常有干性啰音。胸部 X 线检查显示弥漫性间质浸润。长期暴露可逐渐导致不可逆性肺纤维化。

3. 侵袭性肺曲霉菌病　为曲霉菌感染最常见的形式，通常在免疫受损的个体发生。可引起广泛的浸润性肺炎或局限性肉芽肿，也可引起坏死、化脓，形成多发性小脓肿。患儿可出现急性感染症状，即发热、咳嗽、呼吸困难。有些患儿咯血、咳出绿色脓性痰。慢性肺曲霉菌病的临床表现类似肺结核。可有胸痛及胸膜炎。可伴有曲霉菌所致鼻窦炎。胸部 X 线检查多显示肺中部或底部有片状或结节性浸润性改变，有的呈孤立实变阴影或圆形"曲霉球"或"曲霉菌瘤"(aspergilloma),即可见边缘光滑的圆形致密阴影,少数球体中间有稀疏区;球体上方有一新月形透明区,或球体位于空腔中央。

4. 中枢神经系统曲霉菌病　脑曲霉菌病是播散性曲霉菌病的罕见并发症,病死率极高。大脑和(或)小脑中可有单个或多个感染病灶。局灶性神经系统异常表现最常见的是偏瘫以及前部颅神经瘫痪,且可以急性形式出现。病情迅速发展则发生脑疝。脑膜刺激征不常见,尸检发现蛛网膜炎症只限于大脑有病变区的邻近部位。脑脊液显示单个核细胞增多、蛋白增多、糖减少。影像学检查显示中枢神经系统有灶性损害、水肿等改变。

【诊断与鉴别诊断】

曲霉菌病诊断较困难,以找到病原体为主要的诊断依据。病变部位分泌物反复涂片或培养可提高诊断率。病理组织检查阳性可以确诊。原有播散性曲霉菌病的患者,如出现急性中枢神经系统感染表现,则中枢神经系统曲霉菌病的诊断并不困难,脑脊液检查及脑活检可帮助确诊。

肺部曲霉菌病应与肺结核、肺炎、肺脓肿和其他深部真菌病鉴别。

【治疗】

侵袭性肺曲霉菌病、中枢神经系统曲霉菌病和全身性曲霉菌病等可用两性霉素 B 及其脂质体治疗 4～12 周。12 岁以上患儿若不能耐受其副作用或疗效不佳者,可采用伏立康唑。局限性肉芽肿及药物治疗无效的肺部曲霉菌瘤可手术切除。

四、组织胞浆菌病

组织胞浆菌病(histoplasmosis)是由荚膜组织胞浆菌(*Histoplasma capsulatum*, Hc)引起的深部真菌感染。主要病变在肺,也可引起全身播散。常见于儿童,以 6 个月～2 岁的婴幼儿发病率最高。

【病原学】

荚膜组织胞浆菌是双相型真菌,在组织内为酵母型,存在于巨噬细胞内,也可存在于单核细胞和多核白细胞内;在体外自然环境或室温下则为菌丝体,是一种缓慢生长的蓬松灰白色真菌。菌丝体有很强的传染性。传染源为自然界带菌的禽鸟如鸡、蝙蝠、鸽子或其粪便污染的土壤、尘埃等。主要为呼吸道传播。儿童还可经消化道或通过皮肤黏膜侵入人体,再经血行播散。无症状的地方性感染在所有年龄组都十分常见。

【发病机制与病理】

人类感染的主要途径是经呼吸道吸入组织胞浆菌的微分生孢子(micrononidia),孢子在肺泡组织内改变为酵母菌,被巨噬细胞吞噬,引起支气管肺炎。含组织胞浆菌的巨噬细胞除在局部或进入淋巴结中形成结节灶外,可经肺淋巴系统或肺门淋巴结进入单核-巨噬细胞系统。典型的病理改变是由吞噬细胞吞噬组织胞浆菌后,在肺、肝、脾、肾上腺等组织器官上形成上皮样或组织细胞样肉芽肿、结节、坏死或发生钙化。最初的损害可于 2～4 个月内消退。当机体免疫功能降低时,原发病灶继续活动并扩大,发生融合或形成空洞。

【临床表现】

感染者中约半数无症状,多在 X 线检查时因见肺或脾中有散在钙化灶或皮肤试验阳性而被发现曾经有过感染。钙化与结核病患者相似,但分布更为广泛。

1. 肺组织胞浆菌病　发病可急可缓。这些患儿多数未被疑及组织胞浆菌感染。急性者表现为支气管肺炎症状,发热、寒战、咳嗽、胸痛、呼吸困难、肝脾大,可出现呼吸窘迫及低氧血症,严重者需机械通气。典型胸部 X 线表现为弥漫性结节状致密影或局限性肺浸润,可伴纵隔淋巴结肿大。恢复期有局灶性钙化影。慢性起病者则病程长,儿童罕见,临床表现类似肺结核,胸部 X 线表现为肺实变。

2. 播散性组织胞浆菌病 播散性感染约占全部病例的10%。病情较为严重，多见于2岁内、免疫功能低下的儿童。全身症状明显，高热、寒战、头痛、咳嗽、胸痛、呼吸困难、腹痛、便血、呕吐、肝脾和淋巴结肿大以及贫血、白细胞减少、血小板减少等。胸部X线片可显示间质性改变，但超过一半的患儿肺部无异常改变。

【诊断与鉴别诊断】

在流行地区生活或有到流行区旅行史，发生肺炎并有流感样症状、发热、肝脾大、贫血、白细胞减少等临床表现时，应考虑本病。取痰、支气管灌洗液、尿、血、骨髓、胸腔积液及其他分泌物涂片或培养分离出组织胞浆菌，或取浅表淋巴结、肝、脾、肺等组织培养或病理检查发现荚膜组织胞浆菌孢子，可以确诊。放射免疫法可检测播散性组织胞浆菌病患者血、尿或支气管灌洗液中的组织胞浆菌抗原。影像学检查对诊断有一定帮助。

本病需与结核病、病毒性肺炎、其他真菌感染、EB病毒感染、白血病、组织细胞增多症等鉴别。

【治疗】

抗真菌治疗：无症状者不需要治疗。对重症和全身播散性感染患者可选用伊曲康唑、氟康唑或两性霉素B。婴儿的播散性疾病经不到10天的两性霉素B静脉滴注治疗即可见效，但建议疗程4～6周。慢性肺部或中枢神经系统疾病疗程可能需要延长。慢性免疫抑制（如HIV感染者）的患者，可能需终生预防性治疗。

（许红梅）

第五节 寄 生 虫 病

一、蛔虫病

蛔虫病（ascariasis）是由似蚓蛔线虫寄生于人体小肠内引起的疾病。儿童由于食入感染期虫卵而被感染。虽然轻者多无明显症状，但异位寄生常可导致胆道蛔虫病、肠梗阻等严重的并发症。

【病原学】

蛔虫是寄生于人体内的大型线虫，形似蚯蚓，雌雄异体。蛔虫卵随粪便排出体外，约经2周发育成具有感染性的感染期虫卵，人误食后，部分进入小肠，虫卵中的胚蚴破壳而出，侵入小肠黏膜和黏膜下层进入微血管，经门静脉到肝，再经下腔静脉、右心到达肺，或可经淋巴管沿胸导管、奇静脉入右心而到达肺，然后穿破肺毛细血管进入肺泡。蛔蚴在肺泡逐渐长大，然后沿支气管、气管逆行至会厌，再被吞咽移行到小肠发育为成虫。成虫有向别处移行和钻孔的习性。成虫寄生于小肠以肠内容物为食物。从感染性虫卵进入人体到发育为成虫并产卵，需2～2.5个月，雌虫排卵多达每天20万个，成虫寿命为1～2年。

【流行病学】

蛔虫病患者为本病主要传染源。感染途径为感染性虫卵污染水、手、玩具或各种食物后经口吞入，也可随飞扬的尘土吸入咽部咽下感染。人群普遍易感，以学龄前儿童为高发人群，地区分布广泛，农村高于城市，是世界目前流行最广的人类蠕虫病。

【临床表现】

人体感染蛔虫后，症状轻重不一，与感染时期、蛔虫数目及机体的反应有关。

1. 幼虫移行期症状

（1）蛔虫卵移行于肺可引起蛔蚴性肺炎或蛔虫性嗜酸性粒细胞性肺炎（Loeffler综合征），

表现为咳嗽、气急、血丝痰或哮喘样症状等，肺部体征不明显。胸部X线检查呈现点状、片状浸润阴影。血中嗜酸性粒细胞增多（15%～35%），经2周左右完全消退。

（2）异位器官损害：幼虫移行过程中偶可随血流侵入肝、脑、眼等，表现为脑膜炎、肝大、癫痫、眼睑肿胀、视网膜炎以及尿的改变等。

2．成虫引起的症状　以肠道症状为主。

（1）轻度感染者无明显症状，严重者可引起营养不良、消瘦或发育障碍。

（2）消化道症状常有食欲不振、多食易饥或异食癖、脐周阵发性疼痛。

（3）神经系统症状表现为烦躁、易惊、磨牙、易激惹和失眠等。

（4）过敏反应：虫体异性蛋白可引起全身反应，如荨麻疹、血管神经性水肿、皮肤瘙痒、鼻黏膜及咽部刺激症状等。

【并发症】

蛔虫有钻孔的习性，人体在发热、胃肠病变、食辛辣食物、服用驱虫药剂量不当等因素刺激下可引起。

1．胆道蛔虫病　是最常见的并发症，以胆总管最多见。当蛔虫钻入胆道时，患者突发右上腹阵发性剧烈绞痛，小儿辗转不安、弯腰捧腹、大汗淋漓、恶心呕吐，可吐出胆汁或蛔虫。腹部体检时仅剑突右下方有轻度压痛，剧烈腹痛症状与阳性体征不一致为本病特征。若无继发感染，一般不发热。部分患儿可发生胆道感染，出现发热、黄疸、外周血白细胞增高。若蛔虫深入肝内胆管还可导致肝脓肿。

2．蛔虫性肠梗阻　多见于10岁以下小儿，尤以2岁小儿多见。因大量成虫扭结成团阻塞肠腔，或蛔虫毒素刺激肠壁引起痉挛所致，发生部分或完全性肠梗阻。表现为急性起病，脐周或右下腹突发间歇性疼痛，阵发性加剧，伴有呕吐、腹胀、肠鸣音亢进，可见肠型和蠕动波。并可扪及条索状可移动包块。腹部X线检查可见肠充气及气液平。

3．肠穿孔及腹膜炎　多继发于较久的蛔虫性肠梗阻，偶发生于钻入阑尾或胰腺引起阑尾炎或胰腺炎。表现为剧烈腹痛、进行性腹胀、腹膜刺激征。腹部X检查见膈下游离气体。

【诊断与鉴别诊断】

根据症状和体征，结合有排蛔虫或呕吐蛔虫史，粪便查到蛔虫卵即可确诊。血中嗜酸性粒细胞增多有助于诊断。B超或胰胆道造影有助于异位蛔虫病的诊断，并需与其他外科急腹症鉴别。

【治疗】

主要是驱虫治疗，并积极处理并发症。

1．驱虫治疗

（1）甲苯达唑：是治疗蛔虫病的首选药物，为广谱驱虫药，能抑制虫体对葡萄糖的摄入，导致其糖原耗竭而无法生存。驱蛔虫剂量不分年龄大小均为200mg，一次顿服或每次100mg，每日2次，连服3天。虫卵转阴率可达90%～100%。未愈者可于3周后重复第二疗程。副作用小，偶有胃肠不适、轻微头晕、腹泻、发热、皮疹等反应。

（2）枸橼酸哌嗪：是安全有效的抗蛔虫和蛲虫药物，通过麻痹虫体神经肌肉接头冲动传递，使虫体不能吸附在肠壁而随粪便排出，故适用于有并发症的患儿。剂量每日150mg/kg（最大剂量不超过每日3g），睡前顿服，连服2天。该药毒性低，但有肝肾功能不良及癫痫者禁用。有怀疑并发肠梗阻者，最好不用，以免引起蛔虫骚动。

（3）阿苯达唑：本品阻断虫体对多种营养和葡萄糖的吸收，并阻止ATP的产生，使寄生虫无法生存和繁殖。大于2岁儿童0.4g，睡前顿服，治愈率可达96%，如需要，10日后可重复一次。小于2岁儿童禁用。副作用有轻微头晕、恶心、腹泻等。

2. 并发症治疗

（1）胆道蛔虫病：治疗原则为解痉止痛、驱虫、控制感染及纠正脱水、酸中毒、电解质紊乱。腹痛可用阿托品、颠茄酊或维生素 K 等。早期驱虫可防止虫体再次钻入。蛔虫有厌酸习性，可用食醋 100～200ml 顿服或乌梅丸每次 4～9g，每日 3 次口服，以起到安蛔作用。并发感染时，可选择控制肝胆系统感染的抗生素，如氨苄西林、头孢哌酮。胆道感染并发中毒性休克者或蛔虫性肝脓肿时，可考虑外科手术治疗。

（2）蛔虫性肠梗阻：不完全性肠梗阻时可采用禁食、胃肠减压或温生理盐水灌肠，解痉、止痛，抗感染，纠正水电解质及酸碱平衡紊乱等处理。腹痛缓解后再给予驱虫治疗。完全性肠梗阻时应及时手术治疗。

（3）蛔虫性阑尾炎或腹膜炎：一旦确诊，应及早手术治疗。

【预防】

普及卫生知识，注意饮食卫生或个人卫生，饭前便后洗手。加强粪便无害化管理。在托幼机构和学校按期进行驱虫治疗以减少传染源。

二、蛲虫病

蛲虫病（enterobiasis，pinworm）是蛲虫寄生于人体肠道内的常见寄生虫病，其临床表现以肛门周围和会阴部瘙痒、睡眠不安为特征，幼儿较常见。

【病原学】

蛲虫成虫细小，为乳白色，如线头，长约 1cm，雌雄异体。主要寄生于盲肠、结肠及直肠等处。虫体头部钻入黏膜或游离于肠腔吸取营养，交配后雄虫很快死亡。雌虫受孕后脱离肠壁向肛门外移行，夜晚爬出肛门，在肛周、会阴部皮肤皱褶处排卵，虫卵在肛周经过 6 小时左右即发育成感染性虫卵。一条雌虫一次可产卵 1 万个以上，产卵后雌虫大部分死亡。感染性虫卵在自然环境中可保持感染性 10～14 天。自人体吞入虫卵到发育为成虫并产卵，需 1 个月左右。成虫在体内存活时间为 1～2 个月。

【流行病学】

蛲虫病患者是唯一的传染源。感染方式主要通过肛门 - 手 - 口直接感染，也可通过粘有虫卵的衣裤、玩具和被褥等物品污染食物，或含有虫卵的尘埃通过口腔、吸入等方式间接传染。人群普遍易感，常在儿童集体机构或家庭中造成流行，儿童多于成人。

【临床表现】

病情虽不严重，但影响正常生活。

1. 局部症状　以肛门周围及会阴部皮肤瘙痒最常见，且以夜间为甚，局部皮肤可因搔抓而发生皮炎或继发感染；蛲虫偶可侵入女孩阴道、尿道引起尿频、尿急、遗尿等症状。

2. 全身症状　由于虫体附着于局部肠黏膜，导致轻微损伤，引起食欲减退、恶心、呕吐、腹痛、腹泻等消化功能紊乱，以及长期夜间瘙痒影响睡眠，导致小儿烦躁、睡眠不安。

【诊断】

小儿有肛周及会阴部瘙痒，女孩尿频、尿急而尿常规检查正常者应考虑本病。可于夜间患儿入睡后 1～2 小时观察肛周皮肤皱褶处有无白色小线虫，或晨起用肛周刮取物找虫卵。偶可在粪便中看到成虫，凡找到成虫或虫卵者即可确诊。

【治疗】

在用药同时应采取预防措施，重视重复治疗，防止重复感染。

1. 驱虫治疗

（1）恩波吡维铵：是首选药物，剂量为 5mg/kg（最大量 0.25g），睡前顿服，2～3 周可重复治疗一次。不良反应轻微，口服本药粪便为红色。

(2) 甲苯达唑：剂量为100mg，一次顿服。治愈率为90%～100%。

(3) 阿苯达唑：2岁以上儿童200mg，顿服。治愈率为100%。

2．局部用药　入睡前用专用洁具清洗会阴和肛门，局部涂擦蛲虫软膏（含百部浸膏30%、甲紫0.2%），或用噻嘧啶栓剂肛塞，连用3～5天，可杀虫止痒。

3．巩固疗效　最好间隔10天左右重复治疗一次，期间充分清理环境、清洗衣物，家庭及幼儿机构的成员也应同时接受治疗。

【预防】

强调以预防为主，注意个人卫生，饭前便后洗手。勤换内衣裤，婴幼儿尽可能不穿开裆裤，纠正吸吮手指习惯。患儿换下的内衣裤应煮沸灭卵。在集体儿童机构开展普查普治工作。

三、钩虫病

钩虫病（ancylostomiasis）是钩虫寄生于人体小肠的肠道寄生虫病。以贫血、营养不良、胃肠功能紊乱和异食癖为主要临床表现。

【病原学】

寄生于人体的钩虫主要是十二指肠钩虫和美洲钩虫。虫体很小似绣花针，呈半透明米黄色或淡红色，雌雄异体。钩虫多附着于小肠，以其口囊咬吸在肠黏膜上，并经常交换咬附点，摄取血液、组织液，形成出血点及小溃疡，并分泌抗凝素阻止肠壁伤口血液凝固，使咬附点伤口不易凝血而慢性失血。每条雌性十二指肠钩虫平均每天产卵3万个左右，美洲钩虫约9000个。虫卵随粪便排出体外后，在适宜的土壤中孵育成幼虫，并在1～12周内经过两次蜕皮，成为具有感染性的丝状蚴。丝状蚴主要通过皮肤或毛囊汗腺孔钻入人体；此外，丝状蚴还可通过口腔黏膜侵入人体。丝状蚴侵入人体在皮下组织中移行进入小静脉或淋巴管，经右心至肺后穿出毛细血管进入肺泡，然后经气管到会厌，随宿主吞咽，经胃到达小肠发育为成虫，历时4～5周。成虫寿命平均1～3年，最长可达15年。

【流行病学】

钩虫病患者为主要传染源。皮肤接触被丝状蚴污染的土壤为主要感染途径；进食污染的食品也可感染；婴幼儿可因尿布、衣服落在污染丝状蚴的田地或铺地晾晒而感染，也可因坐地、爬玩而感染。人群普遍易感，尤以南方发病率高，农村高于城市，成人高于儿童。小儿年龄越大，感染机会越多。

【临床表现】

轻重不一，以贫血为主。轻者无症状，称钩虫感染。重者可导致生长发育障碍及严重贫血。长期反复感染可影响生长发育和智力发育。

1．钩蚴所致症状

(1) 钩蚴性皮炎：钩蚴侵入皮肤处（足趾和手指尖皮肤多见），出现局部瘙痒性小红疹或小疱疹。由于抓痒而引起继发感染，出现发热、淋巴结炎。

(2) 呼吸道症状：急性感染时，钩蚴通过血液循环侵入肺组织，可引起发热、咳嗽、气喘、痰中带血及咯血等症状。胸部X线检查可见一过性浸润性病变，外周血嗜酸性粒细胞增多。病程多于数日或数周后自行消退。

2．成虫所致症状

(1) 贫血：失血性贫血是其主要症状。由于成虫吸血造成宿主失血和凝血抑制，表现为小细胞低色素性贫血。严重者导致贫血性心脏病。病久可影响小儿体格和智力发育。

(2) 消化道症状：初期贪食，但体重下降，随病情进展出现食欲下降、胃肠功能紊乱、腹胀、营养不良、异食癖等，严重者出现便血。

3. 婴儿钩虫病 患儿可有急性便血性腹泻、黑便,严重贫血,肝脾大等症状,病死率高(4%~7%)。

【诊断】

在流行区,对有贫血、异食癖、营养不良、生长发育障碍,外周血检查为小细胞低色素性贫血、嗜酸性粒细胞增高者均应考虑本病可能。粪便中检出钩虫卵或孵育出钩蚴是确诊依据。痰液中找到钩蚴亦可确诊,钩蚴培养法检出率较高。在普查中,用钩虫虫体抗原作皮内试验,阳性者结合流行病学及临床特点,也可及早诊断。

【治疗】

采取病因治疗、加强护理、纠正贫血等综合措施。

1. 一般治疗 以纠正贫血为主,给予富含维生素和蛋白质的食物及铁剂。严重贫血者宜少量多次输血,每次5~10ml/kg,缓慢输入。

2. 驱虫治疗 对有严重贫血的患儿应先纠正贫血后再行驱虫。联合应用,可提高疗效。

(1) 甲苯达唑:每次100mg,每日2次,连服3~4天。如需重复,可于3周后进行。

(2) 阿苯达唑:2岁以上儿童每日200mg,一次顿服,10日后可重复一次。小于2岁儿童禁用。

(3) 噻嘧啶:为神经肌肉阻滞药,使虫体麻痹而排出,10mg/kg,每日1次,睡前顿服,连用2~3天。有严重心、肝、肾疾病患者慎用。服后可有轻度恶心、眩晕、腹痛等副作用。

(4) 联合用药:甲苯达唑+噻嘧啶10mg/(kg·d),连服2天,或复方甲苯达唑(每片含甲苯达唑100mg,左旋咪唑25mg)每日2次,每次1片,连服2~3次。

3. 对症治疗 手足皮肤发痒部位可浸入50℃以上热水中,持续30分钟左右即可达到杀灭蚴虫和止痒的作用;也可局部涂抹左旋咪唑药膏。

【预防】

加强卫生知识宣教,并做好粪便无害化处理。避免赤足行走或劳动。注意饮食卫生。在流行区域开展普查治疗工作以减少传染源。

四、绦虫感染

包括肠绦虫病(intestinal taeniasis)和囊尾蚴病(cysticercosis,又称囊虫病)。肠绦虫病是绦虫寄生于人体肠道引起的疾病。常见的有猪肉绦虫病和牛肉绦虫病,系因进食含有活囊蚴的猪肉或牛肉而感染。囊虫病则是由猪绦虫的囊尾蚴寄生于人体所致。常见的寄生部位有皮下组织、肌肉和中枢神经系统,以寄生在脑组织最为严重。

【病原学】

绦虫为乳白色,体形扁长,呈带状。成虫雌雄同体,分为三部分:头节、颈节和体节。虫卵被猪、牛等中间宿主吞食后,宿主的蛋白水解酶使卵壳溶解,其内的六钩蚴逸出,钻入肠壁,随血液或淋巴液到不同组织(主要在肌肉、骨骼),发育为囊尾蚴。囊尾蚴有如黄豆大,内有白色米粒大小的囊尾蚴头节。含囊尾蚴的生猪肉(俗称"米猪肉")被人食后在小肠内伸出头节并逐渐长出节片,2~3个月即发育为成虫。成虫的寿命可长达25年以上。人食入虫卵后亦可在人体内发育成囊尾蚴,使人患囊尾蚴病。因此,人也可成为猪绦虫的中间宿主,但不能在人体内继续发育为成虫。

【流行病学】

人是猪绦虫和牛绦虫的终末宿主,因此,绦虫病患者是唯一传染源。猪是主要的中间宿主。传播途径是因生食或食入了未经煮熟的含囊尾蚴的猪(牛)肉。这与饮食习惯有关,也可因生肉与熟肉共同炊具污染而引起。人群对绦虫病普遍易感。

【发病机制】

当人食用生的或未完全煮熟的含囊尾蚴的猪（牛）肉，囊尾蚴进入人体小肠，借吸盘附着于肠黏膜上，引起局部的损伤和炎症。多条绦虫寄生，可因虫体扭转致肠梗阻。寄生的虫体大量吸收宿主肠内的营养成分，造成患者营养不良和贫血等。虫体的代谢产物可能对宿主有一定的毒性作用。若食入了猪绦虫的卵，则发育成囊尾蚴，寄生于人体的不同部位，引起囊虫病。其中，囊尾蚴在人体内寄生的危害性比绦虫病更大。

【临床表现】

从食入囊尾蚴至粪便中出现虫体节片或虫卵的时间为2~3个月。

成虫引起的临床表现与感染虫体的数量有关，少者无症状，多者可出现脐周隐痛、食欲不振、恶心、消化不良、轻度腹泻、肛门部痒感等。部分患儿可有食欲增加，但体重减轻、消瘦、体力差、头晕、失眠、乏力等。

囊尾蚴引起的症状和体征视感染的数量及部位而异。常见寄生部位有皮下、肌肉、脑、眼、心脏、肺、肾、肝等处。脑囊虫病最常见。症状复杂多样，以癫痫、颅内压增高和精神症状最为常见。脑脊液检查多正常，少数病例有蛋白和细胞数增多。眼部囊虫病以玻璃体和视网膜最常受累。肌肉和皮下组织的囊虫病可在局部形成结节。

【诊断与鉴别诊断】

有生食或进食半生的牛、猪肉史，粪便中发现绦虫节片或检出虫卵即可确诊。囊虫病的诊断依据包括：①有猪绦虫病史，或粪便中发现有绦虫或妊娠节片；②皮下结节病理检查见囊尾蚴；③免疫试验：囊尾蚴抗原皮内试验、补体结合试验阳性，用囊尾蚴液纯化抗原与患者脑脊液进行酶联免疫吸附测定阳性；④患病时间较长者，囊虫已死亡而有钙化者（一般显示需5年以上），可拍头颅X线片或脑室造影帮助诊断。

脑囊虫病应与原发性癫痫，其他寄生虫如血吸虫、肺吸虫等寄生于脑部引起的癫痫鉴别。皮下结节应与皮脂腺囊肿、多发性神经纤维瘤、风湿结节及肺吸虫皮下结节鉴别。眼囊虫病需与眼内肿瘤、异物、葡萄膜炎、视网膜炎鉴别。

【治疗】

1. 驱虫治疗

(1) 氯硝柳胺（灭绦灵）：为驱绦虫首选药物。<2岁每日0.5g，2~6岁每日1g，>6岁每日2g，均分2次空腹服（将药片嚼碎后吞下），间隔1小时。服后2小时服硫酸镁导泻。该药不良反应轻微。

(2) 吡喹酮：为广谱抗寄生虫药，对肠绦虫病和囊虫病均有效，治愈率可达100%。驱绦虫剂量为10~15mg/kg，顿服。治脑囊虫病的剂量为20mg/(kg·d)，分3次服，连服9日为一疗程，疗程间隔3~4个月。此药不良反应较重，因迅速杀死囊虫，囊虫死亡后其周围炎症反应和水肿加剧，可引起明显的颅内压增高，使原有症状加重。应注意及时给予降颅压治疗。

(3) 槟榔与南瓜子：驱牛绦虫先空腹口服南瓜子30~60g，以麻痹虫体，2小时后服35%槟榔煎剂60~120ml；驱猪绦虫只用前述剂量的槟榔煎剂即可。

(4) 阿苯达唑：主要用于治疗脑囊虫。剂量20mg/(kg·d)，分2次，于餐前半小时服用，连服10天为一疗程。

服药后应使患儿坐于盛有温盐水的便盆上排便，以防虫体遇冷缩回，不能全部排出。不可牵拉虫体，以免节片断裂。应尽可能防止患儿呕吐，以防孕节随胃肠液反流，导致自体感染引起囊虫病。对排出的虫体应检查有无头节。如无头节，治疗可能不彻底，容易复发。治疗3个月，无虫卵和节片排出为治愈。

2. 手术治疗 眼囊虫病目前主张以手术摘除为宜。颅内尤其是脑室内单个囊虫也可行手术治疗。

【预防】

加强卫生宣传，改变不良饮食习惯。加强肉品检验，不吃生的或未煮熟的猪、牛肉。仔细清洗蔬菜与水果，应区分生、熟食品的砧板。彻底治疗绦虫病患者。

五、肺吸虫病

肺吸虫病（pulmonary distomiasis）又名并殖吸虫病（paragonimiasis），在我国，主要是由卫氏并殖吸虫（*Paragonimus westermani*）或四川并殖吸虫（*Paragonimus szechuanensis*）感染引起的一种人畜共患的地方性寄生虫病，以咳嗽、胸痛、咯血为主要表现，并可造成异位损害，产生相应的临床表现。

【病原学】

并殖吸虫的生殖器官是并列的，因而得名。成虫雌雄同体。主要寄生于终末宿主的肺组织。虫卵随终末宿主的痰或粪便排到体外，落入淡水中，在适宜温度下经3～6周发育成毛蚴，从卵中钻出，侵入第一中间宿主淡水螺体内，经2～3个月发育成尾蚴。尾蚴成熟后，脱离第一中间宿主进入水中，生活24～48小时，如未遇到第二中间宿主——蟹类，即自行死亡；若进入第二中间宿主，则发育成囊蚴。终末宿主生食含囊蚴的石蟹或蝲蛄后，囊蚴外壁在十二指肠经胆汁和消化液作用被破坏，幼虫逸出，钻过肠壁进入腹腔，侵犯腹腔各器官。再穿过膈肌进入胸腔到达肺，在小支气管附近发育为成虫。从囊蚴经口感染至成虫产卵，需2～3个月。

【流行病学】

肺吸虫病在世界上分布较广，我国二十多个省、市、自治区均有病例报告。四川、江西、云南等地的肺吸虫病主要由四川并殖吸虫引起。东北、浙江等省则主要以卫氏并殖吸虫感染为主。肺吸虫病的主要传染源包括患者、果子狸、猫、狗等一些哺乳类动物。近年发现鼠类、猪、兔等也是重要传染源。传播途径主要因生食含有肺吸虫囊蚴的石蟹或蝲蛄所致。人群对本病普遍易感，学龄儿童的感染率较高，可能与儿童接触蟹类的机会较多有关。

【发病机制】

当人生食了含有并殖吸虫活囊蚴的石蟹或蝲蛄后，幼虫在肠腔内脱囊，借肌肉运动及分泌出的酸性和碱性液体破坏人体组织，穿过肠壁进入腹腔，在腹腔各脏器间游走，引起肠壁浆膜及腹膜的纤维素性炎症，产生广泛的炎性黏液，内含大量的嗜酸性粒细胞。并可发育形成大小不等的囊肿，分散或成团存在。经1～3周后，大多数幼虫由腹腔穿过膈肌进入胸腔，引起渗出性胸膜炎，胸腔积液中可见虫卵。虫体可沿颈内动脉上行，侵入脑组织，在脑和脊髓中也可形成囊肿、结节和瘢痕组织。主要累及大脑颞叶和枕叶，但也可侵犯其他部位，包括内囊、基底节和侧脑室，引起压迫症状或阻塞脑室通路而致脑室扩大或萎缩。脊髓若受压迫可造成截瘫。幼虫直接穿过胸膜进入肺组织，发育为成虫后，成虫产卵又可经过痰液或咽下后从粪便排出体外，形成特殊的循环感染。

【临床表现】

并殖吸虫病是一种全身性疾病，临床表现复杂多样，除了并殖吸虫在肺部寄生引起的呼吸道表现外，全身症状还包括畏寒、发热、乏力、食欲减退、盗汗、腹痛、腹泻等。部分患儿出现荨麻疹及哮喘。根据寄生部位可分以下临床类型：

1. 肺型　卫氏并殖吸虫病90%以上为此型。咳嗽、胸痛、胸闷，痰中带血并排出烂桃样血痰是本病典型表现之一，因坏死肺组织被咳出所致。有时可发生大咯血。血痰中可查出并殖吸虫卵。胸膜炎时出现胸腔积液、脓性或脓气胸等特征。

2. 腹型　主要出现腹痛和腹泻。部分患儿有恶心、呕吐及肝大、黄疸等。粪便为黄色稀便，可出现血样便。阑尾、胰腺或肠系膜淋巴结受累时可有剧烈腹痛。

3. 脑脊髓型　儿童感染多见，常同时有胸肺型的表现。常见头痛、呕吐、视物不清、视神经乳头水肿、视神经萎缩等颅内压增高的表现。可出现反复癫痫发作、视幻觉及肢体感觉异常、瘫痪、失语、偏盲等。脊髓受累的患儿则出现单侧或双侧下肢瘫痪。

4. 皮下结节型　全身可有皮下结节或包块，在胸部、腋窝、上腹部常见。结节多呈长条形，直径数厘米，在深层皮下，皮肤表面无显著异常，或有隐痛或发痒。结节或包块为游走性。

5. 其他表现　心包受累可引起心包积液；眼部受累可出现眼球突出、局部红肿、疼痛等。

【诊断与鉴别诊断】

根据流行病学、临床表现，结合从痰液、粪便、皮下结节或包块病理检查中检出肺吸虫的成虫或虫卵，即可确诊。但四川并殖吸虫不易检出虫卵，需借助免疫学检查，包括皮内试验和补体结合试验。本病患儿几乎全部阳性且治疗后数年仍可存在，但需要与其他吸虫病和麻风鉴别。本病患儿补体结合试验100%阳性，但与其他吸虫病有交叉反应。脑脊液补体结合试验特异性强，无交叉反应性。

本病需与结核病、肺囊肿、脑囊虫病和颅内肿瘤等鉴别。腹型常误诊为腹膜炎。

【治疗】

1. 驱虫治疗

(1) 吡喹酮：是当前治疗肺吸虫病的首选药。剂量为75mg/(kg·d)，分3次口服，连用3日。对脑型患儿应间隔7天后再给予第二个疗程。

(2) 硫氯酚：在没有或不能使用吡喹酮的情况下可用此药。剂量50mg/(kg·d)，分3次服用，隔天服用，20个治疗日为一疗程，有时需2～3个疗程。有严重心、肺、肾疾病者禁用。

2. 对症治疗　有严重咳嗽及咯血者给予镇咳、止血药物；有癫痫发作者应用抗癫痫药；有颅内压增高者给予脱水剂。

3. 手术治疗　脑型、脊髓型有压迫症状者可手术摘除。明显肠粘连、肠梗阻，也应考虑手术治疗。但手术前应驱虫治疗。

【预防】

开展卫生宣传教育，改变生食或半生食石蟹、蝲蛄及饮用生溪水的习惯，是防止人体受感染的关键；彻底治疗患者和病兽，管理好动物传染源；不随地吐痰及大小便，防止虫卵入水。

六、贾第虫病

贾第虫病（giardiasis）是由蓝氏贾第鞭毛虫（*Giardia lamblia*，简称贾第虫）寄生而引起的以腹泻为主要症状的消化道疾病，为人体肠道感染的常见寄生原虫之一。

【病原学】

贾第虫是一种单细胞原虫，主要寄生在小肠上段，有时也寄生在胆囊、胆管或肝胆管内。贾第虫发育分包囊和滋养体两个阶段。成熟包囊有4个细胞核，具有感染性。包囊在水中可生存数月，在粪便中生存10天以上；在含0.5%氯的水中生存2天；在50℃及干燥环境中很快死亡。包囊进入小肠不久后脱囊，经分裂形成两个滋养体。滋养体有4对鞭毛，用于运动；腹面有吸盘，鞭毛运动辅助其吸附于肠壁。成熟包囊随粪便排出体外，新宿主食入即可受感染。

【流行病学】

患者和包囊携带者是本病的主要传染源，犬、海狸等也是保虫宿主。包囊污染食物或水引起传播，甚至发生暴发流行。主要经粪-口途径传播，也可经性接触传播。贾第虫病在世界各地都有发病，国内人群感染率较高，可达15%。儿童易感性高于成人，发病高峰在5～9岁。南方发病率高于北方。

【发病机制】

滋养体寄生于小肠上段，通过吸盘附着于小肠黏膜上皮细胞绒毛间。常移动附着位置，在吸附部位造成环形损害、微绒毛移位、变形、空泡形成等。重者出现绒毛缩短、增厚，肠腺上皮呈局灶性急性炎症反应，有嗜中性粒细胞和嗜酸性粒细胞浸润。重度感染时绒毛萎缩，固有层大量浆细胞浸润。因虫体覆盖大片肠黏膜表面，造成宿主营养物质吸收障碍。此外，发病还可能与机体的免疫缺陷状态有关。

【临床表现】

潜伏期1～3周。急性期的典型表现为突然腹泻，粪便呈水样，有恶臭味，无脓血。恶心、呕吐、腹胀、腹痛、排气增多、厌食、疲乏。患儿可有低热、头痛，一般病程3～4天，少数患儿症状可持续数月，表现为脂肪泻、体重减轻和虚弱，出现营养不良等。慢性期患儿症状持续或反复发作，表现为周期性短时间腹泻、体重减轻、生长发育迟缓。少数患儿病程可达数年，也有排包囊而无症状者。

如虫体侵入肝胆系统，可引起肝胆功能失调和胆道感染，表现为发热、腹部隐痛或右上腹不适，但出现黄疸和肝功能异常者极少。不少病例经过一定时间后症状自行消失而痊愈。

【诊断与鉴别诊断】

根据临床表现、流行病学资料怀疑本病时，应作实验室检查，以助诊断。长期腹泻、腹痛，一般治疗措施不显著者，亦应考虑本病。

1. 病原学检查　粪便生理盐水涂片法查滋养体，碘液染色法查包囊。十二指肠液或胆汁引流法和肠检胶囊法可提高检出率。

2. 免疫学检查　检测患儿血清抗体，此法特异性和重复性好，可代替十二指肠引流液检查。酶联免疫吸附测定（ELISA）和对流免疫电泳法特异性和敏感性更高，均可用于本病诊断。

本病需与隐孢子虫病所致腹泻及其他慢性腹泻鉴别。

【治疗】

1. 甲硝唑　首选，小儿用量为7～15mg/(kg·d)，分3次口服，连服10天。治疗期间应注意血白细胞计数。

2. 呋喃唑酮　剂量10mg/(kg·d)，连服7天，新生儿禁用，可致溶血性贫血。不良反应有恶心、呕吐、腹泻等。

3. 阿苯达唑　幼儿剂量每次50mg，每日2次，连用3天，一般可使腹泻停止，粪便中的贾第虫转为阴性。

【预防】

使小儿养成良好的卫生习惯，注意饮食清洁。对患者及携带者进行彻底治疗、加强粪便管理均可减少本病的发生。

（赵振河　何　昕）

第九章 消化系统疾病

第一节 小儿消化系统解剖生理特点

一、口腔

新生儿和婴儿的唾液腺发育较差,唾液分泌少,口腔黏膜干燥且柔嫩,血管丰富,易受损伤或微生物感染。3~4个月时唾液分泌开始增多,5~6个月后唾液量明显增多,而婴幼儿口底浅,又不会及时吞咽过多的唾液,常发生生理性流涎(physiological drooling)。

二、食管

新生儿及婴儿食管呈漏斗状,弹力组织及肌肉组织发育尚不发达。食管下段贲门括约肌发育不成熟,调控能力差,常发生胃食管反流(gastroesophageal reflux)。

三、胃

新生儿胃容量为30~60ml,1~3个月为90~150ml,1岁为250~300ml,5岁时700~850ml,成人约2000ml。婴儿贲门括约肌张力低,关闭作用差,幽门肌肉发育较良好,但由于自主神经调节不成熟,常发生幽门紧张度升高,引起幽门痉挛(pyloric spasm),发生呕吐。婴儿胃呈水平位,当小儿站立行走时,渐变为垂直位。

四、肠

1. 小儿消化道血管和淋巴管丰富,通透性高,肠管相对比成人长,有利于营养物质吸收。小儿肠系膜柔软而长,活动度大,容易患肠套叠(intussusception)和肠扭转(volvulus)。年龄越小,结肠相对越短,不利于水分的吸收,故小儿粪便不易成形,多为糊状。
2. 婴儿粪便的特点
(1) 胎粪:胎粪由浓缩的消化液、脱落的上皮细胞及胎儿时期吞入的羊水和毳毛所组成。新生儿出生24小时内排出,黏稠,呈深绿或黑绿色,无臭味。若喂乳充分,2~3天后转变为正常粪便。
(2) 母乳喂养儿粪便:为黄色或金黄色糊状或含有颗粒状的粪便,有时微带绿色,呈酸性,无臭味,每天排便2~4次。
(3) 人工喂养儿粪便:大便色淡黄色或呈灰黄色,质较干,常带奶瓣,呈中性或碱性反应,臭味,大便1~2次/日。
(4) 混合喂养儿粪便:乳类同时加淀粉类食物喂养的婴儿,大便量多,质稍软,臭味较重,一般为暗褐色,每日1~2次。

五、肝

年龄越小,肝相对越大。1~3岁小儿肝下缘在右锁骨中线肋缘下1~2cm,4~5岁以后渐进入肋缘内。婴儿肝结缔发育较差，肝细胞再生能力强，不易发生肝硬化，但易受各种不利因素的影响，如缺氧、感染、药物中毒等均可使细胞发生肿胀、脂肪浸润、变性、坏死、纤维增生而肿大。婴儿时期肝内胆汁分泌较少，故对脂肪的消化、吸收功能较差。

六、胰腺

出生时胰腺分泌量少，幼婴胰淀粉酶、胰脂肪酶、胰蛋白酶活性均较低，故对淀粉、脂肪和蛋白质的消化吸收较差。

七、胃肠道细菌

在母体内，肠道是无菌的，生后数小时细菌侵入肠道，主要分布在结肠和直肠。肠道菌群受食物成分影响，单纯母乳喂养儿以双歧杆菌占绝对优势，人工喂养和混合喂养肠内的大肠埃希菌、嗜酸杆菌、双歧杆菌及肠球菌所占的比例几乎相等。

（贾秀红）

第二节　口　炎

口炎（stomatitis）是指口腔黏膜的炎症，若病变限于舌、齿龈、口角，亦可分别称为舌炎、齿龈炎或口角炎，婴幼儿多见。感染常由病毒、真菌、细菌引起，可单独发生，亦可继发于急性感染、腹泻、营养不良、久病体弱、维生素 B 或 C 缺乏等。

一、鹅口疮

鹅口疮（thrush）又名口腔念珠菌病（oral candidiasis）或雪口病，为白念珠菌感染，多见于新生儿、营养不良、腹泻、长期用广谱抗生素或激素的患儿，多因哺乳时奶头不洁及污染的乳具感染，新生儿亦可经产道感染。

【临床表现】

口腔黏膜表面出现白色乳凝块样物，强行剥离后局部黏膜潮红、粗糙、溢血，见于颊黏膜、舌、齿龈、上腭等处，可延至咽部，不易拭去，周围无炎症反应，不痛、不流涎，一般不影响吃奶，也无全身症状，重症可累及食管、肠道、喉、气管、肺等。取白膜少许置玻片上，加 10% 氢氧化钠一滴，在显微镜下可见真菌的菌丝和孢子。

【治疗】

一般不需静脉或口服抗菌药物，可用弱碱性溶液，如 2%～3% 碳酸氢钠溶液于哺乳前后清洁口腔。病变广泛者，用制霉菌素 5～10 万 U/kg，加水 1～2ml 涂患处，每日 2～3 次，亦可同时服用肠道微生态制剂，纠正肠道菌群失调，抑制真菌生长。

二、疱疹性口炎

疱疹性口炎（herpetic stomatitis）亦称疱疹性齿龈口炎，为单纯疱疹病毒感染所致，多见于 1～3 岁小儿。传染性较强，主要通过飞沫或直接接触感染，常在集体托幼机构引起小流行。

【临床表现】

起病急，先有发热，可达 38～40℃，1～2 天后口腔黏膜出现成簇或单个小疱疹，直径 2～3mm，周围有红晕，破溃后形成溃疡，上面覆盖黄白色膜样渗出物，小溃疡可融合成大溃疡，有时可累及软腭、舌和咽部，口角和唇周皮肤亦常有疱疹，局部疼痛，流涎，拒食，烦躁,颌下淋巴结肿大;可伴有齿龈炎(gingivitis),此时全口牙龈急性充血水肿,呈紫红色,触之易出血,可有触痛。体温3~5天恢复正常,病程1~2周。

【治疗】

1. 保证营养供应　鼓励患儿进食,食物以微温或凉的流质为宜,忌刺激性食物,避免酸性饮料。疼痛严重者,局部可用锡类散、冰硼散,也可喷西瓜霜等,或在进食前用2%利多卡因涂局部。

2. 抗病毒治疗　用碘甘油涂抹局部病变,有抑制病毒的作用。全身中毒症状严重者,可给予利巴韦林、阿昔洛韦或更昔洛韦。

3. 对症处理　发热时用退热剂,有继发感染时可用抗生素。

三、溃疡性口炎

溃疡性口炎(ulcerative stomatitis)又称伪膜性口炎(pseudo membranous stomatitis),多由链球菌、金黄色葡萄球菌、肺炎链球菌、铜绿假单胞菌、大肠埃希菌等引起,多见于婴幼儿,常发生于全身感染抵抗力低下时,因口腔不洁利于细菌繁殖而引起。

【临床表现】

起病急,病初口腔黏膜充血水肿,继而在舌、颊、唇内、上颚等处出现大小不等、界限清楚的糜烂或溃疡,散在或融合成片,可延至唇、咽喉部,上有纤维素性炎性渗出物形成的假膜,呈灰白色,易拭去,遗留溢血创面,不久又被假膜覆盖,涂片染色可见大量细菌;局部疼痛,流涎,拒食,局部淋巴结肿大。全身症状明显,如全身不适、烦躁,常伴发热,严重者可出现脱水及酸中毒,外周血白细胞总数增高等。病程7~10天。

【治疗】

1. 一般治疗　保证营养和水分,宜进食温凉的流质饮食,补充维生素B_1、维生素B_2及维生素C,避免刺激性食物及饮料。

2. 控制感染　口服或静脉滴注青霉素类、头孢菌素类抗生素。

3. 做好口腔护理　漱口水漱口,每日1~2次;局部涂5%金霉素鱼肝油,或用养阴生肌散、锡类散、冰硼散等;或用2%利多卡因涂局部止痛。

4. 对症治疗　①高热时给予物理降温或药物治疗;②纠正脱水和酸中毒,注意补充热量及液体等。

(贾秀红)

第三节　胃食管反流病

胃食管反流病(gastroesophageal reflux disease,GERD)是指胃、十二指肠内容物反流入食管甚至口咽部引起的一种疾病,分生理性和病理性两种,临床主要表现为呕吐、食管炎和反流综合征。

【病因与发病机制】

1. 抗反流屏障功能低下　正常吞咽时食管下端括约肌(lower esophageal sphincter,LES)张力低,反射性松弛,压力下降,通过食管蠕动推动食物进入胃内,然后压力又恢复到正常水平,并出现一个反应性的压力增高以防止食物反流。当胃内压和腹内压升高时,LES会发生反应性主动收缩使其压力超过增高的胃内压,起到抗反流作用,如因某种因素使上述正常功能发生紊乱时,LES短暂性松弛即可导致胃内容物反流入食管。LES张力降低是引起GERD的主要原因。LES 周围组织作用减弱（如腹腔段食管缺如、小婴儿食管角较大、膈肌收缩时的"钳夹"作用较差、食管下端黏膜"反流活瓣样"作用减弱等）、短暂腹内压增高、胃排空功能低下也是重要的致病因素。

2．食管廓清能力降低　GERD 患儿常有食管蠕动振幅低及食管黏膜抗酸能力弱，继发性顺蠕动减弱或消失，致使食管廓清能力低而致病。

3．食管黏膜屏障作用受损　反流物中的某些物质，如胃酸、胃蛋白酶以及从十二指肠反流入胃的胆盐和胰酶使食管黏膜的屏障功能受损，引起食管黏膜炎症。

4．胃、十二指肠功能失常　胃排空能力低下，使胃内容物及其压力增加，当胃内压增高超过 LES 压力时可使 LES 开放，胃容量增加又导致胃扩张，致使贲门食管段缩短，使其抗反流屏障功能降低。十二指肠病变时，幽门括约肌关闭不全则导致十二指肠胃反流。

【临床表现】

食管上皮细胞暴露于反流的胃内容物中，是产生症状和体征的原因，临床主要表现为呕吐、食管炎和反流综合征。

1．呕吐（vomiting）　新生儿和婴幼儿以呕吐为主要表现，呕吐程度轻重不一，多数发生在进食后，有时在夜间或空腹时，严重者呈喷射状；呕吐物为胃内容物，有时含少量胆汁，也有表现为溢乳、反刍或吐泡沫。年长儿以反胃、反酸、嗳气等症状多见。

2．反流性食管炎（esophagitis）　常见症状有：①烧灼感：多见于年长儿，位于胸骨下端，饮用酸性饮料可使症状加重，服用抗酸剂可使症状减轻。②咽下疼痛：婴幼儿表现为喂奶困难，多有较强的进食欲望及饥饿感，但吃第一口后就出现烦躁、拒食。③咽下困难：炎症早期可因食管局限性痉挛，发生间歇性咽下困难和呕吐。如并发食管狭窄则出现严重呕吐和持续性咽下困难。④呕血和便血：出现呕血或黑便症状，严重的反流性食管炎可发生缺铁性贫血。

3．反流综合征　反流物直接或间接引发呼吸系统疾病，如慢性呼吸系统疾病、吸入性肺炎、哮喘、窒息、婴儿猝死综合征及 Delahunty 综合征（包括慢性咽炎、慢性声带炎和气管炎）等。

4．其他　①反刍（rumination）；②营养不良和生长发育迟缓；③Sandifer 综合征是指 GERD 患儿表现为类似斜颈的一种"公鸡头样"的姿势，同时伴有食管反流、杵状指、蛋白质丢失性肠病及贫血貌；④Barrette 食管：由于慢性胃食管反流，食管下端的鳞状上皮被增生的柱状上皮所替代，抗酸能力增强，但更易发生食管溃疡、狭窄和腺癌，溃疡较深者可发生食管气管瘘。

【辅助检查】

1．食管钡餐造影　对食管的形态、运动状况、造影剂的反流和食管与胃连接部的组织结构做出判断，并能观察到是否存在食管裂孔疝以及食管黏膜炎症改变。5 分钟内＞3 次钡剂反流至食管提示有反流。

2．食管 pH 动态监测　经鼻孔将微电极放置在食管括约肌的上方，24 小时连续监测食管下端 pH，如有酸性胃食管反流发生则 pH 下降，是目前最可靠的诊断方法，特别适用于不典型的患者，或帮助查找如咳嗽、哽噎、喘鸣、阵发性青紫、呼吸暂停等症状的原因。Boix-Ochoa 综合评分＞11.99 和酸反流指数＞4%，即可诊断。

3．食管胆汁反流动态监测　食管胆红素值＞0.14 提示有胆汁反流。

4．食管动力功能检查　了解食管运动情况及 LES 功能，LES 压力＜0.8kPa，常提示本病。

5．胃－食管放射性核素闪烁扫描　口服或胃管内注入含有 ^{99m}Tc 标记的液体，应用 γ 照相机测定食管反流量，可了解食管运动功能，明确呼吸道症状与胃食管反流的关系。

【诊断与鉴别诊断】

GERD 临床表现复杂且缺乏特异性，凡临床发现不明原因反复呕吐、咽下困难、反复发作的慢性呼吸道感染、难治性哮喘、生长发育迟缓、营养不良、贫血、反复出现窒息、呼吸暂停等症状时都应考虑到 GERD 的可能。针对不同情况,选择必要的辅助检查以明确诊断。本病应与下列疾病鉴别。

1. 贲门失弛缓症(achalasia of cardia) 又称贲门痉挛,是指 LES 松弛障碍导致的食管功能性梗阻。婴幼儿表现为喂养困难、呕吐,重症可伴有营养不良、生长发育迟缓;年长儿诉胸痛和烧灼感、反胃;通过 X 线钡餐造影、内镜和食管测压等可确诊。

2. 以呕吐为主要表现的新生儿、小婴儿应排除消化道器质性病变,如先天性幽门肥厚性狭窄、胃扭转、肠旋转不良、环状胰腺等。

3. 生理性胃食管反流 仅见于进餐时或餐后短时间内,而无 GERD 的临床表现。

【治疗】

凡诊断为 GERD 的患儿,特别是有合并症或影响生长发育者必须及时进行治疗,包括体位治疗、饮食疗法、药物和手术治疗。

1. 体位治疗 将床头抬高 15°～30°,小婴儿的最佳体位为前倾俯卧位,但为防止婴儿猝死综合征的发生,睡眠时应采取左侧卧位;儿童在清醒状态下最佳体位为直立位和坐位,睡眠时保持左侧卧位及上体抬高,减少反流频率及反流物误吸。

2. 饮食疗法 以稠厚饮食为主,少量多餐,人工喂养儿可在牛奶中加入淀粉类或进食谷类食品;年长儿以高蛋白、低脂肪饮食为主。睡前 2 小时不予进食,保持胃处于非充盈状态。避免食用降低 LES 张力和增加胃酸分泌的食物,如酸性饮料、碳酸及咖啡因饮料、高脂饮食、巧克力和辛辣食品。此外,应控制肥胖,避免被动吸烟。

3. 药物治疗 包括促胃肠动力药、抗酸或抑酸药、黏膜保护剂等,但使用时应注意药物的适用年龄及不良反应。

(1) 促胃肠动力药(prokinetic agents):①多巴胺受体拮抗剂:多潘立酮(domperidone,吗叮啉)为选择性、周围性多巴胺 D_2 受体拮抗剂,能增强食管蠕动和 LES 张力,增加胃窦和十二指肠运动,协调幽门收缩,促进胃排空,常用剂量为每次 0.2～0.3mg/kg,每日 3 次,饭前半小时及睡前口服。②通过乙酰胆碱起作用的药物:西沙必利(cisapride,普瑞博思)主要作用于肠肌层神经丛运动神经原的 5-羟色胺(5-HT)受体,增加乙酰胆碱释放,从而促进胃排空和增加 LES 压力。常用剂量为每次 0.1～0.2mg/kg,每日 3 次口服。疗程 4 周。

(2) 抗酸和抑酸药:推荐降阶方案,先用质子泵抑制剂(PPI)4 周,如奥美拉唑(omeprazol,洛赛克)1mg/(kg·d),早餐前半小时顿服;有效者减量至 0.5mg/(kg·d),或用组胺受体阻滞剂(H_2RA)维持 4～8 周,必要时延长至 6 个月以上。无效者可适当增加 PPI 剂量或延长用药时间,或改用其他 PPI。H_2RA 可用西咪替丁(cimetidine)、雷尼替丁(ranitidine)、法莫替丁(famotidine)。

(3) 黏膜保护剂(mucosa protector):硫醣铝、磷酸铝等。

4. 外科治疗 外科手术指征:①内科治疗 6～8 周无效,有严重并发症(消化道出血、营养不良、生长发育迟缓);②严重食管炎伴溃疡、狭窄或发现有解剖异常如食管裂孔疝等;③有严重的呼吸道并发症,如呼吸道梗阻、反复发作吸入性肺炎或窒息、伴支气管肺发育不良者;④合并严重神经系统疾病。

(贾秀红)

第四节 胃 炎

胃炎(gastritis)是指由各种物理性、化学性或生物性有害因子引起的胃黏膜炎症性改变的一种疾病。根据病程分急性和慢性两种,前者多为继发性,后者多为原发性,发病率高。

一、急性胃炎

【病因与发病机制】

1. 内源性病因　指有害物质通过血流到达胃黏膜引起炎症，主要为：

(1) 细菌和病毒感染性疾病：如肺炎、扁桃体炎、流行性感冒、猩红热等，在全身感染的同时，毒素可通过血流引起胃炎。

(2) 应激反应：可由严重感染、休克、缺血缺氧、颅内损伤、严重烧伤、呼吸衰竭和其他危重疾病所致的应激反应（又称胃肠功能障碍/衰竭）引起。

(3) 其他：情绪波动、体内各种因素所致变态反应也可导致本病。

2. 外源性病因

(1) 化学因素：误服毒性物质和腐蚀剂；摄入由细菌及其毒素污染的食物；服用对胃黏膜有损害的药物（如阿司匹林等非甾体消炎药）；食物过敏。

(2) 物理因素：过冷或过热的食物、饮料、浓茶、咖啡、烈酒、刺激性调味品及过于粗糙的食物等。

(3) 细菌、毒素及其病毒：常见致病菌为沙门菌、致病性大肠埃希菌等；常见毒素为金黄色葡萄球菌及肉毒杆菌毒素；病毒也可引起本病。

(4) 其他：胃内异物、胃区放射性治疗等。

【病理】

胃黏膜的炎症程度轻重不一，表现为上皮细胞变性、坏死，固有膜大量中性粒细胞、淋巴细胞、浆细胞和少量嗜酸性细胞浸润，并有水肿。腺体细胞呈不同程度变性、坏死。脱落的上皮细胞和中性粒细胞可充斥腺体管腔，黏膜血管充血，偶见组织间质出血。严重者黏膜下层亦有水肿和充血。

【临床表现】

发病急骤，轻者仅有食欲不振、腹痛、恶心、呕吐，严重者可出现呕血、黑便、脱水、电解质及酸碱平衡紊乱；有感染者常伴有发热等全身中毒症状。常见的体征为上腹部及脐周轻压痛。

【诊断】

多数病例根据病史、临床表现不难作出诊断。少数病例需作纤维胃镜检查，可见黏膜充血、水肿、黏液增多，表面有灰黄色渗出物以及黏膜大面积糜烂、浅表溃疡和出血等。

【治疗】

本病的治疗主要是去除病因，积极治疗原发病及对症治疗。

进食清淡流质饮食，少食多餐，避免服用一切刺激性食物和药物，及时纠正水、电解质紊乱。上消化道出血者应卧床休息，保持安静，监测生命体征及呕吐与黑便情况，口服抗酸剂及胃黏膜保护剂或静脉滴注 H_2 受体拮抗剂；呕吐明显者给予多潘立酮；腹痛明显者给予阿托品、东莨菪碱等；若有上消化道出血，应积极止血治疗，用冰生理盐水洗胃，去甲肾上腺素加生理盐水口服或胃管滴注；出血多时，可酌情输成分血；细菌感染者应用有效抗生素。

二、慢性胃炎

指不同病因所致的胃黏膜慢性炎症或萎缩性疾病。

【病因与发病机制】

是有害因子长期反复作用于胃黏膜引起损伤的结果。小儿慢性胃炎中以浅表性胃炎最常见，占90%～95%，萎缩性胃炎极少。病因迄今尚未完全明确，可能与下列因素有关。

1. 感染因素　多种细菌、病毒，尤其是幽门螺杆菌（helicobacter pylori，Hp）感染是慢性胃炎的主要病因。

2. 物理、化学因素　长期服用刺激性食物和药物，如粗糙、过硬、过冷、过热、辛辣的食品，经常暴饮、暴食、饮浓茶、咖啡，阿司匹林等非甾体消炎药及类固醇激素类药物。

3. 精神神经因素　持续精神紧张、压力过大，可使消化道激素分泌异常。

4. 全身慢性疾病　如慢性肾炎、尿毒症、重症糖尿病、肝胆系统疾病、系统性红斑狼疮等。

5. 其他因素　如环境、遗传、免疫、营养等因素均与发病有关。

【病理】

胃黏膜固有膜大量淋巴细胞和浆细胞浸润是慢性胃炎活动期的病理特点，其中慢性浅表性胃炎病变局限于黏膜上 1/3，萎缩性胃炎病变除波及黏膜全层外，主要特点是腺体数量减少。部分慢性胃炎有肠上皮化生。

【临床表现】

常见症状为反复发作、无规律性的腹痛，疼痛经常出现于进食过程中或餐后，多数位于上腹部、脐周，部分患儿部位不固定，轻者为间歇性隐痛或钝痛，严重者为剧烈绞痛。不同程度的恶心、呕吐、食欲不振、厌食等；年长儿可有反酸。少数患儿可有少量上消化道出血，大量出血可致休克，但较少见。部分患儿可影响生长发育，导致营养不良、贫血。年长儿有上腹部压痛。

【诊断与鉴别诊断】

根据病史、体检、临床表现、胃镜和病理学检查，基本可确诊。X 线钡餐造影可见黏膜增粗、紊乱；纤维胃镜可见胃黏膜充血、水肿、糜烂、出血等。由于引起儿童腹痛的病因很多，故急性发作的腹痛必须与外科急腹症、肝、胆、胰、肠等腹内脏器的器质性疾病，以及腹型过敏性紫癜相鉴别。慢性反复发作性腹痛应与肠道寄生虫、肠痉挛、腹型癫痫等疾病鉴别。

【治疗】

1. 去除病因，积极治疗原发病。

2. 饮食治疗　养成良好的饮食习惯和生活规律，饮食定时定量，避免摄入刺激性食品和对胃黏膜有损害的药物。

3. 药物治疗　①黏膜保护剂：如碱式碳酸铋、硫糖铝、蒙脱石粉剂等；② H_2 受体拮抗剂：常用西咪替丁、雷尼替丁、法莫替丁等；③胃肠动力药：腹胀、呕吐或胆汁反流者加用多潘立酮、西沙必利；④有 Hp 感染者应进行规范的抗 Hp 治疗（详见消化性溃疡治疗）。

（贾秀红）

第五节　消化性溃疡

消化性溃疡（peptic ulcer，PU）是常见的消化系统疾病，胃肠道与酸性胃液接触的任何部位均可发生，但以胃、十二指肠溃疡最常见。各年龄均可发病，学龄儿童多见，男孩多于女孩。

【病因与发病机制】

病因尚不十分清楚，目前认为溃疡的形成是由于对胃和十二指肠黏膜有损害作用的侵袭因子与黏膜自身的防御因素之间失去平衡的结果。

1. 侵袭因子

（1）胃酸和胃蛋白酶：胃酸和胃蛋白酶是胃液的主要成分，也是对胃和十二指肠黏膜有侵袭作用的主要因素。

（2）幽门螺杆菌（Hp）感染：小儿十二指肠溃疡 Hp 检出率为 52.6%～62.9%，被根除后复发率即下降，说明 Hp 在溃疡病发病机制中起重要作用。

(3) 胃肠道激素：如胃泌素、血管活性肠肽、促甲状腺激素释放激素等，有致溃疡作用。

(4) 药物：某些药物，如阿司匹林、非甾体消炎药、肾上腺皮质激素等，可抑制胃黏膜前列腺素的合成，降低胃黏膜的防御能力。

(5) 遗传因素：消化性溃疡属常染色体显性遗传病，20%～60%的患儿有家族史。O型血的人十二指肠溃疡或胃溃疡发病率较其他型的人高，2/3的十二指肠溃疡患者家族血清胃蛋白酶原升高。

(6) 其他：外伤、手术后、精神刺激或创伤；过冷、油炸、辛辣食物或暴饮暴食，不吃早餐、晚上贪食等不良习惯都将对胃黏膜造成损伤。

2．防御因子

(1) 胃和十二指肠黏膜屏障：胃和十二指肠黏膜在正常情况下，被其上皮所分泌的黏液覆盖，黏液与完整的上皮细胞膜及细胞间连接形成一道防线，称黏液-黏膜屏障。在各种攻击因子的作用下，屏障功能受损，影响黏膜血液循环及上皮细胞的更新，使黏膜缺血、坏死而形成溃疡。

(2) 黏膜的血液循环和上皮细胞更新：某些原因使血液循环发生障碍，引起黏膜缺血性坏死，而细胞更新不及时，则可能在胃酸、胃蛋白酶作用下形成溃疡。

(3) 前列腺素：存在胃黏膜，有细胞保护作用，促进上皮细胞分泌黏液和 HCO_3^-，加强黏膜血液循环和蛋白质合成作用；还可抑制组胺刺激胃酸分泌。本病患儿前列腺素合成可能有缺陷。

(4) 胃肠激素：一些胃肠道激素对黏膜有保护作用，如生长抑素、神经降压素、β-内非肽、蛙皮素、降钙素等。

【病理】

十二指肠溃疡多发生在球部或球后部，胃溃疡多见于胃小弯或窦部。溃疡大小不等，胃镜下观察呈圆形或不规则圆形，也有呈椭圆形或线形，深浅不一，浅者颇似擦伤，深者可达黏膜层和黏膜下层，并可侵袭血管至出血、有时穿透肌层、浆膜层引起胃肠穿孔。溃疡周围常有急、慢性炎症改变。

【临床表现】

年龄不同，临床表现多样。年龄越小，表现越不典型。主要表现为腹痛、恶心、呕吐、反酸、流涎等。腹痛表现为反复发作性脐周及上腹部胀痛、烧灼感，胃溃疡患儿常见于餐后半小时；十二指肠溃疡患儿多发生于餐后2～3小时或夜间；新生儿和婴幼儿表现为表情痛苦、烦躁不安、哭闹。呕吐常发生于进食后，有时恶心，并发幽门梗阻时反酸、流涎常见，常有脐周及上腹部轻压痛。

1．新生儿期　应激性溃疡多见，常见原发病有早产儿窒息缺氧、败血症、低血糖、呼吸窘迫综合征和中枢神经系统疾病等，多数为急性起病，呕血、黑便。生后24～48小时亦可发生原发性溃疡，突然出现消化道出血、穿孔或两者兼有。

2．婴幼儿期　十二指肠溃疡略多于胃溃疡，发病急，首发症状可能为消化道出血或穿孔，主要表现为食欲差，进食后呕吐，腹痛较为明显，多在夜间发作，吐后减轻，腹痛与进食关系不密切，可发生呕血、便血。

3．学龄前期　多数为十二指肠溃疡，上腹部疼痛不如年长儿典型，常为不典型的脐周围疼痛，多为间歇性，进食后疼痛加重，呕吐后减轻；消化道出血亦常见。

4．年长儿　以原发性十二指肠溃疡多见，主要表现为反复发作脐周及上腹部胀痛、烧灼感，饥饿时或夜间多发；严重者可出现呕血、便血、贫血；部分有穿孔，穿孔时疼痛剧烈并放射至背部，或仅表现为贫血、粪便隐血试验阳性。

【并发症】

主要为上消化道出血、穿孔和幽门梗阻；常伴发缺铁性贫血；重症可出现失血性休克；如溃疡穿孔至腹腔或邻近器官，可出现腹膜炎、胰腺炎等。年龄越小，并发症出现越多，甚至可为首发症状，尤其是新生儿及婴儿。

【辅助检查】

1. 粪便隐血试验　素食3天后检查，阳性者提示溃疡有活动性。

2. Hp检测方法　通过胃黏膜组织切片染色与培养、尿素酶试验、核素标记尿素呼吸试验检测Hp；或通过血清学检测抗Hp的IgG～IgA抗体，PCR法检测Hp的DNA。

3. 胃肠X线钡餐造影　①直接征象：发现胃和十二指肠壁龛影可确诊。②间接征象：溃疡对侧切迹，十二指肠球部痉挛、畸形对本病诊断有参考价值。因儿童溃疡浅表，钡餐通过快，故检出率较成人为低，且假阳性率较高。气、钡双重对比造影效果好。

4. 纤维胃镜检查　为当前公认诊断溃疡病准确率最高的方法。内镜观察可估计溃疡灶大小、溃疡周围炎症的轻重、溃疡表面有无血管暴露和评估药物治疗的效果，同时采取黏膜活检作病理组织学和细菌学检查。

【诊断与鉴别诊断】

1. 诊断主要依靠症状、体征、X线检查及纤维胃镜检查。由于小儿消化性溃疡的症状和体征不如成人典型，常易误诊和漏诊，对有临床症状的患儿如反复发作性脐周及上腹痛，伴恶心、呕吐、反酸、流涎等症状；不明原因的上消化道出血、穿孔、幽门梗阻及失血性休克者，尤其是新生儿及婴幼儿，应及时进行胃镜检查，尽早明确诊断。

2. 有腹痛者应与肠痉挛、蛔虫症、结石等鉴别；在新生儿和小婴儿有呕血者与新生儿出血症、食管裂孔疝、败血症鉴别；年长儿与食管静脉曲张破裂及全身出血性疾病鉴别；便血者与肠套叠、憩室、息肉以及过敏性紫癜鉴别。

【治疗】

原则是消除症状，促进溃疡愈合，防止并发症的发生。

1. 一般治疗

(1) 休息：避免过度疲劳及精神紧张，可促进症状缓解。

(2) 营养：饮食应避免过饥、过饱、过冷，禁忌刺激性强的食物；进餐定时和有规律，在保证足够热量的基础上，少食多餐。

(3) 主动或被动吸烟及饮茶可加重病情，应禁忌。

2. 药物治疗

(1) 抗酸和抑酸剂：目的是减低胃、十二指肠的酸度，缓解疼痛，促进溃疡愈合。①H_2受体拮抗剂：可抑酸和加速溃疡愈合，常用西咪替丁10～15mg/(kg·d)，每12小时1次，疗程4～8周；雷尼替丁3～5mg/(kg·d)，每12小时一次，或每晚一次口服，疗程4～8周；法莫替丁0.9mg/(kg·d)，睡前1次，疗程2～4周。②质子泵抑制剂：作用于胃黏膜壁细胞，降低壁细胞中的H^+-K^+-ATP酶活性，阻抑H^+从细胞质内转移到胃腔而抑制胃酸分泌，常用奥美拉唑，剂量为0.6～0.8mg/(kg·d)，清晨顿服，疗程2～4周。

(2) 胃黏膜保护剂：如硫糖铝，常用剂量为10～25mg/(kg·d)，分4次口服，疗程4～8周，肾功能不全者禁用。蒙脱石，具有保护胃黏膜、促进溃疡愈合的作用。

(3) 抗Hp治疗：Hp与小儿消化性溃疡的发病密切相关，根除Hp能显著降低消化性溃疡的复发率和并发症的发生率。临床上常用的药物有：枸橼酸铋钾6～8mg/(kg·d)；阿莫西林50mg/(kg·d)；克拉霉素10～15mg/(kg·d)；甲硝唑25～30mg/(kg·d)，替硝唑10mg/(kg·d)；呋喃唑酮5～10mg/(kg·d)。目前多主张联合用药（二联或三联），以铋剂为中心药物的治疗方案为：枸橼酸铋钾6周＋阿莫西林4周（或甲硝唑2～4周、呋喃唑酮2周）；亦有主张使用短程低剂量二联或三联疗法者，即奥美拉唑＋阿莫西林或克拉霉素2周，或奥美拉唑＋克拉霉素＋甲硝唑2周，根除率可达95%以上。

(4) 其他药物：①腹痛明显者可口服阿托品、颠茄合剂、东莨菪碱等；②呕吐者可给予多潘立酮；③少量出血可给予少量镇静剂；大量出血应禁食，给止血药，如口服云南白药，或去甲肾上腺素加生理盐水或胃管滴注，必要时内镜下止血及输血；如出血不止或反复出血，应考虑手术治疗。

3. 外科治疗　外科手术指征：①急性大出血；②急性穿孔；③器质性幽门梗阻；④慢性消化性溃疡经正规内科治疗无效，影响小儿生活、生长发育者。

（贾秀红）

第六节　先天性肥厚性幽门狭窄

先天性肥厚性幽门狭窄（congenital hypertrophic pyloric stenosis）是指由于先天性的幽门环状括约肌增生、肥厚，使幽门管腔狭窄而引起的上消化道不完全梗阻性疾病，是最常见的小儿外科疾病之一。发病率为 1/3000～1/1000，男性患儿居多，多见于第一胎足月儿。

【病因与发病机制】

具体病因仍然不清楚，归纳有以下几种：

1. 近年来发现幽门肌间神经丛减少与神经节细胞发育不成熟，可导致幽门功能紊乱，幽门肌长期处于痉挛状态，久之引起幽门肌肥厚和管腔狭窄。

2. 消化道激素紊乱　研究提示幽门环肌中脑啡肽、P 物质、血管活性肠多肽（VIP）等肽能神经纤维明显减少或缺如，同时还发现患儿血清胃泌素含量明显增高，这些消化道激素紊乱可能是造成幽门肌松弛障碍并呈持续痉挛的重要因素，幽门肥厚则为继发性改变。

3. 遗传因素　目前认为本病与遗传因素有关，有研究认为是一种多基因遗传病。父亲或母亲有本病史，其子代发病率为 7% 左右。

【病理与病理生理】

本病的病理组织学改变是幽门肌肉全层增生、肥厚，以环肌更为明显。整个幽门呈橄榄状肿物，颜色苍白，表面光滑，质地坚韧，肌层平均增厚 2 倍。肿块可逐渐增大。肥厚的肌层逐渐向胃壁移行，胃窦部界限不明显，十二指肠端则界限明显，致使十二指肠黏膜反折呈子宫颈样（图 9-1）。幽门管腔狭窄造成幽门梗阻，导致食物潴留、胃扩张、胃壁增厚，出现进食后溢奶、呕吐、营养不良、消瘦。

【临床表现】

1. 呕吐　为首发症状，是该病的特征性表现。典型病例在出生后吃奶与大小便均正常，多于 2～4 周开始出现喂奶后溢乳，逐渐加重，呕吐物为奶水，不含胆汁。呕吐后食欲强烈，食后又吐。长期可出现营养不良、消瘦、粪便干燥。

2. 右上腹肿块　是该病的特有体征。约 80% 的病例在右上腹肋缘下与右侧腹直肌间可摸

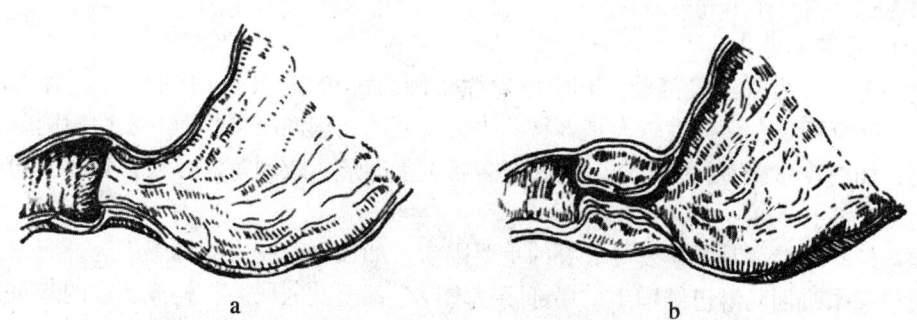

图 9-1　a. 正常幽门解剖；b. 先天性肥厚性幽门狭窄解剖

到橄榄形、光滑、质稍硬的实质性包块，触诊检查肿物可以移动。

3．胃蠕动波　常见，但非特有体征。在喂奶时或呕吐前容易见到，轻拍上腹部常可引出。

4．黄疸　不常见，以间接胆红素升高为主。有人认为与饥饿、肝功能不成熟、大便排出减少及胆红素肝肠循环增加有关。

5．消瘦、脱水与电解质紊乱　由于持续呕吐，造成大量胃液丢失，造成低氯性碱中毒。晚期脱水严重可发生循环衰竭，出现代谢性酸中毒。

【辅助检查】

1．腹部 B 超检查　可发现幽门肥厚肌层为一环形低回声区，相应黏膜为高密度回声。如果幽门肌厚度 ≥ 4mm、幽门前后径 ≥ 13mm、幽门管长 ≥ 17mm，可诊断本病。

2．X 线钡餐检查　透视下可见胃扩张，钡剂通过幽门排出延迟，并可见幽门管细长、狭窄呈线状，有时呈鸟嘴样显影固定不变，称"鸟嘴样"X 线征。

【诊断与鉴别诊断】

根据患儿典型呕吐病史，生后 2~4 周出现呕吐，进行性加重，呈喷射状，呕吐物不含胆汁，以及上腹部扪及橄榄样肿块，辅以影像学检查，即可确诊。本病应与下列疾病鉴别。

1．幽门痉挛　与本病症状相似，症状出现早，多在生后几天出现呕吐，呈间歇性，非喷射状，不呈进行性加重，解痉药治疗效果良好。

2．胃食管反流　呕吐为非喷射性，上腹无蠕动波，无右上腹肿物。体位疗法可减轻症状。X 线钡餐检查、24 小时食管 pH 监测可协助诊断。

3．胃扭转　发病可早可晚，喂奶后变动体位容易发生。钡餐造影可见双胃泡、双液平、胃大弯位于胃小弯之上、幽门窦高于十二指肠等征象。

4．其他消化道畸形　肠旋转不良、环状胰腺、肠闭锁等。根据呕吐物的性质、排便情况，结合影像学检查不难鉴别。

【治疗】

本病确诊后，应尽早手术治疗，以避免营养不良造成婴儿发育障碍。手术方法有两种：腹部直视手术和腹腔镜手术，术式是"幽门环肌切开术"。应做好术前准备，尤其需纠正患儿的水电解质紊乱。近年来多采用腹腔镜手术，与开腹直视手术效果相当，但创伤更小，术后住院时间更短。

（曾其毅）

第七节　肠套叠

肠套叠（intussusception）是指某段肠管及其系膜套入邻近肠腔内引起的一种肠梗阻，是婴幼儿时期常见的急腹症之一。本病患儿中有 60% 的年龄在 1 岁以内，以 4~10 月龄发病率最高，2 岁以后随年龄增长发病率逐渐减少。男女比例约为 4∶1，健康肥胖儿多见。发病季节与肠道病毒感染流行季节相一致。

【病因与发病机制】

肠套叠分为原发和继发两种。其中原发性病例约占 95%，多见于婴幼儿，有人认为回盲部系膜尚未完全固定、活动度较大是容易发生肠套叠的结构性因素。而继发性病例多有明显的机械因素，如梅克尔憩室、肠息肉、肠肿瘤、肠重复畸形、腹型紫癜导致肠管肿胀均可牵引肠壁而发生肠套叠。

导致肠蠕动节律紊乱是诱发肠套叠的重要因素，如饮食改变、病毒感染等。有研究表明病毒感染可引起末端回肠淋巴结增生，局部肠壁增厚，甚至凸入肠腔，构成套叠的起点，加之肠道受感染后蠕动增强而导致肠套叠的发生。

【病理】

肠套叠多为顺行的,与肠蠕动方向一致,极少数为逆行的。依据其套叠的部位不同可分为:①回盲型:回盲瓣是肠套叠的头部,带领回肠末端进入升结肠,盲肠、阑尾也随着翻入结肠内,此型最常见,占总数的50%~60%。②回结型:回肠从距回盲部几厘米处起,套入回肠最末端,穿过回盲瓣进入结肠,约占30%。③回回结型:回肠先套入远端回肠内,然后整个再套入结肠内,约占10%。④小肠型:小肠套入小肠,少见。⑤结肠型:结肠套入结肠,少见。⑥多发型:回结肠套叠和小肠套叠合并存在。

【临床表现】

1. 急性肠套叠

(1) 阵发性哭闹不安:为本病特征性症状。常见既往健康的肥胖婴儿,突然出现阵发性有规律的哭闹,持续10~20分钟,伴有手足乱动、面色苍白、拒食、异常痛苦表现,然后5~10分钟或更长时间的暂时安静,发作与安静交替出现,如此反复发作。患儿晚期合并肠坏死和腹膜炎后,患儿开始萎靡不振、反应低下,哭闹可不明显。

(2) 呕吐:为早期症状,初为奶汁及乳块或其他食物,以后转为胆汁样物。1~2天后转为带臭味的肠内容物,提示病情严重。

(3) 果酱样血便:为常见症状。婴儿肠套叠发生便血者多达80%以上。家长往往以便血为首要症状就诊,多在发病后6~12小时排血便,早期发病3~4小时即可出现。为稀薄黏液或胶冻样果酱样大便,数小时可重复排出。

(4) 腹部包块:多位于右上腹季肋下缘可触及套叠肠管,触诊一般在2次哭闹的间歇期进行。肿块呈腊肠样、有弹性、稍活动并有轻压痛,右下腹有空虚感,严重者可在直肠指检时触及包块。

(5) 全身情况:早期面色苍白、烦躁不安,晚期由于长期呕吐容易出现脱水、电解质紊乱及休克表现。

2. 慢性肠套叠 多见于成人及年长儿,发病较缓慢,多呈不全性肠梗阻表现,主要表现为阵发性腹痛,而呕吐、血便不常见,疼痛时可于上腹或脐周触及肿块。由于套叠有自行复位可能,因此不痛时常不易触及肿块。

【辅助检查】

1. 腹部B超检查 为首选检查方式,横断面常表现为"同心圆"或"靶环状"图像,纵断面呈"套筒征"。

2. 空气灌肠及钡剂灌肠 由肛门注入气体,在X线透视下可见杯口阴影,可清楚看见套叠的块影,并可同时进行复位治疗。由于空气灌肠效果确切,而使用钡剂灌肠一旦出现穿孔,所带来的危害巨大。钡灌肠只用于慢性肠套叠疑难病例的诊断。

3. 腹部CT检查 对于部分B超难以确诊或者怀疑为继发性肠套叠的病例具有诊断意义。

【诊断与鉴别诊断】

凡健康婴幼儿突然发生阵发性规律性哭闹、呕吐、便血和腹部扪及腊肠样肿块,结合B超及空气灌肠结果即可确诊。该病主要与下列疾病鉴别。

1. 细菌性痢疾 大便次数多,黏液脓血便,里急后重,多伴有高热等感染中毒症状。粪便检查可见成堆脓细胞,细菌培养阳性,但需注意两种疾病有时可同时存在。

2. 急性坏死性肠炎 以腹泻为主,大便呈洗肉水样或红色果酱样,有特殊腥臭味,高热、呕吐频繁,明显腹胀,全身情况较肠套叠恶化得快,容易合并有休克症状。

3. 过敏性紫癜 有阵发性腹痛、呕吐、便血。由于肠管有水肿、出血、增厚,有时左、右下腹可触及肿块。绝大多数患儿有出血性皮疹、关节肿痛。需注意该病亦可发生肠套叠。

【治疗】

1. **非手术治疗** 国内多采用空气灌肠治疗。空气灌肠比钡灌肠更迅速、更清洁，而且没有因灌肠穿孔致钡剂性腹膜炎的风险。空气灌肠已基本代替钡灌肠成为肠套叠治疗的主要手段。

（1）适应证及禁忌证：肠套叠在48小时内，全身情况良好，无休克、腹膜炎或严重肠梗阻的患儿均可行保守治疗。以下为禁忌证：①病程超过48小时，有休克、腹膜炎、严重肠梗阻表现者；②套叠头部已经超过脾曲，肿物硬而且张力高者；③多次复发者；④回回结型及小肠型肠套叠。

（2）复位要点：常采用自动控制压力的结肠注气机。肛门插入Foley尿管，尿管球囊大小可根据患儿年龄及漏气情况调整大小，一般注入10～40ml，气腹压力一般控制在60～100mmHg。一般由低压逐渐加压，必要时可使用手法辅助复位。

（3）灌肠复位成功表现：①拔出肛管后排出大量带有臭味的黏液血便和黄色粪水；②患儿很快入睡，不再哭闹及呕吐；③腹部平软，摸不到包块；④口服活性炭0.5～1g，同时口服5～10ml石蜡油以利排便，6～8小时后由肛门排出黑便。

2. **手术治疗** 肠套叠超过48～72小时、病情严重疑有肠坏死或穿孔者、确定合并有其他病理性诱因者、小肠型肠套叠等均需手术治疗。手术前应尽可能纠正脱水及水电解质紊乱。根据肠套叠头部位置选择不同手术切口，但均主张采用横切口。开腹后首先检查肠管有无坏死。如无坏死，采用挤压法完成复位，复位的重点在于推挤肠套叠头部而不是牵拉肠套叠近端。复位后应再次仔细检查肠管有无坏死及破损。对于不能复位或肠坏死者，应行坏死肠管切除吻合术或肠造瘘术。

（曾其毅）

第八节 先天性巨结肠

先天性巨结肠（congenital megacolon）又称先天性无神经节细胞症（aganglionosis），是指病变结肠肠壁内由于没有神经节细胞而处于痉挛狭窄状态，丧失蠕动和排便功能，致使近端结肠继发性蓄便、积气，而续发肠管扩张、肠壁肥厚，逐渐形成巨结肠改变，临床表现以便秘为主要症状。国外也将该病称为赫什朋病（Hirschsprung's disease，HD）。在消化道先天性畸形中，先天性巨结肠的发生率仅次于直肠肛门畸形，位居第二。发病率为1/5000～1/2000，男女之比为（3～4）：1，本病有遗传倾向。

【病因与发病机制】

先天性巨结肠肠壁肌间神经丛中神经节细胞缺如，是由外胚层神经嵴细胞发育过程停顿引起，是胚胎发育异常、遗传学因素作用和肠壁内环境改变等共同作用的结果。基本的病理改变是病变部位肠壁肌间和黏膜下神经丛内缺乏神经节细胞。无神经节细胞的肠管处于持续痉挛状态并失去肠蠕动形成狭窄段，导致近端肠管继发性扩张和肠壁肥厚形成扩张段，二者间的过渡区为移行段。

在病理形态学上分为狭窄段、移行段和扩张段三部分。此外，神经节细胞缺乏也导致排便反射消失。根据病变肠管狭窄段的长度，本病可分为：①常见型：约占85%，病变自肛门延至乙状结肠远端；②短段型：约占10%，病变段占直肠末端3～4cm；③长段型：约占4%，病变累及降结肠、脾曲，甚至大部分横结肠；④全结肠型：约占1%，病变累及整个结肠，甚至回肠末端。

【临床表现】

1. **新生儿和婴幼儿** 生后胎粪延迟排出为特征性症状。正常新生儿几乎全部在生后24小时内排出第一次胎粪。先天性巨结肠患儿常表现为出生后不排胎粪、开始排胎粪及排空时间较正常推迟。生后 2～3 天内出现部分甚至完全性肠梗阻症状。患儿呕吐，呕吐物含胆汁或粪便样液体，并有腹胀及便秘。直肠指检或用温盐水洗肠，可排出大量胎粪及气体，症状缓解。缓解数天后，腹胀及便秘症状又复出现，又需洗肠才能排便。在新生儿也可能以腹泻为突出症状，经常便秘与腹泻交替出现，病情反复迁延，患儿日趋消瘦，出现严重营养不良，并发肠炎者多见，炎症顽固难治，可发展为凶猛的小肠结肠炎。如症状较轻，新生儿期往往未能诊断，到婴幼儿期表现为进行性便秘及腹胀。轻症者常需泻药通便，重症者需每日洗肠协助排便。患儿发育营养均低于正常标准，腹胀明显，腹壁静脉曲张，常出现肠型，左下腹部可触及充满粪便的肠袢。

2．年长儿和成人　顽固性便秘是主要症状，从病史中可了解到患儿有时 2 周才解一次大便，经常依靠泻药排便，而且泻药越来越不起作用。体检可见营养不良，腹部向两侧突出呈青蛙肚形状称为"蛙肚状腹"，为该病的特征性体征。

3．直肠指检　可触及直肠壶腹部空虚，由于近端肠管内积存较多粪便，拔指后多可排出较多恶臭大便及气体。

【并发症】

1．小肠结肠炎　是严重的常见并发症，先天性巨结肠死亡原因中约有 60% 是因小肠结肠炎引起。90% 的肠炎病例发生于 2 岁以内。患儿的临床表现为高热、高度腹胀、腹泻、排出恶臭并带血的粪便。

2．肠穿孔　多见于新生儿，常见的部位为乙状结肠和盲肠。

3．肺炎、全身性感染和脓毒症　小肠结肠炎致肠黏膜屏障破坏，继发肠道细菌移位和肠源性内毒素血症，肠道细菌透过肠黏膜屏障，通过门静脉系统移位到肺部和全身导致肺炎、全身性感染和脓毒症。

【辅助检查】

1．放射学检查　是目前诊断先天性巨结肠最重要的手段，可以了解病变肠管的长度，有无小肠结肠炎。

（1）腹部直立位平片：多显示低位性肠梗阻，病变肠段以上肠管扩张，盆腔内无气体。在新生儿期的便秘患儿如显示为低位肠梗阻，应高度怀疑本病。

（2）钡剂灌肠：X 线下钡剂灌肠是判定病变范围和选择手术方式的重要依据。钡剂灌肠目的是显示痉挛段及其上方的扩张段，因此确认扩张段即可，不要过多灌入钡剂继续向上检查，以免加重病儿腹胀及其危险。

2．直肠肛管测压　是诊断先天性巨结肠的有效方法，具有经济、简便、快速而安全，以及无损伤性，可反复检测等优点。诊断准确率在儿童组可高达 95% 以上，在新生儿组达 65%～85%，但对 2 周内新生儿可出现假阴性，应慎用。

3．直肠黏膜活体组织检查　用特制的活检钳于直肠后壁齿状线上 1.5～3cm 处取材，组织学检查主要用 HE 染色判断神经丛中神经节细胞的有或无，该法简单，但不准确；乙酰胆碱酯酶等组织化学检查方法，需要新鲜组织标本和冷冻切片机等技术条件，新生儿期因乙酰胆碱酯酶活性较低，易出现假阴性结果；免疫组织化学方法准确性高，采用神经元特异性稀醇化酶（NSE）免疫组化法。

4．直肠肌层活检　诊断可靠，本病症状不典型时，鉴别诊断有时十分困难。从直肠壁取肌层活检，证实肌间神经节细胞缺如。

【诊断与鉴别诊断】

凡新生儿出生后不排胎粪或排胎粪时间延长，并伴有腹胀、呕吐，X 线平片示低位肠梗阻时，应考虑本病。婴幼儿有长期便秘史和腹胀者应进一步行辅助检查。在新生儿及年长儿，都需要进行直肠指检,可避免或减少误诊。本病须与下列病症鉴别。

1. 先天性肠闭锁或狭窄　回肠或结肠的闭锁或狭窄,表现为低位肠梗阻表现,直肠指检后没有胎粪或仅有少量灰白色胶冻样便,用盐水洗肠也不能排便。腹部直立 X 线平片见到上腹部有扩张的肠管,而下腹部无气体。钡剂灌肠显示病变远端结肠异常细小,并且不能通过向上的狭窄段。

2. 单纯性胎粪便秘　也称胎粪栓综合征,主要因胎便黏稠,致一过性胎粪排出障碍,致肠梗阻。均为足月新生儿,生后 24~48 小时仍不能自动排泄,出现低位肠梗阻症状。该病经直肠指检或洗肠等方法排便后,症状缓解且不再复发。

3. 特发性巨结肠　该病与排便训练不当有关,直肠和结肠有正常的神经节细胞。特点是无新生儿期便秘史,2~3 岁时发病或出现明显症状;慢性便秘常伴肛门污便,便前常有腹痛;直肠指检感觉除直肠扩张积便外,括约肌处于紧张状况。直肠肛管测压有正常反射,是诊断该病和除外先天性巨结肠最可靠的方法。

4. 内分泌性便秘　如甲状腺功能低下,在新生儿期可出现腹胀、便秘,并进行性加重。患儿特征为智力障碍、特殊面容、生长发育迟缓,实验室检查显示 TSH 升高、T_4 降低。

5. 其他　与继发性巨结肠、先天性乙状结肠冗长、神经性便秘、胎粪性肠梗阻等鉴别。

【治疗】

应进行根治性手术切除无神经节细胞的病变肠段和部分扩张的结肠。先天性巨结肠的并发症多发生在出生后 2 个月内,应防止发生严重的并发症。

1. 保守治疗　对轻型的先天性巨结肠患儿或有全身感染症状,手术无法耐受者可用非手术疗法维持营养和发育。用缓泻剂或定时用生理盐水灌肠,以避免粪便淤积。

2. 结肠造瘘术　发生急性肠梗阻,或有肠穿孔、腹膜炎倾向者;伴有严重小肠结肠炎保守治疗无效时;腹胀明显、影响呼吸时以及部分全结肠型先天性巨结肠者,应行结肠造瘘术。

3. 根治性手术治疗　现多主张早期进行根治性手术,并趋向于在新生儿期一期完成手术。根治手术要求切除距肛门齿状线 1~2cm 处以上的狭窄段肠管及以上的扩张结肠。常用的术式有三种:①拖出型直肠、乙状结肠切除术(Swensen 手术)。②结肠切除、直肠后结肠拖出术(Duhamel 手术)。③直肠黏膜剥离、结肠于直肠肌鞘内拖出切除术(Soave 手术)。

(曾其毅)

第九节　腹　泻　病

腹泻病(diarrheal disease)是一组由多病原、多因素引起的以大便次数增多及大便性状改变为特点的小儿常见病,是引起小儿营养不良、生长发育障碍及死亡的主要原因之一。主要临床表现为腹泻,重者伴有水、电解质及酸碱平衡紊乱和全身中毒症状。

【病因】

1. 易感因素

(1) 婴幼儿消化系统发育尚不成熟,胃酸及消化酶分泌较少,消化酶活性较低,不易适应食物质和量的较大变化。

(2) 婴幼儿期生长发育快,需要营养物质多,胃肠道负担较重,易致消化功能紊乱。

(3) 婴幼儿机体防御功能差。胃酸度低,排空快,故对进入胃内细菌的杀灭能力较弱;血清免疫球蛋白和胃肠道 SIgA 较少;新生儿生后尚未建立正常的肠道菌群,婴幼儿使用抗菌药物易致肠道菌群失调。

(4) 由于食物中缺乏母乳中的抗感染因子,加之食物及食具污染机会较多,人工喂养婴幼儿更易发生肠道感染。

2. 感染因素

(1) 病原：主要病原包括病毒、细菌、寄生虫、真菌等。

1) 病毒：轮状病毒（rotavirus）、诺如病毒、肠道病毒、腺病毒、星状病毒等。病毒是引起儿童急性腹泻最常见的病因，其中轮状病毒是秋冬季腹泻的主要病原。

2) 细菌：如产毒性大肠埃希菌、霍乱弧菌、空肠弯曲菌、沙门菌、耶尔森菌、侵袭性大肠埃希菌等。

3) 寄生虫：隐孢子虫、蓝氏贾第鞭毛虫、阿米巴原虫等。

4) 真菌：念珠菌、曲霉菌、毛霉菌等。

(2) 感染途径：①致病微生物污染食物、水或食具，可经口进入消化道。②病毒可通过呼吸道和水源感染。③成人带菌者的传染，如护理人员受感染，成为无症状肠道带菌（毒）者，可导致病原传播。

3. 非感染因素

(1) 食饵性腹泻：食物量过多、过少，食物质量不当，如过早添加辅食或突然改变食物品种等均易引起腹泻。

(2) 症状性腹泻：患某些肠道外感染如上呼吸道感染、中耳炎、肺炎、尿路感染及急性传染病时，可因发热和病原体毒素作用而发生腹泻。腹泻随原发病的好转而缓解。

(3) 过敏性腹泻：如对牛奶或大豆等食物成分过敏所致腹泻。

(4) 其他：①原发性或继发性消化酶（乳糖酶、双糖酶等）缺乏引起吸收不良致腹泻；②气候突然变化，如腹部受凉使肠蠕动增加，天气过热使消化液分泌减少均易引起腹泻；③某些药物（如大环内酯类药物）可致腹泻。

【发病机制】

导致小儿腹泻的机制主要有四种，即渗透性腹泻、分泌性腹泻、渗出性腹泻和肠道功能异常性腹泻，由多种机制共同参与下发生。腹泻时由于吐泻丢失体液和摄入量不足，常造成不同程度的水、电解质及酸碱平衡紊乱。

1. 渗透性腹泻　即肠腔内存在大量不能吸收的具有渗透活性的物质，常见于病毒性肠炎。当各种病毒侵入肠道后，在小肠黏膜绒毛上皮细胞上复制，使细胞发生空泡变性和坏死，致使小肠黏膜回吸收水分和电解质的能力下降，糖和脂肪的吸收减少，同时发生病变的肠黏膜细胞分泌双糖酶不足且活性降低，使食物中糖类消化不全而积滞在肠腔内，并被细菌分解成小分子的短链有机酸，使肠腔的渗透压增高。微绒毛破坏造成葡萄糖钠与载体结合偶联转运吸收障碍，渗透压进一步升高，导致水样或蛋花汤样便。大便常规检查无或仅有少量白细胞。

2. 分泌性腹泻　即肠腔内电解质分泌过多，常见于各种产生肠毒素的细菌，如霍乱弧菌和产毒性大肠埃希菌等。病原体侵入肠道后，不侵入肠黏膜，在肠腔释放两种肠毒素：①不耐热肠毒素（labile toxin），与小肠上皮细胞膜上的受体结合，激活腺苷酸环化酶，使细胞内的腺苷三磷酸（ATP）转变为环腺苷酸（cAMP），致使 cAMP 增多，使肠黏膜再吸收水和 Cl^- 减少，肠液中钠、氯、水分的总量明显增多，超过结肠吸收限度而导致腹泻。②耐热肠毒素（stable toxin），激活鸟苷酸环化酶，使鸟苷三磷酸（GTP）转变为环鸟苷酸（cGMP），使小肠分泌液增加，患儿排出大量水样便。大便常规检查无红细胞及白细胞。

3. 渗出性腹泻　即炎症所致的液体大量渗出。多见于各种侵袭性细菌感染，如志贺菌属、侵袭性大肠埃希菌等。致病菌直接侵袭小肠和结肠肠壁，使黏膜充血、水肿，炎症细胞侵入引起渗出和溃疡等病变，患儿排出含有大量白细胞和（或）红细胞的黏液便或黏液脓血便。由于结肠炎症改变，不能充分吸收从小肠进入结肠的液体，且某些细菌还可产生肠毒素，亦可发生水样便；常伴有发热、腹痛及里急后重等症状。

4. 肠道功能异常性腹泻　主要由饮食不当引起。当进食过量或者食物成分不恰当时，消化功能障碍，食物不能被充分消化和吸收，积滞在小肠上部，同时酸度降低，有利于肠道下部的细菌上移和繁殖，食物发酵和腐败，分解产生有机酸而使肠腔内渗透压增高，腐败性毒性产物刺激肠壁，使肠蠕动增加而导致腹泻、脱水和电解质紊乱。毒性产物被吸收入血后，出现程度不等的中毒症状。

【临床表现】

不同病因所致腹泻，常有共同表现，但各有特点。

1. 腹泻的共同临床表现

（1）轻型腹泻：多为饮食因素、肠道外感染或非侵袭性细菌感染所致。起病可急可缓，以胃肠道症状为主。

1）腹泻：大便次数增多，每日多<10次，量不多，粪便为黄色或黄绿色，蛋花汤样或稀糊状，有酸臭味，常有泡沫，可混有少量黏液和食物残渣，并见白色或黄白色奶瓣。大便镜检可见大量脂肪球。

2）呕吐：多为溢乳，偶见呕吐。

3）其他：食欲减退，稍有腹胀，肠鸣音增多；有时因肠痉挛引起腹痛及哭闹，多在排便后缓解。

（2）重型腹泻：多因肠道内感染所致，或由轻型转变而来。主要临床表现有较重的胃肠道症状，明显的水、电解质及酸碱平衡紊乱和全身中毒症状。

1）胃肠道症状：腹泻频繁，每日可达十余次或数十次，常有呕吐，每日数次至数十次，严重者呕吐物中有胆汁或咖啡色样物。

2）水、电解质及酸碱平衡紊乱

①脱水：由于吐泻丢失体液和摄入量不足，使体液总量尤其是细胞外液量减少，导致不同程度的脱水。a. 轻度脱水：失水量约为体重5%（50ml/kg），患儿精神稍萎靡，略有烦躁不安，尿量减少，口唇稍干燥，眼窝和前囟稍凹陷。b. 中度脱水：失水量为体重5%～10%（50～100ml/kg），患儿精神萎靡或烦躁不安，尿量明显减少，口唇干燥，哭时泪少，面色苍白，皮肤弹性较差，眼窝和前囟明显凹陷，四肢稍凉。c. 重度脱水：失水量占体重10%以上（100～120ml/kg），患儿精神极度萎靡，表情淡漠，昏睡甚至昏迷，尿量极少或无尿，口唇极度干燥，哭时无泪，皮肤干燥、有花纹、弹性极差，眼窝和前囟极度凹陷，甚至出现休克。

由于腹泻时水和电解质两者丢失的比例不同，导致脱水性质不同，出现等渗、低渗或高渗性脱水。a. 等渗性脱水：血钠浓度为130～150mmol/L，丢失的液体主要为循环血容量及细胞外液。b. 低渗性脱水：血钠浓度<130mmol/L，血浆呈低渗状态，细胞外液水分渗入细胞内，造成细胞内水肿，血容量进一步减少，故其脱水症状较等渗性脱水显著，易出现休克。c. 高渗性脱水：血钠浓度>150mmol/L，细胞外液呈高渗状态，水分从细胞内液转入细胞外液，出现细胞内脱水，患儿易出现皮肤黏膜干燥、烦渴、高热、昏睡、惊厥等。其中等渗性脱水最常见，低渗性脱水次之，高渗性脱水少见。

②代谢性酸中毒：腹泻患儿易出现不同程度的代谢性酸中毒，主要原因是：由于大量碱性物质随大便丢失；进食减少及肠吸收不良，摄入热能不足，引起体内脂肪分解增多，产生大量酮体，形成酮血症；血容量减少，血液浓缩，组织灌注不良和缺氧，乳酸堆积；肾血流量不足，尿量减少，酸性代谢产物潴留。代谢性酸中毒的临床表现分为：a. 轻度：稍有烦躁和呼吸增快，CO_2CP 13～18mmol/L；b. 中度：烦躁不安或精神萎靡，口唇樱红色，呼吸深而慢，心率增快，CO_2CP 9～13mmol/L；c. 重度：精神极度萎靡、昏睡、昏迷，口唇樱红色或发绀，面色发绀，呼吸深快，甚至出现周围循环衰竭，CO_2CP <9mmol/L。

③低钾血症：主要原因是：吐泻使钾丢失过多，进食少致钾摄入不足，尿中排钾等。表现

为精神萎靡、四肢无力、腱反射减弱或消失、腹胀、心律失常等。值得注意的是在纠正脱水的过程中可出现低钾血症。在脱水未纠正前，钾总量虽有减少，但由于血液浓缩、酸中毒时钾由细胞内向细胞外转移、尿少而致钾排出量减少等原因，血钾数值多数正常。随着脱水纠正，血钾被稀释；酸中毒被纠正，输入的葡萄糖合成糖原，使钾由细胞外向细胞内转移；尿液恢复后钾排出增加以及大便中继续失钾等，血钾迅速下降，出现不同程度的低钾症状。

④低钙和低镁血症：腹泻患儿进食少，钙镁摄入少，加之从粪便中丢失增多，故可使体内钙或镁不足，多发生在腹泻较久、活动性佝偻病及营养不良患儿，尤其是脱水和酸中毒纠正之后。主要表现为惊厥、肌肉震颤等。

3) 全身中毒症状：烦躁、精神萎靡、嗜睡、面色苍白、高热或体温不升、昏迷、休克等。

2. 几种类型肠炎的临床特点

(1) 轮状病毒肠炎：轮状病毒是婴幼儿秋冬季腹泻的主要病原，主要侵犯6个月～2岁的婴幼儿，潜伏期1～3天。起病急，常先有发热和上呼吸道感染症状，并有呕吐，之后出现腹泻。大便呈"三多"现象（量多、次数多、水分多），为黄色水样或蛋花汤样，无腥臭味；常有脱水和代谢性酸中毒。轮状病毒感染也可侵犯肠道外多个脏器，如神经系统和心脏等。本病有自限性，病程为3～8天。大便镜检多无异常，偶有白细胞；感染后1～3天大便中即有大量病毒排出，最长可达6天。采用ELISA法检测大便中病毒抗原可确诊，有条件可用电镜或免疫电镜检测病毒。

(2) 大肠埃希菌肠炎

1) 致病性大肠埃希菌（enteropathogenic E. coli）肠炎：多见于婴幼儿和新生儿，是造成新生儿腹泻流行的重要原因，常于感染后12～24小时发病。主要表现为腹泻、腹痛，多为水样便，重者伴不同程度的脱水、发热、呕吐等。病程1～2周，佝偻病和营养不良患儿可迁延不愈。

2) 产毒性大肠埃希菌（enterotoxigenic E. coli）肠炎：该菌通过产生毒素引起腹泻，多见于2岁以下小儿，潜伏期1～2天。主要表现为腹泻、呕吐，大便呈蛋花汤样或水样便，重者可伴有脱水、电解质及酸碱平衡紊乱。病程3～7天。

3) 侵袭性大肠埃希菌（enteroinvasive E. coli）肠炎：多见于学龄儿童，多为散发病例，也可因食物中毒而暴发流行，潜伏期1～3天。主要表现为黏液脓血便，伴发热、呕吐、腹痛、里急后重等，严重者可出现明显中毒症状，甚至休克。

4) 出血性大肠埃希菌（enterohemorrhagic E. coli）肠炎：常先有腹痛，后出现腹泻，初为稀便或水样便，随后为血水便。

(3) 侵袭性细菌（如空肠弯曲菌、耶尔森菌等）肠炎：主要临床特点为起病急，腹泻频繁，多为黏液脓血便，有腥臭味，常伴有呕吐、腹痛和里急后重感；全身中毒症状明显，常有高热，甚至热性惊厥、意识障碍、休克等；大便镜检可见大量白细胞和数量不等红细胞。空肠弯曲菌肠炎多见于夏季，少数患儿并发肺炎、败血症、心内膜炎、心包炎、脑膜炎等。耶尔森菌小肠结肠炎多发生于冬春季节，>5岁患儿除腹泻外，可伴有右下腹痛、发热、末梢血白细胞增高，与阑尾炎难以区别，严重病例可发生肠穿孔或腹膜炎。

(4) 鼠伤寒沙门菌小肠结肠炎：常见于新生儿和1岁以内婴儿，其中约60%为院内交叉感染，常引起暴发流行。全年均可发病，6～9月为发病高峰。起病急，主要症状为发热和腹泻，体温常在38～39.5℃，伴食欲不振、恶心、呕吐、腹胀、腹痛等。大便每日数次至数十次，性状多变，可为黄绿色稀便、水样便、黏液便或脓血便等。大便镜检可无明显异常，也可见白细胞、红细胞。严重者出现全身中毒症状、脱水、酸中毒，甚至发生休克。少数可引起败血症、肺炎、脑膜炎等。

(5) 抗生素诱发的肠炎：长期应用广谱抗菌药物可使肠道菌群失调，耐药金黄色葡萄球菌、某些梭状芽胞杆菌、白念珠菌等大量繁殖引起肠炎，多在持续用药2～3周后发病，也有短至数日。体弱、患严重疾病、长期应用肾上腺皮质激素或免疫功能低下者更易发病。

1) 金黄色葡萄球菌肠炎：主要临床表现为腹泻，呈黄色或暗绿色海水样便，黏液较多，少数有血便，可有恶心、呕吐、腹痛；严重者有发热、脱水、电解质紊乱、酸中毒，甚至休克等。大便镜检有大量脓细胞和成簇革兰阳性细菌，大便培养阳性，凝固酶试验阳性。

2) 难辨梭状芽胞杆菌肠炎：症状轻重不一，轻者每日腹泻数次，停抗生素后很快缓解。重者腹泻频繁，为黄色或黄绿色水样便，可有伪膜排出（故也称伪膜性小肠结肠炎），少数大便带血；可出现脱水、电解质紊乱及酸中毒，伴有腹痛、腹胀、发热、乏力、谵妄，甚至休克。大便涂片染色或厌氧菌培养可发现致病菌。

3) 真菌性肠炎：白念珠菌为常见致病菌，多见于2岁以下婴幼儿。大便次数多，为泡沫较多、带黏液的黄色稀便，可见豆腐渣样细块（菌落），偶有血便，可伴有鹅口疮。大便镜检见真菌孢子和菌丝、少量白细胞、红细胞，真菌培养阳性。

(6) 隐孢子虫肠炎：是一种人畜共患病，在世界范围内流行，小儿较常见，年龄越小，患病率越高。主要通过粪-口途径传播。表现为腹泻、呕吐、发热及脱水等。大便常为黄色或黄绿色水样便，黏液无或较少。大便常规检查无或有少量白细胞。诊断主要依靠粪便中查到隐孢子虫囊合子。

3. 迁延性和慢性腹泻　引起此病的危险因素包括营养不良、佝偻病、早产儿、人工喂养儿、急慢性感染等。病因复杂，包括原发性或继发性双糖酶缺乏、原发性或继发性免疫功能低下、长期滥用广谱抗菌药物致肠道菌群失调、对牛乳或某些食物成分过敏或不耐受以及急性腹泻未及时彻底治疗等。临床表现以腹泻和慢性营养紊乱为主，其腹泻迁延不愈，或时好时坏，食欲低下，生长发育迟缓，促发或加重营养不良、贫血、多种维生素及微量元素缺乏，免疫功能低下，易发生呼吸道、消化道、泌尿道等继发感染，形成恶性循环。若不积极正确治疗，病死率较高。

【辅助检查】

1. 大便检查

(1) 肉眼观察：①大便外观为水样便、稀便、蛋花汤样便，多为非感染因素、病毒、非侵袭性细菌感染所致；若为黏液、脓血便，多为侵袭性细菌所为。②黄绿色稀水便、蛋花汤样便，如有酸臭味，多泡沫，提示糖类消化不良；如奶块多或有"油滴"，提示脂肪消化不良；如有腐臭味，提示蛋白质消化不良。③暗绿色海水样便、伪膜样便及豆腐渣样便，分别提示金黄色葡萄球菌、难辨梭状芽胞杆菌、真菌感染。

(2) 镜检：有较多的白细胞、脓细胞、红细胞提示为侵袭性细菌感染所致。

(3) 病原学检查：可在大便中检测病毒抗原、培养分离出细菌或镜检真菌菌丝、寄生虫及虫卵等。

2. 血常规检查　白细胞总数及中性粒细胞升高常提示细菌感染；正常或降低多为病毒感染；嗜酸性粒细胞升高提示寄生虫感染或过敏性疾病。

3. 血生化测定　通过检测钠、钾、氯、二氧化碳结合力、血气分析等，确定有无电解质及酸碱平衡紊乱。

【诊断与鉴别诊断】

1. 诊断　腹泻病的诊断包括以下六方面：

(1) 腹泻病的诊断依据：根据大便形状改变及次数增多，即可诊断为腹泻病。

(2) 病程分类：①急性腹泻：病程在2周以内；②迁延性腹泻病：病程在2周至2个月；③慢性腹泻：病程在2个月以上。

(3) 病情分类：①轻型：无脱水及中毒症状；②中型：轻至中度脱水或有轻度中毒症状；

③重型：重度脱水或有明显全身中毒症状。

（4）病因分类：腹泻病分为感染性和非感染性两类，前者包括细菌、病毒等；后者包括食饵性、症状性、过敏性等。

（5）病因学诊断：由微生物感染所致肠道感染引起的腹泻均诊断为肠炎。除霍乱、痢疾外，其他均以病原加肠炎命名，如轮状病毒肠炎、空肠弯曲菌肠炎等。

（6）水、电解质及酸碱平衡紊乱的诊断：水、电解质及酸碱平衡紊乱是腹泻病的严重表现，甚至可危及生命。

2．鉴别诊断

（1）生理性腹泻：多见于<6个月小儿，外观虚胖，常有湿疹，生后不久即出现大便次数多而稀，呈黄绿色，但无呕吐，食欲好，不影响生长发育，添加辅食后可自愈，不需特殊治疗。

（2）急性坏死性肠炎：主要表现为腹痛、腹泻、便血。初始大便为黄色稀便或蛋花汤样便，很快出现血便，为红色果酱样或赤豆汤样，常伴明显中毒症状，甚至休克。

【治疗】

治疗原则包括调整饮食，预防和纠正脱水，加强护理，合理用药。

1．调整饮食　腹泻时进食和吸收减少，而营养需要量增加（肠黏膜损伤修复，发热时代谢增加，侵袭性肠炎丢失蛋白质等），若处理不当，易导致营养不良。因此，腹泻期间和恢复期适当的营养供应对促进疾病恢复、减少体重下降和生长停滞的程度、缩短腹泻的康复时间和预防营养不良很重要。呕吐剧烈者，可暂禁食4～6小时（不禁水），根据不同情况调整饮食。婴儿继续母乳喂养；人工喂养儿，若<6个月者，可用等量米汤或水稀释牛奶或其他代乳品喂养2～3天，以后恢复正常饮食；>6个月者，可给常用饮食如粥、烂面，加些蔬菜、鱼或肉末等，给一些新鲜果汁或水果以补充钾，但这些食物要很好烹调、研磨或捣碎，使之容易消化；病毒性肠炎多有双糖酶缺乏（主要是乳糖酶），对疑似病例暂停乳类喂养，改为豆制代乳品或发酵奶，可减轻腹泻，缩短疗程。腹泻停止后，继续给予营养丰富的饮食，并每日加餐1次，共2周，以期赶上正常生长。营养不良儿或慢性腹泻儿应加餐至完全恢复。

2．预防和纠正脱水　包括口服补液和静脉补液两种，其目的是预防和纠正水、电解质和酸碱平衡紊乱。

（1）口服补液：用于预防和纠正轻、中度脱水。补液量：预防脱水20～40ml/kg，纠正轻度脱水50～80ml/kg，纠正中度脱水80～100ml/kg，4～6小时服完。可选用以下液体：

1）低渗口服补液盐（ORS）：配方：氯化钠2.6g，枸橼酸钠2.9g，氧化钾1.5g，无水葡萄糖13.5g，加凉开水至1000ml。渗透压为245mOsm/L。

2）米汤加盐溶液：配方：稀米汤500ml，加食盐1.75g（一平啤酒瓶盖的一半）；或炒米粉25g（约2瓷汤勺）加食盐1.75g，加水500ml，煮2～3分钟。

3）糖盐水：用开水500ml加白糖10g（约2小勺），再加食盐1.75g。

（2）静脉补液：用于中、重度脱水，吐泻重或腹胀者。

1）第1天补液

①补液量：包括累积损失量、继续损失量和生理需要量，轻度脱水90～120ml/kg，中度脱水120～150ml/kg，重度脱水150～180ml/kg。其中补充累积损失量，轻度脱水50 ml/kg，中度脱水50～100ml/kg，重度脱水100～120ml/kg。

②补液种类：等渗性脱水用1/2张含钠液，低渗性脱水用2/3张含钠液，高渗性脱水用1/3张含钠液。若脱水性质不明，则按等渗性脱水处理。

③补液速度：主要取决于脱水程度和继续损失量的速度。对重度脱水者，应先快速扩充血容量，用2:1等张含钠液20ml/kg，于30～60分钟内静脉快速滴入。累积损失量应在8～12小时内静脉滴入，一般为8～10ml/(kg·h)。继续损失量和生理需要量在12～16小时内滴完，

一般约 5ml/（kg·h）。

患儿病情不同，进水量也不等，吐泻丢失水量难以准确估算和预测，故在液体疗法过程中要密切观察治疗后的反应，随时调整液体的量、成分和滴速。尽量采取口服补液方法预防和纠正脱水。

④纠正酸中毒：轻、中度酸中毒无须另行纠正，因为在输入液体中已含有一部分碱性溶液，而且经过输液后循环和肾功能改善，酸中毒随即纠正；对重度酸中毒可加用碱性液。

⑤纠正低钾血症：尽量口服补钾，剂量为 100～300mg/kg（10%KCl 1～3ml/kg），见尿补钾，静脉滴注浓度不得超过 0.3%；每日静脉滴注时间不少于 6～8 小时；补钾需持续 4～6 天。

⑥纠正低钙或低镁血症：前者用 10% 葡萄糖酸钙 5～10ml 加 10% 葡萄糖溶液 20ml 静脉缓注，后者用 25% 硫酸镁深部肌内注射，每次 0.2ml/kg，每日 2～3 次，共 2～3 天。

2）第 2 天及以后的补液：经第 1 天补液后，脱水、电解质及酸碱平衡紊乱已被基本纠正，第 2 天主要是补充继续损失量和生理需要量，一般可改为口服补液。若腹泻仍频繁或口服液量不足者，仍需静脉补液。一般生理需要量按每日 60～80ml/kg，用 1/5～1/3 张含钠液补充；继续损失量，量出为入，用 1/3～1/2 张含钠液补充。这两部分液体于 12～24 小时内均匀静脉滴注。同时注意补钾及纠正代谢性酸中毒。

3. 合理用药

（1）控制感染：WHO 提出 90% 的腹泻患儿不需要抗生素治疗。对不同病原菌选用恰当的抗生素，对抗生素诱发的肠炎，应先停用抗生素。

（2）微生态疗法：给予微生物制品以恢复肠道正常菌群的生态平衡，抵御病原菌繁殖侵袭，有利于控制腹泻。常用双歧杆菌、嗜酸乳杆菌、粪链球菌及其代谢产物制剂。

（3）消化道黏膜保护剂：口服蒙脱石散。

（4）锌剂治疗：给予元素锌，<6 个月婴儿 10mg/d，>6 个月小儿 20mg/d，疗程 10～14 天，可缩短病程。

（5）对症治疗：①对呕吐较重者可给予多潘立酮。②早期不用止泻剂，对治疗后中毒症状消失而腹泻仍频繁者，可给予碱式碳酸铋、鞣酸蛋白止泻。③腹胀常与缺钾有关，可补充钾盐，并注意有无中毒性肠麻痹。④腹痛可给予颠茄、阿托品等。⑤助消化药如多酶片、胃蛋白酶等，可酌情使用。

（6）迁延性和慢性腹泻的治疗：此两类腹泻常伴有营养不良和并发症，病情较复杂，除上述治疗外，还应注意以下几点：①仔细寻找病程迁延的原因，采取针对性治疗。②严格规范抗生素使用，以免引起菌群失调。③调整饮食，增加热量和多种维生素及微量元素，以保证营养需要，必要时给予静脉营养。

4. 加强护理　做好胃肠道隔离，及时更换尿布，每次大便后用温水冲洗臀部，以预防上行性泌尿系统感染、尿布疹和臀部感染。

【预防】

加强卫生宣传，做好水源、食品及粪便管理。提倡母乳喂养，培养卫生习惯，饭前便后洗手。对食物、食具、尿布、便器、玩具等要做好日常消毒工作。注意气候变化，避免过热和受凉。

（许红梅）

第十节　婴儿肝炎综合征

婴儿肝炎综合征（infantile hepatitis syndrome，IHS）指 1 岁以内患儿（包括新生儿）由多种病因引起黄疸、病理性肝大和肝功能异常的临床症候群。

【病因与发病机制】

1．感染　①病毒感染：包括巨细胞病毒，甲、乙、丙型肝炎病毒，风疹病毒，EB 病毒，埃可病毒，柯萨奇病毒等，我国以巨细胞病毒感染多见。②其他感染：如细菌（葡萄球菌、大肠埃希菌、沙门菌属等）、螺旋体和弓形虫等。病毒感染时，肝细胞大多受病毒直接损伤或免疫损伤；细菌感染时，主要是毒素使肝细胞受损。

2．肝内外胆管发育障碍　胆管发育障碍导致胆汁排泄不畅，引起肝内胆汁淤积，进而引起肝细胞病变，如先天性胆道闭锁（congenital biliary atresia）、肝内胆管发育不良、胆管囊性扩张或缺如等。

3．遗传性代谢缺陷　主要为各种代谢障碍产生毒性中间代谢产物对肝细胞造成损害所致。①糖类代谢障碍：如遗传性果糖不耐受症、半乳糖血症（galactosemia）、糖原累积病Ⅳ型（glycogen storage disease Ⅳ）等；②氨基酸代谢障碍：如遗传性酪氨酸血症等；③脂类代谢障碍：如尼曼－匹克病（Niemann-Pick disease）、戈谢病等；④胆汁酸及胆红素代谢异常：进行性家族性肝内胆汁淤积症（progressive family intrahepatic cholestasis）、Aagenaes 综合征等；⑤其他代谢障碍：如肝豆状核变性、α_1 抗胰蛋白酶缺乏症（α_1-antitrypsin deficiency）、先天性甲状腺功能低下等。

4．其他病因　如药物或化学物质中毒、噬血细胞综合征和自身免疫性肝病等，部分患儿病因不明。

【病理】

主要病理改变为肝细胞变性、肿胀和坏死，多核巨细胞形成；汇管区和边缘胆小管增生；肝内纤维组织增生；肝小叶和汇管区内炎性细胞浸润。重者尚有肝硬化形成。

【临床表现】

大多数患儿起病隐匿、病程长、逐渐进展、病因复杂，多见于 3 个月以内婴儿。宫内感染如巨细胞病毒、风疹病毒和弓形虫感染于生后不久即可发病；半乳糖血症常在进食母乳后逐渐出现；果糖不耐症则在进食蔗糖后才出现；细菌感染常在新生儿或小婴儿时出现。

1．典型表现

（1）黄疸：皮肤、巩膜黄染，常见新生儿黄疸持续不退或退而又现。尿色加深呈茶色或浓茶色；大便颜色可呈黄色、时黄时白、浅黄色，甚至陶土色；淤胆严重时，胆红素可经肠壁分泌至肠腔，大便呈外黄内白。

（2）病理性肝体征：多有肝大，肝质地变硬。

2．伴随表现

（1）消化道症状：恶心、呕吐、纳差、腹胀及腹泻。

（2）营养障碍：体重不增或增长缓慢，严重者常有营养不良、贫血；胆汁淤积者常伴脂溶性维生素 A、维生素 D、维生素 K、维生素 E 缺乏。

（3）脾大：某些感染（如巨细胞病毒、风疹病毒、弓形虫等）、遗传代谢病（糖原累积病Ⅳ型）或发生肝硬化门静脉高压时，可伴脾大。

（4）先天畸形：先天性风疹感染常伴有心脏畸形；先天性巨细胞病毒感染者可见头小畸形、腹股沟疝；先天性弓形虫病可有头小畸形或眼小畸形。

（5）神经系统异常表现：可有惊厥、肌张力低或软瘫等。

（6）眼部异常表现：白内障和视网膜病。

（7）生化代谢异常：如低血糖、代谢性酸中毒等，常见于遗传代谢病。

【实验室检查】

1．肝功能检查　结合胆红素和未结合胆红素均升高；血清谷丙转氨酶升高，与肝细胞损害程度有关，病情恢复时逐渐降至正常；血清 γ-谷氨酸转肽酶、5' 核苷酸酶和碱性磷酸酶可增高;凝血酶原时间常延长。

2．病原学检查

(1) 各种感染可作相应的病原学检查,包括病原体培养、分离,基因和特异性抗原、抗体检测。

(2) 遗传代谢病可作血液或尿液生化、组织活检、相应酶学、染色体及基因检测等检查。

(3) 肝内胆管发育异常可作肝胆 B 超、CT、磁共振胰胆管造影 (MRCP)、肝内胆管造影。

【诊断】

凡具备婴儿期发病、黄疸、病理性肝体征和肝功能异常四大特点即可诊断。应根据流行病学资料、临床表现和各种实验室检查,进一步作出病因诊断。

【治疗】

1．一般治疗

(1) 合理营养:合理营养对肝修复很重要,注意补充脂溶性维生素 A、维生素 D、维生素 E、维生素 K。

(2) 利胆退黄:胆汁淤积者,可给予熊去氧胆酸促进肝内胆汁酸的排泄;苯巴比妥具有改善和提高酶活性及促进胆汁排泄的作用;中药(茵陈、山栀等)有一定疗效;肾上腺皮质激素有消除肝细胞肿胀、减轻胆汁淤积、延迟肝组织纤维化等功能,可用泼尼松。

(3) 护肝:可选用肌苷、ATP、辅酶 A、维生素 B、维生素 C、还原性谷胱甘肽、促肝细胞生长素。

(4) 微生态制剂:微生态制剂能够恢复肠道微生态平衡,降低肿瘤坏死因子 α、白细胞介素 (IL)-6 含量,升高 IL-10、IL-2 水平,抑制炎性介质的产生和减轻免疫反应对肝细胞的损伤,从而改善临床症状和肝功能。常用双歧杆菌、嗜酸乳杆菌、粪链球菌及其代谢产物制剂。

2．病因治疗

(1) 控制感染:细菌感染应给予敏感抗生素。先天性梅毒选用青霉素;巨细胞病毒感染选用更昔洛韦。

(2) 其他:半乳糖血症应停用一切奶类和奶类制品,改用豆浆及蔗糖喂养。遗传性酪氨酸血症应给予低酪氨酸饮食。

3．外科治疗 疑诊胆道闭锁者,应尽早做胆管造影以确诊,必要时行 Kasai 手术。各种原因引起的肝硬化失代偿者,在条件允许的情况下可行肝移植。

(许红梅)

第十章 呼吸系统疾病

小儿呼吸系统疾病包括上、下呼吸道急慢性感染性疾病，呼吸道变态反应性疾病，呼吸道异物，胸膜疾病，先天畸形和肺部肿瘤等。其中以急性呼吸道感染最为常见，约占儿科门诊的60%以上。据世界卫生组织统计，每年5岁以下小儿死亡数约1400万，其中死于各类呼吸道疾病的就有320万～400万，绝大多数为肺炎，2/3为婴儿。

本章仅叙述小儿呼吸系统解剖生理特点、呼吸道急性感染性疾病、支气管哮喘和急性呼吸衰竭。

第一节 小儿呼吸系统解剖生理特点及检查方法

小儿容易发生呼吸道疾病，尤其是呼吸道感染，与其呼吸道解剖生理特点和机体免疫特点密切相关。呼吸系统以环状软骨为界分为上、下呼吸道。上呼吸道包括鼻、鼻窦、咽、咽鼓管、会厌及喉；下呼吸道包括气管、支气管、毛细支气管、呼吸性毛细支气管、肺泡管及肺泡。

一、解剖特点

1. 上呼吸道

（1）鼻：婴幼儿鼻腔相对短小，鼻道狭窄，无鼻毛，鼻黏膜柔嫩，血管丰富，易发生感染。感染时，鼻黏膜易充血、肿胀而发生鼻塞，出现呼吸及吃奶困难。婴儿期鼻黏膜下层缺乏海绵组织，以后逐渐发育，所以在婴幼儿期很少发生鼻出血。

（2）鼻窦：新生儿上颌窦和筛窦极小，2岁才开始发育并迅速增大，至12岁充分发育。额窦2～3岁开始出现，12～13岁才开始发育。蝶窦3岁时才与鼻腔相通，6岁时很快增大。由于鼻窦黏膜与鼻腔黏膜相连续，且鼻窦口相对大，故急性鼻炎常累及鼻窦，易发生鼻窦炎。但小婴儿因鼻窦发育差，很少发生鼻窦炎。

（3）鼻泪管和咽鼓管：婴幼儿鼻泪管短，开口接近于内眦部，且瓣膜发育不全，故鼻腔感染常易侵入结膜引起炎症。婴幼儿咽鼓管相对宽、短、直，呈水平位，故鼻咽炎时易侵及中耳，引起中耳炎。

（4）咽部：婴幼儿咽部相对狭小且方向垂直，富含集结的淋巴组织。扁桃体包括咽扁桃体及腭扁桃体。咽扁桃体又称腺样体，6个月时已发育，位于鼻咽顶部与后壁交界处，严重的腺样体肥大是小儿阻塞性睡眠呼吸暂停综合征的重要原因。腭扁桃体1岁末才逐渐增大，4～10岁时发育达高峰，14～15岁时又逐渐退化，故扁桃体炎常见于学龄儿童，1岁以内很少见。

（5）喉：婴幼儿喉腔相对较狭长，呈漏斗形，声门裂狭小，软骨柔软，黏膜柔嫩且富含血管及淋巴组织，故轻微炎症即可引起喉头水肿、喉腔狭窄而致声音嘶哑和吸气性呼吸困难。

2. 下呼吸道

（1）气管、支气管：婴幼儿气管、支气管较成人狭窄，黏膜柔嫩，血管丰富，软骨柔软，缺乏弹力组织，支撑作用薄弱；黏液腺分泌不足，气道较干燥，纤毛运动差，不能有效清除吸入的微生物。故婴幼儿容易发生呼吸道感染，一旦感染则易于发生充血、水肿导致呼吸道不畅。左支气管细长，由气管向侧方伸出，而右支气管短粗，为气管直接延伸，故异物易进入右支气管，引起右侧肺段不张或肺气肿。婴幼儿细支气管平滑肌较稀疏，3岁以后才明显发育，故小婴儿呼吸道梗阻并非完全由支气管痉挛所致，多由黏膜肿胀和分泌物阻塞引起。

（2）肺：小儿肺泡数量少且面积小，弹力组织发育较差，血管丰富，间质发育旺盛，致肺含血量多而含气量少，易于感染，并易引起间质性肺炎、肺气肿或肺不张等。

3．胸廓　婴幼儿胸廓较短，前后径相对较长，与横径相近，呈桶状；肋骨呈水平位，膈肌位置较高，倾斜度较小，几乎呈横位，因而使心脏呈水平位，故胸腔较小；而肺相对较大，呼吸肌不发达，呼吸时胸廓活动范围小，肺不能充分地扩张，影响通气和换气，易引起缺氧和二氧化碳潴留。小儿纵隔相对较大，占胸腔的体积较大；纵隔周围组织松软、富于弹性，故在胸腔积液或气胸时易致纵隔移位。随着小儿开始站立行走后，腹腔脏器下移，横膈下降，肋骨逐渐向下倾斜，形成椭圆形胸廓而接近成人。

二、生理特点

1．呼吸频率与节律　小儿因代谢旺盛，需氧量高，但因解剖特点使呼吸量受到一定限制，只能增加呼吸频率来满足机体代谢的需要。年龄越小，频率越快。新生儿40～44次/分，<1岁30次/分，1～3岁24次/分，3～7岁22次/分，7～14岁20次/分，14～18岁16～18次/分。呼吸中枢发育不完善，调节能力差，呼吸极不稳定，可出现深、浅呼吸交替，或呼吸节律不整、间歇、暂停等现象，尤以早产儿、新生儿最显著。

2．呼吸类型　婴幼儿呼吸肌发育不全，膈肌相对较发达，呼吸时胸廓活动范围小而膈肌活动明显，呈腹膈式呼吸（abdominal respiration）。随年龄增长，呼吸肌逐渐发育成熟。小儿开始行走时，膈肌和腹腔脏器逐渐下降，肋骨由水平位逐渐倾斜，于是出现胸腹式呼吸（thoracic abdominal respiration）。

3．呼吸功能特点

（1）肺活量（vital capacity，VC）：最大吸气后能呼出的最大气量，小儿为50～70ml/kg。安静时年长儿仅用肺活量的12.5%来呼吸，婴幼儿则需用30%左右，说明婴幼儿呼吸潜在能力差，发生呼吸障碍时其代偿呼吸量不超过正常的2.5倍，而成人可达10倍，因此易发生呼吸衰竭。

（2）潮气量（tidal volume，VT）：平静呼吸时每次吸入或呼出的气量，小儿为6～10ml/kg。年龄越小，潮气量越小。

（3）每分通气量：即潮气量乘以呼吸频率。正常婴幼儿由于呼吸频率较快，每分通气量按体表面积计算与成人相近。

（4）气体弥散量：二氧化碳的排出主要靠弥散作用，其弥散速率较氧大，故比氧易于弥散。小儿肺小，肺泡毛细血管总面积与总容量均比成人小，故气体弥散量小。但以单位肺容量计算则与成人相近。

（5）气道阻力：气道阻力的大小取决于管径大小和气体流速等，管道气流阻力与管腔半径的4次方呈反比。由于小儿气道管径细小，故气道阻力大于成人，因此小儿发生喘息的概率较高。随年龄增大，气道管径逐渐增大，从而阻力递减。

以上呼吸功能特点显示，小儿各项呼吸功能的储备能力均较低。当患呼吸系统疾病时，较易发生呼吸衰竭。

三、呼吸道免疫特点

小儿呼吸道的非特异性和特异性免疫功能均较差。如咳嗽反射、气道平滑肌收缩能力及纤毛运动功能均差，难以有效清除吸入的尘埃和异物颗粒。肺泡吞噬细胞功能不足。婴幼儿辅助性 T 细胞功能暂时性低下，使 SIgA、IgA、IgG 含量均低，尤其是 IgG 亚类低微。此外，乳铁蛋白、溶菌酶、干扰素、补体等的数量和活性不足，故易患呼吸道感染。

四、检查方法

1. 体格检查

（1）呼吸频率：呼吸增快是婴儿呼吸困难的第一征象，年龄越小越明显。呼吸频率减慢或节律不规则也是危险征象，需特别引起注意。

（2）发绀：肢端发绀为末梢性发绀，舌、黏膜的发绀为中心性发绀。中心性发绀较末梢性发绀发生晚，但更有意义。毛细血管内还原血红蛋白量达 40～60g/L 时可出现发绀（相当于动脉内还原血红蛋白量 30g/L）。发绀是血氧饱和度下降的重要表现。但因发绀与还原血红蛋白量有关，严重贫血时虽血氧饱和度下降也不一定出现发绀，需注意。

（3）吸气时胸廓软组织凹陷：上呼吸道梗阻或肺实变时，吸气时胸骨上、下，锁骨上窝及肋间隙软组织凹陷，称为"三凹征"，其结果是吸气时胸廓不但不能扩张，反而下陷，形成矛盾呼吸，在增加呼吸肌能量消耗的同时，并不能增加通气量。

（4）吸气喘鸣：是上呼吸道梗阻的表现，因喉和大气道吸气时变窄所致。

（5）呼气呻吟：是小婴儿下呼吸道梗阻和肺扩张不良的表现，特别见于新生儿呼吸窘迫综合征时。其作用是在声门半关闭情况下，声门远端呼气时压力增加，有利于已萎陷的肺泡扩张。

（6）杵状指：是指（趾）骨末端背侧组织增生，使甲床抬高所致。常见于支气管扩张，亦可见于迁延性肺炎、长期哮喘等慢性肺疾患。此外，尚可见于青紫型先天性心脏病、慢性消化道疾病等肺外疾患。在除外肺外原因后，杵状指可反映肺病变的进展情况。

2. 血气分析　反映气体交换和血液的酸碱平衡状态，为诊断和治疗提供依据。小儿血气分析正常值见表 10-1。

表10-1　小儿血气分析正常值

项目	新生儿	<2岁	>2岁
pH	7.30～7.40	7.30～7.40	7.35～7.45
PaO_2（kPa）	60～90	80～100	80～100
$PaCO_2$（kPa）	30～35	30～35	35～45
HCO_3^-（mmol/L）	20～22	20～22	22～24
BE（mmol/L）	−6～2	−6～2	−4～2
SaO_2（%）	90.0～96.5	95.0～97.7	95.0～97.7

3. 肺功能检查　5 岁以上儿童可做全面的肺功能检查。相对于常规肺功能，脉冲震荡（IOS）需要患者配合较少，可对 3～5 岁患儿进行检查。潮气流速-容量曲线（TFV）技术主要应用于婴幼儿肺功能检查。

4. 肺影像学　胸部 X 线片仍为呼吸系统疾病影像学诊断的基础。胸透对儿童生长发育影响较大，目前已经不用于儿童常规检查。随着近年来肺影像学的迅速发展，CT、磁共振成像、核素扫描等技术在儿科临床越来越广泛，大大提高了小儿呼吸系统疾病的诊断率。

5. 儿科支气管镜术　支气管镜管径细、可弯曲转换方向、能插入深部支气管、照明采光好、视野范围大、视野清晰，能直接检查到局部的微小病变以及气管支气管动力学状况，还可在直视下通过活检通道进行活检、刷检、灌洗及异物钳取。支气管镜术作为一种简便、安全、患者痛苦少的方法，已经越来越广泛地应用于儿科呼吸系统疾病的诊断和治疗中。

6. 胸腔镜的应用　胸腔镜是借助胸腔镜及现代电视摄像技术和高科技手术器械的辅助，经胸壁数个微小切口进入胸腔，即可完成过去需大切口才能完成的手术，是20世纪末胸外科的重大进展之一，是胸部微创外科的代表性手术。胸腔镜作为一种可供选择的胸部疾病诊断和治疗的重要手段，目前也逐渐应用于儿科临床中。

（王继春）

第二节　急性上呼吸道感染

急性上呼吸道感染（acute upper respiratory infection，AURI）简称上感，俗称"感冒"，是小儿最常见的疾病。是指喉部以上，上部呼吸道的鼻和咽部的急性感染，统称为上呼吸道感染。当某一部位炎症突出时，亦常用"急性鼻咽炎"、"急性咽炎"、"急性扁桃体炎"等名词诊断。

【病因】

急性上呼吸道感染绝大多数是由病毒引起，约占90%，支原体和细菌较少见。常见的病毒有鼻病毒、冠状病毒、流感病毒、副流感病毒、呼吸道合胞病毒、柯萨奇病毒、腺病毒、EB病毒等。病毒感染后，上呼吸道黏膜失去抵抗力，细菌可乘虚而入，并发混合感染。最常见的细菌为乙型溶血性链球菌，其次为肺炎链球菌、流感嗜血杆菌等。肺炎支原体不仅可引起肺炎，也可引起上呼吸道感染，近年来的感染并不少见。

婴幼儿时期由于上呼吸道的解剖生理特点和免疫特点，易患本病。营养性疾病，如营养不良、贫血、维生素A或锌缺乏症等；先天性疾病，如先天性心脏病、食管裂孔疝等；或免疫缺陷、被动吸烟、护理不当、气候改变和环境不良等因素，则易致反复呼吸道感染或使病程迁延。

【临床表现】

本病症状轻重不一。与年龄、病原体、感染部位和机体抵抗力不同有关。年长儿症状较轻，而婴幼儿较重。

1. 一般类型急性上呼吸道感染

（1）症状：①局部症状：流涕、鼻塞、喷嚏、轻咳、咽部不适或咽痛等，可在3～4天内自然痊愈。②全身症状：发热、头痛、全身不适、乏力、烦躁不安等。部分患儿有食欲不振、呕吐、腹泻、腹痛等消化道症状。腹痛多为脐周阵发性疼痛，无压痛，可能与肠蠕动亢进有关；也可持续存在，多因并发急性肠系膜淋巴结炎所致。

婴幼儿多骤然起病，以全身症状为主，常有消化道症状，局部症状较轻。多有发热，体温可达39～40℃，热程2～3天至1周左右，但较重者高热可达1～2周，偶有长期低热达数周者，多因病灶未清除有关。起病1～2天内可因高热引起惊厥，很少反复发生。

（2）体征：体格检查可见咽部充血，扁桃体肿大，咽部可见淋巴滤泡或扁桃体有脓性分泌物。有时可见颌下和颈部淋巴结肿大、触痛。婴儿可因鼻塞致张口呼吸。肺部呼吸音正常。肠道病毒感染者可见不同形态的皮疹。

2. 两种特殊类型的急性上呼吸道感染

（1）疱疹性咽峡炎（herpangina）：病原体为柯萨奇病毒A组。好发于夏秋季节，呈散发或小流行。起病急骤，临床表现为高热、咽痛、流涎、厌食、呕吐等。体检除咽部充血外，特征性的体征是在咽腭弓、悬雍垂、软腭等处的黏膜上可见数个至数十个2～4mm大小灰白色疱疹，周围有红晕，1～2日后破溃形成小溃疡。疱疹也可发生于口腔的其他部位。病程为1周左右。

（2）咽-结合膜热（pharyngo-conjunctival fever）：病原体为腺病毒3、7型。好发于春夏

季节，呈散发或在儿童集体机构中流行。临床表现以发热、咽炎、结合膜炎为特征，还可出现眼部刺痛，有时伴有呕吐、腹泻、腹痛等消化道症状。体检发现咽部充血，可见白色点块状分泌物，周围有红晕，易于剥离；一侧或两侧滤泡性眼结合膜炎；颈部、耳后淋巴结肿大。病程1～2周。

【并发症】

急性上呼吸道感染多为自限性疾病，但如延误诊治或特殊病原体感染时，可引起很多并发症，特别在婴幼儿时期更多见。并发症分三类：①感染波及邻近器官可引起鼻窦炎、喉炎、支气管炎、肺炎、咽后壁脓肿、上颌骨骨髓炎等。②病原体通过血液循环播散到全身，可致脓胸、骨髓炎、脑膜炎和泌尿系统感染等。③感染和变态反应对机体影响，可发生风湿热、肾小球肾炎等。

【实验室检查】

病毒感染者外周血白细胞计数正常或偏低，中性粒细胞减少，淋巴细胞计数相对增高。病毒分离和血清学检查可明确病原。近年来，免疫荧光、免疫酶及分子生物学技术可作出早期诊断。

细菌感染者外周血白细胞计数可增高，中性粒细胞增高。在使用抗菌药物前行咽拭子培养可发现致病菌。链球菌引起者于感染后2～3周后抗链球菌溶血素O（ASO）滴度增高。

【诊断与鉴别诊断】

根据临床表现不难诊断，但需与以下疾病鉴别：

1．流行性感冒 由流感病毒、副流感病毒引起。有明显的流行病史，局部症状较轻，全身症状较重。常有高热、头痛、四肢肌肉酸痛等，病程较长。

2．急性传染病早期 上感为各种传染病的前驱症状，如麻疹、流行性脑脊髓膜炎、百日咳、猩红热等，应结合流行病史、临床表现及实验室资料等综合分析，并观察病情演变加以鉴别。

3．急性阑尾炎 上感伴腹痛者应注意与急性阑尾炎鉴别。本病腹痛常先于发热，以右下腹为主，呈持续性，有肌紧张和固定压痛点，血白细胞及中性粒细胞增高。

【治疗】

以充分休息、预防并发症为主，并重视一般护理和支持治疗。

1．一般治疗 多休息、多饮水，保持居住环境适宜的湿度、温度，注意呼吸道隔离，加强呼吸道管理，减少继发细菌感染的机会。

2．抗感染治疗

（1）抗病毒药物：病毒感染时可试用的药物为利巴韦林（病毒唑，virazole），具有广谱抗病毒作用。

（2）抗生素：细菌性上呼吸道感染或病毒性上呼吸道感染继发细菌感染者可选用抗生素治疗，咽拭子培养阳性结果有助于指导抗菌治疗。常选用青霉素类、头孢菌素类及大环内酯类抗生素，疗程3～5天。若证实为链球菌感染，或既往有风湿热、肾炎病史者，青霉素疗程应为10～14天。

3．对症治疗

（1）高热：可口服对乙酰氨基酚或布洛芬，肌内注射或静脉注射解热镇痛药，如阿司匹林类，亦可用冷敷、温湿敷或乙醇擦浴降温。

（2）高热惊厥者可予镇静、止惊处理。

（3）鼻塞：先清除鼻腔分泌物，用0.5%麻黄碱合剂于睡前或喂奶前10～15分钟滴鼻，1～2滴/次。

（4）咽痛：大部分可自行缓解。多饮水，亦可含服咽喉片。

【预防】

主要靠加强体格锻炼以增强抵抗力；提倡母乳喂养，及时添加辅食，预防佝偻病及营养不良；避免去人多拥挤及通风不良的场所。

（王继春）

第三节 急性感染性喉炎

急性感染性喉炎（acute infectious laryngitis）为喉部黏膜急性弥漫性炎症。以犬吠样咳嗽、声嘶、喉鸣、吸气性呼吸困难为临床特征。可发生于任何季节，以冬春季节为多。多见于婴幼儿，新生儿极少发病。

【病因】

大部分为急性上呼吸道感染的一部分，有时在麻疹、流感、百日咳、白喉等病程中并发。常见病毒为副流感病毒、嗜血性流感病毒和腺病毒；常见的病原菌为金黄色葡萄球菌、肺炎链球菌等。由于小儿喉部解剖特点，炎症时易充血、水肿而出现喉梗阻。

【临床表现】

起病急、症状重。可有发热、犬吠样咳嗽、声嘶、吸气性喉鸣和三凹征。严重时可出现发绀、烦躁不安、面色苍白或发灰。一般白天症状轻，夜间入睡后由于喉部肌肉松弛，分泌物潴留阻塞喉部，刺激喉部发生喉痉挛，夜间症状加重。喉梗阻者若不及时抢救，可窒息死亡。

体检发现咽部充血，间接喉镜检查可见喉部和声带有不同程度的充血、水肿。按吸气性呼吸困难的轻重将喉梗阻分为四度：①1度：患儿仅于活动后出现吸气性喉鸣和呼吸困难，肺呼吸音清晰，心率无变化。②2度：于安静时亦出现喉鸣和吸气性呼吸困难，肺部听诊可闻及喉传导音或管状呼吸音，心音无改变，心率增快，120～140次/分。③3度：除上述症状外，患儿因缺氧而出现阵发性烦躁不安，口唇及指、趾发绀，口周发青或苍白，恐惧，出汗。肺部听诊呼吸音明显降低或听不见，心音低钝，心率在140～160次/分以上。④4度：患儿渐呈衰竭，半昏睡或昏睡状态，由于无力呼吸，表现暂时安静，三凹征也不明显，面色苍白或发灰，肺部听诊呼吸音几乎消失，仅有气道传导音，心音极低钝，心律不齐。

【诊断与鉴别诊断】

根据急性起病、犬吠样咳嗽、声嘶、喉鸣、吸气性呼吸困难等临床表现，一般诊断不难，但应与白喉、急性膜性喉炎、喉痉挛、急性会厌炎、喉或气管异物等婴幼儿喉梗阻相鉴别。

【治疗】

1. 保持呼吸道通畅　可用1%～3%麻黄碱、吸入性糖皮质激素如布地奈德混悬液及肾上腺素雾化吸入，促进黏膜水肿消退。

2. 控制感染　本病病情进展迅速，考虑细菌感染时，应及早选用足量抗生素静脉滴注治疗，一般给予青霉素、头孢菌素类或大环内酯类抗生素，严重者给予两种以上抗生素。

3. 肾上腺皮质激素　有抗炎、抗毒和抑制变态反应等作用，能及时减轻喉头水肿，缓解喉梗阻，应尽早与抗生素同时使用。病情较轻者可口服泼尼松，2度喉梗阻以上者应静脉滴注地塞米松、氢化可的松或甲泼尼龙。

4. 对症治疗　缺氧发绀者给予吸氧；痰多者可选用祛痰剂，必要时直接喉镜吸痰；烦躁不安者可选用异丙嗪，有镇静和减轻喉头水肿的作用。不宜使用氯丙嗪和吗啡，因后两者有呼吸抑制作用。

5. 气管切开　经上述处理仍有严重缺氧征象或有3度喉梗阻者，应及时行气管切开。

（王继春）

第四节　急性支气管炎

急性支气管炎（acute bronchitis）是指由各种病原体引起的支气管黏膜的炎症，由于气管常同时受累，故又称为急性气管支气管炎（acute tracheo-bronchitis）。常继发于急性上呼吸道感染，或为某些急性传染病临床表现的一部分。婴幼儿多见，且症状较重。

【病因】

主要为感染，病原是病毒、细菌或肺炎支原体，或为其混合感染，而以病毒为主要病原体。能引起上呼吸道感染的病原体均可引起支气管炎。环境污染、空气污浊或接触有毒气体亦可刺激支气管黏膜引起炎症。免疫功能低下或特异性素质，如营养不良、佝偻病、变态反应以及慢性鼻炎皆可为本病的诱因。

【临床表现】

大多先有上呼吸道感染症状，之后以咳嗽为主要症状，开始为干咳，以后渐有支气管分泌物而为有痰的咳嗽。婴幼儿症状较重，常有发热及呕吐、腹泻、腹痛等消化道症状，不会咳痰，多经咽部咽下。年长儿一般全身症状不明显，发热可有可无，可诉头痛及胸痛。肺部听诊双肺呼吸音粗，可闻及不固定的、散在的干湿啰音和大、中水泡音。急性症状一般持续7~10天，有时迁延2~3周，或反复发作。如不经适当治疗可引起肺炎。

【辅助检查】

胸部X线片显示正常或肺纹理增粗，肺门阴影增深。

【诊断与鉴别诊断】

根据呼吸道症状、体征，结合X线检查等不难诊断，但应鉴别以下疾病：

1. 上呼吸道感染　可有发热、咳嗽等症状，但听诊双肺呼吸音正常。
2. 支气管肺炎　有发热、咳嗽、喘憋及肺部湿啰音。但肺部听诊为固定的中、细湿啰音，胸部X线片有斑片状或云絮状阴影。重症支气管炎与肺炎早期难以鉴别。
3. 气管、支气管异物　有异物吸入史，突然出现呛咳。胸部X线片可有肺不张和肺气肿，支气管镜检查不但可明确诊断，还可取出异物。

【治疗】

1. 一般治疗　多休息、多饮水，经常变换体位，使呼吸道分泌物易于咳出。
2. 控制感染　由于病原体多为病毒，一般不用抗生素。怀疑有细菌感染者可加用适当抗生素。如为支原体感染，则应予以大环内酯类抗生素。
3. 对症治疗　一般不用镇咳剂或镇静药，以免抑制咳嗽反射，影响黏痰咳出。①化痰止咳：刺激性咳嗽可用复方甘草合剂等，痰多、黏稠者可口服、静脉滴注或雾化吸入盐酸氨溴索；②止喘：对喘憋严重者，可使用支气管扩张剂，可雾化吸入布地奈德、沙丁胺醇等，也可口服或静脉滴注氨茶碱，亦可短期使用糖皮质激素，如泼尼松、琥珀酸氢化可的松等。

（王继春）

第五节　毛细支气管炎

毛细支气管炎（bronchiolitis）是婴幼儿时期常见的下呼吸道感染。临床以气促、喘息、咳嗽、肺部湿啰音、三凹征和（或）鼻翼扇动为特征。常见于2岁以内，尤其是2~6个月婴儿多见，男女发病比例无明显差异，是导致婴幼儿住院治疗的主要原因之一。发病季节有地域变化，我国北方多发于冬春，南方多发于春夏和夏秋，呈常年散发和间歇流行。部分患儿可能发展为支气管哮喘。

【病因】

主要的病原体是病毒。呼吸道合胞病毒（RSV）是引起毛细支气管炎最常见的病毒，人类偏肺病毒和副流感病毒Ⅲ型也较常见，其他尚有副流感病毒Ⅰ、Ⅱ型、腺病毒、流感病毒、肠道病毒、鼻病毒以及肺炎支原体等，细菌不是主要病原。RSV属RNA病毒，由于RSV感染后产生的抗体不能完全防止感染，因此小婴儿患病率高（母体抗体不能保护），再感染较常见。

【发病机制与病理】

病理改变以小气道上皮的急性炎症、水肿及坏死，黏液分泌增加以及支气管痉挛为特征。病变主要侵及管径为75～300μm的小气道。由于小气道管腔内黏液分泌增加，炎性细胞等细胞碎片聚集，加之管壁水肿，引起气道阻塞，可导致肺不张或肺气肿。RSV感染患儿其鼻咽分泌物中的巨噬细胞炎性蛋白-I、单核细胞趋化蛋白-I等升高。外源性糖皮质激素可干预炎性细胞的募集，降低炎症因子的水平，从而减轻RSV感染引起的气道炎症。说明炎性细胞和部分细胞因子参与了毛细支气管炎的发病，而且Th_1细胞反应减弱。

【临床表现】

体温常为低中热或无热，少有高热。气促、喘息和呼吸困难为突出表现。疾病早期常出现鼻塞，可伴有流涕、喷嚏和干咳。呼吸频率加快，可达60～80次/分（小婴儿不同月龄正常呼吸频率应为：1个月＜50次/分、6个月＜40次/分、12个月＜30次/分），喘憋明显。体格检查常可发现三凹征、鼻扇和口周发绀。肺部听诊呼气相延长，可闻及干鸣音、湿啰音和大量哮鸣音；喘憋严重时，由于呼吸频率快、肺部满布哮鸣音，可听不到湿啰音。毛细支气管接近完全梗阻时，呼吸音明显减低，哮鸣音减少或听不到。由于肺过度充气或肺气肿，肝脾位置下移。而全身中毒症状如高热、嗜睡、萎靡等神志改变，以及呕吐、腹泻等并不多见。合并细菌感染不常见。

毛细支气管炎病程多变，且呈动态进展。轻者可表现为短暂性发作，症状持续仅2～3天，重症可有呼吸衰竭和心力衰竭，尤其是有基础心肺疾患者。病程大多1～2周，少数或更长。对有高危因素的患儿，包括年龄＜12周、早产、合并基础心肺疾病、存在免疫缺陷状态以及症状影响进食、导致脱水、对治疗的反应差和难以及时复诊的患儿，应住院治疗。

【辅助检查】

1. 血常规　白细胞总数正常或偏低，分类以淋巴细胞为主。
2. 动脉血气分析　病情重者出现PaO_2下降、$PaCO_2$上升和呼吸性酸中毒，进食差者有代谢性酸中毒。非重症者无须行血气检查。
3. 病原学检查　参见肺炎部分。
4. 胸部X线检查　常是非特异性的，与病情严重程度的关系也不确定。可有不同程度梗阻性肺气肿和支气管周围炎的影像。

【诊断与鉴别诊断】

根据发病年龄、气促、喘息和呼吸困难等临床表现，参考发病次数及RSV流行情况可做出诊断。毛细支气管炎需与以下疾病鉴别。

1. 婴幼儿哮喘　反复发作的喘息应注意哮喘的可能。典型的婴幼儿哮喘发作多与感冒无关，一般无发热。对支气管扩张剂等缓解治疗反应良好。有皮肤湿疹或湿疹史，血清特异性IgE检测有气传过敏原阳性，外周血嗜酸性粒细胞增高，双亲中可有哮喘病史。
2. 细菌性支气管肺炎　大多由肺炎链球菌引起。有发热、咳嗽、气促和肺部闻及固定的细小水泡音。早期可有干鸣音，哮鸣音少，恢复期为痰鸣音。细小水泡音多在吸气末出现，全身中毒症状较重。而毛细支气管炎喘憋重，哮鸣音为主，湿啰音多为中水泡音，全身中毒症状轻。另外可结合血常规和C反应蛋白（CRP）结果鉴别。

3. 百日咳 婴儿百日咳以痉挛性咳嗽为特征。典型的是一次吸气后屏气连续咳数声到十余声,将黏稠痰液咳至口腔,方才呼吸。痉挛性咳嗽常引起面色青紫,需他人拍背等换气后缓解。少有哮鸣音。血常规白细胞分类以淋巴细胞为主,多在70%以上。病程较长。

4. 闭塞性细支气管炎(bronchiolitis obliterans) 临床主要以持续喘息、咳嗽、呼吸困难和运动不耐受为特征。小儿闭塞性细支气管炎常发生在腺病毒、肺炎支原体等感染后。病程长,咳喘常持续6周以上。肺部听诊有哮鸣音和湿啰音。三凹征、口周或面色发绀常见。运动后喘息明显,血氧饱和度下降,长期缺氧可导致杵状指。高分辨CT表现有气体滞留征和马赛克灌注征。

5. 其他 还需与气管异物、先天性心脏病所致的喘息相鉴别。

【治疗】

主要是对症治疗。关键是改善气道狭窄、梗阻。

1. 一般治疗 加强护理,保持病房或居室内温度为20℃左右,相对湿度为60%。适当拍背,以利痰液松动排出。进食宜少量多餐,以免进食或哺乳量过多加重呼吸困难。若鼻塞严重影响进食或哺乳,可餐前或吃奶前用减充血剂如0.5%麻黄碱滴鼻。适量饮水,补充不显性失水,保持呼吸道湿润。对喘憋严重者,要使头部和胸部的位置抬高,缓解呼吸困难。对烦躁不安者,可用水合氯醛镇静,减低耗氧量。

2. 吸氧 脉搏血氧饱和度≤90%时,常规吸氧。对有发热、酸中毒、明显呼吸困难和早产、低出生体重、支气管肺发育不良、明显血流动力学异常的先天性心脏病患儿吸氧界定宜宽,应积极予以氧疗。

3. 液体的补充 呼吸频率加快、喘憋重影响进食可引起液体丢失和摄入不足,应评估脱水情况。轻症者可口服补液,不影响进食者,适量饮水即可。影响进食者,应静脉补液,液体张力一般不超过1/3张,同时注意控制输液速度。

4. 平喘治疗 ①尽管对支气管舒张剂和糖皮质激素的确切疗效尚存在争议,但其仍是临床用于平喘的重要手段。可用支气管舒张剂如沙丁胺醇或特布他林雾化液雾化吸入,也可用1:1000的肾上腺素。如疗效好,应持续应用;糖皮质激素可缓解气道炎症、减少渗出,用布地奈德雾化液雾化吸入,和(或)静脉应用琥珀酸氢化可的松每次5~10mg/kg或地塞米松0.1~0.3mg/(kg·d);异丙托溴铵也有扩张气道的作用,且对心脏副作用小,可用其雾化吸入;可联合应用沙丁胺醇或特布他林、布地奈德和异丙托溴铵的雾化液雾化吸入平喘。雾化治疗提倡用氧气驱动或空气压缩泵的射流雾化。②静脉使用氨茶碱可平喘,但应注意有效血药浓度和防止中毒。③有报道3%~5%高渗盐水雾化治疗可使喘息、咳嗽缓解时间和肺部湿性啰音消失时间缩短,减少住院率和住院时间,可酌情应用。

5. 抗病毒治疗 尽管利巴韦林可治疗RNA病毒感染,但其对RSV所致的毛细支气管炎疗效不明显。除非重症患儿或存在高危因素的患儿,不建议应用利巴韦林等抗病毒治疗。

6. 抗生素 如无合并细菌感染的指征,一般不常规应用抗生素。

【预防】

鉴于我国情况,主要以一般预防为主。

1. 一般预防 包括消毒隔离尤其是注意手卫生、避免院内感染、避免被动吸烟和提倡母乳喂养。

2. 被动免疫预防 主要是指肌内注射RSV单克隆抗体帕利珠单抗(Palivizumab)。美国儿科学会推荐严重感染高危儿(包括入托者、有学龄年龄同胞者、接触环境或空气污染物者、存在先天气道异常者或存在严重神经肌肉疾病者)和在RSV流行季节开始时月龄<6个月者,接受帕利珠单抗预防治疗。考虑到治疗费用,至少存在两种危险因素的32~35周早产儿才考虑给予预防治疗。帕利珠单抗预防治疗5个月(每月肌内注射一次)可提供大于20周的保护

效应。但帕利珠单抗不能治疗 RSV 感染。

3. **主动免疫预防** 指 RSV 疫苗。尽管疫苗研制取得了很大进展，但尚无疗效确切的疫苗制品。

（刘长山）

第六节 肺 炎

肺炎（pneumonia）是由不同病原体或其他因素所致的肺部炎症，以发热、咳嗽、气促、呼吸困难和肺部固定的湿啰音为共同临床表现，是儿童尤其是婴幼儿的常见病。在我国城市，占儿科住院患者的 1/4～1/2，在农村占 1/2 以上。肺炎也是婴幼儿时期的主要死亡原因，约占全球 5 岁以下儿童死亡总数的 1/5。小儿肺炎以支气管肺炎最为常见。

【分类】

1. **按病理解剖分类** 分为大叶性肺炎、小叶性肺炎（支气管肺炎）和间质性肺炎。

2. **按病因分类**

（1）病毒性肺炎：包括呼吸道合胞病毒、流感病毒、副流感病毒、腺病毒、鼻病毒、肠病毒、麻疹病毒、巨细胞病毒、EB 病毒、单纯疱疹病毒、水痘带状疱疹病毒和人类偏肺病毒等。

（2）细菌性肺炎：常见的细菌病原体包括肺炎链球菌、B 型流感嗜血杆菌、金黄色葡萄球菌和卡他莫拉菌等，其他还有肠杆菌科细菌如大肠埃希菌、百日咳博特菌和军团菌等。

（3）支原体肺炎：由肺炎支原体引起。

（4）衣原体肺炎：包括沙眼衣原体、肺炎衣原体和鹦鹉热衣原体。以前两种衣原体肺炎多见。

（5）真菌性肺炎：包括念珠菌、曲霉菌、隐球菌、肺孢子菌、毛霉菌和组织胞浆菌等。多见于长期使用抗生素或免疫抑制剂、免疫功能低下者。肺深部真菌感染症状严重。

（6）原虫性肺炎：蛔虫和钩虫等幼虫移行至肺可引起嗜酸性粒细胞肺炎，称幼虫移行症（loffler 综合征）。

（7）其他因素：包括吸入性肺炎、嗜酸性粒细胞性肺炎（过敏性肺炎）、坠积性肺炎和类脂性肺炎等。

3. **按病程分类** 急性肺炎：病程＜1 个月；迁延性肺炎：病程 1～3 个月；慢性肺炎：病程＞3 个月。

4. **按病情分类** 轻症：除呼吸系统受累外，仅轻微累及其他系统，无或全身中毒症状不重。重症：除呼吸系统外，其他系统亦受累，全身中毒症状重，可危及生命。

另外，WHO 制订的重度肺炎标准为确诊肺炎的患儿出现胸壁吸气性凹陷，如同时再出现中心性发绀则考虑为极重度肺炎。表 10-2 为中华医学会儿科学分会呼吸学组 2006 年 10 月制订的社区获得性肺炎严重度评估标准。

5. **按发生地点与医院感染关联的关系分类** 分为社区获得性肺炎（community acquired pneumonia，CAP）和医院获得性肺炎（hospital acquired pneumonia，HAP）。这种分类对肺炎病原学的评估和抗生素的合理应用有重要意义。表 10-3 为中华医学会儿科学分会呼吸学组颁布的不同年龄组 CAP 病原情况。

（1）CAP 是指原本健康的儿童在医院外获得的感染性肺炎，包括具有明确潜伏期的病原体，而在入院后潜伏期内发病的肺炎。

（2）HAP 也称医院内肺炎（nosocomical pneumonia，NP），是指患者入院时不存在，也未处于感染潜伏期，在入院 48 小时后发生的肺炎。

表10-2 不同年龄组小儿社区获得性肺炎（CAP）病情严重度评估

年龄期	轻度CAP	重度CAP
婴儿	腋温<38.5℃	腋温≥38.5℃
	呼吸增快，但呼吸频率<70次/分	呼吸频率≥70次/分（除外发热、哭吵等因素影响）、胸壁吸气性凹陷、鼻扇、发绀、间歇性呼吸暂停、呼吸呻吟
	正常进食	拒食
年长儿	腋温<38.5℃	腋温≥38.5℃
	呼吸增快，但呼吸频率<50次/分	呼吸频率≥50次/分（除外发热、哭吵等因素影响）、鼻扇、发绀、呼吸呻吟
	无脱水征象	有脱水征象

表10-3 不同年龄组小儿社区获得性肺炎（CAP）病原情况

年龄	常见病原	少见病原
出生~20天	大肠埃希菌、B族链球菌	厌氧菌、D族链球菌、流感嗜血杆菌、肺炎链球菌；单纯疱疹病毒、巨细胞病毒
3周~3月龄	肺炎链球菌、大肠埃希菌；沙眼衣原体；呼吸道合胞病毒，副流感病毒1、2、3型，流感病毒，腺病毒	百日咳博特菌、非发酵革兰阴性杆菌、B型和不定型流感嗜血杆菌、卡他莫拉菌、金黄色葡萄球菌；巨细胞病毒、人类偏肺病毒
4月龄~5岁	肺炎链球菌、B型流感嗜血杆菌；肺炎支原体、肺炎衣原体；呼吸道合胞病毒，鼻病毒，副流感病毒1、2、3型，流感病毒（警惕人禽流感病毒），腺病毒	卡他莫拉菌、结核分枝杆菌、脑膜炎奈瑟菌、金黄色葡萄球菌；水痘带状疱疹病毒、人类偏肺病毒、冠状病毒（警惕SARS病毒）
5岁~青少年	肺炎链球菌；肺炎支原体、肺炎衣原体	流感嗜血杆菌、嗜肺军团菌、结核分枝杆菌、金黄色葡萄球菌；鼻病毒、流感病毒（警惕人禽流感病毒）、EB病毒、腺病毒、呼吸道合胞病毒、水痘带状疱疹病毒、冠状病毒（警惕SARS病毒）

6. 按病原体、临床表现和病理解剖改变分类 分为典型肺炎和非典型肺炎。典型肺炎是指由肺炎链球菌、流感嗜血杆菌等典型病原（多为细菌）引起的，在年长儿同成人一样，常为大叶性肺炎，年幼儿常为支气管肺炎。非典型肺炎是由肺炎支原体、衣原体、嗜肺军团菌和某些病毒如汉坦病毒、严重急性呼吸综合征（SARS）病毒等非典型病原（多为细菌以外的病原）引起的，肺外表现更常见，胸部X线表现不典型。常见的病毒性肺炎一般不划分为典型或非典型肺炎，而单列入病毒性肺炎一类。

一、支气管肺炎

支气管肺炎（bronchopneumonia）是小儿最常见的肺炎。主要临床表现为发热、咳嗽、气促和肺部固定的中、细湿啰音。在儿童时期，肺炎之所以多为支气管肺炎即小叶肺炎而少见大叶肺炎，且婴幼儿高发，这都与小儿尤其是婴幼儿时期免疫功能低下及呼吸道解剖生理特点有关。营养不良、维生素D缺乏性佝偻病、低出生体重是支气管肺炎的高危因素。

【病因】

常见的病原体有细菌、病毒和肺炎支原体，也可能是病毒和细菌的混合感染。衣原体、真菌、原虫等病原体也可引发。鉴于疫苗接种的普及和社会经济水平的不同，肺炎的主要病原体在发达国家是病毒，在发展中国家以细菌性肺炎常见。支气管肺炎无特殊临床表现且病原体不明时统称支气管肺炎,如有特殊临床表现或病原菌已查明则可做出相应诊断。病原体常由呼吸道入侵,少数经血行入肺。

【病理】

以肺组织充血、水肿、炎症浸润为主。肺泡内充满大量炎症渗出物,经肺泡壁通道(kohn孔)向周围组织蔓延,呈点片状炎症病灶,病变融合可累及多个肺小叶。小支气管、毛细支气管发生炎症时,可导致管腔的部分或全部阻塞,引起肺气肿(pneumonectasis)或肺不张(atelectasis)。病毒性肺炎以间质受累为主,但也可累及肺泡;细菌性肺炎以肺实质损害为主。临床上支气管肺炎与间质性肺炎常同时并存。

【病理生理】

支气管肺炎病理生理学改变的基础是缺氧和二氧化碳潴留,是引起机体酸碱平衡失调和电解质代谢紊乱,以及呼吸系统、循环系统、神经系统和消化系统等功能障碍的最主要原因。而缺氧和二氧化碳潴留是由于支气管、肺泡炎症引发通气和换气功能障碍所导致的。

1. 呼吸功能不全 由于支气管黏膜充血、水肿造成管腔狭窄,甚至阻塞引起通气功能障碍,肺泡壁充血、水肿而增厚引起换气功能障碍,肺泡内大量炎症渗出物引起通气和换气功能障碍。其结果首先是缺氧,血液含氧量下降,动脉血氧分压(PaO_2)和动脉血氧饱和度(SaO_2)下降,引起低氧血症。低氧血症使还原血红蛋白增加,造成发绀。为代偿低氧血症,呼吸频率和心率加快以增加每分通气量和通气血流比;代偿低氧血症还表现在增加呼吸深度,以吸入尽可能多的氧,因此出现鼻扇和三凹征。肺炎早期,仅有缺氧。随着病情进展,通气和换气功能障碍进一步加重,在低氧血症基础上出现了二氧化碳潴留即高碳酸血症,不仅 PaO_2 和 SaO_2 下降,还合并有动脉血二氧化碳分压($PaCO_2$)升高。当 $PaO_2 < 50mmHg$ 和(或)$PaCO_2 > 50mmHg$ 时即为呼吸衰竭。

2. 酸碱平衡失调和低钠血症 由于严重缺氧使机体有氧代谢障碍,无氧酵解增加,体内酸性代谢产物增多,加之肺炎时高热、饥饿、吐泻等原因,常引起代谢性酸中毒;由于二氧化碳排出受阻,又可造成呼吸性酸中毒。因此,肺炎严重者常出现混合性酸中毒。缺氧改变了细胞膜通透性,钠泵功能失调,使 Na^+ 进入细胞内增加;同时,严重缺氧导致抗利尿激素(ADH)分泌增加;另外,进食差、吐泻等引起钠摄入不足、排出过多。这些均可引起低钠血症。

3. 循环系统 可有心力衰竭、心肌炎及微循环障碍。病原体和毒素侵袭心肌,引起心肌炎。缺氧使肺小动脉反射性痉挛,肺动脉压力增高,使右心负荷增加。肺动脉高压和中毒性心肌炎是造成心力衰竭的主要原因。缺氧严重者可出现微循环障碍、休克甚至弥散性血管内凝血(DIC)。

4. 神经系统 严重缺氧和二氧化碳潴留使得血和脑脊液的 pH 降低,脑毛细血管扩张,血流速度减慢,毛细血管通透性增强;脑供氧不足使脑细胞内无氧酵解增加,乳酸堆积,引起 ATP 生成减少,影响了 Na^+-K^+ 离子泵转运功能。这些均可造成颅内压增高和脑水肿,加上病原体和毒素作用可引起中毒性脑病。

5. 消化系统 缺氧及病原体毒素使胃肠黏膜糜烂、出血,上皮细胞脱落等,导致黏膜屏障功能受损,临床表现出厌食、吐泻等胃肠功能紊乱的症状,严重者出现中毒性肠麻痹和消化道出血。

【临床表现】

多数起病较急,发病前数日多有上呼吸道感染症状。轻症仅以呼吸系统表现为主,无或仅有轻微全身中毒症状,如发热、精神不振、食欲减退、烦躁、轻度腹泻和(或)呕吐等。重症除有呼吸系统表现外,全身中毒症状重,还可累及循环、神经和消化系统等,出现心肌炎、心力衰竭、微循环障碍引起休克、DIC;脑水肿、中毒性脑病;中毒性肠麻痹、消化道出血等疾患。

1. 症状 ①发热:热型不定,可呈弛张热或稽留热,多为不规则热。新生儿或体质弱的小儿可不发热或体温不升。②咳嗽：早期为刺激性干咳，中后期咳嗽有痰。③气促：多在发热、咳嗽后出现，表现为呼吸加快。

2. 体征　①呼吸增快：呼吸频率可达40～80次/分。②重症可有鼻扇、三凹征。③发绀：常出现在口周、颜面和指（趾）端。轻症可无。④肺部体征早期不明显，仅有呼吸音粗糙，以后有固定的中、细湿啰音，叩诊正常。若病灶融合累及部分或整个肺叶时，可出现肺实变体征。

3. 循环系统　常有心力衰竭、心肌炎，还可有微循环障碍和DIC。肺炎合并心力衰竭的表现有：①呼吸突然加快＞60次/分。②心率突然增快＞180次/分。③突然极度烦躁不安，明显发绀，面色苍白或发灰，指（趾）甲微血管充盈时间延长。前3项不能用发热、肺炎本身和其他合并症解释。④心音低钝、奔马律、颈动脉怒张。⑤肝迅速增大。⑥尿少或无尿，眼睑或双下肢水肿。具备前5项即可诊断肺炎合并心力衰竭。心肌炎表现为面色苍白、心音低钝、心律不齐，心电图ST段和T波改变及心肌酶升高等。出现微循环障碍、休克时可有血压下降、手足及四肢凉、毛细血管充盈时间延长和脉速且弱等症状，还可出现皮肤、黏膜和胃肠道等广泛弥漫出血的DIC症状。

4. 神经系统　常见烦躁或嗜睡，可两者交替出现。脑水肿、颅内压增高和病原体毒素引起的中毒性脑病可有高热不退，意识不清、昏睡、昏迷、惊厥，前囟隆起，眼球运动不灵活、凝视，瞳孔对光反射迟钝或消失，呼吸节律不整，脑膜刺激征等表现。

5. 消化系统　中毒性肠麻痹表现为严重腹胀、膈肌抬高，呼吸困难加剧，肠鸣音减弱或消失。还可出现呕吐咖啡样物、大便隐血阳性或柏油样便等消化道出血的表现。

6. 抗利尿激素异常分泌综合征（syndrome of inappropriate secretion of antidiuretic hormone，SIADH）呈现低钠血症的表现，重症出现惊厥。临床症状的轻重不仅取决于血钠浓度，还取决于丢失钠的速度。可有全身水肿，肾功能和肾上腺皮质功能正常，肾排钠增多。血钠＜130mmol/L，尿钠≥20mmol/L，ADH升高。

【并发症】

若不及时治疗或病原体致病力强，可引起脓胸、脓气胸和肺大疱，多见于金黄色葡萄球菌和某些革兰阴性杆菌引起的肺炎。此外，还可引起肺脓肿、化脓性心包炎和败血症等。在肺炎治疗中，如果呼吸困难或中毒症状突然加重，体温持续不退或退而复升，应考虑发生并发症的可能。

1. 脓胸（empyema）　表现为高热不退、呼吸困难加重。患侧呼吸运动受限，语颤减弱。叩诊呈浊音，听诊呼吸音减弱。积脓较多时，患侧肋间隙饱满。纵隔和气管向健侧移位。立位胸部X线检查显示患侧肋膈角变钝，或呈反抛物线阴影。胸腔穿刺可抽出脓液。

2. 脓气胸（pyopneumothorax）　脓气胸系肺边缘的脓肿破裂并与肺泡或小支气管相通，引起脓液和气体混合而成。表现为呼吸困难加剧、烦躁不安、咳嗽剧烈和面色发绀等。叩诊积液上部为鼓音，下方为浊音，听诊呼吸音减弱或消失。立位胸部X线片可见气液平面。若形成张力性气胸即支气管胸膜瘘口形成活瓣，空气只进不出，则需立即抢救，否则危及生命。

3. 肺大疱（pneumatocele）　由于炎症导致细支气管形成活瓣性阻塞，空气易进难出，引起肺泡扩大、破裂而形成肺大疱。可一个或多个。体积小可无症状，体积大可引起呼吸困难。胸部X线片可见薄壁空洞。

【辅助检查】

1. 外周血检查

（1）白细胞检查：细菌性肺炎白细胞总数和中性粒细胞多增高，并可有核左移。病毒性肺炎白细胞总数多正常或降低，分类以淋巴细胞为主，可见异型淋巴细胞。

（2）C反应蛋白（CRP）：细菌感染时血清CRP多明显上升。

（3）前降钙素（PCT）：细菌感染时多升高，感染早期出现，且不受应用皮质激素与否的影响，是鉴别有无细菌感染的较敏感的指标。

2．病原学检查　小儿下呼吸道感染的标本采集较困难，采集方法有痰标本；鼻导管或气管内导管法取声门下部位的分泌物检查；纤维支气管镜法取支气管肺泡灌洗液培养；经皮肺穿刺活组织培养。标本采集后可行病原学早期快速诊断，包括聚合酶链反应（PCR）及相关技术、免疫酶标技术、细菌培养和病毒分离等。应尽可能在抗生素应用前采集标本。但血培养等阳性率低，痰的合格标本难以采集。

3．X线检查　早期肺纹理增粗，以后出现肺内小斑片状阴影，以双肺下野、中内带及心膈区居多，可伴有肺不张或肺气肿。斑片状影可融合成大片，甚至波及节段。

【诊断与鉴别诊断】

依据发热、咳嗽、气促及肺部固定的中、细湿啰音可临床诊断肺炎。胸部X线检查可辅助诊断（轻症、临床症状典型者不必常规检查）。临床症状结合实验室检查及胸部X线检查来判断和查找可能的病原体、评估病情轻重，以指导治疗。细菌性肺炎大多无或少有喘鸣，肺实变体征较多，少有肺不张。而病毒性肺炎多有喘鸣，胸片示肺部过度充气征，可存在斑片状肺不张。还应注意病原体的混合感染。

支气管肺炎需与下列疾病相鉴别。

1．急性支气管炎　以咳嗽为主，无发热或低热，肺部呼吸音粗糙，伴不固定的干湿啰音。若鉴别困难，尤其是在婴儿，可按肺炎处理。

2．支气管异物　可继发肺部感染，有异物吸入的呛咳史。X线可见纵隔摆动。胸部CT三维重建影像和（或）纤维支气管镜检查可协助诊断。

3．肺结核　肺部啰音常不明显，应根据结核接触史、查体有无卡介苗接种瘢痕、结核菌素试验、X线胸片等综合鉴别。

【治疗】

采用综合治疗措施。原则是积极控制感染、改善肺通气功能、加强护理和对症治疗、积极防治并发症。

1．一般治疗　居室或病室室温以18～20℃、相对湿度60%为宜，注意防止交叉感染；保持呼吸道通畅；保持呼吸道湿润，注意变换体位、拍背，以利痰液排出；给予易消化且富含蛋白质和维生素的饮食。

2．病原治疗　初始治疗是经验性的，可依据临床表现、年龄等评估可能的病原体，依病原体不同结合肺炎病情轻重、病程、原先抗生素使用情况及肝肾功能状况选择不同的药物。

（1）抗生素：使用原则为根据病原菌选择敏感药物，先经验性治疗，后根据细菌培养和药物敏感试验结果调整；选用在肺组织浓度高的药物；早期用药；必要时联合用药；药量和疗程要适宜。

中华医学会儿科学分会呼吸组2006年制订的"儿童社区获得性肺炎管理指南"推荐：①轻度CAP可在门诊治疗，可口服抗生素，不强调联合使用，不必要过多考虑病原菌耐药。不同年龄的肺炎依主要病原的不同（表10-3）选择用药。1～3月龄，首选大环内酯类，如红霉素、克拉霉素、阿奇霉素。4月龄～5岁，首选口服阿莫西林，也可选择阿莫西林/克拉维酸、头孢羟氨苄、头孢克洛、头孢丙烯和头孢地尼等。5～18岁，首选大环内酯类。8岁以上可以口服多西环素。②重度CAP应住院治疗，选择静脉途径给药，首选以下方案之一。阿莫西林/克拉维酸或氨苄西林/舒巴坦；头孢呋辛或头孢曲松或头孢噻肟；怀疑金黄色葡萄球菌选择苯唑西林或氯唑西林，万古霉素不作为首选；考虑合并肺炎支原体或肺炎衣原体肺炎，可以联合使用大环内酯类+头孢曲松/头孢噻肟。③疗程一般用至热退且平稳、全身症状明显改善、呼吸道症状部分改善后的3～5天，不可单一依赖抗生素，无原则地延长其疗程。一般肺炎链球菌疗程7～10天，流感嗜血杆菌肺炎14天，金黄色葡萄球菌肺炎14～28天，革兰阴性肠杆菌肺炎 14～21 天。肺炎支原体或肺炎衣原体肺炎平均 14～21 天或更长，嗜肺军团菌肺炎 21～28 天。④疗效评估：初始治疗 48 小时应作病情和疗效评估，重点包括体温下降、全身症状包括烦躁、气促等症状的改善。初始治疗 72 小时症状无改善或一度改善又恶化均应视为无效。无效应调整治疗。

（2）抗病毒治疗：支持疗法、对症疗法和加强护理等居重要地位，有肯定疗效的抗病毒药物较少。奥司他韦是神经氨酸酶抑制剂，对甲、乙型流感病毒均有效。利巴韦林的肌内注射、静脉应用效果难以肯定。干扰素肌内注射对部分病毒可能有效。

3．对症治疗

（1）氧疗：出现烦躁不安提示很可能缺氧，而缺氧者可无明显青紫，如严重贫血。①吸氧指征：$SaO_2 \leq 92\%$，$PaO_2 \leq 60mmHg$。应结合三凹征、烦躁不安、呼吸呻吟、拒食和呼吸明显加快等因素。②给氧方法：可选择鼻导管、面罩、头罩等方法，吸氧时氧气要湿化。常规给氧方法仍难以纠正的低氧血症可使用无创正压通气。

（2）液体疗法：一般不需常规静脉补液。呼吸困难或难以进食或可能误吸者，选择尽可能小号的胃管经鼻乳汁喂养。需静脉补液者用 5%～10% 葡萄糖溶液与生理盐水，按 (3～4)：1 的比例，总液量为基础代谢需要量的 80%，速度不超过 5ml/(kg·h)。有脱水者，先补按脱水轻重分度计算出的补液量的 1/2～2/3。

（3）止咳、化痰、平喘及保持呼吸道通畅：除非刺激性干咳严重（如肺炎支原体肺炎早期）或百日咳痉挛性咳嗽，可给予较强力的镇咳药物外，主要以祛痰为主。及时清除鼻痂、鼻腔分泌物和吸痰，以保证呼吸道通畅。雾化吸入可减轻气道炎症，缓解喘憋，可选择应用布地奈德、沙丁胺醇或特布他林等雾化液。

4．糖皮质激素　无须常规使用。应用指征：喘憋明显伴呼吸道分泌物增多者；中毒症状明显的重症肺炎，如合并中毒性脑病、休克、脓毒症者；有急性肺损伤或全身炎症反应综合征者；短期内胸腔有大量渗出者。

5．生物制剂　重症患儿可静脉注射人血丙种球蛋白（IVIG）400 mg/(kg·d)，连用 3～5 天。

6．其他治疗

（1）肺炎合并心力衰竭：治疗原则为镇静、吸氧、强心、利尿和应用血管活性药物。可用水合氯醛射肛给药镇静；选用具有正性肌力、负性频率作用的快速洋地黄制剂，如毛花苷 C 或毒毛花苷 K；尿少伴水肿者可用呋塞米利尿；血管活性药物选用酚妥拉明等。

（2）中毒性脑病：纠正缺氧和减轻脑水肿。用 20% 甘露醇静脉注射，辅以地塞米松和呋塞米降颅压。

（3）腹胀的治疗：低钾血症注意补钾。中毒性肠麻痹应禁食、行胃肠减压、皮下注射新斯的明。

（4）脓胸、脓气胸：应及时穿刺抽脓、排气，必要时行胸腔闭式引流。

（5）感染性休克、呼吸衰竭的治疗参见相关章节。

二、几种不同病原体所致小儿肺炎的特点

（一）腺病毒肺炎

腺病毒肺炎（adenovirus pneumonia）的病原体为腺病毒，属 DNA 病毒，3、7 型为引起肺炎的主要病原，其次是 11、21 型。主要病理改变为支气管和肺间质炎，病灶可融合使气道上皮广泛坏死，导致支气管阻塞，同时有肺实质的炎症病变。腺病毒肺炎多见于 6 个月～2 岁小儿，冬春季高发。起病急、病情重，呈重症肺炎表现、病程迁延。临床表现为急起稽留热，萎靡、嗜睡与烦躁交替出现，咳嗽剧烈，喘憋，呼吸困难及皮肤发绀、发灰；肺部细湿啰音出现晚，常在发热 3～5 天后才可闻及，可有肺实变体征。胸部 X 线常在肺部体征不明显时即有

改变，表现为大小不等的斑片样影或融合成大病灶，病灶吸收慢，可持续数周至数月。

（二）金黄色葡萄球菌肺炎

金黄色葡萄球菌肺炎（staphylococcal aureus pneumonia）的病原金黄色葡萄球菌致病力较强，可产生外毒素、杀白细胞毒素、肠毒素、表皮剥脱素等毒素和血浆凝固酶、透明脂酸酶等，引起相应的病理损害和临床症状。本病多见于新生儿和婴幼儿，免疫功能低下或滥用抗生素易引发。病理改变以肺部的广泛出血、坏死和小脓肿为特点，炎症易扩散引起迁徙性化脓病灶。起病急、病情重、发展快；中毒症状重，可有弛张热、咳嗽、呼吸困难；皮肤常见猩红热样或荨麻疹样皮疹；肺部细湿啰音出现早，常伴有循环、神经、消化系统症状，呈重症肺炎的表现。外周血象示白细胞总数和中性粒细胞明显增高，常有核左移，并可见中毒颗粒。胸部X线有炎症浸润、多发性肺脓肿、肺大疱及脓胸、脓气胸等，影像易变性是其X线表现的特点。

（三）流感嗜血杆菌肺炎

流感嗜血杆菌肺炎（hemophilus influenza pneumonia）的病原流感嗜血杆菌分为非荚膜型和荚膜型，非荚膜型不致病。荚膜型为多形的革兰阴性小杆菌，侵袭力强，可分泌内毒素，以b型（Hib）致病力最强。本病多见于4岁以下小儿，常并发于流感病毒或葡萄球菌感染的患儿。年长儿主要见于免疫功能低下、院内感染等。病变多为肺段、大叶性炎症，也有小叶性（支气管肺炎）。起病较缓，病程呈亚急性。婴幼儿病情重，表现为高热、痉挛性咳嗽、呼吸急促、发绀及鼻扇、三凹征等，肺部有细湿啰音或实变体征。可并发脓胸、脑膜炎、败血症、心包炎、化脓性关节炎和中耳炎等。外周血象示白细胞增高，甚至达 $(20\sim70)\times10^9/L$，可有淋巴细胞增多。痰涂片可见革兰阴性短小杆菌。胸片改变呈多样性，可表现为肺段或大叶性改变；或弥漫性支气管炎的改变，多在下叶；或双肺呈点片状阴影的支气管肺炎影像；可伴有胸腔积液征。

（四）肺炎支原体肺炎

肺炎支原体肺炎（mycoplasmal pneumoniae pneumonia，MPP）的病原体肺炎支原体（MP）是支原体的其中一型。支原体是介于细菌和病毒之间的能独立生存的最小微生物，含DNA和RNA，无细胞壁。MP也是引起小儿肺炎的主要病原之一，部分地区可占50%以上。常年可发生，主要经呼吸道感染。过去认为本病主要见于年长儿，近年发现婴幼儿亦不少见。临床起病较缓，症状轻重不一，病程较长，一般2～4周，体征少而X线表现多。病初有全身不适、头痛、乏力等。以持久的阵发性剧咳为特征，有的酷似百日咳咳嗽，但无回声；可有发热，热型不定，高热者并不少见，热程1～3周；可伴咽痛、胸痛等症状；肺部体征常不明显，尤其是早期，发病数天后可闻及湿啰音，少数可有肺实变体征。婴幼儿起病急，病情重，呼吸困难明显，多有哮鸣音和湿啰音。近年来将应用大环内酯类抗生素1周或以上，仍表现发热，临床症状和影像学表现继续加重者称为难治性MPP。

外周血白细胞数正常或稍增高。MP冷凝集素试验阳性标准≥1:32，在病后1周末出现，3～4周达高峰，冷凝集试验特异性、敏感性较差。血清MP-IgM>1:80为阳性，≥1:160有诊断价值，常用方法为颗粒凝集法（PA），取血时间应在病程1周以上。X线示肺部阴影呈薄片状、云雾状、网状、粟粒状等，常有肺门影增宽或肺门淋巴结增大，有时伴胸腔积液。另外，MP感染可出现心肌炎、心包炎、溶血性贫血、血小板减少、脑膜脑炎、神经根炎、肝脾大、皮疹、肾炎等肺外的多系统病变，也可直接以肺外表现起病。

（五）衣原体肺炎

衣原体肺炎（chlamydial pneumonia）的病原为衣原体，其寄生在细胞内，含DNA和RNA，具有细菌与病毒中间的性质，但更接近于细菌，革兰染色阴性。衣原体主要有沙眼衣原体（CT）、肺炎衣原体（CP）和鹦鹉热衣原体。鹦鹉热衣原体肺炎表现为非典型肺炎的经过，我国少有报告。CT是引起婴儿，多为1～3月龄肺炎的重要病原，起病缓慢，多无发热，先出现鼻塞、流涕，而后有呼吸增快和咳嗽，咳嗽可反复发生，可出现体重增长不良，半数伴结膜炎；肺部可闻及呼气性喘鸣或细湿啰音；胸部 X 线呈间质性浸润和肺气肿，或双侧索条状片阴影。CP 常见于 5 岁以上小儿，起病缓慢、隐匿，一般症状较轻，常无发热，多伴咽炎、喉炎及鼻窦炎，咳嗽可持续 1～2 个月，肺部可闻及干湿啰音或哮鸣音；X 线显示单侧肺下叶或双侧肺浸润病灶；肺外表现有红斑结节、甲状腺炎和神经根炎等。外周血象示白细胞总数正常或稍高，嗜酸性粒细胞可增高。可用衣原体外膜蛋白单克隆抗体和 PCR 法分别检测衣原体抗原和衣原体 DNA。

（刘长山）

第七节　支气管哮喘

支气管哮喘（bronchial asthma）简称哮喘，是由多种细胞，包括炎性细胞（嗜酸性粒细胞、肥大细胞、T 淋巴细胞、中性粒细胞）、气道结构细胞（气道平滑肌细胞和上皮细胞等）和细胞组分参与的气道慢性炎症性疾病。这种慢性炎症导致易感个体的气道高反应性（AHR），当接触物理、化学、生物等刺激因素时，发生广泛易变的可逆性气流受限，从而引起反复发作性的喘息、咳嗽、气促和胸闷等症状。常在夜间和（或）清晨发作或加剧，多数患儿可经治疗缓解或自行缓解。

【流行病学】

哮喘是世界范围内最常见的慢性疾病之一，全球约有 3 亿哮喘患者，我国约有 2000 万。近几十年来，哮喘的患病率在许多国家都呈上升趋势，我国 0～14 岁儿童的哮喘患病率调查显示，2000 年患病率（0.5%～3.3%）较 1990 年（0.11%～2.03%）有了明显增加。儿童的哮喘患病率男孩高于女孩，成人患病率女性略高于男性。流行病学还呈现城市高于农村、发达国家高于发展中国家、沿海高于内地、低海拔地区低于高海拔地区和气候湿润地区高于干旱地区的特点。哮喘死亡率与患病率并不一致，全球每年约有 25 万人因哮喘致死，发达国家哮喘病死率低于发展中国家。近 20 年来，由于吸入激素的抗炎症治疗及规范的哮喘管理推广等，使发达国家及我国哮喘死亡率明显下降。

【病因与危险因素】

包含哮喘发生和触发哮喘症状发作两个方面，涉及宿主因素（遗传因素）和环境因素。

1. 宿主因素　多种基因与哮喘的发病有关。包括特应性（atopy，指皮肤点刺试验阳性和体外血清特异性 IgE 过敏原阳性、总 IgE 增高等）易感基因、AHR 易感基因，以及与治疗反应相关的 β_2-肾上腺素受体的基因多态性、调控对糖皮质激素反应性的重要基因等。肥胖是哮喘发生的危险因素。在性别因素中，男性是儿童哮喘的危险因素。哮喘和 AHR 可在家族中存在，父母一方有哮喘，孩子患哮喘的概率是 25%；若双亲皆有哮喘，患哮喘的概率是 50%。

2. 环境因素　①过敏原：室内过敏原：屋尘螨、长毛动物（猫、狗、鼠等）皮屑、蟑螂过敏原和真菌等。室外过敏原：花粉（树木和花草）和真菌。②感染：主要是病毒，肺炎支原体、细菌也与触发哮喘发作有关。③吸烟：包括主动与被动吸烟。④空气污染：SO_2、NO_2、O_3、化学有机气体、杀虫剂、油漆、可吸入颗粒（PM）包括 PM10 等，室内燃煤、烹饪的烟雾和甲醛等。⑤食物、食物添加剂和药物：全牛乳及豆奶喂养的哮喘发病率高于母乳喂养，阿司匹林和非甾体消炎药是哮喘发生的危险因素。⑥运动：是哮喘最常见的触发因素。运动性哮喘是哮喘的表型之一。⑦过度情绪变化：大哭、大笑、愤怒和恐惧是哮喘的触发因素，因其可导致过度通气及低碳酸血症，从而引起气道狭窄。

【病理及病理生理】

气道炎症是哮喘的最主要病理改变。哮喘的气道炎症表现为支气管黏膜的肿胀、充血，气道上皮脱落，上皮层杯状细胞增多，管腔中有大量分泌物，上皮基底膜增厚，黏膜下大量炎性细胞浸润，腺体增多，气道平滑肌细胞肥厚增生，新的血管生成。气道的慢性炎症持续存在；反复多次的急性发作使慢性炎症不断加重；基底膜增厚、平滑肌增生等造成支气管管壁增厚，引起气道重塑（airway remodeling）。哮喘患者尸解标本可见，肺均匀性膨大，大、中、小气道管腔中充满呈浓缩状态的黏稠黏液栓。

气道炎症是哮喘的病理生理基础，而气道狭窄是哮喘症状和病理生理改变的表现形式。参与气道狭窄的因素有：

1. 气道平滑肌　针对多种支气管收缩介质及神经递质应答的气道平滑肌收缩是气道狭窄的主要机制，而这种狭窄大部分可以通过支气管舒张剂缓解。

2. 气道水肿和黏液过度分泌　针对炎症介质应答而增加的微血管渗漏是气道水肿的原因。气道水肿在哮喘急性加重时更明显。黏液分泌增加和炎症渗出加剧，可能形成黏液栓，导致气道管腔闭塞。

3. 气道壁增厚　源于结构改变，是气道重塑的表现。目前的治疗手段难以使其完全缓解。

AHR 是哮喘的特征性功能异常，导致哮喘患者对刺激物反应致气道狭窄，而相同的刺激物对正常人无害。这种狭窄可经过治疗缓解或自行缓解，但常常反复发作。

【临床表现】

1. 症状　典型的症状有喘息、气促、咳嗽和胸闷，呈反复发作性，常在夜间和（或）清晨发作、加剧。多由过敏原、冷空气、运动、过度情绪变化等因素诱发。大多急性起病，一般无发热。症状呈易变性，可有突发突止，也可呈持续性或间歇性发作。合并过敏性鼻炎时伴有流清水样鼻涕、鼻痒、喷嚏和（或）鼻塞，还可有眼痒。呼吸道感染诱发时，起病多较缓，逐渐进展，先是上呼吸道感染症状，再出现喘息，可有发热。重症时喘息、气促严重，不能平卧、耸肩弓背、讲话困难、仅能讲单字，大汗，甚至出现意识障碍、呼吸衰竭。

2. 体征　发作时呼吸频率和心率加快，面色发绀，三凹征。叩诊呈鼓音，听诊两肺满布呼气相哮鸣音、声音响亮、呼气相延长。哮喘急性发作严重者，由于气道阻塞广泛，可没有哮鸣音，称"闭锁肺"（silent lung），是哮喘最危险的体征，但患儿的其他体征反映了急性哮喘发作和其严重程度。病史长的持续性哮喘可有桶状胸及杵状指。非急性发作时无明显体征，有过敏性体质者可有黑眼圈。

【辅助检查】

1. 外周血象　嗜酸性粒细胞增高，分类多＞8%，部分达 20% 以上。尤其是未经抗炎治疗者，嗜酸性粒细胞计数可达 $(1.0 \sim 2.0) \times 10^9/L$。

2. 肺功能　适于 5 岁以上儿童。常用的指标有第一秒用力呼气容积（FEV_1）、FEV_1/FEV_1 预计值 %、用力肺活量（FVC）、FEV_1/FVC% 及呼气峰流速（PEF）。支气管舒张试验反映了可逆性气道阻塞，是哮喘诊断依据之一。应注意的是即使是肺功能正常的哮喘儿童也有可能急性发作。

3. AHR 检测　肺功能正常时，用醋甲胆碱、组胺等药物以及运动行支气管激发试验。试验阳性可诊断存在 AHR，是哮喘诊断依据之一。

4. 呼出气一氧化氮（FeNO）　是非侵袭性的气道炎症标志物，与嗜酸性粒细胞炎症密切相关，可用于协助哮喘的诊断、评估控制水平及调整治疗方案。

5. 过敏原检测　常用的包括皮肤点刺试验、体外血清特异性 IgE 检测和血清总 IgE 检测。对了解哮喘个体的病因和危险因素，以及是否是特应性体质有重要意义。

6. 胸部 X 线检查　明确诊断者一般无须常规检查。检查主要是排除其他疾病及可能的合并症。急性发作期胸部 X 线检查可有过度通气及肺纹理增重，病史长者可有肺气肿。

【诊断与鉴别诊断】

1. 儿童哮喘诊断标准（2008 年中华医学会儿科学分会呼吸组制订）

（1）反复发作的喘息、咳嗽、气促、胸闷，多与接触变应原、冷空气、物理、化学性刺激、呼吸道感染以及运动等有关，常在夜间和（或）清晨发作或加剧。

（2）发作时双肺可闻及散在或弥漫性、以呼气相为主的哮鸣音，呼气相延长。

（3）上述症状和体征经抗哮喘治疗有效或自行缓解。

（4）除外其他疾病所引起的喘息、咳嗽、气促和胸闷。

（5）临床表现不典型者（如无明显喘息或哮鸣音），应至少具备以下 1 项：①支气管激发试验或运动激发试验阳性。②证实存在可逆性气流受限：a. 支气管舒张试验阳性：吸入速效 β_2 受体激动剂 [如沙丁胺醇（salbutamol）] 后 15 分钟，FEV_1 增加 ≥ 12%。或 b. 抗哮喘治疗有效：使用支气管舒张剂和口服 / 吸入糖皮质激素治疗 1~2 周后，FEV_1 增加 ≥ 12%。③ PEF 每日变异率（连续监测 1~2 周）≥ 20%。

符合第 1~4 条或第 4、5 条者，可诊断为哮喘。

2. **咳嗽变异性哮喘（CVA）诊断标准** ①咳嗽持续 > 4 周，常在夜间和（或）清晨发作或加重，以干咳为主；②临床上无感染征象，或经较长时间抗生素治疗无效；③抗哮喘药物诊断性治疗有效；④排除其他原因引起的慢性咳嗽；⑤支气管激发试验阳性和（或）PEF 每日变异率（连续监测 1~2 周）≥ 20%；⑥个人或一、二级亲属有特应性疾病史，或变应原检测阳性。以上 1~4 条为诊断的基本条件。

3. **5 岁以下儿童喘息** 不是所有的喘息都是哮喘，将学龄前喘息诊断为哮喘比较困难。

（1）5 岁以下儿童喘息的临床表型：①早期一过性喘息：好发于 3 岁以前儿童，常与早产及父母吸烟有关，大多在 3 岁内消失。②早发持续性喘息（3 岁前起病）：与呼吸道、感染相关的喘息反复发作（2 岁前多为呼吸道合胞病毒感染，2 岁后多为鼻病毒或其他病毒感染）；无明显个人及家族过敏史；大多数患儿喘息症状持续至 12 岁。③晚发喘息（哮喘）：多在 3~6 岁后起病。有典型的过敏史，如湿疹等；有典型哮喘的气道病程改变；症状大多会持续至成年。

（2）5 岁以下儿童喘息的评估：喘息儿童出现下列情况应高度提示哮喘的诊断：反复发作的喘息（> 1 次 / 月）；出现运动诱发的咳嗽或喘息；与病毒性感染无关的间歇性夜间咳嗽；喘息症状持续至 3 岁以后。

（3）哮喘预测指数（API）：API 是指在过去 1 年中喘息 ≥ 4 次，每次至少 1 天并且影响睡眠，具有下述危险因素中的 1 项，即父母有哮喘病史；有经医生诊断的特应性皮炎；有吸入性变应原的证据；或具有下述危险因素中的 2 项，即有食物过敏原的证据；外周血嗜酸性粒细胞 ≥ 4%；与感冒无关的喘息。API 可有效预测 3 岁以内喘息儿童发展为哮喘的危险性。符合 API 者应按哮喘长期规范治疗。对这些患儿要定期（3~6 个月）重新评估以判断是否需要继续抗哮喘治疗。

（4）诊断性治疗：对 5 岁以下儿童哮喘诊断很有帮助的方法是给予支气管舒张剂和吸入性糖皮质激素进行诊断性治疗（试验性治疗），在治疗期间症状明显改善，而停止治疗后症状加重，则支持哮喘诊断。

4. **鉴别诊断** 作为症状的喘息可出现在许多疾病，如支气管炎、喘息性支气管炎、反应性气道疾病、再发性肺炎、胃食管反流、反复上呼吸道感染、支气管淋巴结核，以及气管软化、先天性心脏病、异物吸入、原发性免疫缺陷病、反复下呼吸道感染和支气管肺发育不良等。应注意与这些疾病的鉴别。

【分期与分级】

1. **分期** 哮喘可分为三期：急性发作期（acute exacerbation）、慢性持续期（chronic persistent）

和临床缓解期（clinical remission）。①急性发作期是指突然发生喘息、咳嗽、气促、胸闷等症状，或原有症状急剧加重；②慢性持续期是指近3个月内不同频度和（或）程度地出现过喘息、咳嗽、气促、胸闷等症状；③临床缓解期是指经过治疗或未经治疗，症状、体征消失，肺功能恢复到急性发作前水平，并维持3个月以上。

2．分级　包括病情严重度分级、控制水平分级和急性发作严重度分级。①病情严重度分级主要用于初次治疗和既往虽被诊断但尚未规范治疗者，见表10-4。②控制水平分级用于评估已经规范治疗者是否达到哮喘治疗目标及指导治疗方案的调整以达到并维持哮喘控制，见表10-5。③急性发作严重度分级是对哮喘急性发作的病情严重程度予以评估，以便相对应地给予及时有效的紧急治疗，见表10-6。

表10-4　儿童哮喘病情严重度分级

严重程度	日间症状	夜间症状/憋醒	应急缓解药的使用	活动受限	肺功能（≥5岁者适用）	急性发作（需使用全身激素）
<5岁						
间歇状态（第一级）	≤2天/周，发作间歇无症状	无	≤2天/周	无		0~1次/年
轻度持续（第二级）	>2天/周，但非每天有症状	1~2次/月	>2天/周，但非每天使用	轻微受限		6个月内≥2次，根据发作的频度和严重度确定分级
中度持续（第三级）	每天有症状	3~4次/月	每天使用	部分受限		
重度持续（第四级）	每天持续有症状	>1次/周	每天多次使用	严重受限		
≥5岁						
间歇状态（第一级）	≤2天/周，发作间歇无症状	≤2次/月	≤2天/周	无	FEV_1或PEF≥正常预计值的80%，PEF或FEV_1变异率<20%	0~1次/年
轻度持续（第二级）	>2天/周，但非每天有症状	3~4次/月	>2天/周，但非每天使用	轻微受限	FEV_1或PEF≥正常预计值的80%，PEF或FEV_1变异率20%~30%	≥2次/年，根据发作的频度和严重度确定分级
中度持续（第三级）	每天有症状	>1次/周，但非每晚有症状	每天使用	部分受限	FEV_1或PEF达正常预计值的60%~79%，PEF或FEV_1变异率>30%	
重度持续（第四级）	每天持续有症状	经常出现，常每晚均有症状	每天多次使用	严重受限	FEV_1或PEF<正常预计值的60%，PEF或FEV_1变异率>30%	

注：（1）评估过去2~4周日间症状、夜间症状/憋醒、应急缓解药物的使用和活动受限情况；（2）患儿只要具有某级严重程度的任意特点，就将其列为该级别；(3)任何级别严重程度，包括间歇状态，都可出现严重的急性发作。

表10-5 儿童哮喘控制水平分级

特征	控制（包括以下所有特征）	未控制（任何1周出现任何1项）	未控制
日间症状	无（≤2天/周）	>2天/周或≤2天/周但多次出现	
活动受限	无	任何1次	
夜间症状/憋醒	无	任何1次	任何1周
应急缓解药物的使用	无（≤2次/周）	>2次/周	出现≥3次
肺功能（≥5岁适用）（PEF或FEV$_1$）	正常	<80%预计值或本人最佳值	部分控制表现
哮喘急性发作（需使用全身激素）	0~1次/年	2~3次/年	3次/年

注：（1）评估过去2~4周日间症状、夜间症状/憋醒、应急缓解药物的使用和活动受限情况；（2）出现任何一次急性发作都应复核维持治疗方案是否需要调整。

表10-6 儿童哮喘急性发作严重度分级

临床特点	轻度	中度	重度	危重度
气短	走路时	说话时	休息时	
体位	可平卧	喜坐位	前弓位	
讲话方式	能成句	成短语	说单字	难以说话
精神意识	可有焦虑、烦躁	常焦虑、烦躁	常焦虑、烦躁	嗜睡、意识模糊
呼吸频率	轻度增加	增加	明显增加	减慢或不规则
	清醒儿童 正常呼吸频率上限 <2个月 <60次/分 ~12月 <50次/分 ~5岁 <40次/分 ~8岁 <30次/分			
辅助呼吸肌活动及三凹征	常无	可有	通常有	胸腹反常运动
哮鸣音	散在、呼气末期	响亮、弥漫	响亮、弥漫、双相	减弱甚至消失
脉率	略增加	增加	明显增加	减慢或不规则
	儿童正常脉搏频率上限 2~12月 <160次/分 ~2岁 <120次/分 ~8岁 <110次/分			
奇脉	无，<10mmHg	可有，10~25mmHg	通常有，20~40mmHg	无——提示呼吸肌疲劳
使用速效β$_2$受体激动剂后PEF占预计值或本人最佳值的百分比	>80	60~80	<60或治疗效应维持<2小时	<33
PaO$_2$（吸入空气） PaCO$_2$	正常<45mmHg <45mmHg	>60mmHg <45mmHg	<60mmHg，可能有发绀≥45mmHg，短时间内明显上升	呼吸衰竭 呼吸衰竭
SaO$_2$%（吸入空气）*	>95	>92~95	90~92	<90

注：只需有几个严重参数，而无须全部，就可归入该严重度等级。小年龄儿童较年长儿和成人更易发生高碳酸血症（低通气）。

第十章 呼吸系统疾病

【治疗】

哮喘治疗的目标是：①达到并维持哮喘症状的控制；②保持正常的活动，包括运动；③保持肺功能尽可能接近正常水平；④预防哮喘急性加重；⑤避免药物不良反应和预防哮喘的死亡。

哮喘的防治原则是坚持长期、持续、规范和个体化治疗，采取的控制治疗越早越好。急性发作期应快速缓解症状，采用平喘、抗炎治疗；慢性持续期和临床缓解期应坚持长期持续抗炎，降低 AHR，防止气道重塑。同时做好哮喘管理，包括：①建立医患之间的合作关系，使患儿和家属学会和掌握：避免危险因素；正确使用药物；了解控制药物和缓解药物的不同；根据症状监测哮喘控制状态，如 5 岁以上儿童使用峰流速仪；认识哮喘加重征象，及时采取措施；在适当的时候寻求医疗帮助。②识别危险因素。③评估、治疗和监测哮喘。④建立哮喘专科病历及定期随访。

1. 哮喘治疗药物和装置　哮喘的治疗药物包括控制药物和缓解药物。

(1) 控制药物：通过抗炎效应达到临床控制，需长期每日用药，大多数药物最大效益出现在用药 3~4 个月后。

1) 吸入型糖皮质激素（ICS）：是最有效的抗炎药物，能减轻哮喘症状，改善肺功能，提高生活质量，降低死亡率。≤ 400μg/d 布地奈德，或相当剂量的其他 ICS 对于大多数患儿可达到几乎最大的治疗效应，而且对肾上腺功能、儿童生长及骨代谢影响很少。ICS 不会增加肺部感染（包括结核病）的危险，活动性结核也不是使用 ICS 的禁忌证。但是 ICS 不能根治哮喘，停止治疗后数周至数月症状可能会重现。常用药物有丙酸氟替卡松、布地奈德等。

2) 白三烯调节剂：是非糖皮质激素抗炎药，包括半胱氨酰白三烯受体拮抗剂（如孟鲁司特）等。能缓解症状，改善肺功能，减少哮喘急性发作；可部分预防运动诱发的支气管痉挛；与 ICS 联合治疗，可改善低剂量 ICS 控制不佳的症状。该药耐受性好、安全性高、服用方便。

3) 吸入型长效 β_2 受体激动剂（LABA）：不推荐作为单一控制药物使用，与适量 ICS 联合使用疗效最佳。中剂量 ICS 单独应用不能达到哮喘控制时，首选 ICS+LABA 联合治疗，联合治疗可减少 ICS 的用量。常用的联合剂型药物有丙酸氟替卡松+沙美特罗、布地奈德+福莫特罗。

4) 茶碱：小剂量有一定抗炎作用，作为控制药物疗效有限，可作为单独应用 ICS 未达到控制时的附加治疗，但疗效不如 ICS 联合 LABA。

5) 长效口服 β_2 受体激动剂：如缓释型沙丁胺醇，单独长期应用有害，仅在 ICS 需要附加支气管舒张剂等少数情况下应用，副作用多于 LABA。

6) 全身性糖皮质激素：未控制的重度哮喘患儿可能需要长期口服糖皮质激素（>2 周），但必须使全身副作用最小化。

7) 其他：抗 IgE 抗体（Omalizumab）限于血 IgE 水平增高的，且经 ICS 治疗未达到控制的重度过敏性哮喘。

(2) 缓解药物

1) 吸入型短效 β_2 受体激动剂：可缓解哮喘急性加重的支气管痉挛，预防运动诱发的支气管痉挛，是所有年龄组儿童急性哮喘的首选治疗。药物有沙丁胺醇和特布他林的气雾剂及雾化溶液。急性发作时，可用空气雾化泵或氧气驱动（氧流量 6~8 升/分）每 20 分钟一次（沙丁胺醇 2.5~5mg 或特布他林 2.5~5mg）雾化吸入，连用 3 次，视改善情况 1~4 小时后再行雾化吸入。

2) 全身性糖皮质激素：可防治哮喘急性加重，降低死亡率。急性发作时可口服泼尼松 0.5~1mg/(kg·d)，3~5 天（<2 周，可直接停药，无须逐步减量）。急性加重时，可静脉应用琥珀酸氢化可的松（5~10mg/kg，每天 3~4 次）和甲泼尼龙（1~2mg/kg，每天 2~3 次）。

3) 短效口服 β_2 受体激动剂：多用于少数吸入治疗有困难的幼龄儿童。药物有特布他林以及丙卡特罗等。

4）茶碱：短效茶碱可缓解哮喘症状，对已应用适量 β_2 受体激动剂的哮喘急性发作可能无支气管舒张作用。可用于哮喘急性加重，药物为氨茶碱（口服、静脉），使用时应注意其安全性，必要时监测血药浓度。

5）抗胆碱能药物：有支气管扩张作用，但较短效吸入型 β_2 受体激动剂的作用弱、起效慢、作用时间长。对于哮喘急性加重可作为短效吸入型 β_2 受体激动剂的附加治疗。药物为异丙托溴铵雾化液。

（3）吸入装置

1）压力定量吸入气雾器（pMDI）：单独应用 pMDI 吸入技术复杂、难掌握。需医务人员指导并在随访中反复检查。使用年龄一般要大于 7 岁。

2）pMDI+储雾罐：使用方法简单，口咽部沉积少，副作用轻。多用于 0～5 岁儿童（＜3 岁用加面罩的储雾罐，3～5 岁用加口嘴的储雾罐），5 岁以上难以掌握其他吸入装置使用的儿童仍可使用这一方法吸入药物。

3）干粉吸入器（DPI）：要求一定的吸气流量和吸入技巧，肺部沉积量高于 pMDI。使用年龄一般在 5 岁以上。DPI 包括都保、准纳器等。

4）雾化吸入：包括空气压缩泵和氧气驱动的雾化吸入，适于各年龄组儿童。＜3 岁用面罩，3 岁以上可用口嘴吸入，经口吸入较经鼻药物的肺部沉积量要高。

吸入 ICS 后，应注意吸入药后漱口或喝水（婴幼儿）、洗脸（经面罩吸入者），以减少激素的副作用。

2．哮喘的长期控制治疗　是以临床控制为核心的哮喘治疗模式。起始和调整治疗是通过评估哮喘控制水平、治疗直到哮喘控制、监测以维持哮喘控制这样一个连续循环模式来进行。而患儿当前哮喘控制水平及治疗方案决定了对药物的选择，若当前治疗方案未控制哮喘，则需升级至控制；若已维持控制 3 个月以上，则要降级治疗，并以最低级别的维持剂量来维持哮喘控制。

3．哮喘急性加重的治疗　参考上述药物治疗的缓解药物部分，应注意评估对治疗的反应。对重症哮喘急性发作者还应注意氧疗、补液、慎用镇静剂，评估对治疗的反应性和既往哮喘急性发作状态，必要时行机械通气。急性发作缓解后即开始长期控制治疗。

（刘长山）

第八节　急性呼吸衰竭

急性呼吸衰竭（acute respiratory failure，ARF）指由各种原因导致的中枢性和（或）外周性呼吸生理功能障碍，使 $PaO_2<60mmHg$，和（或）$PaCO_2>50mmHg$，并由此引起一系列生理功能紊乱和代谢障碍的临床综合征。儿童呼吸衰竭多为 ARF，是儿科重要的危重病，具有较高的死亡率。

【分型】

ARF 分类方法很多，常依血气分析、原发病及呼吸功能分类：

1．血气分析

（1）Ⅰ型呼吸衰竭：即低氧血症型呼吸衰竭，$PaO_2<60mmHg$。主要由肺实质病变引起。血气改变特点是 PaO_2 下降，$PaCO_2$ 降低或正常。换气功能障碍是主要的病生理改变。

（2）Ⅱ型呼吸衰竭：即低氧血症伴高碳酸血症型呼吸衰竭，$PaO_2<60mmHg$，$PaCO_2>50mmHg$。血气改变特点是 $PaCO_2$ 增高，同时 PaO_2 亦下降。基本的病生理改变是肺泡通气量不足。

所有呼吸衰竭患儿均有低氧血症，但并非所有患儿均有高碳酸血症。许多呼吸衰竭常是两种类型混合存在。

2．原发病

（1）中枢性呼吸衰竭：原发病对脑部的伤害、脑水肿或颅内高压影响呼吸中枢的正常功能，导致中枢呼吸运动神经元的冲动发放异常，从而出现呼吸频率和节律异常。

（2）周围性呼吸衰竭：原发于呼吸器官，如气道、肺、胸廓和呼吸肌病变，或继发于肺部及胸腔以外脏器病变的各种疾病。

3．呼吸系统生理功能

（1）泵衰竭：驱动或制约呼吸运动的中枢与周围神经、呼吸肌、胸廓等统称为呼吸泵。泵衰竭是指呼吸驱动力不足或呼吸运动受限所引起的呼吸衰竭。

（2）肺衰竭：是指肺实质本身或肺循环病变引起的呼吸衰竭。

【病因】

1．呼吸道梗阻　上呼吸道梗阻在婴幼儿多见。喉是上呼吸道的狭部，是发生梗阻的主要部位，可因感染、神经体液因素（喉痉挛）、异物、先天因素（喉软骨软化）引起。下呼吸道梗阻包括哮喘、毛细支气管炎等引起的梗阻。重症肺部感染时的分泌物、病毒性肺炎的坏死物均可阻塞细支气管，造成下呼吸道梗阻。

2．肺实质疾患　①一般肺实质疾患，包括各种肺部感染（如肺炎、毛细支气管炎）、间质性肺疾患、肺水肿等；②新生儿呼吸窘迫综合征（RDS），主要由于早产儿肺发育不成熟，肺表面活性物质缺乏引起广泛肺不张所致；③急性呼吸窘迫综合征（ARDS），常在严重感染、外伤、大手术或其他严重疾患时出现。

3．呼吸泵异常　包括从呼吸中枢、脊髓到呼吸肌和胸廓各部位的病变。

【发病机制与病理生理】

呼吸衰竭的发生有通气不足和换气障碍两方面原因。前述呼吸衰竭的三类病因均可造成通气不足，主要结果是 $PaCO_2$ 升高，伴有不同程度的低氧血症。换气障碍为各种肺疾患所致，主要引起 PaO_2 下降，$PaCO_2$ 视病情轻重可以降低、正常或增高。呼吸衰竭的病理生理学见图 10-1。

肺表面活性物质在呼吸衰竭的发生中有重要作用。各种严重肺损伤常伴有肺Ⅱ型细胞损伤，同时炎症渗出的蛋白质对肺表面活性物质有抑制作用，缺氧和酸中毒也影响肺Ⅱ型细胞表面活性物质的合成与分泌。

近年来，呼吸肌疲劳在呼吸衰竭发生中的重要作用日益受到重视。尤其是小婴儿膈肌呼吸储备能力小、易疲劳，在呼吸负荷增加时难以满足通气量增加的要求，更容易发生呼吸衰竭。

危重呼吸衰竭最严重的后果是血液 pH 下降，这是二氧化碳潴留和低氧血症的共同结果。体内各种蛋白质与酶的活动，器官正常功能的维持，均有赖于体液内环境 pH 的稳定。危重呼吸衰竭引起的严重酸中毒是导致死亡的重要原因。

【临床表现】

除原发病的临床表现外，主要是缺氧和二氧化碳潴留所引起的症状。

1．原发病的临床表现　吸气性喉鸣为上气道梗阻的征象，常见于喉气管支气管炎、喉软骨软化、会厌炎、异物吸入及先天气道异常。呼气延长伴喘鸣是下气道梗阻的征象，常见于毛细支气管炎及支气管哮喘。

2．呼吸困难　因肺部疾患所致的呼吸衰竭常有不同程度的呼吸困难、三凹征、鼻扇等。呼吸次数多增快，到晚期可减慢。中枢性呼吸衰竭主要为呼吸节律改变，严重者可有呼吸暂停。周围性呼吸衰竭由于辅助呼吸肌参与活动，表现为点头、提肩呼吸。

3．发绀　是缺氧的典型症状，发绀与局部血流情况有关。

4．其他系统的症状

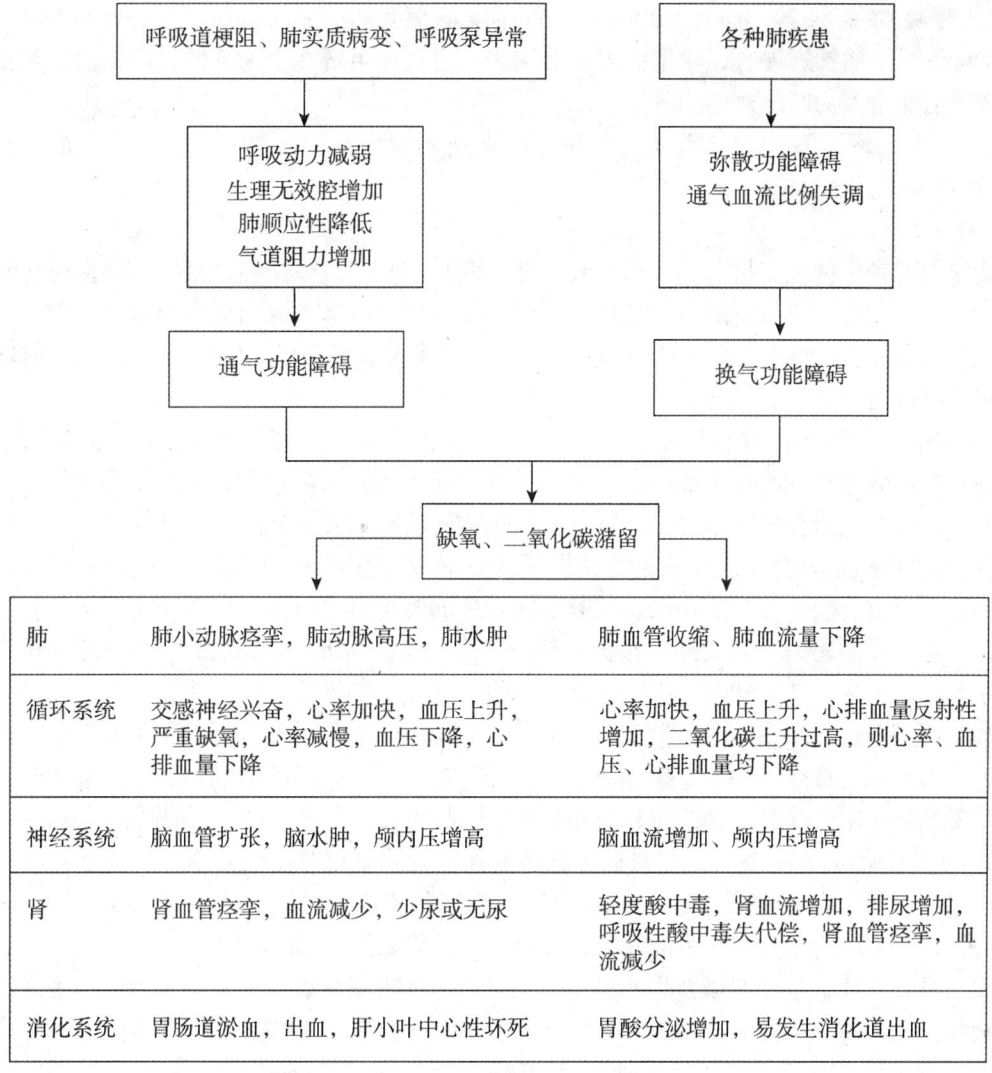

图 10-1 呼吸衰竭的病理生理学

(1) 神经系统：早期表现为焦虑、烦躁不安、谵妄甚至抽搐。晚期出现中枢神经系统抑制症状，表现为嗜睡、意识模糊甚至昏迷。急性呼吸衰竭如合并脑水肿，则引起颅内压增高甚至脑疝的表现。

(2) 循环系统：早期缺氧心率加快，血压也可升高，严重或长期缺氧，心肌收缩力减弱，心排血量减少，血压下降，最后导致循环衰竭、心律失常、心室颤动甚至心搏骤停；产生肺动脉高压，使右心负荷增加而诱发右心衰竭的发生。

(3) 消化系统：严重缺氧和二氧化碳潴留可引起胃肠道黏膜弥漫性充血、水肿、糜烂、坏死或应激性溃疡，导致消化道出血。严重缺氧可引起肝细胞变性、坏死，肝功能受损或出现黄疸。

(4) 泌尿系统症状：呼吸衰竭可引起肾功能损害，表现为血尿素氮升高，尿中出现红细胞、白细胞、管型和蛋白，甚至出现尿毒症，临床可见少尿或无尿。

【诊断】

虽然血气分析是诊断呼吸衰竭的主要手段，但对患儿病情的全面诊断和评价不能只靠血气分析结果，还要根据病史、临床表现和其他检查手段做出全面的诊断分析。诊断明确后，应区分其类型和分析严重程度。一般呼吸功能障碍的临床经过可分为3个阶段：

1. 潜在性呼吸功能不全　安静状态下无呼吸困难，血气分析大致正常，仅在负荷增加时出现异常。若进行通气功能检查，已有减损。

2. 呼吸功能不全　$PaO_2 < 80mmHg$ 为轻度低氧血症。初始为代偿缺氧而过度通气，$PaCO_2$ 可偏低。病情进展时，代偿能力逐渐减弱，通气量由增高变为减低，低氧血症加重，二氧化碳潴留加重，为呼吸衰竭的开始。

3. 呼吸衰竭　海平面、大气压、静息状态吸入室内空气条件下，$PaO_2 < 60mmHg$，和（或）$PaCO_2 > 50mmHg$。

【治疗】

治疗关键在于呼吸支持，以改善呼吸功能，恢复正常的气体交换，维持血气接近正常，同时尽量减少并发症，争取时间渡过危机以利治疗原发病。其基本原则是改善氧气摄取及促进二氧化碳排出。早期及轻症用一般内科疗法即可；晚期或危重病例，则需行气管插管或气管切开，进行机械通气。

1. 一般治疗　包括将患儿置于舒适的体位，如俯卧位，对需要呼吸支持患儿的通气及预后更为有利；胸部物理治疗，如给予翻身、拍背、吸痰等；适当的营养支持、合理的液体平衡对原发病恢复、气道分泌物排出和保证呼吸肌正常做功有重要意义。

2. 原发疾病的治疗　应尽快治疗诱发呼吸衰竭的原发疾病。呼吸道感染是呼吸衰竭最常见的诱因，应结合痰培养及药物敏感试验选择合适的抗生素，但通常需要使用广谱高效的抗菌药物，以迅速控制感染；先天性心脏病、心力衰竭、肺水肿所致呼吸功能不全，应采用强心剂和利尿剂；对于哮喘持续状态，应用抗炎、解除气道痉挛等措施。

3. 气道管理　使气道保持通畅，减少呼吸道阻力和呼吸做功，是呼吸衰竭治疗的辅助措施。①湿化、雾化及排痰：插管者用蒸馏水或生理盐水 3～5ml 滴入气管或 20ml 雾化吸入。必须强调要温湿化和温雾化。②解除支气管痉挛和水肿：可使用支气管舒张剂和肾上腺皮质激素。

4. 氧疗　低氧血症较高碳酸血症的危害更大，而用氧相对比较安全，故在呼吸衰竭早期应给予吸氧。氧疗的目的在于提高 PaO_2、氧饱和度和氧含量以纠正缺氧，达到缓解组织缺氧的目的，减少为维持肺泡氧张力的呼吸肌做功，并减轻心肌负荷。

常用鼻导管或面罩，对于新生儿和小婴儿可用头罩吸氧。以温湿化给氧为宜，主张低流量持续给氧。急性缺氧吸氧浓度 40%～50%，慢性缺氧 30%～40%，吸纯氧不超过 6 小时，以防氧中毒。早期应用持续气道正压通气（CPAP），可及时稳定病情，避免气管插管带来的不良影响，还可减少高浓度氧吸入所致的肺损伤，并减少呼吸机的应用。新生儿及婴幼儿肺部疾患所致低氧血症用普通给氧效果不好者是应用 CPAP 的最主要适应证。年长儿或体重 >8kg 的患儿可采取双水平气道内正压通气（BiPAP）。鼻导管吸氧氧流量与吸氧浓度大致关系为：吸入氧浓度（%）= 21 + 4× 氧流量（升/分）。对于呼吸衰竭患儿在用氧情况下，单凭 PaO_2 不能反映低氧程度和肺部病变的进展或好转，此时应采用包含吸入氧浓度因素的评估指标，如肺泡 - 动脉氧分压差（A-aDO_2）。

5. 药物治疗

（1）呼吸兴奋剂：主要作用是兴奋呼吸中枢，增加通气量，对呼吸中枢抑制引起的呼吸衰竭有一定效果，对呼吸道阻塞，肺实质病变或神经、肌肉病变引起的呼吸衰竭效果不大。尤其是在气道通气未改善的情况下，呼吸兴奋剂的使用可增加呼吸肌无效功，使之疲劳，反而加重呼吸衰竭，必须慎用。常用药物有尼可刹米（可拉明）、洛贝林等。

（2）强心剂：适用于呼吸衰竭伴有心力衰竭和肺水肿的患儿，但由于呼吸衰竭时心肌缺氧，对洋地黄制剂较为敏感，易致洋地黄中毒，应选用快速制剂，如毛花苷 C、地高辛。

（3）利尿剂：有心力衰竭及肺水肿时用快速利尿剂，如呋塞米。

（4）降颅压、控制脑水肿：原则是保持轻度脱水的状态，"既脱又补"、"边脱边补"。常用甘露醇 0.5～1g/kg。

（5）血管活性药：能使周围小动脉扩张，减低心排阻力；扩张小静脉，减少回心血量，减低心脏前负荷。如酚妥拉明，亦可选用抗胆碱药如东莨菪碱和山莨菪碱。

(6) 纠正酸中毒药物的应用：呼吸性酸中毒的纠正应从改善通气功能入手，但当合并代谢性酸中毒，血 pH 低于 7.20 时，应适当应用碱性液纠正酸中毒，常用 5% 碳酸氢钠溶液。需注意碳酸氢钠只在有相当的通气功能时才能发挥其纠正酸中毒的作用，否则输入碳酸氢钠将使 $PaCO_2$ 更高。

(7) 补液量：液量一般为 60～80ml/(kg·d)，脑水肿时 30～60ml/(kg·d)。

6. 机械通气　机械通气是利用呼吸机产生间歇正压，将气体送入肺内，再借胸廓和肺的自然回缩完成呼气。其作用是改善通气功能和换气功能；减少呼吸肌做功；也有利于保持呼吸道通畅。目前，机械通气已成为呼吸衰竭治疗的主要手段。

(1) 适应证：患儿有持续或进行性的气体交换障碍，出现呼吸暂停及呼吸衰竭致其他脏器功能障碍。需要指出的是既不能随意进行机械通气，也不可把机械通气当做临终前的抢救手段，而要掌握最佳时机并遵循个体化原则。

(2) 相对禁忌证：张力性气胸、肺大疱。

(3) 常规呼吸机的通气方式：①控制通气：完全由呼吸机控制呼吸，呼吸频率、潮气量、吸/呼气时间等均事先调定。②辅助通气：指由吸气引发启动的机械呼吸。③间歇正压通气（intermittent positive pressure ventilation）：指用呼吸机进行间歇强制通气。④呼气末正压（positive end-expiratory pressure，PEEP）：指在呼气末保持呼吸道正压，以增加功能残气量，避免肺泡早期闭合，并使部分因渗出及痰堵等萎陷的肺泡扩张，减少肺内分流，改善氧的交换。对改善缺氧极为有利。⑤间歇强制通气（intermittent manolatory ventilation，IMV）：呼吸机按指令进行间歇通气，频率＜20次/分，由于呼吸机有持续气流供气，两次指令通气间患儿可自主呼吸。⑥压力支持通气（pressure support ventilation，PSV）：为辅助通气方式，吸气引发送气，并预设压力支持水平帮助吸气，吸气时间及呼吸频率均可由患儿控制，比较符合生理需要，且有利于发挥自身的呼吸能力。

(4) 非常规呼吸机的通气方式：①高频通气（high-frequency ventilation）；②体外膜式氧合（extracoporeal membrane oxygenation，ECMO），又称膜肺；③液体通气（liquid ventilation）。

7. 呼吸衰竭治疗新进展

(1) 肺表面活性物质：肺内源性表面活性物质由肺Ⅱ型细胞产生，主要功能是降低肺泡表面张力，防止肺不张。肺外源性表面活性物质治疗早产儿肺透明膜病的疗效已得公认，可使病死率降低 40%。体内及体外试验均证明其对急性肺损伤、急性呼吸窘迫综合征、重症肺炎及胎粪吸入性肺炎也有疗效。

(2) 一氧化氮（NO）：是一种不稳定的气体状亲脂性自由基，是许多生理过程的主要内源性介质，参与肺、体循环血管张力的调节。1991 年首次报道吸入 NO 能缓解急性肺动脉高压，并且证明 NO 是选择性肺循环血管扩张剂。目前已在临床用于肺动脉高压及严重低氧血症的治疗，以降低肺内分流。

（王雪艳　刘长山）

第十一章　循环系统疾病

第一节　小儿心血管系统解剖生理特点

一、胎儿血液循环

胎儿所需的一切能量物质、代谢产物和气体交换均是通过脐血管和胎盘与母体之间以弥散方式进行交换的。来自胎盘的富含氧和营养物质的动脉血经脐静脉到达肝下缘，大部分血流经静脉导管直接进入下腔静脉后入右心房，少部分进入肝。由于射流效应，由静脉导管经下腔静脉入右心房的这部分含氧量高的血流，大多通过卵圆孔进入左心房、左心室和升主动脉，供应胎儿头部、心脏和上肢（图 11-1）。

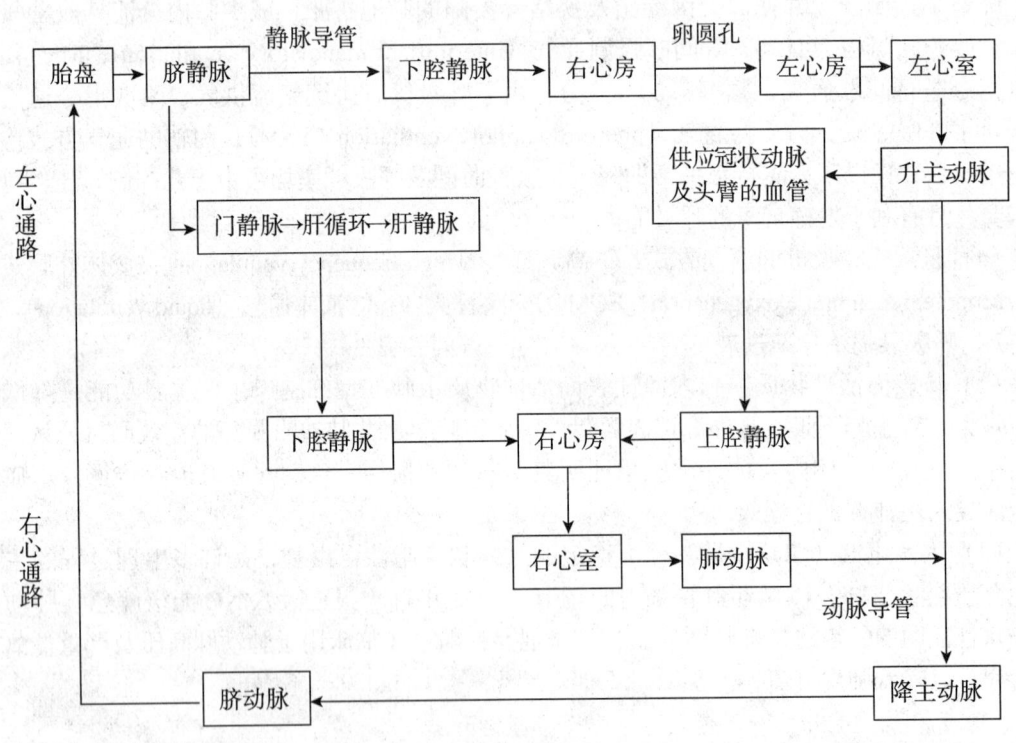

图 11-1　胎儿血液循环示意图

由来源于非静脉导管汇入下腔静脉，和来源于上腔静脉的含氧量低的血流，与少部分来源于静脉导管汇入下腔静脉的含氧量高的血流，共同汇合后流入右心房、右心室和肺动脉。由于胎儿肺处于压缩状态，肺血管阻力高，故只有小部分血流进入肺循环回左心室，大部分（90%左右）进入右心室的血液经动脉导管流入降主动脉，供应腹腔脏器及下肢。并且血流经脐动脉回流入胎盘，重新进行物质和气体交换。这一血流特点保证了脑和心脏冠脉循环血流的含氧量明显高于下半身。

二、出生后血液循环的改变

新生儿出生后血液循环的改变主要包括以下三种病生理过程：肺泡内液体的清除、肺充气，以及伴随体循环压力增高和胎儿循环右向左分流中断后的血液循环改变。

1. 肺泡充气，肺血流增加　随着出生后婴儿的啼哭，空气进入肺泡，肺小动脉扩张，管壁变薄，肺血管阻力迅速下降，右心室流入肺的血流增加。

2. 卵圆孔关闭　肺血流的增加使左心房压力增高，脐带结扎使静脉导管关闭，经下腔静脉回右心房的血流减少，右心房压力降低，使卵圆孔首先出现功能性关闭。出生后 5~7 个月大多解剖上关闭。

3. 动脉导管关闭　出生后随着动脉血氧分压（PO_2）增高和局部前列腺素水平的变化，动脉导管平滑肌收缩，生后 1 天内功能上关闭。此后随着内膜增生和纤维化，动脉导管解剖上关闭，约 80% 的婴儿生后 3 个月、95% 的婴儿生后 1 年内解剖上关闭。

4. 脐血管于生后 6~8 周完全闭锁形成韧带。

三、儿童时期心血管特点

1. 心腔的增长　小儿 4 个心腔在出生时约为 20ml，1 岁时达初生时的 2 倍，近 7 岁时增至 5 倍，至 18~20 岁时达 240~250ml。小儿的心脏增长和体重平行，但左、右心室的增长不平衡。胎儿时期，右心室承受的负荷重于左心室，因此右心室壁发育快于左心室。出生后，左心室容量负荷明显增加，左心室壁的发育较右心室明显增快，新生儿时期两侧心室壁厚度几乎相等，为 4~5mm。15 岁时左心室厚度达新生儿期的 2.5 倍，右心室增长原厚度的 1/3。

2. 小儿血管特点　按比例，小儿的动脉相对较成人粗。动脉与静脉内径之比在新生儿为 1∶1，而成人为 1∶2。在大动脉方面，10 岁以前肺动脉直径较主动脉宽，到青春期主动脉直径超过肺动脉。婴儿期，肺、肾、肠及皮肤等脏器的毛细血管粗大，对这些器官的发育和代谢起良好的作用。

3. 心率　小儿的新陈代谢旺盛，生长发育需要较多的血液供给，而小儿的每搏输出量有限，同时由于婴幼儿的交感神经兴奋占优势，因此儿童心脏搏动次数明显高于成人。年龄越小，心率越快。不同年龄儿童的心率正常值见本书第三章第一节。

4. 血压　包括动脉压和静脉压。小儿的动脉血压随年龄的增长逐渐升高，并且与患儿的体重及身高密切相关。可采用下列公式推算：收缩压 =（年龄 ×2）+80mmHg，此数值的 2/3 为舒张压。正常情况下，下肢收缩压比上肢高约 20mmHg，舒张压相近。血压的测量方法和正常血压的判断见本书第三章第一节。静脉压的高低与心功能、血管功能及循环血容量有关。

（齐建光）

第二节　先天性心脏病

一、总论

先天性心脏病（congenital heart disease）是胎儿期心脏血管发育异常所致的先天畸形，是儿童时期最常见的心脏病。在 1000 个出生存活的婴儿中，发病者有 6~13 名。我国每年约有 15 万先天性心脏病新生儿出生。先天性心脏病仍然是目前儿童先天性畸形死亡的主要原因，尤其是复杂先天性心脏病。如未经治疗，约 1/3 的患儿在生后 1 个月内死亡。近年来，由于超声心动图、计算机断层扫描、磁共振成像、心导管检查和心血管造影术的应用，先天性心脏病介入治疗的快速发展，以及在低温麻醉和体外循环下心脏直视手术的进步，小儿先天性心脏病的诊治水平进展迅速，多数患儿得到了及时准确的诊断，并获得了彻底根治，其预后已大为改观。

【病因】

大多数先天性心脏病的病因尚未完全明确。胚胎发育的第2~8周是心脏发育最重要的阶段，在这一时期任何影响胎儿心脏发育的内在和外在因素都可以使心脏的某一部分出现发育停滞和异常，造成先天性心脏畸形。目前一般将先天性心脏病的病因分为三大类：

1. 遗传因素　占8%左右。可由染色体畸变、单基因突变和多基因突变引起。唐氏综合征中有50%、特纳综合征中有40%合并先天性心脏病。迪格奥尔格综合征（CATCH22综合征）[心脏畸形（cardiac anomaly）、异常面容（abnormal face）、胸腺发育不良（thymic hypoplasia）、腭裂（cleft palate）和低钙血症（hypocalcemia）] 为22号染色体长臂q11.2的微缺失引起，常见的心血管畸形为主动脉弓离断、圆锥动脉干畸形等。Fibrillin 基因突变导致的马方综合征常合并主动脉瓣关闭不全和主动脉瘤。PTPN11基因突变导致的Noonan综合征常合并肺动脉瓣狭窄。

2. 环境因素　占2%左右。母孕早期宫内感染（尤其风疹等病毒感染）、服用药物（抗癌药、抗癫痫药等）、接触放射线、营养缺乏（缺乏叶酸及高同型半胱氨酸血症等）、代谢性疾病（糖尿病等）、酗酒、吸烟和吸毒等均有可能引起先天性心脏病。

3. 遗传和环境因素的共同作用　目前认为绝大多数先天性心脏病可能是遗传因素与环境因素共同作用的结果。

【分类】

先天性心脏病的分类方法有多种，目前主要根据血流动力学和临床特征分为三大类：

1. 左向右分流型（潜伏发绀型）　包括室间隔缺损、房间隔缺损和动脉导管未闭等。正常情况下体循环压力高于肺循环，血液由左向右分流而无发绀出现。当哭闹、屏气、肺炎或任何病理情况，致右心或肺动脉压力增高并超过左心压力时，血液自右向左分流，临床出现暂时性发绀。左向右分流型先天性心脏病的共同临床特征为：①潜伏发绀；②生长发育障碍；③反复呼吸道感染；④心功能不全：心脏容量负荷过重导致。肺循环血流量增加会导致肺动脉压力增高。肺动脉高压发展到晚期，出现严重的不可逆的肺血管结构改变，肺循环压力超过体循环，出现右向左分流，临床出现持续发绀，称为艾森曼格综合征（Eisenmenger syndrome）。

2. 右向左分流型（发绀型）　常见于复杂先天性心脏病，如法洛四联症和大动脉转位等。右心室流出道狭窄等原因致右心压力增高并超过左心，使血液从右向左分流时，或因大血管起源异常使大量静脉血流入体循环时，临床出现持续性发绀。

3. 无分流型（无发绀型）　包括肺动脉瓣狭窄和主动脉缩窄等。左心和右心系统以及体循环和肺循环之间没有异常通路和分流存在，临床无发绀出现。

【诊断方法】

1. 病史　发病年龄很重要，3岁以内婴幼儿的心血管疾病以先天性心脏病最常见。病史询问中要注意母亲妊娠情况，尤其母孕早期有无感染、用药和放射线接触等。应注意询问家族史，一级亲属中有先天性心脏病的患者，孩子患先天性心脏病的发生率会增加3倍。

先天性心脏病的常见症状包括：

（1）发绀：在皮肤较薄、色素较少和毛细血管较丰富的部位易于见到，如口唇、鼻尖和甲床等。对发绀病史的了解应注意询问发绀出现的时间、程度、持续还是间歇出现和进展情况。完全性大动脉转位、三尖瓣闭锁等出生后或者出生后不久即有发绀，而法洛四联症大多数在生后2~6个月出现发绀，且表现进行性加重。左向右分流型先天性心脏病一般仅在吸吮和哭闹时出现口周发绀，但发展到晚期出现艾森曼格综合征时可出现持续性发绀。

(2) 生长发育迟缓：先天性心脏病左向右分流量大和心功能不全均会影响发育和体重的增加，而且对体重增加的影响要大于对身高增长的影响。

(3) 反复呼吸道感染：左向右分流型先天性心脏病肺血流量增加，易发生下呼吸道感染。此外，先天性心脏病患儿常常存在免疫功能低下，也是容易发生呼吸道感染的原因之一。

(4) 心功能不全的表现：呼吸急促和呼吸困难、生长发育迟缓、苍白多汗、喂养困难、活动耐力下降为婴幼儿心功能不全的表现。喂养困难常常表现为吃奶时间延长、吸吮间断和吃奶量减少。

(5) 其他：左房或肺动脉扩张压迫喉返神经可引起声音嘶哑。部分患儿还会表现蹲踞和缺氧发作等。

2．体格检查

(1) 全身检查：评价生长发育，注意特殊面容及伴随的其他先天畸形。发绀是先天性心脏病患儿常见的体征，注意其部位和程度。杵状指（趾）是指远端指（趾）呈杵状膨大，指甲和甲床之间的凹陷变浅，角度消失，指（趾）端增宽增厚。发绀持续半年以上，可出现杵状指（趾）。注意脉搏及血压，如股动脉搏动减弱或消失，下肢血压低于上肢，提示主动脉缩窄。周围血管征阳性提示动脉导管未闭或主动脉瓣关闭不全等。注意颈动脉搏动，肝颈静脉回流征，肝脾大小、质地及有无触痛，下肢有无水肿等。

(2) 心脏检查

1）望诊：注意心前区有无隆起，心尖搏动的位置、强度及范围。心前区隆起提示心脏扩大，尤其右心室扩大易造成胸廓畸形和心前区隆起。心尖搏动强烈、范围扩大提示心室肥厚。左心室肥大时，心尖搏动最强点向左下偏移。右心室肥大时，心尖搏动弥散，有时扩散到剑突下。

2）触诊：进一步确定心尖搏动的位置、强度及范围。注意心前区有无震颤，震颤是响亮和粗糙杂音的触诊表现，位置有助于判断杂音的来源。

3）叩诊：粗略估计心脏的位置和大小。年龄不同，心左界位置不同，婴儿心左界位于胸骨左缘第4肋间乳线外1~2cm，幼儿左乳线外1cm，儿童在左乳线上或左乳线内0.5~1cm。

4）听诊：注意心率的快慢，节律是否整齐。注意心音的强弱，尤其肺动脉瓣区第二心音（P_2）意义更大。P_2亢进提示肺动脉高压（pulmonary hypertension），P_2减弱支持肺动脉瓣狭窄，P_2固定性分裂是房间隔缺损的重要体征。注意有无异常心音以及心脏杂音。杂音对于鉴别先天性心脏病的类型有重要意义，注意其位置、时相、强度、性质和传导方向。

3．辅助检查

(1) X线检查：虽然不能做出明确诊断，但可以为进一步检查提供重要资料。应注意心胸比值，不同年龄小儿心胸比值不同，1岁以内小于0.6，婴幼儿小于0.55，年长儿接近成人，小于0.50。注意心脏的形态、位置及各房室有无增大，肺动脉段突出还是凹陷，主动脉结增大还是缩小，肺血增多还是减少，有无内脏异位。

(2) 心电图：对于先天性心脏病的诊断有一定的帮助，有助于了解心脏的位置、心房和心室有无肥厚以及有无心律失常。应注意不同年龄小儿心电图的特点。

(3) 超声心动图：是一种无创性检查技术，应用超声回波的原理显示心脏的解剖结构、功能和部分血流动力学信息，对于先天性心脏病的诊断有重要意义。有以下几种：

1）M型超声心动图：可测量心腔、血管内径，显示心脏瓣膜活动情况，计算多种心功能指标。

2）二维超声心动图：能实时地显示心脏和大血管不同切面的活动情况及空间毗邻关系，对心脏的结构和功能显示更直接。

3）多普勒及彩色多普勒血流显像：可以检测血流的方向、速度及性质，用于了解瓣膜和血管的狭窄程度、估算分流量及肺动脉压力以及评估心功能等。

4）经食管超声心动图：不受肋骨、胸骨和肺的阻挡，使解剖结构显示更清晰，主要用于心脏手术和介入性导管术等围术期，进行监护及评估手术效果，术前补充或纠正术前诊断，术后发现残余结构异常及心脏功能异常。

5）三维超声心动图：成像直观、立体感强、易于识别，较二维超声心动图可提供更多的解剖学信息。但是图像分辨率不高、耗时较多，尚未临床广泛应用。

（4）心导管检查和心血管造影技术：对某些复杂畸形或经无创性检查难以明确诊断的患者，术前应行心导管检查。分右心、左心导管检查两种，以前者最常应用。检查时可探查异常通道，测定心腔和大血管不同部位的氧含量和压力变化，明确有无分流和分流部位。通过血管扩张试验可以评价肺动脉高压的性质，为术前评估手术适应证及预后提供有用的资料。在心导管检查时，根据诊断需要将导管顶端送到选定的心腔或大血管，注入造影剂，同时进行连续摄影，以明确心血管解剖畸形。

（5）心脏计算机断层扫描（CT）：心血管疾病常用的为电子束CT和螺旋CT。能够精确地显示心脏大血管及其分支的解剖结构，但检查中患儿需接受大量的放射线。

（6）心脏磁共振成像（MRI）：常用于以心外大血管异常为主的先天性心脏病的诊断，如主动脉缩窄、肺静脉异位引流等。对于复杂型先天性心脏病的诊断也很有必要。

四种常见先天性心脏病的比较如表11-1所示。

表11-1 四种常见先天性心脏病的比较

	房间隔缺损	室间隔缺损	动脉导管未闭	法洛四联症
症状	儿童期常症状不明显，单纯房缺肺动脉高压的形成多在成年后	具有左向右分流型先心病的共同特征，症状轻重与缺损大小密切相关	同左。重度肺动脉高压时有差异性发绀	持续发绀（多3~6个月出现） 蹲踞 缺氧发作 杵状指（趾）
心脏杂音部位 强度 时相 性质 传导	第2~3肋间 Ⅱ~Ⅲ级 收缩期 喷射性 局限	第3~4肋间 Ⅲ~Ⅴ级 收缩期 反流性 广泛传导	第2肋间 Ⅲ~Ⅳ级 连续 机器样 向颈部传导	第2~4肋间 Ⅱ~Ⅳ级 收缩 喷射 传导较广
其他	P_2固定分裂 P_2可亢进	可及震颤 P_2可亢进	可及震颤 P_2可亢进 周围血管征（+）	可有震颤 P_2减弱
X线	右房，右室大 肺动脉段突出 肺血多 主动脉结小	左室大为主 肺动脉段突出 肺血多 主动脉结小	左房，左室大 肺动脉段突出 肺血多 主动脉结大	右室大，靴形心 肺动脉段凹陷 肺血少 可见右位主动脉弓
心电图	右房扩大 右室肥厚 电轴右偏 不完全右束支传导阻滞	左室肥厚 电轴左偏 肺高压可出现双室肥厚；后期右室肥厚	左房扩大 左室肥厚 电轴左偏 后期肺高压可出现双室肥厚	右室肥厚 电轴右偏
超声心动图	房间隔回声中断 房水平分流	室间隔回声中断 室水平分流	探及未闭合动脉导管 动脉导管异常分流	主动脉增宽骑跨于室缺上，肺动脉狭窄 右室血流通过室缺直接进入主动脉

续表

	房间隔缺损	室间隔缺损	动脉导管未闭	法洛四联症
心导管	右心房血氧含量高于腔静脉 2vol%	右心室血氧含量高于右心房 1vol%	肺动脉血氧含量高于右心室 0.5vol%	
并发症	少见。感染性心内膜炎很少见。成年后可合并心力衰竭、房性心律失常等	反复肺炎、心力衰竭、肺动脉高压、感染性心内膜炎等	反复肺炎，心力衰竭，感染性心内膜炎，肺动脉和动脉导管瘤样扩张	脑血栓、脑脓肿、感染性心内膜炎
治疗与预后	小型缺损可自然闭合； 介入治疗； 手术治疗； 内科治疗合并症	小型缺损可自然闭合； 内科治疗合并症； 手术治疗（反复感染、心力衰竭、肺动脉高压者尽早手术）； 介入治疗	早产儿生后早期可应用吲哚美辛或布洛芬关闭动脉导管； 首选介入治疗； 手术治疗	内科治疗合并症； 缺氧发作的处理； 手术根治

二、临床常见的几种先天性心脏病

室间隔缺损

室间隔缺损（ventricular septal defect，VSD）是最常见的先天性心脏病，占先天性心脏病的 25%～50%，由室间隔在胚胎发育过程中发育不良所致。可单独存在，亦是复杂先天性心脏病的重要组成部分。

【病理解剖】

1. 根据缺损部位分类

（1）膜周部缺损：占 60%～70%，缺损位于主动脉下，由膜部向与之接触的三个区域（流入道、流出道或肌小梁部）延伸而成。

（2）流出道缺损（干下型）：占 5%，位于主动脉瓣和肺动脉瓣之下。易并发主动脉瓣脱垂和关闭不全。

（3）流入道缺损：占 5%，位于二尖瓣和三尖瓣之间。

（4）肌小梁部：占 15%，根据部位不同可细分为心尖部、中央部、边缘部及状似筛子的多发孔洞。

2. 根据缺损大小分类

（1）小型缺损：缺损直径 <0.5cm 或缺损面积 <0.5cm^2/m^2 体表面积。

（2）中型缺损：缺损直径 0.5～1cm 或缺损面积 0.5～1cm^2/m^2 体表面积。

（3）大型缺损：缺损直径 >1cm 或缺损面积 >1 cm^2/m^2 体表面积。

【病理生理】

正常情况下，左心室压力约是右心室的 4 倍，因此室间隔缺损时存在左心室向右心室的分流。左向右分流量的大小取决于缺损大小、两侧心室间压差及肺小动脉阻力。小型室间隔缺损，左向右分流量少，血流动力学改变不大。中型或大型室间隔缺损，左向右分流量大，有明显的血流动力学改变。左向右分流持续存在使肺循环血流量增加，肺动脉压力增高，早期为肺小动脉痉挛所致，为动力性肺动脉高压；晚期肺小动脉结构发生不可逆性改变，为梗阻性肺动脉高压。严重肺动脉高压形成后，出现右向左分流，临床出现发绀，发展为艾森曼格综合征。左向右分流使体循环血流量也减少。肺循环血流量增多，左心容量负荷增加，故左心房、左心室增大。右心室由于将左向右分流血液直接射向肺动脉,故容量负荷增加不明显,但严重肺动脉高压形成以后,将出现右心室肥厚。

【临床表现】

1. 症状 临床表现取决于缺损大小和左向右分流量的大小。小型缺损可无症状,体检发现心脏杂音而就诊。缺损大者,多在新生儿期即出现症状,面色苍白、气促、多汗、喂养困难,生长发育落后、体重不增、消瘦,反复呼吸道感染,剧烈哭闹和患肺炎后出现暂时性发绀。晚期艾森曼格综合征患儿平素即发绀。

2. 体格检查 心脏检查心前区隆起,心界向左下扩大,心尖搏动弥散。合并肺动脉高压时肺动脉瓣区第二心音增强或亢进。胸骨左缘第3~4肋间可闻及Ⅲ~Ⅳ级全收缩期反流性杂音,传导广泛,常伴震颤。分流量大时在心尖部可闻及二尖瓣相对狭窄的舒张期杂音。流出道室间隔缺损合并主动脉瓣关闭不全时,于胸骨左缘第2肋间可闻及舒张期杂音。

【辅助检查】

1. X线检查 中、大型室间隔缺损肺血增多,肺动脉段膨隆凸出,肺门动脉扩张搏动增强,透视下可见"肺门舞蹈"。心脏以左心室增大为主。伴有肺动脉高压时右室增大为主,肺动脉段明显突出。严重肺动脉高压时肺门血管影粗大、搏动增强,而外周肺血管影细小稀疏,呈"残根样",心影可基本正常或轻度增大。

2. 心电图 小型室间隔缺损心电图基本正常或表现为轻度左室肥厚。中型或大型室间隔缺损电轴左偏伴左室肥厚,也常伴右室肥厚。伴有肺动脉高压时双心室肥厚,甚至右室肥厚伴电轴右偏。

3. 超声心动图 M型超声心动图显示左心室增大,右室流出道增宽。二维超声心动图显示室间隔回声中断,可从不同切面确定缺损的部位、数目和大小。脉冲多普勒取样容积置于缺损的右心室侧记录到收缩期血流由左心室向右心室分流的频谱信号。连续多普勒可估测分流量的大小和肺动脉压力。彩色多普勒显示心室水平左向右分流束。

4. 心导管检查及心血管造影 一般不需要行心导管检查,当合并严重肺动脉高压、主动脉瓣脱垂或者怀疑合并其他心脏畸形时需行右心导管检查。右心导管通过室间隔可以由右心室进入左心室,右心室血氧含量高出右心房血氧含量1vol%,提示室间隔缺损。可同时测定肺动脉压力计算全肺阻力。血管扩张试验可评价肺动脉高压性质。为明确多个室间隔缺损的部位及大小,可左室选择性造影。为了解主动脉瓣脱垂情况,可逆行主动脉根部造影。

【预后与并发症】

膜周部和肌小梁部的中小型缺损有自然闭合的可能,小型室间隔缺损75%在2岁前自然闭合。大型室间隔缺损很少自然闭合。支气管肺炎、充血性心力衰竭、肺动脉高压和感染性心内膜炎是室间隔缺损常见的并发症。此外,部分室间隔缺损,尤其干下型,容易发生主动脉瓣脱垂及反流。大型室间隔缺损早在生后6~12个月即可发生肺血管阻塞性病变,如未能及时得到手术治疗,预后很差,容易早期死亡,存活至成人者常40岁前死亡。

【治疗】

1. 内科治疗 主要是针对呼吸道感染、充血性心力衰竭和感染性心内膜炎等合并症进行治疗,并且预防感染和营养性贫血等。

2. 手术治疗 由于中、小型室间隔缺损有自然闭合的可能,可在门诊密切随访至学龄前期手术。但是对于中、大型室间隔缺损,在婴幼儿期出现反复肺炎、难以控制的充血性心力衰竭、生长发育严重落后、肺循环与体循环比值大于2:1,或者合并肺动脉高压的患者应尽早手术。干下型缺损因不能自然闭合,并且有发生主动脉瓣脱垂合并关闭不全的危险,可早手术。

3. 介入治疗 随着介入医学的发展,目前可应用Amplatzer装置经心导管堵闭膜部和肌小梁部的室间隔缺损。

房间隔缺损

房间隔缺损（atrial septal defect，ASD）是房间隔在胚胎发育过程中发育不良所致。发病率占先天性心脏病的13%。可单独存在，也可与其他畸形共同存在。女性较多见，男女比例为1：2。

【病理解剖】

根据解剖病变部位的不同分为：

1. 原发孔型　也称为第一孔型，缺损位于心内膜垫与房间隔交接处。常合并二尖瓣前瓣裂和三尖瓣隔瓣裂，此时称为部分型心内膜垫缺损。

2. 继发孔型　也称为第二孔型，最为常见。缺损位于房间隔中心卵圆窝部位。

3. 静脉窦型　分上腔型和下腔型。上腔静脉窦型房间隔缺损位于上腔静脉入口处，下腔静脉窦型房间隔缺损位于下腔静脉入口处，常合并肺静脉异位连接。

4. 冠状静脉窦型　冠状静脉窦与左心房之间无间隔，左房血通过冠状动脉窦与右房相通。常合并左上腔静脉。

此外，大约30%的成年人存在卵圆孔未闭，因房间隔完整，卵圆孔未闭不归属于房间隔缺损，正常情况下无左向右的分流，临床无症状。

【病理生理】

出生后由于左房压力高于右房，因此房间隔缺损时存在从左房向右房的分流。分流量取决于缺损的大小、两侧心房压力差和心室的顺应性。左向右分流使肺循环血流量增加，在婴幼儿和儿童期肺动脉压力增高不明显，成年后肺动脉压力逐渐增高，肺动脉高压形成。严重肺动脉高压形成后，出现右向左分流，临床出现发绀，发展为艾森曼格综合征。左向右的分流使体循环血流量也减少。在心室舒张期血液通过房间隔缺损从左房向右房分流，使右心容量负荷增加，故右心房、右心室增大。

【临床表现】

1. 症状　多数房间隔缺损患儿在儿童期症状轻微，并且症状取决于房间隔缺损的大小。缺损小者无症状，常常由于体检时发现心脏杂音而就诊。缺损大者生长发育迟缓、消瘦、乏力、气促、多汗，易患呼吸道感染。

2. 体格检查　多数患儿体型瘦长，身高、体重落后于同龄儿。心前区饱满，搏动活跃。因右心容量增加，肺动脉瓣关闭落后于主动脉瓣，肺动脉瓣区第二心音（P_2）出现宽而不受呼吸影响的固定分裂。肺动脉高压形成时，肺动脉瓣区第二心音增强或亢进。胸骨左缘第2肋间可闻及Ⅱ～Ⅲ级收缩期喷射性杂音，为肺动脉瓣相对狭窄所致。部分患儿在三尖瓣区可闻及舒张期低调杂音，为三尖瓣相对狭窄所致，提示左向右分流量大。

【辅助检查】

1. X线检查　心脏轻至中度增大，以右心房和右心室增大为主。肺血增多，肺动脉段凸出，透视下可见"肺门舞蹈"。

2. 心电图　电轴右偏，不完全右束支传导阻滞，可合并右心房扩大和右心室肥厚。

3. 超声心动图　M型超声心动图显示右心房、右心室增大。二维超声心动图显示房间隔回声中断，并可测量缺损的大小和部位。脉冲多普勒取样容积置于缺损的右心房侧记录到舒张期血流由左心房向右心房分流的频谱信号。连续多普勒可估测分流量的大小和肺动脉压力。彩色多普勒显示心房水平左向右分流束。

4. 心导管检查及心血管造影　多数单纯房间隔缺损经超声心动图诊断后，无须行心导管检查可直接行矫治手术。当怀疑合并复杂畸形或者合并严重肺动脉高压时需行右心导管检查。

右心导管通过房间隔由右心房进入左心房，右心房血氧含量高出腔静脉血氧含量2vol%，提示房间隔缺损。可同时测定肺动脉压力计算全肺阻力。血管扩张试验可评价肺动脉高压的性质。

【预后与并发症】

大多数单独存在的直径小于6mm的继发孔型房间隔缺损在2岁以内自然闭合，直径大于8mm的房间隔缺损很少自然闭合。大、中型房间隔缺损如不修补，在40岁以前逐渐出现症状和合并症，包括肺动脉高压、房性心律失常以及心力衰竭等。手术或介入治疗后的房间隔缺损预后良好，20年存活率超过96%，并且严重并发症极少。

【治疗】

1. 介入治疗　操作简便、安全、应用最广泛的是双面蘑菇伞（Amplatzer装置）。适应证为：①年龄通常≥3岁；②直径≥5 mm，伴有心容量负荷增加，≤36 mm的继发孔型左向右分流房间隔缺损；③缺损边缘至冠状静脉窦，上、下腔静脉及肺静脉的距离≥5 mm；至房室瓣≥7 mm；④房间隔的直径大于所选用封堵伞左房侧的直径；⑤不合并必须外科手术的其他心脏畸形。

2. 手术治疗　一般可在3~5岁时体外循环下直视关闭。但是反复呼吸道感染、发生心力衰竭或合并肺动脉高压的患者应尽早手术。

3. 内科治疗　主要是针对合并症的治疗。

动脉导管未闭

动脉导管是胎儿时期肺动脉与主动脉间的正常交通，位于降主动脉与左肺动脉根部之间，是胎儿循环的重要通道，出生后大约15小时发生功能性关闭，生后3个月80%解剖关闭。若持续开放会产生一系列病理生理改变，称为动脉导管未闭（patent ductus arteriosus，PDA）。可单独存在，也可与其他心血管畸形合并存在。在某些复杂先天性心脏病中，未闭的动脉导管作为患儿生存的必需血源通道，关闭会导致患儿死亡。

动脉导管未闭是先天性心脏病的常见类型之一，占先天性心脏病的9%~12%，发病率在足月新生儿中为3~8/10 000。未成熟儿动脉导管平滑肌发育不良，其平滑肌对氧分压的反应低于成熟儿，故早产儿动脉导管未闭的发病率更高，极低出生体重儿（体重<1500g）动脉导管未闭发病率可达30%。男女发病比例为1:2。多数动脉导管未闭为散发，但也有家族发病的报道，患者同胞患病概率为2%~4%。

【病理生理】

主动脉在收缩期和舒张期的压力均超过肺动脉，因此持续存在左向右的分流。左向右分流量的大小取决于动脉导管直径的大小以及导管两侧主动脉和肺动脉的压力阶差。左向右分流导致肺循环血流量增多，左心室容量负荷增加，故左心房、左心室增大。左向右分流也使体循环血流量减少。长期大量肺循环血流量的增加导致肺动脉高压形成。严重肺动脉高压、艾森曼格综合征形成后，肺动脉压力超过主动脉压，发生右向左分流，临床上常常出现差异性发绀，即下半身发绀，左上肢轻度发绀，而右上肢正常。原因在于动脉导管常常位于左肺动脉和降主动脉之间，并开口于头臂动脉与主动脉分叉之后，右向左分流的静脉血经导管进入降主动脉，而升主动脉和主动脉弓中为动脉血。

【临床表现】

1. 症状　临床表现取决于动脉导管的粗细。动脉导管细小、分流量小者临床上可无症状。导管粗大、分流量大者表现有乏力、气促、多汗、喂养困难，影响生长发育，易反复呼吸道感染。如合并重度肺动脉高压，扩张的肺动脉压迫喉返神经可引起声音嘶哑。

2. 体格检查　心脏检查示心前区隆起，心尖搏动弥散。胸骨左缘第2~3肋间可触及连续性震颤，收缩期最强。胸骨左缘第2~3肋间可闻及连续性机器样杂音，收缩期为主，向颈背部传导。当肺动脉压力升高或合并心力衰竭时，多仅闻及收缩期杂音。合并肺动脉高压时肺动脉瓣区第二心音增强或亢进，并且杂音失去连续性，以收缩期为主。分流量大时在心尖部可闻及二尖瓣相对狭窄的舒张期杂音。

由于主动脉向肺动脉分流使舒张压降低、脉压增宽，可出现周围血管征，如水冲脉、甲床毛细血管搏动、股动脉枪击音等。重度肺动脉高压时出现差异性发绀。

【辅助检查】

1．X线检查　分流量大者心脏向左下扩大，左心室增大，主动脉结可增大，出现"漏斗征"。肺血增多，肺动脉段突出，肺门血管影增粗。伴有肺动脉高压时右室增大为主，肺动脉段明显突出。

2．心电图　分流量大者电轴左偏伴左室肥厚。伴有肺动脉高压时双心室肥厚，严重肺动脉高压者可右室肥厚伴电轴右偏。

3．超声心动图　对诊断极有帮助。二维超声心动图可直接探查到未闭合的动脉导管，在胸骨旁大动脉短轴显示：肺动脉分叉及其后方的降主动脉通过未闭的动脉导管相连。脉冲多普勒在动脉导管开口处探及持续整个心动周期的连续血流频谱。彩色多普勒直接显示经动脉导管的异常分流束。

4．心导管检查及心血管造影　当合并严重肺动脉高压或者怀疑合并其他畸形时需行右心导管检查。右心导管从肺动脉通过未闭导管到达降主动脉，肺动脉血氧含量较右心室血氧含量增高0.5vol%，提示动脉导管未闭。主动脉造影可明确显示动脉导管并可测量其大小。

【预后与并发症】

除了早产儿，动脉导管未闭一般不会自然关闭。分流量较大的动脉导管未闭可并发反复肺炎、心力衰竭和肺动脉高压。小的动脉导管未闭比大的更容易发生感染性心内膜炎。少见的并发症包括肺动脉和动脉导管瘤样扩张、动脉导管钙化及血栓形成。

【治疗】

多数情况下，介入治疗已成为动脉导管未闭的首选治疗方法。根据导管形态、大小和患者年龄及生长发育情况选择合适的封堵器，目前多用弹簧圈（coil）或Amplatzer蘑菇伞封堵。当介入治疗不适合（如大的动脉导管、动脉瘤或感染）时，可考虑外科手术治疗，行未闭动脉导管结扎术或未闭动脉导管离断并缝闭术。

早产儿动脉导管未闭的治疗包括：①支持治疗：保持适中的环境温度，维持血细胞比容35%～40%，限制液量。②环氧化酶抑制剂的应用：生后如超声心动图明确证实动脉导管未闭，尤其依赖机械通气的患儿，可给予环氧化酶抑制剂药物关闭动脉导管。目前主要应用吲哚美辛或布洛芬。不推荐预防性应用环氧化酶抑制剂以降低动脉导管未闭的发生率。③外科手术：对于依赖高通气、对环氧化酶抑制剂无反应的大型动脉导管未闭，推荐外科手术结扎未闭的动脉导管。

法洛四联症

法洛四联症（tetralogy of Fallot，TOF）是存活的发绀型先天性心脏病最常见的类型，占先天性心脏病的7%～10%，男女发病相当。1888年，法国医生Etienne Fallot详细描述了该病的病理变化及临床表现，故此得名。

【病理解剖】

法洛四联症由肺动脉狭窄、室间隔缺损、主动脉骑跨和右心室肥厚四种病理变化组成：

1．肺动脉狭窄　狭窄范围可自右室漏斗部入口至左、右肺动脉分支。可为右室漏斗部狭窄、肺动脉瓣狭窄、肺动脉总干发育不良和肺动脉分支狭窄，漏斗部狭窄最常见。狭窄的严重程度差异很大，严重者肺动脉闭锁，其血供来自动脉导管、支气管动脉或体肺循环侧支血管。

2. 室间隔缺损 为膜周部缺损向流出道延伸，缺损往往很大，与主动脉根部相近。

3. 主动脉骑跨 主动脉根部顺时针旋转右移并骑跨在室间隔缺损上。

4. 右心室肥厚 为继发性病变。肺动脉狭窄，右心室压力负荷增加，心室肌肉日益肥厚，加重流出道梗阻。左心室相对发育不良。

在这四种病理畸形中，肺动脉狭窄程度是决定患儿病理生理、病情严重程度及预后的主要因素。本病可合并其他心血管畸形，如25%的法洛四联症患儿为右位主动脉弓，9%存在冠状动脉异常。

【病理生理】

由于室间隔缺损很大，为非限制性，左右心室压力基本相等。右室流出道狭窄的程度决定室间隔缺损分流的方向和分流量。狭窄程度轻时，可为左向右分流，临床表现类似室间隔缺损，患者发绀可不明显。狭窄程度重时，出现右向左分流，临床出现明显发绀。由于主动脉骑跨于两心室上，主动脉除接受左心室的血液外，还直接接受一部分来自右心室的静脉血，因而出现发绀。同时因肺动脉狭窄，肺循环进行气体交换的血流减少，更加重了发绀的程度。在动脉导管关闭前，肺循环血流量减少程度轻，发绀可不明显。随着动脉导管的关闭和漏斗部狭窄的加重，发绀日益明显。

慢性低氧使红细胞代偿性增生，血红蛋白增加，血液黏稠度升高，血流缓慢，易发生脑血栓和脑脓肿。

【临床表现】

法洛四联症患儿的临床表现主要取决于右室流出道的梗阻程度：严重梗阻、肺循环血流量不足者，新生儿期即出现明显发绀。中度梗阻、肺循环和体循环血流量平衡者，常由于心脏杂音就诊，症状不明显。轻度梗阻者，表现类似室间隔缺损。

1. 症状

(1) 发绀：为其主要表现，出现早晚及程度取决于肺动脉狭窄的程度。一般出生时发绀多不明显，3～6个月后渐明显，并随年龄增长而加重。肺动脉严重狭窄时，出生后发绀即非常明显。

(2) 蹲踞：在行走、游戏或站立过久时常主动下蹲，为一种无意识的自我缓解缺氧及疲劳的体位。蹲踞时下肢屈曲，使静脉回心血量减少，减轻了心脏负荷；同时蹲踞时体循环阻力增加，使右向左分流减少，从而使缺氧症状得以缓解。

(3) 缺氧发作 (hypoxic spells)：多见于婴儿，常在哭闹、吃奶、情绪激动、贫血、熟睡后初醒及活动后出现，表现为阵发性呼吸困难、发绀加重，严重者可突然昏厥、抽搐。每次发作可持续数分钟至数小时，多能自行缓解，也有因严重低氧血症或者脑血管并发症死亡。其发生机制可能是由于在肺动脉漏斗部狭窄的基础上，突然发生该处肌部痉挛，引起一时性肺动脉梗阻，使脑缺氧加重所致。另有学者认为是敏感的呼吸中枢及右室流出道收缩协同作用的结果。

2. 体征 心前区略隆起，部分患儿胸骨左缘可触及震颤，心脏扩大可不明显。胸骨左缘第2～4肋间可闻及Ⅱ～Ⅳ级收缩期喷射性杂音，此为肺动脉狭窄所致。肺动脉瓣区第二心音减弱。有时在背部可闻及侧支循环的连续性杂音。发绀持续6个月以上，出现杵状指（趾）。

【辅助检查】

1. X线检查 心脏大小正常或稍增大，肥厚的右室造成心尖上翘，肺动脉段凹陷，心影呈"靴形"。右位主动脉弓多见。肺门血管影细小，肺纹理减少，肺野清晰。

2. 心电图 电轴右偏，右心室肥厚，可见右心房肥大。

3. 超声心动图 主动脉增宽骑跨于室间隔之上，室间隔中断，右室流出道及肺动脉狭窄。

右心室、右心房内径增大,左心室内径缩小。彩色多普勒显示室间隔水平双向分流,右心室血流直接进入骑跨的主动脉。

4. 心导管检查及心血管造影 导管很容易由右心室进入主动脉或左心室,不易进入肺动脉。右心室压力明显增高,与左心室相当,而肺动脉压力明显降低,右心室与肺动脉之间出现明显的压力阶差。股动脉血氧饱和度降低。心血管造影可显示肺动脉狭窄的部位及程度,了解左心室发育情况,并可发现伴随的其他畸形。

【预后与合并症】

本病预后与肺动脉狭窄的严重程度、并发症以及手术的早晚有关。若不手术,其自然生存时间平均 10 年左右。手术修补后预后良好,20 年存活率超过 90%,其生活质量多数与正常人一样。心律失常导致的猝死和心力衰竭是术后晚期死亡的主要原因。法洛四联症常见的并发症包括由红细胞增多引起的脑血栓和脑脓肿,以及感染性心内膜炎等。

【治疗】

1. 内科治疗 平时应多饮水,预防感染,及时补液,防治并发症,防治缺铁性贫血。避免引起缺氧发作的诱因。新生儿期发绀严重的新生儿需要静脉输注前列腺素 E 以维持导管开放和肺血流。

缺氧发作时,需采取多种措施阻断其恶性循环:①取膝胸位;②吸氧,同时保持患儿安静;③吗啡 0.1~0.2mg/kg 皮下注射,可抑制呼吸中枢,消除呼吸急促;④应用碳酸氢钠纠正酸中毒,减轻酸中毒对呼吸中枢的刺激;⑤静脉注射 β 受体阻断剂普萘洛尔或美托洛尔,可减慢心率,缓解缺氧发作;⑥如上述治疗均无效,需急诊手术。对于经常有缺氧发作的婴幼儿,可长期口服普萘洛尔 1~3mg/(kg·d),以预防缺氧发作。

2. 手术治疗 目前随着婴幼儿心脏外科手术的发展,在肺动脉条件允许的情况下,年龄已不再是限制根治手术的条件。轻症患者可考虑于 1 岁以后行根治手术,但稍重儿童应尽早行根治术。对于年龄过小而肺动脉发育极差的患儿宜先行姑息手术(锁骨下动脉-肺动脉吻合术、上腔静脉-右肺动脉吻合术等),待肺血管发育好转、一般情况改善后再行根治术。对于反复缺氧发作危及生命、用药物难以控制者,应及时手术。

肺动脉瓣狭窄

肺动脉瓣狭窄(pulmonary valve stenosis,PS)是一种常见的先天性心脏病,占先天性心脏病的 10% 左右。可单独存在,或是与其他先天畸形合并存在,如 William 综合征、Noonan 综合征等常合并肺动脉瓣狭窄。女孩发病较男孩略多见,2% 有家族史。典型的肺动脉瓣狭窄为肺动脉瓣三个瓣叶不同程度地纤维化增厚和融合,导致瓣口狭窄;少部分(尤其 Noonan 综合征)为肺动脉瓣发育不良,导致肺动脉瓣狭窄。

【病理生理】

由于肺动脉瓣狭窄,右心室排血受阻,右室压力增高,右心室肥厚。长时间右心室收缩负荷过重,失代偿可出现右心衰竭。严重肺动脉瓣狭窄的新生儿,腔静脉血回右房后,大多通过卵圆孔进入左房、左室,临床表现为持续性中央性青紫,呈严重低氧血症,其血流动力学改变类似于室间隔完整的肺动脉闭锁,如未及时处理将危及生命。

【临床表现】

1. 症状 症状轻重与肺动脉瓣狭窄程度有关。轻度狭窄可完全无症状,生长发育正常。中度狭窄早期可无症状,年长后劳累时可出现心悸、气促、胸痛和乏力等。重度狭窄可有右心衰竭和明显的运动耐量下降,少数可出现晕厥甚至猝死。伴有卵圆孔未闭或房间隔缺损者,临床还可表现为发绀和杵状指(趾)。

2. 体征 心前区可较饱满,胸骨左缘可触及抬举性搏动。胸骨左缘第 2~3 肋间可触及收缩期震颤,并可闻及收缩期Ⅱ~Ⅲ级收缩期喷射性杂音,向颈部传导。肺动脉瓣区第二心音(P_2)减弱,狭窄程度越重,P_2越弱。右心衰竭时还可有颈静脉怒张、肝大和下肢水肿等体征。

【辅助检查】

1. 心电图 轻度肺动脉瓣狭窄心电图可正常。中度以上狭窄可出现电轴不同程度右偏、右心室肥厚、不完全右束支传导阻滞和右房扩大。重度狭窄时还可出现ST段偏移和T波倒置。

2. X线检查 肺血减少。轻中度肺动脉瓣狭窄心脏大小可正常,重度狭窄右室扩大,右房也可扩大。肺动脉段可有狭窄后扩张。

3. 超声心动图 M型超声心动图示右心室和右心房内径增宽,右心室壁增厚。二维超声心动图显示肺动脉瓣增厚,开放受限,肺动脉主干可有狭窄后扩张。多普勒超声心动图显示肺动脉瓣口血流速度加快,可估测跨瓣压差从而判断肺动脉瓣狭窄的程度。

4. 心导管检查及心血管造影 右心导管显示右室收缩压增高,肺动脉压力降低。右心室到肺动脉连续测压有明显压力阶差。根据右室与肺动脉之间的压力阶差可判断瓣口狭窄程度。右心室造影显示肺动脉瓣增厚,开放受限,瓣口射流明显,主肺动脉狭窄后扩张。

【治疗】

经皮球囊肺动脉瓣成形术是大多数肺动脉瓣狭窄患儿的首选治疗方法,目前临床应用广泛。当肺动脉瓣平均跨瓣压差 >40mmHg 需行成形术。如肺动脉瓣平均跨瓣压差 >30mmHg,但临床有症状也可考虑介入治疗。对于严重肺动脉瓣发育不良伴肺动脉瓣狭窄、伴随严重肺动脉反流和三尖瓣反流者,推荐外科手术治疗。

严重肺动脉瓣狭窄者,在新生儿期可出现低氧血症,需持续静脉滴注前列腺素E以维持动脉导管开放,病情稳定后立即行外科手术或成形术。

轻度的肺动脉瓣狭窄常无症状,预后良好,可不必治疗,需定期随访。应当正常儿童对待,不必限制体育活动。

(齐建光)

第三节 心 肌 炎

心肌炎(myocarditis)是由于感染或非感染等因素侵犯心脏,引起以心肌间质炎症细胞浸润、心肌纤维变性、坏死或溶解为主要病理变化的心脏疾病。可以累及心内膜或心包。心肌炎的临床表现有很大差异,轻者无自觉症状、轻度憋气或胸痛并可自愈,重者心力衰竭、心源性休克和死亡。由于缺乏特异性症状,儿童心肌炎常常被漏诊,容易被误诊为儿科呼吸系统或消化系统常见病,造成不良后果甚至危及生命。

【病因与发病机制】

尽管许多致病微生物可以引起婴儿和儿童心肌炎,但病毒性心肌炎是最常见的,尤其是由肠道病毒如柯萨奇病毒B组、腺病毒、EB病毒、微小病毒B19和人类疱疹病毒等引起的感染性心肌炎。另外,病毒以外的其他感染源(如细菌、肺炎支原体、真菌和寄生虫等)、自身免疫、药物过敏、中毒和血管炎等因素也是心肌炎的病因。

以病毒性心肌炎为例,在细胞和分子水平对心肌炎发病机制的认识都源于各类动物模型。从急性心肌损伤到慢性扩张型心肌病的病理生理进程可归纳并简化为三个阶段:病毒直接损伤心肌、免疫性炎症反应和炎症性心肌病。具体如图11-2所示。

广泛而严重的心肌炎症导致心肌功能下降,心脏前负荷的增加使心脏扩大和舒张末期容量负荷增加。起初,心腔扩大对血流动力学所造成的影响可以靠提高心肌收缩力代偿;当心肌

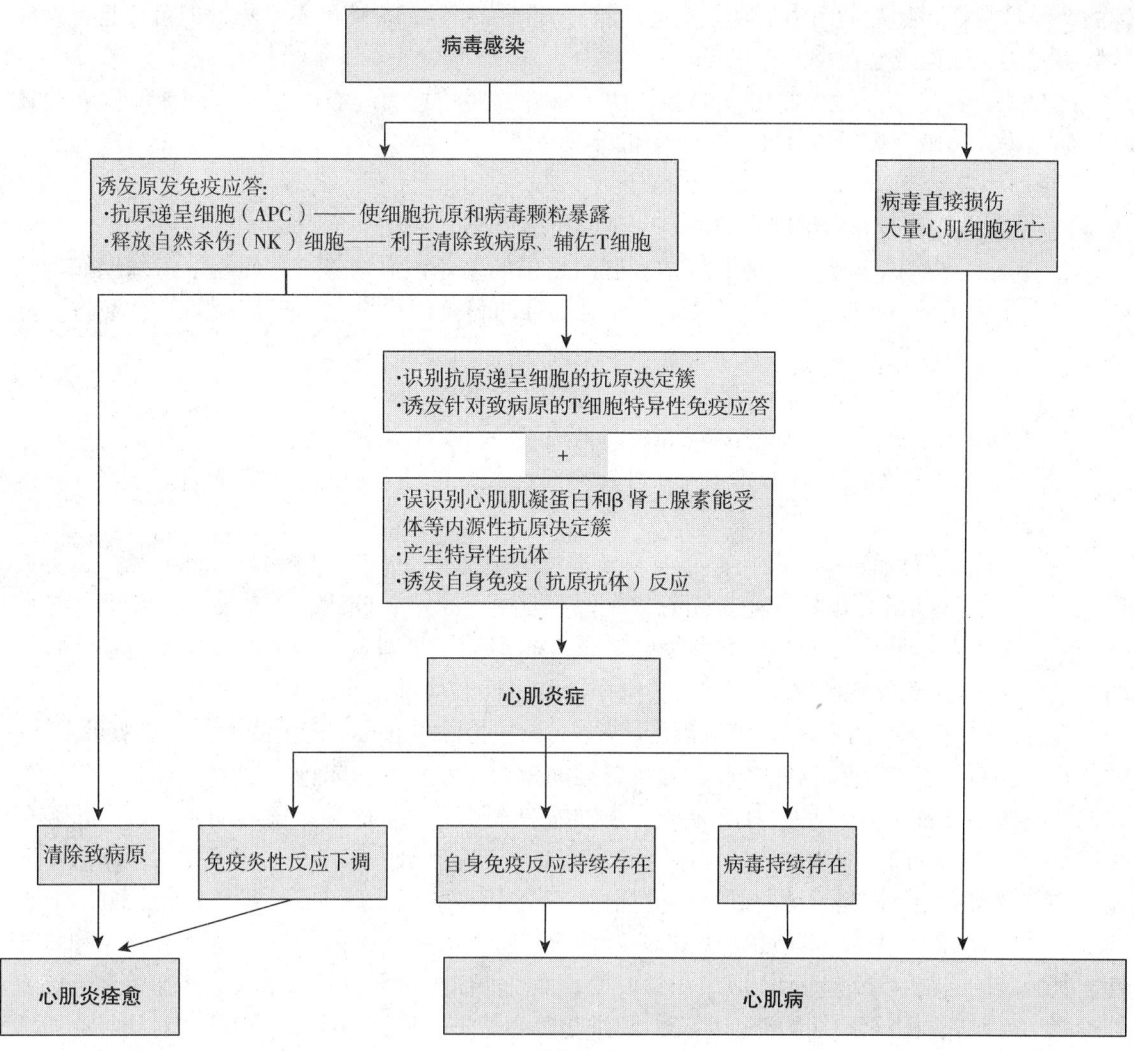

图 11-2 病毒性心肌炎的发病机制

炎症损伤继续加重,则无法靠进一步增加心肌收缩力代偿前负荷的增加。与此同时,进行性增加的左室舒张末期容量负荷使左房、肺静脉和肺动脉压力增高,使静水压增高,进而出现肺水肿、体循环淤血和充血性心力衰竭。

【临床表现】

心肌炎临床表现轻重差异很大,呈非特异性表现。

1．充血性心力衰竭　见于各年龄段,新生儿和幼儿比年长儿更易发生且死亡率更高。一旦出现心力衰竭,病情往往进行性恶化。症状和体征参见第十一章第四节。

2．终末器官损伤　由感染和心排血量低下造成,年龄越小越容易发生。

3．心律失常　常见类型包括窦性心动过速、期前收缩、窦性心动过缓、房室传导阻滞等。与运动相关的晕厥要注意潜在的严重心律失常,如病态窦房结综合征、心房扑动/颤动、室性心动过速等。

4．暴发型心肌炎　起病急、进展快,心脏血流动力学重度异常,可有心肌血栓形成,常伴有严重心律失常,危险性大。急性期有效干预常常预后良好。

心肌炎还有一定的年龄特点:①新生儿、婴幼儿:食欲差、生长缓慢、烦躁、嗜睡、间断面色苍灰、肢端凉或高热、呼吸急促、喂奶时大汗。累及中枢神经系统时出现惊厥。新生儿还表现出肌张力低下,全身状况类似于脓毒血症的表现。②年长儿、青少年:症状可以是短暂的，易被忽视，如运动耐力下降、乏力、精神差、胸痛等。胸痛虽不常见，但可以是首发症状，提示心肌缺血或心包炎的存在。

体格检查：除了充血性心力衰竭和心律失常外，要注意引起心肌炎的病因或原发病的体征，如感染、过敏、风湿免疫性疾病、中毒等。

【辅助检查】

1. 全血细胞计数和白细胞分类 有助于分析感染原。
2. 病原学/病因学检查 鼻咽拭子、肛门拭子的培养，血培养，急性期-恢复期病毒滴度，聚合酶链反应（PCR）法检测病原，针对病毒的免疫组化染色、炎症介质、自身抗体检测等。
3. 炎性指标 红细胞沉降率增快，C反应蛋白（CRP）增高。
4. 心肌损伤指标 血清肌酐激酶MB同工酶（CK-MB）增高，肌钙蛋白增高。
5. 胸部X线 发现心脏扩大和肺水肿。胸部X线片偶然发现的心脏扩大有时是最先获得的心肌炎异常表现。
6. 心电图 对于轻型心肌炎，心电图异常可能是实验室检查中唯一的阳性所见。常见表现有：肢体导联QRS低电压（<5mm）、类似心肌梗死的异常Q波、T波低平或倒置、ST段下降或抬高；左室肥厚劳损、左束支传导阻滞、PR段和QT间期延长；窦性心动过速、室性期前收缩、房性心动过速以及高度房室传导阻滞和室性心动过速等恶性心律失常。
7. 超声心动图 用于评价心功能尤其左室功能，排除引起心功能下降的其他心脏原发病。敏感性强但特异性差。心肌炎可表现为室壁运动减退，左室舒张末内径增大、收缩末内径增大，左室收缩功能下降，左室射血分数和短轴缩短率减低，阶段性室壁运动异常，心包腔积液。暴发型心肌炎的心肌水肿造成室间隔和室壁增厚，左室舒张末内径可以不增大或增大不明显。右室收缩功能下降是预测心脏移植或死亡的重要因素。
8. 心血管磁共振成像（MRI） 已成为诊断心肌炎的重要手段，具有高度敏感性和特异性。其独特的潜能在于能显示心肌组织学改变，发现心肌细胞内及间质水肿、小血管和毛细血管渗漏、心肌充血直至晚期的细胞坏死、纤维化等心肌炎的特征性改变。由此，对指导心肌活检样本的选取、提高心肌活检的敏感性有很大价值。同时采用T1加权像和T2加权像，对心肌炎诊断的特异性和敏感性是最佳的，对疑似心肌炎的诊断和评价有很大帮助。
9. 心肌活检 是确诊心肌炎和分期的指标，旨在明确心肌炎性细胞浸润、心肌坏死和病原学诊断。对于年长儿相对安全有效。与以往组织病理学方法（Dallas标准，1987年）相比，改良的病理分级标准所采用的针对心肌细胞表面抗原的细胞特异性免疫组化染色方法有利于避免取样误差对结果造成的影响，有利于进行病变分级，在提高诊断敏感性的同时，为采取针对性的干预措施和预后判断提供依据。

【诊断】

心肌炎的确切诊断需要心肌活检。由于心肌炎从病史、症状、体征到普通实验室检查都缺乏特征性，因此在接诊儿童患者时，无论面对常见病的非典型症状还是心力衰竭多脏器损伤的危重情况，想到与心肌炎鉴别常常是诊断的第一要素。另外，明确心肌炎的病因或原发病、除外继发于其他疾病的充血性心力衰竭同样重要。

中华医学会儿科学分会心血管学组于1999年修订了"儿童病毒性心肌炎诊断标准"：

1. 临床诊断依据

（1）心功能不全、心源性休克或心脑综合征。

（2）心脏扩大（X线、超声心动图检查具有表现之一）。

（3）心电图改变：以R波为主的2个或2个以上主要导联（Ⅰ、Ⅱ、aVF、V_5）的ST-T段改变持续4天以上伴动态变化，窦房传导阻滞、房室传导阻滞，完全性右或左束支阻滞，成联律、多形、多源、成对或并行性期前收缩，非房室结及房室折返引起的异位性心动过速，低电压（新生儿除外）及异常 Q 波。

(4) CK-MB 升高或心肌肌钙蛋白（cTnI 或 cTnT）阳性。

2．病原学诊断依据

(1) 确诊指标：自患儿心内膜、心肌、心包（活检、病理）或心包穿刺液检查，发现以下之一者可确诊心肌炎由病毒引起。①分离到病毒。②用病毒核酸探针查到病毒核酸。③特异性病毒抗体阳性。

(2) 参考依据：有以下之一者结合临床表现可考虑心肌炎系病毒引起。①自患儿粪便、咽拭子或血液中分离到病毒，且恢复期血清同型抗体滴度较第一份血清升高或降低 4 倍以上。②病程早期患儿血中特异性 IgM 抗体阳性。③用病毒核酸探针自患儿血中查到病毒核酸。

3．确诊依据

(1) 具备两项临床诊断依据，可临床诊断为心肌炎。发病同时或发病前 1~3 周有病毒感染的证据支持诊断者。

(2) 同时具备病原学确诊依据之一，可确诊为病毒性心肌炎；具备病原学参考依据之一，可临床诊断为病毒性心肌炎。

(3) 凡不具备确诊依据，应给予必要的治疗或随诊。根据病情变化，确诊或除外心肌炎。

(4) 应除外风湿性心肌炎、中毒性心肌炎、先天性心脏病、结缔组织病以及代谢性疾病的心肌损害、甲状腺功能亢进症、原发性心肌病、原发性心内膜弹力纤维增生症、先天性房室传导阻滞、心脏自主神经功能异常、β 受体功能亢进及药物引起的心电图改变。

【治疗】

1．一般治疗　休息和限制活动量，减少心肌耗氧，利于机体免疫功能的恢复。

2．药物治疗　①病因治疗：抗病毒或其他原发感染，停用致敏药物，积极控制自身免疫性疾病等原发病；②改善心肌代谢：包括磷酸肌酸、1,6 二磷酸果糖、辅酶 Q10 等；③免疫调节治疗：静脉输注丙种免疫球蛋白（IVIG）可以改善心肌炎急性期左室功能、挽救生命，效果得到肯定；④免疫抑制剂：具有两面性，一方面有利于控制和消除心肌免疫炎性反应，另一方面助长了细胞内病毒复制使病变继续，目前仍处于研究观察中。

3．合并症治疗　①充血性心力衰竭：详见第十一章第四节。包括如下方面：①减轻心脏前负荷，减轻后负荷，增加心肌收缩力，心功能稳定后给予 β 肾上腺素能受体拮抗剂甚至机械辅助装置；②心律失常：详见第十一章第六节。三度房室传导阻滞需要安装心脏起搏器。③抗凝治疗：用于严重左室功能不良或已发现左室栓子形成时。防止进行性栓塞或反复栓子形成。常用药物有华法林、低分子肝素。

（冀石梅）

第四节　充血性心力衰竭

充血性心力衰竭（congestive heart failure）即心排血量下降致使组织器官得不到充分灌注。年龄越小越容易发生。为了早期发现儿童充血性心力衰竭、及时采取干预措施、减少死亡率，对病因和症状、体征的掌握十分重要。

【病因】

心力衰竭出现的年龄对于病因的诊断非常重要。从胎儿循环转变到出生后的循环要经历一系列重要步骤和环节，任何环节的异常都会造成心力衰竭。

胎儿期充血性心力衰竭的原因主要有严重贫血（如 Rh 血型不合性溶血）、快速心律失常或心肌炎心、肌病等。

在出生后的前两三个月，先天性心脏病是充血性心力衰竭的主要病因。

6个月到1岁，遗传代谢病（如糖原累积病）是心力衰竭的主要病因之一。起初可能没有症状，常常由于病毒感染诱发心功能失代偿，而且多伴随生长发育障碍和肌张力低下。感染（如败血症、肠道病毒感染、巨细胞病毒感染）、左冠状动脉起源异常和免疫性炎性心肌病变（如川崎病）也是此年龄段心力衰竭的主要病因。

年长儿充血性心力衰竭的发生相对减少，主要见于高血压、快速心律失常、重症或暴发型心肌炎、心肌病、先天性心脏病姑息手术后的合并症、全身原发疾病的合并症（如肿瘤患者蒽环类化疗药物的心肌毒性作用、肾脏功能疾病伴随肾衰竭、风湿性心肌炎、肺源性心脏病）等。使用毒品（如可卡因和其他兴奋剂）也是造成充血性心力衰竭的因素之一。

【病理生理】

人体从胎儿期到新生儿期再到成人期，随着生长发育，左心室收缩力、每搏输出量和心排血量逐渐增加。这是由于在生长发育过程中收缩蛋白、离子通道和细胞表面受体等不断完善所带来的变化。动物实验显示，刚出生时的心肌收缩力接近其代偿极限，心肌代偿能力极为有限。因此与成人相比，儿童更容易发生充血性心力衰竭。

当机体对心功能的需求超出安静状态或一般状况时，心脏以三种方式应对：增加心率、增加心肌收缩力、增加心脏前负荷。充血性心力衰竭的发生发展以及代偿机制在其中发挥的作用见图 11-3。

【临床表现】

充血性心力衰竭常常发生于婴幼儿，有些呈现慢性和渐进性发展过程，早期不易发现。因此完整的病史、体征和辅助检查可以为发现心力衰竭、诊断病因和选择恰当的干预措施提供重要依据。

通常，首先出现的是窦性心动过速。完全性房室传导阻滞和病态窦房结综合征、窦性心动过缓的儿童例外。继而出现的是缘于右心衰竭的体循环淤血，如腹痛、肝（脾）大、腹水、胸腔积液、水肿和颈静脉怒张等；以及缘于左心衰竭的肺循环淤血，如吃奶困难、呼吸急促、吸气相胸骨上窝/肋间肌凹陷、鼻扇、呻吟、啰音和肺水肿等。无论左心衰竭还是右心衰竭，一侧严重时会累及另一侧，同时表现出体循环淤血和肺循环淤血。

重症病例出现心排血量减低的表现，如乏力、少尿、恶心呕吐、头晕和晕厥，体征有生长发育差、意识淡漠、脸色灰白、大汗、脉搏弱、肢端凉和第三心音奔马律等。如果心功能不全的婴幼儿出现生长发育障碍，说明心功能长时间处于失代偿状态，应警惕肾衰竭和肝衰竭的出现。

【辅助检查】

1. 经皮血氧饱和度　尤其是用于新生儿，比单纯观察发绀更准确。
2. 胸部 X 线　显示心影扩大、肺淤血或肺水肿；透视下心脏搏动减弱；同时有助于发现导致心力衰竭的肺、胸腔等原发病。
3. 心电图　能发现心律失常，初步了解有无心血管结构异常和冠状动脉病变。
4. 超声心动图　能够明确心血管畸形和其他心脏原发病，明确心功能。
5. 血清脑钠肽（brain natriuretic peptide，BNP）　水平增高提示心室扩大。该项目有助于鉴别充血性心力衰竭肺水肿与严重肺炎或哮喘等呼吸系统疾病。
6. 其他　全血细胞计数和血红蛋白浓度检测有助于发现感染和贫血；血生化检测有助于发现低钠血症、低钾或高钾血症，了解肝肾功能；血气分析有助于发现代谢性酸中毒、周围组织低灌注、心排血量减低或新生儿导管依赖性先天性心脏病。

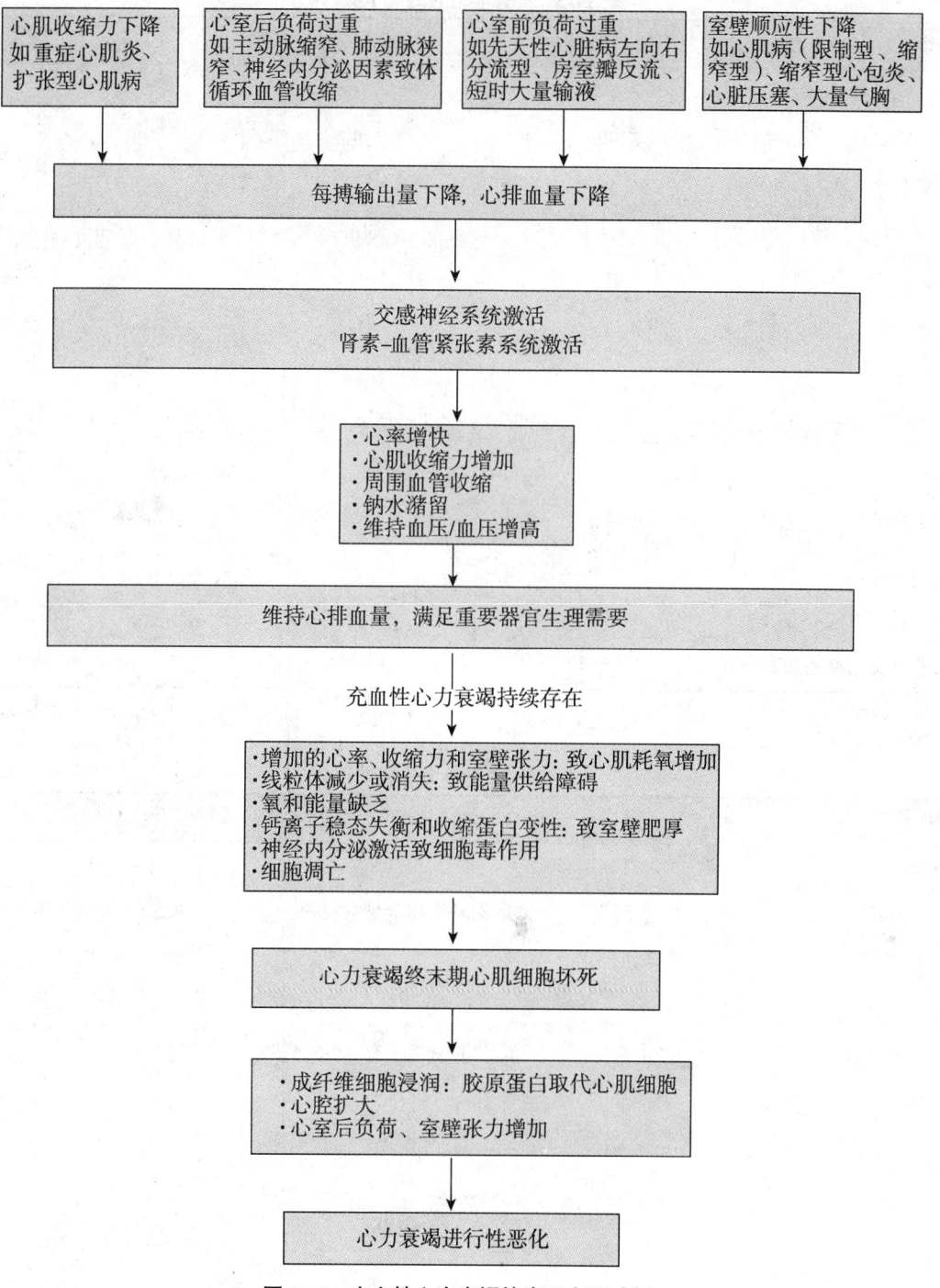

图 11-3 充血性心力衰竭的病理生理过程

【诊断】

要说明的是，除了实验室检查提供的客观依据外，作为诊断依据的各项指标可归纳为左心衰竭（肺循环淤血）、右心衰竭（体循环淤血）和心脏泵功能下降的指标。但儿科患者的判断指标/标准在不同年龄段存在差异，与成人存在的差异更大。年龄相关的症状、体征对判断心力衰竭及其严重程度十分重要，对指导病情评估和调整干预措施有实际意义。儿童心力衰竭的评估见表 11-2 ~ 表 11-4。

第十一章 循环系统疾病

表 11-2 婴儿心力衰竭的 Ross 评分

特征	0 分	1 分	2 分
每次吃奶量（oz）*	> 3.5	2.5 ~ 3.5	< 2.5
每次吃奶耗时（分钟）	< 40	> 40	-
呼吸频率（次/分钟）	< 50	50 ~ 60	> 60
心率（次/分钟）	< 160	160 ~ 170	> 170
呼吸模式	正常	异常	-
末梢循环	正常	不良	-
第三心音（S_3）或舒张期隆隆音	无	有	-
肝下缘位于肋缘下（cm）	< 2	2 ~ 3	> 3
总分评估			
无充血性心力衰竭	0 ~ 2	-	-
轻度充血性心力衰竭	3 ~ 6	-	-
中度充血性心力衰竭	7 ~ 9	-	-
重度充血性心力衰竭	10 ~ 12	-	-

*1oz=29.57ml

表 11-3 儿童心力衰竭的评分

指标	0 分	1 分	2 分
病史			
大汗	头部	运动时头和全身	安静时头和全身
呼吸急促	罕见	数次	频繁
体格检查			
呼吸	正常	吸气相胸骨上窝/肋间肌凹陷	呼吸困难
呼吸频率（次/分钟）			
0 ~ 1 岁	< 50	50 ~ 60	> 60
~ 6 岁	< 35	35 ~ 45	> 45
~ 10 岁	< 25	25 ~ 35	> 35
~ 14 岁	< 18	18 ~ 28	> 28
心率（次/分钟）			
0 ~ 1 岁	< 160	160 ~ 170	> 170
~ 6 岁	< 105	105 ~ 115	> 115
~ 10 岁	< 90	90 ~ 100	> 100
~ 14 岁	< 80	80 ~ 90	> 90
肝下缘位于肋缘下（cm）	< 2	2 ~ 3	> 3

表11-4 修订的儿童NYHA心功能分级

分级	描述
Ⅰ	无症状
Ⅱ	婴儿：吃奶时呼吸稍急促或出汗 儿童：运动时呼吸困难 无生长障碍
Ⅲ	吃奶或运动时呼吸稍急促或大汗 吃奶时间延长 存在心力衰竭所致的生长障碍
Ⅳ	安静时存在呼吸急促、吸气相胸骨上窝/肋间肌凹陷、呻吟或大汗

【治疗】

1．改善心功能的药物治疗主要包括四类

（1）降低前负荷药物：前负荷增加是充血性心力衰竭常见的病理生理状态。即使心肌细胞和心肌收缩功能正常，心室整体收缩效能也是下降的。使用利尿剂减轻前负荷对治疗充血性心力衰竭非常必要。常用药物为利尿剂（氢氯噻嗪、呋塞米直接抑制过度的神经内分泌活性）；另外，降低后负荷的药物也有益于降低前负荷。

（2）正性肌力药物：具有增加心肌收缩力的作用。主要包括三类：①洋地黄类（如地高辛），通过抑制交感活性还可抑制过度的神经内分泌活性；需特别注意洋地黄类减缓传导、减慢心率的作用；注意低血钾或肾功能不全促发的毒副作用。②磷酸二酯酶抑制剂（如米力农），同时具有血管扩张作用，减轻后负荷。③肾上腺素能受体激动剂（如多巴胺、多巴酚丁胺），中剂量[5～15μg/(kg·min)]增加心肌收缩力，小剂量[2～5μg/(kg·min)]和中剂量增加肾血流量，大剂量[>15μg/(kg·min)]则减少肾血流量、加快心率、收缩血管，使心肌耗氧增加。

（3）减轻后负荷药物：心室后负荷增加伴随心室收缩功能减低时，减轻后负荷的药物有助于改善心肌收缩力、减少心肌耗氧、减缓心肌重构、减轻症状、延缓心力衰竭症状的出现和降低死亡率。包括肾素-血管紧张素Ⅱ转换酶抑制剂（如卡托普利、依那普利）、血管紧张素Ⅱ受体阻滞剂（如氯沙坦）和血管扩张剂（如硝普钠、硝酸甘油）。

（4）β肾上腺素能受体拮抗剂：逆转β肾上腺素能介导的心肌功能不良和心肌重塑。常用药物包括美托洛尔和卡维地洛。成人中使用可改善症状、心功能和存活率，但在儿科只有小样本研究，故该类药物需谨慎应用于儿科患者。

2．抗心律失常治疗　在直接针对心功能受损而给予药物治疗的同时，心律失常非常值得关注。尤其对于晚期心力衰竭儿童，心律失常是病情恶化和死亡的主要原因。存在快速心律失常伴有血流动力学改变时应紧急静脉使用抗心律失常药、电击复律或除颤等；反复出现快速心律失常需要长期口服抗心律失常药或实施射频消融术。目前在年幼儿童中使用植入式除颤器尚未成熟。

3．营养问题　此类儿童的营养管理值得格外重视。在为家长提供咨询、加强宣教、选择理想奶方食物的同时，要考虑和处理好心力衰竭与进食带来的能量消耗之间的冲突。因此，胃造瘘加置管术或肠外营养适用于严重营养不良的儿童。

4．其他

（1）积极治疗原发病：如先天性心脏畸形矫治术、纠正贫血、积极缓解风湿免疫性炎症等。

（2）心脏辅助装置：适用于急性充血性心力衰竭儿童短期使用，或暂时用于等待心脏移植的患者，如体外膜式氧合（extracorporeal membrane oxygenation，ECMO）和心室辅助装置

(ventricular assist devices，VADs）。

(3) 心脏再同步治疗：适用于慢性充血性心力衰竭。该技术运用双心室起搏，恢复房室、室间和室内运动的同步性，优化室壁运动，延长心室灌注时间，从而达到增加每搏输出量、逆转心肌重塑和延缓病变进展的目的。儿科应用尚处于观察和论证阶段。

（冀石梅）

第五节　心　肌　病

心肌病（cardiomyopathy）是指伴有心功能障碍的心肌疾病，分为两大类：原发性（也称特发性）和继发性。前者原因不明，后者由感染、内分泌疾病、遗传代谢或营养性疾病、快速心律失常、神经肌肉病、血液系统疾病和肿瘤等引起。根据心脏功能和结构特点将心肌病分为：扩张型、肥厚型、限制型、致心律失常性右室型心肌病以及心内膜弹力纤维增生症等。其中扩张型心肌病最常见。

1. 扩张型心肌病　以心肌变性、萎缩、纤维化为主。以左室扩大或双心室扩大伴有心肌收缩力下降为特征。常发生心力衰竭、心律失常、血栓栓塞甚至猝死。体格检查：心率增快和呼吸急促，脉搏减弱。因左心衰竭肺水肿而闻及水泡音，心音低钝、第三心音（S_3）和奔马律。婴幼儿合并感染时容易引起循环衰竭、心源性休克。治疗包括利尿剂、正性肌力药和减轻后负荷等抗充血性心力衰竭为主的干预措施，部分病例使用糖皮质激素、抗凝剂或抗心律失常药等治疗。

2. 肥厚型心肌病　异常增粗和缩短的肌纤维排列紊乱。以心室肌尤其室间隔的不对称性肥厚、心室舒张受限为特征。儿童时期左室壁可呈弥漫性肥厚而不仅是室间隔肥厚。由于不对称性心室肥厚而造成心室流出道梗阻，故以往又称梗阻型心肌病。婴儿期常有心力衰竭的症状。年长儿可以没有症状，而以合并心律失常诱发猝死为首发表现。部分患儿可有运动后憋气和心悸、胸痛、晕厥先兆或晕厥等表现。胸骨左缘和心尖部中等强度的收缩期喷射性杂音是常见的阳性体征。应注意晕厥和猝死等阳性家族史。治疗措施包括：β受体阻断剂、钙通道阻滞剂、抗心律失常、起搏器改变室间隔除极以及室间隔切除术等。避免或慎重使用正性肌力药，禁止剧烈运动。

3. 限制型心肌病　以心内膜心肌纤维形成、舒张期心室充盈不足为特征，其临床表现与缩窄性心包炎相似。儿童限制型心肌病较少见。病变严重时出现呼吸困难且呼吸道感染后明显，晕厥，肝大，并可闻及第四心音（S_4）。预后差，临床恶化迅速。治疗包括：钙通道阻滞剂、抗心律失常、抗凝、适度利尿和降低后负荷等。

4. 致心律失常性右室心肌病　也称致心律失常性右室发育不良。指右心室心肌进行性被纤维脂肪组织所代替。心律失常和猝死常见，多发于青年患者。家族发病倾向明显。

5. 心内膜弹力纤维增生症　主要见于婴幼儿，以心内膜及心内膜下心肌弹力纤维及胶原纤维增生为病理表现。临床表现为充血性心力衰竭，主要累及左心室。超声心动图可以为诊断提供重要依据。总体预后不良。

（冀石梅）

第六节　小儿心律失常

小儿心律失常（cardiac arrhythmia）是指小儿心脏冲动的频率、节律、起源部位、传导速度与激动顺序异常,致心脏活动过慢、过快、不规则或激动顺序改变。病因见于各类心脏病,也可发生于正常心脏。心律失常的主要危险是导致心排血量减少,或恶化成更严重的心律失常,从而导致晕厥或猝死。对心律失常的处理首先要确定是否有生命危险或易于恶化成有生命危险的心律失常,严重的或致死性的应立即治疗,如无器质性心脏病的期前收缩常可持续多年,远期预后良好,一般不需要治疗。

期前收缩

期前收缩(premature beat)亦称过早搏动,简称早搏,是小儿最常见的心律失常,是由位于心房、房室交界区或心室组织中任何部位的异位起搏点冲动而致,以室性期前收缩最多见。

【病因】

常见于无明显器质性心脏病的小儿,如因精神紧张、疲劳、各种感染、自主神经功能不稳定等引起,也可见于健康小儿。另外,器质性心脏病如心肌炎、先天性心脏病、心肌病、心脏瓣膜病、心力衰竭等,以及洋地黄中毒、缺氧、酸碱平衡失调或电解质紊乱、心导管检查或心脏手术均能引起期前收缩。

【临床表现】

小儿常无明显症状,个别年长儿可有心悸、胸闷等不适。听诊发现心律不齐、心搏提前,其后常有一定时间的代偿间歇。观察运动前后期前收缩的变化非常重要,如在活动后期前收缩次数增多,提示可能存在有器质性心脏病。

【心电图特点】

房性期前收缩、交界性期前收缩和室性期前收缩的心电图特点见表11-5、图11-4～图11-6。

表11-5 期前收缩的心电图特点

心电图	P(或P′)波	P-R间期	QRS波群	代偿间期
房性期前收缩	提前出现,形态与窦性不同。可重叠前一T波上,不下传	多长于窦性P-R间期	形态正常,伴室内差异传导,可变形	往往不完全
交界性期前收缩	逆行P′波(在Ⅱ、Ⅲ、aVF导联倒置,aVR导联直立)	P′-R间期<0.10秒;P′波亦可重叠于QRS;或P′波在QRS后,R-P′间期<0.20秒	提前出现,形态、时限与正常窦性基本相同	多为完全性
室性期前收缩	无	—	提前出现的QRS波群形态异常、宽大,T波与主波方向相反	多为完全性

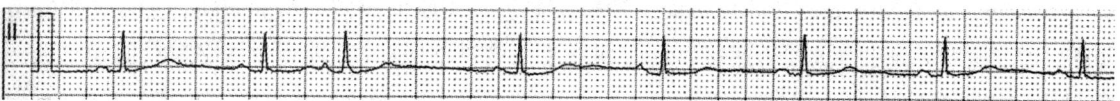

图11-4 窦性心动过缓伴房性期前收缩

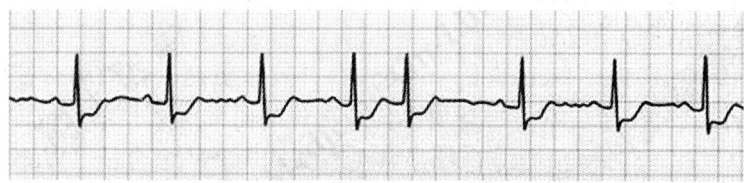

图11-5 交界性期前收缩

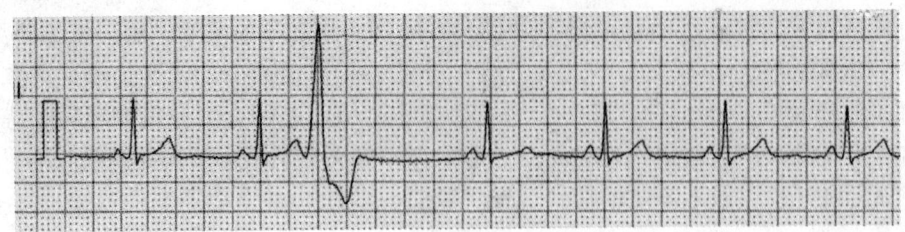

图 11-6 室性期前收缩

【治疗】

期前收缩是否需要治疗要根据病因、自觉症状或对心功能的影响而定。

1. 无器质性心脏病，单源、偶发的期前收缩，无自觉症状，或虽然频发呈现联律，但形态一致，一般不需要治疗。但应做好解释工作，并定期随访。

2. 有明确病因的期前收缩或心电图上呈多源性者应予治疗，包括病因治疗和应用抗心律失常药物。强调去除病因，治疗基础心脏疾病。

有自觉症状的室性期前收缩或可能发展成严重心律失常倾向者选用普罗帕酮、普萘洛尔或美西律。用药目的是暂时缓解症状，一般不必长期服药。对难治型室性期前收缩或发生血流动力学障碍者可选用胺碘酮；洋地黄中毒和心脏手术后发生的室性期前收缩，首选苯妥英钠，洋地黄中毒所致室性期前收缩亦可应用利多卡因；二尖瓣脱垂及左心室假腱索所致的室性期前收缩选择普萘洛尔。频发性房性或交界性期前收缩可口服普罗帕酮或普奈洛尔，婴儿频发房性期前收缩，亦可用地高辛。

阵发性室上性心动过速

阵发性室上性心动过速（paroxysmal superventricular tachycardia，PSVT），简称室上速，是小儿最常见的异位快速心律失常，是指异位激动在希氏束以上的快速心律失常，绝大多数为旁路参与的房室折返性心动过速及慢-快型房室交界区折返性心动过速。患儿一般无器质性心脏病，目前射频消融（radiofrequency ablation）已成为有效的根治方法。

【病因】

可在先天性心脏病（如 Ebstein 畸形）、预激综合征、心肌炎、心内膜弹力纤维增生症、风湿性心脏病等疾病基础上发生，但多数患儿无器质性心脏疾病。感染为常见诱因，也可由疲劳、心导管检查、心脏手术等诱发。

【发病机制】

折返是最常见的发生机制，少数为自律性增高所致。形成折返的 3 个必备条件是：①折返环路：解剖上或功能上存在至少两条连接近端和远端而形成传导环路的潜在通道；②传导阻滞：上述通道之一存在单向阻滞；③传导延缓：无阻滞的通道传导缓慢，允许阻滞的通道有足够时间恢复应激。如有房性期前收缩发生时，快通道尚处于不应期而发生单向阻滞，冲动经慢通道下传产生 QRS 波，并沿快通道逆传（此时快通道已度过不应期），即产生一个持续向前的循环电激动，导致心动过速。

折返最常发生的部位是房室结和房室旁路共同参与的房室折返；其次是房室结折返；心房内折返和窦房折返在小儿较少见。

（一）房室折返性心动过速

主要指预激综合征（pre-excitation syndrome）并发室上速。预激综合征为激动全部或部分经异常房室旁路（分布于房室纤维环周围任一部位的肌纤维束）前传或逆传，提前激动心室或心房（图 11-7）。经典型预激综合征最常见，又叫 WPW 综合征（Wolff-Parkinson-While syndrome），指正常传导系统和具有前传及逆传功能的房室旁路（Kent 束）构成折返环，窦性

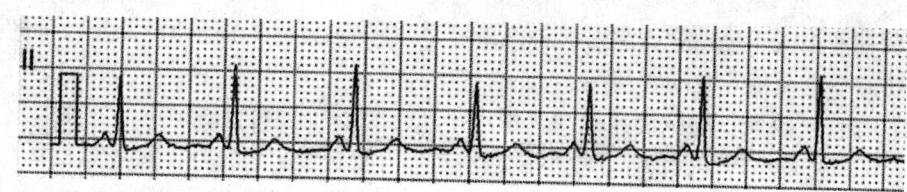

图 11-7 预激综合征

心律时心室激动经正常传导系统及旁路同时下传，心动过速时旁路可为逆向支，也可为前向支。

（二）房室结折返性心动过速

房室结内存在纵行分离的 α 和 β 径路，α 径路（慢径路）传导慢，不应期短；β 径路（快径路）传导快，不应期长。由于双径路之间传导性和不应期不同，形成折返性心动过速。

【临床表现】

以突然发作和突然停止为特征，发作可由急性感染诱发。发作时心率突然增快，常超过 180 次 / 分，偶尔可达 300 次 / 分，有的主诉可能仅是感觉心率快，也可有突然烦躁不安，面色青灰，皮肤湿冷，呼吸增快，脉搏细弱，有时呕吐，年长儿可自述心悸、心前区不适、头晕等。发作可能持续数秒，也可能持续数小时，发作时心律较固定而规则，听诊时第一心音强度完全一致。如果心率过快或持续时间过久（持续超过 24 小时者），有可能并发心力衰竭，小婴儿发生心力衰竭的可能性更大。呼吸急促和肝大是心力衰竭的突出体征。

【心电图特点】

心率在 160～300 次 / 分，R-R 间隔绝对匀齐，P 波形态异常，往往较正常小，常与前一心动周期的 T 波重叠，以致无法辨认；如能见到 P 波，则 P-R 间期常为 0.08～0.13 秒，QRS 波形态同窦性心律（图 11-8）。部分患儿发作间期可有预激综合征表现。

顺传型房室折返性心动过速的心电图特点为：① QRS 波正常；②心率多在 200 次 / 分以上；③多数为阵发性，常由房性期前收缩或室性期前收缩而诱发心动过速；④逆向 P 波在 QRS 波之后。逆传型房室折返性心动过速的心电图特点为：QRS 波宽大，呈完全预激波，室率较快，类似室性心动过速。

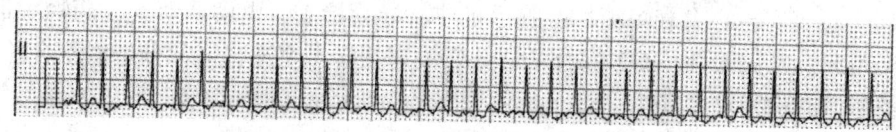

图 11-8 阵发性室上性心动过速

【治疗】

1. 物理方法　适用于发病早期、心功能正常、无器质性心脏病患儿。

（1）冰水毛巾敷面法：冰水毛巾敷面可强烈兴奋迷走神经，每次 10～15 秒，无效者隔 5～7 分钟再用，一般不超过 3 次。

（2）压舌板刺激患儿咽部使之恶心、呕吐，以刺激迷走神经。

（3）压迫颈动脉窦法：适用于较大儿童。于下颌角水平触及颈动脉搏动，向颈椎横突方向用力，每次 5～10 秒，先按压右侧，无效可再按压左侧，切忌同时按压两侧颈动脉窦。

（4）增加迷走神经张力的动作来终止发作：适用于较大儿童，例如 Valsalva 动作、屏气或饮冰水等。

2. 药物治疗

（1）普罗帕酮：有明显延长传导的作用，还能抑制旁路传导，剂量为 1～1.5 mg/kg 加入

10% 葡萄糖液 10 ml 缓慢静脉注射，首剂未转复，间隔 20～30 分钟可重复，不超过 3 次。有明显心功能不全或传导阻滞者禁用。

（2）腺苷三磷酸：静脉快速推注，作用迅速，对心肌收缩力影响小，有强烈兴奋迷走神经的作用，可减慢房室传导，抑制窦房结、心房及浦肯野纤维的自律性，剂量为 0.04～0.05mg/kg，于 2～3 秒钟内快速静脉注射，首剂无效者，3～5 分钟后可加倍应用 1～2 次。

（3）洋地黄类药物：增强迷走神经张力，减慢房室交界区传导，常用地高辛或毛花苷 C 快速饱和法，对病情较重、发作持续 24 小时以上、有心力衰竭表现的患儿首选此类药物。

（4）β 受体阻断剂：可试用普萘洛尔 0.01～0.1mg/kg 静脉注射，但重度房室传导阻滞及哮喘、心力衰竭者禁用。

（5）维拉帕米：用量 0.1～0.2mg/kg，一次量不超过 3 mg，加入葡萄糖液中缓慢静脉注射，未转律者隔 15～20 分钟可重复 1 次。有心力衰竭及低血压者忌用。1 岁以内婴儿易致血压下降、心脏停搏，也禁用。严禁与 β 受体阻断剂合用。

（6）静脉升压药物：通过压力反射增加迷走神经张力，较少用，可用去氧肾上腺素 0.01～0.1mg/kg，加入生理盐水 10ml 内缓慢静脉注射；也可用甲氧明 0.05～0.1mg/kg 缓慢静脉注射。

3．射频消融　可根治室上速，其适应证为：发作频繁且药物治疗无效或不能耐受药物治疗者；心动过速导致血流动力学障碍及（或）心功能不全者。相对适应证为：发作不频繁，发作时药物虽可终止，但不能正常上学，影响生活质量者；病程长，病情呈逐渐加重趋势等。

【预防】

在终止发作后继续口服药物 6～12 个月预防复发，常用药物有地高辛、普罗帕酮、普萘洛尔、维拉帕米等。

室性心动过速

室性心动过速（ventricular tachycardia，VT）简称室速，是指连续发生 3 次或 3 次以上的室性期前收缩，QRS 波宽大畸形，是一种严重的心律失常，可致心室颤动、猝死。

【病因】

①阵发性室速（paroxysmal ventricular tachycardia，PVT）常见于各种器质性心脏病，如先天性心脏病、心肌病、心力衰竭等，心脏手术或心导管检查、电解质紊乱、药物中毒、缺氧、感染等均可引起。②先天性长 QT 综合征常并发尖端扭转型室速。③部分患者不合并器质性心脏病，此类室速亦称特发性室速（idiopathic ventricular tachycardia，IVT）。IVT 发作均为单形性，分为右室 IVT、左室 IVT 及儿茶酚胺敏感性 IVT。

【临床表现】

非持续性室速患儿通常无症状，持续性室速常伴有明显血流动力学障碍，表现为烦躁不安、苍白、呼吸急促；年长儿可诉心悸、心前区痛、胸闷、头晕，严重病例可有晕厥、休克、心力衰竭甚至导致猝死。体检发现心率增快，常 >150 次/分，节律整齐，心音强弱不等。

【心电图特点】

①突然出现 3 个或 3 个以上连续的室性期前收缩；② QRS 波群宽大畸形，T 波和 QRS 波群主波方向相反；③心室率通常在 150～250 次/分，婴儿可达 300 次/分以上，心律规则或略不规则；④ P 波与 QRS 波之间无固定关系，形成房室分离，心房率较心室率缓慢；⑤有时可见室性融合波或心室夺获现象；⑥ Q-T 间期多正常，可伴有 Q-T 间期延长，多见于多形性室速（图 11-9）。

【治疗】

持续性室速发作，无论有无器质性心脏病，均应给予治疗，终止发作；有器质性心脏病的

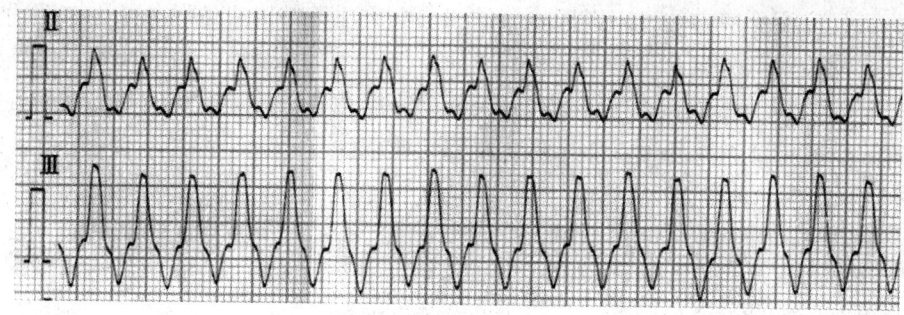

图 11-9　室性心动过速

非持续性室速亦应考虑治疗。

1. 药物治疗　利多卡因 0.5～1mg/kg 静脉滴注或缓慢静脉推注，必要时可重复，总量不超过 5mg/kg，剂量过大可致惊厥、传导阻滞。心功能正常者也可应用普罗帕酮 1～1.5mg/kg 加入 10% 葡萄糖液 10ml 缓慢静脉注射，隔 20～30 分钟可重复，一般不超过 3 次。胺碘酮对于心功能不全者用药安全有效，首剂 5mg/kg 半小时到 1 小时静脉滴注，之后 5～10μg/(kg·min) 维持。

积极治疗基础心脏病，改善心功能，纠正电解质紊乱，控制感染，纠正缺氧、酸中毒等，如系洋地黄中毒引起者，应停用洋地黄，补钾，必要时应用苯妥英钠 2～4mg/kg 加生理盐水稀释后缓慢静脉注射，每次 <150mg，无效可重复 1 次。新生儿的阵发性室速，去除病因后多数可自行恢复，预后较好。

QT 综合征并发尖端扭转型室速首选 β 受体阻断剂，普萘洛尔 0.05～0.15mg/kg 缓慢静脉注射，一次量不超过 3mg。纠正低钾、低镁血症，停用可能引起或加重 QT 延长的药物。禁用儿茶酚胺类及 I_A、I_C 及 III 类抗心律失常药物。

右室 IVT 可选用维拉帕米、普罗帕酮或普萘洛尔；对左室 IVT，首选维拉帕米，也可用普罗帕酮，儿茶酚胺敏感性 IVT 选用 β 受体阻断剂。

2. 电复律　药物治疗无效者应予电复律。阵发性室速伴有血流动力学障碍患儿首选体外直流电复律（2J/kg），但洋地黄中毒者忌用。持续性室速也可选择置入埋藏式心脏复律除颤器，Brugada 综合征置入埋藏式心脏复律除颤器可预防心脏性猝死。

3. 射频消融　IVT 可用射频消融根治。

4. 手术治疗　药物治疗无效的长 QT 综合征并发尖端扭转型室速可考虑左侧第 4～5 交感神经节切除术。

【预防】

室速的预防可选用普萘洛尔、普罗帕酮、胺碘酮、苯妥英钠及维拉帕米等。

房室传导阻滞

房室传导阻滞（atrioventricular block，AVB）是指房室传导系统某部位不应期异常延长，致心房冲动传导延迟或不能传至心室。房室传导阻滞可发生在房室结、希氏束以及束支等不同部位，阻滞可是部分性（一度或二度），也可为完全性阻滞（三度），二度房室传导阻滞又分为莫氏 I 型和 II 型。

【病因】

部分性（一度或二度）阻滞可见于各种心肌炎、风湿热、先天性心脏病、先天性心脏病术后及应用抗心律失常药物者。部分正常小儿静卧后出现一度房室传导阻滞，直立、运动或用阿托品后可使 P-R 间期缩短至正常，说明阻滞与迷走神经张力增高有关。二度房室传导阻滞莫氏 I 型亦可见于正常小儿，由于迷走神经张力增高引起。三度房室传导阻滞可为先天性或后天获得性。先天性完全性房室传导阻滞因房室结、房室束连接畸形或传导系统由于胎内感染、变性或发育不良所致；部分患儿合并先天性心脏病。母亲患有系统性红斑狼疮等结缔组织病的新生儿发病率高，可能与母亲血清中抗 SS-A 抗体损害胎儿心脏传导系统有关。获得性完全性房室传导阻滞主要由心肌炎及先天性心脏病手术损伤所致。

【临床表现】

一度房室传导阻滞一般无自觉症状。心脏听诊第一心音强度减弱。

二度房室传导阻滞可有心悸、胸闷等症状。莫氏Ⅰ型听诊第一心音强度逐渐减弱并有心搏脱漏；莫氏Ⅱ型有间歇性心搏脱漏，但第一心音强度恒定。

三度房室传导阻滞临床表现取决于心室率的快慢与原发病，部分小儿并无主诉。后天获得性或伴有先天性心脏病者病情较重，症状包括头晕、乏力、活动后气短，最严重者表现为阿-斯综合征发作、意识丧失、抽搐，甚至死亡，心率缓慢而有规则，40次/分左右。先天性三度房室传导阻滞心室率较快，常在 40~60 次/分。听诊第一心音强弱不一，如心房与心室同时收缩，第一心音显著增强，心底部可闻及Ⅰ~Ⅱ级的喷射性杂音，为心脏每次搏出量增加引起的相对瓣膜狭窄所致，也可有心脏扩大、心力衰竭等体征。

【心电图特点】

一度房室传导阻滞 P-R 间期延长，每个心房激动都能下传至心室（图 11-10）。

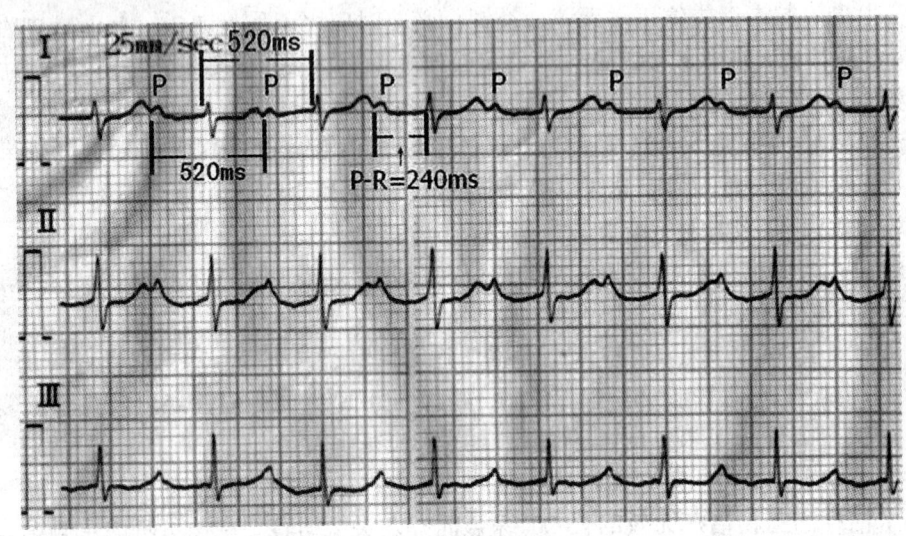

图 11-10 一度房室传导阻滞

二度房室传导阻滞：①莫氏Ⅰ型（又称为文氏现象）表现为传导时间进行性延长，直至一次冲动不能传导。心电图特点：P-R 间期进行性延长，相邻 R-R 间期进行性缩短，直至一次心房激动不能下传至心室，出现 QRS 波脱落，脱落前、后两个 P 波的距离小于最短 R-R 间期的两倍。②莫氏Ⅱ型表现为间歇出现的传导阻滞，所有传导冲动的传导时间恒定不变。心电图特点：P-R 间期固定不变，部分心房激动不能下传至心室，出现 QRS 波脱落（图 11-11 和图 11-12）。

三度房室传导阻滞：① P-P 间期与 R-R 间期均各自相等；② P 波与 QRS 波群无关；③心室率慢于心房率；④ QRS 波群形态和心室率视阻滞部位不同而有差异。QRS 波的形态、时限正常，逸搏心率 60 次/分或更快，表示阻滞部位在房室结；QRS 波群正常，心率<60 次/分示阻滞部位在希氏束；QRS 波群宽，心率更慢，阻滞部位在希氏束以下。根据希氏束电图可确定阻滞部位，希氏束上阻滞多为先天性完全性房室传导阻滞引起，获得性者更易出现希氏束内阻滞和希氏束下阻滞（图 11-13）。

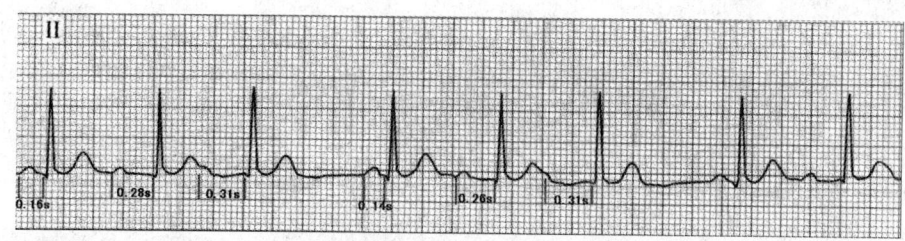

图 11-11 二度 I 型房室传导阻滞（文氏现象）

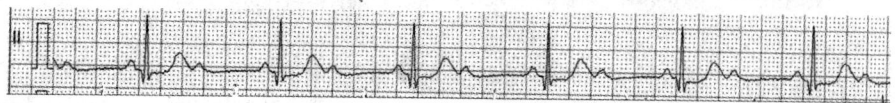

图 11-12 二度 II 型房室传导阻滞

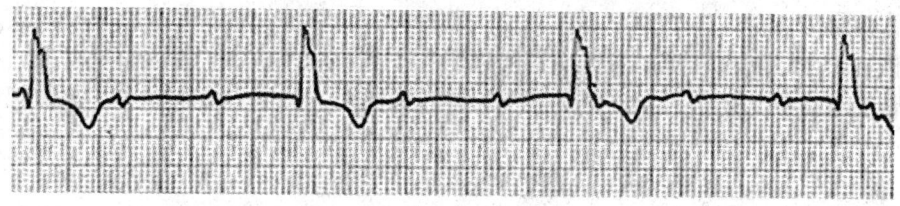

图 11-13 三度房室传导阻滞

【治疗】

一度房室传导阻滞重在病因治疗。

二度房室传导阻滞莫氏 I 型房室阻滞多为暂时性的，心室率不慢者，不需要治疗。莫氏 II 型预后较严重，易发展为完全性房室传导阻滞。莫氏 II 型房室阻滞如心室率减慢、心脏搏出量减少，甚至阿-斯综合征发作者可用阿托品或异丙肾上腺素治疗，阿托品用量为每次 0.01~0.03mg/kg，口服或皮下注射，每日 3~4 次。异丙肾上腺素根据心率用量为 0.1~0.25μg/（kg·min），静脉滴注。

三度房室传导阻滞治疗原则包括病因治疗，如新近发生的心肌炎、风湿热或手术损伤引起者，应给予肾上腺皮质激素，以消除传导阻滞局部水肿，恢复传导功能。心率在 45 次/分以下或有胸闷、乏力、头晕者可选用加快心率的药物，如阿托品或异丙肾上腺素。

对完全性房室传导阻滞可视病情采用临时性或永久性起搏。安装起搏器的指征包括：①心室持续显著缓慢，新生儿 < 55 次/分、婴儿 < 50 次/分、儿童 < 40 次/分；②有阿-斯综合征发作；③伴有心脏扩大或心力衰竭；④阻滞部位在希氏束以下，伴有室性心律失常；⑤对运动不耐受者。对急性心肌炎、药物中毒或电解质紊乱所致的完全性房室传导阻滞，可选用临时起搏治疗；心脏手术后的完全性房室传导阻滞，亦可采用临时起搏。若阻滞持续不恢复，则考虑安装永久起搏器。

（贾秀红）

第十二章 泌尿系统疾病

第一节 儿童泌尿系统解剖生理特点

一、解剖特点

1. 肾（kidney） 胚胎期肾始发于生肾中胚层，经历原肾、中肾、后肾三个阶段。足月新生儿肾为体重的 1/130～1/100（成人肾长 12.0cm，重 150g，为体重的 1/220）。婴儿肾位置较低，上极平第十二胸椎，下极可低至髂嵴以下第四腰椎水平。2 岁后达髂嵴以上。右肾位置稍低于左肾。由于婴儿肾相对大、位置低、腹壁肌肉薄弱，故 2 岁以下健康小儿腹部触诊常可扪及。新生儿肾表面呈分叶状，至 2～4 岁时，分叶完全消失。

2. 输尿管（ureter） 婴幼儿输尿管长而弯曲。管壁弹力纤维和肌肉发育不良，易受压扭曲而梗阻和导致尿液潴留。输尿管与膀胱连接部的结构发育常不成熟，易发生膀胱输尿管反流。

3. 膀胱（bladder） 婴儿膀胱位置高，充盈时，耻骨联合上方易扪及。随年龄增长，渐降入盆腔内。膀胱容量（ml）约为 [年龄（岁）+ 2]×30。

4. 尿道（urethra） 出生女婴尿道短（仅 1cm，性成熟期 3～5cm）、口相对较大，且外口暴露近肛门，易受粪便污染致细菌感染。出生男婴常有包皮过长或包茎，尿垢积聚时也易引起上行细菌感染。包皮与阴茎头间多呈生理性粘连。随年龄增长、阴茎发育，粘连逐渐分离、吸收，包皮自行向上退缩。阴茎头外露的年龄有个体差异，一般 10 岁时仅 2%～3% 仍有包茎。

二、生理特点

胚胎于 12 周末，由于近曲小管刷状缘的分化及上皮细胞开始运转，已能形成尿液，胎儿尿液是羊水的主要来源。但胎肾呈"休眠状态"，排泄代谢废物及维持内环境稳定主要是通过胎盘循环来完成的，因此，无肾的胎儿仍可存活和发育。出生后胎盘循环中断，肾必须承担其全部功能，此时肾生理功能基本与成人相同，但储备能力差，调节机制不成熟，一般到 1～1.5 岁时达成人水平。

1. 肾小球滤过率（GFR） 新生儿出生时平均 $20ml/(min \cdot 1.73m^2)$，早产儿更低。生后 1 周为成人的 1/4；3～6 个月时为成人的 1/2；6～12 个月时达成人的 3/4。故此期内过量的水和溶质不能有效排出。

2. 肾小管的重吸收和排泌

(1) 葡萄糖、氨基酸、磷：新生儿期肾阈值均较成人低，故可出现暂时性糖尿、氨基酸尿。

(2) 钠、钾：新生儿近端肾小管对钠的重吸收较差，而远端肾小管能明显重吸收钠，并常由其保持钠的正平衡。数周后近端小管功能逐步成熟，尿钠重吸收情况与成人相似。新生儿排钠能力较差，若钠摄入过多易致潴留、出现水肿；未成熟儿的肾保钠能力差，易发生低钠血症。初生 10 日内排钾能力差，故有高血钾倾向。

3. 肾的浓缩和稀释功能 新生儿及婴幼儿由于髓袢短、尿素形成少、髓质血流率高，故肾间质浓度梯度不易建立；此外，肾小管对抗利尿激素反应尚差，尿液浓缩功能差，尿渗压一般不超过 700mOsm/L（成人可达 1400mOsm/L），因此为排出溶质所需液量相对较多。在成人欲排出 1mmol/L 溶质，仅需水 0.7ml，而新生儿、婴幼儿则需水 1.4ml，故入量不足时易发生脱水。肾稀释尿液的能力近于成人，可将尿稀释至 40mOsm/L，但因 GFR 较低，故入量过多易出现水肿。

4．调节酸碱平衡　新生儿、婴幼儿碳酸氢钠的肾阈值低（19～21mmol/L），且泌氢及产铵能力差，故血浆碳酸氢钠水平低、缓冲酸的能力有限，易发生酸中毒。

5．肾的内分泌功能　新生儿的肾已具备内分泌功能，其合成肾素较多，使血浆中血管紧张素Ⅱ和醛固酮水平高于成人，生后数周内逐渐降低。因胎儿宫内低氧环境使胎肾合成促红细胞生成素较多，出生后随氧分压增高而渐减。婴儿 $1,25(OH)_2D_3$ 的血清水平高于儿童期。

三、肾功能的临床评估

肾主要通过排出尿液，实现其生理功能，临床常通过尿液及其他相关检查了解和评估肾功能。在小儿时期应特别注意以下几点：

1．有关排尿方面　羊水的量和质常可反映胎肾功能。当羊水量少时，常常提示胎儿可能存在无肾、肾发育不全或泌尿道梗阻等疾病。93% 的新生儿在出生后 24 时内排尿，99% 在 48 小时内排尿。生后最初数日，因摄入少，每日排尿仅 4～5 次。1 周后因新陈代谢旺盛，进水量较多而膀胱容量小，排尿次数增至 20～25 次/日。1 岁时每日排尿 15～16 次，至学龄前和学龄期可减至每日 6～7 次。正常尿量为每小时 1～3ml/kg，每小时<1ml/kg 为少尿，每小时<0.5ml/kg 为无尿。每日正常尿量约为 [（年龄－1）×100+400] ml。

2．尿的性质　生后最初数日内，尿液含尿酸盐较多，放置后有红褐色尿酸盐结晶沉淀；含较多磷酸盐结晶时，排出的尿冷却后可呈白色混浊。生后最初几天尿液因含尿酸盐较多呈强酸性，其后接近中性或弱酸性，pH 多为 5～7。血尿时，尿液的颜色随着 pH 的变化而变化，碱性尿时为粉红色或洗肉水色，酸性尿时为烟灰色或浓茶叶水色。糖尿病尿有甜味；苯丙酮尿症时呈特殊的鼠尿味。

3．有关肾功能检查　对肾小球滤过及肾小管功能的检测，基本同成人；但应注意小儿处于不断生长发育阶段，对检测结果临床意义的评估应考虑年龄、身长、体重等因素。

（1）血尿素氮（BUN）和血清肌酐（Scr）测定：二者均经肾排出，当体内蓄积时表示肾清除功能障碍。BUN 的产生受多种因素影响：肾前因素包括饮食中蛋白含量、组织分解代谢状态（如创伤、感染、药物如皮质激素的应用）、肝功能状态；肾的因素则包括 GFR、尿量。当血中 BUN 增高时应考虑有无上述因素影响。BUN 正常值：新生儿期 1.8～6.4mmol/L（4～18mg/dl），婴儿和儿童 2.5～6.4mmol/L（7～18mg/dl）。肌酐（Cr）为骨骼肌的代谢产物，并经肾排出，值较恒定。新生儿出生时 Scr 与母体水平相近，生后 2～4 周降至 8.8～17.7μmol/L（0.1～0.2mg/dl），其后随年龄增长、肌肉发育再逐渐达到成人水平。

（2）内生肌酐清除率（Ccr）测定：Ccr 多年来被视为反映肾小球滤过功能的经典指标。由于 Scr 与 GFR 间的负相关曲线为一反抛物线形，当 GFR 下降至 50% 时始有 Scr 升高，故 Ccr 评价肾滤过功能较 Scr 灵敏。但应注意肾功能严重受损时，肾小管将排泌一定量的肌酐，此时所测 Ccr 较实际 GFR 高。此外，留取尿量应准确，计算 Ccr 需以体表面积校正。计算公式：

$$内生肌酐清除率 = \frac{尿肌酐浓度（mg/dl）\times 尿流量（ml/min）}{血肌酐浓度（mg/dl）}$$

小儿校正清除率 [ml/(min·1.73m²)] = Ccr × 1.73 ÷ 小儿体表面积（m²）

Ccr 正常值：新生儿 25～70ml/(1.73m²·min)；～3 岁：60～80ml/(1.73m²·min)；～14 岁：80～120ml/(1.73m²·min)。

此外，GFR 也可根据 Scr 及身高依 Schwartz 公式计算：

$$\text{GFR} [\text{ml}/(\text{min}\cdot 1.73\text{m}^2)] = k \frac{\text{身高 (cm)}}{\text{血肌酐 (mg/dl)}}$$

K 值：< 1 岁的低体重儿：0.33；< 1 岁足月儿：0.45；2~12 岁：0.55。

第二节 急性肾小球肾炎

急性肾小球肾炎（acute glomerulonephritis）简称急性肾炎，是一组由多种病因导致、以自身免疫反应为其主要发病机制的肾小球疾病，主要病理变化是肾小球弥漫性、渗出性、增殖性改变，主要临床表现是急性起病，血尿、蛋白尿、少尿、水肿、高血压和氮质血症。本病常出现于感染之后，在儿童时期绝大多数为急性链球菌感染后肾小球肾炎（acute poststreptococcal glomerulonephritis，APSGN）。本节以其为代表叙述。

急性链球菌感染后肾炎为儿科常见的肾小球疾病，多见于儿童和青少年，以 5~14 岁多见，小于 2 岁者少见，男女之比为 2：1。1982 年，我国 105 家医院 6947 例泌尿系统疾病住院患儿中本病占 53.7%，1992 年则占 11 531 例中的 37.1%，推测其发生率呈下降趋势。本病常呈良性自限性过程，一般预后良好。

【病因与发病机制】

急性链球菌感染后肾炎是由 A 族乙型溶血性链球菌中"致肾炎菌株"感染后引起的免疫性肾小球肾炎。继发于呼吸道、咽部感染者常由 2、49、50、55、60 型引起；继发于皮肤感染者常由 1、3、4、12、25、49 型引起。其机制与以下几个方面有关：①链球菌的成分作为外来抗原刺激机体产生抗体；②链球菌的阳离子蛋白或链球菌产生的阳离子蛋白如肾炎菌株相关蛋白（nephritic strain associated protein）作为外来抗原；③链球菌对机体某些蛋白质的修饰或调变，使得这些蛋白质成为自身抗原。这些自身抗原包括由链球菌产生的神经氨酸酶（streptococcal neuraminidase）消化的 IgG，肾小球基底膜的固有成分如Ⅳ型胶原、板层蛋白等。另外，链球菌抗原也可能与肾小球基底膜有交叉抗原性。

【病理】

光镜下本病典型的病理表现为弥漫性毛细血管内增生性肾炎。肾小球内皮细胞、系膜细胞增生，起病 6 周内可见白细胞浸润。电镜下除上述增生病变外，还可于肾小球基膜的上皮侧见散在的圆顶状电子致密沉积物，称为"驼峰"，为本症特征性改变。免疫荧光检查可见沿肾小球毛细血管袢和系膜区的颗粒状 IgG、C_3 沉积。

【临床表现】

急性链球菌感染后肾炎发病前 90% 有呼吸道或皮肤链球菌前驱感染史，然后经 1~3 周无症状间歇期（呼吸道感染者 6~12 天，皮肤感染者 14~28 天）后发病。

1. **典型表现** 急性起病，主要有四大临床表现：

(1) 水肿和少尿：均由肾小球滤过率减少造成。70% 的患儿有水肿，为非可凹性，与肾病综合征的水肿不同。

(2) 血尿：是急性肾炎最常见的临床表现，几乎见于全部患儿，50%~70% 呈肉眼血尿，血尿的颜色随尿液 pH 的变化而变化。尿液的 pH 高时，呈洗肉水样或鲜红色；尿液的 pH 低时，呈烟灰色或棕色。持续 1~2 周转变为镜下血尿。

(3) 高血压：1/3~2/3 患儿有中度或轻度血压增高，主要因水钠潴留、血容量扩大而致。多在 1~2 周内随利尿消肿而下降。

(4) 氮质血症：肾功能减退表现为不同程度的氮质血症，血尿素氮和肌酐一般在 2 周内随利尿消肿而恢复。

2. **重症症状** 多发生于起病2周内，可表现为以下三种情况：

(1) 严重的循环充血状态：严重水钠潴留、血容量增加引起循环负荷过重，临床上出现咳嗽、气促、端坐呼吸以及吐粉红色泡沫痰等类似左心衰竭的表现，但超声心动图检查心脏功能多正常。

(2) 高血压脑病：水钠潴留、血容量增加导致血压升高达到一定程度时，脑内阻力血管痉挛或脑血管的自动调节功能丧失，脑血管被动扩张，脑缺氧，脑水肿形成，临床上出现头痛、呕吐、眼花、复视、黑矇，甚至惊厥、昏迷或脑疝形成而死亡。当患儿血压≥140/90mmHg伴视力障碍、惊厥、昏迷三项之一即可诊断。

(3) 急性肾衰竭：由于肾功能减退发展为急性肾衰竭。临床表现为尿量显著减少甚至无尿、血尿素氮和肌酐明显增高、血钾增高、代谢性酸中毒等。

3. **非典型临床表现** 包括：

(1) 无明显临床症状的亚临床患儿：常见于链球菌感染患者的密切接触者，临床常无明显表现，进行连续尿液及血补体检查可发现异常，肾组织学也有病变。此类患儿本身无症状，预后良好，但对流行病学调查有一定意义。

(2) 肾外症状性肾小球肾炎：临床有水肿、高血压，尿检改变不明显；血中补体呈急期下降、6~8周恢复正常的动态化过程。

(3) 极少数患儿类似于肾病综合征：部分急性肾炎患儿有大量蛋白尿及严重水肿，血中白蛋白也有下降，临床似肾病综合征。其恢复也较典型表现者缓慢，少数进入慢性肾炎过程。

【实验室检查】

1. **尿液检查** 血尿几乎见于全部患儿，为肾小球源性血尿。尿沉渣可有红细胞管型、颗粒管型。疾病早期还可见白细胞尿。通常伴有轻或中度蛋白尿。

2. **血常规和红细胞沉降率** 轻度贫血系因血容量扩大、血液稀释所致。白细胞计数正常或增高，此与是否仍存在原发感染灶有关。红细胞沉降率多增快。

3. **有关链球菌感染的细菌学和免疫学检查** 溶血素O是链球菌产生的毒素之一，具有很强的抗原性。本病抗链球菌溶血素O(ASO)阳性率为50%~80%，常于感染后2~3周出现，3~5周滴度最高，半数患儿半年时恢复。前驱感染为皮肤感染者，ASO阳性率不及呼吸道感染者高，但其抗链球菌DNA酶B(ADNase-B)和抗透明质酸酶(Ahase)滴度常升高。早期应用抗生素可影响ASO阳性率。

4. **血补体测定** 90%以上患儿患病早期血中总补体及C_3显著下降，6~8周恢复正常。

5. **肾功能、血化学检测** 疾病急性期多有肾小球滤过率降低，部分患儿有短暂的血尿素氮、血肌酐轻度增高，还可有轻度高钾血症及低钠血症。

6. **肾活检组织学检查** 建议在以下情况时行肾活检：①症状不典型（如急性期补体不低或持续低补体＞8周，持续高血压3~4周）；②持续大量蛋白尿；③肾功能进行性下降；④肉眼血尿＞3~4周，镜下血尿＞1年，持续蛋白尿＞3~6个月无好转。

【诊断与鉴别诊断】

典型病例诊断不难，根据：①发病前1~3周有链球菌感染病史；②临床表现为血尿、水肿、高血压；③尿化验：有肾小球源性血尿（可伴轻至中度蛋白尿）；④血中与链球菌感染相关的抗体（如ASO）增高；⑤血补体C_3急期下降，6~8周恢复正常。应与下列情况鉴别：

1. **急性非链球菌感染后肾炎** 多种病原体感染均可引发肾炎，参考其他全身感染表现、ASO及C_3变化多可鉴别。

2. **表现为急性肾炎综合征的其他原发性肾小球疾病** 儿科最常见的如IgA肾病（常于呼吸道感染同时或1~2日内出现血尿，血补体通常不下降）和膜增生肾小球肾炎（常伴较严重的蛋白尿、肾功能损害、持续低补体血症）。确诊需行肾活检。

3. 表现为急性肾炎综合征的继发性肾小球疾病 如狼疮肾炎、过敏性紫癜肾炎、血管炎等，依各自全身其他表现和实验室检查多可鉴别，必要时行肾活检。

4. 慢性肾炎 因某些诱因（如感染）导致慢性肾炎呈急性发作者须进行鉴别，其预后甚为不同。

5. 肾病综合征 本病中尿蛋白显著者需与肾病综合征鉴别，一般通过观察病程变化及ASO、C_3检测可区别，必要时行肾活检。

【治疗】

本病一般呈良性自限过程。治疗原则是纠正病理生理变化及生化异常、防治极期合并症、保护肾功能，以利恢复。

1. 一般治疗 发病后2周内应卧床休息，对于重症病例，卧床休息的时间应该延长，一般待肉眼血尿消失、水肿消退、血压正常以后，逐步下床活动。红细胞沉降率正常、尿常规好转后可以恢复上学，但避免剧烈体育活动；尿常规正常3个月后可恢复体力活动。水肿、高血压者饮食限盐，食盐每日60mg/kg，氮质血症者限蛋白（＜0.5g/kg），有少尿、循环充血者适度限水。

2. 清除感染灶 常选用对链球菌敏感的青霉素，疗程7～10天；青霉素过敏者改用红霉素。

3. 利尿剂的应用 经控制水盐入量仍有水肿、高血压、尿少者给予利尿剂。一般口服氢氯噻嗪，每日1～2mg/kg，分2～3次口服。当肾小球滤过率＜25ml/(min·1.73m²)时，此类药物常不奏效，需用袢利尿剂，如呋塞米，1～2mg/kg口服或注射。

4. 降压 凡经休息、限盐、利尿而血压仍高者需给予降压药。多选用硝苯地平，系钙通道阻滞剂，按每日0.25～0.5mg/kg，分2～3次口服。

5. 高血压脑病 临床有高血压脑病者需用速效、高效降压药，常用血管扩张剂，如二氮嗪（diazoxide）3～5mg/kg静脉注射，1～2分钟起作用，维持有效8小时。另一常用者为硝普钠静脉滴注，小儿以25mg加入5%葡萄糖液500ml中（50μg/ml），以每分钟0.02ml/kg（1μg/kg）速度静脉滴注，视血压控制情况调整滴速，最大不得超过每分钟0.16ml/kg（8μg/kg）。高血压脑病治疗除降压外，还需对症止惊、有脑水肿者脱水、供氧。

6. 严重循环充血状态 纠正水钠潴留，可选用呋塞米＋扩血管药物（硝普钠）静脉滴注。上述治疗无效或危重者行血液滤过、透析治疗。

7. 急性肾衰竭 避免进一步损害肾的药物、维持水电酸碱平衡、降压利尿及对症治疗等。必要时透析治疗。

【预后】

急性链球菌感染后肾炎在小儿预后良好。通常在病程2周内利尿、消肿，血压及肾功能恢复正常。镜下血尿消失常需数月甚至1年。长期预后报道不一，95%的患儿预后良好，可完全康复；仅少数急性期肾损害严重、肾衰竭持续时间较长者有可能发展为慢性肾炎和（或）慢性肾衰竭。

【预防】

防治感染（呼吸道和皮肤感染）是预防急性肾炎的根本。对急性扁桃体炎、猩红热及脓疱疮应该尽早、彻底地给予青霉素或其他敏感抗生素治疗，是否可防止肾炎发生目前尚无明确结论，但可及时消灭致肾炎菌株的流行扩散。对感染者应于1～3周内检查尿常规以及时发现异常。家庭成员或密切接触者如咽拭子培养阳性宜给予青霉素预防治疗。

第三节 肾病综合征

肾病综合征（nephrotic syndrome）是一组由于肾小球滤过膜对血浆蛋白通透性增高，出现以大量蛋白尿、低白蛋白血症、水肿和高胆固醇血症为特征的临床症候群。本病为儿童时期常见的肾小球疾病，可见于各年龄组，学龄前为发病高峰，男性显著高于女性，为 (2~4):1。1982 年我国的调查结果显示占同期泌尿系统疾病住院患儿的 21%，仅次于急性肾炎。

本病按病因分为原发性、继发性和先天性三种类型。绝大多数属原发性（占 90%），继发性多见于过敏性紫癜、系统性红斑狼疮和乙型肝炎等疾患，而先天性肾病综合征相对少见。本节主要叙述原发性肾病综合征。

【病因与发病机制】

原发性肾病综合征病因尚未阐明。各种原因导致肾小球滤过膜的电荷屏障和（或）孔径屏障受损，继而血浆蛋白从尿中丢失是肾病综合征发病机制的重要环节。儿童原发性肾病综合征最常见的病理类型为微小病变，其发病机制主要是电荷屏障受损减弱，致使带阴电荷的低分子量蛋白质（主要是白蛋白）从尿中丢失；引起电荷屏障改变的始动原因尚未完全明确，大多数学者认为可能与 T 细胞功能紊乱，导致其分泌的细胞因子紊乱（如 IL-2、6、8）或产生血管通透因子（VPF）、肾小球通透因子（GPF）等，最终影响电荷屏障有关。而在非微小病变肾病综合征，孔径屏障也多受累，故大分子蛋白液也同时漏出，形成非选择性蛋白尿。

此外，遗传和环境因素也可能参与肾病综合征的发病机制。国内报道糖皮质激素敏感肾病综合征患儿 HLA-DR7 抗原频率高达 38%，频繁复发肾病综合征患儿则与 HLA-DR9 相关。

【病理】

原发性肾病综合征的主要病理改变在肾小球。常见的有以下几种类型：微小病变、局灶节段性肾小球硬化（FSGS）、系膜增生性肾炎（MsPGN）、膜性肾病（MN）和膜增生性肾炎（MPGN）。

儿童时期以微小病变最多见，此种病理改变于光镜下基本正常，电镜下可见广泛足突融合，免疫荧光检查阴性；其次为 MsPGN 和 FSGS。此三种病理类型之间可相互转变。MPGN 是较为严重的病理类型，常呈慢性进展病程，多数伴有血补体下降；光镜下可见肾小球呈分叶状，有显著的系膜增生、插入，基底膜不规则增厚、呈"双轨"改变。MN 在儿童多系继发性，常见于乙型肝炎病毒相关性肾炎或狼疮肾炎。

【病理生理】

与临床四大特点密切相关。

1. 大量蛋白尿 是肾病综合征重要的病理生理改变。血浆白蛋白自尿中丢失的同时，与微量元素相关的蛋白（如锌结合蛋白、转铁蛋白、铜蓝蛋白）、激素结合蛋白 [如结合型甲状腺素、25 (OH) D_3 结合蛋白等] 也可自尿中丢失，并引起相应改变；血中 IgG 和补体系统的 B、D 因子自尿中大量丢失，使患儿体液免疫功能低下；抗凝血酶Ⅲ丢失使患儿处于高凝状态。此外，持续的大量蛋白尿会引发和促进肾小球系膜硬化和肾间质病变，将逐渐导致肾功能不全。

2. 低白蛋白血症 是肾病综合征的又一临床特征。尿中丢失白蛋白和自肾小球滤出的蛋白流经肾小管时被吸收、分解是造成低白蛋白血症的主要原因。此外，肝合成白蛋白的代偿能力不足也是造成低白蛋白血症的重要原因。血浆白蛋白下降将影响机体内环境的稳定（难以维持正常的血容量和胶体渗透压），并可能影响药物的药代动力学。

3. 高脂血症 脂质合成增加和廓清障碍是高脂血症发生的重要机制。表现为血总胆固醇、低密度脂蛋白、极低密度脂蛋白增高。高脂血症将影响血小板聚集，持续的高脂血症还可促进动脉粥样硬化、肾小球硬化和肾间质纤维化。

4. 水肿　肾病综合征时有多种机制参与水肿形成：①低白蛋白血症使血浆胶体渗透压下降，一方面直接造成液体在间质潴留；另一方面由于血容量减少，刺激渗透压和容量感受器，促使抗利尿激素（ADH）、肾素－血管紧张素－醛固酮分泌、心钠素减少，最终使远端肾小管钠、水吸收增加，导致水、钠潴留。②低血容量使交感神经兴奋性增高，近端肾小管钠吸收增加。③某些肾内因子改变了肾小管周体液平衡机制，使近曲小管对钠的吸收增加。

【临床表现】

以水肿为其突出表现，一般先见于眼睑，继而累及颜面部、胫前区、腹部和会阴，重者出现腹水和（或）胸腔积液。水肿呈可凹性。水肿时，患儿尿量减少，尿中泡沫增多，尿量减少的程度往往与水肿的程度相平行。长期蛋白尿的患儿，可能出现蛋白营养不良，表现为毛发干枯发黄、皮肤干燥、指（趾）甲有白色横纹、耳壳及鼻软骨薄软等。肾炎性肾病患儿可出现血尿、高血压或肾功能不全等表现。复发或反复的患儿，约70%与各种感染或过敏有关。病程长、反复发作、长期应用皮质激素者可致生长发育落后。

【并发症】

1. 感染　最常见，也是导致本病死亡的主要原因。可累及呼吸道、泌尿道和皮肤，其中尤以上呼吸道感染最多见，占50%以上。原发性腹膜炎是较为突出的并发症，多见于大量腹水者，致病菌以荚膜菌（如肺炎链球菌）和大肠埃希菌多见；临床表现为发热、腹痛，腹肌紧张和反跳痛可不明显。此外，由于糖皮质激素或免疫抑制剂的使用，条件致病菌导致肾病综合征患儿院内感染不容忽视。

2. 高凝状态所致血栓、栓塞合并症　肾病时肝代偿性合成凝血物质增加（如第Ⅴ、Ⅷ因子，纤维蛋白原等）；同时抗凝血酶Ⅲ自尿中丢失、血浆纤溶酶原活性下降；又兼高脂血症时血黏稠度增加、血小板聚集增强均可致高凝状态。此外，糖皮质激素的应用、利尿剂导致血液浓缩均可加重高凝状态以致各种动、静脉血栓形成，其中以肾静脉血栓常见，表现为腰痛、血尿、肾功能异常。此外还可有肺、脑栓塞，深静脉穿刺部位（如股静脉）因内皮损伤更易有血栓形成。

3. 电解质紊乱　可出现低钠、低钾、低钙血症而引发相应症状。

4. 低血容量甚至休克　多见于起病或复发，或有吐、泻、使用利尿剂等诱因存在时，表现为血压下降甚至测不出、口渴、皮肤发花，重者休克。部分患儿与长期大量应用糖皮质激素、反馈抑制肾上腺皮质功能有关，即在突然停用激素或应激情况下出现皮质激素不足、机体保钠储水能力下降而呈现低血容量性休克的症状；此种情况下，在补液同时应给予氢化可的松5~10mg/(kg·d)。

5. 急性肾衰竭　多种原因均可导致，包括低血容量导致的肾前性肾衰竭、肾小球严重增生性病变导致肾小球滤过率降低或严重的肾小管间质损害等。

【实验室检查】

大量蛋白尿为主要检查所见，定性多在+++~++++。24小时尿蛋白定量≥50mg/kg。尿沉渣可见透明管型及少量颗粒管型。

血象检查有时可见血红蛋白和血细胞比容增加，常见于初发或复发有血容量下降者。呈长期慢性病程者有时也可见小细胞性贫血，可能与尿中丢失转铁蛋白有关。血小板常增加。红细胞沉降率增快。

血浆总蛋白显著下降，白蛋白下降尤为明显，有白蛋白、球蛋白比值倒置。球蛋白中α_2增高、纤维蛋白原增高、γ球蛋白降低。

血脂增高，以胆固醇增高显著。在血白蛋白显著下降者，血中三酰甘油明显增高。低密度脂蛋白、极低密度脂蛋白亦增高。

血电解质测定一般正常，有时血钠、血钙值降低。

是否伴有肾功能异常、血清补体下降或血尿等则因临床类型而异。

【诊断与鉴别诊断】

完整的诊断一般应包括以下几方面的内容，即临床诊断、临床分型、病因诊断和病理诊断。首先，确定是否为肾病综合征。具有以下四条者，可作出肾病综合征的诊断：①大量蛋白尿，尿蛋白定性≥+++，定量≥50mg/（kg·24h）；②低蛋白血症，血浆白蛋白＜30g/L；③血浆胆固醇＞5.72mmol/L（220mg/dl）；④不同程度的水肿。其中前两条是必备标准。其次，在作出肾病综合征的诊断之后，还应结合以下四条标准进行临床分型。凡具备以下四条之任意一条者，即可诊断为肾炎型肾病：①每高倍镜下尿检查红细胞≥10个（2周内3次以上离心尿检查），并证实为肾小球源性血尿；②反复或持续出现高血压，学龄儿童≥130/90mmHg（17.3/12.0 kPa），学龄前儿童≥120/80mmHg（16.0/10.7kPa），并除外糖皮质激素等原因所致；③肾功能不全，并除外由于血容量不足等所致；④血总补体或 C_3 持续或反复降低者。否则，诊断为单纯型肾病综合征。最后，在对肾病综合征进行临床分型之后，应结合病史、体检及有关的实验室检查，除外引起继发性肾病的各种原因，如狼疮性肾炎、过敏性紫癜肾炎和乙型肝炎病毒相关性肾炎等，方能作出原发性肾病综合征的诊断。儿童原发性肾病综合征中，单纯型的肾病理多为微小病变；而肾炎型多为非微小病变，通常需要肾活检来明确病理诊断。

2009年版《儿童常见肾脏疾病诊治循证指南》对儿童肾病综合征的诊断标准进行了如下修订：①由于3岁以下小儿难以准确保留24小时尿量，为方便应用，在大量蛋白尿标准中增加了随机或晨尿尿蛋白/肌酐（mg/mg）≥2.0；②将低白蛋白血症的指标修订为血浆白蛋白低于25g/L。

【治疗】

1．一般治疗　一般情况下无须卧床休息，即使需卧床者也应定期变换体位以防发生血栓栓塞并发症；注意防治感染，以免疾病反复或复发。水肿明显时应给予低盐（2g/d）饮食，并适当控制入水量；尿蛋白转阴之前，每日给予1.5~2.0g/kg的优质蛋白即可，避免高蛋白饮食；并注意补充多种维生素，特别是维生素D和钙剂。

2．利尿　凡水肿重或伴高血压者给予利尿剂。通常给予氢氯噻嗪（每日1~2mg/kg，分次口服）或螺内酯（每日1~3mg/kg，分次口服）。无效者给予呋塞米，每次1~2mg/kg，每4~6小时口服或注射。顽固水肿且血容量偏低者可予白蛋白、血浆等扩容，之后给予呋塞米1~2mg/kg静脉输入。利尿剂使用应适度，避免发生电解质紊乱、低血容量或加重高凝状态。

3．肾上腺皮质激素

（1）初治病例：确诊后即开始足量泼尼松治疗，一般剂量1.5~2.0mg/（kg·d）（按身高的标准体重），最大剂量60mg/d，分次口服，尿蛋白阴转后巩固2周，此足量阶段一般不短于4周，最长不超过8周。然后进入巩固维持阶段，以原足量两日量的2/3隔日晨顿服4周，若尿蛋白持续阴性，则每2~4周减量2.5~5.0mg，一般用药6个月；至0.5~1mg/kg时维持3个月，以后每2周减量2.5~5mg至停药。需注意长期激素治疗除发生常见的副作用外，还会导致骨质疏松、身材矮小、肾上腺皮质功能不全、白内障或类固醇青光眼等。

开始应用皮质激素后，应将患儿对激素治疗的效应分为：①激素敏感：指足量激素治疗8周内尿蛋白阴转、水肿消退；②激素耐药：足量激素治疗8周尿蛋白仍阳性者；③激素依赖：对激素敏感，但减量或停药1个月内复发，重复2次以上者；④复发（包括反复）：是指尿蛋白由阴转阳＞2周；⑤频复发：是指肾病病程中半年内复发≥2次，或1年内复发≥3次。肾病综合征的转归判定：①临床治愈：完全缓解，停止治疗＞3年无复发；②完全缓解：血生化及尿检查完全正常；③部分缓解：尿蛋白阳性＜（+++）；④未缓解：尿蛋白≥（+++）。

2009年新版的循证指南中，初发肾病综合征的激素治疗分为两个阶段：①诱导缓解阶段：足量泼尼松（泼尼松龙）60mg/（m²·d）或2mg/（kg·d）（按身高的标准体重计算），最大剂量

80mg/d，先分次口服，尿蛋白转阴后改为每晨顿服，疗程 6 周；②巩固维持阶段：隔日晨顿服 1.5mg/kg 或 40mg/m² （最大剂量 60mg/d），共 6 周，然后逐渐减量。新指南在对激素疗效的判定方面：①将患儿对激素是否敏感界定在泼尼松足量 [2mg/(kg·d)] ≤ 4 周，但在判定时应注意是否存在干扰激素疗效的因素，如合并感染、严重高凝状态和药物相互作用（如利福平、苯妥英钠等）；②激素依赖的定义改为连续 2 次减量或停药 2 周内复发者。

(2) 复发病例：积极寻找复发诱因，积极控制感染，少数患儿控制感染后可自发缓解。激素治疗可重新诱导缓解，尿蛋白连续转阴 3 天后逐渐减量；对频复发或激素依赖者可给予能维持缓解的最小有效激素量（0.5～0.25mg/kg），隔日口服，连用 9～18 个月。

4. 甲泼尼龙冲击和免疫抑制剂治疗　激素耐药、激素依赖和频繁复发/反复的病例需在口服激素的基础上，联合应用甲泼尼龙冲击和（或）免疫制剂治疗。在激素依赖、频复发的肾病综合征中，环磷酰胺和环孢素 A 有比较充分的证据能延长缓解期和减少复发，可作为首选的非激素治疗药物；吗替麦考酚酯、他克莫司和利妥昔布等在治疗方面也显示出明显的效果，但国内缺乏相关研究证据。而在激素耐药的患儿，其肾病理多为非微小病变，不同病理类型之间的治疗方案差异较大，建议常规进行肾活检以明确病理诊断、指导治疗。

(1) 甲泼尼龙冲击治疗：甲泼尼龙 15～30mg/(kg·d)（总量不超过 1g），加于 5%～10% 葡萄糖液中静脉滴注，维持 1～2 小时，每日或隔日一次，3 次为一疗程，必要时 1 周后重复一疗程。

(2) 环磷酰胺：2～3mg/(kg·d) 分次口服 8 周；或 8～12mg/(kg·d) 静脉冲击疗法，每 2 周连用 2 天，累积剂量 ≤ 150～200mg/kg；或每月 1 次静脉注射，每次 500 mg/m²，共 6 次。使用环磷酰胺的同时应注意水化，以防止出血性膀胱炎，并严格掌握总累积量（一般不超过 150～200mg/kg），以防止对性腺的远期损伤。此外，近期毒副作用还包括胃肠道反应、骨髓抑制和肝功能损害等。

(3) 其他免疫抑制剂的使用：①环孢素 A：3～5mg/(kg·d) 分次口服，服药 1～2 周后监测血药浓度并据此调整治疗剂量，诱导 6 个月后逐渐减量维持。副作用有高血压、多毛、龈增生、高血钾、低血镁，特别是长期用药可致肾功能损伤（肾小管间质改变）。应注意监测药物血浓度。②吗替麦考酚酯：20～30 mg/(kg·d) 或 800～1200 mg/(m²·d)，分两次口服（最大剂量 1g，每天 2 次），疗程 12～24 个月。③他克莫司：0.1～0.15mg/(kg·d)，维持血药浓度 5～10μg/L，疗程 12～24 个月。④雷公藤多苷是目前用于肾病综合征治疗的唯一中药制剂，每日 1mg/kg，分次口服，最大剂量 ≤ 60mg，疗程 3～6 个月。副作用中对性腺的抑制作用应引起警惕，尤其对于正处在青春期的儿童及青少年。其他的毒副作用还有肝功能受损、骨髓抑制、胃肠道反应等。

5. 其他药物治疗

(1) 左旋咪唑：为一免疫调节剂。常用于激素依赖者，尤当并发感染时，可作为激素的辅助治疗。剂量 2.5mg/kg，隔日口服 12～24 个月。副作用轻微，多表现为胃肠不适、流感样症状、皮疹、中性粒细胞下降。

(2) 血管紧张素转换酶抑制剂或 AngⅡ 受体拮抗剂：不仅可以控制高血压，还可以降低尿蛋白和保护肾功能，故常作为激素的辅助治疗，特别在激素耐药的肾病综合征中。其副作用为高钾血症、白细胞减少、皮疹、发热、间质性肾炎等。

(3) 抗凝治疗：有高凝状态者给予肝素抗凝及抗血小板聚集药。

(4) 降脂治疗：耐药病例、肾病长期不缓解而呈持续高脂血症者，除饮食控制外是否加用降脂药在儿童尚有争议。

【预后】

小儿原发性肾病综合征的预后与其病理类型及激素治疗效应密切相关。微小病变者绝大多数对激素敏感，而 FSGS 仅约 20% 敏感，MsPGN 40%～50% 敏感。激素敏感患儿经初治仅 30% 不复发，其余则有 40% 复发 1～3 次，30% 多次复发。虽有复发，但敏感患儿预后良好。激素耐药者预后差，经长期随访，于 10～15 年 40%～50% 可发展至肾功能不全。此外，并发症亦影响预后，部分患儿可死于感染或栓塞合并症。

第四节　尿路感染

尿路感染（urinary tract infection，UTI）是病原体侵入泌尿道，在黏膜和组织中生长繁殖所引起的炎性损伤，是小儿时期常见的感染性疾病。据我国 1987 年全国 21 省市儿童尿过筛检查统计，儿童 UTI 占泌尿系统疾病的 12.5%。

小儿时期的 UTI 与成人比较有以下几点不同：①新生儿、婴幼儿患者泌尿系统症状不明显，常以全身症状为主要表现，容易漏诊、误诊。②较成人更常伴有泌尿系统解剖或功能异常，如泌尿系统畸形、膀胱输尿管反流等。③年幼儿，尤其小于 5 岁者，在上尿路感染时可发生肾瘢痕形成，甚至以后可导致高血压，并影响肾功能乃至发生肾功能不全。

【病因与发病机制】

1．病原体　主要为细菌感染。最常见者为革兰阴性菌，以大肠埃希菌为多，在首次发作的 UTI 中占 80% 以上，但院内获得感染者中仅 47%。大肠埃希菌荚膜 K 抗原能抑制白细胞的吞噬功能，而具有抗血清杀菌作用。菌体溶解后释放出的内毒素能活化补体并抑制输尿管蠕动。大肠埃希菌的 P 伞（P fimbriae）通过与尿路上皮细胞表面受体结合而使大肠埃希菌在上皮上黏附，有利于感染上行。除大肠埃希菌外其他常见细菌为变形杆菌、克雷伯杆菌及副大肠埃希菌等；少数为粪链球菌和金黄色葡萄球菌等。

有时由于应用抗生素或机体本身抗菌物质（如补体、抗体、溶菌酶等）的作用，细菌产生变异、细胞壁破裂、不再保持原状态而形成各种异常状态，称为 L 型细菌，此时其毒力虽较原菌弱，但可在肾髓质高渗环境中生存。当宿主防御力下降时仍可致病，这种 L 型菌常是慢性尿路感染的病原之一。

除最多见的细菌感染外，UTI 还可由真菌（如白念珠菌）、衣原体、疱疹病毒、腺病毒、肠道病毒引起。

2．感染途径

（1）上行感染：最多见，尤其是女孩。致病菌从尿道口侵入，经膀胱、输尿管、肾盂，最终至肾实质。主要致病菌为大肠埃希菌，其次为变形杆菌或其他肠道菌。

（2）血行感染：较上行感染少见。多发生于新生儿及小婴儿。可见于败血症、脓疱病、肺炎等病程中，以金黄色葡萄球菌为多。

（3）淋巴通路：结肠肝曲与右肾间有淋巴相通，当结肠病变时，致病菌可经淋巴扩散至肾。

（4）邻近器官或组织病变波及泌尿道：如阑尾炎、腹腔脓肿等。

（5）泌尿道器械检查或留置导尿。

（6）性传播途径：在学龄儿、青春期儿童还可能经性传播途径致尿道炎、外阴炎。其病原多系淋病奈瑟菌、衣原体、阴道毛滴虫、疱疹病毒等。

3．小儿时期易致病的因素　婴儿期使用尿布、尿道口易为粪便污染；女婴尿道短；男婴包茎、包皮长均易致上行感染。

新生儿、婴儿产生抗体能力差或 IgA 生成不足也利于细菌侵入。

小儿时期如有能导致泌尿系统梗阻的解剖异常（如后尿道瓣膜、包茎、膀胱输尿管反流）或膀胱排空功能异常（如多种原因致神经性膀胱、不稳定膀胱等）则常有尿潴留或残余尿，而尿液是一良好培养基，尤其在 pH 6～7、渗透压 300～1200mOsm/kg 时更适宜细菌生长。

此外，不及时更换尿布、蛲虫由肛周移行至外阴、便秘等也是引起小儿 UTI 的易感因素。

4．小儿时期 UTI 易引起肾瘢痕形成的原因　10%～15% 的上尿路感染可引起肾瘢痕形成。一般认为 <5 岁者易于发生；伴发反流者较无反流者有较高的发生率。反流时输尿管内压力增高，并传导到肾实质，一方面将抑制肾生长发育；另一方面由炎症而致瘢痕形成。因反流导致的瘢痕多发生于肾的上下极。此外，反复发生的 UTI 和未获及时治疗也是发生瘢痕的原因。肾瘢痕形成不仅影响肾的正常生长发育，且其后 10% 将发生高血压，少数还将发展为肾功能不全。

【临床表现】

本病可累及各年龄组，一般女孩多于男孩，学龄期男女之比约为 1∶3，但学龄前男女则无明显差别，新生儿期男多于女。

急性 UTI 的临床症状随患儿年龄的不同存在着较大的差异。婴幼儿期的 UTI 常以全身症状为主，缺乏特异性的症状，很容易被漏诊；特别在 3 月龄以下的小婴儿可以仅表现为发热、呕吐、哭闹、嗜睡、喂养困难、发育落后、黄疸或血尿。大年龄儿童的 UTI 则常表现为典型的尿路刺激症状（尿频、尿急、尿痛），另外也可伴有发热、纳差、腹痛和呕吐等症状；体检时可有输尿管点、肋脊点、肋腰点压痛和肾区叩击痛；而儿童期的下尿路感染，则主要表现为尿频、尿急、尿痛等尿道刺激症状。根据感染的部位可以分为上尿路感染和下尿路感染：上尿路感染又称急性肾盂肾炎累及肾实质，引起全身（高热，常 ≥38℃）和局部症状（腰痛、激惹等）；下尿路感染又称膀胱炎，可仅累及膀胱，引起尿路刺激症状（尿频、尿急、尿痛），但无全身症状和体征。

中华医学会儿科学分会肾病学组制订的循证指南中将复发性 UTI 定义为：① UTI 发作 2 次及以上且均为急性肾盂肾炎；② 1 次肾盂肾炎且伴有 1 次及以上的下尿路感染；③ 3 次及以上的下尿路感染。与 UTI 复发相关的因素包括低龄（<2.5 岁）、排尿障碍如夜尿症、摄入减少、大便失禁、特发性高钙尿症、核素检查显示肾实质缺损、膀胱输尿管反流等。因此，对 UTI 反复发作者，需寻找有无相关的基础疾病并给予相应治疗。

【辅助检查】

1．尿常规检查　离心尿沉渣镜检白细胞 ≥5 个/高倍视野，如见成堆白细胞或白细胞管型更有诊断意义。当有肾实质受累则可出现尿蛋白。

2．尿亚硝酸盐（nitrite）检测　含硝酸盐还原酶的细菌在尿中增殖时，可将尿中硝酸盐（来自食物或蛋白质代谢）还原为亚硝酸盐，后者可与试带中对氨苯砷酸发生重氮反应而显色。大肠埃希菌和克雷伯菌感染呈阳性反应；而不含硝酸盐还原酶的细菌（如球菌）、真菌、支原体等呈阴性反应。

3．尿白细胞酯酶的检测　用干化学试带进行白细胞检测，是利用白细胞特异性酯酶作用于吲哚酚酯产生吲哚，后者与重氮盐发生颜色反应可测知尿中存在白细胞。当尿中白细胞 25/μl、镜下 0～4 个/高倍视野时即呈阳性反应。但注意尿中有大量蛋白、服用先锋霉素 IV 或庆大霉素可呈假阴性反应，而服用呋喃妥因可呈假阳性反应。

4．尿液细菌学检查　是诊断 UTI 的主要依据。

(1) 尿培养及菌落计数：通常留取清洁中段尿进行培养，当菌落数 >10^5/ml 时可确诊 UTI，当 <10^3/ml 多系污染，但若多次培养为同一菌属也支持存在感染。当反复发生 UTI 而尿培养阴性时可能为 L 型细菌感染，因此菌在一般培养基中不生长，应行高渗培养。

(2) 尿液直接涂片法找细菌：新鲜尿滴于玻片上，干燥后以革兰染色，用油镜观察，若检见每视野细菌 ≥1 个，提示尿中细菌数 ≥10^5/ml，也具有诊断价值。

5．其他检查

(1) 新生儿、婴儿患者应作血培养。

(2) 对低龄患儿或复发性 UTI 者：疑有尿路结构异常时，应视情况进行以下影像学检查：①B 型超声：可了解肾大小、有无结石、积水、输尿管狭窄/扩张等，发现和诊断泌尿系统发育畸形。②核素肾静态扫描：是诊断急性肾盂肾炎的金标准，还可帮助发现肾瘢痕。③X 线检查：包括腹部平片、静脉肾盂造影、排泄性膀胱尿路造影 (MCU)，其中 MCU 是诊断膀胱输尿管反流的基本方法和分级的"金标准"。

(3) 肾功能检查：包括尿素氮、肌酐、肌酐清除率。同时应注意肾稀释浓缩功能，必要时查血、尿中 β_2 微球蛋白或尿酶。

(4) 尿动力学检测：可了解膀胱功能。

【诊断与鉴别诊断】

1．诊断　根据病史、症状及实验室检查，诊断多不困难。凡符合以下两项条件者即可确诊：①中段尿培养，菌落计数 $> 10^5$/ml；②离心尿沉渣白细胞 ≥ 5 个/高倍视野，或有尿路感染症状。对菌落计数在 $10^3 \sim 10^5$/ml 者复查；或作尿液涂片、染色后镜检。

还应依据临床表现、实验室检查尽可能区别为上或下尿路感染。对复发性 UTI 应特别进行相关检查以明确是否存在尿路结构或功能异常、结石、反流等。

2．鉴别诊断

(1) 出血性膀胱炎：有膀胱刺激征和血尿者应与出血性膀胱炎鉴别，后者可视为 UTI 的一个特殊类型。儿童多由腺病毒 11、21 型引起，一般呈良性经过，3～4 日内症状消失，病程一般不长于 7 天。此外还可见于静脉应用环磷酰胺时。

(2) 肾结核：肾结核常有尿频、尿急、尿痛和脓尿等症状，尿中还常见红细胞。因泌尿系统结核属继发结核，故常可检出原发病灶（常见于肺）。本病起病缓慢，多伴有结核中毒症状。普通方法细菌培养阴性，尿沉渣可检出抗酸菌，PPD 试验阳性。静脉肾盂造影常显示肾盏破坏、边缘不整呈虫蚀状，病情进展时则肾盏消失、变形，严重者形成空洞，肾盏完全不显影，输尿管增粗、扭曲、僵直，失去其正常柔软迂曲的形态。

(3) 急性肾小球肾炎：早期也可出现轻度尿路刺激症状，尿中除红细胞外也可有白细胞，但多伴有水肿、高血压及蛋白尿，且尿培养阴性。

(4) 尿频综合征：患儿白昼尿频，类似 UTI，但入睡后症状消失，尿检多阴性。

【治疗】

及时积极有效地控制感染，去除诱因，防止瘢痕形成至关重要。具体方案常依年龄、临床表现、有无泌尿系统结构异常等而定。

1．一般治疗　保证足够充分的液体入量，注意清洁外阴，保持大便通畅。

2．早期积极应用抗生素治疗，治疗原则为：①上尿路感染选择血浓度高的药物，下尿路感染选择尿浓度高的药物；②治疗前应留取清洁中段尿送检尿常规和尿培养；③选用的药物抗菌能力强、抗菌谱广，最好能用强效杀菌剂，且不易使细菌产生耐药菌株；④尽量选用对肾损害小的药物；⑤若没有药敏试验结果，对上尿路感染/急性肾盂肾炎推荐使用二代以上头孢菌素、氨苄西林/棒酸盐复合物；⑥在抗生素治疗 48 小时后需评估治疗效果，包括临床症状、尿检指标等。若抗生素治疗 48 小时后未能达到预期的治疗效果，需重新留取尿液进行尿培养细菌学检查。

抗生素的具体给药途径和疗程取决于患儿年龄和感染部位：

(1) 上尿路感染/急性肾盂肾炎的治疗：①患儿年龄 ≤ 3 个月：全程静脉敏感抗生素治疗 10～14 天。②年龄 > 3 个月：若患儿有中毒、脱水等症状或不能耐受口服抗生素治疗，可先静脉注射抗生素（如头孢噻肟或头孢曲松），2～4 天后改用口服敏感抗生素治疗，也可直接口服抗生素（如头孢菌素或阿莫西林-克拉维酸钾），总疗程10～14天。③如影像学相关检查尚未完成，在足量抗生素治疗疗程结束后仍需继续予以小剂量（1/4～1/3治疗量）的抗生素口服治疗，直至影像学检查显示无膀胱输尿管反流等尿路畸形。

(2) 下尿路感染/膀胱炎的治疗：口服抗生素治疗7～14天，可选择头孢菌素或阿莫西林等药物。

(3) 预防性抗生素治疗：反复泌尿系统感染和Ⅲ级以上膀胱输尿管反流可考虑给予预防性抗生素治疗，选择敏感抗生素全天治疗剂量的1/3睡前顿服。

3. 有尿路结构或功能异常者如膀胱输尿管反流，应同时给予相应治疗。

【预防】

注意个人卫生，保持外阴清洁。男孩包茎、包皮粘连、包皮垢须及时处理。复发者应进一步检查有无泌尿系统畸形并及时处理。

第五节　遗　尿　症

遗尿症（enuresis）俗称尿床（bed wetting），是儿科常见的临床问题，是指儿童已达能自主控制排尿的年龄仍不能随意排尿。它不仅可引发一些疾病（如长期遗尿而易发生外阴部皮炎、泌尿系统感染，或夜间尿床后受凉而致感冒等），而且影响小儿精神、心理健康（如不愿参加集体活动，性格内向，有自卑心理等），因而应予重视。临床上遗尿症通常指夜间睡眠中的遗尿现象，即夜间遗尿症（nocturnal enuresis），本节以其为代表叙述。

【正常排尿的控制】

正常排尿可概括为膀胱充盈、储尿及排尿的一个连续过程，受脊髓、脑干和大脑皮层控制。

婴儿期排尿靠脊髓反射调控，当膀胱为尿液充盈后在脊髓水平，经反射弧引起膀胱逼尿肌收缩、尿道括约肌松弛而完成排尿。随年龄增长逐步发展为中枢神经和自主神经共同控制的有意识排尿活动。通常3岁小儿已能完全控制排尿，即在脊髓反射弧上自主地启动或控制逼尿肌收缩而排尿。至5岁时不仅白天清醒时可主动控制排尿，而且夜间睡眠中亦能感受到膀胱充盈，并从睡眠中觉醒主动排尿。这种膀胱充盈的觉醒反应是随年龄而发育的生理过程，并与排尿训练相关。因排尿控制是一连续发展过程，故遗尿症的年龄定义各家并不一致。通常将5～6岁小儿睡眠中尿床每周1次以上诊断为遗尿症。

【病因与发病机制】

绝大多数儿童遗尿是功能性的，即上述控制主动随意排尿的中枢神经系统及皮质下中枢成熟延迟或发育迟缓，或功能性膀胱容量小所致，一般无器质性疾病。

临床还须注意家族发病倾向，遗尿症患儿有阳性家族史者约28%，而对照组仅4%；当父母均有遗尿症时，77%的儿童亦患遗尿症，若仅父或母一方遗尿，则只有44%的儿童发生遗尿。有关本病的遗传问题近年颇受重视，本病可有不同遗传方式。国外研究其基因（ENURI）定位于染色体13；还有报告染色体8、10q、12q为候选区域，后者与水通道蛋白2基因（AQP2）在12q之位点非常接近。

部分儿童遗尿症可能与抗利尿激素昼夜分泌节律紊乱有关。抗利尿激素是下丘脑视上核和室旁核的神经内分泌细胞所产生的一种肽类激素，作用于肾远曲小管和集合管，增加对水的通透性，促进水的重吸收而起抗利尿作用。近年注意到部分遗尿症患儿有夜间抗利尿激素分泌不足。

精神神经因素如环境改变、父母离异、家人死亡导致焦虑、紧张等也与部分患儿发病有关。

少数患儿的遗尿是由器质性疾病导致，包括泌尿系统感染、泌尿系统畸形、包茎和蛲虫会阴部感染；或全身性疾患，尤其是导致多尿的疾病，如糖尿病、尿崩症、高尿钙症、肾小管疾病、肾功能不全等；此外还可继发于脊柱裂（隐性或伴脊髓膨出）、脊髓炎、脊髓损伤、癫痫、脑发育不全等。

【临床表现】

遗尿可表现为两种形式。一为持续型（又称原发遗尿，primary enuresis）即自婴儿期起从未建立自觉随意的起床排尿，遗尿从未间断。二为再发型（又称次期或继发遗尿，secondary enuresis），指在小儿生长过程中曾有数月之久不尿床，其后再次出现尿床。遗尿症患儿中80%属前一类型。后者常有精神方面诱因，如父母离异、弟妹诞生、亲人亡故等。

遗尿多发生于上半夜，入睡后4~5小时内。有时一夜遗尿数次，尿量可较大。尿床后只有少数小儿可自己醒来。遗尿可每夜或间歇发生。有情绪波动、过劳、环境变化时可暂时加重。

持续遗尿的患儿有可能影响心理、人格的健康成长，而表现出孤僻、自卑、注意力不集中、表达能力差等。

【辅助检查】

尿液行常规、比重、尿糖及沉渣镜检，注意有无泌尿系统感染，必要时行细菌培养。

对伴有白天遗尿或其他排尿功能紊乱者，应行无创超声检查，除能了解有无泌尿系统解剖异常外，还可了解肾、输尿管、膀胱排尿前后的变化和残余尿量等。

对常规方法治疗无效的顽固遗尿患儿，或白天遗尿、尿急或伴大便失禁者有时需行尿流动力学检查。

【诊断】

依据典型遗尿史、体格检查及尿液分析基本正常，即可作出临床诊断。虽多属功能性改变，但确诊前必须排除器质性疾病，为此在病史、体检及实验室检测方面需注意以下几点：

1．病史　应详尽记录遗尿情况，起病前有无尿路感染、原因不明的发热等；患儿进食、饮水的习惯；有无情感、精神、社会交往方面的变化；描述排尿过程有无排尿困难、剩余尿、尿量、尿流等情况；既往史应询问其排尿训练情况；家族中有无遗尿症等。

2．体格检查　除系统全面体检外特别注意：①腹部是否可扪及膀胱、肾。②背部尤其是腰骶部有无脊髓发育异常或受损的体征，如脊柱侧弯、骶部小凹或毛痣，此常提示有脊柱神经管闭合不全。③神经系：注意有无下肢深腱反射、肛门周围感觉障碍。④男孩有无包皮过长、包茎；女孩外阴尿道口有无异常或炎症。

【治疗】

无器质性疾病的夜间遗尿常呈良性自限过程，一般随年龄增长，每年约有15%患儿自行缓解。

治疗系综合治疗，并需患儿、家长、医师共同努力，特别要鼓励患儿树立信心，家人更勿因其遗尿而惩罚、羞辱或责打。治疗方法的选择与年龄、遗尿类型、家长态度等有关。

1．建立合理生活制度　傍晚不宜过于兴奋。晚餐宜进干食，并减少盐量，餐后少进甜食和高蛋白饮品，以免口渴饮水。临睡前不喝水，排尿后再入睡。

2．夜间唤醒排尿或用遗尿警报装置　以训练患儿自动醒来排尿。家长经观察后应于其遗尿前唤醒患儿，令其起床排尿；或以闹钟唤醒，使患儿自动上厕所排尿；并多次进行训练。还可应用遗尿报警器，即将尿湿感应器置于床单上，当患儿刚一尿湿，即有警铃报警，唤醒患儿，排尽余尿并清洁床单，经反复训练，最终可使患儿在睡梦中感到尿意而醒来排尿。

3．膀胱功能训练　夜间多次尿床，或白天也有遗尿者常有功能性膀胱容量不足，应对其进行膀胱功能训练。白天令其饮水后，有意识地使膀胱尽量多贮尿，而后再排出。当每次尿量达350ml以上时，提示膀胱已具备一定贮尿功能。然后再训练于排尿中途停止排尿，以训练括约肌自我控制功能,逐渐达到患儿自行控制排尿的目的。

4. **药物治疗** 有多种药物可供选择。

(1) 抗胆碱类药物:可增加功能性膀胱容量,对尿流动力学紊乱所致的遗尿有一定疗效。可应用颠茄类药物。睡前口服,如白天也有遗尿或尿频、尿急,可日服3次,症状改善后巩固1~2个月,后逐渐减停。

(2) 醋酸去氨加压素(desmopressin):可增加肾远曲管之水潴留、减少尿液产生,尤适用于夜间抗利尿激素分泌不足者。睡前0.5~1.0小时服用0.1mg,视情况逐渐加量。也可鼻腔用药。副作用有头痛、鼻充血、恶心、腹痛等。用药同时应注意适度限水,以免发生低钠血症。

5. **其他** 有应用针灸、中药治疗者。

第六节 急性肾衰竭

急性肾衰竭(acute renal failure,ARF)是由各种原因引起肾生理功能在短期内(数小时至数天)迅速减退或丧失,导致体内代谢产物蓄积,出现氮质血症,水、电解质酸碱平衡紊乱和全身多系统损害的一组临床综合征。近年来观点趋向将急性肾衰竭改称为急性肾损伤(acute kidney injury,AKI),旨在对肾损伤的临床诊断提前,即不要等到肾衰竭时才意识到它的存在,而要在肾小球滤过率(GFR)开始下降,甚至肾已有组织学、生物标志物改变但肾小球滤过率尚正常的早期阶段即加以识别、干预。

【病因】

急性肾衰竭常见的病因可分为肾前性、肾性和肾后性三类。

1. **肾前性肾衰竭** 系指任何原因引起有效血循环量急剧降低,致使肾血流量不足、肾小球滤过率显著降低所致,如脱水、呕吐、腹泻、外科手术大出血、大量应用利尿剂和烧伤等。

2. **肾性肾衰竭** 是儿科最常见的肾衰竭原因,系各种肾实质病变所致,肾前性肾衰竭如未能及时去除病因、病情进展也可发生肾性肾衰竭。具体病因包括肾小球疾病、肾小管间质病变和肾血管性疾病等。

3. **肾后性肾衰竭** 系指各种原因所致的泌尿道梗阻所引起的急性肾衰竭,如结石、感染、肿瘤、畸形、外伤和血块堵塞等。

【发病机制】

急性肾衰竭的发病机制目前不十分清楚,有如下进展:

1. **肾小管细胞能量耗竭** 导致Na^+-K^+泵失效,细胞去极化和钠、氯蓄积,细胞摄入水分并肿胀,加剧肾小管梗阻和局部缺血,出现肾小管坏死。

2. **细胞内钙的蓄积** 在肾缺血再灌注和中毒性损伤期间,由于ATP减少,Ca^{2+}-ATP酶和Na^+-K^+-ATP酶受抑制,细胞内钙通道开放,大量钙离子内流造成细胞内钙蓄积现象,从而引起肾小管损伤。

3. **细胞内磷脂酶的激活** 磷脂酶A_2(phospholipase A_2,PLA_2)是一组能够水解磷脂,产生自由脂肪酸和溶血性磷脂的酶,引起肾组织损伤。

4. **自由基的损伤作用** 急性肾功能不全时,自由基产生在细胞损伤过程中起重要作用,可使肾小管细胞的损伤发展为不可逆性损伤。自由基损伤细胞的机制可能为:①脂质过氧化物(LPS)增加。②膜流动性及通透性发生变化。③损伤DNA。

5. **肾小管细胞脱落和黏附** 肾小管上皮细胞受到致病因子损伤,上皮细胞与基膜蛋白连接减少,导致肾小管上皮细胞脱落,导致肾小管阻塞。微穿刺和形态学研究表明,肾小管腔阻塞在急性肾功能不全发病机制中起重要作用。

6. 肾血流动力学改变　急性肾衰竭时几乎均有肾血流的减少，持续的血管收缩使入球小动脉阻力增高，肾小球滤过率、肾小球有效滤过压、滤过分数下降，引起少尿或无尿而致急性肾功能不全。上述肾血流动力学的改变有多种血管活性物质的参与，包括肾素-血管紧张素系统（RAS）和内皮素（ET）与内皮素源一氧化氮（EDNO）的生成失衡。

【临床表现】

临床表现有三型：以少尿或无尿为特点者为少尿型急性肾衰竭；若尿量无明显减少，但肌酐清除率迅速下降，血尿素氮及肌酐迅速升高，称为非少尿型急性肾衰竭；部分患儿发生于组织分解代谢极度增高的情况下，致每日以血尿素氮 > 14.3mmol/L、肌酐 > 176.8μmol/L 的速度递增，称为高分解型急性肾衰竭。

少尿型急性肾衰竭临床过程分三期：

1．少尿期　主要表现包括：

（1）少尿或无尿：少尿期的特点是在原发病的基础上，尿量突然减少。一般持续 1～2 周，长者可达 4～6 周。持续时间越长，如持续少尿大于 15 天，或无尿超过 10 天，表明肾损害越重，预后越差。

（2）水钠潴留：由于水分无法由肾排出，及发病初期未严格控制入量，大量水分在体内蓄积，患儿可表现为全身水肿、高血压，严重者发生肺水肿、脑水肿和心力衰竭，是此期死亡的重要原因。

（3）电解质紊乱（"三低三高"）：低钠、低氯、低钙和高钾、高磷、高镁血症。

（4）代谢性酸中毒：表现为恶心、呕吐、疲乏、嗜睡、口唇樱桃红色、深大呼吸呈库斯莫尔呼吸。

（5）氮质血症（azotemia）：由于肾功能下降使体内蛋白质代谢产物及细胞分解产物如尿素不能排出体外，在体内蓄积，而导致氮质血症；高热、感染、消化道出血和严重组织损伤均可加重氮质血症。临床表现为全身多系统损害的症状：消化系统（纳差、恶心、呕吐、腹泻、黄疸和消化道出血）、神经系统（嗜睡、神志混乱、焦虑不安、抽搐、昏迷、自主神经功能紊乱如多汗、皮肤干燥等）、心血管系统（心力衰竭、心律失常、心包炎等）、血液系统（贫血、出血倾向、血小板减少、白细胞升高等）、免疫系统（感染是急性肾功能不全最常见的并发症，以呼吸道感染和泌尿系统感染最多见）。

2．多尿期　若能度过少尿期，则尿量可突然或逐日增加，当尿量达到 250 ml/（m²·d）以上时，即反映急性肾功能不全有所好转。一般持续 1～2 周，长者可达 1～2 个月。多尿期因大量水分及电解质随尿排出，可导致脱水、低钠血症和低钾血症，必须及时加以纠正。

3．恢复期　多尿期后肾小管上皮细胞再生、修复，肾功能逐渐恢复。一般肾小球滤过功能恢复较快，而肾小管功能恢复相对慢。

【辅助检查】

1．尿液检查　见表 12-1。

2．血生化检查

（1）血尿素氮和血肌酐：血尿素氮升高，多大于 15 mmol/L，血肌酐多大于 176μmol/L。

（2）血浆二氧化碳结合力：血浆二氧化碳结合力下降，常小于 13.5 mmol/L。

（3）电解质紊乱：血钠、氯、钙浓度下降，血钾、磷、镁浓度升高。

（4）血常规检查：常伴有轻、中度贫血，血红蛋白下降，白细胞轻度或中度增多。

3．影像学检查　B超显示双肾均增大，皮质回声增强；也可显示髓质回声减低，形成类似"藕片"样图像；部分病例测量肾动脉阻力指数（RI）明显增高。CT 或 MRI 可了解肾的形态、大小；血管、输尿管和膀胱有无梗阻；也可了解肾的血流量、肾小球和肾小管的功能；ECT 还可测定 GFR。但造影剂可能加重肾损害，应慎用。

4. 肾活检 可帮助诊断和评估预后。

【诊断与鉴别诊断】

1. 诊断依据 ①尿量显著减少：出现少尿（每日尿量＜250ml/m²，或每小时＜1.0ml/kg）或无尿（每日尿量＜50ml/m²，或每小时＜0.5ml/kg）。②氮质血症：血肌酐≥176μmol/L，血尿素氮≥15mmol/L，或每日血肌酐增加≥44~88μmol/L，血尿素氮增加≥3.75~7.5mmol/L，有条件时测定肾小球滤过率（肌酐清除率常≤30ml/(min·1.73 m²)）。③常有酸中毒、水电解质紊乱等表现。

既往关于急性肾衰竭的定义和诊断标准不够统一、缺乏共识，且难以早期识别、诊断肾功能损伤。为改变这一现状，2005年9月在阿姆斯特丹召开的急性肾损伤合作研讨会上，确定成人急性肾损伤的诊断标准为：48小时内血肌酐上升≥26.5μmol/L，或原血肌酐值增长≥50%，和（或）尿量＜0.5ml/(kg·h)达6小时。

凡病因不明、临床表现不典型、无法解释肾功能急剧下降的原因、难以确诊及制订治疗方案的病例，应尽早进行肾活检，明确诊断，指导治疗，减少死亡率。

2. 临床分期 如前所述。

3. 肾前性与肾性肾功能不全的鉴别诊断 见表12-1。

表12-1 肾前性与肾性肾功能不全的鉴别诊断

项目	肾前性	肾性
脱水征	有	无或有
血压	低	正常或偏高
眼窝	塌陷	不塌陷
中心静脉压	低	正常或偏高
血红蛋白	高	低或正常
尿素氮	偏高	升高
血钾	正常或偏高	偏高
尿常规	正常	可有蛋白、白细胞、管型
尿比重	≥1.020	≤1.010
尿渗透压（mOsm/L）	≥500	＜350
尿/血渗透压	＞1.5	≤1.0
尿尿素氮/血尿素氮	＞40	＜10
尿钠（mmol/L）	＜10	＞50
FENa（%）	＜1	＞2
RFI	＜1	＞2
补液试验	有效	无效
利尿试验	有效	无效

注：①钠排泄分数（FENa）＝尿钠（mmol/L）/血钠（mmol/L）÷尿肌酐（g/L）/血肌酐（g/L）×100%
②肾衰竭指数（RFI）＝尿钠（mmol/L）÷尿肌酐（g/L）/血肌酐（g/L）
③补液试验：用2:1糖盐等渗液15~20ml/kg在半小时内静脉输入，如尿量明显增加，说明是肾前性少尿。
④利尿试验：如上述无反应，可用20%甘露醇0.2~0.3g/kg，在20~30分钟内静脉输入，如尿量＞40ml/h为肾前性；如尿量增加不明显，在无循环充血的情况下可再试用1次，或予呋塞米1.5~3mg/kg静脉注射，如尿量仍不增加则提示为肾性肾功能不全。

4. 肾前性肾功能不全与肾后性肾功能不全的鉴别诊断　肾后性肾功能不全具有如下特点：①有尿路梗阻的原发病（如结石、肿瘤等）；②梗阻后尿量突然减少，梗阻一旦解除，尿量突然增加，血尿素氮下降至正常；③B超或静脉肾盂造影见双肾增大，有肾盂、输尿管扩张和积液的现象；④核素肾图显示梗阻性图形；⑤CT和MRI检查对肾大小、结构，肾积水、结石、肿瘤等诊断均有帮助。

【治疗】

1. 原发病的治疗　积极治疗原发病，及时纠正低血压、低血容量，对防止急性肾功能不全的发生和进展有重要意义。

2. 少尿期治疗

(1) 严格控制摄入液量："量出为入"，使出入水量基本保持平衡。通常水摄入量的计算方法是：24小时摄入液体量=（前一天尿量+不显性失水量+呕吐、腹泻及其他异常丢失量）-食物代谢和组织分解产生的内生水量。不显性失水量按400～500ml/（$m^2·d$）计算，食物代谢和组织分解所产生的内生水按100 ml/（$m^2·d$）计算；有发热者，体温每升高1℃应增加75ml/（$m^2·d$）。急性肾功能不全患者如病情允许，应每日精确测量体重，如入量控制合适，每日体重下降1%～2%，血钠、血压在正常范围；若体重不降或增加，表示水分摄入过多，应及时调整。

(2) 供给足够热量，限制蛋白质摄入：急性肾功能不全少尿期营养补充非常重要。由于患者处于高分解代谢状态，故应供给足够能量，每日30～35kcal/（kg·d），其中糖类需3～5g/（kg·d），适当限制蛋白质摄入量，0.5g～1.0g/（kg·d）。对于有高分解状态或不能口服者，推荐使用静脉高营养注射液。

(3) 使用利尿剂：可单用和（或）甘露醇同时使用。呋塞米开始剂量1～2mg/kg，静脉注射2小时后仍无尿者，可追加剂量，最大剂量每日16mg/kg，如仍无效，不宜再用。

(4) 电解质失衡与酸中毒的纠正：包括低钠、高钾、低钙、高磷和代谢性酸中毒的处理。

(5) 血液净化疗法（blood purifying therapy）：又称为连续肾脏替代治疗（continuous renal replacement treatment，CRRT），目前已成为救治急性肾衰竭的主要方法。血液净化疗法可使患者度过少尿期、缩短病程、降低死亡率。凡保守治疗无效，并出现下列情况者应尽早进行透析：①少尿或无尿2天以上；②尿毒症症状，尤其是神经精神症状；③肌酐清除率较正常下降>50%，或在肾功能不全的原基础上，肌酐清除率再次下降>15%，或血肌酐>620μmol/L（7mg/dl），血尿素氮>35.7mmol/L（100mg/dl），或血尿素氮增加速度>8.9mmol/（L·d）[25mg/（dl·d）]；④血钾>6.5mmol/L；⑤难以纠正的代谢性酸中毒，二氧化碳结合力≤13mmol/L；⑥严重水钠潴留，有肺水肿、脑水肿先兆者。急性肾衰竭视情况可采用的血液净化方式包括：①血液透析；②腹膜透析；③单纯超滤和（或）序贯超滤；④连续性动静脉滤过及连续性静脉血液滤过透析；⑤血液灌流；⑥血浆置换；⑦吸附式血液透析。

(6) 其他："肾剂量"多巴胺：即以3～5μg/（kg·min）静脉滴入，通过肾血管床多巴胺DA-1受体的激活作用，扩张肾内血管，增加肾血流量，对急性肾衰竭早期可能有效。使用时需注意其不良反应，可能引起心动过速及其他心律失常、心肌缺血和梗死、抑制缺氧时的呼吸，极危重患儿可增加肺的分流。

目前针对急性肾损伤的治疗，除补充液体的预防及治疗作用已在肾前性及造影剂肾衰竭中得到肯定之外，其他治疗方法包括利尿剂、多巴胺的应用，甚至肾脏替代治疗的时机均无循证医学证据。非常有必要开展关于各种病因、各个病程的急性肾损伤治疗的前瞻性、对照性研究。

3. 多尿期治疗　多尿期因大量水分及电解质随尿排出，可导致脱水、低钠血症和低钾血症，应注意监测尿量、电解质和血压变化，必须及时加以纠正。

4．恢复期治疗　此期肾功能逐渐恢复正常，但可遗留营养不良、贫血和免疫力低下，少数可遗留不可逆性肾功能损害，应注意休息，加强营养，防治感染。

【预后】

急性肾衰竭的预后主要取决于发病年龄、原发病的严重程度、肾功能减退程度、并发症、诊断与治疗是否及时、是否透析治疗等因素。死亡原因中感染占首位，其次为多脏器功能衰竭（MOF）。随着血液净化治疗的广泛开展，病死率已有显著降低。

第七节　血　尿

血尿（hematuria）是小儿时期常见的临床症状，指尿中有超过正常量的红细胞。血尿可分为镜下血尿和肉眼血尿。镜下血尿是指尿液中红细胞数量超过正常。其标准检测方法为取新鲜清洁中段晨尿10ml，以1500转/分离心5分钟，取沉渣0.2ml镜检，若在2次及以上检查中，红细胞均>3个/高倍视野即为镜下血尿。当尿液中红细胞>2500个/立方毫米（1000ml尿中含0.5ml血）即呈现肉眼血尿，其外观可因尿液酸碱度不同而呈现洗肉水样、浓茶样或烟灰水样。

一、血尿的病因分类

临床常根据尿红细胞形态改变，将血尿分为肾小球性血尿和非肾小球性血尿，有助临床诊断。

1．肾小球性血尿　血尿来源于肾小球，各类肾小球疾病均可导致，具体包括：

（1）原发性肾小球疾病，如急性肾炎、急进性肾小球肾炎、IgA肾病；

（2）继发性肾小球疾病，如狼疮肾炎、紫癜性肾炎、乙型肝炎病毒相关肾炎等；

（3）遗传性肾小球疾病，如Alport综合征、薄基底膜肾病等。

2．非肾小球性血尿

（1）下尿路感染；

（2）肾盂、输尿管和膀胱结石及特发性高钙尿症；

（3）肾血管病变，如动静脉瘘，动脉、静脉血栓栓塞病变和左肾静脉压迫综合征等；

（4）先天性肾及血管畸形，如多囊肾、髓质海绵肾、膀胱憩室、动静脉瘤及血管瘤等；

（5）肿瘤、外伤及异物；

（6）药物所致肾及膀胱损伤，包括环磷酰胺、抗生素、解热镇痛药等；

（7）全身性疾病引起的出血，如血小板减少性紫癜、血友病等；

（8）其他，如阑尾炎、盆腔炎、结肠炎等以及剧烈运动、肾下垂等。

二、临床诊断步骤

应根据病史、体格检查、尿液分析对血尿病因进行定位、定性。在儿科应特别注意与年龄有关的病因特点。

（一）收集病史

1．不同年龄发生血尿的病因不同　新生儿期见于新生儿出血症、严重缺氧窒息、败血症、泌尿系统畸形、肾静脉血栓形成等。婴幼儿期的血尿可因泌尿系统畸形、肾胚胎瘤、溶血尿毒综合征或遗传性肾脏疾病等引起。年长儿则主要为各种原发或继发性肾小球肾炎、泌尿系统感染、外伤、血液病、家族遗传性肾小球病等。

2．起病情况及伴随症状　发病前有无感染或诱因（如剧烈运动、用药史），是否为肉眼血尿，抑或检查时偶然发现尿异常。当伴水肿、高血压提示肾实质疾病。伴尿频、尿急、尿痛，多为泌尿系统感染、出血性膀胱炎。有肾绞痛多为结石，肾区隐痛或叩痛见于各种肾炎。

3．既往史　有无类似发作，有无过敏性紫癜、系统性红斑狼疮和乙型肝炎等全身性疾患的表现。

4．家族史　有无类似患者，有无耳聋、肾衰竭患者。有家族倾向能引发血尿者见于肾小球疾病如 Alport 综合征、薄基底膜肾病，非肾小球性疾病如多囊肾，代谢异常如胱氨酸尿症、草酸盐尿症、尿酸盐尿症、高尿钙症等。此外，偶可见于膀胱输尿管反流、泌尿系统结石等。

（二）体格检查

应进行全面体检，特别注意：

1．血压测量及体格发育情况，如有血压高及发育落后提示慢性肾病和某些先天综合征。
2．腹部或腰部肿块提示肾肿瘤、梗阻性肾病、多囊肾。
3．膨胀的膀胱，尤在排尿后仍可触及提示有尿道梗阻。
4．脊柱肋缘角处或耻骨上区压痛提示感染。
5．外生殖器检查注意有无创伤、感染、出血。
6．皮肤有无感染、皮疹。
7．有时应行眼底检查以发现有无慢性高血压或系统性疾病。
8．全面神经系统体格检查，包括听力有无障碍。
9．是否伴有先天或发育异常，如外耳有无畸形，骨骼、指（趾）甲异常等。

（三）尿液分析

1．首先鉴别是否为真性血尿，假性血尿见于：

（1）非泌尿道出血而混入尿液：如阴道或消化道出血、外阴炎症或损伤。

（2）血红蛋白尿：此时尿液外观似葡萄酒样均匀透明，隐血试验阳性，但离心尿沉渣不能检到红细胞。见于：①多种病因致溶血性贫血、溶血尿毒综合征、阵发性夜间血红蛋白尿症、败血症。②某些药物、化学药物、食物所致：如蚕豆、蘑菇、扑疟奎琳、奎宁、磺胺、绵马（aspidium）、β-萘酚、苯酚、一氧化碳、氯仿、萘、苯肼、蛇毒等。③其他如溺水、体外循环、错型输血等。此外，还可见到肌红蛋白尿（潜血试验阳性，尿沉渣未见红细胞），见于某些肌病、横纹肌溶解和挤压综合征等。

（3）尿液红色，但隐血试验阴性：见于一些代谢病或摄入药物、食物导致。代谢病如黑尿酸尿症、黑色素（melanin）、高铁血红蛋白血症、酪氨酸代谢病（tyrosinosis）。摄入食物或药物如甜菜、黑莓、花色素苷（anthocyanin）、氨基比林、布洛芬、呋喃妥因、酚酞、利福平、丙氨酸、美鼠李皮、间苯二酚、麝香草酚、偶氮染料、氯喹、甲基多巴、柳氮磺吡啶等均可使尿色改变。

2．其次对血尿进行定位

（1）肉眼观察：暗红来自肾实质或肾盂，鲜红或带血块来自下尿路，滴血来自尿道。

（2）尿三杯试验：在排尿过程中以三个容器分别收集初、中、终段尿液进行检查。初段血尿提示病变在尿道；仅终末血尿提示病变在膀胱颈部和三角区、后尿道、前列腺；全程血尿则来自肾、输尿管、膀胱。

（3）尿中是否有尿蛋白：肉眼血尿，其尿蛋白测定可呈阳性，但一般不超过++，24 小时定量多不足 1g。若血尿同时检查尿蛋白 ≥ +++，或 24 小时定量 > 1g，该血尿多为肾小球源性。

（4）红细胞管型：尿沉渣可检见红细胞管型者为肾小球性血尿。

（5）尿中红细胞形态学检查：肾小球性血尿，尿中红细胞的大小、形态、血红蛋白含量多有显著改变。此可借助相差显微镜或尿沉渣经染色后以油镜观察。尿红细胞形态有严重变形，特别是显现穿孔、环状、芽孢，且＞30%者；或圈状伴小芽孢（又称 G1 细胞）＞5% 时提示为肾小球性血尿。但应注意过度稀释的尿液、应用袢利尿剂后可出现假阴性。

（6）尿红细胞平均体积或容积分布曲线：也可区别肾小球性或非肾小球性血尿，前者尿中红细胞平均体积＜72fl，而后者多＞72fl。容积分布曲线在前者左移呈偏态分布，高峰在低容积区；而后者在高容积区，呈正态分布。

（四）其他辅助检查

经上述病史、体检、尿液检查，多数血尿已可区别为肾小球性或非肾小球性两大类。

对肾小球性血尿常需进行尿蛋白定量、抗链球菌溶血素 O 滴度、血补体检查。必要时还需检查抗核抗体、乙型肝炎病毒相关抗原或抗体。此外，应测肾功能（肌酐、尿素氮、内生肌酐清除率）、血生化。有时还需肾穿刺作肾病理检查，始能明确病因，并指导治疗。肾穿刺指征可参考以下情况：①血尿伴蛋白尿、高血压、氮质血症而病因不明。②持续镜下血尿半年以上，且伴肉眼血尿发作。③除血尿外逐渐于病程中出现蛋白尿。④伴持续低补体血症。

对非肾小球性血尿患儿需进一步检查：尿钙、尿细菌学检查；超声检查肾大小、形态，泌尿系统解剖结构有无畸形、结石、肿物，有无胡桃夹现象、肾血管内有无血栓形成等；疑有结石者可拍摄腹部平片，必要时行静脉肾盂造影、膀胱逆行造影或数字减影血管造影；有时还需行 CT、磁共振成像等检查以助诊断。

总之，血尿患儿应综合病史、体检、尿液化验及其他辅助检查作出血尿的定位、定性及病因诊断，以决定治疗方法。少数患儿尚需经长期随访，对陆续出现的一些线索进行分析后才能获得正确诊断。

三、可导致血尿的常见疾病

现将儿童常见的几种可引起血尿的疾病概述于下：

（一）特发性高钙尿症（idiopathic hypercalciuria）

指血钙正常、尿钙排出增加，且未能发现明确致病原因者。是小儿时期非肾小球性血尿的主要原因之一。依发病机制又分为两种类型：一是肠道钙质吸收过多的吸收型；二是肾小管对钙重吸收不良，而自肾漏出的肾漏型。

高钙尿症除引起血尿外，还可引起多种泌尿系统症状，如尿频、尿急、尿痛、蛋白尿、遗尿、尿失禁等。病程长久者体格发育差、骨质稀疏、尿浓缩功能差。

尿钙/尿肌酐（mg/mg）可作为筛查方法，当＞0.21 时视为阳性。确诊依赖 24 小时尿钙定量 ≥ 4mg/（kg·d）。

治疗方面：饮食中钠摄入不宜＞2mmol/（kg·d），避免过量钙摄入，保持饮食钙在 400mg/d 左右，少进食含草酸的果汁、可可、巧克力等，以免尿中草酸钙形成结晶导致结石。肾性高钙尿可用噻嗪类利尿剂，一般用氢氯噻嗪，每日 1~2mg/kg，疗程 6 周。用药期间应注意副作用（如血钾下降、高血糖、高尿酸血症、血脂升高等）。

（二）胡桃夹现象（nutcracker phenomenon）

又称左肾静脉压迫综合征（left renal vein entrapment syndrome）。指左肾静脉回注下腔静脉途中，行经主动脉和肠系膜上动脉形成的夹角受挤压而引发的临床症状。最主要的血流动力学改变是左肾静脉回流受阻引起左肾静脉高压。

临床最常见的表现是左侧肾来源的非肾小球性血尿。可为镜下血尿，也可有肉眼血尿发作。可发生于运动后，多无其他症状，偶有左侧腰部不适、腹痛等。本病是青少年、学龄儿期非肾小球性血尿的主要原因之一。

诊断最初依靠膀胱镜下见到来自左侧输尿管之血尿，或肾静脉造影、测量左肾静脉和下腔静脉压差等有创检查；近年临床多采用无创的超声彩色多普勒检测，可见扩张的左肾静脉处直径为受压最窄处直径的 2～3 倍以上，并需除外可导致非肾小球性血尿的其他病因。

本病除尿改变外，无血生化、肾功能异常，多无须特殊治疗，但应密切随访。一般随年龄增长，肠系膜上动脉与腹主动脉夹角处脂肪、结缔组织等的增加或侧支循环的建立而症状改善缓解。出血严重者有行手术治疗的报告。

（三）Alport 综合征

是一遗传性肾病，临床以血尿、感音神经性耳聋、慢性进行性肾功能减退为特点，故又称遗传性进行性肾炎（hereditary progressive nephritis）。本病遗传方式有三种：85% 为 X 连锁显性遗传，其致病基因 COL4A5 位于 X 染色体长臂中部 Xq22-q23，编码基底膜中 Ⅳ 型胶原 α5 链。此外，还有常染色体隐性、常染色体显性遗传者。

临床最早出现的是肾小球性血尿，通常为持续镜下血尿，半数小儿有肉眼血尿发作，随疾病进展出现蛋白尿。除尿改变外，半数有听力障碍，多见于 10 岁以后小儿。眼部可有前锥形晶状体及眼底黄斑。肾功能改变与性别、遗传型有关。一般 X 连锁显性遗传的男性患儿常有持续进行性肾功能减退，多于中年进展为慢性肾衰竭。

诊断可依据家族史、临床表现而定，但确诊有赖肾活检在电镜下见肾小球基底膜呈分层、增厚的典型改变。近年可通过检测患儿肾小球基底膜、皮肤基底膜（同时检测父母皮肤组织）的 Ⅳ 型胶原 α5、α3 链诊断 Alport 综合征，并同时检出基因携带者。目前某些单位已可进行基因检测。

本病无特异治疗，可应用 ACEI 类和（或）ARB 类药延缓肾功能减退已发展至终末期肾病者需行肾脏替代治疗，移植后有 3%～4% 发生抗基底膜肾炎。

（四）IgA 肾病（IgA nephropathy）

是一免疫病理诊断，指肾组织免疫荧光检查以肾小球系膜区显著、广泛的 IgA 沉积为主的肾小球疾病。临床常以发作性血尿为主要表现，虽可见于各年龄组，但以学龄儿、青少年、中年人为主。是小儿时期肾小球性血尿的常见病因之一。

临床上的典型病例常于起病前 1～2 日有呼吸道或胃肠道感染史，继之发生肉眼血尿，通常 1～3 日后肉眼血尿消失，但之后可再次发作，发作间期可有镜下血尿或尿检正常。除此种典型发作外，还可有以下多种表现：①孤立性血尿和（或）蛋白尿；②急性肾炎综合征（即血尿、高血压、一定程度的肾小球滤过率受累）；③肾病综合征；④急进性肾小球肾炎；⑤慢性肾炎。

诊断需肾活检，于系膜区见 IgA 显著沉积为主要改变。

治疗应注意防治感染、清除感染灶。药物治疗视临床表现、病理改变而异。对有大量蛋白尿呈肾病综合征改变者，多数主张应用糖皮质激素联合免疫抑制剂（首选环磷酰胺）治疗，同时可加用抗血小板聚集药物、抗凝药物；对急进性肾炎、病理伴新月体形成者，常首选大剂量甲泼尼龙冲击，继之口服激素联合环磷酰胺治疗。此外，近年还有对本病给予鱼油、血管紧张素转化酶抑制剂治疗的报告。

（钟旭辉　董文斌）

第十三章 血液系统疾病

第一节 小儿造血和血液特点

一、造血特点

小儿造血可分为胚胎期造血和生后造血。

（一）胚胎期造血

血细胞的生成始自胚外中胚层组织卵黄囊的血岛，然后迁往胚内的肝、脾等髓外造血器官，最后至骨髓。因而形成三个不同的造血期。

1. 中胚叶造血期（mesoblastic hematopoiesis） 胚胎第3周出现卵黄囊壁造血，之后在中胚叶组织中出现广泛的原始造血成分，主要为有核红细胞。从第6周后造血功能开始减退。

2. 肝脾造血期（hepatic hematopoiesis） 卵黄囊的造血干细胞转移至肝，从9周后肝出现活跃造血组织。肝造血时期以红细胞生成为主，至4～5月达高峰期，之后逐渐减退，出生时只有少数有核红细胞仍见于肝内。约于胚胎第8周，脾开始造血。脾造血亦是以红系占优势，稍后粒系造血显得相当活跃，第12周时还可出现淋巴细胞和单核细胞。胚胎5个月后，脾造红细胞及粒细胞功能减退，至出生时成为终身造淋巴器官。淋巴造血从10～12周可见于胸腺及淋巴结。

3. 骨髓造血期（medullary hematopoiesis） 胚胎第6周时骨髓腔发育已初具规模，从胚胎4个月后，骨髓开始造血，并迅速成为主要的造血器官。在22周时已非常活跃，各系血细胞均可制造。从胚胎32周至出生时，所有的骨髓空间均被造血组织填满。出生2～5周后骨髓成为唯一的造血场所。各期造血时间见图13-1。

胎儿期造血的三个阶段不是截然分开的，而是互相交错、此消彼长的。

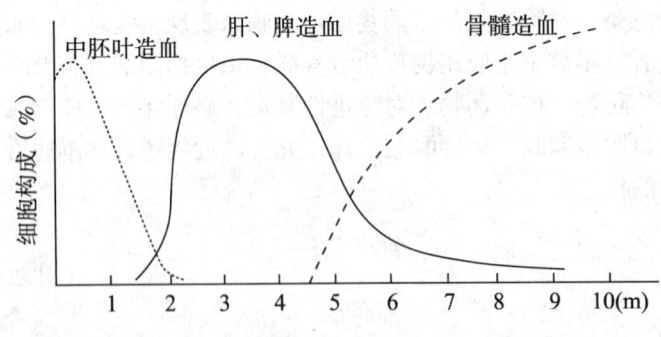

图13-1 胎儿及生后不同时期的造血情况

（二）生后造血

生后造血主要分为骨髓造血和骨髓外造血。

1. 骨髓造血 出生后主要是骨髓造血。生后前几年所有骨髓均为红髓，全部参与造血；5～7岁开始长骨干中出现脂肪细胞（黄髓），随年龄增长，脂肪细胞组成的黄髓逐渐增多，而红髓相应减少。至18岁时红髓仅存在于椎骨、肋骨、胸骨、颅骨等扁平骨以及股骨、肱骨的近端。当造血需要增加时，黄髓可重新转变为红髓而恢复其造血功能。

2. 骨髓外造血（extramedullary hematopoiesis） 在正常情况下，髓外造血甚少，仅限于脾、淋巴结生成淋巴细胞及单核细胞。小儿尤其在婴儿期，在生后头几年骨髓均为红髓，故造血的代偿潜力甚小，当发生感染性贫血或溶血性贫血等需要增加造血时，肝、脾及淋巴结可适应需要，恢复到胎儿时期的造血状态而出现肝、脾和淋巴结的肿大。同时外周血中可出现有核红细胞和（或）幼稚粒细胞。这是小儿造血器官的一种特殊反应，称为"骨髓外造血"。当感染及贫血矫正后可恢复正常。

二、血象特点

小儿血象与成人颇有差异，年龄越小越明显。随着年龄增长，血容量及各种血细胞可有不同变化。

（一）红细胞计数及血红蛋白含量

红系造血始于胚胎第3周，卵黄囊壁上中胚层间充质细胞开始分化并聚集成细胞团，称为血岛（blood island）。血岛中间细胞为最早的原始血细胞，该细胞进一步分化成为有核红细胞。这种细胞合成的血红蛋白称为Gower1（$\zeta_2\varepsilon_2$）、Gower2（$\alpha_2\varepsilon_2$）和Portland（$\zeta_2\gamma_2$）。在胚胎2个月后，肝内间充质细胞不但能分化为初级的原始红细胞，而且能分化为次级原始血细胞。这时，在幼红细胞中合成的血红蛋白则称为HbF，还有少量的HbA_1、HbA_2。出生后，幼红细胞产生的HbF逐渐减少，HbA逐渐增多。到出生后6个月以后，主要为HbA，仅有少量HbA_2及HbF，亦即接近正常成人的血红蛋白成分。

红细胞生成需要持续地供给氨基酸、铁、某些维生素和微量营养素等，并受到促红细胞生成素（erythropoietin，EPO）的调节。

由于胎儿期处于相对缺氧状态，需较多数量的红细胞始能为各器官供应足够的氧气，以维持正常生长，故红细胞、血红蛋白、HbF在出生时均较成人高。正常足月儿出生时红细胞数为（5.0～7.0）×10^{12}/L，血红蛋白为150～220g/L。出生后第1天因不显性失水及进食较少，血液浓缩，红细胞数与血红蛋白量通常会增高。由于生后随着自主呼吸的建立，血氧含量增加，血氧饱和度已提高至95%，身体对红细胞的需求减少，红细胞生成素亦减少，骨髓造血功能短暂降低，胎儿红细胞寿命较短、易被破坏；婴儿生长发育迅速，循环血量迅速增加。以上因素使红细胞数和血红蛋白含量逐渐降低，在生后2～3个月达到最低点。红细胞数可降至3.0×10^{12}/L，血红蛋白含量降至100g/L，称为"生理性贫血"（physiological anemia）。生理性贫血呈自限性，无明显临床症状，一般不影响生长发育，3个月后红细胞数和血红蛋白量又逐渐上升。红细胞数在1岁时为4.6×10^{12}/L，在12岁时为4.8×10^{12}/L，达成人水平（图13-2）。

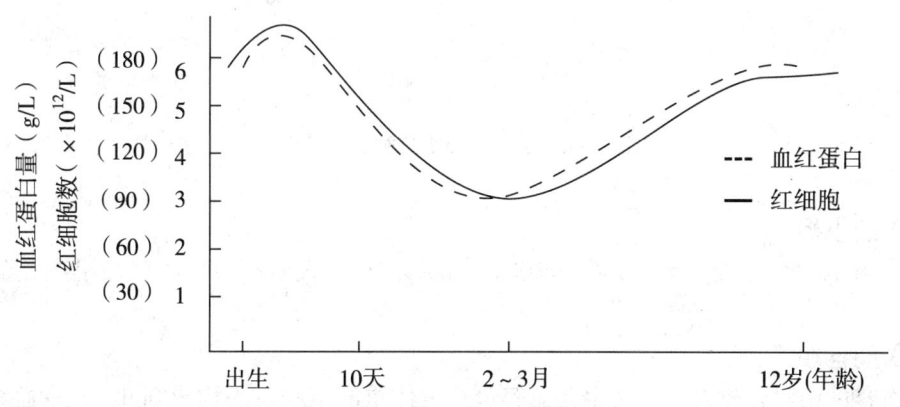

图13-2 小儿红细胞和血红蛋白量的变化

网织红细胞数在婴儿期以后与成人相同,百分率为0.5%~1.5%,绝对计数为(24~84)×10^9/L。

血红蛋白分子由两对多肽链(globin chain)组成。构成血红蛋白分子的多肽链共有六种,分别称为α、β、γ、δ、ε和ζ,不同的血红蛋白分子是由不同的多肽链组成。在胚胎、胎儿、儿童和成人期有显著不同。胚胎期组成血红蛋白的肽链主要为ε、ζ、α链,组成Gower 1($\zeta_2\varepsilon_2$)、Gower 2($\alpha_2\varepsilon_2$)、Portland($\zeta_2\gamma_2$);胎儿期主要为α、γ链,少量β链,HbF($\alpha_2\gamma_2$)在胎儿6个月时达90%,在胎儿30周后β链逐渐增多,在出生时HbF占70%,成人血红蛋白[adult haemoglobin,HbA($\alpha_2\beta_2$)]约30%。出生后,γ链制造迅速减少,生后3个月β链成为主要成分,1岁时HbA增至95%,HbF少于2%,HbA_2($\alpha_2\delta_2$)为2%~3%。胚胎至婴儿期血红蛋白肽链的变化和血红蛋白电泳的改变见图13-3。

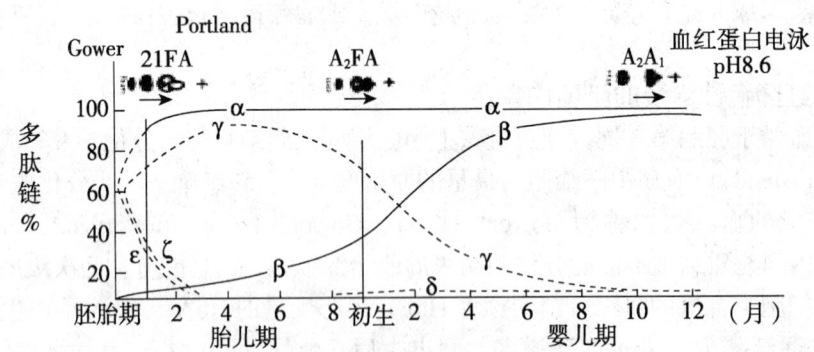

图13-3 胚胎至婴儿期血红蛋白肽链的变化和血红蛋白电泳的改变

(二)白细胞

初生时白细胞总数为(15~20)×10^9/L。生后6~12小时达(21~28)×10^9/L,然后逐渐下降,1周时平均为12×10^9/L。婴儿期白细胞数维持在10×10^9/L左右,8岁以后接近成人水平。

白细胞分类的特点主要反映在中性粒细胞与淋巴细胞比例的相对变化。初生时中性粒细胞较高,占0.65,淋巴细胞占0.30;生后4~6天,两者比例相等;在整个婴儿期淋巴细胞始终占多数,约占0.60,中性粒细胞约占0.35;至4~6岁,中性粒细胞又与淋巴细胞比例相等,以后白细胞分类与成人相似。小儿白细胞分类比例变化见图13-4。

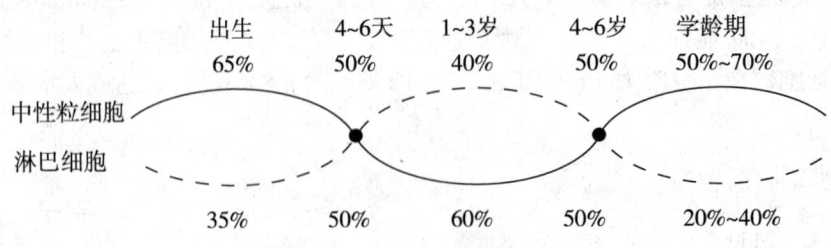

图13-4 小儿白细胞分类比例变化

(三)血小板

新生儿出生时血小板数为(150~300)×10^9/L,与成人血小板数相似,早产儿的血小板稍低。

(四)血容量

小儿血容量相对较成人多,新生儿血容量约占体重的10%,平均300ml;儿童血容量占体重的8%～10%；成人血容量占体重的6%～8%。

（任立红）

第二节 小儿贫血

一、总论

【贫血的定义】

贫血（anemia）是小儿时期常见的一种综合征，系指末梢血中单位容积内红细胞数或血红蛋白量低于正常。根据WHO资料显示，血红蛋白值的低限：6个月～6岁为110g/L；6～14岁为120g/L。海拔每升高1000米，血红蛋白上升4%，低于此值称为贫血。6个月内婴儿由于生理性贫血等因素，血红蛋白值变化较大，目前尚无统一标准。我国小儿血液学会议暂定：新生儿血红蛋白＜145g/L，1～4个月血红蛋白＜90g/L，4～6个月血红蛋白＜100g/L者为贫血。

【贫血的分类】

1. 贫血程度分类 根据外周血血红蛋白含量不同可分为四度，见表13-1。

表13-1 小儿贫血程度分类（血红蛋白值，g/L）

	轻度	中度	重度	极重度
小儿	正常低限～90	60～90	30～60	＜30
新生儿	120～144	90～120	60～90	＜60

2. 形态学分类 依平均红细胞容积 [mean corpuscular volume，MCV，系指平均每个红细胞的体积，以fl（飞升）为单位]、平均红细胞血红蛋白量 [mean corpuscular hemoglobin，MCH，系指平均每个红细胞内所含血红蛋白的量，以pg（皮克）为单位]、平均红细胞血红蛋白浓度 [mean corpuscular hemoglobin concentration，MCHC，系指平均每升红细胞中所含血红蛋白浓度（%），以g/L表示] 将贫血分为四类，见表13-2。

表13-2 贫血的细胞形态分类

	MCV（fl）	MCH（pg）	MCHC（%）
正常值	80～94	28～32	32～38
大细胞性	＞94	＞32	32～38
正细胞性	80～94	28～32	32～38
单纯小细胞性	＜80	＜28	32～38
小细胞低色素性	＜80	＜28	＜32

3. 病因分类 造成贫血的主要原因是红细胞的生成与破坏两者失去平衡，故大体可分为三类，即红细胞生成减少性、溶血性和失血性贫血。

（1）红细胞和血红蛋白生成不足

1) 缺乏造血物质：如缺铁性贫血（铁缺乏）、营养性巨幼红细胞性贫血（维生素B_{12}、叶酸缺乏）、维生素B_6缺乏、铜缺乏、维生素C缺乏、蛋白质缺乏等。

2)骨髓造血功能障碍：再生障碍性贫血、单纯红细胞再生障碍性贫血。

3)其他：感染性、炎症性、癌症性贫血及慢性肾脏疾病所致的贫血等。

(2)溶血性贫血

1)红细胞内在异常：①红细胞膜结构缺陷：如遗传性球形红细胞增多症、椭圆形红细胞增多症、棘状红细胞增多症、阵发性睡眠性血红蛋白尿症等；②红细胞酶缺乏：如葡萄糖-6-磷酸脱氢酶缺乏症、丙酮酸激酶缺乏等；③血红蛋白合成与结构异常：如珠蛋白生成障碍性贫血（又称地中海贫血）、血红蛋白病等。

2)红细胞外在因素：①免疫因素：体内存在破坏红细胞的抗体，如新生儿溶血、自身免疫性溶血性贫血等；②非免疫性因素：如药物、化学物质、感染、毒素或物理因素引起的贫血。

(3)失血性贫血：急性失血及慢性失血，如溃疡病、钩虫病及肠息肉等。

【临床表现】

贫血的临床表现因贫血程度、贫血发生速度、血液总量的改变、贫血的程度和年龄等因素而异。贫血症状的出现主要是组织缺氧所致，其特有的症状是心血管和肺对这种缺氧的严重程度和持续时间的代偿反应的表现。因此缺氧的程度和组织对缺氧的代偿能力决定临床症状的轻重。

1．一般表现　一般当血红蛋白下降至80g/L以下时，可见皮肤黏膜苍白，以面部及耳轮皮肤、口腔黏膜、甲床等处明显。慢性溶血、巨幼细胞性贫血患儿皮肤呈蜡黄色。病程较长的患儿常有疲倦无力、毛发干枯、营养低下、体格发育迟缓等症状。

2．造血器官反应　当小儿发生贫血时，尤其在婴儿期，往往出现骨髓外造血，除再生障碍性贫血外，常有肝、脾和淋巴结肿大。外周血中可出现有核红细胞、幼稚粒细胞。

3．各系统症状

(1)循环和呼吸系统：贫血时由于组织缺氧，可出现一系列代偿现象，如呼吸与心率加速、脉搏增强、脉压增大。当重度贫血时，代偿失调，可出现心脏扩大和充血性心力衰竭。

(2)消化系统：胃肠蠕动及消化酶的分泌功能均受到影响，食欲不振是常见的症状，婴儿常有腹泻，偶有舌乳头萎缩。

(3)神经系统：由于脑组织缺氧，或由于缺铁或维生素B_{12}缺乏，致神经细胞代谢障碍，常表现为精神不振、注意力不集中、情绪易激动、对周围环境反应力差。年长儿可有头痛、昏眩、眼前有黑点或耳鸣等。

【诊断要点】

贫血所代表的只是一组症状和体征的综合征，贫血的严重程度并不能表明贫血的起因，贫血的出现只表明有某种基础疾病的存在；临床有必要明确其病理生理机制及其基本性质。对于任何贫血患儿，必须找出其贫血的原因，才能进行合理和有效的治疗。因此，详细询问病史、全面的体格检查和必要的实验室检查是作出贫血病因诊断的重要依据。

1．病史询问中应注意下列各项

(1)发病年龄：可提供诊断线索。例如生后24小时内出现贫血伴有黄疸者，新生儿溶血症（ABO或Rh血型不合所致）可能性大；婴儿期发病者多考虑营养缺乏性贫血、遗传性溶血性贫血；儿童期发病者多考虑慢性出血性贫血、再生障碍性贫血以及其他造血系统疾病、全身性疾病引起的贫血。

(2)病程经过和伴随症状：起病急、病程短者，提示急性溶血或急性失血；起病缓慢者，提示营养性贫血、慢性失血或溶血等；如伴有黄疸和血红蛋白尿提示溶血；伴有呕血、便血、血尿、瘀斑等提示出血性疾病；伴有骨痛提示白血病或其他骨髓浸润性病变等。

(3)喂养史：详细了解婴幼儿的喂养方法及饮食的质与量对诊断和病因分析有重要意义。如1岁内单纯乳类喂养而少加辅食，幼儿及年长儿饮食质量差或搭配不合理者，可能为缺铁性贫血；由于羊奶缺乏叶酸，单纯羊乳喂养未及时添加辅食的婴儿易患营养性巨幼细胞性贫血。

(4) 既往史：询问有无寄生虫病特别是钩虫病史；询问其他系统疾病，如消化系统疾病、慢性肾病、严重结核、慢性炎症性疾病如类风湿病等可引起与贫血有关的疾病。

(5) 家族史：与遗传有关的贫血，如遗传性球形红细胞增多症、G-6-PD 缺乏症、珠蛋白生成障碍性贫血等，家族中常伴有同样患者。

2. 体格检查应注意下列各项

(1) 生长发育：慢性贫血往往有生长发育障碍。某些遗传性溶血性贫血，特别是重型 β 珠蛋白生成障碍性贫血，除发育障碍外还表现有特殊面貌，如颧、额突出，眼距宽，鼻梁低，下颌骨较大等。

(2) 营养状况：营养不良常伴有慢性贫血。

(3) 皮肤、黏膜：甲床、结合膜及唇黏膜等皮肤和黏膜苍白的程度一般与贫血程度呈正比。伴有皮肤、黏膜出血或瘀斑时要注意排除出血性疾病和白血病；伴有黄疸时提示溶血性贫血。

(4) 指甲和毛发：缺铁性贫血的患儿指甲菲薄、脆弱，严重者扁平甚至呈匙形反甲。巨幼细胞性贫血头发细黄、干枯、无光泽。

(5) 肝、脾和淋巴结肿大：肝、脾和淋巴结肿大是婴幼儿贫血的常见体征，肝脾轻度肿大多提示髓外造血；如肝脾明显肿大且以脾大为主者，多提示遗传性溶血性贫血；贫血伴有明显淋巴结肿大者，应考虑如白血病、恶性淋巴瘤等造血系统恶性病变。

【实验室检查】

血液检查是贫血鉴别诊断不可缺少的措施，临床上应由简而繁进行。一般根据病史、体检和初步的实验室检查资料，通过综合分析，对大多数贫血可作出初步诊断或确定诊断。对一些病情复杂暂时不能明确诊断者，亦可根据初步线索进一步选择必要的检查。

1. 血常规　红细胞计数和血红蛋白可确定有无贫血及其程度。MCV、MCH、MCHC 可帮助判断形态分类，白细胞和血小板计数可协助诊断或初步排除造血系统其他疾病（如白血病）以及感染性疾病所致的贫血。

2. 红细胞形态　这是一项简单而又重要的检查方法。仔细观察血涂片中红细胞大小、形态及染色情况，对贫血的诊断有较大启示。如红细胞较小、染色浅、中央淡染色区扩大，表明生成不足，是由于缺铁、地中海贫血和有关的血红蛋白合成缺陷所致，提示存在血红蛋白和珠蛋白合成异常。相反，正色素正常红细胞性贫血的发病机制则是增生低下或再生不良，见于骨髓造血功能障碍。有些贫血以大红细胞为特征，这提示 DNA 合成的缺陷，这类贫血通常是由于维生素 B_{12} 不足、叶酸代谢缺陷或化疗细胞毒药物干扰 DNA 合成所致。红细胞呈球形、染色深提示遗传性球形细胞增多症；红细胞大小不等，染色浅并有异形、靶形和碎片者，多提示珠蛋白生成障碍性贫血。

3. 网织红细胞计数　网织红细胞是尚未完全成熟的红细胞，是晚幼红细胞脱核后到完全成熟之间的过渡型细胞。由于网织红细胞是幼年细胞，因而是判定骨髓造红细胞功能的重要指标，增多提示骨髓造血功能活跃，可见于急慢性溶血或失血性贫血；减少提示造血功能低下，可见于再生障碍性贫血。

4. 白细胞和血小板计数　可协助诊断或初步排除造血系统如白血病等其他疾病以及感染性疾病所致的贫血。

5. 骨髓检查　涂片检查可直接观察红细胞系的活性和前体红细胞的成熟、生成障碍以及铁含量的半定量、铁的分布和含铁细胞类型的状况。对如白血病、再生障碍性贫血、营养性巨幼红细胞性贫血等的诊断具有决定性意义。

6. 血红蛋白分析检查 血红蛋白碱变性试验、血红蛋白电泳、包涵体生成试验对珠蛋白生成障碍性贫血和异常血红蛋白病有诊断意义。

7. 红细胞脆性试验 如果存在较多量球形红细胞，如遗传性球形细胞增多症，红细胞脆性增加，开始溶血会在较高浓度时出现。如珠蛋白生成障碍性贫血以异常薄型细胞居多，则开始溶血在低浓度时出现，并且可能不出现完全性溶血现象。

8. 特殊检查 红细胞酶活力测定对先天性红细胞酶缺陷所致的溶血性贫血有诊断意义；抗人球蛋白试验可以协助自身免疫性溶血的诊断；血清铁、铁蛋白、红细胞游离原卟啉等检查可以协助诊断缺铁性贫血；核素 ^{51} 铬可以测定红细胞寿命；基因分析方法对遗传性溶血性贫血不但有诊断意义，还有产前诊断价值。

【治疗原则】

1. **去除病因** 这是治疗贫血的关键，有些贫血在病因去除后，很快可以治愈。对一些贫血原因暂时未明的，应积极寻找病因，予以去除。

2. **一般治疗** 加强护理，预防感染，改善饮食质量和搭配等。

3. **药物治疗** 针对贫血的病因，选择有效药物给予治疗，如铁剂治疗缺铁性贫血，维生素 B_{12} 和叶酸治疗营养性巨幼细胞性贫血，肾上腺皮质激素治疗自身免疫性溶血性贫血等。

4. **输血疗法** 当贫血引起心功能不全或血红蛋白低于 30g/L 时，输血（凡有条件的均应输红细胞）是抢救措施。对长期慢性贫血者，若代偿功能良好，可不必输血，必须输血时应注意输血量和速度，贫血重者应输浓缩红细胞，每次 5～10ml/kg，速度不宜快，以免引起心力衰竭和肺水肿。对于贫血合并肺炎的患儿，每次输血量更应减少且速度减慢。

5. **造血干细胞移植** 这是目前根治一些遗传性溶血性贫血和再生障碍性贫血的有效方法，如有 HLA 相配的造血干细胞来源应予首选。

6. **并发症治疗** 婴幼儿贫血易合并急、慢性感染，营养不良，消化紊乱等，应予积极治疗。

二、缺铁性贫血

缺铁性贫血（iron deficiency anemia，IDA）是指体内用来制造血红蛋白的贮存铁缺乏、红细胞生成障碍时所发生的贫血。临床以小细胞低色素性贫血、血清铁蛋白减少和铁剂治疗有效为特点。缺铁性贫血是小儿最常见的一种贫血，多见于 6 个月～2 岁婴幼儿，是我国重点防治的小儿常见病之一。

【铁代谢与发病机制】

体内的铁分布于代谢和贮备池两部分，一部分是正在执行生理功能的铁，包括血红蛋白、肌红蛋白、酶、辅助因子等所含的铁以及血浆转铁蛋白和乳铁蛋白等所结合的铁。另一部分是暂时不执行功能的贮存铁，其存在形式主要是铁蛋白和含铁血黄素，贮存于组织细胞中。

1. **人体总铁量及其分布** 正常成年男性约为 50mg/kg，女性约为 35mg/kg，新生儿约为 75mg/kg。总铁含量中 64% 用于合成血红蛋白，3.2% 合成肌红蛋白，32% 以铁蛋白及含铁血黄素形式贮存于肝、脾和骨髓中，0.4% 存在于含铁酶（如各种细胞色素酶等）中，0.4% 以运转铁存在于血浆中。

2. **铁的来源**

（1）外源性铁：每天 1～1.5mg。占人体铁摄入量的 1/3。膳食中有两种形式的铁，血红素铁和非血红素铁，其中非血红素铁是膳食铁的主要形式。血红素铁和非血红素铁的肠道吸收途径完全不同。血红素铁存在于动物性肉类食物中，它可以直接被肠黏膜上皮细胞所吸收，各种膳食因素和消化液的分泌状况对其影响很小，吸收率一般在 10%～23%。非血红素铁如植物性食物中的铁，其吸收率受消化道功能和各种膳食因素的影响极大，吸收率一般仅为 3% 左右。膳食钙抑制非血红素铁的吸收，而维生素 C、果糖、氨基酸等许多还原物质能使 Fe^{3+} 还原成 Fe^{2+}，有利于铁的吸收。其他抑制非血红素铁吸收的膳食因素包括植酸、酚类、大豆、茶、咖啡、蛋等可抑制铁的吸收。

母乳与牛乳含铁量均低，但母乳铁的吸收率较牛乳高约 5 倍。

(2) 内源性铁：衰老的红细胞破坏释放的铁几乎全部被再利用。

3. 铁的吸收和运转　食物中的铁主要在十二指肠和空肠上部被吸收。进入肠黏膜细胞的 Fe^{2+} 被氧化成 Fe^{3+}，其中一部分与细胞内的去铁蛋白结合，形成铁蛋白；另一部分通过肠黏膜细胞进入血液，与血浆中的转铁蛋白相结合，随血循环运送到骨髓等需铁和贮铁组织。人体主要通过肠道黏膜细胞对铁吸收的精细调控来维持体内铁稳态（图13-5）。

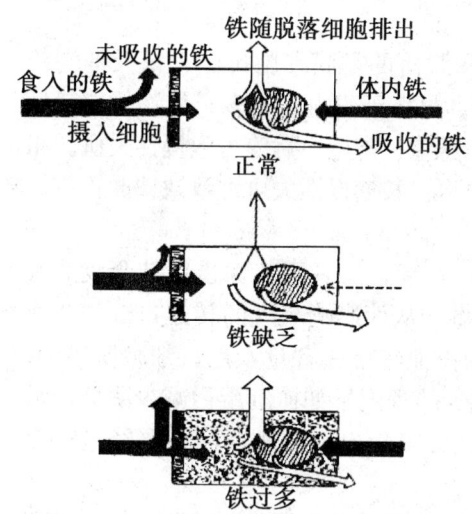

图 13-5　肠黏膜对铁吸收的调节作用

在正常情况下，血浆中的转铁蛋白 1/3 与铁结合，此结合的铁称为血清铁（serum iron，SI）；其余 2/3 的转铁蛋白仍具有与铁结合的能力，在体外加入一定量的铁可使其成饱和状态，所加的铁即为未饱和铁结合力。血清铁与未饱和铁结合力之和称为血清总铁结合力（total iron binding capacity，TIBC），血清铁在总铁结合力中所占百分比称为转铁蛋白饱和度（transferin saturation，TS）。

4. 铁的贮存和利用　铁在体内以铁蛋白及含铁血黄素的形式贮存。当机体需要铁时，即通过还原酶的作用使铁蛋白中 Fe^{2+} 释放，然后由氧化酶氧化成 Fe^{3+}，再与转铁蛋白结合，转运至骨髓造血组织。转铁蛋白 – 铁复合物在原红细胞上与特异性转铁蛋白受体结合后通过细胞吞饮作用，进入红系前体细胞，铁被转移到线粒体内，插入原卟啉便形成血红素，后者再与珠蛋白结合形成血红蛋白。

5. 铁的需要量与排泄量　正常人每日铁的排泄量相对稳定，约为 1mg，主要由胆汁、尿、汗和脱落的黏膜细胞排出。成熟儿出生后 4 个月~3 岁每天约需铁 1mg/kg，早产儿为 2mg/kg。各年龄小儿每天摄入总量不宜超过 15mg。

6. 胎儿期和儿童期铁代谢特点

(1) 胎儿期铁代谢特点：胎儿通过胎盘从母体获得铁，以孕期后 3 个月获铁量最多，平均每日可从母体获得 4mg 铁，故足月新生儿从母体所获铁量足够其生后 4~5 个月之用，而未熟儿则容易发生缺铁。如孕妇严重缺铁亦可影响胎儿的铁供应。

(2) 婴儿期铁代谢特点：足月新生儿体内总铁量平均为 75mg/kg，其中 25% 为贮存铁。生后由于"生理性溶血"释放的铁较多，随后是"生理性贫血"期，造血相对较低下，加之从母体获取的铁一般能满足 4 个月之需，故婴儿早期不易发生缺铁。但早产儿从母体获取铁少，且生长发育更快，可较早发生缺铁。约 4 月龄后，从母体获取的铁逐渐耗尽，而此期发育迅速、造血活跃，因此对膳食铁的需要增加，而作为婴儿主食的人乳和牛乳的铁含量较低，不能满足机体之需，贮存铁耗竭后即发生缺铁，故 6 个月~2 岁小儿缺铁性贫血发生率高。

(3) 儿童期和青春期铁代谢特点：儿童期缺铁主要原因为：食物搭配不合理，铁吸收受抑制；钩虫、蛲虫感染导致隐性失血；青春期生长发育加快，对铁的需要增加，初潮以后少女月经过多造成铁的丢失也是缺铁的原因。

【病因】

1. **先天铁储存不足** 胎儿在最后3个月从母体获铁最多,故早产儿先天储铁不足最常见,母孕期严重缺铁亦可导致胎儿储铁减少。

2. **铁摄入量不足** 为缺铁性贫血的主要原因。人乳、牛乳、谷物中含铁量均低,如不及时添加含铁多的辅食,容易发生缺铁性贫血。

3. **生长发育因素** 婴儿期生长发育较快,体重及血容量增长迅速,对铁的需求较大,若食物含铁量不足,很容易造成缺铁性贫血。青春期是另一个快速增长时期,若有偏食,可影响铁的吸收,另外少女月经过多亦是缺铁原因。

4. **铁的吸收障碍** 食物搭配不合理可影响铁的吸收。慢性腹泻不仅铁吸收不良,而且铁的排泄也增加。

5. **铁丢失过多** 正常时,铁主要由胆汁、尿、汗和脱落的黏膜细胞排出,每天平均约1mg。长期慢性失血时,每失血4ml,约等于失铁1.6mg。虽每天失血量不多,但铁的消耗量已超过正常的1倍以上,即可造成贫血。肠息肉、梅克尔憩室、寄生虫病等可致慢性失血。用不经加热处理的鲜牛奶喂养婴儿可因对牛奶过敏而致肠出血。长期慢性失血可致缺铁。

【发病机制】

1. **缺铁对血液系统的影响** 铁和4个卟啉环构成血红素,后者再与珠蛋白结合成血红蛋白,每克血红蛋白含有1.34mg的铁,缺铁会造成贫血,从而影响氧气的转运;缺铁时血红素形成不足,血红蛋白合成减少,因而新生的红细胞内血红蛋白含量不足,细胞质较少,而缺铁对细胞的分裂、增殖影响较小,故红细胞数量减少的程度不如血红蛋白减少明显,从而形成小细胞低色素性贫血。应该指出,不是体内缺铁即很快出现贫血,而是要经过三个阶段。

(1) 铁减少期(iron depletion,ID):铁丢失超过摄入,铁处于负平衡。此阶段体内贮存铁减少,但是供红细胞制造血红蛋白的铁尚未减少。

(2) 红细胞生成缺铁期(iron deficient erythropoiesis,IDE):此期贮存铁进一步耗竭,红细胞生成所需的铁亦不足,但循环中血红蛋白量尚不减少。

(3) 缺铁性贫血期(iron deficiency anemia,IDA):此期出现小细胞低色素性贫血的一些非血液系统症状。各期均有实验室检查方面的特点。

2. **缺铁对其他系统的影响** 铁是多种代谢酶的组成成分,而且其含量随着人体的生长发育而同步增加,这些代谢酶与生物氧化、组织呼吸、神经介质的合成和分解有关,酶活性降低时,细胞功能发生紊乱,因而出现一些非血液系统症状,如影响小儿的神经精神行为、消化吸收、免疫、肌肉运动等功能,经铁剂治疗后,这些症状可消失。

【临床表现】

1. **一般表现** 因起病缓慢,幼儿在贫血轻微时一般并无症状,当贫血较严重时才被察觉。此时面色苍白,唇、口腔及结合膜更明显。可出现乏力、活动减少,年长者有头晕、耳鸣、眼前昏黑等。

2. **非造血系统症状**

(1) 神经系统:铁对神经功能有影响,故贫血可使行为及智力发生改变,如烦躁不安、精神不集中及记忆力减退等,智力多数低于同龄儿。

(2) 消化系统:食欲减退、异食癖(如嗜食泥土、墙皮等)、舌炎、口腔炎也较常见。

(3) 其他:免疫功能减低,容易发生感染。上皮组织出现异常可引起反甲,但不常见于幼儿。严重贫血者心跳加快,心脏扩大,甚至引起心力衰竭。

3. **髓外造血表现** 由于骨髓外造血反应,肝、脾可轻度肿大;年龄越小,病程越久,贫血越重,肝、脾大越明显。

【实验室检查】

1. 血常规 血红蛋白下降，红细胞数减少，前者更明显。外周血涂片可见红细胞大小不等，以小细胞为主，中央淡染区扩大。平均红细胞容积（MCV）< 80fl，平均红细胞血红蛋白量（MCH）< 26pg，平均红细胞血红蛋白浓度（MCHC）< 0.31，呈小细胞低色素性贫血。白细胞数及血小板计数无改变。

2. 铁代谢检查

（1）血清铁蛋白（serum ferritin, SF）：铁蛋白具有强大的结合和贮备铁的能力，以维持体内铁的供应和血红蛋白的相对稳定性。SF可较敏感地反映体内贮存铁情况，缺铁初期尚未出现贫血时即可降低，为诊断缺铁铁减少期（ID期）的敏感指标。其放射免疫法测定值：SF在出生后最高，3个月后开始下降，9个月时最低，< 12μg/L时提示缺铁。肝是合成血清铁蛋白的主要场所，在肝损伤或某些肿瘤患者，铁蛋白是一种急性期反应物，其水平会升高，该类患者合并缺铁性贫血时，其SF值可不降低，会干扰诊断。

（2）红细胞游离原卟啉（free erythrocyte protoporphyrin, FEP）：红细胞内缺铁时，原卟啉不能完全与铁结合成血红素，血红素减少又反馈地使原卟啉合成增多，因此未被利用的原卟啉在红细胞内堆积，使FEP值增高 > 0.9μmol/L。SF值降低，FEP值增高，但尚未出现贫血，即为缺铁红细胞生成缺铁期（IDE期）的典型表现。

（3）血清铁（SI）、总铁结合力（TIBC）和转铁蛋白饱和度（TS）：SI下降低于9.0～10.7μmol/L、TS下降低于15%、TIBC增高大于62.7μmol/L。这三项指标反映血浆中铁的含量，通常在缺铁性贫血期（IDA期）才出现异常。疾病与铁代谢的关系如表13-3所示。

表13-3 疾病与铁代谢的关系

	缺铁性贫血	轻型地中海贫血	慢性病贫血
平均红细胞容积	低	低	正常、低
血清铁	低	正常	低
总铁结合力	高	正常	低
转铁蛋白饱和度	低	正常	正常、低
血清铁蛋白	低	正常	高

3. 骨髓象 骨髓幼红细胞增生活跃，以中、晚幼红细胞为主。各期红细胞较小，胞浆量少，显示胞浆成熟程度落后于胞核。骨髓涂片用普鲁士蓝染色镜检，缺铁时细胞外铁粒减少，若红细胞内铁粒幼细胞数少于15%，则提示贮存铁减少，可准确反映体内贮存铁情况。

【诊断与鉴别诊断】

1. 诊断要点 根据病史，特别是喂养史、临床表现及血象特点，多可作出诊断，必要时可作骨髓检查。有关铁代谢的生化检查有确诊意义，用铁剂治疗有效也可证实诊断。应注意与其他小细胞低色素性贫血如感染性贫血、铁粒幼细胞性贫血、地中海贫血及铅中毒等相鉴别。

2. 鉴别诊断

（1）地中海贫血（thalassemia）：是一种遗传性珠蛋白生成障碍性贫血，常见于中国南方各省，轻者血红蛋白略低，MCV < 80fl，重者有严重贫血，且MCV甚低。轻型β地中海贫血者，血红蛋白电泳显示HbA_2增高。但若同时有严重缺铁时，HbA_2可能不高，只在铁剂补充后才会增高。α轻型地中海贫血并无简单实验室检查可助确诊，必须查血清铁蛋白以排除缺铁性贫血。

（2）其他贫血：小细胞低色素性贫血，除缺铁性贫血与地中海贫血外，其他原因甚为少见。巨幼细胞性贫血可从 MCV 作出鉴别，慢性疾病引起的贫血红细胞形态多正常。

【治疗】

主要原则为去除病因及给予铁制剂。

1. 去因治疗 对饮食不当者应合理安排膳食，纠正不合理的饮食习惯与食物组成。驱除寄生虫、治疗胃溃疡等，控制慢性失血。

2. 铁剂治疗 铁剂是治疗本病的特效药物。主要用口服铁制剂，二价铁比三价铁易于吸收。口服剂量以元素铁计算，每次为 4~6mg/kg，分 2~3 次口服，在两餐之间服药，同时服维生素 C，能使三价铁还原成二价铁，使其易于溶解，能促进铁的吸收。铁剂不宜与牛乳、浓茶、咖啡等同服以免影响吸收。如口服 3 周仍无效，应考虑是否为诊断错误或存在其他影响疗效的因素。近年国内、外采用每周口服 1~2 次的方法代替每天 3 次防治缺铁性贫血，疗效肯定且小儿口服铁剂依从性增高。

注射铁剂因较易出现不良反应，应少用，常在不能口服铁剂的情况下使用。常用的注射铁剂为右旋糖酐铁，臀部深位肌内注射。

给予铁剂治疗后如有效，网织红细胞于服药后 48~72 小时开始上升，5~7 天达高峰，以后逐渐下降，2~3 周后下降至正常。治疗 1~2 周后血红蛋白开始上升，一般于治疗 3~4 周后贫血即可被纠正，如 3 周内血红蛋白上升不足 20g/L，注意寻找原因。血红蛋白恢复正常后，铁剂应继续服用 2 个月左右再停药以补足贮存铁量。

3. 输血 一般不必输红细胞，严重贫血伴心功能不全者，可考虑输浓缩红细胞，但应少量及慢速，以免加重心脏负担，同时可用利尿剂。贫血越严重，每次输注量应越少。血红蛋白在 30~60g/L 者，每次可输注浓缩红细胞 4~6ml/kg；血红蛋白在 60g/L 以上者，不必输红细胞。

【预防】

做好卫生宣教工作，提高家长的认识，提倡母乳喂养，指导合理搭配食物。在幼儿食品，如奶制品中加入适量铁剂。对早产儿，尤其是非常低体重的早产儿宜自 1 个月左右给予预防性铁剂补充。

三、营养性巨幼细胞贫血

营养性巨幼细胞贫血（nutritional megaloblastic anemia）是由于维生素 B_{12} 和（或）叶酸缺乏所致的一种大细胞性贫血。临床特点为贫血、神经精神症状、红细胞减少较血红蛋白减少更明显且红细胞体积增大、骨髓中出现巨幼红细胞为突出表现的一类贫血。

【叶酸、维生素 B_{12} 的代谢与发病机制】

叶酸吸收入体内被叶酸还原酶还原成四氢叶酸，维生素 B_{12} 在此过程中起催化作用。四氢叶酸是合成 DNA 过程中必需的辅酶，维生素 B_{12} 或叶酸缺乏可使 DNA 合成减少。幼红细胞内 DNA 减少将影响细胞核发育，但其胞浆的血红蛋白合成不受影响，故红细胞胞体变大形成巨幼红细胞。由于红细胞体积较大容易被破坏，寿命较短，故出现贫血。维生素 B_{12} 或叶酸缺乏亦影响粒细胞与骨髓中巨核细胞核的成熟，因此出现巨幼粒细胞和中性粒细胞核分叶过多现象。

维生素 B_{12} 能促使脂肪代谢产生的甲基丙二酸转变成琥珀酸而参与三羧酸循环，此作用有助于神经髓鞘中脂蛋白的形成，当缺乏时，会对脊髓和大脑髓鞘神经纤维的功能完整性造成损害，出现神经精神症状。同时，维生素 B_{12} 缺乏时中性粒细胞和巨噬细胞吞噬细菌后的杀灭作用减弱；另外，甲基丙二酸是结核分枝杆菌胞浆合成的原料，维生素 B_{12} 缺乏时可使组织、血浆中甲基丙二酸堆积，致使维生素 B_{12} 缺乏者对结核分枝杆菌易感染性增高。

(一)缺乏维生素 B_{12} 所致的巨幼细胞贫血

人体所需维生素 B_{12} 主要从食物中摄取,成人每天需要 2~3μg,而婴儿为 0.5~1.0μg。含量较丰富的食物为肉、肝、肾、禽蛋及海产物。水果、蔬菜及谷物中不含维生素 B_{12}。

【病因】

1. 摄入不足　胎儿经胎盘吸收维生素 B_{12},储存于肝内。孕妇在妊娠期间缺乏维生素 B_{12}(如长期素食),则新生儿出生时肝内维生素 B_{12} 储存量低,若只以母乳喂养而不加辅食,较易发生本病。年长儿长期偏食亦可发生。

2. 吸收障碍　维生素 B_{12} 进入胃后,与胃壁细胞分泌的糖蛋白(内因子)结合,然后经末端回肠吸收,进入血液循环与转钴蛋白(transcobalamin)结合,再运往肝储存。若上述环节出现问题(如缺乏内因子或回肠切除),可引起吸收障碍而出现贫血。

3. 需要量增加　早产儿、新生儿、婴儿生长发育快或有感染时需要量增加。

【临床表现】

多见于小于 2 岁的幼儿,起病缓慢。

1. 外观　虚胖、毛发稀疏发黄。

2. 贫血　面色苍黄、乏力,或伴有轻度肝脾大,严重者有出血症状。

3. 精神神经症状　可出现烦躁不安或呆滞、嗜睡、反应迟钝、少哭、不哭,智力及动作发育落后或倒退,肢体乃至全身震颤,甚至抽搐,巴宾斯基征阳性。

【实验室检查】

1. 血象　红细胞数减少较血红蛋白量减少更明显;末梢血涂片可见红细胞大小不等,以大细胞为多,易见嗜多色性和嗜碱点彩红细胞。红细胞形态呈大细胞贫血,MCV > 94fl,MCH > 32pg,MCHC 正常。可见巨幼变的有核红细胞,中性粒细胞呈核分叶过多现象。网织红细胞、中性粒细胞、血小板计数常减少。

2. 骨髓象　骨髓明显增生,以红系为主。各期幼红细胞出现巨幼变,胞体大而核染色质粗松,细胞核发育落后于胞浆。中性粒细胞和巨核细胞呈核分叶过多。

3. 血清维生素 B_{12} 测定　正常值为 200~800ng/L,若 < 100ng/L 提示缺乏维生素 B_{12}。

【诊断与鉴别诊断】

1. 诊断要点　①多见于婴幼儿,有喂养不当或母亲长期素食史;②有明显神经系统症状;③血象有巨幼细胞贫血者,应测定血清维生素 B_{12} 水平。

2. 鉴别诊断

(1) 再生障碍性贫血(aplastic anaemia):亦有巨红细胞贫血,但白细胞及血小板严重减少,无中性粒细胞核分叶过多。需作骨髓检查鉴别。

(2) 骨髓增生异常综合征(myelodysplastic syndrome,MDS):红细胞大而圆,中性粒细胞及血小板减少,骨髓增生且形态异常。部分患儿可转变为白血病。

【治疗与预防】

1. 药物治疗　维生素 B_{12} 500μg,一次肌内注射;当有神经系统症状时,应每日肌内注射 1mg 至少 1~2 周。用维生素 B_{12} 治疗后 6~7 小时骨髓内巨幼红细胞可转为正常幼红细胞,一般 2~4 天后精神症状好转;网织红细胞 2~4 天开始增加,在 6~7 天达高峰,2 周后降至正常,贫血开始好转;神经精神症状恢复较慢。

2. 对症治疗　重度贫血致心力衰竭,应考虑输血。

3. 预防　改善哺乳母亲营养,添加肉类等食物。婴儿应添加辅食;年长儿应注意食物均衡,防止偏食。

(二)缺乏叶酸所致的巨幼细胞贫血

多种食物富含叶酸(folic acid),而绿叶蔬菜、水果、谷类、果仁、动物内脏(如肝、肾等）、人乳和牛乳亦有足够的叶酸。其生理需要量很少，为20～50μg/d。叶酸经小肠（空肠、十二指肠）吸收后，运往身体各组织，大部分储存于肝内。小儿出生时体内叶酸储存量为6～20mg，足够4个月之需，故短期缺乏叶酸不会引起贫血。

【病因】

1．摄入量不足与吸收障碍　食物经高温加热后可破坏叶酸。羊乳含量亦低，若单纯以此类乳品喂养婴儿，在用完储存于肝内的叶酸，即出生4个月之后，可出现巨幼细胞贫血。故本病发病高峰期为6～24个月。慢性腹泻可影响叶酸吸收。

2．药物作用　正常结肠内的细菌可制造叶酸，吸收后供人体使用，若长期服用广谱抗生素，可清除结肠内部分细菌，影响叶酸供应。长期服用抗叶酸制剂或某些抗癫痫药，亦可导致叶酸缺乏。

【实验室检查】

1．血清叶酸测定　正常值为5～6μg/L，若低于3μg/L则提示叶酸缺乏。

2．血象及骨髓象　与维生素B_{12}缺乏表现相同。

【诊断与鉴别诊断】

1．诊断要点

(1) 有喂养不当史，多见于6～24个月婴儿，贫血症状与维生素B_{12}缺乏相似。

(2) 慢性腹泻或长期服用药物者出现贫血，应考虑叶酸缺乏。

(3) 血象有巨幼红细胞贫血者，应检测血清叶酸水平。

2．鉴别诊断

(1) 缺乏维生素B_{12}所致的贫血：二者临床表现相似，唯叶酸缺乏者一般并无精神神经症状。

(2) 再生障碍性贫血及骨髓增生异常综合征等的鉴别同前。

【治疗与预防】

1．药物　每日口服叶酸5mg，2～4天后网织红细胞增多，7天后血红蛋白、白细胞与血小板亦开始增加。服叶酸数周后，血红蛋白恢复正常。维生素C能促进叶酸吸收，可同时服用以提高疗效。

2．预防　改善营养，添加富含叶酸的食物，治疗影响叶酸吸收的肠道疾病。慢性溶血性贫血患儿对叶酸需求增加，应予预防性补充。

四、遗传性球形红细胞增多症

遗传性球形红细胞增多症（hereditary spherocytosis，HS）是红细胞膜有先天性缺陷，导致膜表面积减少，红细胞变为球形而引起的溶血性贫血。临床典型特征为慢性溶血过程而有急性发作的溶血性贫血和黄疸，在循环血液中球形红细胞增多，红细胞渗透脆性增高，常有脾大。

【病因与发病机制】

本病为常染色体显性遗传，但有不定的外显率（variable penetrance），发病率为1/5000，约25%为新的基因突变（mutation）所致，可无阳性家族史。病因为红细胞膜架结构异常和收缩蛋白缺陷，即细胞的直径变小而厚度增加，使红细胞膜表面面积减少，导致细胞膜不稳定；同时水和钠离子进入细胞内增加，使红细胞由双凹盘形变成球形，成为本病红细胞的特征形态。当球形红细胞通过脾内微细血管时，其细胞的变形性显著减低，在脾窦中不易通过，结果在脾内被破坏而出现溶血。

【临床表现】

1．黄疸　贫血、黄疸和脾大是三大主要症状。新生儿期可出现急性溶血和高胆红素血症。

儿童期一般黄疸不太严重,但在急性溶血时则黄疸明显加重。

2. 贫血 贫血一般较轻,血红蛋白在 90～110g/L,但感染或劳累可诱发急性溶血危象,出现严重贫血,患儿多有发热、乏力、腹痛和呕吐等症状。脾大程度视溶血速度、程度而异,溶血严重者脾较大。

3. 再生障碍危象（aplastic crisis） 慢性溶血者在受微小病毒（Parvovirus）感染时,可出现骨髓造血功能暂时抑制,引起严重贫血,白细胞与血小板可能减少,一般 1～2 周内自然缓解。

4. 胆结石 长期溶血患儿产生大量胆红素,可形成色素性胆结石,较常见于年长儿童。

【实验室检查】

1. 溶血证据 包括贫血、网织红细胞和非结合性胆红素增高。

2. 外周血象 呈正色素性贫血,末梢血涂片可见典型球形红细胞,其体积较正常红细胞小,染色深且无中央淡染区,球形红细胞数大于 10% 以上。白细胞和血小板正常。

3. 红细胞渗透脆性试验（osmotic fragility） 将红细胞加入低渗盐水中,与正常红细胞比较,在浓度较高（0.68%）时即开始出现溶血,至 0.4% 完全溶血,脆性明显增加。

4. 红细胞自身溶血试验（auto-haemolysis）阳性。

【诊断与鉴别诊断】

1. 诊断要点 若患儿有贫血、黄疸和脾大的临床表现,有家族病史,且有感染诱发急性溶血,高度怀疑该病,应作红细胞渗透脆性试验。

2. 鉴别诊断

（1）自身免疫性溶血性贫血（auto-immune haemolysis）：溶血时可出现球形红细胞,但 Coombs 试验阳性。

（2）红细胞酶缺陷：如葡萄糖 -6- 磷酸脱氢酶缺乏症,可作酶测定鉴别。

【治疗】

若病情轻微,不需治疗。慢性溶血对叶酸需求增多,应予补充。一般不需输血,出现严重再生障碍危象时,则需输血。球形红细胞在脾被破坏,故脾切除是有效的治疗方法,但脾切除可能影响机体的免疫功能,致使易患严重感染。若严重贫血影响生长发育,或出现再生障碍危象时可考虑作脾切除手术,但手术年龄应在 5 岁以后,以减少严重感染机会。脾切除前,应接种肺炎链球菌疫苗（pneumococcal vaccine）,如可能应增加脑膜炎奈瑟菌疫苗（meningococcal vaccine）及嗜血流感菌（hib）疫苗接种。术后应用长效青霉素预防治疗 1 年。

五、红细胞葡萄糖 -6- 磷酸脱氢酶缺乏症

红细胞葡萄糖 -6- 磷酸脱氢酶（glurose-6-phosphate dehydrogenase,G-6-PD）缺乏症是一种遗传性溶血性疾病。本病分布遍及世界各地,在我国长江以南各省,如广东、广西、四川、云南、福建、海南等地的发病率较高,少见于北方省份。

【病因】

本病为 X 连锁不完全显性遗传病,由 G-6-PD 基因突变所致。G-6-PD 基因定位于 Xq28,全长约 20kb,含 13 个外显子,编码 515 个氨基酸。主要患者为男性,女性纯合子可发病。现发现 G-6-PD 基因突变超过 400 多种,不同变异型可产生不同程度的酶活性和临床表现。我国人群中已发现的变异型达 40 种以上。

【发病机制】

本病发生溶血的机制尚未完全明了。G-6-PD 是红细胞葡萄糖磷酸戊糖旁路代谢（hexose monophosphate shunt）所需脱氢酶,可使辅酶 NADP 还原成还原型辅酶 NADPH。NADPH 是

红细胞内抗氧化的重要物质,可使氧化型谷胱甘肽(GSSG)转化为还原型谷胱甘肽(GSH)。GSH可保护红细胞血红蛋白、膜蛋白与酶蛋白免受氧化,亦使过氧化氢(H_2O_2)还原成水(H_2O)。G-6-PD缺乏时,NADPH和GSH减少,当受到氧化性物质侵害时,导致血红蛋白变性、沉淀,形成不溶的变性珠蛋白小体(heinz body)积聚于红细胞膜上,引起膜损伤和溶血。新生红细胞的G-6-PD活性较高,当氧化物引发溶血,衰老细胞因酶活性低而被破坏,新生红细胞增加时,其G-6-PD活性较高,对氧化损伤有较强的抵抗性而不再出现溶血,因此这种溶血过程是自限性的。蚕豆诱发溶血的机制未明,很多G-6-PD缺乏者进食蚕豆后不一定发病,推测还有其他因素参与,一般认为蚕豆中含有大量左旋多巴,在酪氨酸酶作用下,变为多巴醌,后者可使GSH含量减少而发生溶血。

【临床表现】

不同变异型产生不同程度的酶活性,故临床表现不尽相同。

1. 新生儿黄疸 一般生后3天发病,较常见于地中海及远东地区,在广东、香港等地并不少见。感染或新生儿接近有樟脑丸气味的衣物可诱发溶血。母亲哺乳时服用氧化剂药物,亦可导致溶血。但不少病例并无明显诱因。严重溶血者血清胆红素含量甚高,可导致胆红素脑病,是世界上新生儿黄疸需换血最常见的原因。主要症状为苍白、黄疸,半数患儿有肝脾大。贫血多轻至中度。

2. 感染或药物诱发溶血 细菌和病毒感染可诱发G-6-PD缺乏者发生溶血,服用有氧化特性的药物亦可引起急性溶血,如抗疟药(伯氨喹)、磺胺类(sulfonamide)、呋喃妥因(nitrofurantoin),或接触樟脑丸等。急性血管内溶血症状包括发热、疲乏或头晕等症状,因尿中有血红蛋白及尿胆原(urobilinogen),排尿呈深色,血红蛋白急速下降并出现黄疸。溶血严重者可发生急性肾衰竭。本病溶血多为自限性,故数天至1周左右,溶血自动停止,临床症状改善。

3. 蚕豆病(favism) 进食蚕豆或其制品(如粉丝)后,可引致急性溶血,仅见于地中海及远东地区型,非洲黑人型并不出现此病。溶血多在进食蚕豆后24~48小时内发病,表现为急性血管内溶血。

4. 慢性溶血 活性严重缺乏可出现慢性溶血,但甚罕见。

【实验室检查】

1. 血象 血红蛋白迅速下降,呈正细胞正色素性贫血,网织细胞增高,涂片可见红细胞碎片。

2. 筛选试验 常用方法有荧光斑点试验、硝基四氮唑蓝(NBT)试验及高铁血红蛋白还原试验。

3. 红细胞G-6-PD活性测定 是本病的直接诊断方法,但在急性溶血时测试,酶活性可能正常。因代偿性造血增加,新增红细胞及网织红细胞的酶活性较高,可致假阴性,故应在溶血停止后3个月再复查,以确定是否为G-6-PD缺乏。

【诊断】

诊断要点包括:①若不受药物或感染等刺激,G-6-PD缺乏者与正常小儿无异。②部分患儿有阳性家族史,或病史中有急性溶血表现,尤以服食药物或蚕豆后出现者。③有新生儿黄疸或间歇性溶血病史者。④凡可疑患儿应作红细胞G-6-PD活性测定。

【治疗】

1. 原则 除去诱发原因,停止服用具有氧化特性的药物或避免与含樟脑丸气味的人、物接近。已诊断为G-6-PD缺乏者,应对父母进行教育以免再次接触上述诱因。

2. 溶血期处理 注意补液供给足够水分,纠正电解质失衡。严重溶血应考虑口服碳酸氢钠,使尿液碱化,防止血红蛋白在肾小管内沉积。轻症一般不需输血,溶血在1周内自行停止。重度贫血者，应输入新鲜浓缩红细胞。

3. 蓝光治疗　新生儿黄疸可用蓝光治疗，严重者应用换血疗法。

【预防】

在高发病区应进行人群G-6-PD普查。一经诊断应进行教育使其避免诱发原因，如避食蚕豆及避免服用有氧化作用的药物等，可给予一张资料卡以加强教育及预防。

六、珠蛋白生成障碍性贫血

珠蛋白生成障碍性贫血（haemoglobinopathy）又称地中海贫血（thalassemia）、海洋性贫血等，是遗传性溶血性贫血的一组疾病。其共同特点是由于珠蛋白基因的缺陷使血红蛋白中的珠蛋白肽链有一种或几种合成减少或不能合成，导致血红蛋白的组成成分改变。该病常见于我国长江以南，以广东、广西、海南、四川及福建等省发病率较高，北方较少见。

【病因与发病机制】

正常血红蛋白是由血红素与珠蛋白结合而成，珠蛋白由两对不同的多肽链组成，根据珠蛋白肽链组合的不同，形成3种血红蛋白，即HbA（$\alpha_2\beta_2$）、HbA_2（$\alpha_2\delta_2$）和HbF（$\alpha_2\gamma_2$），这些珠蛋白肽链的组成随年龄改变。当遗传缺陷时，珠蛋白基因功能障碍，珠蛋白肽链合成障碍，从而出现慢性溶血性贫血。根据肽链合成障碍的不同，分别称为α、β、δβ和δ等地中海贫血。其中以α和β地中海贫血最常见。

1. β地中海贫血　人类β珠蛋白基因簇位于11号染色体（11p15.5）。β地中海贫血的发生主要是由于基因的点突变（point mutation），少数为基因缺失（gene deletion）所致。基因突变和缺失致β链的生成完全受抑制，称为β^0地中海贫血；β链的生成部分受抑制，则称为β^+地中海贫血。染色体上的两个等位基因突变点相同者称为纯合子；同源染色体上只有一个突变点者称为杂合子；等位基因的突变点不同者称为双重杂合子。

重型β地中海贫血由于β链生成完全或几乎完全受到抑制，以致含有β链的HbA合成减少或消失，而多余的α链则与γ链结合成为HbF，致HbF合成明显增加。由于HbF的氧亲和力高，致患者组织缺氧。过剩的α链沉积于幼红细胞和红细胞中，形成α链包涵体附着于红细胞膜上而使其变僵硬，在骨髓内大多被破坏而导致"无效造血"。部分含有包涵体的红细胞虽能成熟并释放至外周血，但当它们通过微循环时容易被破坏；这种包涵体还影响红细胞膜的通透性，从而导致红细胞的寿命缩短。贫血和缺氧刺激促红细胞生成素（EPO）的分泌量增加，促使骨髓增加造血，引起骨骼改变，导致特殊面容。

中间型β地中海贫血的β珠蛋白肽链合成部分受抑制，尚有部分β珠蛋白肽链生成，其病理生理改变与重型相似但程度轻，发病年龄晚，贫血等临床表现较重型轻。轻型地中海贫血是β^0或β^+地中海贫血的杂合子，β链的合成仅轻度减少，故其病理生理改变极其轻微。

2. α地中海贫血　人类α珠蛋白基因簇位于16号染色体（16p13.3）。每条染色体有2个α珠蛋白基因，一对染色体有4个α珠蛋白基因。α地中海贫血主要由于珠蛋白基因的缺失所致，少数由基因点突变造成。若一条染色体上的2个α基因均缺失或缺陷，导致相应α链合成完全受抑制，称为α^0地中海贫血；若是一条染色体上的一个α基因缺失或缺陷，则α链的合成部分受抑制，称为α^+地中海贫血。α^0和α^+地中海贫血的基因组合，产生以下几种常见的α地中海贫血类型。

重型α地中海贫血是α^0地中海贫血的纯合子状态，其4个α珠蛋白基因都缺失或缺陷，完全无α链生成，因而含有α链的HbA、HbA_2和HbF的合成减少。患者在胎儿期即发生大量γ链聚合形成四聚体（γ4、Hb Bart）。由于Hb Bart的氧亲和力很高，造成胎儿严重缺氧、水肿，导致胎儿死亡或娩出后即死亡。中间型α地中海贫血是α^0和α^+地中海贫血的杂合子状态，4个α珠蛋白基因有3个缺失或缺陷，导致α珠蛋白合成受到严重抑制，仅少量α链合成，多余的β链过剩聚合成四聚体（β4），成为HbH。HbH对氧亲和力较高，致使组织缺氧；同时HbH又是一种不稳定的四聚体，含有较多的-SH基，容易被氧化导致β4解离为游离的β链，在红细胞内变性沉淀而形成包涵体，附着于红细胞膜上，使红细胞受损，通过脾时易被破坏而致急型溶血性贫血。轻型α地中海贫血是$α^+$地中海贫血纯合子或$α^0$地中海贫血杂合子状态，它虽有2个α珠蛋白基因缺失或缺陷，但仍能代偿合成相当数量的α珠蛋白肽链，病理生理改变轻微。静止型α地中海贫血是α地中海贫血杂合子状态，它仅有一个α基因的缺失或缺陷。α珠蛋白肽链的合成略为减少，无明显病理生理改变。

【临床表现】

1. β地中海贫血　根据上述发病机制，临床表现可分三型。

(1) 重型：亦称Cooley贫血。出生时并无症状，生后3个月开始发病，出现慢性进行性贫血。患儿面色苍白，有轻度黄疸、肝脾大。在1岁后因骨髓代偿性增生导致骨骼改变、头颅增大、脸颊隆突、鼻梁塌陷、上颌及牙齿前突，形成地中海贫血的特殊面容。长期严重贫血可使抵抗力减弱，容易发生肺炎或其他感染，甚或早年夭折。若不进行输血治疗，多于5岁前死亡。定期输血可减少贫血症状，亦能阻止骨髓增生，且可避免上述骨骼改变，肝脾大亦可减轻。若只纠正贫血而不进行去铁治疗，易并发含铁血黄素沉着症；过多的铁沉着于心肌和其他脏器，如肝、胰腺、脑垂体等而引起该脏器损害，尤其是心力衰竭。它是贫血和铁沉着造成心肌损害的结果，是导致患儿死亡的重要原因。

(2) 中间型（thalassaemia intermedia）：中间型一般发病较迟，于幼童期出现中度贫血，血红蛋白60～80g/L，面色较苍白，肝脾出现轻度或中度肿大，一般有轻微黄疸，身体发育大多正常，但常见骨髓增生导致的骨骼改变。少数患儿诊断数年后贫血加重，临床表现转为重型，需长期输血治疗。

(3) 轻型：患者为基因携带者（thalassaemia trait），并无临床症状，间或有轻度贫血，肝脾不大，多在检查其他疾病时被意外发现，或在对重型患者作家族调查时被诊断。

2. α型地中海贫血

(1) 重型：又称Hb Bart胎儿水肿综合征。胎儿一般在30～40周时流产、死胎或于出生后数小时内死亡。胎儿呈现严重贫血、黄疸、全身水肿、腹水和胸腔积液。

(2) 中间型：又称血红蛋白H病（HbH disease）。患儿出生时并无症状，较轻微者于婴儿期逐渐出现轻度贫血、肝脾不大。但多数患儿在1岁后出现中度贫血，轻度黄疸，肝脾轻度或中度肿大。在感染或服用氧化性药物后，可诱发急性溶血而加重贫血。少数患儿有较严重贫血，可出现重型地中海贫血的特殊面容，甚或需接受定期输血。

(3) 轻型α：轻型患者无症状，多在作其他疾病检查时被诊断，或在重型患者作家族调查时被发现。

(4) 静止型α：患者无临床及外周血异常表现。红细胞形态正常。出生时脐带血中Hb Bart含量为0.01～0.02，但3个月后即消失。

【实验室检查】

1. 血象　α静止型的红细胞形态正常，仅出生时脐带血Hb Bart含量略高。轻型α及β型患者，有小细胞低色素性贫血，红细胞形态轻度改变，可见大小不等红细胞，中央浅染区扩大。重型与中间型患儿的改变较明显，除有轻型血象改变外，还可有大量异形、靶形红细胞和有核红细胞及红细胞碎片，网织红细胞亦有增高。少量HbH包涵体可见于α轻型患儿，血红蛋白H病患儿可轻易见到较多HbH包涵体。

2. 血红蛋白分析　α静止型与轻型血红蛋白电泳正常；α中间型者HbH增加；α重型主要是Hb Bart及少量HbH。轻型β型Hb A_2增高达3%～8%；重型β型HbF大量增加达

30%～80%，此为诊断重型地中海贫血的重要依据。

3. 骨髓检查　一般不需作骨髓检查，骨髓象呈红细胞系明显增生。

4. 基因诊断　若条件许可，可作基因诊断，对产前检查及预防有重要意义。

【诊断与鉴别诊断】

1. 诊断　根据临床特点和实验室检查，结合阳性家族史，一般可作出诊断。有条件时，可进行基因诊断。需与以下疾病进行鉴别。

2. 鉴别诊断

（1）缺铁性贫血：因均有低色素小细胞型贫血而容易误诊。详细询问病史可发现缺铁诱因，血清铁蛋白检查、血红蛋白电泳可助鉴别。

（2）其他遗传性红细胞贫血症：如遗传性球形细胞增多症及G-6-PD缺乏症，已如前述。若为非洲裔患者，应考虑镰形细胞贫血。

（3）传染性肝炎：血红蛋白H病患者贫血较轻，在急性溶血时黄疸较严重，兼有肝脾大，易被误诊为传染性肝炎，但肝功能一般正常，转氨酶或只有轻微增高，血象可观察到红细胞形态改变，血红蛋白电泳可助鉴别。

【治疗】

1. 原则　诊断为轻型者应给予遗传咨询，中间型患儿若无严重贫血症状，应尽量避免输血。

2. 输血　重型地中海贫血患儿需定期输注浓缩红细胞10～15 ml/kg，维持血红蛋白在90～105 g/L，以保证患儿正常生长发育并防止骨骼病变。但本法易导致含铁血黄素沉着，应同时给予铁螯合剂治疗。

3. 去铁治疗　去铁胺（desferrioxamine）是当今最有效的药物，铁与去铁胺结合后经尿液和粪便排出。在规则输注红细胞12次（1～2年）后进行铁负荷评估，若有铁超负荷（SF＞1000μg/L），应开始使用铁螯合剂。去铁胺每天20～40mg/kg连续10～12小时皮下注射或静脉滴注，每周5～7天，长期应用才可达到减低铁超负荷的功效。去铁胺大剂量使用可引起视力和听觉减退，故需定期检查视力及听觉。维生素C可增加去铁胺排铁功效，每日可同时服用维生素C 100～200mg。最近研究口服铁螯合剂（L1）去铁功效与去铁胺相近，但其长期效果与副作用尚需观察。

4. 脾切除（splenectomy）　脾切除对血红蛋白H病和中间型β地中海贫血的疗效较好，对重型β地中海贫血效果差。脾切除可导致免疫功能下降，应在5岁后施行并严格掌握适应证。

5. 造血干细胞移植（haematopoietic stem cell transplant，HSCT）　异基因造血干细胞移植是现今唯一根治地中海贫血的方法。如有HLA相配的供体，应作为治疗重型β地中海贫血的首选方法。

6. 刺激Hb F制造　一些化学药物可刺激γ链制造，使Hb F合成增加，如羟基脲（hydroxyurea），对Hb β/E或Hb S病患儿可改善贫血症状，但对重型一般无效。

【预防】

地中海贫血是遗传性疾病，开展人群普查和遗传咨询、做好婚前指导以避免基因携带者之间联姻，对预防本病有重要意义。采用基因分析法进行产前诊断，可以在妊娠早期对重型患儿作出诊断及终止妊娠以避免重型患儿出生。在社会上亦应广泛宣传此病的严重性及推广婚前检查。

（任立红　刘文君）

第三节 出血性疾病

一、原发性免疫性血小板减少症

原发性免疫性血小板减少症（primary immune thrombocytopenia，ITP）是小儿最常见的出血性疾病，既往称特发性血小板减少性紫癜（idiopathic thrombocytopenic purpura）或免疫性血小板减少性紫癜。其主要临床特点是皮肤、黏膜自发性出血，血小板减少，出血时间延长，血块收缩不良，束臂试验阳性。

【病因与发病机制】

其病因与发病机制尚未完全清楚。发病前常有急性病毒感染病史，目前研究认为病毒感染不是导致血小板减少的直接原因，部分儿童在病毒感染后产生抗自身血小板抗体，结合了抗体的血小板被脾巨噬细胞的 Fc 受体识别，被吞噬和破坏，使血小板的寿命缩短，导致血小板数量减少。患者血清中血小板相关抗体（PAIgG）多增高，附有 PAIgG 的血小板在脾、肝内被阻滞，继而被单核-巨噬细胞系统吞噬和清除，导致血小板减少。进一步研究还显示，血小板和巨核细胞有共同抗原性，抗血小板抗体同样作用于骨髓巨核细胞，导致巨核细胞成熟障碍，巨核细胞生成和释放均受到严重影响，使血小板进一步减少。

【临床表现】

本病见于小儿各年龄时期，好发于 1～5 岁小儿，男女发病数无差异，春季发病数较高。急性型患儿于发病前 1～4 周常有急性病毒感染史，如上呼吸道感染、流行性腮腺炎、水痘、风疹、麻疹、传染性单核细胞增多症等，偶见于免疫接种后。大多数患儿出现皮疹前无任何症状，部分可有发热。患儿以自发性皮肤和黏膜出血为突出表现。多表现为针尖大小的皮内或皮下出血点，或为瘀斑和紫癜，少数有皮肤血肿；皮疹分布不均，常以四肢较多，在易于碰撞的部位更多见。常有鼻出血或齿龈出血，胃肠道出血少见，偶见肉眼血尿。青春期女性患者可有月经过多。少数患者可有结膜下和视网膜出血。颅内出血少见，但一旦发生，则预后不良。出血严重者可致失血性贫血。肝、脾、淋巴结一般不大。

70%～80% 的患儿于急性发病后 1～6 个月内痊愈，20%～30% 的患儿呈慢性病程。病死率为 0.5%～1%，主要致死原因为颅内出血。

【实验室检查】

1. 血象 血小板计数 $< 100 \times 10^9/L$，血小板 $\geq 50 \times 10^9/L$ 时可无出血症状。失血较多时，可有贫血。白细胞数正常。出血时间延长，凝血时间正常，血块收缩不良。血清凝血酶原消耗不良。

2. 骨髓象 骨髓巨核细胞数正常或增多，慢性型显著增多，巨核细胞的胞体大小不一，以小型巨核细胞较为多见；幼稚巨核细胞增多，核分叶减少，且常有空泡形成、颗粒减少和胞浆少等现象。

3. 血小板抗体测定 主要是 PAIgG 增高，但 PAIgG 增高并非 ITP 的特异性改变，其他免疫性疾病亦可增高。如同时检测 PAIgM 和 PAIgA，以及测定结合在血小板表面的糖蛋白、血小板内的抗 GP Ⅱb/Ⅲa 自身抗体和 GPⅠb/Ⅸ 自身抗体等可提高临床诊断的敏感性和特异性。

4. 血小板寿命测定 经同位素 ^{51}Cr 或 ^{111}In 标记血小板测定其寿命，发现患者血小板存活时间明显缩短，不作为常规检查。

5. 其他 束臂试验阳性，慢性 ITP 患者的血小板黏附和聚集功能可异常。

【诊断与鉴别诊断】

ITP 诊断标准：①临床以皮肤黏膜出血点、瘀斑为主要表现；②一般无明显肝、脾及淋巴结大,尤其是脾不大;③至少两次血常规检测仅血小板计数减少,血细胞形态无异常;④骨髓巨核细胞正常或增多,伴成熟障碍;⑤须排除其他引起血小板减少的疾病。

ITP 还需与其他引起血小板减少的疾病鉴别,如急性白血病、再生障碍性贫血、Wiskott-Aldrich 综合征(WAS)、感染、药物、自身免疫性疾病等。

【分型】

①新诊断 IIP:病程<3个月;②持续性 IIP:病程 3~12 个月;③慢性 IIP:病程>12 个月。

【治疗】

儿童 ITP 多为自限性,治疗的措施主要取决于出血的症状而非血小板数量,血小板计数≥$20×10^9/L$,无出血表现,可先观察随访,不予治疗。在此期间,观察血小板计数的变化;作必要检查;如有感染给予相应对症治疗。儿童 ITP 治疗与观察的流程图见图 13-6。

1. 一般治疗 在急性出血期间尽量减少活动,避免外伤,明显出血时应卧床休息。应积极预防及控制感染,避免服用影响血小板功能的药物(如阿司匹林等),慎重预防接种。

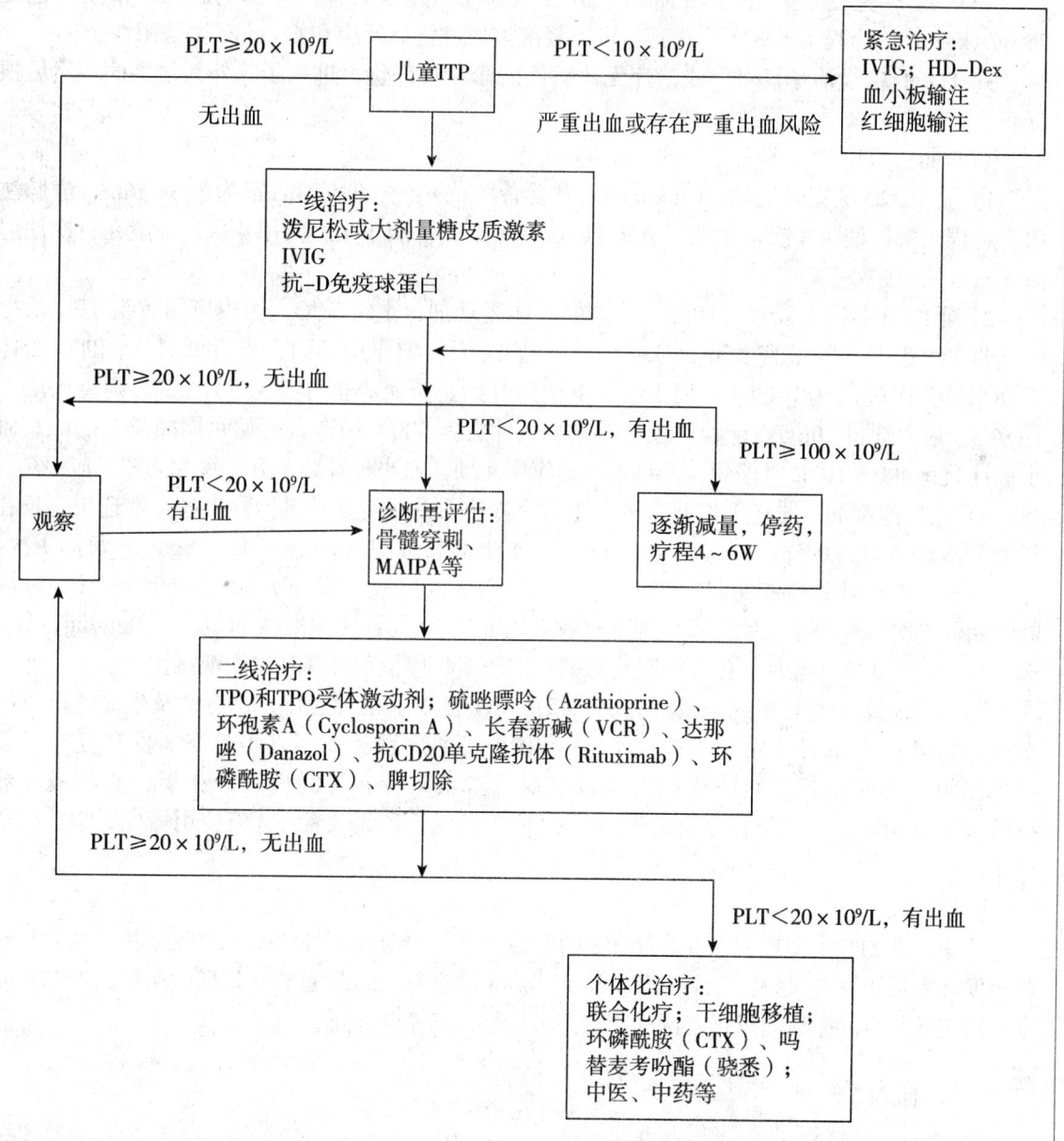

图 13-6 儿童 ITP 治疗与观察的流程图

PLT:血小板;IVIG:静脉用丙种球蛋白;HD-Dex:大剂量地塞米松;
MAIPA:单克隆抗体俘获血小板抗原技术;TPO:重组血小板生成素

2. ITP 的一线治疗

(1) 糖皮质激素：其主要药理作用是：降低毛细血管通透性，抑制血小板抗体产生，抑制单核-巨噬细胞系统破坏有抗体吸附的血小板。常用泼尼松，剂量为 1.5～2mg/(kg·d)，分次口服。如有严重出血时，可用冲击治疗，甲泼尼龙 15～30mg/(kg·d) 或地塞米松 0.5～2mg/(kg·d)，共用 3 天，症状缓解后改口服泼尼松。用药至血小板数回升至接近正常水平即可逐渐减量，一般疗程 4～6 周。

(2) 静脉输注丙种球蛋白 (IVIG) 治疗：其主要作用是：①封闭巨噬细胞受体，抑制巨噬细胞对血小板的结合与吞噬；②在血小板上形成保护膜，抑制血浆中的 IgG 或免疫复合物与血小板结合，从而使血小板避免被吞噬细胞所破坏；③抑制自身免疫反应，使抗血小板抗体减少。单独应用大剂量丙种球蛋白的升血小板效果与激素相似，有效率达 80%。常用剂量为每天 0.4g/kg，连续 5 天静脉滴注，或每次 1g/kg 静脉滴注，必要时次日可再用 1 次。以后每 3～4 周 1 次。不良反应少，偶有过敏反应。

(3) 抗-D 免疫球蛋白 (WinRho)：用于 Rh (D) 阳性且非脾切除的患儿，常用剂量为 75μg/(kg·d)，疗程 1～3 天。用药后可见轻度溶血性输血反应和 Coombs 试验阳性。

3. ITP 的二线治疗

对一线治疗无效病例需诊断再评价，进一步除外其他疾病，然后根据病情酌情应用以下二线治疗。

(1) 药物治疗

1) 抗 CD20 单克隆抗体 (rituximab，利妥昔单抗)：标准剂量方案为 375mg/m²，静脉注射，每周 1 次，使用 4 次；小剂量方案为 100mg/m²，每周 1 次，共用 4 次。一般在首次注射后 4～8 周内起效。

2) 重组血小板生成素 (TPO) 和 TPO 受体激动剂：重组 TPO：国内应用重组 TPO 治疗难治性 ITP 患者，剂量为 1.0mg/(kg·d)，疗程 14 天，副作用轻微，患者可耐受。TPO 受体激动剂：首次应用从 1μg/kg 每周 1 次皮下注射开始，若血小板计数 < 50×10⁹/L 则每周增加 1μg/kg，最大剂量 10μg/kg。若持续 2 周血小板计数 ≥ 200×10⁹/L，开始每周减量 1μg/kg。血小板计数 ≥ 400×10⁹/L 时停药。若最大剂量应用 4 周，血小板计数不升，视为无效，应停药。

3) 免疫抑制剂：适用于长期应用上述治疗方法无效或复发的难治性患者。常选用：长春新碱每次 0.05～0.075mg/kg（总量 < 2mg），或小剂量每次 0.02mg～0.03mg/kg，每周 1 次，连用 4～6 周；环磷酰胺每日 1.5～3.0mg/kg，分 3 次口服，或分次 300～600mg/m²，每周静脉滴注 1 次，连用 8 周无效者停药，有效者用 8～12 周；环孢素 A 每日 4～9mg/kg，分 3 次口服，疗程 2～3 个月。免疫抑制剂毒副作用较多，应慎重选择且密切观察。

(2) 脾切除：有效率约 70%。脾切除指征：①经以上正规治疗，仍有危及生命的严重出血或急需外科手术者，血小板计数 < 10×10⁹/L。②病程 > 1 年，年龄 > 5 岁，且有反复严重出血，药物治疗无效或依赖大剂量糖皮质激素维持者。③病程 > 3 年，血小板计数持续 < 30×10⁹/L，有活动性出血，年龄 > 10 岁，药物治疗无效者。④有使用糖皮质激素的禁忌证。

【预后】

儿童急性 ITP 大多预后良好。约 3% 的慢性 ITP 为自身免疫性疾病的前驱症状，经数月或数年发展为系统性红斑狼疮、类风湿疾病或 Evans 综合征等。尽管 ITP 是良性疾病，但 ITP 的发生对正常儿童的生活质量仍有深远影响并可能扰乱其童年生活。

二、血友病

血友病 (haemophilia) 是一组遗传性凝血功能障碍的出血性疾病，临床上分为血友病 A [凝血因子Ⅷ (FⅧ) 缺陷症] 和血友病 B [凝血因子Ⅸ (FⅨ) 缺陷症] 两型，分别由 FⅧ

和FⅨ基因突变所致。临床特征为关节、肌肉、内脏和深部组织自发性或轻微外伤后出血难止。血友病为X连锁隐性遗传，由女性传递，男性发病，常在儿童期起病。

【病因与发病机制】

因子Ⅷ、Ⅸ均为凝血过程中的重要凝血因子，缺乏时将引起血液凝固障碍，导致出血。因子Ⅷ是一种大分子复合物，它以大分子量的血管性假性血友病因子（Von-Willebrand factor, VWF）为载体，保护小分子量的具有凝血活性的FVⅢ:C，以避免被降解。FVⅢ:C主要由肝合成，VWF由血管内皮细胞合成，亦具有使血小板黏附于血管壁的功能，当VWF缺乏时，FVⅢ:C较易被降解而导致轻至中度缺乏，血小板止血功能亦减弱，故容易引起出血。因子Ⅸ是一种由肝合成的糖蛋白，不需VWF为载体，在其合成过程中需要维生素K的参与。

【临床表现】

出血症状是本组疾病的主要表现，其共同特点为终身轻微损伤后发生长时间出血。

1．临床特点　延迟、持续而缓慢的渗血。血友病的出血在各个部位都可能发生，以关节最为常见，肌肉出血次之；内脏出血少见，但病情常较重。出血发作是间歇性的，数周、数月甚至多年未发生严重出血并不少见。除颅内出血外，出血引起的突然死亡并不多见，但年幼儿可因失血性休克致死。

2．出血程度　取决于凝血因子活性水平。根据其体内凝血因子水平分为轻、中、重3种类型（表13-4）。①重型患儿常在无明显创伤时自发出血；②中型患儿出血常有某些诱因；③轻型极少出血，常由明显外伤引起，患儿常在外科手术前常规检查或创伤后非正常出血时被发现。部分女性携带者由于其因子水平处于轻度血友病的水平，也表现为与轻度男性血友病患者相同的出血表现。

3．出血时间顺序　首次出血常为婴幼儿学步前皮肤、软组织青斑、皮下血肿；走路后关节、肌肉出血开始发生，若此时无合适治疗，关节出血常反复发生并在学龄期后逐步形成血友病性关节病，不仅致残而且影响患儿就学、参与活动和心理发育。

表13-4　血友病A/B临床分型

ⅧC/Ⅸ浓度	临床分型	出血症状
>5%且≤40%	轻型	手术或外伤可致非正常出血
≥1%且≤5%	中型	小手术/外伤后可有严重出血，偶有自发出血
<1%	重型	肌肉或关节自发性出血，血肿

【实验室检查】

1．筛查　血友病A和B检查的共同特点是凝血酶原时间（PT）正常，但活化部分凝血活酶时间（APTT）延长。因子水平越低，凝血时间越长，其他检查如出血时间和血小板均正常。

2．确诊试验　因子Ⅷ活性（FⅧ:C）测定和因子Ⅸ活性（FⅨ:C）测定可以确诊血友病A和血友病B，并对血友病进行分型；同时应行VWF:Ag和瑞斯托霉素辅因子活性测定（血友病患者正常）以与血管性血友病鉴别。抗体筛选试验和抗体滴度测定诊断因子抑制物是否存在。

3．基因诊断　主要用于携带者检测和产前胎儿基因诊断。

【诊断与鉴别诊断】

通过病史、出血症状、家族史，可考虑为血友病，实验室检查可以明确诊断。基因序列检测可确诊本病，还可发现轻症患者和基因携带者。血友病主要需要与血管性血友病（VWD）鉴别。VWD是常染色体显性遗传性疾病，患者出血时间延长，阿司匹林耐量试验阳性，血小板黏附率降低，血小板对瑞斯托霉素无凝集反应，血浆Ⅷ：C减少或正常，血浆VWF减少或缺乏。此外，该病还需与获得性凝血因子缺乏症如维生素K依赖性凝血因子缺乏、肝功能衰竭和弥散性血管内凝血等鉴别。

【治疗】

1．原则　本病尚无根治疗法。在确诊后应注意养成安静的生活习惯，减少和避免外伤出血，但应鼓励作适量运动强壮肌肉以减少关节出血。

2．出血处理　肢体出血应作局部冷敷，及早行替代疗法。关节或肌肉肿痛应给予止痛药，但应避免使用阿司匹林类药物。

3．替代疗法　替代治疗是血友病目前最有效的止血治疗方法。

（1）治疗原则：早期、足量、足疗程。

（2）制剂选择：血友病A首选FⅧ浓缩制剂或基因重组FⅧ，其次可以选择冷沉淀（cryoprecipitate）：由新鲜冰冻血浆分离出，每袋容量20～30ml，含因子Ⅷ 80～100U，但不含因子Ⅸ。血友病B首选FⅨ浓缩制剂或基因重组FⅨ或凝血酶原复合物；如上述制剂均无法获得，可选择新鲜冰冻血浆（每次≤10ml/kg）。伴随抑制物产生患者，可根据血友病类型选用凝血酶原复合物（PCC）或重组活化的凝血因子Ⅶ（rhFⅦa）制剂。

（3）治疗剂量

1）计算方法：FⅧ首次需要量＝（需要达到的FⅧ浓度－患者基础FⅧ浓度）×体重（kg）×0.5；在首剂给予之后每8～12小时输注首剂一半量。因子Ⅷ的半衰期为8～12小时，需12小时输1次，每输1U/kg可提高血浆因子Ⅷ活性约2%。

FⅨ首次需要量＝（需要达到的FⅨ浓度－患者基础FⅨ浓度）×体重（kg）；在首剂给予之后每12～24小时输注首剂一半量。因子Ⅸ的半衰期为18～24小时，需24小时输1次，每输1U/kg可提高血浆因子Ⅸ活性约1%。

2）因子Ⅷ和Ⅸ的剂量和使用方法：各种出血情况时的因子Ⅷ和因子Ⅸ用量参见表13-5。

表13-5　因子Ⅷ和Ⅸ的剂量和使用方法

出血程度	因子Ⅷ	因子Ⅸ
早期轻度出血	10～15U/kg，每12小时1次，共1～3次	10～15U/kg，每天1次，共1～3次
中度出血（明显关节出血、轻伤）	20U/kg，每12小时1次，连用2天后可隔天应用，直至止血	30U/kg，每天1次，直至止血
严重出血（颅内出血、严重贫血、严重创伤、大手术等）	首日每次50U/kg，每12小时1次，然后维持因子Ⅷ活性＞50%，5～7天。必要时再维持因子Ⅷ活性＞30%，5～7天	首日80U/kg，以后维持因子Ⅸ活性＞40%，5～7天，必要时再维持因子Ⅸ活性＞30%，5～7天

4．药物治疗

（1）1-脱氧-8-精氨酸加压素（DDAVP）：有提高血浆内因子Ⅷ活性和抗利尿作用。常用于轻型血友病A患者，可减少出血症状和患者接受血制品的机会。

（2）抗纤溶制剂：黏膜出血（如拔牙后）者可先给一次因子治疗止血，再给予抗纤溶剂，如6-氨基己酸以稳固血块，减少重复性给予血制品。

5．综合治疗　血友病为一慢性疾病并伴有出血及治疗引起的并发症，除医生与护士给予急诊治疗外，心理支持亦甚重要。在出血停止后应作适量物理治疗以加强肌肉力量，防止关节变形及预防再次关节出血。很多地方都已成立血友病病友会，患者或家长组成协会互相支持，使患者能过较正常的生活。

【预后与预防】

轻型血友病者，除手术或创伤引起出血外，一般生活正常。重型患者若能及时接受因子治疗或作预防性治疗，平常生活与正常人无大差异，生活质量亦可改善，但亦有少数患者死于内脏出血（如颅内出血）。目前提倡长期定时使用凝血因子制品以持续预防出血，来保证患儿维持接近正常同龄儿的健康生活。

本病为遗传性疾病，现已查出发病基因。若有家族史者，女性怀孕时可作基因分析以确定是否为携带者，基因携带者的孕妇可采用基因分析进行产前诊断，若胎儿为血友病患者可及早终止妊娠。

三、弥散性血管内凝血

弥散性血管内凝血（disseminated intravascular coagulation，DIC）是一种获得性出血综合征，有复杂的病理生理过程，可由多种诱因引起。其特征为血液凝固机制被激活，凝血功能亢进，在毛细血管和小动、静脉内有大量纤维蛋白沉积和血小板聚集，形成广泛性微血栓，导致脏器功能障碍或衰竭。在凝血加速过程中，消耗大量促凝血因子、抗凝血因子和血小板，同时激活纤维蛋白溶解系统，使纤维蛋白溶解亢进，导致广泛性出血。在临床和实验室检查中，上述多种状况可同时或分阶段显现。

【病因】

DIC可由多种不同诱因导致，较常见的病因如下：

1. 感染　细菌感染是最常见的原因，如脑膜炎奈瑟菌或沙门菌等，亦可见于病毒、疟疾及真菌感染，较常见的病毒感染包括水痘、肝炎和巨细胞病毒。

2. 组织损伤　大量组织受损伤亦可诱发DIC，如严重脑创伤、广泛烧伤、严重休克、缺氧、低温创伤等。

3. 恶性肿瘤　最常见于急性早幼粒细胞白血病（M3），一些有广泛转移的肿瘤与神经母细胞瘤亦可导致DIC。

4. 巨大血管瘤　上述病因引起的DIC多为急性表现。巨大血管瘤可引发慢性DIC，血管瘤内形成附壁血栓，消耗大量血浆凝血因子和血小板，继而导致广泛出血，亦称Kasabach-Merritt综合征。

5. 其他　可因多种不同严重疾病引发，如血型不合输血后溶血病、瑞氏综合征（Reye's Syndrome）、严重肝炎、毒蛇或昆虫咬伤等。遗传性凝血病（如蛋白C缺乏症）亦可有DIC表现。

【发病机制】

上述不同病因均可引起凝血系统被激活。当组织损伤时释放大量组织因子进入血液循环，可导致血管内皮细胞损伤，使之释放促凝物质。组织因子可激化因子Ⅶ并与之结合，从而激活外源凝血系统。释放出的促凝物质亦可活化因子Ⅺ，同时激活了内源凝血系统。大量病理性凝血酶产生，导致微循环内广泛血栓形成，体内生理性抗凝血因子亦被消耗，如抗凝血酶Ⅲ、蛋白C和蛋白S水平下降，进而激发血栓形成。在广泛性凝血过程中，消耗了血小板和大量凝血因子，使血液由高凝状态转变为消耗性低凝状态，从而引起出血。纤维蛋白沉积在微循环系统间或形成大血管栓塞，影响血液流通而致器官受累，导致功能障碍甚至衰竭。

此时纤维蛋白溶解系统亦同时被激活。当DIC发生时，释放出纤溶酶原激活物进入血液循环，纤溶酶原被激活转变为纤溶酶，继而导致纤维蛋白原和纤维蛋白溶解，产生纤维蛋白降解物（fibrin degradation product, FDP），后者干扰纤维蛋白单体聚合及血小板功能，并有抗凝血作用，加剧出血倾向。微循环内的血栓使红细胞通过时受到机械损伤，导致红细胞变形而出现溶血。

【临床表现】

一般临床上 DIC 可分为急性与慢性型。儿童常见急性型，发生在感染或创伤后，起病急，病情凶险。慢性型较少，见于巨大血管瘤，起病慢，病情较轻。

1. 原发病的症状　诱发 DIC 的各种疾病均有其自身症状，大多颇为明显，如烧伤、细菌感染等。

2. 出血　出血为 DIC 最明显的症状。在高凝状态无出血，但在消耗性低凝状态时出血明显并逐渐加重。患者有自发性瘀斑，穿刺部位渗血不止，手术后伤口出现较严重的出血。口腔及鼻黏膜出血亦较常见，严重者可见肠道或泌尿道出血，颅内出血甚至可导致死亡。

3. 栓塞　微血管栓塞可导致脏器缺血、缺氧和功能障碍，但临床诊断较困难，如不能及早治疗，甚至发生脏器坏死。肾栓塞后可见尿少、无尿、血尿和尿毒症；脑栓塞可出现昏迷、惊厥；肺受累可出现呼吸困难、发绀和呼吸衰竭等；四肢血管栓塞见皮肤坏疽，甚至肢端坏死。

4. 溶血　出现高热、黄疸、腰背痛和血红蛋白尿等，溶血严重可致贫血。

5. 休克　轻重程度不一。休克使血流进一步缓慢，器官缺氧，可加重 DIC，有时甚至发生不可逆性休克导致死亡。

【实验室检查】

主要表现为凝血和纤溶系统激活，并伴抗凝物质消耗。常用于临床的检查如下：

1. 血象　血小板减少，血涂片可见红细胞碎片，严重患者出现贫血，称微血管病性溶血性贫血（microangiopathic haemolytic anaemia）。

2. 凝血酶原时间（PT）与部分凝血活酶时间（APTT）延长。

3. 纤维蛋白原减少　低于 1.6g/L。

4. 抗凝物质减少　如抗凝血酶Ⅲ（AT-Ⅲ）、蛋白 C 等，显示消耗状态仍在继续。

5. 纤维蛋白降解增加　为 DIC 的一项重要实验室诊断，即 FDP 增高，另一较常用的检查为 D-二聚体（D-dimer）。在纤溶酶降解交联纤维蛋白时释出 D-二聚体，此时可异常升高，此试验对 DIC 的诊断有特异性。

【诊断与鉴别诊断】

诊断要点包括：①感染是儿童 DIC 最常见的原因，当感染并发出血症状时应考虑 DIC，须进行实验室检查。②发病前一般状态良好，急性起病。③PT、APTT 延长和血小板减少是最常见的异常，应检测 FDP 与 D-二聚体以助确诊。

本病需注意与先天性凝血因子异常疾病、ITP 和溶血尿毒症综合征相鉴别。

【治疗】

1. 原则　最重要的是去除诱因、终止病理过程，积极治疗病菌感染、治疗原发病（如白血病等）。若诱因被控制，凝血异常亦会逐渐改善。

2. 血液制品补充治疗　是治疗中的重要环节，但何时是最佳输注时间，尚难确定。常用新鲜冰冻血浆（FFP）、浓缩血小板、浓缩红细胞、冷沉淀（cryoprecipitate）。FFP 含有促凝物质和抗凝物质，检查有凝血异常并伴出血者，可给予 10～15 ml/kg。冷沉淀有较丰富的纤维蛋白原和因子Ⅷ，对低纤维蛋白原者尤为有效，剂量为 10ml/kg。普遍认为应保持血小板 $>50\times10^9$/L 和纤维蛋白原 >1g/L。

3. 抗凝治疗　目的在于减缓血管内的凝血进展，肝素是最常用的抗凝物质。肝素与 AT-Ⅲ结合而起抗凝作用。但肝素与浓缩 AT-Ⅲ治疗的临床效果尚有争议，目前并不强力支持常规使用。常用剂量为 50-75U/kg 静脉滴注，然后每小时 15～25U/kg 持续静脉滴注；亦有用50~100U/kg皮下注射，每4~6小时1次。如颅内或溃疡出血，伴血管损伤或新鲜创面，应禁用肝素。最近亦有报导蛋白C用于DIC者，但病例少。低分子肝素（LMWH）在儿童使用资料尚少，均需作更多临床研究。

4．其他药物　很多药物在DIC时亦有使用，但功效大多未能肯定，如用低分子右旋糖酐改善微循环，用重组组织型纤溶酶原激活物（tissue-type plasminogen activator，tPA）溶解血管内血栓，但此法亦可能有增加出血的危险。

【预后】

若能控制诱发病及适当处理并发症如肾衰竭，患者多能完全恢复。严重器官功能障碍需积极支持治疗，甚至腹膜透析。若DIC不能控制，病死率很高。

（刘文君）

第四节　急性白血病

白血病（leukemia）是一组造血系统的恶性增生性疾病。由于造血细胞的遗传学异常，导致相应血细胞不可控制地克隆性增生。过度增生的白血病细胞进入血流并浸润到各组织和器官，从而引起一系列临床表现。

儿童白血病中90%以上为急性白血病（acute Leukemia，AL），慢性白血病占3%~5%。儿童白血病的发病率居儿童恶性肿瘤的首位，调查显示我国15岁以下儿童白血病的发生率为（3~4）/10万，约占该年龄期所有恶性肿瘤的35%。

【病因与发病机制】

发病机制不清楚，目前研究认为白血病的形成是多重打击（multiple hit）所致。患者的基因改变与外来因素影响（如病毒、辐射等），对骨髓细胞造成破坏，从而产生一异常的克隆（clone），且呈现不受控制地生长。以下是一些可能引起儿童白血病的因素：

1．基因畸变　>70%的儿童白血病出现某种染色体畸变，例如费城染色体（Philadelphia chromosome），t（9；22），但畸变原因尚未确定，一般认为并非由父母遗传。最近的报告显示，这些畸变在胎儿成长期已经出现，但并不能直接引起白血病，白血病或需第二个基因畸变，才能令白细胞发生不受控制的生长。一些遗传性染色体畸变的疾病，例如唐氏综合征发生白血病的机会比正常儿高达10倍以上。

2．环境因素　强烈辐射能引起白血病，孕妇在怀孕初期，接受过放射诊断检查，小儿生后患癌症的机会增高5倍。但生后接受放射诊断检查，至今尚无证据显示能引起白血病。但大剂量放射治疗有可能导致癌症。接触化学物质，如一些化疗药物，亦可对DNA产生破坏，尤其是接受依托泊苷（etoposide）化疗者，白血病的发生率可增加14倍。

3．病毒感染　至今尚未证实某一病毒与儿童白血病有确切关系。成人的T细胞白血病与人类T细胞白血病病毒（HTLV1，2）有关，但在儿童却无此发现。

4．免疫功能缺陷症（immunodeficiency）　例如伴湿疹的血小板减少综合征（Wiskott-Aldrich Syndrome）、先天性丙种球蛋白缺乏症等，患者出现淋巴性肿瘤的机会增高。当一些突变的白细胞产生，而患者的免疫系统不能将其清除时，这些不受控制的细胞便不停地生长，从而发展成白血病。

【分类与分型】

急性白血病的分类或分型对于诊断、治疗和提示预后都有重要意义。根据增生细胞种类的不同，可分为急性淋巴细胞白血病（acute lymphoblastic leukemia，ALL）和急性非淋巴细胞白血病（acute non-lymphocytic leukemia，ANLL）。ALL占儿童白血病的75%以上，

ANLL 占 20% 左右。目前，常采用形态学（M）、免疫学（I）、细胞遗传学（C）和分子生物学（M）的方法对儿童白血病进行分型诊治（即 MICM 综合分型），更有利于指导治疗和提示预后。

1. 急性淋巴细胞白血病

（1）形态学分型（FAB 分型）：形态学分型适宜于帮助确定诊断，根据骨髓中原始幼稚淋巴细胞形态学的不同，分为 L1、L2 和 L3 三种类型，其中 L3 型具有比较重要的形态学特征，常常提示是成熟 B-ALL，或是 Buritt 白血病。

（2）免疫学分型：应用单克隆抗体和流式细胞技术检测淋巴细胞表面抗原标记，一般可将 ALL 分为 T、B 淋巴两个系，儿童 ALL 以前 B 系细胞为主，占 85% 左右。

（3）细胞遗传学改变：目前发现 90% 以上的 ALL 具有克隆性染色体异常，包括数量异常和结构异常。①染色体数目异常，如 ≤ 45 条的低二倍体，或 ≥ 50 条的高二倍体；②染色体结构或核型异常，已发现约有 40 种染色体结构异常，其中有 50% 为易位，比较常见和重要的有：t(1；19)(q23；p13)，可以形成 E2A-PBX1 融合基因，提示预后和治疗效果稍差；t(12；21)(p13；q22)，形成 TEL/AML1 融合基因，提示预后较好；还有 t(9；22)(q34；q11)，见于 95% 的慢性粒细胞白血病（CML）和 3%～5% 的儿童 ALL，结果产生 BCR/ABL 融合基因，预后和疗效差。儿童白血病常见染色体改变见表 13-6。

表13-6 儿童白血病常见染色体改变

转变	出现率	预后	分子生物学
急性淋巴细胞白血病			
1. 超高二倍体（>50）	27%	佳	
2. 低二倍体（<45）	6%	差	
3. t(9；22)费城染色体	3%～5%	甚差	BCR-ABL
4. t(1；19)	5%～6%	强力化疗可达到高治愈	E2A-PBX1
5. t(4；11)	2%	见于婴儿，预后甚差	MLL-AF4
6. t(12；21)	16%～22%	佳	TEL-AML1
急性非淋巴细胞白血病			
1. t(8；21)	5%～15%	佳（M_1、M_2 型）	ETO-AML1
2. t(15；17)	6%～15%	佳（M_3 型）	PML-RARA
3. inv(16)，16 号染色体倒位	2%～11%	佳（M_4E_O）	MYH_{11}-CBFB

（4）分子生物学分型：ALL 发生及演化中的特异基因主要是：①免疫球蛋白重链（IgH）基因重排；②T 淋巴细胞受体（TCR）基因片段重排，尤以 γ、δ 基因重排特异性高；③融合基因，如 EFV6-CBFA2、BCR-AF4、TEL-AML、E2A-PBX1 等。

（5）危险基因与临床分型：目前通常根据儿童 ALL 的危险因素将其分为标危（SR）、中危（IR）及高危（HR）三个临床类型，进行分型治疗。临床分型见表 13-7。

表13-7 儿童急性白血病临床危险度分组

临床危险度分组	危险因素
急性淋巴细胞白血病（ALL） ALL 标危组（SR-ALL） （需同时满足所有条件）	1. 年龄 ≥ 1 岁且 < 10 岁 2. 初诊是 WBC < 50×10^9/L 3. 泼尼松反应良好（第 8 天外周血白血病细胞 < 1×10^9/L） 4. 非 T-ALL 且非成熟 B-ALL 5. 无 t(9；22) 或 BCR/ABL 融合基因；无 t(4；11) 或 MLL/AF4 融合基因；无 t(1；19) 或 E2A/PBX1 融合基因 6. 治疗第 15 天骨髓呈 M_1（原幼淋细胞 < 5%）或 M_2（幼淋细胞 5%~25%），第 33 天骨髓 M_1
ALL 中危组（IR-ALL）	1. 无 t(9；22) 或 BCR/ABL 融合基因 2. 泼尼松反应良好 3. 标危诱导缓解治疗第 15 天骨髓呈 M_3（原幼淋细胞 > 25%）或中危诱导缓解治疗第 15 天骨髓呈 M_1/M_2 4. 如有条件进行 MRD 检测，第 33 天 MRD < 10^{-2} 5. 同时至少符合以下条件之一：① WBC ≥ 50×10^9/L；②年龄 ≥ 10 岁；③ T-ALL；④ t(1；19) 或 E2A/PBX1 融合基因阳性；⑤年龄 < 1 岁且无 MLL 基因重排
ALL 高危组（HR-ALL） （满足下列条件之一）	1. 泼尼松反应不良（第 8 天外周血白血病细胞 > 1×10^9/L） 2. t(9；22) 或 BCR/ABL 融合基因阳性 3. t(4；11) 或 MLL/AF4 融合基因阳性 4. 中危诱导缓解治疗第 15 天骨髓呈 M_3 5. 第 33 天骨髓形态学未缓解（> 5%），呈 M_2/M_3 6. 如有条件进行 MRD 检测，第 33 天 MRD ≥ 10^{-2} 或第 12 周 MRD ≥ 10^{-3}
急性非淋巴细胞白血病（ANLL） 　ANLL 低危组 　ANLL 中危组 　ANLL 高危组 （存在任何一项危险因素者）	1. 形态学位 M_{2b} 或 M_4E_0 2. 染色体及融合基因检查提示 APL 或伴 inv(16) 非低危以及不存在高危因素者 1. 诊断时年龄 ≤ 1 岁 2. 诊断时 WBC ≥ 100×10^9/L 3. 染色核型：-7、-5 4. MDS-AML 或治疗相关的 AML 5. 标准方案 1 个疗程未达 CR 6. 复杂核型

2. 急性非淋巴细胞白血病

（1）FAB 分型：急淋与急非淋的分别一般采用形态学，髓性细胞对过氧化酶（peroxidase）及苏丹黑（Sudan black）染色产生阳性反应，而单核细胞白血病对 NASDA 亦呈阳性反应。根据细胞的不同形态及对细胞染色反应，急非淋分为 7 大类：M_1、M_2、M_3、M_4（M_4E_0）、M_5（M_{5a}、M_{5b}）、M_6、M_7。M_1 为原粒细胞白血病未分化型；M_2 为原粒细胞白血病部分分化型；M_3 为颗粒增多的早幼粒细胞白血病，异常早幼粒细胞 > 30%，亦常见 Auer 小体；M_4 为粒-单核细胞白血病，幼稚粒细胞与单核细胞同时增生；M_5 为单核白血病，以原始单核细胞为主；M_6 为红白血病，有核红细胞 > 50%；M_7 为急性巨核细胞白血病，骨髓中原始巨核细胞 > 30%。

（2）免疫学分型：急非淋细胞亦有独特的单克隆抗原标志，不同类型有不同抗体的阳性反应，见表 13-6。

(3) 细胞遗传学分型：细胞遗传学异常亦常见于急非淋，一些核型改变已被证实与预后有密切关系，如 t（8；21）较常见于 M_1、M_2 型，预后一般较佳；16 号染色体倒位 [inv（16）]较常见于 M_4 型，预后亦较好。研究最多的核型改变为 t（15；17），仅见于 M_3 型，而它的融合基因 PML-RARA 可作微量残留病的检测，若治疗后异常染色体或融合基因消失，患者复发机会减少，而预后亦佳。见表 13-6。

根据 ANLL 儿童的临床生物学特点和 MICM 分型结果，初步将 ANLL 分为三个危险因素组，具体见表 13-7。

【临床表现】

各型急性白血病的临床表现大致相同，主要表现如下。

1. 起病　大多急性起病，少数缓慢。早期有精神不振、乏力、食欲低下、鼻出血或齿龈出血等；少数患儿以发热和骨关节疼痛为首发症状。

2. 贫血　患者面色苍白，虚弱无力及容易疲倦，小儿欠活泼，活动后气促。

3. 出血　以皮肤、黏膜出血常见，表现为皮肤瘀点、瘀斑、鼻出血及牙龈出血、消化道出血和血尿，偶有颅内出血，为导致死亡的重要原因之一。M_3 型白血病出血甚为严重，还可并发弥散性血管内凝血（DIC）。

4. 发热及感染　粒细胞数量减少，同时免疫系统受抑制，患儿发生感染机会较多，如肺炎、肠胃炎等，这些感染都可能引起发热。但白血病亦可发热，不需伴有任何感染，持续发热超过 1~2 周颇为常见。白血病的热型不定，可低热或高热，间或伴有寒战，可呈间断性，抗生素治疗一般无效。

5. 白血病细胞浸润　白血病是一全身性疾病，其癌细胞随血液流至全身各处，故影响甚广。

（1）肝、脾、淋巴组织肿大：肿大的肝、脾表面光滑，质软并无压痛，一般未达脐下。慢性白血病脾大较严重，可达下腹及引起疼痛。淋巴结肿大较常见于 ALL，多局限于颈、颌下、腋下、腹股沟等处，无压痛，质地较硬。有时因纵隔淋巴结肿大而引起压迫症状而发生呛咳、呼吸困难和静脉回流受阻。

（2）骨及关节浸润：白血病为骨髓病，癌细胞浸润引起骨及关节疼痛甚为普遍，四肢长骨、背部等较常见，部分呈游走性关节痛，一般无红肿。有些幼儿因疼痛拒绝行走或跛行，有时有压痛，易误诊为关节炎。

（3）中枢神经系统：白血病细胞可经血液扩散至中枢神经系统，但在发病时少有症状（<5%）。即使脑脊液有异常白细胞出现，患儿也极少有头痛或呕吐等颅内高压症状。中枢神经系统浸润多见于白血病复发时，颅神经麻痹尤以第 7 颅神经较常见。脊髓浸润亦可引起横贯性损害而致截瘫，惊厥及昏迷较少见。

（4）睾丸：睾丸白血病在发病时并不常见，由于已往的化疗药物不易进入睾丸，故可致睾丸发生髓外复发。随着大剂量氨甲蝶呤的使用，此现象已大为减少。睾丸白血病的表现为睾丸肿大、质硬，两侧可大小不等，一般并无疼痛。

（5）其他器官浸润：ANLL 出现牙龈及口腔黏膜浸润较多，可致牙龈肿胀，较常见于急性单核细胞白血病。白血病细胞浸润眶骨，在眼球内形成包块，称绿色瘤，可将眼球向外推出，形成凸眼，多见于急非淋 M_2 型。

【辅助检查】

1. 外周血象　红细胞及血红蛋白减少，大多为正细胞正血色素性贫血。网织红细胞数大多较低，少数正常，偶在外周血中见到有核红细胞。白细胞数增高者约占 50% 以上，其余正常或减少，但在整个病程中白细胞数可有增、减变化。白细胞分类显示外周血出现原始细胞和幼稚细胞。血小板减少。

2. 骨髓检查　是确立诊断和评定疗效的重要根据。典型的骨髓象为该类型白血病的原始及幼稚细胞极度增生，其比例≥30%即可确定诊断；幼红细胞和巨核细胞减少。但有少数患儿的骨髓表现为增生低下。

3. 组织化学染色　过氧化酶、碱性磷酸酶、苏丹黑、糖原及非特异性酯酶等检测以区分 ALL 和 ANLL。

4. 溶菌酶检查　血清中的溶菌酶主要来源于破碎的单核细胞和中性粒细胞，测定血清与尿液中溶菌酶的含量可以协助鉴别白血病细胞类型。正常人血清含量为 4～20mg/L，尿液中不含此酶。在急性单核细胞白血病时，其血清及尿液的溶菌酶浓度明显增高；急性粒细胞白血病时中度增高；ALL 时则减少或正常。

5. X 线检查　白血病儿童长骨片可以显示特有的白血病改变，如骨质疏松、骨干骺端近侧可见密度减低的横线或横带，有时可见骨质缺损、骨膜增生等改变。

6. 其他检查　出凝血检查、肝肾功能检查等可以帮助评估病情。

【诊断与鉴别诊断】

1. 诊断要点　典型病例根据临床表现、血象和骨髓象的改变即可作出诊断，尤其是骨髓细胞学检查中发现原始和幼稚细胞比例≥30%即可确诊。发病早期症状不典型，特别是白细胞数正常或减少者，血涂片不易找到幼稚白细胞时，可使诊断困难。

2. 鉴别诊断

（1）原发免疫性血小板减少症（ITP）：主要症状是出血，仅有血小板减少而其他系统正常。

（2）病毒感染：淋巴结及肝脾大常见于传染性单核细胞增多症或其他病毒感染，如 CMV 及 EBV 感染。

（3）骨痛及关节肿痛：可能误诊为幼儿类风湿关节炎。

（4）其他癌症：若有骨髓转移，症状与急性白血病亦极相似，例如神经母细胞瘤、横纹肌肉瘤及非霍奇金淋巴瘤。上述癌症的癌细胞在显微镜下的形态与急性白血病有时颇为相似，需要其他临床及实验室检查作出鉴别。

（5）再生障碍性贫血：可引起骨髓三系造血异常，但淋巴肿胀及肝脾大却极少见，此时红细胞体积通常增大。

【治疗】

急性白血病的治疗主要是以化疗为主的综合疗法，其原则是：早期诊断、早期治疗；应严格分型治疗；药物剂量要足，早期予以连续强烈化疗；要长期治疗，交替使用多种化疗药物。持续完全缓解 2.5～3.5 年者方可停止治疗。同时要早期防治中枢神经系统白血病和睾丸白血病。

1. 支持疗法

（1）防治感染：在化疗阶段，保护性环境隔离对防治外源性感染具有较好效果。并发细菌性感染时，应根据不同致病菌和药敏试验结果选用有效的抗生素治疗；并发真菌感染，可选用抗真菌药物；并发病毒感染者可抗病毒治疗。复方磺胺甲噁唑预防肺孢子菌病。

（2）成分输血：明显贫血者可输红细胞。因血小板减少而致出血者，可输浓缩或机采血小板。有条件时可酌情静脉输注丙种球蛋白。

（3）集落刺激因子：化疗期间如骨髓抑制明显者，ALL 患儿可予以 G-CSF、GM-CSF 等集落刺激因子，促进骨髓造血恢复。

（4）高尿酸血症的防治：化疗早期，由于大量白血病细胞破坏分解而引起高尿酸血症，导致尿酸结石梗阻、少尿或急性肾衰竭，应注意补充液体，碱化尿液，口服别嘌呤醇（Allopurinol）。

(5) 其他:在治疗过程中,要增加营养。有发热、出血时要卧床休息。要注意口腔卫生,防止感染和黏膜糜烂。并发弥散性血管内凝血时应及时给予针对性治疗。

2. 化学药物治疗　目的是杀灭白血病细胞,解除白血病细胞浸润引起的症状,使病情缓解并达到治愈。化疗的药物剂量和用法随方案不同而异,主要药物和安排大致相同,使用时需要参照具体方案要求进行。

急性白血病的化疗通常按以下程序分阶段序贯进行:

(1) 诱导缓解治疗:是患儿能否长期无病生存的关键,需联合数种化疗药物,最大限度地杀灭白血病细胞,尽快达到完全缓解。诱导方案中柔红霉素(DNR)和门冬酰胺酶(L-Asp)是提高 ALL 完全缓解率和长期生存率的两个重要药物,而阿糖胞苷(Ara-c)则对治疗 ANLL 至关重要,常联合 DNR 和 VP16(即 DAE)作为 ANLL 的诱导治疗方案。

(2) 巩固治疗:强力的巩固治疗是在缓解状态下最大限度地杀灭微小残留病的有力措施,可有效地防止早期复发。ALL 一般首选环磷酰胺(C)、Ara-c(A)及 6-巯基嘌呤(M),即 CAM 方案;ANLL 常选用有效的原诱导方案巩固 1~2 个疗程,之后用大剂量 Ara-c 巩固。

(3) 预防髓外白血病:由于大多数药物不能进入中枢神经系统、睾丸等部位,使这些部位成为白血病的庇护所。中枢神经系统白血病(CNSL)和睾丸白血病(TL)均会导致骨髓复发、治疗失败,因此有效的髓外白血病的预防是白血病特别是 ALL 患儿获得长期生存的关键之一。ALL 通常首选大剂量氨甲蝶呤 + 四氢叶酸钙(HD MTX+CF)方案,配合氨甲蝶呤(MTX)、Ara-c 和地塞米松(Dex)三联药物鞘内注射作为髓外白血病的预防治疗。ANLL 选用三联药物鞘内注射。

(4) 维持治疗和加强治疗:是巩固疗效、达到长期缓解或治愈目的的重要手段。对 ALL 一般用 6-巯基嘌呤(6-MP)+MTX 维持治疗,维持时间根据临床危险因素分型选择加强治疗,总疗程 2.5~3.5 年。ANLL 常选用几个有效方案序贯治疗,总疗程 2 年左右。

3. 中枢神经系统白血病(CNSL)的防治　CNSL 是造成白血病复发或者死亡的重要原因之一。

(1) 预防性治疗:常用方法有以下 3 种,根据白血病的类型和病情选择应用:

1) 三联鞘内注射(IT):常用 MTX、Ara-C、Dex 3 种药物联合鞘内注射,剂量见表 13-8。不同类型白血病的用法稍有不同,根据所参照的具体方案进行。

表13-8　不同年龄三联鞘内注射药物剂量(mg)

年龄(月龄)	氨甲蝶呤	阿糖胞苷	地塞米松
<12	5	12	2
12~23	8	15	2
24~35	10	25	5
≥36	12	35	5

2) 大剂量氨甲蝶呤-四氢叶酸钙(HD MTX-CF)疗法:用于 ALL 的巩固和髓外白血病预防。每 10 天为一个疗程。每疗程 MTX 2~5g/m^2,在开始静脉滴注 MTX 36 小时后开始 CF 解救。HD MTX 治疗前、后需要水化碱化治疗,使尿 pH>7.0。每天口服 6-MP 25mg/m^2,共 7 天。

3) 颅脑放射治疗:多用于>3 岁的 HR-ALL 患儿,凡诊断是白细胞数>100×10^9/L 或有 t(9;22)或 t(4;11)核型异常或有 CNSL 或因种种原因不宜 HDMTX-CF 治疗者,均应进行颅脑放射治疗。通常在完全缓解后 6 个月进行,放射总剂量为 18Gy,分 15 次于 3 周内完成；或总剂量为 12Gy，分 10 次于 2 周内完成。同时每周鞘内注射 1 次。放疗第 3 周用长春新碱（V）+地塞米松方案，即 VDex 方案。

(2) 中枢神经系统白血病（CNSL）的治疗：发生 CNSL 者，给予三联鞘内注射（表 15-8），第 1 周 3 次，第 2 和第 3 周各 2 次，第 4 周 1 次，共 8 次。一般在鞘内注射化疗 2~3 次后脑脊液检查常转为阴性。在完成诱导缓解、巩固、髓外白血病防治和早期强化后，作颅脑放射治疗。颅脑放疗后不再用 HD MTX-CF 治疗，但三联鞘内注射必须每 8 周 1 次，直到治疗终止。

4. 睾丸白血病（TL）治疗 初诊时已发生 TL 者，先诱导治疗到完全缓解。双侧 TL 者作双侧睾丸放射治疗，总剂量为 24~30Gy，分 6~8 天完成；单侧者可行切除术，亦可作睾丸放射治疗。与此同时继续进行巩固、髓外白血病防治和早期强化治疗。在维持治疗期发生 TL 者，按上法治疗，紧接着用 VDLDex 和 VP16+ Ara-C 方案各一疗程。

5. 造血干细胞移植（hematopoietic stem cell transplantation，HSCT） 是通过植入 HLA 相合的骨髓多能干细胞，使白血病患者因强烈化疗和放疗而受到严重损害的骨髓造血和免疫功能重建；同时通过移植物的抗白血病作用（graft versus leukemia，GVL）消灭化疗和放疗后残留的白血病细胞。HSCT 不仅可提高患儿的长期生存率，而且有可能根治白血病。由于儿童白血病，尤其是 ALL 化疗效果好，因此造血干细胞移植主要用于部分 ANLL 和极少数 HR-ALL 患儿，一般在诱导化疗完全缓解后进行，其 5 年无病生存率为 40%~60%。

6. 疗程 总疗程自维持治疗算起，女孩 2 年半，男孩 3 年。

【预后】

近十年来由于化疗的不断改进，儿童 ALL 已不再被认为是致死性疾病，5 年无病生存率达 80% 以上；ANLL 的初治完全缓解率亦已达 80%，5 年无病生存率为 40%~60% 及以上。

（刘文君）

第五节 朗格汉斯细胞组织细胞增生症

朗格汉斯细胞组织细胞增生症（Langerhans cell histiocytosis，LCH）过去称组织细胞增生症 X，是一组病因不明、临床表现多样、多发于小儿的疾病。LCH 的组织学特征是含有 Birbeck 颗粒的朗格汉斯细胞组织细胞增生、浸润，并伴有嗜酸细胞、单核巨噬细胞和淋巴细胞等不同程度地增生。是组织细胞疾病的一种，有时将其归属于肿瘤样的疾病。

【病因与发病机制】

病因不明。发病机制尚未完全阐明，目前存在肿瘤学说、免疫功能失调学说、病毒感染学说等多种理论。但多数学者认为，该病是一组与免疫功能异常有关的反应性增生性疾病，而局部细胞因子风暴是导致局部组织细胞和骨骼破坏的主要原因。

【病理】

病变可只限于单个器官或为孤立病灶，也可同时侵犯多个器官，其中以肺、肝、淋巴结、骨骼、皮肤、垂体等处病变最为显著。原有组织结构因出血、坏死而遭到破坏，同一病变器官同时出现增生、纤维化或坏死等不同阶段的病变。显微镜下除组织细胞外，还可见到嗜酸细胞、巨噬细胞、淋巴细胞、多核巨细胞和充脂性组织细胞（即泡沫细胞）等，但不见分化极差的恶性组织细胞。病变久者可见大量充脂性组织细胞和嗜酸细胞，形成肉芽肿。

各种病理改变中，朗格汉斯细胞（LC）增生最具特征性。LC 的细胞直径约为 13μm，胞质呈均匀粉色，胞核不规则，有核裂或分叶，核仁明显；胞质表达 CD1a；电镜下胞质内含分散的呈网球拍状或棒状的细胞器，称为 Birbeck 颗粒。

【临床表现】

LCH的临床表现变异很大。发病以婴幼儿时期多见,男孩多于女孩。临床症状因受累及器官多少和部位不同而异。目前,除肾、膀胱、肾上腺和性腺尚无受累报道外,其他器官皆可受累。发病年龄越小,受累器官越多而病情越重。起病可急可慢。

1. 骨骼损害 80%的患者有骨骼受累,可以是LCH的唯一表现,尤其是在5岁以上儿童。骨骼损害可以是单发或是多发。最常见的骨骼损害部位是头颅骨,其他部位包括骨盆、股骨、椎骨、上下颌骨。虽然骨骼受到损害,但是可以不表现出任何症状或出现骨痛或局部肿胀,多数需要通过辅助检查(X线)发现和明确。颅骨病变开始为头皮表面隆起,硬而有轻度压痛,当病变蚀穿颅骨外板后,肿物变软,触之有波动感,多可触及到颅骨边缘;眶骨破坏多为单侧,可致眼球突出或眼睑下垂。承重长骨受累可导致病理性骨折;上下颌骨的骨组织破坏可导致牙齿松动、脱落。

2. 皮疹 50%的患者在疾病早期或在病程中表现出皮肤损害。皮疹主要分布在躯干、头皮和耳后,也可见于会阴部,甚至发展到背部、手掌和足底。起病时为淡红色斑丘疹,直径2~3mm,继而呈出血性(不伴有血小板的减少)或湿疹样、皮脂溢出样皮疹,以后皮疹表面结痂、脱屑,触摸时有刺样感,脱痂后有白斑或色素沉着。各期皮疹同时存在,成批出现,此起彼伏。

3. 脏器器官浸润 占20%左右。组织细胞浸润单核-巨噬细胞系统,致局部或全身淋巴结增大(约占33%),肝脾大,肝功能不同程度受累,包括黄疸、腹水。骨髓受累可引起贫血、血小板减少。肺部浸润多见于婴幼儿,常伴有咳嗽,感染时症状加剧,可发生肺气肿,甚至出现气胸或皮下气肿,导致呼吸衰竭。肠黏膜受损害常出现腹泻。

脑下垂体受侵犯占15%左右,可出现尿崩症、生长发育障碍,但不一定有蝶鞍破坏。中枢神经系统的破坏少见。甲状腺受累可导致原发性甲状腺功能低下。

【辅助检查】

1. 血液学检查 血红蛋白可正常,也可有不同程度的贫血。白细胞数可正常、减少或增多。血小板数正常或减少。10%~15%的患者骨髓可见组织细胞增多,偶见巨核细胞减少。

2. X线检查 对诊断很有帮助,不少病例是由X线检查最先发现。骨片可见长骨和扁平骨破坏,特点是溶骨性破坏,扁平骨特别是颅骨较显著,由虫蚀样至巨大缺损,形状多不规则。脊椎破坏呈扁平椎。上下肢长骨病变多位于骨干,为囊状缺损。肺部X线典型改变可见弥散的点网状阴影。

3. 病理检查 组织活检是诊断的重要依据。皮疹和病灶活检可见大量组织细胞浸润,间有淋巴细胞浸润,组织化学染色及单抗检测S100及CD1a阳性,此为朗格汉斯细胞的特征。电镜检查可见Birbeck颗粒位于细胞内。

【诊断】

根据临床表现出原因不明的发热、皮疹、贫血、耳溢脓,反复肺部感染,肝、脾、淋巴结增大,眼球凸出、尿崩、颅骨缺损及头部肿物等考虑或怀疑本病。诊断还需结合X线和病理检查结果。病理检查是本病诊断最可靠的依据,1987年国际组织细胞协会制订的基于病理诊断该病的可信度诊断标准如下:

1. 初步诊断 皮疹压片、皮疹活检、淋巴结、肿物穿刺或手术标本等,在光学显微镜下发现组织细胞浸润。

2. 明确诊断 在初诊的基础上,同时具备下述4项指标的2项或2项以上:①ATP酶阳性;②S-100蛋白染色阳性;③α-D甘露聚糖酶阳性;④花生凝集素结合试验阳性。

3. 确诊诊断 光镜所见结果加上电镜下发现病变细胞内有Birbeck颗粒和(或)CD1a(OKT6)单抗染色阳性即可确诊。

LCH 的临床表现复杂多样，1987 年 Lavin 和 Osband 提出根据影响预后的三大因素，即发病年龄、受累器官数目及有无功能损害将本病分为 4 级（Ⅰ级为 0 分，Ⅱ级为 1 分，Ⅲ级为 2 分，Ⅳ级为 3 分），以指导治疗和判断预后（表 13-9）。

表13-9 朗格汉斯细胞组织细胞增生症的临床评分

	年龄		受累器官		器官功能损害*	
评分条件	>2岁	≤2岁	<4个	≥4个	无	有
评分	0	1	0	1分	0	1分

*注：肝功能有下列 1 项异常者：①低蛋白血症，总蛋白 < 55g/L 或白蛋白 < 25g/L；②胆红素 > 25.7μmol/L（1.5mg/dl）；③水肿或腹水。呼吸系统在无感染的情况下，有下列 1 项损害者：呼吸困难、发绀、胸腔积液或气胸等。造血功能损害，出现下列 1 项异常者：血红蛋白 < 100g/L（除外缺铁性贫血），白细胞 < 4×10^9/L 和血小板 < 100×10^9/L。

【治疗】

由于本病变化多样、轻重悬殊，治疗方案应根据临床评分和分级而定。

1．药物治疗 化学药物等综合治疗措施的发展使得本病尤其是重症患者的预后得到显著改善。根据病情轻重和年龄不同，所需药物的强度和疗程不一。

（1）常用的化疗药物有：泼尼松、长春新碱、氨甲蝶呤（MTX）、6-巯基嘌呤（6-MP）、依托泊苷（VP-16）、环磷酰胺等。

VP 方案：泼尼松，每天 40～60mg/m^2，分次口服；长春新碱每次 1.5～2mg/m^2，每周静脉注射 1 次；一般用 6 周左右。VCP 方案为上述方案加环磷酰胺（CTX），适用于病情较重者，VP 同上，CTX 每次 200mg/m^2 静脉滴注，每周 1 次，共 6 周左右。此后可用 6-MP 和 MTX 维持，或定期用原方案。总疗程根据病情而定，为 1～2 年。

近年来主张采用依托泊苷（VP-16）150mg/m^2 静脉滴注，或 300mg/m^2 口服，连用 3 天，每 3～4 周为一疗程，共用 6 个月。

（2）其他药物治疗：①吲哚美辛，剂量 1～2mg/（kg·d），平均疗程 8 周。另外，应用 2-氯脱氧腺苷（2-CdA）治疗常规治疗耐药或无效的 LCH 也取得了一定效果。②免疫治疗：病情严重的Ⅲ～Ⅳ级患儿，在化疗的同时，可加用胸腺肽每次 1～2mg，肌内注射，隔天 1 次。③尿崩症可用鞣酸加压素或去氨加压素（DDAVP）治疗。

2．放射治疗 小剂量（4～6Gy）局部照射可控制局限性损害，也适用于病变广泛或病变部位不能手术者。

3．手术治疗 单纯骨损害者，如果仅有单一局灶病变，一般采用外科手术刮除即可痊愈。但是如果年龄小于 3 岁，则主张手术后加用化疗。

4．其他 控制感染，加强支持治疗。

【预后】

发病年龄、受累器官数目、器官功能损害是 3 个最重要的预后因素，年龄越小，受累器官越多，肺、肝、骨髓功能受损的患者，预后一般较差。仅有骨骼受累者，预后一般较好。由于目前治疗较有效，故 LCH 导致死亡者极少。少数痊愈者有生长发育迟缓、骨骼发育不良等后遗症，但智力一般并无影响。

（刘文君）

第十四章　神经系统疾病

第一节　概　　述

一、小儿神经系统解剖生理特点

（一）小儿脑和脊髓发育特点

在小儿生长发育过程中，神经系统发育最早，而且速度也最快。出生时脑重平均370g，占体重的1/9～1/8，成人脑重约1500g，占体重的1/40～1/35。2岁时1000g左右，4～6岁时已接近成人。出生时大脑已有主要沟回，但皮层较薄、沟裂较浅。新生儿神经细胞数目与成人相同，但其树突与轴突少而短。出生后脑重增加主要是神经细胞体积增大和树突增多、加长，以及神经髓鞘形成和发育成熟。3岁时神经细胞分化已基本完成，8岁时接近成人。神经纤维的发育较晚，始于胚胎7个月，到4岁时完成髓鞘化。故生后早期婴儿对各种刺激引起的神经冲动传导缓慢，且易于泛化，不易持久。出生时大脑皮质下中枢如丘脑、下丘脑、基底节等发育已较成熟，初生婴儿的活动主要由皮质下中枢调节。随着大脑皮层发育成熟，运动逐渐转为由大脑皮层中枢调控，皮层对皮质下中枢的控制作用也趋明显。脑干在出生时已发育较好，呼吸、循环、吞咽等维持生命之中枢功能已发育成熟。新生儿脊髓重2～6g，脊髓功能相对成熟。脊髓下端在胎儿时位于第2腰椎下缘，4岁时上移至第1腰椎，作腰椎穿刺时应予注意。脊髓的髓鞘由上而下逐渐形成，约于3岁时完成髓鞘化。小脑在胎儿期发育较差，生后6个月达生长高峰，生后1年小脑外颗粒层的细胞仍在继续增殖，生后15个月，小脑大小已接近成人。

（二）神经反射

新生儿即有觅食、吸吮、吞咽、拥抱、握持等先天性（原始）反射和对强光、寒冷、疼痛等的反应。其中某些反射如吸吮、握持、拥抱等反射随年龄增长而减弱，足月儿一般于生后3～4个月消失。若持续存在，则属异常现象。在新生儿或小婴儿若上述反射不出现或不对称，均提示可能存在神经系统异常。出生后2周左右出现第一个条件反射即吸吮动作。2个月开始逐渐形成与视、听、味、嗅、触觉等相关的条件反射；3～4个月开始出现兴奋性和抑制性条件反射。新生儿和婴儿深腱反射较弱，腹壁反射和提睾反射也不易引出，到1岁开始稳定。3～4个月前小儿肌张力较高，凯尔尼格征可阳性，2岁以下小儿巴宾斯基征对称阳性亦可为生理现象。

二、小儿神经系统体格检查注意事项

小儿神经系统检查的主要内容与成人大致相同，但判断体征的临床意义时，一定要注意发育期小儿神经系统的解剖生理特点，不同年龄正常标准可不相同。检查方法也有特点，检查小儿时要尽量取得患儿的合作，有些检查过程可先在检查者自己身上做一下示范，例如查深腱反射时，检查者可用叩诊锤先敲敲自己前臂，减少患儿的恐惧。检查时从对小儿打扰最小的检查开始，不必按某一固定顺序进行。有时为了避免患儿厌烦或过于疲劳，可分次检查。

小婴儿的神经系统检查容易受外界环境影响，当小儿入睡时肌张力松弛，原始反射减弱或消失，吃奶前、饥饿时常表现不安、多动，吃奶后又常常入睡，所以最好是在进食前 1～1.5 小时进行。室内光线要充足、柔和，但不要使阳光直接照射到小儿面部，环境要安静。

三、小儿神经系统疾病诊断的基本思路

首先进行定向诊断，即确定患儿临床表现是否源自原发于神经系统的疾病；然后作定位诊断，即通过分析症状和体征，结合相关辅助检查确定病变累及神经系统的哪些部位；最后是定性诊断，即根据疾病病程等确定疾病的病因和性质。

（一）定向诊断

小儿神经系统受累的表现主要包括惊厥、运动障碍、认知及行为改变、颅压增高或脑膜刺激征等。这些临床症状体征，既可以是原发于神经系统的疾病所致，也可以是全身性疾病的神经系统表现。例如，惊厥可以是脑炎，也可以是低钙血症或低血糖所致，或者是红斑狼疮的表现之一。因此对于以神经系统症状为主诉就诊的患儿，一定要仔细询问病史中是否存在其他系统受累的症状，并注意查体时除了神经系统查体以外，也要进行常规的全身查体，并注意对可疑病例及早进行相应的辅助检查。有些全身性疾病的临床表现有时候很隐匿，例如，低血糖症所致惊厥经常很难与癫痫进行鉴别，因此凡是疑诊癫痫的患儿，均要求常规进行空腹血糖的检查。

（二）定位诊断

主要依据神经系统检查所发现的体征进行。例如，深腱反射亢进、病理征阳性提示上运动单元病变，即锥体束受累；深腱反射迟钝/消失、肌力下降提示下运动单元病变；肌张力不全（dystonia）、震颤（tremor）、舞蹈（chorea）、手足徐动（athetosis）提示锥体外系病变；小脑性共济失调（cerebellar ataxia）提示小脑病变等。另外，有些症状也具有定位意义，例如惊厥常常提示脑皮层受累，失语提示脑语言功能区受累，认知功能损害、人格行为改变常常提示大脑实质受累。

（三）定性诊断

主要通过对疾病病程特征（起病、病程转归等）的分析而考虑。例如，按照起病急缓来分，起病最急骤者（暴发），数分钟即可达高峰，如脑出血、栓塞；急性起病，数小时至数日达高峰，如中枢神经系统感染等；亚急性起病，数日至数周达高峰，多见于脑自身免疫性炎症等；慢性进行性加重者，则多见于肿瘤及遗传变性病。遗传代谢病既可以急性起病，也可以呈慢性起病或者间歇急性发作且慢性进展。疾病转归为静止性病程者，多见于围生期脑损伤后遗症（脑性瘫痪）、脑炎或者脑血管病后遗症等，而进行性加重者则应首先考虑神经变性病（neurodegenerative disorders）、遗传代谢病以及肿瘤等。根据上述临床分析，进一步做相关的辅助检查，多可最终确定诊断。

（姜玉武）

第二节　细菌性脑膜炎

细菌性脑膜炎（bacterial meningitis），亦称化脓性脑膜炎（purulent meningitis，简称化脑），是由各种化脓性细菌引起的以脑膜炎症为主的中枢神经系统感染性疾病。婴幼儿多见，冬春季好发；而新生儿无明显季节性特点。临床上以急性发热、头痛、呕吐、惊厥、意识障碍、脑膜刺激征阳性及脑脊液化脓性改变等为特征。约 2/3 的化脑发生在 15 岁以下，其中约

80% 在 5 岁以下，高峰发病年龄为 6～12 个月。近年来，随着诊疗水平的提高及疫苗接种的加强，本病发病率和病死率有所下降，但仍有较高的致残率，10%～30% 遗留后遗症。早期诊断和及时规范治疗是改善预后的关键。

【病因】

1. 致病菌　许多化脓性细菌都能引起本病，但 2/3 以上患儿是由脑膜炎奈瑟菌、肺炎链球菌和流感嗜血杆菌三种细菌引起。不同年龄段小儿化脑的致病菌有所差异：新生儿及＜3 个月婴儿以革兰阴性杆菌（如大肠埃希菌和铜绿假单胞菌等）和金黄色葡萄球菌多见，3 个月～3 岁婴幼儿以流感嗜血杆菌、肺炎链球菌和脑膜炎奈瑟菌多见，学龄前和学龄期儿童以脑膜炎奈瑟菌、肺炎链球菌、流感嗜血杆菌和金黄色葡萄球菌多见。此外，免疫缺陷患儿可发生表皮葡萄球菌、白色葡萄球菌和铜绿假单胞菌等条件致病菌感染。与国外不同，我国很少发生 B 族乙型溶血性链球菌颅内感染。由脑膜炎奈瑟菌引起的化脑呈流行性。

2. 入侵途径　致病菌主要通过三种途径侵入脑膜：①最常见的途径是通过血流，即菌血症抵达脑膜微血管。当小儿免疫防御功能降低时，细菌通过血脑屏障到达脑膜。致病菌大多由上呼吸道入侵血流，新生儿的皮肤、胃肠道黏膜或脐部也常是感染的侵入门户。②邻近组织器官感染，如中耳炎、乳突炎、鼻窦炎、头面部软组织感染、颅骨或脊柱骨髓炎等扩散波及脑膜。③与颅腔存在直接通道，如颅骨骨折、皮肤窦道或脑脊膜膨出等，细菌可由此直接进入蛛网膜下腔。

【临床表现】

1. 起病情况　多数患儿急性起病，发病前数日常有急性上呼吸道感染或胃肠道症状。脑膜炎奈瑟菌引起的暴发型流行性脑脊髓膜炎则起病急骤，迅速出现进行性休克、皮肤紫癜或瘀斑、弥散性血管内凝血及中枢神经系统功能障碍，可在 24 小时内死亡。

2. 全身感染中毒症状　系全身感染或菌血症引起的非神经系统症候。常见发热、精神萎靡、疲乏无力、关节酸痛、皮肤出血点或瘀斑等。小婴儿常表现为拒食、嗜睡、易激惹、烦躁哭闹、目光呆滞等。

3. 中枢神经系统表现

(1) 脑膜刺激征：以颈项强直最常见，其他如凯尔尼格征和布鲁津斯基征阳性。但在婴幼儿可不明显。

(2) 颅内压增高：主要表现为头痛和喷射性呕吐，可伴有血压升高、心动过缓等。婴儿可出现前囟饱满或隆起、颅缝增宽。重症患儿可有呼吸、循环功能受累，昏迷，去皮层或去大脑强直，甚至脑疝。眼底检查一般无特殊发现；若有视乳头水肿，则提示颅内压增高时间较长，应考虑可能已合并脑脓肿、硬脑膜下积液或静脉窦栓塞等。

(3) 惊厥：20%～30% 的患儿可出现全身性或部分性惊厥，以 B 型流感嗜血杆菌和肺炎链球菌多见。惊厥的发生与脑实质炎症、脑梗死及电解质紊乱等有关。

(4) 意识障碍：颅内压增高、脑实质病变均可引起嗜睡、昏睡、昏迷和谵妄等意识改变。

(5) 局灶体征：部分患儿可出现第 Ⅱ、Ⅲ、Ⅳ、Ⅵ、Ⅶ、Ⅷ 对颅神经受累，肢体瘫痪或感觉异常等，多由血管闭塞引起。

4. 新生儿化脑的临床特点　多起病隐匿，常缺乏典型的症状和体征，颅内压增高和脑膜刺激征常不明显，发热可有可无，甚至体温不升。主要表现为少动、哭声弱或呈高调、拒奶、呕吐、吸吮力差、黄疸、发绀、呼吸不规则，甚至惊厥、休克、昏迷等。

【并发症】

1. 硬脑膜下积液　多发生在起病 7～10 天之后，30%～60% 的化脑并发硬脑膜下积液。常见于 1 岁以下的流感嗜血杆菌或肺炎链球菌脑膜炎。临床特点包括：①经有效治疗后体温仍不降，或退而复升；②出现进行性颅内压增高征象，或出现意识障碍、局灶性或持续性惊厥发作或其他局灶性体征。怀疑硬脑膜下积液时可作颅透光检查、颅脑 B 超或 CT 扫描有助确诊。对临床高度怀疑而无条件作影像学检查者，可进行试验性硬脑膜下穿刺，抽取积液行常规和细菌学检查，如积液量 > 2ml，蛋白质定量 > 0.4g/L，即可确诊。

2. 脑室管膜炎　临床多见于诊疗不及时的革兰阴性杆菌引起的小婴儿脑膜炎。对于患儿在有效抗生素治疗下发热持续不退、频繁惊厥，甚至出现呼吸衰竭，颅内高压不易缓解，脑脊液始终难以转为正常，颅脑 CT/MRI 扫描显示脑室扩大者，应及时行侧脑室穿刺检查。如果穿刺液白细胞数 ≥ $50×10^6$/L，蛋白质 > 0.4g/L，糖 < 1.6mmol/L，或细菌学检查阳性，即可确诊。治疗大多困难，病死率和致残率高。

3. 脑积水　新生儿和小婴儿多见，常见于治疗延误或治疗不恰当的患儿。因炎症渗出物粘连堵塞脑室内脑脊液流出通道，引起梗阻性脑积水；也可因炎症破坏蛛网膜颗粒，或颅内静脉窦栓塞致脑脊液重吸收障碍，造成交通性脑积水。发生脑积水后，患儿出现烦躁不安、嗜睡、呕吐、惊厥发作，头颅进行性增大，颅缝分离，前囟扩大饱满，头颅破壶音和头皮静脉扩张。至疾病晚期，持续的颅内高压使大脑皮质退行性萎缩，患儿出现进行性智力减退和其他神经功能倒退。

4. 抗利尿激素异常分泌综合征　炎症刺激神经垂体致抗利尿激素过量分泌，引起低钠血症和血浆渗透压降低，进一步加重脑水肿，引起或促发惊厥发作、意识障碍加重甚至昏迷。

5. 其他神经功能障碍　炎症累及视神经和听神经，可出现失明和耳聋。脑实质受累可出现继发性癫痫、瘫痪和智力低下等。下丘脑和垂体受累可继发中枢性尿崩症。

【辅助检查】

1. 外周血象　白细胞总数明显增高，可达（20～40）×10^9/L，分类以中性粒细胞为主，占 80% 甚至 90% 以上。重症患儿或新生儿化脑可见白细胞总数减少。

2. 脑脊液检查　是确诊化脑的重要依据。典型病例表现为压力增高，外观混浊；白细胞总数明显增多，多在 $1000×10^6$/L 以上，分类以中性粒细胞为主；蛋白质含量增高，多大于 1g/L；糖含量明显降低，定量常在 1mmol/L 以下；氯化物含量多数降低。脑脊液沉渣涂片找菌是明确化脑病原的重要方法，离心沉淀后涂片，用革兰染色，检菌阳性率可达 70% 以上。脑脊液培养是确定病原菌的可靠方法，尽可能在抗生素使用前采集脑脊液样本，以提高培养阳性率。利用免疫学方法检查患儿脑脊液中的细菌抗原，有助于快速确定致病菌。脑脊液中乳酸脱氢酶、乳酸、C 反应蛋白及肿瘤坏死因子测定，化脑时明显增高，对诊断有参考价值。

3. 其他检查

（1）血培养：对所有疑似化脑的病例均应做血培养，以帮助寻找致病菌。

（2）皮肤瘀点、瘀斑涂片：是发现脑膜炎奈瑟菌重要而简便的方法。

（3）局部病灶分泌物培养：如咽拭子培养、皮肤脓疱液或新生儿脐部分泌物培养等，对确定病原均有参考价值。

（4）影像学检查：化脑一般不常规做颅脑 CT/MRI 检查，但对于出现异常定位体征、颅内压增高或治疗效果欠佳而疑有并发症的患儿，应尽早进行颅脑 CT/MRI 检查。

【诊断】

早期诊断是保证患儿获得早期治疗的前提。对于急性发热患儿，伴有神经系统异常症状和体征时，均应考虑化脑的可能性，应及时做腰椎穿刺进行脑脊液检查，以明确诊断。然而，对有明显颅内压增高、病情危重的患儿，做腰椎穿刺应特别慎重。如果颅内压增高明显的患儿必须做腰椎穿刺时，应先静脉注射 20% 甘露醇，待颅内压降低后再行穿刺，以防发生脑疝。

有时在疾病早期行脑脊液检查可无明显异常，此时若高度怀疑化脑，可在 24 小时后再复查脑脊液。另外经过不规则抗生素治疗的化脑，其脑脊液改变可不典型，涂片和细菌培养均可为阴性，此时必须结合病史、症状、体征及治疗过程综合分析判断。

【鉴别诊断】

除化脓性细菌外,结核分枝杆菌、病毒、真菌等多种致病微生物都可以引起脑膜炎,在临床表现上都有许多相似之处,脑脊液检查是鉴别诊断的关键,参见表14-1。

1. **结核性脑膜炎** 需与不规则治疗的化脑鉴别。结核性脑膜炎多数呈亚急性起病(婴幼儿可急性起病),常有结核接触史和其他部位结核病灶。脑脊液外观呈毛玻璃样,白细胞数<$500×10^6/L$,分类以淋巴细胞为主,蛋白质增高,糖和氯化物含量降低,涂片或留膜抗酸染色找到结核分枝杆菌可确诊。PPD试验、红细胞沉降率检查、脑脊液腺苷脱氨酶(ADA)测定、γ-干扰素释放试验、结核分枝杆菌DNA的PCR检测,以及结核分枝杆菌培养等均有助于诊断。

2. **病毒性脑膜炎** 临床表现与化脑相似,全身感染中毒症状及神经系统症状均较化脑轻,病程自限,大多不超过2周。脑脊液外观清亮,白细胞数0至数百×$10^6/L$,分类以淋巴细胞为主,蛋白质轻度升高或正常,糖和氯化物含量正常。脑脊液中特异性抗体和病毒分离有助于诊断。

3. **新型隐球菌性脑膜炎** 亚急性或慢性起病,以进行性颅内压增高而致剧烈头痛为主要表现,眼底检查常见视乳头水肿。常有长期使用免疫抑制剂、广谱抗生素或激素病史,或有鸽粪接触史。脑脊液改变与结核性脑膜炎相似,诊断有赖于脑脊液涂片墨汁染色找到厚荚膜的发亮圆形菌体,培养检出新型隐球菌或新型隐球菌特异性抗原检测阳性。

表14-1 神经系统常见感染性疾病的脑脊液改变

	压力(kPa)	潘氏试验	白细胞数(×10^6/L)	蛋白质(g/L)	糖(mmol/L)	氯化物(mmol/L)	其他
正常	0.69~1.96(新生儿0.29~0.78)	-	0~10(婴儿0~20)	0.2~0.4(新生儿0.2~1.2)	2.8~4.5(婴儿3.9~5.0)	117~127(婴儿110~122)	
细菌性脑膜炎	升高	+~+++	数百~数万,多核为主	增高或明显增高	降低	降低	涂片和培养可见致病菌
结核性脑膜炎	升高	+~+++	数十~数百,淋巴为主	增高或明显增高	降低	降低	涂片和培养可见结核分枝杆菌
病毒性脑膜炎	升高	-~+	正常~数百,淋巴为主	正常或轻度增高	正常	正常	病毒分离有时阳性
真菌性脑膜炎	升高	+~+++	数十~数百,淋巴为主	增高或明显增高	降低	降低	涂片和培养可发现真菌

【治疗】

1. **抗生素治疗**

(1)用药原则:尽早使用抗生素治疗,以静脉用药为主,选用能透过血脑屏障的药物。用药量要足,疗程要适当,注意药物毒副作用。联合用药时还应注意药物之间的相互作用。应选择具有杀菌作用的抗生素,同时要考虑药物的抗菌谱、细菌对药物的敏感性和脑脊液中药物的浓度;为了达到颅内有效杀菌浓度,抗生素的使用剂量一般要高于常规用量的1倍(剂量加倍)。

(2)病原菌未明时(抗生素经验性治疗):对于脑脊液检查已经完成,而细菌尚未确定的临床诊断为化脑的患儿,应该先采用覆盖最可能病原菌的经验性抗生素治疗。在生后2~3周的早期新生儿,推荐氨苄西林加上一种氨基糖苷类或者头孢噻肟;对于晚期新生儿,推荐万古霉素加头孢噻肟或者头孢他啶；对于生后1个月以上的患儿，推荐万古霉素加一种三代头孢菌素（头孢三嗪或者头孢噻肟）为初始治疗方案。对于存在脑穿通伤、神经外科手术后或者做完脑脊液分流术等基础疾病因素的化脑，经验性治疗推荐万古霉素加头孢他啶或头孢吡肟或者美罗培南，而对于颅底骨折的患者推荐万古霉素加头孢三嗪或者头孢噻肟。常用抗生素剂量为：头孢三嗪（ceftriaxone）80~100mg/(kg·d)、头孢他啶（ceftazidime）100~150mg/(kg·d)、头孢噻肟（cefotaxime）200~300mg/(kg·d)、万古霉素（vancomycin）40~60mg/(kg·d)、美罗培南（meropenem）80~120mg/(kg·d)。

（3）病原菌明确后：应参照细菌药敏试验结果选用抗生素。

（4）疗程：与致病菌种类、治疗早晚、是否有并发症及机体的抵抗力等因素有关。肺炎链球菌和流感嗜血杆菌脑膜炎疗程10~14天，脑膜炎奈瑟菌脑膜炎疗程7~10天，而金黄色葡萄球菌和革兰阴性杆菌脑膜炎疗程应达3周以上。若有并发症，还应适当延长疗程。关于停药指征，应在临床症状和体征消失，复查脑脊液恢复正常后方可停药。

2．肾上腺皮质激素的应用 目前推荐在溶血性嗜血杆菌脑膜炎患儿应用地塞米松。对于生后6周以上的婴幼儿肺炎链球菌脑膜炎，合并用皮质激素时应该充分考虑其可能的获益及危险性。新生儿细菌性脑膜炎不推荐使用皮质激素。地塞米松剂量是0.6~0.8mg/(kg·d)，分成2~3次使用2~4天。使用地塞米松的最佳时机是在第一剂静脉用抗生素之前或者同时，可以抑制多种炎症因子的产生，减少因抗生素快速杀菌后的炎症反应。

3．对症和支持治疗

（1）及时处理颅内高压、惊厥和感染性休克：有颅内高压者，应及时给予20%甘露醇脱水治疗，每次0.5~1.0g/kg，4~6小时1次。对于颅内压增高严重者，可加大剂量（每次不超过2.0g/kg）或加用利尿药物，以防脑疝的发生。有惊厥者及时给予止惊药物治疗，如地西泮、水合氯醛、苯巴比妥等。流行性脑脊髓膜炎较易发生感染性休克，一旦出现，应积极给予扩容、纠酸、血管活性药物等治疗。

（2）支持疗法：注意热量和液体的供应，维持水、电解质和酸碱平衡。对于新生儿和免疫功能低下的患儿，可少量输注新鲜血浆或静脉注射丙种球蛋白等。

4．并发症的治疗

（1）硬脑膜下积液：少量积液无须处理。如积液量较大引起颅内压增高或出现局部刺激症状时，应作硬脑膜下穿刺放液。开始每日或隔日1次，放液量每次每侧不超过20~30ml。1~2周后酌情延长穿刺间隔时间。若穿刺达10次左右积液仍不见减少，可暂停穿刺并继续观察，一旦出现症状再行穿刺，有时需数月方可治愈。个别迁延不愈者，需外科手术引流。有硬脑膜下积脓时可予局部冲洗并注入适当抗生素。

（2）脑室管膜炎：除全身抗生素治疗外，可做侧脑室穿刺引流以缓解症状。同时，针对病原菌并结合用药安全性，选择适宜抗生素脑室内注入。

（3）脑积水：主要依赖手术治疗，包括正中孔粘连松解、导水管扩张和脑脊液分流术。

（刘智胜）

第三节 急性病毒性脑炎

急性病毒性脑炎（acute viral encephalitis）是由各种病毒感染引起的急性中枢神经系统感染性疾病，常同时累及脑实质及脑膜，如脑实质受累症状突出则称为病毒性脑炎（viral encephalitis），如果仅有脑膜炎表现者则称为病毒性脑膜炎（viral meningitis），由于解剖上两者相邻近，如脑实质与脑膜受累的表现均较为明显时，称为病毒性脑膜脑炎（viral meningoencephalitis)。在儿童急性中枢神经系统感染中，整体来看，病毒感染是第一位的，远较细菌性及其他病原体感染常见。

【流行病学】

各年龄均可发病。由于国家计划免疫的不断完善，既往相对较常见的乙型脑炎、脊髓灰质炎病毒脑炎和腮腺炎脑炎发病者已明显减少。目前，肠道病毒（除脊髓灰质炎病毒外）、疱疹病毒和呼吸道病毒（如腺病毒）等最常见。虽然各个季节、地域均可发生病毒性脑炎，但是不同病毒感染也具有不同特点，例如肠道病毒感染以气温相对较高的夏秋季更多见，虫媒病毒感染则好发于相应虫媒生活的地域与季节，如我国乙型脑炎主要发生于夏秋季节，呼吸道病毒感染则多发生于冬春季。

【病因】

根据病原学中病毒核酸的特点分为DNA病毒感染和RNA病毒感染，这些病毒既有流行性的（虫媒病毒、肠道病毒），也有散发性的（单纯疱疹病毒、水痘带状疱疹病毒、腮腺炎病毒）。通过蚊子传播的虫媒病毒性脑炎（如乙型脑炎）只在温暖季节发生；肠道病毒感染常在夏季发生，在人与人之间直接传播，既可导致轻型脑膜炎，也可引起严重致死性的脑炎或者脑干脑炎。虽然大多数病毒性脑（膜）炎是自限性的，而且疫苗接种能够预防部分病毒性感染，但仍有一些病毒可对中枢神经系统造成严重损害，常见的包括单纯疱疹病毒（herpes simplex virus，HSV）、EB病毒（Epstein-Barr virus，EBV）、水痘带状疱疹病毒（varicella-herpes zoster virus，VZV）、肠道病毒（enterovirus）、巨细胞病毒（cytomegalovirus，CMV）等。

【发病机制与病理】

病毒通过两种途径进入中枢神经系统。大多数病毒通过血行播散途径（hematogenous spread）进入脑内。腮腺炎病毒感染的单核细胞通过带孔的脉络丛内皮到达脉络丛表皮，然后病毒复制，病毒颗粒进入脑脊液，并顺着脑室系统扩散。大多数虫媒病毒都是先有病毒血症，然后通过血脑屏障进入脑内，相反嗜神经的狂犬病毒和单纯疱疹病毒是循外周神经通路传入脑内。然而病毒最终是否导致脑（膜）炎，差异很大，取决于宿主状态（年龄、性别、免疫状态、遗传背景等）和病毒因素两方面。例如，从患者角度来说，腮腺炎病毒的神经系统受累在男性比女性多3倍，而乙型脑炎病毒（日本脑炎病毒）则主要累及儿童；从病毒方面来说，单纯疱疹病毒绝大多数时候仅导致皮肤、黏膜的较轻疾病，只在少数人引起严重的脑炎，而狂犬病毒则在几乎所有患者都导致致死性的中枢神经系统疾病。病毒在神经细胞内的繁殖可引起相应细胞功能受损，并可能导致机体的免疫反应异常并继发相应的神经功能损害。在病毒性脑膜炎，炎症细胞通过血管间隙波及软脑膜或浅表皮层，相应的神经病理改变一般能自然消退，不留后遗症，少数发生蛛网膜炎或室管膜炎，使脑脊液循环通路受阻，或引起脑脊液吸收障碍，可形成脑积水。脑炎的典型病理改变包括软脑膜炎、血管周围白细胞浸润及小胶质细胞增殖形成结节。多数急性期病理改变可能比较轻微，或仅表现为脑水肿。而重症或慢性脑炎则可出现严重病理改变，如神经元死亡、组织坏死、胶质增生和囊性脑软化。

【临床表现】

一般来说，病毒性脑炎的临床经过较脑膜炎严重，重症脑炎更易发生急性期死亡或后遗症。

1. 病毒性脑膜炎（viral meningitis） 急性起病，病程相对较短，预后大多良好。临床表现主要为发热、头痛、呕吐和颈项强直。部分病例因有轻微脑实质受累而出现不同程度的意识障碍，如易激惹、嗜睡或昏睡等。早期即可惊厥。一般无严重脑实质损害症状，如瘫痪、昏迷或惊厥持续状态。尚可有神经系统以外的伴随症状，可为诊断提供线索。例如，腮腺炎病毒脑膜炎常有唾液腺肿痛；肠道病毒感染可有皮疹；若病情较重，伴淋巴结肿大、皮疹或肝受累表现，应注意EB病毒感染。病程一般数日至2周。多数急性期后完全恢复。

2. 病毒性脑炎（viral encephalitis）与病毒性脑膜脑炎（viral meningoencephalitis） 病毒性脑炎多同时累及脑膜，如脑膜炎的表现也较为明显则称为脑膜脑炎。其临床表现因脑实质部位的病理改变、范围和严重程度而有不同。大多数患儿因弥漫性大脑病变而主要表现为反复惊厥发作、不同程度的意识障碍和颅内压增高症状。惊厥多呈全面性，严重者呈惊厥持续状态。患儿可有嗜睡、昏睡、昏迷等不同程度的意识改变。严重者可出现去皮层强直状态。若出现呼吸节律不规则或瞳孔不等大，要考虑颅内高压并发脑疝的可能性。部分患儿由于严重的局灶病变，可出现与受累部位功能对应的明显局灶症状和体征，如局灶性惊厥、偏瘫、失语等。本病病程大多2~3周。轻症者多数完全恢复，重症者可遗留癫痫、肢体瘫痪、认知功能倒退等后遗症。

【辅助检查】

1. 脑脊液（CSF） 通常表现为轻度细胞和（或）蛋白增多，糖和氯化物正常。早期脑脊液炎性细胞可以中性粒细胞为主，以后则以淋巴细胞为主。蛋白质定量多在1g/L以下。也可以常规、生化检查完全正常。

2. 脑电图（EEG） 与脑实质损害程度密切相关，对于判断病情严重程度以及预后有重要价值。急性期常见弥漫性慢波增多，节律越慢、电压持续减低者脑实质损害越重，预后也就越差；慢波节律相对较快者以及恢复较快者，预后较好。部分患儿可有局灶或者弥漫性痫样放电，随病情好转可逐渐恢复，而恢复期后出现症状性癫痫者痫样放电可持续存在。

3. 神经影像学 对病毒性脑炎的诊断与评价具有重要意义。单纯疱疹病毒脑炎CT可见额叶或颞叶高密度病变。这种病变在MRI的T2加权像常更明显。CT或MRI均可能发现出血或者继发性出血性脑梗死。

4. 病原学 病毒血清学试验是目前临床常用的确诊方法，但敏感性和特异性均较低。一般采用双份血清法，分别于发病早期及恢复期取血或脑脊液送检，抗体滴度若在4倍以上，或者极期检测IgM抗体阳性，可以确诊。病毒分离是明确病因最特异的方法，可于早期采集标本（脑脊液、血、尿、粪便、呼吸道黏膜，必要时活检脑组织）进行病毒分离。但阳性率很低，且需时较长。

【诊断】

病毒性脑（膜）炎主要根据典型的临床表现、脑脊液结果、脑电图以及头颅CT或MRI结果综合分析做出临床诊断，如病毒病原学检测结果阳性可确定诊断。由于目前病毒病原学诊断还不是很完善，临床上病毒性脑（膜）炎诊断常常是排除性的临床诊断。如果患儿的临床及辅助检查特点符合中枢神经系统病毒感染，而脑脊液细菌、结核分枝杆菌、真菌等其他检测未有阳性发现，可做出病毒性脑炎的初步临床诊断，随后应密切观察、随访临床表现发展变化情况，必要时复查脑脊液、头颅影像学及其他相关检查，继续仔细除外其他中枢神经系统感染及非感染性脑疾病（肿瘤、自身免疫病、遗传代谢病等）。病前1周内有呼吸道感染、腹泻、发热、流行性腮腺炎或水痘病史支持此诊断。

【鉴别诊断】

1. 颅内其他病原感染 脑脊液检查是关键，包括脑脊液外观、常规、生化和病原学检查，另外病程特点，如起病急缓等也很重要。此外，合并硬膜下积液者支持婴儿化脓性脑膜炎。发现颅外结核病灶和皮肤PPD试验阳性有助于结核性脑膜炎的诊断。起病缓慢，早期即出现显著颅压高，起病前有鸽子等接触史，需要考虑新型隐球菌脑膜炎。

2. Reye综合征 因急性脑病表现和脑脊液无明显异常易与病毒性脑炎混淆，但Reye综合征患者肝功能异常显著且不伴有黄疸，部分患儿伴有低血糖，可与病毒性脑炎鉴别。

【治疗】

治疗原则是抗病毒、抑制炎症、降颅压以及支持对症治疗。

1. **抗病毒治疗** 阿昔洛韦（无环鸟苷）对于单纯疱疹病毒有明确疗效，尤其在病程早期（患儿进入昏迷前）给予阿昔洛韦可降低死亡率，如疑及疱疹病毒脑（膜）炎或病毒学检测不能确定具体病毒时均应及早应用此药。具体剂量为静脉滴注，每次10mg/kg，Q8h。对于免疫功能正常者，疗程14天；而对于免疫功能低下者，疗程21天，肾功能不全者需减量使用。阿昔洛韦还对带状疱疹病毒脑炎有效，剂量、疗程与治疗单纯疱疹病毒脑炎一样。对于巨细胞病毒脑炎，更昔洛韦（每次5mg/kg，静脉注射，2次/日）和膦甲酸（每次60mg/kg，Q8h或90mg/kg，Q12h）联合治疗效果好，但是对于12岁以下儿童患者，应充分权衡利弊后决定是否用药。阿昔洛韦对巨细胞病毒无效，更昔洛韦对于巨细胞病毒以外的其他病毒性脑炎也无明确疗效。

2. **抑制炎症** 目前国际上并不主张病毒性脑炎常规使用肾上腺糖皮质激素。目前资料表明对于免疫力正常的急性严重带状疱疹病毒脑炎以及伴CT/MRI证实的进行性脑水肿的其他脑炎患者，推荐激素加阿昔洛韦联合治疗。疗程应该短，3～5天。

3. **支持对症治疗** 包括降颅压、降温、止惊、防止继发感染以及维持水、电解质平衡等。

（姜玉武）

第四节　吉兰-巴雷综合征

吉兰-巴雷综合征（Guillain-Barré syndrome，GBS）曾译为格林-巴利综合征，是一种免疫介导的累及脊神经和（或）颅神经的急性炎症性周围神经病。多急性起病，表现为无力及感觉障碍。无力多表现为四肢尤其是双下肢对称性迟缓性麻痹，以肢体远端无力更明显，可伴有颅神经受累。严重患者可因呼吸肌受累而死亡。感觉障碍表现为神经根痛或感觉异常。

【流行病学】

本病多发生于农村，全年均可发病，以夏秋季更多，常见于儿童和青少年（我国2/3的患者在30岁以下，其中14岁以下的儿童占42.6%）。男多于女，二者比例约为2:1。发病率在西方国家为（0.89～1.89）/10万，我国发病率可能更高，有报道高达16.2/10万。本病包括多个亚型：急性炎症性脱髓鞘性多发性神经病（acute inflammatory demyelinating polyneuropathy，AIDP）、急性运动轴索性神经病（acute motor axonal neuropathy，AMAN）、急性运动感觉轴索性神经病（acute motor-sensory axonal neuropathy，AMSAN）和Miller Fisher综合征（Miller Fisher syndrome，MFS）等亚型。其中AIDP最常见。

【病因与发病机制】

目前关于GBS病因和发病机制的研究有了很大进展，主要机制是细菌、病毒等前驱感染性疾病诱发的急性免疫性周围神经病。大多数患儿发病前2～3周有上呼吸道或胃肠道感染等疾病。常见的病原体有空肠弯曲菌、麻疹病毒、EB病毒、带状疱疹病毒等。空肠弯曲菌与GBS的发生密切相关，30%的GBS患儿前驱感染与空肠弯曲菌感染相关。研究证实细胞免疫是AIDP的主要发病机制，体液免疫是AMAN和AMSAN主要的发病机制。

【病理】

典型的病理改变为神经根、外周神经及颅神经多灶性、节段性髓鞘脱失，神经水肿及炎性细胞浸润。

【临床表现】

发病前4周之内常有前驱感染史，多为消化道和呼吸道感染。急性起病，临床症状多在2

周左右达到高峰。

1. 运动障碍　无力是 GBS 的核心症状。有以下特点：

（1）对称性、上行性无力，多数患者无力从双下肢开始，表现为行走无力、易摔跤，逐渐向上发展，2～3 天累及上肢及躯干。

（2）部分患者伴有颅神经受累，且可能作为首发症状，最常见为面神经，其次为舌咽神经、迷走神经、动眼神经、展神经等。表现为周围性面瘫、饮水呛咳、眼球运动障碍等。

（3）严重者可累及呼吸肌，出现呼吸困难。

2. 感觉障碍　主要见于 AIDP 和 AMSAN 患者，出现主观感觉障碍如疼痛、麻木等。急性期可有腓肠肌的深压痛。

3. 自主神经功能障碍　主要表现为出汗异常、皮肤潮红、心率增快等，少数患儿有一过性尿潴留。

4. 体格检查

（1）下运动单位受累的体征：肌力减弱、肌张力减低、腱反射减弱或消失、病理征（–）。肌力减弱以远端更明显。腱反射明显减弱或消失在本病较为突出，即使肌力保留较好或经过治疗后患儿肌力明显恢复的情况下，此体征仍然存在。

（2）感觉异常：手套、袜套样分布的感觉异常。

MFS 是 GBS 的变异型，主要表现为眼外肌麻痹所致眼球运动障碍、瞳孔扩大、共济失调、腱反射减弱或消失。骨骼肌无力程度较轻或不明显。

本病呈自限性，多数患儿 2～3 周开始恢复，3～6 个月完全恢复正常。少数患儿可以遗留足下垂等后遗症。

【辅助检查】

1. 脑脊液

（1）蛋白 - 细胞分离：在发病数天内脑脊液蛋白多正常，但是 2 周后蛋白不同程度升高，而细胞数正常，此即蛋白 - 细胞分离现象。因此选择脑脊液检查的时间非常重要。

（2）部分患儿脑脊液抗神经节苷脂抗体阳性。

2. 肌电图（electromyography，EMG）

（1）AIDP：神经传导测定提示周围神经存在脱髓鞘性病变，表现为运动神经和感觉神经传导速度减慢、远端潜伏期延长、F 波异常、传导阻滞等。

（2）AMAN：突出特点是近乎纯运动神经受累，并以运动神经轴索损害明显，表现为运动神经动作电位波幅下降或无法引出波形，感觉神经不受累。

（3）AMSAN：运动神经及感觉神经传导测定均可见动作电位波幅下降或无法引出波形。

【诊断】

2010 年 8 月我国学者提出中国吉兰 - 巴雷综合征诊治指南。

AIDP 的诊断标准如下：①常有前驱感染史，呈急性或亚急性起病，进行性加重，多在 2 周左右达高峰；②对称性肢体和延髓支配肌肉、面部肌肉无力，重症者可有呼吸肌无力，四肢腱反射减低或消失；③可伴轻度感觉异常和自主神经功能障碍；④脑脊液出现蛋白 - 细胞分离现象；⑤电生理检查：运动神经传导潜伏期延长，运动神经传导速度减慢，F 波异常，传导阻滞，异常波形离散等；⑥病程有自限性。

AMAN 和 AMSAN 的诊断标准：临床表现与 AIDP 类似，通过肌电图检查区分。

MFS 的诊断标准如下：①急性起病，病情在数天内或数周内达到高峰；②临床上以眼外肌瘫痪、共济失调和腱反射减弱为主要表现，肢体肌力正常或轻度减退；③脑脊液出现蛋白 - 细胞分离；④病程呈自限性。

【鉴别诊断】

本病要注意与其他急性迟缓性瘫痪的疾病进行鉴别：

1. 类脊髓灰质炎综合征 此类患者为脊髓前角细胞受累，临床上亦表现为急性迟缓性瘫痪，但是多不对称，脑脊液细胞数升高，神经电生理检查提示外周神经传导速度正常。

2. 急性横贯性脊髓炎 在脊髓休克期应注意与GBS鉴别，但是急性横贯性脊髓炎多伴有尿潴留及感觉障碍平面。

【治疗】

1. 一般治疗

(1) 急性期卧床休息，加强营养，有吞咽困难者可给予鼻饲喂养。

(2) 呼吸道管理：有呼吸困难者应注意保持呼吸道通畅，尤其注意加强吸痰及防止误吸。对病情进展快，伴有呼吸肌受累者，应该严密观察病情。若有明显呼吸困难，血氧分压明显降低，应尽早给予机械通气辅助呼吸。

(3) 其他对症处理：如对有神经性疼痛的患者，适当应用药物缓解疼痛。

2. 免疫治疗

(1) 静脉注射免疫球蛋白（intravenous immune globulin，IVIG）：早期（1~2周内）给予大剂量免疫球蛋白，能明显延缓本病的进展速度，减轻极期症状的严重程度。一般400mg/（kg·d），连用5天。

(2) 糖皮质激素：研究证实单独应用糖皮质激素治疗GBS无明确疗效，糖皮质激素和IVIG联合治疗与单独应用IVIG的效果也无显著差异，故不推荐应用糖皮质激素治疗GBS。

(3) 血浆置换：急性期可给予血浆置换，每次血浆交换量为30~50 ml/kg，在1~2周内进行5次，疗效肯定。但是血浆置换所需设备价格昂贵、操作复杂、具有血源性污染及发生其他并发症的可能，且研究证实早期应用IVIG与血浆置换疗效类似，目前血浆置换应用不多。

3. 营养神经 可用B族维生素治疗，包括维生素B_1、维生素B_6及维生素B_{12}等。

4. 康复治疗 病情稳定后，早期进行康复锻炼。

（季涛云 姜玉武）

第五节 惊厥性疾病

惊厥（convulsion）是一种随意肌的剧烈、不自主的收缩或者收缩、松弛交替出现的发作，可以是部分身体，也可以是全身性的，全身性的常伴有意识丧失。惊厥既可以是癫痫性的，也可以是非癫痫性的，如破伤风、低钙惊厥等。惊厥是儿科最常见的神经系统急症。

【病因】

脑缺血、缺氧、低糖、炎症、水肿、坏死、中毒、变性等均可使神经元兴奋性过高，导致惊厥。惊厥常分为感染性与非感染性两大类。

1. 感染性

(1) 颅内感染性疾病：细菌、病毒、真菌、原虫、寄生虫等引起的脑膜炎、脑炎、脑脓肿等。

(2) 颅外感染性疾病：各种全身性严重感染所致的感染中毒性脑病均可致惊厥。另外，婴幼儿期还可以在神经系统以外的感染性疾病时出现热性惊厥。

(3) 其他：如破伤风等。

2. 非感染性

(1) 颅内非感染性疾病：癫痫、肿瘤、脑血管病、颅脑损伤、颅脑畸形等。

(2) 颅外非感染性疾病

1) 中毒：药物、植物、农药、杀鼠药、一氧化碳、煤油、汽油、铅、汞、酒精等。

2) 水与电解质紊乱及酸碱失衡：如低血钙、低血镁、低血钠、高血钠。

3) 全身或其他系统疾病的并发症：如严重的心律失常致急性心源性脑缺血综合征（阿-斯综合征）；高胆红素血症所致的胆红素脑病；各种原因导致的严重高血压；全身性自身免疫性疾病（如红斑狼疮）；尿毒症、肝性脑病、低血糖等。

4) 遗传代谢病：如苯丙酮尿症（phenylketonuria）、半乳糖血症（galactosemia）、维生素B_6依赖症、线粒体病等。

5) 其他：大剂量放射治疗等。

【临床表现】

惊厥发作分为全面性及局灶性两种。典型全面性惊厥（generalized convulsion）发作时患儿意识丧失，全身骨骼肌不自主、持续地强直性收缩，或者肢体有节律地抽搐，可伴口周颜面发绀、吐沫、尿失禁等。局灶性惊厥（focal convulsion）表现为身体局部抽搐或者强直，如某个/一侧肢体或面部肌肉抽搐、眼睑抽搐等，也可仅表现为双眼向一侧凝视、头向一侧偏转等。惊厥发作持续时间不等，可数秒钟乃至数分钟，甚至更长，如果惊厥持续30分钟以上或反复惊厥，而且发作间期意识不恢复者则称为惊厥持续状态（convulsive status）。

新生儿惊厥相对比较特殊，常不典型。轻微发作（subtle seizure）为新生儿期常见的一种惊厥形式，发作时可以表现为呼吸暂停、双眼强直偏视、眼睑抽搐（似节律性眨眼）等，有时还可出现上下肢类似游泳或踏自行车样的复杂动作。

【诊断】

惊厥仅是一个症状，应尽快找出原因，尤其是新生儿，这样才能采取准确的治疗，避免可能导致的脑损害或者意外伤害。

1. 病史　详细询问惊厥发作形式、持续时间、有无先兆、意识状态、发作后状态。应告诉家长遇到发作时，应尽可能观察孩子的发作形式，尤其是起始表现，鼓励家长有条件时尽可能用便携设备录下发作时情况，就诊时给医生看。另外，有无发热或者其他全身性疾病表现，惊厥发生时的醒睡状态（清醒期还是睡眠期发作）也需要询问。反复发作者，还需要询问首发年龄、复发次数和智力、行为发育情况。其他病史，如个人发育史、惊厥家族史、传染病接触史、预防注射史、外伤史、药物食物中毒史以及治疗反应也需要了解。

发病年龄与季节有时也可提示重要的诊断线索。

(1) 年龄：发育期患儿在不同年龄组，其惊厥的病因不尽相同。

1) 新生儿期：常见病因是产伤与窒息导致的缺氧缺血性脑病、颅内出血，另外还有胆红素脑病、低血糖、低血钙、低血镁、低血钠、高血钠、败血症、化脓性脑膜炎、破伤风、颅脑畸形、遗传代谢病等。

2) 婴幼儿期：最常见的是热性惊厥。其他病因包括低血糖、低血钙（维生素D缺乏性佝偻病所致最常见）、细菌性痢疾所致中毒性脑病、中枢神经系统感染、癫痫、遗传代谢病、各种中毒、颅脑畸形、头颅外伤等。

3) 学龄前及学龄期：癫痫、中枢神经系统感染、急性播散性脑脊髓炎（acute disseminated encephalomyelitis）、各种中毒、高血压脑病及神经变性病（neurodegenerative disease）、脑血管病、头颅外伤、颅内肿瘤等。

(2) 季节：传染病所致中枢神经系统感染或者中毒性脑病与流行季节关系密切。夏、秋季应多考虑急性细菌性痢疾所致的中毒性脑病，肠道病毒感染所致的病毒性脑炎等；冬、春季应多考虑流行性脑脊髓膜炎，维生素D缺乏引起的低钙惊厥在冬、春季多见。

2. **体格检查** 应该包括神经系统查体以及全面体格检查（特别是血压、皮疹、出血点、心脏及肝脾情况）。详细的神经系统查体包括一般情况（意识和精神状态，有无特殊气味，某些遗传代谢病患儿可有某种特殊气味，如苯丙酮尿症患儿常有鼠尿味或发霉气味；枫糖尿症往往有烧焦糖味；异戊酸血症有干酪味或汗脚味等），皮肤（皮疹、色素异常等），头面部（头颅大小形态、头围、囟门、颅缝），颅神经，肌力、肌张力、肌容积，深浅反射，病理反射，脑膜刺激征（颈抵抗、凯尔尼格征、布鲁津斯基征），眼底（有无视乳头水肿、出血等）等。

3. **辅助检查** 根据临床表现及可能的病因酌情进行。

(1) 血、尿、便常规：夏、秋季，2~7岁患儿出现病因不明的发热伴惊厥，需要作冷盐水灌肠取粪便镜检确认是否为中毒型细菌性痢疾。惊厥发作后短期内血白细胞计数可增高，难以据此鉴别病毒性或细菌性感染，C反应蛋白升高往往提示细菌感染可能性大，而嗜酸性粒细胞显著增高常提示脑部寄生虫病。婴幼儿病因不明时，应注意查尿常规除外泌尿系统感染。

(2) 血生化：如血糖、血钙、血镁、血钠、血尿素氮、血肌酐等。

(3) 脑脊液：考虑颅内感染时，尤其是婴幼儿，均应作脑脊液检查。

(4) 眼底检查：视网膜出血提示颅内出血。颅内占位性病变眼底检查可发现视乳头水肿。

(5) 硬脑膜下穿刺：对硬脑膜下出血、积液、积脓可确定诊断。

(6) 头颅X线平片：颅内钙化灶常提示先天性感染（如巨细胞病毒）。骨缝裂开、颅骨指压痕提示有颅压增高。

(7) 颅脑超声：对前囟未闭合的婴儿的颅内情况判断意义较大，如缺氧缺血性脑损伤、颅内出血、脑积水等。

(8) 脑电图（EEG）：是诊断癫痫的重要依据，对癫痫发作及综合征分型也有帮助。长程视频脑电图对于捕捉发作期异常、判断发作类型非常重要。但阴性结果不能除外癫痫。

(9) 头颅影像学：MRI检查较CT分辨率更高，且能了解脑干情况，可以作为首选，但检查相对需时较长，急诊相对难以进行。头颅CT检查相对简单、快速，对于钙化、出血、梗死多数可发现，还可了解脑室大小及脑水肿情况，因而更适合于急诊进行。

【鉴别诊断】

1. **晕厥（syncope）** 心源性晕厥是心脏病变引起一过性心排血量降低导致急性脑一过性供血中断，导致突然完全意识丧失。常为运动诱发。发作时脑电图高波幅慢波，同步、运动心电图/24小时动态心电图（Holter）、超声心动图有助于诊断，特别注意长QT综合征等。血管迷走性晕厥常由体位改变、疲劳、情绪因素诱发。发作伴有自主神经症状，严重时可有短暂抽搐症状。脑电图正常或非特异性异常，心电图直立试验或者斜板试验有助于诊断。

2. **屏气发作（breath holding spell）** 首次发作多见于6个月~1岁半，多有明显诱因。啼哭时突然哭声停止，呼吸停止在呼气相，逐渐出现发绀，常出现角弓反张样姿势。多数1~2分钟后自行缓解，严重时可以出现意识丧失，甚至全面性强直阵挛发作。脑电图在发作间期正常，发作期有节律性慢波。

3. **癔症（hysteria）** 常见于年龄较大的儿童，幼儿时期也偶可见到，青春期后女性较男性多见。癔症发作临床表现多种多样，往往持续时间较长（超过5分钟），容易因暗示而发病、加重或好转。一般不在没人注意时发作，基本不会摔伤。癔症无论在发作期或发作间期，脑电图均无痫样放电或节律紊乱。

【治疗】

原则为控制惊厥并防止复发，稳定生命体征，查找病因。

1. **一般治疗** 保持安静，避免不必要的刺激。侧卧位，同时头转向一侧，以利于口腔内容物流出，保持呼吸道畅通，及时吸去咽喉部分泌物。必要时给氧，若长时间发作（>30分钟），应根据氧合情况适时给予气管插管机械通气。监测生命体征以及时发现病情变化（如脑疝、呼吸停止等）。

2．止惊治疗　多数惊厥发作可在5分钟内自发缓解，发作超过5分钟者需要及时给予药物止惊治疗。

（1）苯二氮䓬类药物：首选药物。如在医院，可以开放静脉通道，静脉推注地西泮，每次0.3～0.5mg/kg（单剂最大剂量10mg），每分钟1～2mg，新生儿0.2mg/min。如发作持续，必要时10～15分钟后可重复一次。地西泮直肠用制剂及咪达唑仑颊黏膜用制剂，由于使用方便、疗效肯定，更多用于院前（尤其是家庭）急诊处理，但是目前国内没有这些剂型。国内有使用地西泮注射剂导管直肠给药止惊（0.3～0.5mg/kg），但是由于使用的不是专用直肠用药装置和剂型，存在给药方法难以标准化和难以掌握、药物剂量不准（药物在导管壁吸附、残留、漏出等）、起效时间难以准确估计的问题，因此仅能用于没有其他更合适的快速止惊方法时的替代，如在一些偏远的基层单位。对于医院内惊厥急诊处理，在不能或者难以马上建立静脉通道的情况下，咪达唑仑肌内注射疗效确切，而且操作简便、快速，因此特别适合在医院儿科门急诊以及院前急救时作为常备首选止惊药，剂量是首剂0.2～0.3mg/kg，单剂最大不超过10mg。如发作持续，可继续静脉输注，1～10μg/(kg·min)，维持12～24小时。

（2）苯巴比妥钠：肌内注射吸收较慢，不宜用于急救的一线用药，可选用静脉制剂。负荷量10mg/kg，注射速度＜25mg/min。此药维持时间较长，多于12小时后使用维持量，4～5mg/(kg·d)。但是需要注意的是，即使静脉注射，苯巴比妥在脑组织中的蓄积也需要较长时间，需要20～60分钟脑组织内药物才可达峰浓度；而且由于半衰期很长，婴幼儿需平均50小时，因此先用苯巴比妥再用苯二氮䓬类容易合并长时间呼吸抑制；此药镇静作用较强、持续时间长，容易影响意识判断，在疑似中枢神经系统感染或者怀疑脑病的时候，判断意识对于判断病情很重要。因此，目前此药已经仅作为止惊治疗的二线甚至三线治疗。

（3）10%水合氯醛：用于上述治疗无效时。是目前国内一种较实用的初始止惊方法，剂量为0.5ml/kg（50mg/kg），稀释至3%灌肠。

（4）苯妥英钠：用于惊厥持续状态。15～20mg/kg，溶于生理盐水静脉滴注，儿童＜1mg(kg·min)，成人＜50mg/min，24小时后予维持量5mg/(kg·d)。优点为疗效确切、镇静作用轻，缺点为心血管副作用（心律失常、低血压）。

3．病因治疗　由于不同年龄导致惊厥的病因构成存在明显差异，如果不能及时、准确地了解惊厥的病因，惊厥治疗的效果常常不好，甚至无效，因此对于惊厥的处理，在进行止惊治疗的同时或者稍后尽快明确惊厥的病因就显得尤为重要。在急诊情况下，对于惊厥持续状态者，推荐首先做血常规、血糖、血电解质（小婴儿必须包含钙、镁）检查，有条件者可以做急诊肝肾功能、血气分析、血氨。如果有病史线索提示时，可酌情行脑脊液检查、抗癫痫药血药浓度检测、血培养、血毒物检测等。

4．对症治疗　高热者用药物及物理方法降温；纠正水、电解质、代谢紊乱；如存在颅内压增高可降低颅压；必要时及时给予循环与呼吸支持（纠正低血压、心律失常，适时机械通气等）。

【预防】

根据病因进行预防。对癫痫患儿应长期治疗与管理；对婴儿手足搐搦症必须使用维生素D和钙剂等。

热性惊厥

热性惊厥（febrile convulsion）患病率为2%～5%，是婴幼儿时期最常见的惊厥性疾病。对于热性惊厥目前缺乏统一的定义，一般认为是指发生在生后3个月～5岁，体温38℃或以上出现的惊厥，排除了中枢神经系统感染以及引发惊厥的任何其他急性病，既往也没有无热发作史。

【病因与发病机制】

1. 遗传因素　25%～40%的热性惊厥患儿有阳性家族史，另外，患儿的同胞发生热性惊厥的危险性为9%～22%，提示遗传因素可能是该病发生的关键因素。

2. 环境因素　①感染因素：病毒和细菌感染是热性惊厥的重要促发因素，其中以病毒感染更为多见。多种病毒均可引发热性惊厥，某些研究发现人类疱疹病毒6型更易引发热性惊厥。②疫苗接种发热是疫苗接种常见的不良反应。某些疫苗更易引发热性惊厥，尤其是减毒活疫苗（例如麻风腮疫苗）以及全细胞制备疫苗（例如全细胞百日咳疫苗）。

3. 发病机制　目前认为热性惊厥是遗传因素和环境因素共同作用的结果。惊厥是否直接由发热所导致以及确切的发病机制目前尚不清楚，对于发热与惊厥发生之间的关系有如下研究：①惊厥是否由于脑组织温度升高导致：某些神经元的离子通道具有明显的温度依赖性，因此推测温度增加有可能导致神经元放电速率、强度或同步化增强，从而引发惊厥发作。动物实验证实，发热时脑组织温度在惊厥前确实上升，但这一温度变化是否足以导致电生理和临床的惊厥发作还不清楚。体外研究发现，加热脑片虽然可以改变海马回路的电生理特性，但并未引起明显的痫样电活动；然而在某些离子通道如$GABA_A$受体存在突变的情况下，发热可使神经回路的兴奋性明显增强。②与发热有关的炎性介质与惊厥发生的关系：发热时涉及体内及脑内一些细胞因子的释放，某些细胞因子如白介素-1β（IL-1β）可以通过增强谷氨酸受体功能等途径增加神经元兴奋性，一些研究表明温度诱发的内源性IL-1β释放在发热引发的惊厥发生机制中起重要作用。③发热诱发的过度换气及碱中毒有可能与神经元兴奋性提高有关。

【临床表现】

1. 临床特征　①年龄：多数患儿热性惊厥首次发作在6～36个月，其中在18个月前后最多见，一半患儿发生在12～30个月。②惊厥发作形式：通常表现为全身强直阵挛发作，4%～16%可表现为部分性发作。③发作持续时间：87%的热性惊厥患儿惊厥发作持续时间＜10分钟，约9%的患儿发作＞15分钟。5%发生惊厥持续状态。

2. 临床分型　根据临床特点可以分为简单型和复杂型两种。

(1) 简单型：发作表现为全面性发作，无局灶性发作特征；发作持续时间小于15分钟；24小时之内或同一热性病程中仅发作1次。此型占热性惊厥的75%。

(2) 复杂型：具有以下特征之一：发作时间长（＞15分钟）；局灶性发作；惊厥在24小时之内或同一热性病程中发作≥2次。

【诊断与鉴别诊断】

热性惊厥的诊断主要是根据特定的发病年龄以及典型的临床表现，最重要的是要除外可能导致发热期惊厥的各种疾病，如中枢神经系统感染、感染中毒性脑病、急性代谢紊乱等。

【治疗】

由于热性惊厥绝大多数是良性病程，应注意避免过度治疗。

1. 家长教育　使家长了解绝大多数热性惊厥的良性预后，并教会家长如何应对急性发作，从而避免家长过度的紧张焦虑。

2. 急性期处理　①止惊：同上述惊厥治疗部分。②解热：虽然急性期使用退热药可增加患儿舒适度，但是研究表明退热治疗对于预防热性惊厥复发无效。③抗感染：针对导致发热的基础发热性疾病进行治疗。

3. 预防性治疗　目前没有证据表明积极退热对于热性惊厥的发生有预防作用。预防性治疗主要包括应用抗癫痫药进行长期预防及间断临时预防两种方法，虽然这些预防治疗措施可以减少热性惊厥的复发，但是没有证据表明任何预防性治疗可以改变远期预后，例如远期的认知功能、癫痫发生率等，另外还应考虑各种预防措施可能带来的不良反应，因此对于绝大多数热性惊厥患儿不主张任何预防性治疗。①长期预防：可选用丙戊酸或苯巴比妥口服。仅对于发生过热性惊厥持续状态或者是每年热性惊厥发作 5 次以上者，可以考虑应用。②间断临时预防：目前多数观点认为在发热早期及时临时口服或直肠应用地西泮具有预防热性惊厥发生的作用，剂量为每次 0.3mg/kg，可每间隔 8 小时应用 1 次，最多连续应用 3 次。应用后常见的不良反应是嗜睡、共济失调等中枢神经系统症状，这常会给临床诊断带来混淆，并有可能掩盖严重疾病，如脑膜炎、脑炎等。而且有些热性惊厥发生在发热初起很短的时间内，甚至出现惊厥后才发现发热，因此应用临时口服药预防经常不能及时，导致预防失败。所以大多数热性惊厥患儿也无须进行临时预防。

【预后】

预后良好，目前尚无直接因热性惊厥而导致死亡的病例报道。

1．热性惊厥复发　首次热性惊厥后仅有约 30% 的患儿在以后的发热性疾病过程中出现热性惊厥复发。复发的危险因素有：① 18 个月龄前发病；②热性惊厥发作时体温＜ 38℃；③热性惊厥家族史；④热性惊厥发生前的发热时间短（＜ 1 小时）。具有所有危险因素的患儿 76% 将出现热性惊厥复发，无危险因素者仅 4% 复发。

2．癫痫的发生　90% 以上的热性惊厥患儿日后并不患癫痫。大规模队列研究发现热性惊厥后患癫痫的危险因素包括：①复杂型热性惊厥；②存在中枢神经系统异常（如发育落后）；③癫痫家族史。

3．对认知功能的影响　研究表明热性惊厥大多数预后良好，即使是复杂型热性惊厥患儿，其认知功能和行为与同龄儿相比均无显著差异。

癫　痫

癫痫（epilepsy）是一种以各种反复的发作性症状为表现的慢性脑功能障碍综合征，可以合并认知、精神状态以及社会适应性行为障碍。癫痫发作（seizures）是大量脑细胞突然异常同步化放电所导致的反复发作性的、暂时的脑功能紊乱，表现为肌肉抽搐或感知觉异常、认知功能及行为异常、自主神经功能紊乱等。需要注意的是，癫痫发作既可以见于癫痫患者，也可以见于各种急性脑功能障碍，例如脑炎急性期。

癫痫的诊断主要是根据典型的发作表现，结合脑电图癫痫性异常所得出。目前国际抗癫痫联盟制订了详细并不断更新的癫痫发作分类和癫痫综合征分类。正确判断癫痫的发作类型及综合征分类是指导治疗、判断预后的重要依据，也是合理进行抗癫痫药物选择的依据。

癫痫的治疗首先应该强调制订治疗方案时以患儿为中心，在控制癫痫发作的同时，尽可能减少不良反应，从治疗开始就应该关注患儿远期整体预后，即最佳的有效性和安全性的平衡。理想的目标不仅是完全控制发作，而且是使患儿达到其能够达到的最好的身心健康和智力运动发育。总的治疗原则包括：①在充分评估所采用的治疗对患儿可能带来的获益大于其可能的伤害时，才能开始抗癫痫治疗；②尽可能控制癫痫发作，争取做到无发作；③积极寻找病因，尤其是可治疗的病因，如有可能，进行病因针对性的处理；④控制癫痫发作首选抗癫痫药物治疗，除非有明确的指征，一般不优先考虑手术及（或）其他治疗。

抗癫痫药的使用原则：①治疗策略个体化，要根据发作类型、癫痫综合征及共病（co-morbidity）、同时服用的其他药物（co-medication）以及患儿及其家庭的背景情况来综合考虑。②应该在充分评估患儿本身及其所患癫痫的情况，并且与患儿及其家长充分沟通后，选择合适时机开始抗癫痫药物治疗。③根据发作形式及综合征选药。④首选单药治疗，对于治疗困难的病例可以在合适的时机开始抗癫痫药联合治疗。⑤规律服药，剂量个体化，必要时监测血药浓度。⑥足疗程，一般要求完全无发作持续 2 年以上，并且脑电图无痫样放电才开始逐渐减停药物。不同的病因学、癫痫综合征分类以及治疗过程顺利与否均会影响疗程。药物减停过程一般要求大于3~6个月。⑦在整个治疗过程中均应定期随访，监测药物可能出现的各种不良反应。

（姜玉武）

第六节 脑 性 瘫 痪

脑性瘫痪（cerebral palsy）是从受孕到出生后1个月内由各种原因引起的非进行性脑损伤或脑发育异常所导致的中枢性运动障碍，临床上以姿势与肌张力异常、不自主运动和共济失调等为特征。常伴有感觉、认知、交流、行为等障碍，并可有癫痫发作。出生1个月后各种原因引起的非进行性中枢性运动障碍，有时又称为新生儿期后获得性脑性瘫痪（acquired cerebral palsy），约占小儿脑性瘫痪的10%。

【流行病学】

脑性瘫痪是儿童最常见的运动障碍综合征，其患病率约为2‰（每千活产儿）。我国于1997—1998年在江苏等6省和自治区对1~6岁儿童进行的调查显示，脑性瘫痪患病率为1.92‰。随着围产医学和新生儿重症监护水平的进步，新生儿死亡率逐渐下降，但脑性瘫痪患病率并无减少，相反20世纪80年代后在发达国家还有明显增加。研究显示这主要与低出生体重儿，特别是极低出生体重儿存活率增加有关。

【病因与危险因素】

引起脑性瘫痪的原因很多，但找不到原因者可能占1/3以上。一些病例也可能存在多种因素。

产前病因最常见，80%的足月儿脑性瘫痪是由产前病因引起的，包括遗传和染色体疾病、宫内感染、脑发育畸形或发育不良、胎儿脑缺血缺氧致脑室周围白质软化或基底节受损等。

产时病因主要包括缺氧窒息和产伤。以往曾认为窒息是引起脑性瘫痪的主要原因，但近年的研究认为可能只占少数。仅有不足10%的足月儿脑性瘫痪存在产时窒息史。单项APGAR评分、脐血或新生儿血pH等均不是预测脑性瘫痪发生的可靠指标有研究提示，窒息的程度和持续时间与发生脑性瘫痪的危险相关。正常出生体重儿若APGAR评分在3分以下且持续5分钟时，发生脑性瘫痪的危险为5%；持续10分钟时，发生脑性瘫痪的危险为17%；持续20分钟时，发生脑性瘫痪的危险性将达到57%。

新生儿期病因包括缺血缺氧性脑病、胆红素脑病、颅内出血、新生儿休克、败血症或中枢神经系统感染等。

低出生体重与早产虽然不是脑性瘫痪的直接原因，但它们是脑性瘫痪的重要高危因素。约10%的极低出生体重儿发展为脑性瘫痪，在脑性瘫痪儿童中极低出生体重儿占10%~28%。宫内发育迟缓和多胎患脑性瘫痪的风险也较高。

【病理】

病理改变与病因及发育中的脑对各种致病因素的易损伤性有关。妊娠早期致病因素主要引起神经元增殖和移行异常，可发生无脑回、巨脑回、多小脑回、脑裂畸形及神经元异位。

在早产儿中最常见的病理改变是脑室周围白质软化（periventricular leukomalacia, PVL）。足月儿中的病理类型复杂多样，常与缺氧缺血性脑损伤有关。选择性神经元坏死以新皮层、海马、小脑、脑干和脊髓中出现神经元丢失和神经胶质增生为特征；大理石状态则是在基底节和丘脑中出现神经元丢失和神经胶质增生，并伴有髓鞘化增加，从而呈现出大理石样纹理，是核黄疸的典型改变，也见于缺氧缺血性脑损伤。

【临床表现】

脑性瘫痪常以运动发育落后为主诉，临床上以肌张力和姿势异常、原始反射持续不消失及锥体束征阳性等为特征。可以根据运动障碍的性质分为痉挛型、不随意运动型、共济失调型、混合型等。按受累部位的分布可分为偏瘫、双瘫、四肢瘫等。可伴有癫痫、智力低下、感觉障碍、行为障碍等。这些伴随疾病也可能成为脑性瘫痪儿童的主要残疾。

1．痉挛型脑性瘫痪（spastic cerebral palsy） 主要为锥体束受累，表现为肌力弱、折刀样肌张力增高、腱反射亢进、病理性反射阳性等，并有形成挛缩的倾向。根据受累的肢体分布，常见者又可分为以下三种类型：

（1）痉挛性偏瘫（spastic hemiplegia）：约占全部脑性瘫痪的10%。一侧肢体受累，多数上肢较下肢严重，远端较近端重，而面部常无受累。

（2）痉挛性双瘫（spastic diplegia）：最常见的类型，多见于早产儿，常在1～3个月内表现为双下肢肌张力低下，继之为所谓肌张力不全期，患儿在立位并且足底触及检查床面时将诱发双下肢强直性伸直并交叉呈剪刀状，最后进入痉挛期，髋与膝关节屈曲、下肢内旋、剪刀步态，严重者不能独立行走。上肢受累较轻，常表现为行走时上肢姿势异常，但手的功能受累不明显。此型合并癫痫较少（约占1/5）。约2/3的患儿智力正常或临界状态。斜视很常见。

（3）痉挛性四肢瘫（spastic quadriplegia）：多见于严重窒息的患儿，四肢肌张力均增高，可呈角弓反张状。可伴有核上性球麻痹，表现为吞咽和构音障碍。约半数患儿伴有癫痫和智力低下。

2．不随意运动型脑性瘫痪（dyskinetic cerebral palsy） 缺氧性脑损伤和新生儿核黄疸为主要病因。婴儿早期多有肌张力低下，不能抬头常为突出表现，头控制差甚至到会坐、能走以后还持续存在。以后逐渐出现不自主运动，多以手足徐动为主，亦可有舞蹈、震颤、肌阵挛、肌张力不全等表现。患儿可有流涎、吞咽困难、语言障碍等。下肢深腱反射正常或增强。可有持续性原始反射。智力大多正常或临界状态。约1/4的患儿伴有癫痫。由核黄疸引起者多表现为手足徐动、感音性耳聋、牙釉质发育不良等。

3．共济失调型脑性瘫痪（ataxia cerebral palsy） 约占10%。婴儿期表现为肌张力低下、平衡障碍、运动发育落后等。至幼儿期可发现辨距不良、意向性震颤等体征。多无锥体束征。智力低下不少见但多不严重。

【辅助检查】

影像学检查能提供脑病理改变的证据，也有助于脑性瘫痪病因的诊断和预后判断。新生儿头颅B超可在床旁进行，能够容易地发现脑室旁白质软化、颅内出血等病变。头部MRI对显示精细的脑结构异常优于头颅CT，但头颅CT对显示钙化更清楚。有癫痫发作者需做脑电图检查。疑有视听觉障碍者可做视觉和听觉诱发电位及听力检查。需要除外先天代谢缺陷者需要做血/尿氨基酸和有机酸分析。酶学和基因检查可以除外相应的脑遗传代谢或变性病。

【诊断与鉴别诊断】

脑性瘫痪的诊断主要基于病史及神经系统检查。典型的脑性瘫痪多具有运动发育落后、步态或姿势异常、原始反射持续不消失、锥体束征阳性等特征。询问孕期、围生期、新生儿期异常病史可能提示脑性瘫痪的病因。影像学检查能提供脑病理改变的证据，也有助于脑性瘫痪病因的诊断和预后判断。

一些遗传代谢或变性病早期可能进展缓慢，如异染性脑白质营养不良、佩梅病、家族性痉挛性截瘫等，与脑性瘫痪不易鉴别，可能误诊。戊二酸血症和精氨酸酶缺乏易被误认为脑性瘫痪。对婴儿期表现为肌张力低下者须与下运动神经元瘫痪鉴别，后者腱反射常减低或消失。

本病尚须与正常小儿一过性运动发育落后鉴别，后者体检肌张力正常且无锥体束征，过一段时间发育能赶上正常。

【治疗】

脑性瘫痪作为一种伴随儿童一生的残障,其治疗应以最大限度地改善患儿功能并提高其生活质量为目标,应使脑性瘫痪儿童发育潜能得以实现。由于脑性瘫痪的临床表现是多方面的,应采取多学科综合性的处理和治疗。要为患儿提供包括基础营养和护理、各系统症候的专业处理与治疗、运动和语言康复训练、电疗与生物反馈等物理因子治疗、矫形器与助具的应用、药物治疗、手术治疗、特殊教育及社会支持等。长期家庭训练是脑性瘫痪康复处理的重要一环。

1. 运动训练 应按照小儿运动发育规律进行循序渐进的运动训练。早期开展有效的运动训练,包括主动与被动的关节活动,可以避免或减轻关节肌肉的挛缩。运动训练应强调以患儿为中心的原则,并坚持家庭训练与医疗中心治疗相结合,持之以恒,才能促进脑性瘫痪患儿运动的发育,预防畸形的发生。

2. 认知、语言及交流能力训练 脑性瘫痪儿童在大量运动训练的同时,不要忽视认知教育和语言及交流能力的训练。严重发音障碍的儿童可采用辅助交流图片和电脑发声来实现交流功能。

3. 药物治疗 口服苯二氮类或巴氯芬能减轻部分脑性瘫痪患儿的痉挛,但均有副作用。巴氯芬还会使惊厥阈降低。巴氯芬通过植入泵进行鞘内给药对严重痉挛患儿有效,且副作用小,但是专用给药装置价格昂贵。A型肉毒毒素(botulinum toxin type A,BTX-A)肌内注射通过抑制神经肌肉接头乙酰胆碱的释放,造成肌肉麻痹而达到缓解痉挛的作用。由于该作用仅能维持3~6个月,可能要重复注射,适合肌力较好且注射后可能达到较好运动控制能力的痉挛性脑性瘫痪患儿,也适合局部肌张力不全的治疗。口服左旋多巴或盐酸苯海索对肌张力不全可能有效。

4. 矫形器的应用 正确使用踝足矫形器对缓解腓肠肌痉挛、预防踝关节挛缩、预防下肢畸形是至关重要的。

5. 手术治疗 选择性脊神经后根切断术(selective posterior rhizotomy,SPR)可以用于双下肢严重痉挛的患儿,但疗效难以准确预测。关节挛缩影响功能者应施行关节韧带松解延长术,如跟腱延长术等。对固定的关节畸形,可进行骨关节矫形手术。

(李 明)

第七节 抽动障碍

抽动障碍(tic disorders,TD)是一种起病于儿童期,以抽动为主要临床表现的神经精神疾病。其发病是遗传、生物、心理和环境等因素相互作用的综合结果,纹状体多巴胺活动过度或突触后多巴胺受体超敏感为其发病机制的关键环节。TD近年有增多趋势,其临床表现多样,共患病复杂,需要予以规范诊断与治疗,预后相对良好。

【病因与发病机制】

TD的病因和发病机制尚未明了,与遗传、生物、心理和环境等因素相互作用有关。其病变主要在基底神经节、额叶皮层和边缘系统等部位。TD具有明显遗传倾向,为混合性遗传模式,但迄今有关TD的致病基因尚无明确结论。TD可能存在中枢神经递质失衡。应激可诱发有遗传易感性的个体发生TD,包括惊吓、忧伤、情绪激动、精神压力过大等,具体机制尚不清楚,可能通过影响神经化学和神经内分泌系统,增加下丘脑-垂体-肾上腺轴和脑脊液中压力相关激素水平,提高运动皮质兴奋性,从而引起抽动的发生。

【临床表现】

1. 一般特征　起病年龄为2～21岁，以5～10岁最多见。病情通常在10～12岁最严重。男性明显多于女性，男女之比为（3～5）:1。

2. 抽动　为一种不自主、无目的、快速、刻板的肌肉收缩。抽动的表现复杂多样，包括运动性抽动及发声性抽动。其中运动性抽动是指头面部、颈肩、躯干及四肢肌肉不自主、突发、快速的收缩运动；发声性抽动实际上是口鼻、咽喉及呼吸肌群的收缩，通过鼻、口腔和咽喉的气流而发声。运动性抽动或发声性抽动可进一步分为简单和复杂两类，有时两者不易分清。与其他运动障碍不同，抽动是在运动功能正常的情况下发生，且非持久性存在。

抽动症状常常时好时坏，可暂时或长期自然缓解，也可因某些诱因而加重或减轻。常见加重抽动的因素包括紧张、焦虑、生气、惊吓、兴奋、疲劳、伴发感染、被人提醒等。减轻抽动的常见因素包括注意力集中、放松、情绪稳定等。

40%～55%的患儿于运动性抽动或发声性抽动之前有身体局部不适感，称为感觉性抽动（sensory tics），被认为是先兆症状（前驱症状），年长儿尤为多见，包括压迫感、痒感、痛感、热感、冷感或其他异样感。运动性抽动或发声性抽动很可能与对局部不适感的缓解相关。

3. 共患病　大约半数患儿共患一种或多种心理行为障碍，包括注意缺陷多动障碍（attention-deficit hyperactivity disorders，ADHD）、学习困难（learning disabilities，LD）、强迫障碍、睡眠障碍、情绪障碍、自伤行为、品行障碍、暴怒发作等。其中共患ADHD最常见。共患病进一步增加了疾病的复杂性和严重性，影响患儿学习、社会适应能力、个性及心理品质的健康发展，给治疗和管理增添了诸多困难。

【诊断与鉴别诊断】

1. 诊断　尚缺乏特异性诊断指标。目前主要采用临床描述性诊断方法，依据患儿抽动症状及相关伴随的精神行为表现进行诊断。因此，详细的病史询问是正确诊断的前提，而体格检查包括精神检查和必要的辅助检查也是必需的，检查目的主要在于排除其他疾病。诊断标准可依据第10版《国际疾病分类》（ICD-10）、第5版《美国精神疾病诊断与统计手册》（DSM-5）和第3版《中国精神障碍与诊断标准》（CCMD-3）。目前国内外多数学者倾向于采用DSM-5中的诊断标准。

脑电图、神经影像及实验室检查一般无特征性异常。少数患儿可有非特异性改变，如脑电图检查可发现少数患儿背景慢化或不对称等；颅脑CT或MRI检查显示少数患儿存在尾状核体积偏小、额叶及枕叶皮质稍薄、脑室轻度扩大、外侧裂加深等非特异性结构改变，检查目的主要是排除基底神经节等部位有无器质性病变，如肝豆状核变性（Wilson病）及其他器质性锥体外系疾病。

2. 临床分型　根据临床特点和病程长短，本病可分为短暂性TD、慢性运动性或发声性TD和Tourette综合征（Tourette syndrome，TS）三种类型。短暂性TD是最多见的一种类型，病情最轻，表现为一种或多种运动性抽动和（或）发声性抽动，病程在1年之内。慢性运动性或发声性TD是指仅表现有运动性抽动或发声性抽动（两者不兼有），病程在1年以上。TS又称多发性抽动症（multiple tics），是病情相对较重的一型，既表现有运动性抽动，又兼有发声性抽动，但两者不一定同时出现，病程在1年以上。过去常称的"抽动秽语综合征"这一病名欠妥，因为秽语的发生率不足1/3，秽语并非诊断TS的必备条件，又具有明显的贬义，现已被弃用。短暂性TD可向慢性TD转化，而慢性TD也可向TS转化。

有些患者不能归于上述任何一类，属于尚未界定的其他类型TD，如成年期发病的TD（迟发性TD）。而难治性TD是近年来小儿神经/精神科临床逐渐形成的新概念，系指经过氟哌啶醇、硫必利等常规抗TD药物足量规范治疗1年以上无效、病程迁延不愈的TD患者。

多种器质性疾病也可引起TD，即继发性TD，临床应注意排除。

3. 病情评估 根据病情严重程度，可分为轻度、中度及重度。轻度（轻症）是指抽动症状轻，不影响患儿生活、学习或社交活动等；中度是指抽动症状重，但对患儿生活、学习或社交活动等影响较小；重度（重症）是指抽动症状重，并明显影响患儿生活、学习或社交活动等。也可依据抽动严重程度量表进行客观、量化评定，如耶鲁综合抽动严重程度量表等。此外，TD伴发共患病越多，病情越严重。

4. 鉴别诊断 临床诊断有赖于详细的病史、体检和相关辅助检查。应与患儿直接会谈，观察抽动和一般行为表现，弄清症状的主次、范围、演变规律及发生的先后过程。要注意患儿的症状可短暂自我控制，易被忽视而漏诊。需注意排除风湿性舞蹈病、肝豆状核变性、癫痫、药源性抽动、心因性抽动及其他锥体外系疾病。

【治疗】

治疗前应确定治疗的靶症状（target symptoms），即对患儿日常生活、学习或社交活动影响最大的症状。抽动通常是治疗的靶症状，而有些患儿治疗的靶症状是共患病症状，如多动冲动、强迫观念等。治疗原则是药物治疗和心理行为治疗并重，注重治疗的个体化。

1. 药物治疗 对于影响到日常生活、学习或社交活动的中至重度TD患儿，单纯心理行为治疗效果不佳时，需要加用药物治疗，包括多巴胺受体阻滞剂、α受体激动剂以及其他药物等。药物治疗要有一定的疗程、适宜的剂量、不宜过早换药或停药。如果是标签外用药（off-label），包括超病种适应证范围用药和超年龄适应证范围用药，用药前应与患儿家长进行有效的沟通，并注意监测药物的不良反应。常用药物主要包括多巴胺受体阻滞剂（TD治疗的经典药物，如氟哌啶醇、硫必利、利培酮、阿立哌唑等，疗效较好）、中枢性α受体激动剂（如可乐定，特别适用于共患ADHD的TD患儿，对口服制剂耐受性差者，可使用可乐定贴片治疗）、选择性5-羟色胺再摄取抑制剂（如氟西汀等）以及其他药物（如氯硝西泮、丙戊酸钠、托吡酯等）。对于难治性TD患儿，应及时转诊至精神科或功能神经外科，进行进一步的药物或神经调控治疗。应用多受体调节药物联合治疗或探索新药，已成为难治性TD治疗的趋势。

2. 非药物治疗

(1) 心理行为治疗：是改善抽动症状、干预共患病和改善社会功能的重要手段。对于社会适应能力良好的轻症患儿，多数单纯心理行为治疗即可奏效。首先通过对患儿和家长的心理咨询，调适其心理状态，消除病耻感，通过健康教育指导患儿、家长、老师正确认识本病，不要过分关注患儿的抽动症状，合理安排患儿的日常生活，减轻学业负担。同时可给予相应的行为治疗。

(2) 神经调控治疗：重复经颅磁刺激、脑电生物反馈和经颅微电流刺激等神经调控疗法，可尝试用于药物难治性TD患儿的治疗。深部脑刺激疗效较确切，但属于有创侵入性治疗，主要适用于年长儿（12岁以上）或成人难治性TD的治疗。

3. 共患病治疗

(1) 共患ADHD：是最常见的临床共患病。可首选α_2受体激动剂，如可乐定，同时具有抗抽动和改善注意力的作用。托莫西汀不诱发或加重抽动，也适用于共患ADHD的TD患儿。现一般主张采用常规剂量多巴胺受体阻滞剂（如硫必利）与小剂量中枢兴奋剂（如哌甲酯，常规用量的1/4~1/2）合用，治疗TD+ADHD患儿，可有效控制ADHD症状，而对多数患儿抽动症状的影响也不明显。

(2) 共患其他行为障碍：如学习困难、强迫障碍、睡眠障碍、情绪障碍、自伤行为、品行障碍等，在治疗TD的同时，应采取教育训练、心理干预、联合用药等疗法，并及时转诊至儿童精神科进行综合治疗。

（刘智胜）

第八节 注意缺陷多动障碍

注意缺陷多动障碍（attention deficit hyperactivity disorder，ADHD）是儿童期最常见的一种行为障碍，以与发育水平不相称的注意缺陷、冲动及多动为核心症状。可以合并品行障碍、对立违抗障碍、情绪障碍及学习障碍等。

【流行病学】

可能由于采用的抽样与评估方法不同，世界各国报告的学龄儿童患病率变异很大，为 3%～10%。我国报道为 4.3%～5.8%，男孩多见。约 2/3 的患者症状持续至青春期，1/3 可能持续终身。

【病因与发病机制】

ADHD 具有神经病理生理学基础，与脑内某些特定的神经递质网络功能损害有关，但病因与发病机制尚未阐明。目前认为 ADHD 是一种大脑执行功能发育性障碍，执行功能可以激活、整合、控制其他认知功能。它的作用相当于乐队的指挥，自主管理着知觉、注意、记忆、思维等认知功能。前额叶与感觉和信息处理的组织与调节有关，是执行功能发生的主要脑区。执行功能发育障碍被认为是 ADHD 的主要异常。该脑区和感觉皮层、基底节、小脑（注意调节与运动反应功能脑区）有神经递质信息传递，与杏仁核、海马及脑干核团（情绪、注意/醒觉调节）间也有联系。这些脑区多巴胺通路系统异常被认为与 ADHD 有关。精神兴奋药物治疗 ADHD 的临床疗效支持多巴胺系统在 ADHD 发病机制中的作用。

有多种因素被认为与 ADHD 相关。双生子研究提示 ADHD 的遗传度高达 70%。一级亲属患病率为 25%。各种病因引起的脑损伤也是可能的原因。早产和低出生体重儿中 ADHD 患病率增加 2.64 倍。多种社会与环境因素可能与 ADHD 的表现相关，包括孕期母亲饮酒和吸烟、早期铅暴露、家庭教养方式、学校教育方式以及社会文化环境等。遗传与环境的相互作用在 ADHD 发病中的作用也逐渐被认识。

【临床表现】

ADHD 的核心症状是注意缺陷、多动和冲动。

1．注意缺陷 主动注意保持时间明显低于正常发育。常表现为上课时不专心听讲，易受环境的干扰而分心。背诵困难，做功课拖拉、粗心、边做边玩。轻度注意缺陷时可以对自己感兴趣的活动集中注意，如看电视、听故事等；严重注意缺陷时对任何活动都不能集中注意。

2．多动 在需要相对安静的环境中活动明显增多。表现为上课坐不住、小动作多、话多等。常严重影响课堂纪律。多动表现随年龄增长可能逐渐不明显。

3．冲动 说话唐突，行为鲁莽，做事不顾后果，不能忍受挫折和等待，出现危险举动或破坏行为，事后不会吸取教训。

ADHD 常共患对立违抗障碍、品行障碍、焦虑等心理障碍，以及学习障碍和抽动障碍。智力低下与孤独症患儿也可伴有 ADHD。

【辅助检查】

ADHD 的评估主要采用行为问卷和神经心理测验。常用的 Conners 父母问卷与教师问卷、Brown ADHD 量表等行为量表，可以较为方便地获得儿童的行为特点，但多数缺乏良好的效度。持续警觉测验可以反映儿童对枯燥任务的持续注意能力，但需要儿童积极配合。智力与发育测验可以评估儿童认知与行为发育水平。脑电图可能有辅助诊断价值，ADHD 儿童可有更多慢波，θ/β 波比值增高。ADHD 儿童多无神经影像学异常，一般不必检查。

【诊断】

ADHD 的诊断主要依赖于临床访谈和行为观察。需要尽可能全面地获得儿童发育过程与行为特点、生长与教育的环境，以及疾病史和家族史等。行为量表与神经心理评估可以帮助筛

第十四章 神经系统疾病

查和诊断。需要对可能的共病进行评估与作出诊断。由于缺乏特异性的检查与测验，诊断依赖于对影响儿童正常生活的异常行为的判断。目前，国际上较通用的诊断标准有世界卫生组织的《国际疾病分类》（international classification of diseases，ICD）和美国精神病学会的《精神障碍诊断和统计手册》（DSM）两大系统。最新的 DSM-5 临床诊断标准及临床分型简化后见表 14-2 和表 14-3。

表14-2　注意缺陷多动障碍的诊断标准（DSM-5）

A. 症状标准：

1. 注意缺陷症状　符合下述注意缺陷症状中至少 6 项，持续至少 6 个月，达到适应不良的程度，并与发育水平不相称。
 (1) 在学习、工作或其他活动中，常常不注意细节，容易出现粗心所致的错误；
 (2) 在学习或游戏活动时，常常难以保持注意力（如在讲座、谈话或者阅读过长的文章时难以保持专注）；
 (3) 在与他说话时，常常心不在焉、似听非听；
 (4) 往往不能按照指示完成作业、日常家务或工作；
 (5) 常常难以完成有条理的任务或其他活动；
 (6) 不喜欢、不愿意从事那些需要经历持久的事情，常常设法逃避；
 (7) 常常丢失学习、活动所必需的东西；
 (8) 很容易受外界刺激而分心；
 (9) 在日常活动中常常丢三落四。

2. 多动/冲动症状　符合下述多动、冲动症状中至少 6 项，持续至少 6 个月，达到适应不良的程度，并与发育水平不相称。
 (1) 常常手脚动个不停，或在座位上扭来扭去；
 (2) 在要求坐好的场合常常擅自离开座位；
 (3) 常常在不适当的场合过分地奔来奔去或爬上爬下；
 (4) 往往不能安静地游戏或参加业余活动；
 (5) 常常一刻不停地活动，好像有个机器在驱动他；
 (6) 常常话多；
 (7) 常常别人问话未完即抢着回答；
 (8) 在活动中常常不能耐心地排队等待轮换上场；
 (9) 常常打断或干扰他人。

B. 病程标准：某些造成损害的症状出现在 12 岁前。

C. 某些症状造成的损害至少在两种环境出现。

D. 严重程度标准：在社交、学业或职业功能上具有临床意义损害的明显证据。

E. 排除标准：症状不是仅仅出现在精神分裂症或其他精神疾病的病程中，亦不能用其他精神障碍（如焦虑、人格障碍等）来解释。

表14-3　注意缺陷多动障碍的临床分型

混合型（mixed presentation）	符合注意障碍症状（A1）和多动/冲动症状（A2）标准，症状持续 6 个月以上。
注意障碍为主型（predominant inattentive presentation）	符合注意障碍症状（A1）6 条症状标准，多动/冲动症状（A2）符合 3 条或以上，症状持续 6 个月以上。
注意障碍型（inattentive presentation, restrictive）	符合注意障碍症状（A1），而多动/冲动症状仅符合 2 条或以下，症状持续 6 个月以上。
多动/冲动为主型（predominant hyperactivity-impulsivity）	符合多动/冲动症状（A2）标准，但不符合注意障碍诊断标准，症状持续 6 个月以上。

【鉴别诊断】

1. 社会心理因素　儿童对不适当的家庭与学校教养方式、父母存在精神障碍、儿童受到虐待或过度保护等的反应可能与ADHD症状相似。

2. 慢性躯体疾病　铅中毒、偏头痛、癫痫、哮喘和过敏性疾病等慢性疾病，抗癫痫药、抗组胺药、激素等药物副作用，吸食毒品等均可有注意与学习问题。

3. 精神障碍疾病　抑郁、焦虑障碍和睡眠障碍可以引起ADHD的症状，也可以与ADHD共病。强迫症症状也可有ADHD的类似表现。抽动障碍可与ADHD共病。精神发育迟缓和孤独症也常有多动表现。

【治疗】

ADHD治疗应以显著改善ADHD儿童日常生活、学习及社会功能为目标。通过宣传教育，提高家长、教师及社会对ADHD的正确认知是综合管理和治疗ADHD患儿的基本条件。行为导向的处理有助于识别影响儿童日常功能的目标行为，如完成作业困难、做事没有计划、丢三落四、不遵守纪律和规矩、违抗破坏等行为，以教育、帮助和鼓励为主要手段引导儿童达到所希望的行为。行为导向的处理在短时期比较研究中不及药物治疗的效果，但在ADHD药物治疗效果不佳以及有共患病儿童的长期处理中可能是重要的。

药物治疗常常是学龄期ADHD儿童有效的治疗手段，但其远期治疗效果仍有待验证。ADHD常用的治疗药物包括盐酸哌甲酯和盐酸托莫西汀，疗效确切，但是常需要长期持续服用。

（李　明）

第九节　精神发育迟缓

精神发育迟缓（mental retardation，MR），又称为智力障碍（intellectual disability），是指发育期儿童一般智能缺陷并导致适应性功能低下的临床综合征，在婴儿期常表现为精神运动全面发育落后（global developmental delay）。精神发育迟缓患病率约为1%，是一种常见和重要的儿童精神残疾，对儿童发育进程有显著而持久的影响。

精神发育迟缓的定义是逐渐演化发展而来的，由起初完全依赖智力测验结果，到目前更侧重儿童的适应性功能。诊断精神发育迟缓需包括：①智力明显低于平均水平，即智力标准测验的结果，以智商（intelligent quotients，IQ）表示，低于常模人群均值2个标准差；②适应性功能（adaptive function）显著受损，反映了认知功能障碍对个人日常生活的影响；③出现在发育年龄，一般指18岁以下。

适应性功能是个体处理日常生活任务的能力，包括以下3个领域。①概念领域，包括言语、阅读、书写、数学、推理、知识和记忆等。②社会领域，指同情、社会判断、交流技能、交友等；③实践领域，以自我任务为核心，如个人自理、工作责任、处理个人财务、娱乐、学校和作业任务的安排等。

由于缺乏标准化的可靠的智力测验方法，对3～5岁以下的儿童经常难以根据定义做出精神发育迟缓的诊断。全面发育迟缓是指在小儿发育过程中，在适应性行为、运动、语言、个人-社会交往等领域中至少在2个领域存在发育的落后与受限。全面发育迟缓的儿童以后可能被诊断为精神发育迟缓。

【病因】

精神发育迟缓的病因分为生物医学因素和社会心理文化因素两大类。生物学病因可以分为出生前、产时和出生后三大类。出生前的病因包括染色体畸变、遗传综合征、脑发育畸形、先天代谢性疾病、宫内窒息、各种中毒、宫内感染、叶酸等营养素缺乏等。产时因素包括生后窒息、颅内出血、产伤等。出生后的病因包括颅脑外伤、脑炎、脑膜炎、中毒性脑病、脑变性病、婴幼儿期严重营养缺乏等。

精神发育迟缓根据程度的轻重,病因是不同的。轻度精神发育迟缓经常与环境因素有关,而中重度精神发育迟缓几乎都是由生物学因素所引起。贫穷和母亲教育水平低被认为是引起精神发育迟缓重要的社会-经济-环境因素。

轻度精神发育迟缓能确定生物学原因者不足 1/2,包括伴有多发小畸形的遗传综合征、胎儿发育迟缓、围生期脑损伤、母孕期接触毒品、性染色体异常等。多个家庭成员受累也很常见。在中重度精神发育迟缓儿童中,有 3/4 可以找到生物学病因,其中产前因素占到多数,包括染色体异常、遗传综合征、脑发育畸形、遗传代谢病与脑变性病等。

【临床表现】

根据 ICD10 和 DSM-IV-TR 的分级标准,精神发育迟缓按智商水平分为轻、中、重、极重四个等级。精神发育迟缓儿童在早期常表现为程度不等的感觉运动发育落后、语言落后、发音障碍等。

1. 轻度精神发育迟缓（IQ 55~70） 可能占到所有精神发育迟缓人群的 85%。早年的发育与正常儿童接近,可能到入学后才被发现存在学习困难。此类儿童经过强化辅导,可以达到小学 6 年级以上水平。成年后多数可以获得社会和职业技能,但有时可能显得反应较慢或需要帮助。

2. 中度精神发育迟缓（IQ 40~55） 约占精神发育迟缓人群的 10%。婴幼儿发育可能明显落后,多数在学龄前就能发现。显著的学习困难,大多数需要特殊教育,可能达到小学 2~3 年级学业水平。词汇贫乏、理解力差、计算能力差,常缺乏抽象思维能力。多数可以生活自理,但终身都需要支持性服务。在适当的支持下,近半数可以在社区独立生活和从事简单工作。

3. 重度精神发育迟缓（IQ 25~40） 占精神发育迟缓人群的 3%~4%。多由一种或多种生物学病因引起,常同时存在神经精神系统异常表现,如各种感觉、运动、构音、交流等异常。婴儿期有显著的发育落后,生活自理训练困难,交往能力差,常终身需要密切监护和特别照顾。少数经过训练在监护下能从事极为简单的劳动。

4. 极重度精神发育迟缓（IQ 25 以下） 占精神发育迟缓人群的 1%~2%。绝大多数可以找到生物学病因。患儿在认知、运动、交流等方面的功能广泛严重受损。在婴儿早期即可呈现感觉-运动功能障碍。常没有语言或仅能偶尔说单字,生活常不能自理,缺乏自我保护能力。终身需要密切监护和特别照顾。有些个体经过持久的强化训练能够自己进食和如厕等。

【诊断】

精神发育迟缓作为一种神经精神系统最常见的临床征候,其诊断与分级是根据精神发育迟缓的定义作出的,依赖于各种标准化的智力测验与适应性行为的评价。不能测验的也可根据其临床表现作出判断。由于对婴幼儿缺乏标准化智力测验,通过发育诊断量表可以先作出发育迟缓的诊断。常用的智力测验与适应性行为的评价及发育评估量表见第二章第六节。进一步还要进行深入的医学评价,找出病因或作出综合诊断。对一个怀疑有全面发育落后或精神发育迟缓的儿童进行评估时,应先从详细的病史开始,包括家族史、围产史、发育史和疾病史等。在病史询问结束时,临床医师应该已经对以下几点有了明确的认识：①是否有静止性或进展性脑病的证据；②患儿大致发育水平；③发病可能的时间；④遗传性疾病的可能性；⑤患儿目前的社会状况与康复治疗情况。对伴发的神经精神系统疾病或征候亦应作出诊断。

精神发育迟缓作为一种症状,可与其他中枢神经系统征候并存,并出现在许多中枢神经系统疾病中,且精神发育迟缓越严重,合并出现中枢神经障碍越多。有报告精神发育迟缓患者中有 15%～30% 伴有癫痫，20%～30% 有脑性瘫痪及其他运动残疾，10%～20% 伴有视听觉障碍。

精神发育迟缓人群可以合并各种类型的精神与情感障碍，其发生率可能高达 30%～70%。精神发育迟缓患儿伴发的精神障碍依次为：注意缺陷多动障碍、广泛性发育障碍（包括孤独症）、行为或情感障碍、品行障碍、焦虑症、恐惧症、强迫症、抽动症。

对发育迟缓与精神发育迟缓儿童应该进行何种范围的病因诊断性实验室检查还有争论。近来各种领域技术的进步明显提高了诊断效率和精确度，有助于从临床、病因以及预后的特征深入识别发育落后或精神发育迟缓。对中、重度精神发育迟缓，经过系统检查，约一半儿童可以明确病因诊断，但多数仍不能进行医学治疗。一般认为，全面"撒网"检查是不合理和不可取的。对病史和体检没有发现明显致病原因的精神发育迟缓或全面发育落后儿童，采用高分辨率染色体核型检查、脆性 X 综合征基因检查和神经影像学检查有助于阐明病因。

【预防】

近半个世纪以来，世界各国都在为降低精神发育迟缓的患病率而努力，降低精神发育迟缓患病率最根本的措施就是预防。1981 年联合国儿童基金会提出了精神发育迟缓三级预防的概念，三级预防的中心是将预防、治疗和服务紧密结合起来。三级预防的主要内容是：①初级预防是消除精神发育迟缓的病因，预防疾病的发生，就是采取产前保健、婚前检查、避免近亲结婚、遗传咨询等措施以预防遗传性疾病；实行围产保健、提高产科技术等以预防产时脑损伤；加强卫生宣传教育，提高广大人民的防病意识、预防接种、合理营养，在缺碘地区普遍食用碘盐，坚持特需人群补碘、预防中枢神经系统感染等以减少出生后的各种不良因素。加强和提高经济文化水平，避免心理挫伤，提高心理文化素质，努力促进生物医学模式向社会心理医学模式的转变，才能有效地预防精神发育迟缓。②二级预防是早期发现可导致精神发育迟缓的疾病，尽可能在症状尚未明显之前就作出诊断，以早期干预，使不发生脑损伤，这方面的措施有遗传病产前诊断、先天代谢病新生儿筛查、高危儿随访、出生缺陷监测、发育监测等。③三级预防是已经有脑损伤以后应采取综合治疗措施，正确诊治脑部疾病，以预防或减轻智力残疾。

【治疗】

精神发育迟缓的服务系统是很复杂的工作，需要多学科的共同努力，关心患儿生活的各个方面如教育、社会活动、体育和娱乐活动、行为治疗、心理治疗、遗传咨询、医疗服务和经济支持等。有了积极的服务和持续支持，精神发育迟缓儿童的生活能力才会有所进步，才会被社会所接受。轻度精神发育迟缓儿童将完全融入社会的主流。

关于精神发育迟缓儿童的药物治疗问题，到目前为止，除了为数不多一些能治疗原发病如先天甲状腺功能减退、苯丙酮尿症等疾病以外，还没有治疗精神发育迟缓的有效药物，有一些药物对脑发育只有辅助的作用，所以不能过分依赖药物治疗，应坚持以训练和教育为主的原则，才能收到良好的效果。

（李 明）

第十五章 内分泌疾病

第一节 概 述

内分泌（endocrine）是指激素分泌细胞直接将激素释放入血液循环中并转运至相应的靶细胞发挥生物学效应的激素分泌形式。经典的内分泌系统（endocrine system）是由内分泌腺（垂体、甲状腺、甲状旁腺、肾上腺、性腺和胰岛）组成的，随着对内分泌的认识日益深入，目前认为内分泌系统的结构不仅局限于传统的几个内分泌腺，其外延已大大扩展，许多非经典内分泌器官（如心血管、肝、胃肠道、皮肤、免疫等组织器官）亦具有内分泌功能。如产生促胸腺生成素、促胃液素、促胰液素、促红细胞生成素、肾素-血管紧张素等激素的分泌细胞分散于相应的器官；分泌前列腺素以及胰岛素样生长因子、表皮生长因子、神经生长因子、血小板源性生长因子等各种生长因子的细胞则广泛分布于全身组织中；还有一些具有内分泌功能的神经细胞集中于下丘脑的视上核、室旁核、腹正中核及附近区域，其分泌的肽类激素亦称神经激素，可直接作用于相应的靶器官或靶细胞，也可通过垂体分泌间接调控机体的生理代谢过程。

激素（hormone）是内分泌系统及内分泌细胞分泌的最基本物质。最初将激素定义为由内分泌器官产生、经血液循环运输到靶器官或组织发挥效应的微量化学物质。随着现代医学的飞速发展，内分泌学的相关概念发生了很大的改变，激素的范围也显著扩大。现发现除了经典的激素外，细胞因子、生长因子、神经递质、神经肽等都是重要的化学信使；这些化学信使与经典激素虽有一些不同，但都有共同的特征：①作为细胞-细胞间通讯的化学信使；②调节机体的代谢，协调机体各器官、系统的功能活动以维持内环境稳定，并参与细胞生长、分化、发育和死亡的调控；③具有相同的作用模式，即与靶细胞特定的受体结合后方可发挥作用，且可共用相同的信号传导途径；④在生物学效应上相互交叉。基于这些共性，细胞因子、生长因子、神经递质、神经肽都可纳入广义的激素范畴。因此，广义的激素相当于化学信使的总称，是一种参与细胞内外联系的内源性信息分子和调控分子。按化学结构激素可分为五类：①氨基酸衍生物：如多巴胺、儿茶酚胺和甲状腺激素；②小分子神经肽类：如促性腺激素释放激素（GnRH）、促甲状腺素释放激素（TRH）、血管紧张素和生长抑素；③大分子蛋白质：如胰岛素、黄体生成素（LH）和甲状旁腺素（PTH）；④以胆固醇为前体合成的类固醇激素：如雌激素和皮质醇等；⑤维生素类的衍生物：维甲酸和维生素D。通常，氨基酸和肽类激素衍生物与细胞表面的膜受体相互作用，而类固醇激素、维生素D、甲状腺素是可溶性的脂类激素，主要通过与细胞内的核受体相互作用而发挥调节作用。

广义的概念则认为激素不仅能通过传统的内分泌方式起作用，还可以通过邻（旁）分泌（paracrine）、自分泌（autocrine）、并列分泌（juxtacrine）、腔分泌（solinocrine）、胞内分泌（intracrine）、神经分泌（neurocrine）和神经内分泌（neuroendocrine）等方式发挥作用。而且一种激素还可以几种不同的方式起作用。

人们对内分泌系统与神经系统、免疫系统之间内在联系的认识日益加深。神经、内分泌、免疫系统构成的网络体系调控着生物的整体功能，三者之间存在着广泛的信息交流，可对感受到的信息进行加工、处理、存贮及整合。神经系统通过广泛的外周神经突触及神经细胞分泌的神经递质、内分泌激素、细胞因子等共同调控免疫系统的功能；免疫系统通过免疫细胞产生的多种细胞因子和激素样物质反馈作用于神经内分泌系统，这种双向的复杂作用使两个系统内或系统之间得以相互作用、相互调节。因此，神经-内分泌-免疫网络的联系对各系统的生理功能和机体的整体功能是必不可少的，其中任何环节的紊乱均不可避免地会影响其他系统的功能。

儿童内分泌疾病的疾病谱与成人不同，内分泌疾病的临床特征、发病机制、治疗手段也与成人有较大区别，而且儿童内分泌疾病在不同的年龄阶段各有特点。从胚胎形成直至青春发育期，整个机体处于不断生长、发育和成熟的阶段，内分泌系统本身也在不断地发育和成熟中，而内分泌系统的功能与胎儿器官的形成、分化与成熟以及青少年的生长发育、生理功能、免疫机制等密切相关。在此过程中，激素的产生、分泌、结构和功能异常均可造成内分泌疾病。儿童常见的内分泌疾病主要有生长迟缓、性分化异常、性早熟、甲状腺疾病、糖尿病、肾上腺疾病、尿崩症等。

下丘脑-垂体是机体最重要的内分泌器官，是内分泌系统的中枢，可以分泌多种激素，控制甲状腺、肾上腺、性腺等内分泌器官的活动。若下丘脑-垂体功能障碍，则会造成生长激素、甲状腺素、促肾上腺皮质激素、促性腺激素的分泌失常，从而引起相应症状。若患儿在出生后即存在生化代谢紊乱和激素功能障碍，则会严重影响其智能和体格发育。若未能早期诊治，易造成残疾甚至夭折。目前，有些疾病通过新生儿筛查即可早期发现、及时治疗，如先天性甲状腺功能减退症、先天性肾上腺皮质增生症（失盐型）等。

儿童内分泌疾病一经确诊，多数需要终身替代治疗，治疗剂量需个体化，并根据病情以及生长发育情况及时调整。在治疗的过程中需要密切随访，以保证患儿正常的生长发育。随着生物技术的不断改进，人工合成激素技术已趋成熟，现已能够生产出多种高纯度激素、细胞因子、生长因子等制剂，如重组人生长激素（rhGH）、胰岛素和促性腺激素释放激素类似物（GnRHa）等，并已广泛应用于临床。值得一提的是，我国是世界上第一个人工合成胰岛素的国家，为人工激素合成技术的发展作出了重要贡献。

近年来，激素测定技术快速发展，放射免疫分析法（RIA）、放射受体分析法（RRA）、酶联免疫吸附法（ELISA）、荧光免疫法（FIA）和免疫化学发光法（ICL）等各种精确测定方法的广泛应用，以及一系列具有临床诊断价值的动态试验（兴奋或抑制）方法的建立和完善及基因检测极大地提高了内分泌疾病的诊断水平。内分泌腺的影像学检查，如B超、CT、SPECT、PET和MRI等大大提高了内分泌疾病定位诊断的水平。随着更多、更新的细胞分子生物学技术的深入发展和临床应用，儿科内分泌学的理论概念也会不断更新和发展。

（梁学军　巩纯秀）

第二节　生长激素缺乏症

生长激素缺乏症（growth hormone deficiency，GHD）是指下丘脑或腺垂体功能障碍使生长激素（growth hormone，GH）分泌不足而造成身材矮小的一种内分泌疾病。GH缺乏的患儿身高低于同性别、同龄正常儿童平均身高的2个标准差（-2SD）或第3百分位数以下，骨龄落后，可为单一的GH缺乏，也可同时伴有垂体其他激素的缺乏。

【病因与发病机制】

1. 生长激素的分泌与调节

（1）生长激素的合成与分泌：人生长激素（hGH）是由腺垂体嗜酸性促生长细胞合成，它是由191个氨基酸组成的单链蛋白激素，在下丘脑生长激素释放激素（growth hormone releasing hormone，GHRH）和生长激素释放抑制激素（growth hormone releasing inhibitory hormone，GHIH，又称生长抑素，somatostatin，SS）的调节下，通过胞吐作用（exocytosis）

将分泌颗粒释出胞外。其编码基因位于 17 号染色体长臂（17q22-24），由 5 个外显子和 4 个内含子组成。GH 呈脉冲式分泌，并存在昼夜节律，一般于夜间深睡眠时分泌增多。

(2) 生长激素的作用机制：GH 可以直接作用和通过胰岛素样生长因子（insulin growth factors，IGFs）介导发挥作用。GH 与膜表面 GH 受体（GH receptor，GHR）结合形成 GH-GHR 复合物而发挥生物效应。生长激素结合蛋白（GHBP）为 GHR 的胞外片段，对 GH 有调节作用。IGF 大都与胰岛素样生长因子结合蛋白（IGFBP）结合。GH 对儿童的生长和代谢作用是通过 GH 本身和 GH-IGF 轴完成的，而 GHBP 和 IGFBP 对 GH、IGF 与受体的结合发挥重要的调节作用。

(3) 生长激素的调控

1) 下丘脑调控：生长激素的分泌主要受下丘脑神经元分泌的 GHRH 和 GHIH 调控。GHRH 可促进垂体 GH 分泌细胞分泌 GH。GHIH 抑制垂体 GH 分泌细胞的基础分泌。

2) 其他激素与介质：IGF-1 可直接或间接反馈作用于垂体和下丘脑，影响 GH 的分泌。性激素、甲状腺激素、多巴胺、儿茶酚胺、5-羟色胺等神经递质亦直接或间接通过下丘脑 GHRH 和 GHIH 调节垂体 GH 分泌。

3) 各种因素的影响：睡眠、低血糖、运动、应激等可波及高级神经中枢，影响下丘脑神经元的分泌功能，进而影响垂体分泌 GH，特别是低血糖对 GH 分泌作用最强。儿童和青少年每日分泌的 GH 有 1/2 以上是夜间熟睡后早期分泌的。青春期前和青春期的青少年 24 小时 GH 脉冲数有 6~8 次，每 3~4h 一次。

2. 生长激素的生理作用

(1) 促生长作用：促进骨、软骨、肌肉和其他组织细胞分裂增殖。骨骺愈合后仍对维持骨矿物质含量和骨密度起重要作用。另外，可协同性激素和甲状腺素激素、1,25-$(OH)_2D_3$、降钙素共同干预骨重建。

(2) 促进蛋白质合成：促进氨基酸进入细胞内，并激活细胞内信号通路，促进细胞内 mRNA 的转录，使蛋白合成增加。

(3) 脂肪降解：对脂肪有降解作用。

(4) 参与糖代谢：可减少外周组织对糖的利用，促进肝糖原分解，使血糖升高。

(5) 参与水、矿物质代谢：对水、矿物质代谢有重要作用，参与体液调节、促进肾小管回吸收钠，亦可刺激血浆肾素活性，使血管紧张素和醛固酮增多，导致水、钠潴留。

(6) 其他作用：可加速损伤后（如手术、创伤等）组织修复、抗衰老、增强免疫功能等。

3. 病因

(1) 原发性

1) 神经分泌功能障碍：神经系统的神经递质、神经内分泌对 GH 失去调控导致 GHRH 分泌减低或生长抑素分泌增加，称为生长激素神经分泌功能障碍。此类患者 24 小时 GH 分泌节律峰值均低，分泌峰减少，但药物激发试验峰值可达正常。

2) 遗传性生长激素缺陷：① GH 缺乏症（isolated GH deficiency，IGHD）；②多种垂体激素缺乏症（combined pituitary hormone deficiency，CPHD）：除 GH 缺乏致生长迟缓外，并伴有一种或多种垂体激素（TSH、ACTH、FSH、LH）缺乏的表现。

3) 下丘脑-垂体发育异常：垂体不发育、垂体发育不良或空蝶鞍等。

4) 生长激素不敏感和抵抗综合征：是由于靶细胞对 GH 不敏感而导致。

(2) 获得性

1) 肿瘤：下丘脑颅咽管瘤、垂体腺瘤、生殖细胞瘤、神经胶质瘤等。

2) 感染：脑炎、脑膜炎等。

3) 外伤：产伤、颅脑外伤造成垂体柄损伤。

4）放射损伤：头部放射线过度照射等。

5）浸润病变：局部组织细胞增生症等。

6）暂时性（心理社会性侏儒）：长期心理、精神抑郁（父母离异或虐待儿童），以情感剥夺所致的生长迟缓为特征，可造成 GH 暂时分泌不足，不良因素解除后可恢复正常。

【临床表现】

出生时身高、体重正常，一般 2～3 岁后身高增长缓慢，3 岁后每年增长低于 5cm，身高低于正常同龄、同性别、同地区平均身高的 -2SD 或第 3 百分位数以下。骨骼发育落后，骨龄常较实际年龄落后 2 岁以上。外观小于实际年龄，头较大而圆，面容显幼稚，四肢、躯干比例正常并与实际年龄相符。皮下脂肪堆积，特别是腹部。智力发育正常。如伴有其他垂体激素缺乏，可出现尿崩症、低血糖、食欲低下等表现，男孩外生殖器发育不良，小阴茎等，大多性发育延迟。可有难产史、新生儿窒息史。器质性生长激素缺乏可发生于任何年龄，并伴有原发疾病的表现。

【辅助检查】

1. 一般检查 血、尿、生化、肝肾功检查。正常除外慢性疾病。
2. 垂体激素检查 注意是否合并多种垂体激素的缺乏。
3. GH 分泌功能测定 GH 呈脉冲式分泌并受多种因素影响，因此单次测定不能作为诊断依据。常用 GH 药物激发试验如表 15-1 所示。

表15-1 生长激素药物激发试验

药物	原理	用量	方法
可乐定（可乐宁）	α-肾上腺能增强剂	口服，0.15mg/m² 或 4μg/kg（最大 250μg）	禁食 8h，于服药前及后 30、60、90、120min 采血测 GH
25% 精氨酸	刺激下丘脑释放 GHRH。通过 α-受体介导作用抑制下丘脑 GHIH 的释放	25% 精氨酸 0.5g/kg（最大 30g）稀释成 5%～10% 溶液，静脉滴注 30min 内滴完	禁食同上，于滴注前及后 30、60、90、120min 采血测 GH
左旋巴胺	介导下丘脑多巴胺能途径兴奋，刺激释放 GHRH	口服 10mg/kg（最大 500mg）	同上
胰岛素	诱发低血糖使 GHRH 释放而刺激 GH 分泌	0.075～0.1μg/kg 生理盐水稀释缓慢静脉注射（时间大于 1min）	注射前及后 15、30、60、90min 监测血糖，血糖下降至基础值的 50%，或 2.6mmol/L 为试验有效，血标本同时测 GH、皮质醇
GHRH	刺激垂体分泌 GH，观测垂体的储备功能	1～2μg/kg，静脉注射	注射前及后 30、60、90、120min 采血测 GH
溴吡斯的明	抑制生长抑素	1mg/kg，一次口服	服药前及后 30、60、90、120min 采血测 GH

一般认为激发试验 GH 峰值 <5μg/L 为 GH 完全缺乏；5～10μg/L 为部分缺乏；>10μg/L 为正常反应。IGF-1、IGFBP3 是检测下丘脑 -GH-IGF 轴功能的指标，可作为 GHD 筛查诊断和治疗检测的辅助指标。GHD 患儿此两项指标均较低。GH 水平高、IGF-1 降低者应考虑 GH 受体或受体后缺陷。

4. 影像学检查 骨骼 X 线检查及骨龄测定可判断骨发育情况。垂体 MRI 检查可了解垂体发育情况以及有无肿瘤。

【诊断】

身高低于正常同龄儿 -2SD 或第 3 百分位数以下。生长速率减低。骨龄延迟，一般低于实际年龄 2 岁以上。且两种药物 GH 激发试验峰值＜10μg/L。其他参考母孕期情况、出生史、喂养史、生长发育史、疾病史。并结合其他体格和实验室检查综合分析。

【鉴别诊断】

1. 体质性青春期延迟（constitutional delay of growth and puberty，CDGP） 较常见，多见于男孩，出生时身长正常，青春期前生长缓慢，骨龄落后，青春期发育可至 16～17 岁或更晚。当青春期开始后生长速率加快，第二性征发育，最终身高正常。父母中常有相似的生长模式的既往史。

2. 家族性矮小（family short status，FSS） 父母均矮，小儿身高在第 3 百分位数左右，每年生长速率正常，GH 分泌正常，骨龄与年龄相符，智能和性发育均正常。

3. 特纳综合征 女性性染色体异常。临床常以矮小就诊，因此建议女孩身材矮小者要查染色体核型分析以鉴别。

4. 小于胎龄儿（small for gestational age，SGA） 指出生体重在相应胎龄平均体重第 10 百分位数以下的新生儿。呈匀称性矮小，大多数患儿生后 2～3 岁追赶至正常，部分无追赶性生长。

5. 先天性甲状腺功能减退 可致明显生长障碍，特别是异位甲状腺患儿可以矮小就诊。检测甲状腺激素即可鉴别。

6. 其他 ①骨骼发育异常，如骨或软骨发育不良；②儿童期的其他内分泌代谢病如皮质醇增多症、假性甲状旁腺功能减退、黏多糖病、糖原累积症等可影响小儿发育造成矮小；③心、肝、肾、胃肠道慢性疾病，长期营养不良等均可导致生长落后。以上疾病通过病史、体格检查和相应实验室及影像学检查不难鉴别。

【治疗】

1. GH 替代治疗 人工合成的基因重组人生长激素（recombinant human growth hormone，rhGH）大多采用的治疗剂量为 0.1U/（kg·d），可根据体重和反应性酌情增减剂量。每晚睡前皮下注射 1 次。

2. IGF-1 GH 受体缺陷（如 Laron 综合征），外源性 GH 治疗无效，近年国际上试用 IGF-1 治疗，对促进生长有一定效果。

3. 其他激素治疗 腺垂体多种激素不足的患儿同时给予相应激素治疗。

4. 蛋白同化类药物制剂的使用 常与生长激素并用治疗特纳综合征，国内大多使用司坦唑醇（stanozolol，康力龙），常用剂量为 0.025～0.05mg/（kg·d），需注意骨龄增长情况。

5. 其他 GnRHa、芳香酶抑制剂（Letrozole，来曲唑）等亦曾被用于治疗矮身材，国内目前无足够资料分析，故不建议常规应用。

（吴 迪 巩纯秀）

第三节 中枢性尿崩症

尿崩症（diabetes insipidus，DI）是指由于抗利尿激素的功能异常导致尿液浓缩功能障碍，患儿表现为烦渴、多饮、多尿和排低比重尿的一种疾病。按病因不同可分为中枢性尿崩症（central diabetes insipidus，CDI）和肾性尿崩症（nephrogenic diabetes insipidus，NDI）。中枢性尿崩症多由于下丘脑－垂体功能异常、抗利尿激素（antidiuretic hormone，ADH，又名精氨酸加压素，arginine vasopressin，AVP）分泌或释放不足所致；肾性尿崩症则是由于 ADH 受体或受体后缺陷致肾小管对水分重吸收功能障碍所致。

【发病机制】

ADH是由下丘脑视上核和室旁核AVP神经元合成的一种9肽，编码基因位于20p13。其以神经分泌颗粒形式，沿下丘脑-垂体束神经纤维的轴浆运输到神经垂体，储存于神经末梢中，在视上核受到刺激后，神经末梢去极化而使激素大量释放入血。ADH的分泌受很多因素的影响，其中最重要的是细胞外液的渗透压和血容量。正常人血浆渗透压为275～295mmol/L，渗透压升高可激活渗透压感受器，使视上核ADH的分泌增加；血容量下降可兴奋下丘脑渴感中枢，使饮水量增加。中枢性尿崩症时，由于ADH合成分泌不足或释放不良，不能重吸收水分而大量排低比重尿，致使患儿口渴而大量饮水以维持血浆渗透压和血容量正常。如果渴感中枢发育不完全、有器质性病变或某种原因不能饮水者，则会出现血浆渗透压明显升高，细胞内水分移至细胞外，引起细胞内脱水和高钠血症及一系列高渗性脱水的临床表现。

【病因与分类】

中枢性尿崩症根据病因大致可分为特发性、遗传性和继发性三种。

1. 特发性尿崩症　此型患儿可出现下丘脑视上核与室旁核内神经元发育不全或退行性变，Nissil颗粒耗尽，AVP合成酶缺陷，神经垂体缩小。

2. 遗传性尿崩症　较少见，目前发现多为位于20p13编码AVP的AVP-NPⅡ的基因突变所致，是常染色体显性遗传或隐性遗传。其他能引起尿崩症的致病基因有HESX1、HPE1、SIX3、SHH等。

3. 继发性尿崩症　任何下丘脑、垂体柄或神经垂体的病变或损伤都可发生尿崩症。

（1）颅内肿瘤（颅咽管瘤、视神经胶质瘤、垂体瘤、松果体瘤、黄色瘤等）较为多见，约占30%；颅外转移瘤引起尿崩症并不多见，占1%～1.5%。

（2）损伤：颅脑外伤、手术损伤、产伤、新生儿期低氧血症、缺血缺氧性脑病也可引起尿崩症。

（3）感染：少数患儿可由于颅内感染、寄生虫病和放线菌病等所致。

（4）其他：如白血病细胞浸润、郎格汉斯细胞组织细胞增生症、先天脑畸形及药物等。

【临床表现】

1. 发病年龄　本病任何年龄均可发病，特发性和遗传性尿崩症病例多起自儿童或青少年，其中少数遗传病例于婴儿早期发病。

2. 症状　主要表现为烦渴、多饮、多尿、排较固定的低比重尿。婴幼儿常最先表现为多尿，每日尿量超过3000ml/m^2，夜尿多，尿色淡白如水，供水不足时尿量仍不减少。不能耐受长时间的不饮水，夜间也需要多次饮水。喜饮水多于进食食物，所以导致患儿进食减少而消瘦。由于饮水不足可出现便秘、低热、呕吐、脱水甚至休克，影响生长发育及智力。儿童主要以多尿、遗尿为早发症状。

3. 体征　多数患儿无脱水表现。若补水不足则会出现烦躁、头痛、肌痛、心率加快、发热、皮肤干燥、皮肤弹性降低、体重下降等高渗性脱水表现。如未及时处理可出现神经系统症状，甚至惊厥、昏迷。儿童由于烦渴、多饮、多尿，使儿童进食减少，可影响学习和睡眠，出现少汗、皮肤口唇干燥、精神不振、体重不增、生长发育迟缓等症状。如充分饮水，一般情况正常，可无明显脱水体征。

4. 其他　继发性尿崩症可有原发病的表现，如肿瘤引起的颅内高压、肿瘤压迫症状、相关受累的激素分泌异常等。

【辅助检查】

1. 尿液检查　尿色淡白如水，尿比重多<1.005，尿渗透压降低，≤200mOsm/L，尿蛋

白、尿糖及有形成分均为阴性。

2. 血生化及电解质　血钠正常或升高，钾、氯、钙、镁、磷等一般正常。血渗透压多正常或偏高。肌酐、尿素氮正常，严重脱水时尿素氮可由于发生肾前性肾衰竭而升高。

3. 头颅影像学及垂体功能检查　选择性进行头颅X线平片，下丘脑垂体CT、MRI，血管造影，腺垂体功能等检查，以了解下丘脑垂体发育情况，排除颅内占位病变、损伤、畸形等，明确病因。如无明确病因的特发性中枢性尿崩症需要长期随访，注意有无肿瘤征象。

4. 特殊试验检查

（1）禁水试验：观察患儿在细胞外液渗透压增高时浓缩尿液的能力，主要用于鉴别尿崩症和精神性烦渴。患儿试验开始时禁饮，试验前先排空膀胱，测定体温、体重、尿量、尿比重、尿渗透压，测血钠、血浆渗透压以及生命体征；然后每小时测尿量、尿比重、尿渗透压以及体重和体温，监测生命体征，至患儿不能耐受时，试验结束时复测血钠及血浆渗透压，或出现体温发热、血钠>150mmol/L、体重下降超过5%、血压明显下降其中任意一种情况，立即停止试验并予以饮水。

禁饮后如出现每小时尿量逐渐减少，尿比重逐渐上升，达1.015以上，尿渗透压可>600mmol/L，血浆渗透压变化不大且一般不出现脱水症状，则为正常儿童；如尿量无明显减少，尿比重<1.015，尿渗透压<280 mmol/L，血浆渗透压>300 mmol/L，尿渗透压低于血渗透压，并且出现明显脱水表现，则为完全性尿崩症；如尿渗透压升高，尿渗透压/血浆渗透压比值为1~1.5则为部分性尿崩症。

（2）加压素试验：皮下注射垂体后叶素$5U/m^2$（或精氨酸加压素0.1U/kg），然后两小时内多次留尿，测定尿比重和渗透压。如注射加压素后尿渗透压升高超过血渗透压，尿渗透压升高>50%，尿比重达1.015以上，尿量明显减少，则为完全性中枢性尿崩症；尿渗透压升高10%~50%，则为部分性中枢性尿崩症；如使用加压素后尿量及比重、尿渗透压无明显变化，则为肾性尿崩症。

（3）血浆AVP测定：血浆AVP浓度的测定有助于中枢性尿崩症的鉴别诊断。中枢性尿崩症血浆AVP浓度低于正常；肾性尿崩症血浆AVP禁饮后明显升高，但尿液不能浓缩。精神性烦渴血浆AVP分泌能力正常，但病程久、病情严重者，由于长期低渗状态，可使AVP分泌受损。

【诊断与鉴别诊断】

1. 诊断　根据烦渴、多饮、多尿的临床症状，以及实验室检查尿量增多、尿比重明显降低，即可考虑本病；进一步进行血、尿渗透压测定，禁水试验，加压素试验和血浆AVP浓度的测定等实验室检查，诊断不难。如考虑中枢性尿崩症须进行相关的颅内检查（如MRI），认真寻找原发病灶，并长期随访。

2. 鉴别诊断

（1）肾性尿崩症：是由于AVP受体或受体后缺陷所致尿崩症。由定位于X染色体的AVP受体2（arginine vasopressin receptor 2，AVPR2）基因突变所致者，为X伴性隐性遗传。由于受体后水通道蛋白2所致尿崩症者为常染色体显性遗传或隐性遗传。AVP受体异常导致AVP不能有效地作用于肾AVP受体，致使远端肾小管对AVP敏感性低下或缺如。它的发病年龄和症状轻重差异较大，重者生后不久即出现症状，可有多尿、脱水、体重不增、生长发育障碍、发热，甚至由于严重脱水使末梢循环衰竭而死亡。轻者发病较晚。当患儿禁饮时，可出现发热、严重脱水、体重迅速下降等症状。禁水、加压素试验均不能提高尿渗透压。

（2）精神性烦渴：由于若干原因（如发热或精神刺激后引起习惯性饮水过多等）出现多饮导致的多尿，但夜间饮水较少，每日饮水量多少不定，且有时可出现症状缓解。患儿血钠、血渗透压均处于正常范围。禁水试验可使尿量减少、比重上升、尿渗透压升高。

(3）溶质性利尿导致多尿：如高钙尿、Bartter综合征、醛固酮增多症、肾小管酸中毒等渗透性利尿作用可引起多饮、多尿、烦渴，但尿比重较高，易于鉴别。

(4）肾脏疾病：先天性肾畸形、慢性肾炎、肾小管疾病等均可由于肾小管的损伤导致多饮、多尿，但是尿比重有可能达到正常，且患者多有肾脏疾病病史。

【治疗】

1. 病因治疗　治疗首先须确诊尿崩症的类型，对于继发性中枢性尿崩症必须积极寻找原发灶并针对病因治疗，如肿瘤可手术切除。对于特发性中枢性尿崩症，应检查有无垂体及其他激素缺乏情况。药物治疗前应积极补充水分，特别是婴幼儿，以防脑发育受损，避免脱水和高钠血症的发生。如已表现出脱水和高钠血症时应缓慢给水，以免造成脑水肿。多尿未控制时，应予低盐饮食，并适当限制蛋白质食物。

2. 药物治疗

（1）醋酸去氨加压素（弥凝，minirin）：片剂，每片0.1mg，疗效可维持8～12小时。药物治疗后应避免继续大量饮水而导致水中毒。根据患儿的尿比重、渗透压和血钠调整药物剂量。偶引起头痛、恶心、腹部不适等。

（2）1-脱氨-8-D-精氨酸加压素：为合成的AVP类似物。抗利尿作用强，血管收缩作用弱，药效可达12小时。喷鼻剂：含量100μg/ml，用量0.05～0.15ml/d，每日1～2次鼻腔滴入，用前需清洁鼻腔，症状复现时再给下次用药。

（3）鞣酸加压素（长效尿崩停）：为脑神经垂体提取物。必须深部肌内注射，使用前需稍加温并摇匀，开始注射剂量为0.1～0.2 ml，作用可维持3～7天，须待患儿尿量明显增多后再用药，并根据疗效调整剂量。用药期间应注意控制患儿的饮水量，以免发生水中毒。

（4）非激素类药物：一般用氢氯噻嗪（双氢克尿噻），每日3～4mg/kg，分3次服用。作用为排钠、促进远曲肾小管重吸收增强。

（李文京　巩纯秀）

第四节　先天性甲状腺功能减退症

甲状腺功能减退症（hypothyroidism）是由于各种不同的疾病累及下丘脑-垂体-甲状腺轴功能，以致甲状腺素缺乏所导致的疾病；或是由于甲状腺素受体缺陷所造成的临床综合征。按病变涉及的位置可分为：①原发性甲状腺功能减退症，是由于甲状腺本身疾病所致；②继发性甲状腺功能减退症，其病变位于垂体或下丘脑，又称为中枢性甲状腺功能减退症，多数与其他下丘脑-垂体轴功能缺陷同时存在。

【流行病学】

本节主要介绍儿科最常见的内分泌疾病之一——先天性甲状腺功能减退症（congenital hypothyroidism）。该病是由于先天性或者遗传因素引起甲状腺发育障碍、激素合成障碍、分泌减少，导致患儿生长障碍及智力落后。根据病因的不同可分为两类：①散发性：系先天性甲状腺发育不良、异位或甲状腺激素合成途径中酶缺陷所造成，发生率为1/5000～1/3000；②地方性：多见于甲状腺肿流行的山区，是由于该地区水、土和食物中碘缺乏所致，随着我国碘化食盐的广泛应用，其发病率明显下降。

【甲状腺激素生理和病理生理】

1. 甲状腺的胚胎发育和甲状腺激素的合成　妊娠第3周，胎儿甲状腺起始于前肠上皮细胞突起的甲状腺原始组织，妊娠第5周甲状舌导管萎缩，甲状腺从咽部向下移行，第7周甲状腺移至颈前正常位置。妊娠第10周起，胎儿脑垂体可测出TSH，妊娠18～20周脐血中可测到 TSH。甲状腺的主要功能是合成 T4 和 T3。食物中的碘经肠道吸收后以无机碘的形式进入血液，通过甲状腺上皮细胞膜上碘泵浓集，进入细胞内。被摄取到甲状腺滤泡上皮细胞内，经过甲状腺过氧化物酶的作用氧化为活性碘，再与酪氨酸结合成单碘酪氨酸（MIT）和双碘酪氨酸（DIT），两者再分别偶联缩合成 T3 和 T4。这些合成步骤均在甲状腺滤泡上皮细胞合成的甲状腺球蛋白（TG）分子上进行。

2. 甲状腺素的释放　甲状腺滤泡上皮细胞通过摄粒作用将 TG 形成的胶质小滴摄入胞内，由溶酶体吞噬后将 TG 水解，释放出 T3 和 T4，透过滤泡细胞膜和血管壁进入血液，发挥生理效应。

3. 甲状腺素合成和释放的调节　甲状腺素的合成和释放受下丘脑分泌的 TRH 和垂体分泌的 TSH 控制，下丘脑产生 TRH，刺激腺垂体，产生 TSH，TSH 再刺激甲状腺分泌 T3、T4。而血清 T4 则可通过负反馈作用降低垂体对 TRH 的反应性、减少 TSH 的分泌。T3、T4 释放入血液循环后，约 70% 与甲状腺素结合蛋白（TBG）相结合，少量与前白蛋白和白蛋白结合，仅 0.03% 的 T4 和 0.3% 的 T3 为游离状态。正常情况下，T4 的分泌率较 T3 高 8～10 倍；T3 的代谢活性为 T4 的 3～4 倍；机体所需的 T3 约 80% 在周围组织由 T4 转化而成，TSH 亦促进这一过程。

4. 甲状腺素的主要作用

(1) 产热作用：甲状腺素能加速体内细胞氧化反应的速度，从而释放热量。

(2) 促进生长发育及组织分化作用：甲状腺素促进细胞组织的生长发育和成熟；促进钙、磷在骨质中的合成代谢和骨、软骨的生长。

(3) 对代谢的影响：促进蛋白质合成，增加酶的活力；促进糖的吸收、糖原分解和组织对糖的利用；促进脂肪分解和利用。

(4) 促进大脑发育：胎儿脑细胞数目在妊娠末 3 个月增长最快，出生后第一年仍快速增长。在脑细胞增殖、分化期，甲状腺激素必不可少，尤其是妊娠后半期与生后第一年期间更为重要。甲状腺功能减退症发生越早，脑损害越重，且常不可逆。

(5) 对维生素代谢的作用：甲状腺素参与各种代谢，使维生素 B_1、B_2、B_3、C 的需要量增加。同时，促进胡萝卜素转变成维生素 A 及维生素 A 生成视黄醇。

(6) 对消化系统的影响：甲状腺素分泌过多时，食欲亢进，肠蠕动增加，大便次数多，但性质正常。分泌不足时，常有食欲不振、腹胀、便秘等。

(7) 对肌肉的影响：甲状腺素过多时，常可出现肌肉神经应激性增高，出现震颤。

(8) 对血液循环系统的影响：甲状腺素能增强 β- 肾上腺素能受体对儿茶酚胺的敏感性，故甲状腺功能亢进患者可出现心跳加速、心排血量增加等。

【病因】

1. 先天性甲状腺功能减退症

(1) 先天性甲状腺不发育、发育不全或异位：是造成先天性甲状功能减退症最主要的原因，约占 90%。多见于女孩，男女比例为 1∶2。其中 1/3 的病例为甲状腺完全缺如，其余为发育不全或在下移过程中停留在异常部位形成异位甲状腺，部分或完全丧失其功能。目前尚未明确阐明先天性原发性甲状腺功能减退症的分子病因学。一些研究表明，其发病可能与某些甲状腺胚胎发育和分化中发挥作用的基因变化有关，如调控甲状腺胚胎发育的甲状腺转录因子Ⅰ（TTF-Ⅰ）、甲状腺转录因子Ⅱ（TTF-Ⅱ）、Pax8 基因及促甲状腺激素受体基因（TSH-R）等，甲状腺特异转录因子的靶基因 NIS、TG、TPO 等，这些基因的改变也可导致甲状腺发育不良。

(2) 甲状腺激素（thyroid hormone）合成障碍：是导致先天性甲状腺功能减退症的第二位常见原因。多见于甲状腺激素合成和分泌过程中酶（过氧化物酶、耦联酶、脱碘酶及甲状腺球蛋白合成酶等）的缺陷，造成甲状腺素不足。多为常染色体隐性遗传病。

(3) 促甲状腺激素（TSH）、促甲状腺激素释放激素（TRH）缺乏：亦称下丘脑 - 垂体性甲状功能减退症或中枢性甲状功能减退症。是因垂体分泌 TSH 障碍引起的，常见于特发性垂体功能低下或下丘脑、垂体发育缺陷，其中因下丘脑 TRH 不足所致者较多见。TSH 单一缺乏者甚为少见，常与 GH、催乳素（PRL）、黄体生成素（LH）等其他垂体激素缺乏并存，是由于位于 3p11 的 Pit-1 基因突变所引起，临床上称为多垂体激素缺乏综合征（multiple pituitary hormone deficiency syndrome，MPHD）。

（4）母亲因素：母亲服用抗甲状腺药物或母亲患自身免疫性疾病，存在抗 TSH 受体抗体，均可通过胎盘而影响胎儿，造成甲状腺功能减退，亦称暂时性甲状腺功能减退症，通常在 3 个月后好转。

（5）其他：①促甲状腺激素（thyrotropin hormone）对 TSH 不反应：由于甲状腺细胞膜上的鸟嘌呤核苷酸调节蛋白 a 亚单位（Gs-a）基因缺陷使 cAMP 活性减弱或生成障碍，因而对 TSH 不反应，导致血清甲状腺素（thyroxine，T4）降低，TSH 升高，用外源性 TSH 治疗无反应。② TRH 受体异常：TRH 不反应，TRH 受体基因编码突变，导致单独的 TSH 缺乏和甲状腺功能低下。③甲状腺激素不反应（thyroid hormone unrespopniveness）：由于外周组织对三碘甲腺原氨酸（trirodo thyronine，T3）、T4 无反应，大多数患者表现为甲状腺肿大（goiter），T4、T3、FT4、FT3 水平升高。④新生儿暂时性甲状腺功能减退（neonatal transitory congenital hypothyroidism）：自大规模新生儿甲状腺功能减退症筛查开展以来，新生儿暂时性甲状腺功能减退症的发生率增加。主要原因包括：a）母体内存在促甲状腺受体阻断抗体（thyrotropin receptorblocking antibody，TRBAb），可通过胎盘抑制 TSH 与受体结合；b）孕母和胎儿接触过多含碘物质或应用抗甲状腺药物；c）早产儿暂时性甲状腺功能减退症的发病率较高。

2. 地方性先天性甲状腺功能减退症（endemic congenital hypothyroidism） 多因孕妇饮食缺碘，致使胎儿在胚胎期即因碘缺乏而导致甲状腺功能减退。

【临床表现】

甲状腺功能减退症的症状出现早晚及轻重程度与残留甲状腺组织的多少及甲状腺功能减退的程度有关。先天性无甲状腺或酶缺陷患儿在婴儿早期即可出现症状，甲状腺发育不良者常在生后 3～6 个月时出现症状，亦偶有数年之后才出现症状。患儿的主要临床特征包括智能落后、生长发育迟缓和生理功能低下。

1. 新生儿期　患儿常为过期产，出生体重常大于第 90 百分位数，身长和头围可正常，前、后囟大；胎便排出延迟，生后常有腹胀、便秘、脐疝，易被误诊为先天性巨结肠；生理性黄疸期延长；患儿常处于睡眠状态，对外界反应低下，肌张力低、吮奶差、呼吸慢、哭声低且少、体温低（常 < 35℃）、四肢冷、末梢循环差、皮肤出现斑纹或有硬肿现象等。以上症状和体征均无特异性，极易误诊为其他疾病。

2. 典型症状　多数先天性甲状腺功能减退症患儿常在出生半年后出现典型症状。

（1）特殊面容和体态：头大、颈短、皮肤粗糙、面色苍黄、毛发稀疏、无光泽，面部黏液性水肿、眼睑水肿、眼距宽、鼻梁低平、唇厚、舌大而宽厚、常伸出口外。患儿身材矮小，躯干长而四肢短小，上部量／下部量＞1.5，腹部膨隆，常有脐疝。

（2）神经系统症状：智能发育低下，表情呆板、淡漠，神经反射迟钝；运动发育障碍，如翻身、坐、立、走的时间都延迟。

（3）生理功能低下：精神差、安静少动、对周围事物反应少、嗜睡、食欲不振、声音低哑、体温低而怕冷，脉搏、呼吸缓慢，心音低钝、肌张力低、肠蠕动慢、腹胀、便秘。可伴心包积液，心电图呈低电压、P-R 间期延长、T 波平坦等改变。

3. TSH 和 TRH 分泌不足　一般临床症状较轻。

【辅助检查】

1. 新生儿筛查　我国 1981 年开始进行新生儿先天性甲状腺功能减退症的筛查，目前全国筛查覆盖率已经超过60%，发病率约为1/2050。筛查方法为足月新生儿出生72小时后、7天之内，并充分哺乳，足跟采血，滴于专用滤纸片上，测定干血滤纸片上TSH值。该方法只能检出原发性甲状腺功能减退症和高TSH血症，无法检出中枢性甲状腺功能减退症、TSH延迟升高的患儿等。约5%的先天性甲状腺功能减退症患儿无法通过新生儿筛查系统检出。因此，对甲状腺功能减退症筛查阴性的患儿，如有可疑临床症状，须采集静脉血查甲状腺功能。危重新生儿或接受过输血治疗的新生儿可能出现假阴性结果，必要时应再采血复查。低或极低出生体重儿由于下丘脑-垂体-甲状腺轴反馈建立延迟，可能出现TSH延迟升高。为防止新生儿筛查假阴性，可在生后2~4周或体重超过2500g时，再次采血复查FT4和TSH。

2. 血清T4、T3、TSH测定　用于明确先天性甲状腺功能减退症。

3. X线检查　患儿骨龄常明显落后于实际年龄。

4. 核素检查　采用静脉注射^{99m}Tc后以单光子发射计算机体层摄影术（SPECT）检测患儿甲状腺发育情况及甲状腺的大小、形状和位置。

【诊断与鉴别诊断】

1. 先天性巨结肠　患儿出生后即开始便秘、腹胀，并常有脐疝，但其面容、精神反应及哭声等均正常，钡灌肠可见结肠痉挛段与扩张段。

2. 唐氏综合征　患儿智能及动作发育落后，但有特殊面容：眼距宽、外眼眦上斜、鼻梁低、舌伸出口外、流涎，皮肤及毛发正常，无黏液性水肿，常伴有其他脏器如心脏、骨骼等先天畸形。外周血染色体核型分析可鉴别。

3. 佝偻病　患儿有动作发育迟缓、生长落后等表现，但智能正常，皮肤正常，有佝偻病的体征，血生化（血钙、血磷等）和X线片可鉴别。

4. 骨骼发育障碍性疾病　如骨、软骨发育不良，黏多糖病等都有生长迟缓症状，骨骼X线片和尿中代谢物检查可资鉴别。

【治疗】

一旦诊断确立，应终身服用甲状腺制剂，不能中断，否则前功尽弃。饮食中应富含蛋白质、维生素及矿物质。

1. 常用甲状腺制剂

（1）L-甲状腺素钠：每片50μg，含T4，半衰期为1周，因T4浓度每日仅有小量变动，血清浓度较稳定，故每日服一次即可。一般起始剂量为每日10~15μg/kg。

（2）甲状腺片：每片40mg，是从动物甲状腺组织中提取，含T3、T4，若长期服用，可使T3升高。该制剂临床上已基本不用。

2. 用药剂量　药物剂量可根据甲状腺功能及临床表现进行适当调整，用药后有效指标临床表现消失和TSH浓度正常，血T4正常或偏高值，以备部分T4转变成T3。新生儿甲状腺功能减退症应在开始治疗2~4周内使血清T4水平上升至正常高限，6~9周内使血清TSH水平降至正常范围。在随访过程中根据血清T4、TSH水平，及时调整剂量，并注意监测智能和体格发育情况。

【预后】

新生儿如果出生后3个月内开始治疗，预后尚可，智能绝大多数可达到正常；如果未能及早诊断而在6个月后才开始治疗，虽然给予甲状腺素可以改善生长状况，但是智能仍会受到严重损害甚至不可逆转。

（谷　奕　巩纯秀）

第五节　先天性肾上腺皮质增生症

先天性肾上腺皮质增生症（congenital adrenal hyperplasia，CAH）是指肾上腺皮质激素合成过程中所需酶的先天缺陷，使皮质激素合成障碍，通过下丘脑－垂体－肾上腺轴的负反馈作用刺激垂体分泌促肾上腺皮质激素（adrenocorticotrophic hormone，corticotropin，ACTH）增加，导致肾上腺皮质增生并分泌过多的皮质激素前身物质如 17α- 羟孕酮、11- 脱氧皮质醇和肾上腺雄酮等，未受酶缺陷影响的皮质激素合成过度，而发生一系列临床症状的疾病。属常染色体隐性遗传病。典型 CAH 的发病率约为 1/10 000，而非典型的发病率远较典型的多，约为 10 倍，并有种族特异性。

【生理】

1. 肾上腺皮质激素的合成　肾上腺皮质分为三条带，从外向内依次为球状带、束状带、网状带。球状带的主要功能是合成盐皮质激素；束状带主要合成糖皮质激素，如皮质醇（cortisol）及少量脱氧皮质醇（deoxycortisol）、脱氧皮质酮（desoxycorticosterone，DOC）和皮质酮（corticosterone）；网状带主要合成性激素，如雄激素。

胆固醇是皮质类固醇激素合成的前身物质，需要类固醇生成急性调节蛋白（steroidogenic acute regulatory protein，StAR）作为载体转运到线粒体内，才能进行类固醇激素的合成过程。肾上腺皮质合成的激素有三类，即糖皮质激素、盐皮质激素、性激素，它们都是胆固醇的衍生物，其合成过程需要一系列的酶参与。主要是细胞色素 P450 酶（cytochrome P450）和类固醇脱氢酶（hydroxysteroid dehydrogenase）。细胞色素 P450 酶是一组氧化酶的总称，参与肾上腺皮质激素合成的细胞色素 P450 酶包括 20、22 碳链裂解酶（P450 scc），11β- 羟化酶（CYP11B1），醛固酮合成酶（CYR11B2），17α- 羟化酶（CYP17）和 21 羟化酶（CYP21）。肾上腺皮质激素合成的简单过程见图 15-1。

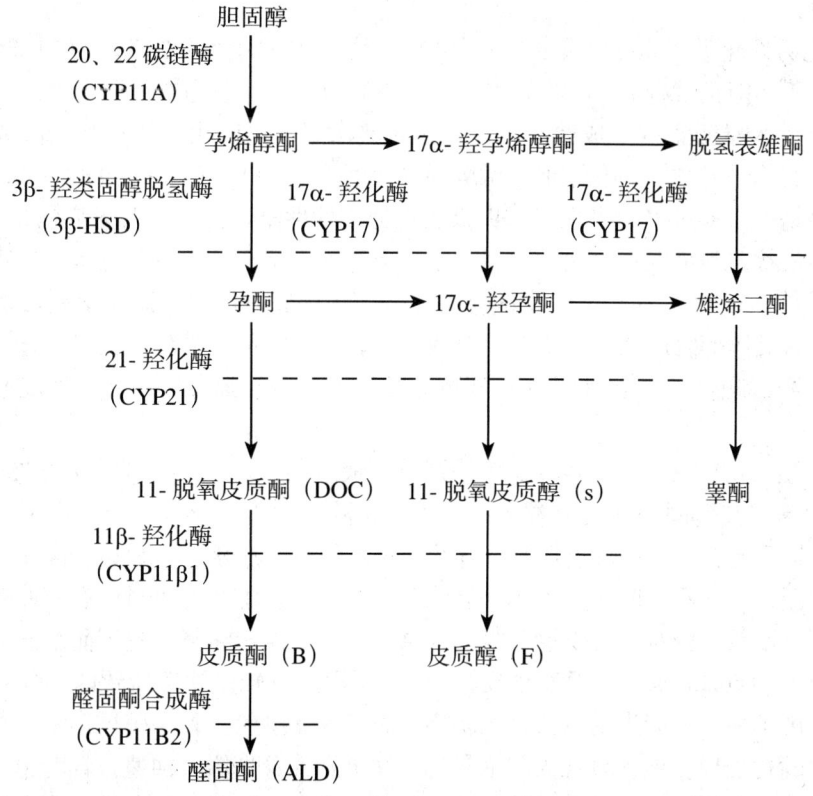

图 15-1　肾上腺皮质激素合成图

2. 肾上腺皮质激素的分泌与调控　下丘脑促肾上腺皮质激素释放激素（corticotrophic-releasing hormone，CRH）刺激垂体促肾上腺皮质激素（ACTH）的释放。ACTH 来源于阿片促黑素原（proopiomelannocotin，PMOC）选择性的加工过程。ACTH 调控皮质醇和肾上腺雄激素的合成和释放。当血中皮质醇浓度增高时，则反馈性地抑制下丘脑、垂体分泌 CRH 和 ACTH，垂体分泌的 ACTH 亦可反馈抑制下丘脑 CRH 的分泌，从而形成下丘脑 - 垂体 - 肾上腺皮质轴，使血中皮质醇处于相对稳定的浓度。此外，CRH 分泌又受下丘脑神经介质的影响。

【病理生理】

1. 病理生理　在类固醇合成过程中的任何酶缺陷，都会使相应的生物合成过程受阻，进而造成：①皮质醇生成减少，负反馈抑制作用减弱，ACTH 分泌增加，刺激肾上腺皮质增生肥大。②所缺陷酶的前体中间代谢产物产生增加。③不同酶缺陷因前体堆积的产物和阻断后物质的不同，而呈现不同的生化改变和临床表现。

2. 分子病理　CAH 是常染色体隐性遗传病，分子病理为相关的基因遗传突变，包括基因缺失、转换、点突变及重复等，导致编码蛋白缺陷，引起相关的酶缺陷。

【临床表现】

本病以女孩多见，男女之比约为 1∶2，可能女性出生时因有不同程度男性化症状，如大阴唇融合、阴蒂肥大，不易漏诊。男性患儿，特别是非失盐型，外生殖器可正常，故不易诊断。本病的临床表现取决于酶缺陷的部位及缺陷的严重程度。目前已能识别的有 6 型，分别由不同的酶缺陷所致，包括 21- 羟化酶、11β- 羟化酶、17α- 羟化酶、3β- 羟类固醇脱氢酶、皮质酮甲基氧化酶及类固醇生成急性调节蛋白的缺陷等。

1. 21- 羟化酶缺乏症（21-hydroxylase deficiency，21-OHD）　是最常见的 CAH 类型，占 90%～95%。21- 羟化酶由 CPY21A2 编码，也称为 CYP21 或 P450c21，是位于肾上腺皮质内质网的一种细胞色素 P450 酶。21- 羟化酶基因定位于第 6 号染色体短臂（6p21.3），与 HLA 基因族紧密连锁，CYP21 基因突变，致使 21- 羟化酶部分或完全缺乏。由于酶缺乏程度不同，临床表现亦不同：

（1）单纯男性化型（simple virilizing，SV）：约占 21-OHD 的 25%。为 21- 羟化酶不完全缺乏所致，由于不能正常合成 11- 脱氧皮质醇、皮质醇、11- 脱氧皮质酮，故使前体物质增加，大量前体物质进入雄激素的合成途径，合成过量雄激素。同时由于皮质醇和醛固酮减少，反馈性地使 ACTH 分泌增加，尚能合成少量皮质醇和醛固酮（仍有残存的酶活力），故无失盐症状。临床主要是雄激素过多的表现。①男孩表现为假性性早熟。出生时无症状。2 岁以后出现雄激素过多的症状，阴茎发育增快，出现阴毛，但睾丸无增大，声音变低沉，出现痤疮，肌肉发达，骨龄提前，骨骺过早闭合，最终身材矮小。患儿智力正常。②女孩呈假两性畸形，由于在胎儿期已有类固醇合成缺陷，雄激素合成过多，故出生即有外生殖器男性化，轻者阴蒂肥大，或伴轻度阴唇融合，严重者阴唇完全融合似阴囊，阴蒂肥大似阴茎，外观似男性，但无睾丸。

（2）失盐型（salt wasting，SW）：为最严重、最经典型，约占 21-OHD 的 75%，为 21- 羟化酶的完全缺乏，其醛固酮和皮质醇分泌均不足，除上述男性化表现外，出生后不久（通常为 1～4 周）即可有拒食、呕吐、腹泻、体重不增或下降、脱水、低血钠、高血钾、代谢性酸中毒等。若诊断、治疗不及时，可因循环衰竭而死亡。女性患儿出生时已有两性畸形，易于诊断；男性患儿诊断较为困难，常误诊为幽门狭窄而手术或误诊为婴儿腹泻而耽误治疗。

（3）非典型（nonclassic）（迟发型或轻型）：系由此酶轻微缺乏所致的一种变异型。症状较轻，发病年龄不一，临床表现各异。大多出生时无临床症状，外生殖器正常，在儿童期或青春期才出现男性化表现。男孩表现为阴毛早现、性早熟、身高增长加速、骨龄超前、骨骺早闭合。女孩表现为初潮延迟、继发性月经过少、原发性闭经、多毛症、不孕症等。部分患儿可发生严重痤疮。女性可发生男性型秃发，亦为此型的特点之一。还有多发性卵巢囊肿，可能由于肾上腺雄酮过多阻断促性腺激素的周期性释放或者是肾上腺雄酮直接作用于卵巢的结果，囊肿形成后还可产生雄激素。通过遗传的研究，另有一小部分非典型 21-OHD 患儿临床无症状，称这些患儿为隐性 21- 羟化酶缺乏。

2. 11β- 羟化酶缺乏症（11β-hydroxylase deficiency，11-OHD） 发病仅次于 21-OHD，占第二位，占 5%～8%。该酶的缺乏使肾上腺不能进一步合成皮质醇，11- 脱氧皮质醇增多和 DOC、脱氢表雄酮（dehydroepiandrosterone，DHEA）和 Δ4 雄烯二酮分泌增多，引起女性男性化和男性假性性早熟。虽然醛固酮的生成受阻，由于 11- 脱氧皮质醇和 11- 脱氧皮质酮合成增多，此二者皆有潴钠排钾作用，尤其以 11- 脱氧皮质酮的作用较强，为醛固酮作用的 1/3，因此造成部分患儿水、钠潴留和高血压。临床可分为：①典型：患儿出现高血钠、低血钾、血容量增加，2/3 出现高血压，又可因皮质醇减少出现皮质功能减低的症状及雄激素过高的症状，理论上男性化程度比 21-OHD 轻，但实际常常因就诊晚，而以严重的男性化就诊。少数可有碱中毒。女性患儿仅有阴蒂增大，男孩外生殖器出生时可正常，儿童时期出现性发育提前。②非典型：临床表现差异很大，女孩可因青春发育期的多毛、痤疮和月经不规则就诊，男孩可仅表现为快速生长和阴毛早现。少数有高血压。血压正常者易与非典型 21-OHD 混淆。

3. 17α- 羟化酶缺乏症（17α-hydroxylase deficiency，17-OHD） 本型罕见。此酶缺陷使肾上腺、睾丸、卵巢的性激素合成完全被阻断。由于胎儿期肾上腺雄酮缺乏，而影响男性胎儿性器官向男性的分化，使男婴表现为女性外生殖器形态，对女性性分化无影响；但两性至青春期均不能合成性激素，故男孩表现为假两性畸形，外生殖器似女性，有乳房发育，但患儿有睾丸；女孩则表现为幼稚型性征、原发性闭经等。17- 羟化酶缺乏，使皮质醇合成受阻，引起皮质增生。由于合成盐皮质激素途径异常，使合成盐皮质激素如 DOC 和皮质酮增多，但醛固酮无明显增多，患儿主要表现为低血钾、高血钠、碱中毒和高血压。由于皮质酮有糖皮质激素活性，故皮质醇不足症状轻微，不易发生肾上腺危象。

4. 3β- 羟类固醇脱氢酶缺乏症（3β-hydroxysteroid dehydrogenase deficiency，3β-HSD） 本型罕见，多病情危重。此酶缺乏使醛固酮、皮质醇、睾酮的合成均受阻。典型病例出生时即出现厌食、恶心、呕吐、脱水、低血钠、高血钾、酸中毒等失盐和肾上腺皮质功能不全症状，严重者可因循环衰竭死亡。因男性雄激素合成不足，可有假两性畸形，外生殖器女性化；女性由于外周有其他 3β- 羟类固醇脱氢酶存在，可以将蓄积的 DHEA 转化为雄激素，雄激素超过正常女性的雄激素水平，故患儿表现有不同程度的男性化。

5. 18- 羟化酶缺乏症（18-hydroxylase deficiency，18-OHD） 极为少见。由于此酶缺乏，醛固酮的合成障碍，婴幼儿期出现轻重不等的失盐症状。皮质酮合成增多，如能够代偿醛固酮的不足，则临床不出现失盐症状。由于皮质醇及雄激素合成正常，尿中 18- 羟醛固酮增多。临床无性分化和发育的异常。

6. 先天性类脂质性肾上腺增生 先天性类脂质性肾上腺增生（congenital lipoid adrenal hyperplasia，LCAH）是由于 StAR 的缺陷，限制了胆固醇进入线粒体内膜，肾上腺皮质不能开始类固醇激素的合成过程，合成皮质醇、醛固酮及雄激素等皮质激素的过程受阻，胆固醇不能被利用，而在细胞内贮积。垂体 ACTH 促进皮质增生，表现为类脂质细胞增生，这种胎儿出生后外阴表现为女性或男性两性畸形，皮肤有色素沉着，如果早期诊断、治疗适当亦可存活。

【辅助检查】

1. 一般检查 血气分析和电解质测定。

2. 肾上腺皮质激素及其产物测定 包括尿 17- 羟类固醇（17-hydroxycorticosteroid，17-OHCS）、17- 酮类固醇（17-ketosteroid，17-KS）、孕三酮；血 17- 羟孕酮（17-hydroxyprogesterone，17-OHP）、DHEA、DOC、睾酮（testosterone，T）、醛固酮（aldosterone，Aldo）、血浆肾素活

性（plasma rennin activity，PRA）。ACTH 刺激试验用于非典型病例进一步做此试验有助于诊断。

3. 影像学检查　骨龄超前，肾上腺 B 超或 CT 可显示双侧肾上腺增大。

4. 染色体检查和基因分析　外生殖器严重畸形时，可作染色体核型分析，确定遗传性别。另外可用直接聚合酶链反应（PCR）、聚合酶链反应-寡核苷酸杂交（PCR-ASO）、聚合酶链反应-限制性内切酶片段长度多态性（PCR-RFLP）技术检测相关基因缺失和基因突变。

【诊断与鉴别诊断】

1. 生后的诊断与鉴别　不同型有不同的特点。凡出生时外生殖器畸形、阴蒂肥大、阴茎粗大、幼年身高明显高于同龄儿，而成年后低于正常人，青春期女性第二性征无发育、闭经、嗓音粗、有喉结、体毛重、阴毛呈男性分布、肌肉相对发达，皮肤、外生殖器色素沉着，应首先考虑 CAH。进一步检查骨龄，作染色体核型分析。21-羟化酶缺乏最多见，血压高则需要考虑 11-羟化酶缺乏。肾上腺 B 超、CT 检查阴性者不能排除本病。新生儿期失盐型患儿还应注意与幽门狭窄、食管闭锁等相鉴别。儿童期患儿应注意依据临床表现及实验室检查与性早熟、两性畸形、多囊卵巢综合征、肾上腺皮质肿瘤、性腺肿瘤等鉴别。

2. 新生儿筛查　生后 2~4 天足跟采血滴于特制纸片上，经 ELISA、荧光免疫等方法测定 17-OHP 浓度，可以筛查 21-OHD（主要针对经典型 21-OHD 的筛查）。阳性为随机检测血清 17-OHP 水平常超过 10000ng/dl（300nmol/L），正常新生儿低于 100ng/dl（3nmol/L）。筛查可减少诊断延误，特别是对于出生时无明显体征的男性患儿，早期诊断能显著降低肾上腺危象的发生率及病死率。但是也需要特别注意鉴别有无过度治疗。

3. 产前诊断　① 21-OHD：曾生育过本病患儿的孕妇应作产前诊断，孕 9~11 周取绒毛膜活检进行相关 DNA 分析，孕 16~20 周取羊水检测孕三醇、17-OHP 等项目。② 11β-OHD：与 21-OHD 相似，主要测羊水中的 11-脱氧皮质醇和母尿中 17-OHCS。

【治疗】

本病治疗的目的：①纠正肾上腺皮质激素缺乏，维持正常生理代谢；②抑制男性化，促进正常的生长发育。

1. 纠正水、电解质紊乱　失盐型患儿必须及时纠正水、电解质紊乱。静脉补液可用生理盐水，有代谢性酸中毒则用 0.45% 氯化钠和碳酸氢钠溶液。忌用含钾溶液。重症失盐型需静脉滴注氢化可的松 25~100mg/m²；若低钠和脱水不易纠正，则可肌内注射醋酸脱氧皮质酮（DOCA）1~3mg/d 或口服 9α-氟氢可的松（9α-FHC）0.05~0.2mg/d。脱水纠正后，糖皮质激素改为口服，并长期维持，同时口服氯化钠 2~4g/d。其量可根据病情适当调整。

2. 肾上腺皮质激素替代治疗

（1）糖皮质激素：可提供足量皮质醇，从而抑制过量 ACTH 分泌，减少过量男性激素产生，亦可减少 DOC，可改善男性化、性早熟和高血压等症状。大多用氢化可的松，剂量 10~20mg/(m²·d)，根据生长发育情况调节剂量。

（2）盐皮质激素：21-OHD 患儿无论是否失盐，其肾素活性都很活跃，故应使用盐皮质激素（mineralocorticoid）。可口服 9α-氟氢可的松 0.05~0.2mg/d。

3. 治疗监测　治疗过程中定期进行生长速率、性发育和骨龄测定并定期监测血压、血浆 PRA、17-OHP、睾酮、雄烯二酮、血清钾、钠，随时调整用药剂量，达到最佳效果。

4. 在应激情况下需适当增加剂量　如患儿因感染发热时，应立即将皮质醇的量增加，轻度感染增加 1 倍，重度感染增加 2~3 倍。不能口服或病情严重者需要将皮质醇静脉滴入，剂量每日 50~100mg/m²，4~6 小时 1 次，可以达到正常人在应激状态时皮质醇增加的浓度。病情好转后需迅速减至原来用量。

5. 外科手术治疗　对外生殖器重度畸形者，用药 6 个月~1 年后进行外生殖器矫形手术。

【预后】

肾上腺危象是对CAH患者的主要威胁，及早确诊并适当治疗则不会影响生命。如不能在早年开始治疗，或者治疗不足及治疗过度都可以影响最后的身高。治疗得当，两性均可有正常的青春发育和生育功能。单纯男性化者比失盐型者生育功能正常者多，非典型患者较典型患者性功能正常者多。女性阴蒂整形手术时应细心，考虑到婚后的性生活。

（李文京　巩纯秀）

第六节　儿童糖尿病

糖尿病（diabetes mellitus，DM）是一种以高血糖为主要特征的多病因的全身慢性代谢性疾病，包括因胰岛素分泌缺陷或胰岛素活性降低引起的糖、脂肪、蛋白质、水及电解质代谢紊乱，严重时导致酸碱平衡失调而威胁生命。随着病程的延长，糖尿病可发展出现不可逆的微血管和大血管系统并发症，因此需要重视。

【流行病学】

儿童1型糖尿病的发病率在不同的国家有很大的差异，最大可相差400倍以上，甚至在同一国家的不同地区、不同人种，发病率也不尽相同。根据调查结果，大洋洲、北美洲及北欧为高发病率地区，而亚洲1型糖尿病的发病率在全球处于较低级别，1999年报道的中国儿童1型糖尿病的发病率为0.57/100 000。好发于学龄前和青春期。春秋两季为高发季节。

近年来大量研究表明，儿童2型糖尿病在全世界范围内，尤其在高发种族及人群中的患病率及发病率呈明显上升趋势。美国印第安人、非裔美国人、墨西哥人、西班牙人是儿童2型糖尿病的高发种族，亚洲儿童及青少年也被认为是2型糖尿病的高危人群。发病和患病高峰年龄均在围青春期年龄范围。

【分型】

糖尿病根据病因分为以下4型：

1. 1型糖尿病（type 1 diabetes mellitus，T1DM）　是由于胰岛β细胞遭受破坏，导致胰岛素分泌绝对不足而引起的糖尿病。

2. 2型糖尿病（type 2 diabetes mellitus，T2DM）　是胰岛素抵抗为主伴胰岛素分泌不足，或胰岛素分泌不足为主伴有或不伴有胰岛素抵抗所致的糖尿病。

3. 其他特殊类型糖尿病　包括β细胞功能的单基因缺乏、胰岛素作用的遗传性缺陷、内分泌胰腺疾病、内分泌轴病变、药物或化学因素诱导的等8类病因导致的糖尿病。

4. 妊娠糖尿病　指妊娠期间新诊断的糖尿病。

本节主要叙述儿童1型糖尿病和2型糖尿病。

【病因与发病机制】

1. 1型糖尿病　1型糖尿病是在遗传易感性的基础上由于免疫功能紊乱引发的自身免疫性疾病。遗传、免疫、环境等因素在1型糖尿病的发病过程中都起着重要的作用。

（1）遗传因素：1型糖尿病是受多基因调控由T细胞介导的自身免疫性疾病，目前已确认了两个最重要的1型糖尿病易感基因，即人类白细胞抗原复合体和胰岛素基因，二者分别构成1型糖尿病遗传基因的50%和10%。

（2）免疫因素：1型糖尿病发病的前提是针对胰岛β细胞分子（自身抗原）存在功能正常的T淋巴细胞，但平时处于自身耐受状态，当机体出现免疫调节机制失调时，便引起直接针对β细胞的自身反应性T细胞活化、增殖，导致β细胞破坏，发生1型糖尿病。1型糖尿病患儿体内存在一种或多种针对β细胞自身抗原的抗体，包括胰岛细胞抗体（ICA）、胰岛素自身抗体（IAA）、谷氨酸脱羧酶抗体（GADA）、酪氨酸磷酸化酶抗体（IA2）、锌转运子 ZnT8 等。此外，T 辅助淋巴细胞及其细胞因子在 1 型糖尿病的发病机制中起着非常重要的作用。

（3）环境因素：1 型糖尿病的发病与环境触发因素有一定关系，包括病毒感染、饮食因素、化学毒素等。

2. 2 型糖尿病　2 型糖尿病的发病涉及胰岛素作用和胰岛素分泌两方面缺陷，两者与遗传因素和环境因素有关。环境因素通过遗传因素起作用，大多数 2 型糖尿病是多个基因及多种环境因素共同参与的结果。具有糖尿病遗传易感性的个体早期即存在胰岛素抵抗，随后由于不利环境因素的影响或疾病本身的演进，胰岛素抵抗逐渐加重，β 细胞代偿性分泌胰岛素增多，出现高胰岛素血症。当 β 细胞分泌能力不足以完全代偿胰岛素抵抗时，就出现血糖升高。当胰岛素抵抗进一步加重，β 细胞因长期代偿过度而衰竭，血糖进一步升高，终致 2 型糖尿病。研究表明，肥胖、高热量饮食、体力活动不足及有高血压、血脂紊乱、糖调节受损者患 2 型糖尿病的风险增加。

【病理生理】

虽然糖尿病分为四种类型，但是引起的代谢紊乱大致相同，只是程度上有所差异。糖尿病的病理生理主要是由于胰岛素绝对和（或）相对不足而引起的糖、脂肪、蛋白质、水和电解质的代谢紊乱。

1. 糖代谢紊乱　由于胰岛素绝对和（或）相对不足，使葡萄糖利用减少，糖原合成障碍，同时反调节激素作用增强，致肝糖原分解和糖原异生增加，导致血糖升高。当血糖超过肾糖阈（10mmol/L）时出现糖尿。自尿中排出的葡萄糖可达到 200～300g/d，导致渗透性利尿。临床表现为多尿症状，每日丢失大量水分及电解质，造成严重的电解质失衡和慢性脱水，由于机体代偿呈现口渴、多饮表现。此外，由于组织不能利用葡萄糖，能量不足而饥饿感增强，引起多食。

2. 脂肪代谢紊乱　由于胰岛素绝对和（或）相对不足，使脂肪合成减少、分解增加，患儿出现消瘦。脂肪分解过程中，使血中脂肪酸增高，肌肉和胰岛素依赖性组织即利用脂肪酸供能以弥补细胞内葡萄糖不足，而大量脂肪酸进入肝，生成乙酰辅酶 A。大量乙酰辅酶 A 转化成酮体（乙酰乙酸、丙酮、β- 羟丁酸）。当酮体生成超过组织氧化能力时，大量酮体堆积便形成酮症，进一步可发展至糖尿病酮症酸中毒（diabetic ketoacidosis，DKA）和昏迷。

3. 蛋白质代谢紊乱　患儿蛋白质合成减弱、分解加速，导致负氮平衡，因而出现乏力、消瘦、体重下降、生长发育障碍或缓慢、免疫力下降、易感染等表现。

4. 水、电解质紊乱　高血糖使血渗透压增高，引起细胞外液高渗、细胞内脱水。渗透性利尿导致水和钠、钾、氯等电解质大量丢失，引起细胞外脱水，严重时细胞内外均脱水。再加上患儿本身可能因为厌食、呕吐使电解质摄入不足，排出增加，引起机体电解质平衡紊乱。

【临床表现】

1. 1 型糖尿病　1 型糖尿病起病急，常因感染、饮食不当等诱发，有 30%～40% 的患儿以急性并发症（DKA）入院抢救。多数患儿有典型的多饮、多食、多尿和体重下降的三多一少症状。其他表现有：少数患儿症状不典型，仅有乏力、夜间遗尿、尿液黏脚、反复皮肤及外阴感染等表现。DKA 表现为精神萎靡、意识模糊甚至昏迷、恶心、呕吐、腹痛、厌食。查体常有脱水貌、面颊潮红、口唇樱红、呼吸深大、节律不整、呼气有酮味，严重者甚至出现休克表现。

2. 2 型糖尿病　多数 2 型糖尿病起病缓慢、隐匿。在临床上只表现为肥胖，多饮、多食、多尿及消瘦症状不典型。90% 的患儿有黑棘皮症，此症表现为局部皮肤增厚、褶痕、色素沉着，好发于腋下、肘前、颈部及腹股沟部位。病情严重时出现体重减轻、多饮、多尿甚至尿酮体阳性。1/3 或更多的患儿有典型的糖尿病症状和酮症 /DKA。若存在严重的脱水（高渗性高血糖昏迷、低血钾）则会是致命的。2型糖尿病常伴有高脂血症、高血压、多囊卵巢综合征、非酒精性脂肪肝等胰岛素抵抗疾病。

【辅助检查】

1. 血液检查

（1）血糖：目前用葡萄糖氧化酶法测定血浆葡萄糖作为诊断糖尿病的标准，应注意的是在急性感染、外伤、循环障碍或其他应激情况下测定出的严重高血糖可能是暂时性的，不能因此而立即诊断为糖尿病。

（2）糖化血红蛋白（HbA1c）：是血液中葡萄糖与血红蛋白非酶性结合的产物。用来反映过去8~12周中血糖的平均水平。HbA1c是目前被认定的唯一与糖尿病控制和血管并发症相关的标准指标。正常人的HbA1c水平为4.5~6.0%。

（3）果糖胺：是血清蛋白的糖基化产物。它反映过去3~4周的血糖平均水平，比HbA1c评价更短时期内的血糖控制程度，适用于糖尿病合并贫血、全身性疾病的急性期、肝脏病变、妊娠糖尿病治疗调整期等特殊情况检测的参考，但不能作为评价血糖控制的长期标准。

（4）血气分析：对DKA的诊断和治疗有指导意义，当结果显示静脉血pH＜7.3或HCO_3^-＜15mmol/L时即有DKA存在。

（5）电解质、血脂：常见血钠、血钾、血氯、高密度脂蛋白降低，三酰甘油、游离脂肪酸、胆固醇、低密度脂蛋白、极低密度脂蛋白升高。

2. 尿糖和酮体　可在无法使用血糖监测时，间接反映不同时间的糖尿病患者的血糖控制状况。尿糖值较血糖滞后，且不能反映低血糖。糖尿病时，尿酮酸包括乙酰乙酸和β-羟丁酸，乙酰乙酸自然降解为丙酮和二氧化碳。尿中乙酰乙酸可用酮体试纸定性检测。β-羟丁酸需用血酮体检测仪检测。

3. 口服葡萄糖耐量试验（OGTT）或馒头餐试验　用于糖尿病的诊断分型和胰岛β细胞残余功能的测定。试验方法：试验前禁食，服糖或馒头后于0、30、60、120及180分钟分别取血测定血糖、胰岛素、C肽浓度，可获得胰岛素、C肽释放曲线。明确诊断1型糖尿病的患儿一般用馒头餐试验替代OGTT。1型糖尿病患儿的胰岛素、C肽释放曲线明显低于正常人；2型糖尿病患儿的空腹胰岛素正常或增高，胰岛素释放曲线表现为胰岛素分泌高峰延迟。

4. 血清胰岛细胞自身抗体测定　如ICA、IAA、GAD、IA2等，可帮助分型。理论上，大部分1型糖尿病患者血浆中存在GAD、ICA、IAA、IA2，但也有部分2型糖尿病患者呈现抗体阳性。

【诊断】

糖尿病的诊断标准依赖血糖值及临床症状。有症状者，即多饮、多尿、多食及体重减轻，凡符合以下任何一条即可诊断为糖尿病。随机血浆葡萄糖≥11.1mmol/L（200mg/dl）；空腹血浆葡萄糖≥7.0mmol/L（126mg/dl）或口服葡萄糖耐量试验（OGTT）后2小时血浆葡萄糖≥11.1mmol/L（200mg/dl）。

【鉴别诊断】

1. 肾性糖尿　本病肾糖阈降低，产生糖尿，但血糖在正常范围。

2. 应激性糖尿　多在创伤或感染等应激状态下出现，常为一过性，原发病消除后可恢复正常。

3. 高血糖疾病　库欣综合征、垂体生长激素瘤、嗜铬细胞瘤、胰高糖素瘤等分泌升糖激素使血糖升高。多有原发疾病的症状和相应的激素改变。

4. 1型糖尿病和2型糖尿病的鉴别　完整的糖尿病诊断应包括分型，1型糖尿病和2型糖尿病的鉴别诊断主要通过临床表现，其中可供鉴别的临床特征见表15-2。

表15-2 儿童1型糖尿病和2型糖尿病的临床特点

特点	1型	2型
遗传学	多基因的	多基因的
发病年龄	6个月至年轻的成年人	通常在青春期（或者更迟）
临床表现	常常急性、迅速发病	差异较大；从缓慢（通常是隐匿的）到严重
自身免疫性	是	否
酮体	常见	不常见
血糖	高	差异大
肥胖症	与普通人群相同	较人群发病率高
黑棘皮	无	有
在儿童糖尿病中所占比例	通常90%左右	在大部分国家<10%（在日本为60%~80%）
父母有糖尿病的比例	2%~4%	80%

【并发症】

糖尿病是终身疾病，死亡原因多因并发症所致。并发症见表15-3。

表15-3 儿童糖尿病的并发症

急性并发症	中期并发症	慢性并发症
糖尿病酮症酸中毒	骨关节异常	糖尿病视网膜病
低血糖	生长障碍	糖尿病肾病
感染	性成熟延迟	糖尿病周围神经病变
高血糖高渗状态	智力发育受损	糖尿病性大血管病变
	白内障	

【治疗】

糖尿病是复杂的全身慢性代谢性内分泌疾病，因此治疗应该是综合性的，包括合理应用药物、饮食管理、运动锻炼、监测血糖和糖尿病知识教育及心理支持五个方面内容。总体的治疗目标是使患儿达到最佳的"健康"状态。治疗原则如下：消除糖尿病症状；防止DKA、避免低血糖；保证患儿正常生长发育和青春期发育，防止肥胖；早期诊治与预防急性并发症，避免和延缓慢性并发症的发生发展；长期、系统管理和教育，并使患儿和家长学会自我管理，保持健康心理，保证合理的学习和生活能力。

1．糖尿病的综合治疗

（1）胰岛素治疗：儿童在诊断1型糖尿病后应即刻开始胰岛素治疗，且方案遵循个体化原则。目前普遍使用生物合成的人胰岛素及胰岛素类似物，按照其作用时间分为速效、短效、中效、长效剂型4种，各种胰岛素注射后的作用时间见表15-4。此外，将速效胰岛素或短效胰岛素与中效胰岛素按照一定比例混合的制剂称为预混胰岛素。

表15-4 胰岛素的种类及作用时间

种类	起效时间	峰浓度时间	持续时间
速效（门冬胰岛素、赖脯胰岛素）	0.15~0.35h	1~3h	3~5h
短效（RI）*	0.5~1h	2~4h	5~8h

续表

种类	起效时间	峰浓度时间	持续时间
中效（NPH）**	2～4h	4～12h	12～24h
中效（IZS）***	3～4h	6～15h	18～24h
长效（甘精胰岛素）	3～6h	时间-作用曲线平缓	约24h
长效（地特胰岛素）	约3h	时间-作用曲线平缓	约24h

*RI：常规胰岛素；**NPH：中效鱼精蛋白锌胰岛素；***IZS：胰岛素锌悬浮液

胰岛素的剂量和常用方案：胰岛素方案的选择依据年龄、体重、发育阶段、病程、生活方式以及血糖控制和有无合并其他疾病等因素决定。初始胰岛素剂量一般为每日0.5～1.0IU/kg。临床常用方案有：每日2次、3次、多次基础-餐时胰岛素注射方案。有条件的必要时还可以使用胰岛素泵持续皮下胰岛素输注治疗。需要注意的是注射部位应有计划地轮换、分散使用，穿刺点之间应相隔2cm，1个月内不在同一部位重复注射，以免皮下脂肪增生或萎缩影响吸收。

胰岛素剂量的调整：根据患儿的不同病程、生活方式、生长发育的进程以及血糖的状况调整胰岛素剂量。偶尔的血糖增高不一定要立即调节胰岛素剂量，要积极寻找血糖增高的原因。一般可根据血糖检测结果调整次日胰岛素的剂量，每次调整的量不超过原量的10%～15%（不超过2单位），观察2～3天，必要时可再次调量。

低血糖：胰岛素用量过大、用胰岛素后未按时进食或剧烈运动后均易发生低血糖，严重和反复发生者可致永久性脑损伤。低血糖时有心悸、出汗、头晕等症状，严重者可惊厥、昏迷。出现低血糖症状时应立即测定血糖以确诊，当出现血糖值≤3.9mmol/L时应立即加餐或饮用含糖饮料，严重者静脉推注葡萄糖，并了解发生低血糖的原因，每15分钟复测血糖一次，直至血糖稳定。

Somogyi反应：由于外源性胰岛素过量引起夜间低血糖，导致升糖激素大量分泌所造成的血糖增高。表现为在凌晨出现低血糖轻度发作，在4～5小时之内迅速演变为高血糖，此时需要减少胰岛素用量。

黎明现象：指在凌晨5点之后的高血糖而无夜间低血糖的现象，原因是由于夜间胰岛素剂量不足以控制夜间血糖，而凌晨升糖激素分泌增加导致高血糖。此时可以更改胰岛素的治疗方案，改用胰岛素泵治疗或将睡前胰岛素改为作用更长的胰岛素注射。

(2) 饮食治疗：饮食治疗需要适合患儿的生长发育并控制血糖、血脂水平。饮食治疗首先掌握总体原则，即为均衡营养、定时定量进餐。总热量：每日总热量（kcal）=1000+[年龄×(70～100)]，"70～100"的选择应考虑患儿的年龄、体重、运动量及食量等因素。热量成分分配：糖类占总热量的55%～60%，脂肪占20%～30%，蛋白质占15%～20%。

(3) 运动疗法：运动应在糖代谢紊乱纠正、血糖控制良好后开始，应有计划性及规律性。建议每天在固定时间做1小时运动，运动前应常规检测血糖，如果血糖水平低于5.5mmmol/L，在运动前应补充糖类。如果患儿在进餐后的1～3小时进行运动，应在进餐前减少胰岛素剂量。

(4) 血糖监测及糖尿病控制：血糖监测是糖尿病治疗的重要内容，目前常用的监测方法有两种：自我血糖监测和持续血糖监测。自我血糖监测就是患儿使用家庭式血糖仪在不同的时间检测血糖，查看糖尿病控制情况。监测血糖的常用时间一般选择空腹、餐前、餐后2小时、睡前以及凌晨2～3时，通常每天4～6次。而持续血糖监测是一种连续性的血糖监测手段，每间隔几分钟记录一次血糖，可以全面、客观、真实地反映患儿各时间段的血糖波动特点，准确地记录血糖及低血糖发生的时间、持续时间,更有利于血糖的控制,指导临床治疗。控制目标见表15-5。

表15-5 糖尿病控制水平表

		控制理想	控制恰当	控制较差	控制高危
临床评价	高血糖	无	无症状	多尿、多饮和遗尿	视物模糊、体重增长慢、生长落后、青春期延后、上学出勤率低、皮肤或外阴感染、血管并发症的迹象
	低血糖	无	偶发,轻微以及无严重低血糖	频发严重低血糖[意识丧失和(或)惊厥]	
生化评价	空腹或餐前血糖(mmol/L)	3.6~5.6	5~8	>8	>9
	餐后血糖(mmol/L)	4.5~7	5~10	10~14	>14
	睡前血糖(mmol/L)	4.0~5.6	6.7~10	<6.7或10~11	<4.4或>11
	夜间血糖(mmol/L)	3.6~5.6	4.5~9	<4.2或>9	<4.0或>11
	HbA1c(%)	<6.05	<7.5	7.5~9.0	>9.0

(5)糖尿病知识教育及心理支持:因为糖尿病是终身疾病,精神情绪、社会环境和家庭各种因素皆影响病情,因此关于糖尿病教育一方面要普及自我保健的知识,另一方面更应注意对患儿进行心理支持,鼓励患儿树立战胜疾病的信心。

2. 糖尿病酮症酸中毒的治疗 治疗目标是纠正脱水酸中毒,维持血糖接近正常,避免相关的并发症。方法包括紧急评估、急诊处理和对症处理、治疗监测、再次评估、调整治疗。

诊断DKA后,需立即评估生命体征,急诊化验血糖、血酮、电解质和血气分析,判断脱水和酸中毒的程度以及给予心电监护、血氧监测、吸氧等对症治疗,必要时呼吸支持。治疗的核心内容是补液及应用小剂量胰岛素降血糖、纠正DKA。

(1)补液治疗:补液治疗应该先于胰岛素治疗。

1)估计脱水程度:一般DKA时体液丢失为体重的5%~10%。由于脱水时血流动力学发生改变,常常难以准确估计患儿液体丢失量。轻度脱水有不易察觉的轻微唇舌干燥,可按50ml/kg口服补液。中度脱水表现为比较容易识别的唇舌干燥、皮肤弹性差、眼窝凹陷,按体重的5%~7%计算补液量。重度脱水常伴休克表现,血清肌酐和血细胞比容增高是提示有效循环血容量严重不足的有效指标,补液按体重的7%~10%计算。

2)补液量:液体总量包括累积丢失量和维持量,含静脉和口服途径给予的所有液体量。轻度脱水不伴严重的酸中毒,可以仅口服补液治疗。累积丢失量(ml)=估计脱水百分数%×体重(1kg体重,1000ml)。维持量的计算:①体重法:维持量(ml)=体重×每公斤体重毫升数(每公斤体重毫升数计算:<10kg,80ml/kg;10~20kg,70ml/kg;20~30kg,60ml/kg;30~50kg,50ml/kg;>50kg,35ml/kg)。②体表面积法:维持量为每日1200~1500ml/m²(年龄越小,每平方米液体量越多)。

3)补液疗法:第一种补液治疗方法(48小时均衡补液法,目前国际上推荐采用):每日液体总量一般不超过每日维持量的1.5~2倍。此种方法一般不需要额外考虑继续丢失,液体复苏所补入的液体量一般无须从总量中扣除。总液体张力约1/2。

快速补液：对于中重度脱水的患儿，尤其休克者，最先给予生理盐水 10~20ml/kg，于 30~60 分钟以内快速输注扩容，据外周循环情况可重复，但一般不超过 30ml/（kg·h）。扩容首选晶体液，偶尔使用胶体液或其他扩容剂。对于无禁忌输含钾液的患儿，尽早将含钾液加入上述液体中，并逐渐减慢输液速度，进入序贯补液阶段。补液过程中监测生命体征，精确记录出入量，严重 DKA 患儿需要心电监测。对于外周循环稳定的患儿，也可以直接进行序贯补液而不需要快速补液。须强调，纠正 DKA 脱水的速度应较其他原因所致者缓慢，因为过快地输入张力性液体可能加重脑水肿进程。

序贯补液：48 小时均衡补入累积丢失液及维持液体。补液中根据监测情况调整补充相应的离子、含糖液等。

第二种方法（传统补液法）：按照先快后慢、先浓后淡、见尿补钾的原则进行。首先计算需要补充的 24 小时总液量。液体计算：液体需要量 = 累积丢失量 + 生理维持量 + 继续丢失量。累积丢失量和生理维持量的计算同上。累积丢失液量的 1/2 于前 8~10 小时输入，余量在后余的时间内补足，补液张力 1/2 至等张。维持液以 1/3 张含钾液 24 小时均匀输入。继续丢失液体的补充按照丢失多少补多少的原则进行，一般给予 1/3~1/2 张含钾液输入。患儿可耐受口服后，自由口服补充含钠、钾液体。

（2）小剂量胰岛素的应用：胰岛素一般在补液后 1 小时开始应用，特别是对有休克的患儿，只有当休克恢复、含钾液补液开始后，胰岛素才可应用。最初剂量为 0.1 IU/（kg·h），血糖下降速度一般为每小时 2~5mmol/L。当血糖下降至 12~15mmol/L 时可予含糖液输注，使血糖维持在 8~12mmol/L。含糖液的浓度和输注速度视血糖情况定，葡萄糖浓度最高不超过 12.5%。胰岛素输注速度一般不低于 0.05IU/（kg·h）。小剂量胰岛素静脉输注应持续至 DKA 纠正（连续 2 次尿酮阴性，血 pH > 7.3，血糖下降至 12mmol/L 以下）。在停止滴注胰岛素前半小时应皮下注射短效胰岛素 0.25IU/kg。也可以适当延长静脉小剂量胰岛素的治疗，直至进餐时停用静脉胰岛素改为常规皮下注射。皮下注射胰岛素的剂量和剂型根据当时情况而定，防止高血糖反跳。

对于没有静脉输液条件的地区，可以使用皮下注射速效或短效胰岛素，每 1~2 小时一次，剂量按 0.1IU/（kg·h）计算。

（3）钾补充治疗：K^+ 丢失原因如下：① 酸中毒时细胞内 K^+ 向细胞外转移，随尿排出；② 酸中毒时，肾小管代偿性泌氢的同时回吸收 $NaHCO_3$，Na^+、K^+ 交换增加，从尿中排出大量 K^+；③ 患儿发生 DKA 时进食差和呕吐，K^+ 的摄入不足；④ DKA 时应激状态下皮质醇分泌增加，促进排钾，造成体内总体钾缺乏；⑤ 胰岛素治疗后，K^+ 进入细胞而血钾会迅速下降。因此在 DKA 的液体疗法中应注意及时补钾，以防止低钾血症的发生。但是化验时血钾水平可显示降低、正常或升高。最初补液时如没有血钾数据，在输入含钾液之前应先用心电图监测，若无高钾的证据，则尽早使用含钾液体，使血钾维持在正常范围。静脉补钾停止后如仍有低钾血症，可给予氯化钾 1~3g/d 口服 1 周。

（4）碱性液的使用：通过补液和胰岛素治疗可以逆转严重的酸中毒，纠正低血容量可促进有机酸的排泄。碳酸氢盐的使用可加重中枢神经系统酸中毒和组织缺氧，可加重低钾血症和改变钙离子浓度而发生危险，还可增加血浆渗透压，因此只有当动脉血气 pH < 6.9、休克持续不好转、心脏收缩力下降时可以考虑使用。通常将 5% $NaHCO_3$ 1~2ml/kg 以注射用水稀释成 1.4% 等张液后在 1 小时以上缓慢输入，先用半量，此后视血 pH 决定用量。

（5）血钠/渗透压：DKA 时要注意血浆渗透压和 Na^+ 的变化，预防脑水肿等合并症的发生。血浆渗透压的计算：mOsm/L=2×（K^++Na^+）mmol/L+ 葡萄糖 mmol/L +BUN mmol/L。血浆有效渗透压的计算：有效 mOsm/L=2×（K^++Na^+）mmol/L+ 葡萄糖 mmol/L。因此血糖越高，血浆渗透压也越高。当血浆渗透压 > 310 mmol/L 时就要警惕高渗状态。

（6）血清钠一般使用以下公式计算：校正血清钠 mmol/L=2×[（血糖 –5.6）/5.6] mmol/L+

Na⁺ mmol/L 实测值，可规律性动态检测血清钠，经胰岛素治疗血糖下降后，血清钠常升高。若校正后的血钠升高，>150mmol/L，宜放慢补液的速度。

治疗中的评估指标包括：每小时监测生命体征、意识状态、出入量及胰岛素剂量；每小时检查尿糖和酮体并测指血血糖一次，每2～4小时测静脉血糖和血酮一次，并将两者进行对比；每2～4小时重复检测一次血电解质、血气分析，直至酸中毒纠正。

3. 2型糖尿病的治疗原则　儿童2型糖尿病的治疗取决于症状、高血糖严重程度、是否有酮症/DKA。对有症状，尤其是呕吐、病情进展快者，需要紧急评估及给予恰当的治疗（图15-2）。

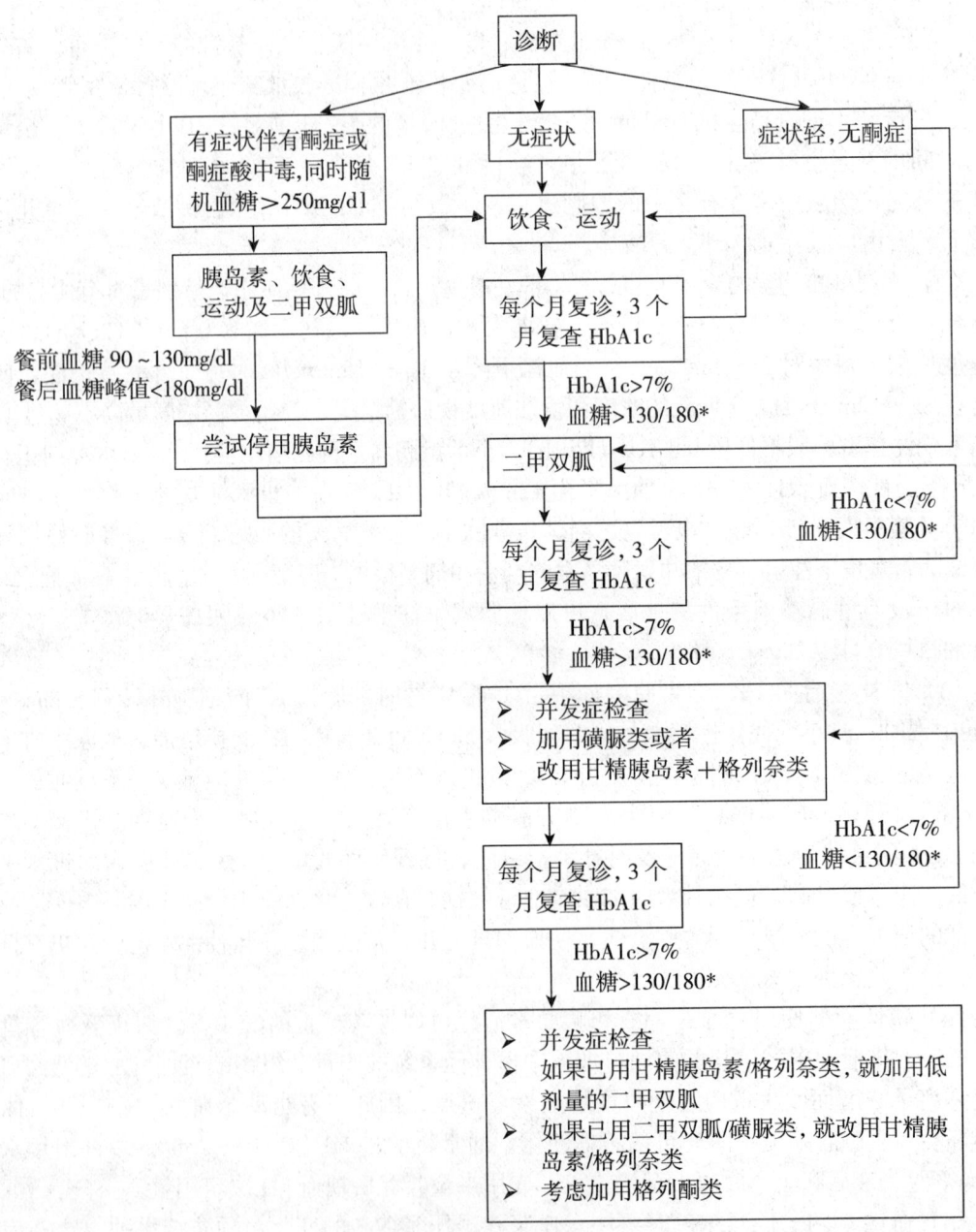

图15-2　儿童2型糖尿病的治疗

*血糖值<或>130/180（7.2/10mmol/L）指的是自我监测空腹或餐前血糖值<或>90～130mg/dl（5～7.2mmol/L）及餐后血糖峰值<或>180mg/dl（10mmol/L）。

（孟　曦　巩纯秀）

第十六章 风湿性疾病

风湿性疾病（rheumatic diseases，RD）是泛指影响骨、软骨、关节及其周围软组织、肌肉、滑囊、肌腱和筋膜等的原因不明的一组自身免疫性疾病。曾称为结缔组织病。发生在儿童时期的风湿性疾病包括：风湿热、幼年特发性关节炎、血管炎综合征（过敏性紫癜、川崎病）、系统性红斑狼疮、硬皮病、皮肌炎、多发性大动脉炎、多发性结节性动脉周围炎、干燥综合征、结节性脂膜炎等。本章重点阐述其中较常见的风湿热、幼年特发性关节炎、过敏性紫癜、川崎病。

第一节 风 湿 热

风湿热（rheumatic fever）是一种与 A 族乙型溶血性链球菌感染有关的自身免疫性疾病。其病变是全身结缔组织的非化脓性炎症，主要侵犯心脏和关节。在临床上以心脏炎、关节炎、皮下结节、环形红斑和舞蹈病为主要表现，常反复发作，心脏炎是最严重的表现。多见于 5～15 岁的儿童，无性别差异，一年四季均可发病，以冬春季多见。潮湿、寒冷地区发病率高，居住条件拥挤、社会经济情况差者发病较多。

【病因】

尚未完全阐明。目前认为是 A 族乙型溶血性链球菌咽峡炎后的晚期并发症。皮肤和其他部位该菌感染不会发生风湿热。影响本病发生的因素有：①链球菌在咽峡部存在时间越长，发病的概率越大；②特殊的致风湿热 A 族溶血性链球菌株，如 M 血清型（甲组 1～48 型）和黏液样菌株；③遗传因素，一些人群具有明显的易感性。

【发病机制】

目前认为风湿热的发病机制为 A 族乙型溶血性链球菌感染后出现的免疫反应。

1. 链球菌的各种抗原分子结构与人体组织器官抗原存在同源性　如细菌壁外层蛋白质中的 M 蛋白质、M 相关蛋白、中层多糖中 N-乙酰葡糖胺和鼠李糖与人体心肌及心肌瓣膜有共同抗原；细胞膜的脂蛋白与人体心肌肌膜和丘脑下核、尾状核之间有共同抗原；荚膜由透明质酸组成，与人体关节、滑膜有共同抗原。

2. 自身免疫反应　当 A 族乙型溶血性链球菌感染时，上述细菌成分在人体内所产生的抗体交叉作用于自身组织的相关抗原，如心肌、心瓣膜和结缔组织，形成免疫复合物，引起自身免疫性炎症反应。

3. 遗传背景　新近有人发现本病与 HLA-DR、HLA-B 等有关联，可能为多基因遗传病。

【病理】

病变累及全身结缔组织，各器官均可受累，但以心脏、血管及浆膜等处变化最明显。基本病变为炎症和具有特征性的"风湿小体"（Aschoff 小体）。病理过程分为渗出、增生和硬化三期。

1. 急性渗出期　早期出现，主要是基质水肿、淋巴细胞和浆细胞浸润；纤维素和浆液性渗出。本期持续约 1 个月。

2. 增生期　以形成风湿性小体，即 Aschoff 小体为特征。主要存在于心肌和心内膜，还可分布于皮下组织和腱鞘，形成皮下小结。本期持续 3~4 个月。

3. 硬化期　出现 Aschoff 小体的纤维化。使瓣膜增厚变形，二尖瓣最常受累，其次为主动脉瓣。此期持续 2~3 个月。

上述各期改变也可以同时存在，或由于受累器官不同而出现以某种病变为主的表现。

【临床表现】

多数患儿在发病前 1~4 周有上呼吸道感染、猩红热等病史。常为急性起病，心脏炎可呈隐匿性经过。临床表现差异较大，轻者可无明显症状，重者有严重的心力衰竭。临床主要表现为心脏炎、关节炎、舞蹈病、皮下结节和环形红斑，发热和关节炎是最常见的主诉。

1. 一般症状　发热，可持续数周，开始高热，体温在 38~40℃，1~2 周后转为低热，热型不定，隐匿起病者仅为低热或无发热。常伴有精神不振、乏力、多汗、面色苍白、纳差及部位不定、反复发作的腹痛。

2. 心脏炎　几乎所有病例的心脏均有不同程度的受累，是风湿热唯一的持续性器官损害。以心脏炎起病者占 40%~50%，年龄越小，心脏受累的概率越大，以心肌炎及心内膜炎多见，亦可见全心炎。症状轻者可无明显表现，仅有心率增快或轻度心电图改变，重者可伴不同程度的心力衰竭。

(1) 心肌炎：除胸闷、心悸、气促、心前区疼痛、乏力、多汗等症状外，尚可有下述心脏体征：①心脏轻度或明显扩大，其程度与炎症的严重程度呈正比；②安静时心率增快，与体温升高不成比例；③心律不齐，心尖部第一心音减弱，重者出现奔马律；④二尖瓣区可闻及吹风样收缩期杂音或舒张期杂音，此乃因心肌炎所致左室扩大，形成二尖瓣相对闭锁不全或狭窄所致；⑤主动脉关闭不全时，胸骨左缘第三肋间可闻及舒张期叹气样杂音。X 线检查可见心脏扩大、心脏搏动减弱。心电图出现各种不同的心律失常以及 Q-T 间期延长和 S-T 段下移，T 波低平、双向或倒置等。

(2) 心内膜炎：多与心肌炎并存。以二尖瓣最常受累，主动脉瓣次之。二尖瓣关闭不全与狭窄、主动脉瓣关闭不全常见。心尖部听到 2~3/6 级吹风样全收缩期杂音，提示二尖瓣关闭不全。二尖瓣狭窄时，可闻及舒张期杂音。病程早期在心尖部听到杂音时，应以心肌炎所致解释。一般导致二尖瓣器质性闭锁不全或狭窄分别需半年或 2 年时间，但是主动脉瓣区听到舒张期杂音，则表示该瓣膜已发生器质性闭锁不全。超声心动图检查能更敏感地发现临床听诊无异常的隐匿性心瓣膜病。

(3) 心包炎：重症患儿可出现心包炎，多与心肌炎、心内膜炎并存。以渗出性病变为主。患儿有心前区疼痛、呼吸困难或端坐呼吸。早期纤维素渗出为主时，在心底部可听到心包摩擦音，当浆液渗出增多时，可出现心浊音界扩大、心音遥远、肝脾大、颈静脉怒张、奇脉等心脏压塞表现。X 线检查可见心脏搏动减弱或消失，心影向两侧扩大，似烧瓶状，卧位时心腰部增宽。心电图早期可见 S-T 段抬高，随后出现低电压，S-T 段下降，T 波低平、双向或倒置。超声心动图可确诊少量心包积液。临床上有心包炎表现者，提示心脏炎严重，易发生心力衰竭。

3. 关节炎　占急性风湿热的 50%~60%，以渗出性病变为主。常为多发性、游走性，以损害膝、踝、肘等大关节为多见，累及小关节者少见。轻者有关节酸痛，重者出现局部红、肿、热、痛及功能障碍。每个受累关节持续数日后可自行缓解，不遗留畸形，功能完全恢复，但此起彼伏，可延续 3~4 周。

4. 舞蹈病　占风湿热患儿的 3%~10%，也称 Sydenham 舞蹈病。由基底节部位的风湿性动脉炎所致。可单独出现，亦可和其他风湿热症状同时出现。多在其他症状出现后数周至数月出现。女性多于男性，8~12 岁多见。早期表现为易冲动、喜怒无常，以后出现全身或部分肌肉不随意运动，多见于四肢或表情肌。发作时表现为肌肉不自主、无目的快速运动，如伸舌歪嘴、挤眉弄眼、耸肩缩颈，亦可表现为语言障碍、书写困难、细微动作不协调等，在兴奋或注意力集中时加剧，入睡后消失。病程呈自限性，一般持续1～3个月，也可持续6～12个月，可反复发作。少数患儿遗留不同程度的神经精神后遗症，如性格改变、偏头痛、细微运动不协调等。

5．皮肤症状

（1）皮下结节：见于5%的风湿热患儿，常与心脏炎并存，为风湿活动的标志之一。多位于各大关节的伸侧面、骨质隆起或肌腱附着处，呈对称性，单一或成簇分布，直径为0.5～2cm的圆形小结，隆起于皮肤，可活动，无压痛。一般在起病数周后出现，经2～4周自然消失。并非风湿热特有的症状，可见于类风湿关节炎及系统性红斑狼疮。

（2）环形红斑：较少见，为真皮浅层的血管充血、水肿、炎性细胞浸润。常与心脏炎并存。位于躯干及四肢屈侧，呈环形或半环形，淡红或暗红色，边缘隆起，环内肤色正常，无痛感及痒感。红斑出现迅速，常于数小时或1～2天内消失，不遗留脱屑及色素沉着，可反复出现。

此外尚可见到风湿性肺炎、胸膜炎等，多与严重心脏炎伴发。

【辅助检查】

1．链球菌感染证据

（1）抗链球菌抗体：抗链球菌溶血素O（ASO）滴度于链球菌感染后2周左右逐渐增高，4～6周达高峰，8～10周逐渐恢复正常。其他抗链球菌抗体如抗链激酶（ASK）、抗透明质酸酶、抗DNA-B等滴度增高也证明近期有链球菌感染。

（2）咽拭子培养：链球菌培养阳性说明为链球菌感染的咽峡炎。

2．急性期反应物增高指标

（1）红细胞沉降率增快，并发心力衰竭或药物治疗期间可正常。

（2）C反应蛋白（CRP）呈阳性，其含量与病情轻重呈正比。活动早期出现，消失快，不受心力衰竭影响，但无特异性。

3．免疫异常指标

（1）非特异性免疫：IgG、IgM、CIC、补体C3增高。

（2）特异性免疫：抗心肌抗体（AIIRA）、抗A族链球菌壁多糖抗体（ASD）、外周血淋巴细胞促凝血活性试验（PCA），这些免疫指标阳性，高度提示风湿性心肌炎存在。

4．其他

（1）血常规：急性期红细胞、血红蛋白偏低。白细胞总数升高，以中性粒细胞为主，并有核左移。

（2）超声心动图、心电图可发现心肌炎，心电图表现为P-R间期延长及各种心律失常。

【诊断】

风湿热的诊断依赖于临床表现和实验室检查的综合分析。一般按照1992年修改的Jones诊断标准（表16-1）。诊断方法如下：

1．在确定有链球菌感染证据的前提下，有两项主要表现，或一项主要表现伴两项次要表现即可临床诊断。

2．在有链球菌感染证据的前提下，存在以下三项之一者亦应考虑风湿热：①排除其他原因的舞蹈病；②无其他原因可解释的隐匿性心脏炎；③以往已确诊为风湿热，存在一项主要表现，或有发热和关节痛，或急性期反应物质增高，提示风湿热复发。由于近年风湿热不典型和轻症病例增多，强行执行Jones诊断标准易造成诊断失误。因此，应进行综合判断，必要时需追踪观察，方能提高确诊率。

第十六章 风湿性疾病

表16-1 风湿热诊断指标

主要表现	次要表现	链球菌感染证据
心脏炎	发热	咽拭子培养A族乙型溶血性链球菌阳性
多发性关节炎	关节痛	
皮下结节	红细胞沉降率增快	快速链球菌抗原试验阳性
环形红斑	C反应蛋白阳性	ASO、ASK、AH等血清抗链球菌抗体滴度升高
舞蹈病	心电图P-R间期延长	

注：主要表现为关节炎者，关节痛不再作为次要表现；主要表现为心肌炎者，P-R间期延长不再作为次要表现。

确诊风湿热后，应尽可能明确发病类型，特别应了解是否伴有心脏炎，这对于估计预后和选择治疗方法具有重要意义。

【鉴别诊断】

1. 链球菌感染后状态（链球菌感染综合征） 与不典型风湿热易于混淆。多在扁桃体炎或上呼吸道感染后出现低热、关节痛、ASO滴度升高、红细胞沉降率中度增快，心电图可有一过性期前收缩或轻度ST段及T波改变，但无明显杂音，在应用青霉素或加用小剂量泼尼松后很快恢复，不再复发。

2. 幼年特发性关节炎 小关节受累为主，无游走性特点，但可致关节畸形，心脏损害少见。X线摄片可见关节面破坏、关节腔变窄、邻近骨组织骨质疏松。类风湿因子可阳性，ASO滴度正常。

3. 结核性关节炎 多侵犯单关节，无发红及发热，心脏不受累。X线摄片可见骨质破坏，抗结核治疗有效。

4. 化脓性关节炎 常为败血症的局部表现，全身中毒症状较重。易累及大关节，关节腔穿刺为脓液，脓液及血培养可找到致病菌。

5. 系统性红斑狼疮 是一种多系统损害疾病，早期可有发热、关节痛和关节炎表现。同时有面部鼻侧蝶形红斑或多形性皮疹及其他系统受累表现；实验室检查全血细胞减少，有血尿、蛋白尿、管型尿等，抗核抗体、抗ds-DNA抗体、抗Sm抗体阳性可资鉴别。

6. 急性白血病 除发热、骨关节疼痛外，有贫血，出血倾向，肝、脾及淋巴结肿大。外周血涂片可见幼稚白细胞，骨髓检查可予鉴别。

7. 病毒性心肌炎 发病时或发病前有呼吸道或消化道的感染，随即出现心脏改变。心脏多无明显杂音，以心律失常为多见。无风湿热的关节、皮肤、脑损害表现，ASO滴度亦不升高。

8. 感染性心内膜炎 多见于原有心脏瓣膜病的患儿，表现为进行性贫血、脾大、皮肤黏膜瘀点、栓塞、血培养阳性，超声心动图可见瓣膜赘生物。

【治疗】

1. 一般治疗

（1）休息：卧床休息的期限取决于心脏受累程度和心功能状态。无心脏炎的急性风湿热应卧床休息至少2周。有心脏炎者宜绝对卧床休息至急性症状完全消失，红细胞沉降率接近正常时逐渐起床活动；若伴心力衰竭，则应在心功能恢复后再卧床3～4周。恢复正常活动时间：无心脏炎者需1个月，有心脏受累但无扩大者需2～3个月，有心脏扩大或有心力衰竭者需6个月。

（2）饮食：宜少量多餐，给予富有营养、易于消化的食物；有心力衰竭者应适当限制钠和水的摄入。

2. 控制链球菌感染　现已公认苄星青霉素是首选药物。对初发链球菌感染者体重27kg以下，肌内注射60万U；体重27kg以上，120万U，1次/日，连用2~4周。若过敏可改用大环内酯类抗生素等。

3. 抗风湿药物治疗

（1）水杨酸制剂：适用于无心脏炎的一般风湿热病例。常用阿司匹林，剂量80~100mg/(kg·d)，分3~4次口服。热退、症状消失、红细胞沉降率正常后减至半量维持，疗程4~8周。

（2）肾上腺皮质激素：适用于有心脏炎患者。常用泼尼松1.5~2mg/(kg·d)，分3~4次口服。严重者可用甲泼尼龙冲击10~30mg/(kg·d)，共1~3次，症状好转后改泼尼松口服。症状控制后逐渐减量至8~12周停药，停药前1~2周加用水杨酸制剂，以防反跳现象。

4. 充血性心力衰竭的治疗　出现心力衰竭者除应用大剂量糖皮质激素以外，加用口服地高辛或静脉注射毛花苷C及速效利尿剂等。易发生洋地黄类药物中毒，故应为一般剂量的1/3~1/2。

5. 舞蹈病的治疗　主要采取对症及支持疗法，可应用苯巴比妥、地西泮（安定）等镇静剂对症治疗，避免环境刺激。

【预防】

1. 预防呼吸道感染　防湿、防寒，加强锻炼，提高抗病能力。

2. 早期诊治链球菌感染，如猩红热、扁桃体炎等。及时应用目前公认的首选药物苄星青霉素。

3. 清除链球菌慢性感染灶　对慢性扁桃体炎等易急性发作者，应在静止期手术。术前及术后亦应用苄星青霉素，以防诱发风湿热活动。

4. 预防复发　预防复发应视病情，每1~3周肌内注射上述剂量苄星青霉素1次，至链球菌感染不再反复发作后，可改为每4周肌内注射1次。对青霉素过敏者可改为大环内酯类抗生素。预防期限：单纯关节炎者疗程5~8年；年幼、易感倾向反复发作、有累及心脏者可用10年，甚至终身。

【预后】

早期诊断、彻底治疗、合理预防，则预后较好。预后主要取决于心脏炎的严重程度、首次发作是否得到正确的抗风湿治疗以及是否正规抗链球菌治疗。舞蹈病的预后一般良好。首次发作即累及心脏者预后较差；反复多次发作并累及心脏，并发心功能不全或心包炎者，预后不良。

（王继春）

第二节　幼年特发性关节炎

幼年特发性关节炎（juvenile idiopathic arthritis，JIA）是儿童时期常见的风湿免疫性疾病，国际风湿病学会联盟（ILAR）在2001年将16岁以下起病，不明原因持续6周以上的关节肿胀命名为JIA。共分为全身型、少关节炎型（持续型和扩展型）、多关节炎型（类风湿因子阴性型）、多关节炎型（类风湿因子阳性型）、银屑病性幼年特发性关节炎、与附着点炎症相关的幼年特发性关节炎、未分类型幼年特发性关节炎七种类型。本病以慢性关节滑膜炎为主要特征，可伴全身多系统损害，如长期不规则发热，皮疹，肝、脾、淋巴结肿大，少数可伴虹膜睫状体炎、胸膜炎和心包炎等内脏受损，是造成小儿致残和失明的重要原因。

【流行病学】

本病在世界各地不同民族和地区都有发病，但缺乏确切的流行病学统计学资料。美国发病率为每年（12.0～13.9）/10 万人，其中少关节型占 JIA 总数的 50%，多为女性，5 岁前发病；多关节型占 30%，以女性为多；全身型占 20%。我国尚无多中心调查资料。

【病因】

病因至今不明，可能与免疫遗传的易感性和外源性因素影响有关。

1. 遗传因素　不同 JIA 类型可能具有不同的遗传学背景。人类白细胞抗原（human leukocyte antigen，HLA）的亚型 HLA-DR4、DR5、DR6 及 DR8 与本病易感性有关，全身型 JIA 可能跟部分非 MHC 类抗原相关。

2. 感染　如病毒（微小病毒、风疹病毒及 EB 病毒等）、支原体、链球菌及其他病原体感染与本病有关。

3. 免疫因素　有证据证实本病为自身免疫性疾病：①部分患儿血清和关节滑膜液中存在类风湿因子和抗核抗体；②关节滑膜液中有 IgG 包涵体和类风湿因子吞噬细胞；③多数患儿血清 IgG、IgM 和 IgA 上升；④外周血 CD4+T 细胞克隆扩增；⑤血清炎症性细胞因子增高。

4. 其他　如精神因素、外伤、吸烟、气候等环境改变均可成为触发因素。

【发病机制】

本病的发病机制尚不明确，可能为感染等诱因作用于具有一定遗传背景的个体，导致免疫功能异常，形成免疫复合物沉积于组织而出现关节慢性滑膜炎等病理改变。除 Th1/Th2 细胞平衡失调外，Th17/Treg 细胞免疫失衡，以及吞噬细胞产生大量 IL-6、IL-18、前炎症蛋白 S100 等，共同参与了 JIA 发病。

【病理】

关节病变以慢性非化脓性滑膜炎为特征。受累滑膜充血、水肿，淋巴细胞和浆细胞浸润。关节腔内液体逐渐增多而形成关节积液。随着滑膜增厚形成绒毛突出于关节腔中，增生的滑膜绒毛与关节软骨粘连，形成血管翳。软骨吸收，软骨下骨质被侵蚀，继而关节面粘连，关节腔变狭窄，引起关节强直、畸形或脱位。这些损害多见于类风湿因子阳性的多关节型 JIA 或部分全身型患者。

胸膜、心包膜和腹膜呈非特异性纤维素性浆膜炎。类风湿皮疹的组织学改变为轻度血管炎，小血管周围有少量炎性细胞浸润。

【临床表现】

本病分型复杂，具有极强的异质性，不同类型的临床表现各异。

1. 全身型幼年特发性关节炎（systemic JIA）

(1) 定义：每日发热至少持续 2 周以上，伴有关节炎，同时伴随以下一项或更多症状：①短暂的、非固定的红斑样皮疹；②淋巴结肿大；③肝脾大；④浆膜炎：如心包炎、胸膜炎等。

(2) 应排除下列情况：①银屑病；② 6 岁以上 HLA-B27 阳性的男性关节炎患儿；③家族中一级亲属有 HLA-B27 相关的疾病（强直性脊柱炎、与附着点炎症相关的关节炎、骶髂关节炎或急性前葡萄膜炎）；④间隔 3 个月以上两次类风湿因子阳性。

本型可发生于任何年龄，但以 5 岁前居多，多呈弛张高热；皮疹特点为随体温升降而出现或消退；关节症状为关节痛或关节炎，常在发热时加重，热退后减轻。约 10% 的全身型 JIA 可伴肝损害、出血及神经系统症状，发生巨噬细胞活化综合征（macrophage activation syndrome，MAS），危及生命。

2. 少关节型幼年特发性关节炎（oligoarticular JIA）

(1) 定义：发病最初 6 个月有 1～4 个关节受累。分两个亚型：①持续型少关节型 JIA：

整个疾病过程中关节受累在 4 个及以下；②扩展型少关节型 JIA：病程 6 个月后关节受累数 ≥ 5 个。

（2）应排除下列情况：①银屑病；② 6 岁以上 HLA-B27 阳性的男性关节炎患儿；③家族中一级亲属有 HLA-B27 相关的疾病（强直性脊柱炎、与附着点炎症相关的关节炎、骶髂关节炎或急性前葡萄膜炎）；④间隔 3 个月以上两次类风湿因子阳性；⑤全身型 JIA。

本型多见于女孩，多在 5 岁前起病，常见大关节受累，为非对称性，预后较好。20%～30% 伴慢性虹膜睫状体炎而致视力下降。

3. 多关节型幼年特发性关节炎（类风湿因子阴性型）（polyarticular JIA, rheumatoid factor negative）

（1）定义：发病最初 6 个月有 ≥ 5 个关节受累，类风湿因子阴性。

（2）应排除下列情况：①银屑病；② 6 岁以上 HLA-B27 阳性的男性关节炎患儿；③家族中一级亲属有 HLA-B27 相关的疾病（强直性脊柱炎、与附着点炎症相关的关节炎、骶髂关节炎或急性前葡萄膜炎）；④间隔 3 个月以上两次类风湿因子阳性；⑤全身型 JIA。

本型可发生于任何年龄，以 1～3 岁和 8～10 岁女孩多见，受累关节多为对称性，部分患儿出现严重关节炎。

4. 多关节型幼年特发性关节炎（类风湿因子阳性型）（polyarticular JIA, rheumatoid factor positive）

（1）定义：发病最初 6 个月有 ≥ 5 个关节受累，类风湿因子阳性。

（2）应排除下列情况：①银屑病；② 6 岁以上 HLA-B27 阳性的男性关节炎患儿；③家族中一级亲属有 HLA-B27 相关的疾病（强直性脊柱炎、与附着点炎症相关的关节炎、骶髂关节炎或急性前葡萄膜炎）；④全身型 JIA。

本型多见于女孩，与成人类风湿关节炎（rheumatoid arthritis, RA）相似，关节症状严重，约半数以上发生关节强直变形。

5. 银屑病性幼年特发性关节炎（psoriatic JIA）

（1）定义：1 个或更多的关节炎合并银屑病，或关节炎合并以下最少 2 项：①指（趾）炎；②指甲凹陷或指甲脱离；③家族中一级亲属有银屑病。

（2）应排除下列情况：① 6 岁以上 HLA-B27 阳性的男性关节炎患儿；②家族中一级亲属有 HLA-B27 相关的疾病（强直性脊柱炎、与附着点炎症相关的关节炎、骶髂关节炎或急性前葡萄膜炎）；③间隔 3 个月以上两次类风湿因子阳性；④全身型 JIA。

本型罕见，女孩居多，表现为一个或几个关节受累，多为不对称性，部分患儿有指甲凹陷，常有银屑病家族史。

6. 与附着点炎症相关的幼年特发性关节炎（enthesitis related JIA, ERA）

（1）定义：关节炎合并附着点炎症，伴有下列情况中至少 2 项：①骶髂关节压痛和（或）炎症性腰骶部疼痛；② HLA-B27 阳性；③ 6 岁以上发病的男性关节炎患儿；④急性前葡萄膜炎；⑤家族史中一级亲属有强直性脊柱炎、与附着点炎症相关的关节炎、炎症肠病性关节炎、赖特综合征或急性前葡萄膜炎。

（2）应排除以下情况：①银屑病；②间隔 3 个月以上两次类风湿因子阳性；③全身型 JIA。

本型多有家族史，多见于 6 岁以上男孩，以四肢关节炎为首发症状。可有反复发作的急性虹膜睫状体炎，以及跟腱与跟骨附着处炎症所致的足跟疼痛。

7. 未分化的关节炎（undifferentiated arthritis） 不符合上述任何一项或符合上述两项以上类别的关节炎。

【辅助检查】

辅助检查对本病诊断缺乏特异性,仅作为判断疾病活动性及鉴别诊断。

1. 非免疫学检查 活动期多有轻至中度贫血,白细胞计数常增多,尤其是全身型JIA,可高达$(30\sim50)\times10^9$/L,并有核左移。活动期血小板增高,红细胞沉降率(ESR)增快,C反应蛋白增高,提示炎症活动性。如果白细胞、粒细胞、血小板及ESR突然下降,应警惕JIA并发MAS的可能。

2. 免疫学检测 血清免疫球蛋白常增高,严重病例可见明显高丙种球蛋白血症,随着病情改善而降至正常;类风湿因子阳性仅见于多关节型JIA(类风湿因子阳性型)患儿,本病抗核抗体阳性率可达40%～85%,常见于少关节型伴慢性虹膜睫状体炎和多关节型患儿,罕见于全身型,与关节病变程度无相关性。抗环瓜氨酸肽抗体(ACCP)在多关节型(类风湿因子阳性)患儿中阳性率可高达50%以上,提示ACCP阳性可能与JIA预后不良有关。

3. 关节滑膜液检查 白细胞数增高,分类以中性多形核白细胞为主,蛋白轻度增高,滑液培养无细菌生长。

4. 影像学检查 早期X线表现为关节附近软组织肿胀,晚期可出现骨质疏松、关节面破坏和间隙变窄。MRI可早期发现肌腱、腱鞘及骨髓水肿等。

5. 其他检查 骨放射性核素扫描、超声波等有助于发现骨关节损害。

【诊断】

本病的诊断主要依据临床表现。按照国际风湿病学会联盟(ILAR)2001年分类命名标准,将幼年特发性关节炎定义为:16岁以下儿童,持续6周以上的不明原因关节肿胀,除外其他疾病后称为幼年特发性关节炎(JIA)。诊断不同类型时需要注意除外以下标准:①银屑病或一级亲属患银屑病;②男孩6岁以上发病的关节炎,HLA-B27阳性;③强直性脊柱炎、肌腱附着点炎症相关关节炎、炎症性肠病性关节炎、赖特综合征、急性前葡萄膜炎,或一级亲属患以上任意一种疾病;④类风湿因子IgM间隔3个月以上两次阳性;⑤全身型JIA表现。

各型诊断标准见前述临床表现。

【鉴别诊断】

1. 全身型JIA应注意与以下疾病鉴别:

(1) 败血症:急性发热、皮疹、精神萎靡、血培养阳性为鉴别的主要依据。

(2) 结核病:可有长时间发热,呼吸道症状有时较轻,分泌物中找到抗酸杆菌,PPD试验阳性,肺CT特异性改变可助诊断。

(3) 白血病及淋巴瘤:可有发热和关节痛,易误诊为JIA,行骨髓细胞学检查及淋巴结活检可以鉴别。

(4) 风湿热:以发热、皮疹及游走性大关节炎为主要表现,ASO滴度增高,X线检查关节无骨质破坏,心脏受累发病率高。

2. 以关节症状为主要表现者需与以下疾病鉴别:

(1) 化脓性关节炎:多发病急,累及单个关节,局部红、肿、热、痛明显,同时伴有全身中毒症状,白细胞总数及中性粒细胞明显增高。关节穿刺脓液涂片查菌及培养阳性。

(2) 结核性关节炎:少关节型JIA需与结核性关节炎鉴别,后者可伴有其他部位结核病变和结核中毒症状,且侵犯两个以上关节者少见,X线检查以关节骨质破坏为主,可出现冷脓肿。

(3) 系统性红斑狼疮(SLE):本病可累及关节,但关节畸形少见,有典型面部蝶形红斑,肾受累率高,抗核抗体阳性等可以鉴别。

(4) 骨肿瘤:儿童较少见,X线检查见浸润性骨质破坏及不连续的骨膜反应可资鉴别。

【治疗】

治疗目的在于控制临床症状，抑制关节炎症，维持关节功能和预防关节畸形。

1. 一般治疗　注意增加营养。体育疗法和物理疗法在本病治疗过程中十分重要，加强锻炼以防止肌肉萎缩和关节挛缩，采取有利于关节功能的姿势，关节畸形者可施行矫形术。定期眼科检查及早发现虹膜睫状体炎。

注重心理治疗，帮助患儿克服因慢性疾病或残废造成的自卑心理，鼓励患儿参加正常活动和上学，以增强自信心。

2. 药物治疗

（1）非甾体消炎药（non-steroidal anti-inflammatory drugs，NSAIDs）：可迅速缓解症状，是治疗JIA的常用药物。

1）萘普生：为高效低毒抗炎药物，长期使用耐受良好。剂量为10～15mg/(kg·d)，分2次口服。

2）布洛芬：剂量为20mg/(kg·d)，分4次口服。全身型可加大剂量，每日30～50mg/kg，分2～3次口服。胃肠道反应较轻，易为小儿耐受。

3）双氯芬酸钠：剂量为0.5～3mg/(kg·d)，分3～4次口服。

4）阿司匹林：剂量为50～80mg/(kg·d)。病情缓解后减量为10～30mg/(kg·d)。因副作用明显，可能致过敏反应，现已少用。注意胃肠道刺激症状、耳鸣、出汗、支气管痉挛、荨麻疹及肝、肾损害等。

以上药物因具有共同的副作用如胃肠道反应、出血、肝功能损害等，不宜合用。

（2）缓解病情抗风湿药物（disease modifying anti-rheumatic drugs，DMARDs）：本类药物作用缓慢，常需数周至数月方能见效。确诊后及早使用可改善预后。

1）氨甲蝶呤：每周10～15mg/m^2，口服或皮下注射，3～12周起效，对多关节型安全有效，病情缓解后需维持数月至数年。

2）羟氯喹：剂量为5～6mg/(kg·d)，一次顿服或分2次口服，最大剂量不超过200mg/d。常与其他DMARDs药物联合使用，不良反应少见，但应注意药物所致的视网膜病变，建议每6～12个月进行1次眼科随访。

3）柳氮磺胺吡啶：剂量为50mg/(kg·d)，为避免过敏反应，可从10mg/(kg·d)起，1～2周内加至足量。副作用包括头痛、皮疹、恶心、呕吐、溶血及骨髓抑制等，应定期监测血常规。

4）来氟米特：推荐用于12岁以上年长儿，常规剂量为0.3mg/(kg·d)，同时密切监测感染、胃肠道反应及肝损害的发生。

（3）免疫抑制剂：可选用硫唑嘌呤、环磷酰胺、环孢素A等，使用时应定期检测血常规和肝功能。

（4）肾上腺皮质激素：由于皮质激素只能缓解症状而不能防止关节破坏，且副作用大，因此仅适用于以下情况：非甾体消炎药或其他治疗无效的全身型JIA；JIA合并MAS；难治性多关节型JIA。可用泼尼松1mg/(kg·d)口服，待症状减轻后1～2周减至0.5mg/(kg·d)，3～4周后逐渐减至最小有效量，隔日顿服。如并发MAS，可用甲泼尼龙5～10mg/(kg·d)，静脉滴注3天后，改为泼尼松0.5～1mg/(kg·d)口服，缓解后减量。由于激素可有骨质疏松、软骨破坏和股骨头无菌性坏死、严重生长发育障碍等副作用，应避免长期使用。少关节型JIA并发虹膜睫状体炎者提倡局部使用激素眼药水；对单个关节（如膝关节）大量积液者，于关节腔内注射醋酸氢化可的松或地塞米松，可减轻滑膜炎，有利关节功能恢复。

（5）生物制剂：常用TNF-a拮抗剂，如依那西普、英夫利昔等，近年开始使用IL-6受体单克隆抗体治疗，对全身型JIA有一定疗效。与DMARDs药物联用可显著改善JIA预后。

(6) 中药：可用白芍总苷及青藤碱制剂正清风痛宁等。

3．运动康复治疗　JIA 患儿实施有氧训练或者低强度运动能提高体能、改善生活质量和各脏器的功能。

【预后】

本病呈慢性经过，可迁延反复，总体预后较好，经过恰当治疗约 75% 的患儿不会遗留关节永久损害或严重残疾。并发症主要是关节功能丧失和虹膜睫状体炎所致的视力障碍。部分患儿预后差，合并 MAS 者死亡率高。

（唐雪梅）

第三节　过敏性紫癜

过敏性紫癜（anaphylactoid purpura，AP）又称亨-舒综合征（Henoch-Schonlein purpura，HSP）是一种以全身小血管炎为主要病变的系统性血管炎。临床以血小板不减少性紫癜为特点，常伴关节肿痛、腹痛、便血、血尿和蛋白尿。其远期预后取决于肾受累的程度。多发生于 2～8 岁的儿童，男女比例为 2∶1；一年四季均有发病，以春秋季居多。

【病因】

病因尚未明确，一般认为食物（鱼、虾、蛋类、乳类等）过敏、药物（水杨酸类、苯巴妥、抗生素等）、微生物（细菌、病毒、寄生虫等）感染、疫苗接种、麻醉、蚊虫叮咬、恶性病变等与过敏性紫癜发病有关，但均无确切证据。

近年研究发现约 50% 的过敏性紫癜患儿有链球菌性呼吸道感染病史，30% 的紫癜性肾炎患儿肾小球系膜有 A 族溶血性链球菌抗原（肾炎相关性血浆素受体，NAPlr）沉积；而非过敏性紫癜肾炎的 NAPlr 沉积率仅为 3%。表明 A 族溶血性链球菌感染是诱发过敏性紫癜的重要原因。

【发病机制】

研究发现 HLA-DRB1*07 以及 HLA-DR-DW35 遗传标志物在过敏性紫癜患儿中出现率显著增高，提示本病具有一定遗传倾向；补体 C_2 缺乏者过敏性紫癜发生率亦高。敏感人群在上述因素刺激下，机体出现显著的免疫异常，突出表现为 B 细胞多克隆活化，T 细胞和单核细胞 CD40 配体过度表达，血清肿瘤坏死因子 -α 和 IL-6 等前炎症因子升高，诱导 B 细胞水平升高，急性期外周血 IgE、IgA、IgA^+B、IgA 类免疫复合物或冷球蛋白均升高。

目前认为过敏性紫癜的发病机制可能为：各种刺激因子，包括感染原和过敏原作用于具有遗传背景的个体，激发 B 细胞克隆扩增，导致 IgA 介导的系统性血管炎。

【病理】

主要的病理变化为广泛的白细胞碎裂性小血管炎，以毛细血管炎为主，亦可波及小静脉和小动脉。血管壁胶原纤维肿胀和坏死，中性粒细胞浸润，周围散在核碎片。间质水肿，有浆液及红细胞渗出。内皮细胞肿胀，可有血栓形成。病变累及皮肤、关节、胃肠道及肾，少数可累及心、肺、颅脑等。肾病变轻者为轻度系膜增生、微小病变、局灶性肾炎，重者为弥漫增殖性肾炎伴新月体形成。肠道病变主要为出血和水肿，以黏膜下为著；关节受累时滑膜片状出血。

【临床表现】

发病前 1～3 周常有上呼吸道感染史。急性起病，以皮肤紫癜为首发症状，少数病例可首先出现腹痛、关节炎或肾症状。可伴有低热、乏力、食欲缺乏等全身症状。

1．皮肤症状　反复出现皮肤紫癜是本病的主要特征。对称分布，分批出现，特征性皮疹高出皮面，大小不等，呈紫红色斑丘疹，压之不褪色。分布于四肢伸侧及臀部、身体负重部位，双下肢远端、踝关节周围多见。面部及躯干较少见。

2．消化道症状　出现于约 2/3 的病例。常见腹痛，多为阵发性脐周绞痛，也可波及腹部任何部位，压痛明显，但很少有反跳痛。可伴呕吐，但呕血少见。部分患儿可有黑便或血便，偶有发生肠套叠、肠梗阻或肠穿孔。

3．关节症状　出现于约 1/3 的病例。呈一过性肿痛，以大关节为主，不留畸形。

4．肾症状　多发生在起病 1 个月内，也可发生在皮疹消失后或疾病静止期，少数病例以肾炎为首发症状出现于皮疹之前。肾症状轻重不一，多表现为单一的血尿或（和）蛋白尿，伴发血压增高、水肿及管型尿，称为紫癜性肾炎（HSPN）。HSPN 是儿科最常见的继发性肾小球疾病，大多数都能完全恢复，少数发展为慢性肾炎，死于慢性肾衰竭。

【辅助检查】

无特异性诊断检测方法，以下仅有助于了解病程和并发症。

1．血常规　白细胞正常或增加，中性和嗜酸性粒细胞可增高；除非严重出血，一般无贫血。血小板计数正常甚至升高，出血和凝血时间正常。

2．尿常规　可有红细胞、蛋白、管型。

3．大便隐血试验阳性。

4．ESR 正常或增快，血清 IgA 升高，IgG 和 IgM 正常亦可轻度升高；C3、C4 正常或升高；抗核抗体及类风湿因子阴性。

5．腹部超声检查有利于早期诊断肠套叠，头颅 MRI 对有中枢神经系统症状的患儿可予确诊，肾活检可了解肾病理改变，对指导治疗、判断预后提供帮助。

【诊断与鉴别诊断】

根据本病特征性皮疹，可进行诊断。若皮肤表现不典型，或在皮疹出现前有其他系统症状者，易误诊为其他系统疾病。

1．特发性血小板减少性紫癜　皮疹多为针尖大小的皮内或皮下出血点、瘀斑和紫癜，分布不均，以四肢和易于碰撞的部位多见，血小板计数明显降低。

2．细菌感染性疾病　如脑膜炎奈瑟菌感染、亚急性细菌性心内膜炎以及败血症可出现紫癜样皮疹，紫癜中心部位可有坏死。这些疾病起病急骤，中毒症状重，血培养常阳性。

3．外科急腹症　在皮疹出现前表现为急性腹痛者，应与阑尾炎相鉴别；出现便血时，需与肠套叠、梅克尔憩室鉴别。

4．肾脏疾病　肾症状突出时应与链球菌感染后肾小球肾炎、IgA 肾病等鉴别。

【治疗】

目前尚无特效疗法，主要原则为对症及支持治疗。

1．一般治疗　急性期卧床休息，积极寻找并去除致病因素。消化道出血患儿仅表现为便隐血阳性，腹痛不剧，可进流食，明显者应禁食。注意液量、营养及电解质平衡。

2．对症治疗　有荨麻疹或血管神经性水肿时，应用抗组胺药物和钙剂。如 H_2 受体阻断剂西咪替丁 $20\sim40\text{mg}/(\text{kg}\cdot\text{d})$，分 2 次静脉注射，1～2 周后改口服 $15\sim20\text{mg}/(\text{kg}\cdot\text{d})$，分 3 次，服用 1～2 周。腹痛时应用解痉剂。可应用大剂量维生素 C 2～5g/d 以改善血管通透性。

3．肾上腺皮质激素　不能预防肾损害的发生，亦不能影响预后。一般病例无须使用，但以下几种情况可推荐应用：

（1）严重皮疹或关节、腹部症状：泼尼松 $1\sim2\text{mg}/(\text{kg}\cdot\text{d})$，或地塞米松、甲泼尼龙、氢化可的松静脉输注，病情好转停用，一般用 7～14 天。

（2）表现为肾病综合征：泼尼松 $1\sim2\text{mg}/(\text{kg}\cdot\text{d})$，不短于 8 周。

（3）急进性肾炎：可用甲泼尼龙冲击，剂量为每次 20～30mg/kg，于 1 小时内静脉滴注，每天或隔天一次，连续 3 次为一疗程。激素无效可加用免疫抑制剂。

4. 抗凝治疗　阿司匹林 3～5mg/（kg·d）或双嘧达莫 3～5mg/（kg·d）口服以阻止血小板聚集和血栓形成。以紫癜性肾炎为表现：肝素钠 120～150U/kg 加 10% 葡萄糖 100ml 静脉注射，每天 1 次，连用 5 天或肝素钙 10IU/kg 皮下注射，每天 2 次，连用 7 天。

5. 其他

(1) 血浆置换：可除去血浆中的抗体、补体、免疫复合物及炎症介质。

(2) 雷公藤：有抗炎、抗免疫抑制作用，可改善肾小球毛细血管通透性，有较强的消除尿蛋白和红细胞作用。

(3) 钙通道拮抗剂：如硝苯地平 0.5～1.0mg/（kg·d）；非甾体消炎药如吲哚美辛 2～3mg/（kg·d），分次口服，均有利于血管炎的恢复。

【预后】

预后一般良好，仅少数重症患儿在急性期死于肠出血、肠套叠、肠坏死或神经系统损害。病程一般 1～2 周至 1～2 个月，少数可长达数月或 1 年以上。部分可复发。肾病变常较迁延，可持续数月或数年，少数（1%）病例发展为持续性肾脏疾病，极个别（0.1%）病例发生肾功能不全。

（敬小青）

第四节　川　崎　病

川崎病（Kawasaki disease，KD）又称皮肤黏膜淋巴结综合征（mucocutaneous lymphnode syndrome，MCLS），是一种不明病因的以全身血管炎性病变为主的急性发热、出疹性疾病。临床以发热、皮肤黏膜损害、淋巴结肿大为特点。潜在的危险为冠脉病损致狭窄、栓塞。致死的主要原因为冠状动脉瘤破裂，目前该病已取代风湿性心脏病成为我国小儿后天性心脏病的主要病因之一。本病在婴幼儿多见，男女比例为 1.5：1。

【病因】

本病呈一定流行性及区域性，病因不明，根据临床有发热、皮疹等表现，推测与感染有关。流行病学资料提示立克次体、短棒杆菌、链球菌、葡萄球菌、反转录病毒、支原体感染为其病因，但均未能证实。

【发病机制】

本病的发病机制尚不明确。推测感染原的特殊成分，如超抗原（热休克蛋白 65，HSP65 等）可不经过单核/吞噬细胞，直接通过与 T 细胞抗原受体（TCR）Vβ 片段结合，激活 CD30+T 细胞和 CD40 配体表达。在 T 细胞的诱导下，B 淋巴细胞多克隆活化和凋亡减少，产生大量免疫球蛋白（IgG、IgM、IgA、IgE）。一方面活化 T 细胞分泌高浓度的白介素（IL-1，4，5，6）、γ-干扰素（ITN-γ）、肿瘤坏死因子（TNF），这些淋巴因子、活性介素均可诱导内皮细胞表达和产生新抗原；另一方面又促进 B 细胞分泌自身抗体，如抗内皮细胞抗体、抗中性粒细胞胞质抗体及抗心磷脂抗体等，从而导致内皮细胞溶解的细胞毒性作用，内皮细胞损伤发生血管炎。IL-1、IL-6、TNF 增高尚可诱导肝细胞合成急性反应性蛋白质，如 C 反应蛋白、$α_1$ 抗胰蛋白等，引起本病急性发热。

【病理】

基本病理变化为全身血管炎性病变，累及主动脉及其分支，冠状动脉病变最为严重。病理过程可分为四期，见表 16-2。

表16-2 川崎病的病理分期

分期	时间	病理表现
Ⅰ期	1~2周	大、中、小血管炎和血管周围炎，白细胞浸润、水肿；以T淋巴细胞为主
Ⅱ期	2~4周	小血管炎症减轻，中动脉病变为主，弹力纤维及肌层断裂和坏死，可形成血栓和动脉瘤；单核细胞浸润或坏死性变化显著
Ⅲ期	4~7周	小血管及微血管炎症逐渐消退，血栓和肉芽形成，冠脉部分或完全阻塞
Ⅳ期	数月~数年	病变逐渐愈合，心肌瘢痕形成，阻塞的动脉可再通

【临床表现】

1. 主要表现

（1）发热：最早出现，持续7~14天或更长，体温39~40℃，呈稽留或弛张热型，抗生素治疗无效。

（2）皮肤黏膜表现：起病2~4天双侧球结合膜充血，无脓性分泌物；口唇樱红皲裂，杨梅舌。麻疹样皮疹、多形性红斑样或猩红热样皮疹。肛周皮肤发红、脱皮。卡介苗接种处出现红斑、疱疹或结痂。手足硬性水肿和掌跖潮红，恢复期指（趾）甲和皮肤交界处出现膜状脱皮，指（趾）甲有横沟，重者指（趾）甲可脱落。

（3）淋巴结肿大：颈部单侧或双侧，呈非化脓性，坚硬有触痛。

2. 心脏表现 出现心肌炎、心包炎和心内膜炎的症状。也可发生瓣膜关闭不全及心力衰竭。冠状动脉瘤多发生于病程2~4周，也可发生于疾病恢复期。心肌梗死和冠状动脉瘤破裂可致心源性休克甚至猝死。病程1~2周患儿死亡的主要原因为传导系统受累。

3. 其他 可有间质性肺炎、无菌性脑膜炎、消化系统症状（腹痛、呕吐、腹泻、麻痹性肠梗阻、肝大、黄疸等）、关节痛和关节炎、肾损害等。

病程视病情长短不一。第一期为急性发热期，一般1~11天，主要症状于发热后陆续出现，可发生严重心肌炎。第二期为亚急性期，一般11~21天，多数体温下降，症状缓解，指（趾）端出现膜状脱皮，血小板增高。重症患儿仍持续发热。若发生冠状动脉瘤，可导致心肌梗死、动脉瘤破裂。第三期为恢复期，一般在病程的21~60天，多数患儿临床症状消退，若无明显冠状动脉病变即逐渐康复；有冠状动脉瘤病变可持续发展，甚至发生心肌梗死或缺血性心脏病。少数合并严重冠状动脉瘤患儿进入慢性期，可迁延数年，遗留冠状动脉瘤、狭窄或阻塞，导致心绞痛、心功能不全、缺血性心脏病，可因心肌梗死危及生命。

【辅助检查】

1. 一般检查 急性期血白细胞总数增高，以中性粒细胞为主，伴核左移。大部分见轻至中度贫血，血小板早期正常，第2~3周增多。血清胆红素和（或）转氨酶升高。

血清IgG、IgM、IgA、IgE和血液循环免疫复合物升高；TH2类细胞因子如IL-6明显增高，总补体和C3正常或增高。ESR增快，C反应蛋白等急性时相蛋白、血浆纤维蛋白原和血浆黏度增高。尿常规可见白细胞、蛋白。无菌性脑膜炎患儿脑脊液淋巴细胞可增至（50~70）×10^6/L。

2. 心电图 改变以T波及ST段异常为多见，也可显示P-R、Q-T、ST-T间期延长，异常Q波等。

3. 胸部X线片 肺部纹理增多、模糊或有片状阴影，心影可扩大。

4. 超声心动图 适于早期判断心脏受累及长期随访，如冠状动脉扩张（直径＞3mm，≤4mm为轻度；4~7mm为中度）、冠状动脉瘤（≥8mm）、冠状动脉狭窄。

5. 冠状动脉造影 超声波检查有多发性冠状动脉瘤或心电图有心肌缺血表现者，可行冠状动脉造影。

第十六章 风湿性疾病

【诊断】

1. 诊断标准（表16-3）

表16-3 川崎病的诊断标准

发热5天以上，伴下列5项临床表现中4项者，排除其他疾病后，即可诊断为川崎病：
①四肢变化：急性期掌跖红斑，手足硬性水肿；恢复期指（趾）端膜状脱皮
②多形性红斑
③眼结合膜充血，非化脓性
④唇充血、皲裂，口腔黏膜弥漫充血，呈草莓舌
⑤颈部非化脓性淋巴结肿大

注：如5项临床表现中不足4项，但超声心动图有冠状动脉损害，亦可确诊为川崎病。

2．"不完全（incomplete）川崎病"或"不典型（atypical）川崎病" 该类患儿并非临床表现不典型，而是不完全具备川崎病的诊断标准，见于以下两种情况：

（1）诊断标准中只符合4项或3项，但在病程中经超声心动图或冠状动脉造影证实有冠状动脉瘤者（多见于<6个月的婴儿或>8岁的年长儿），属重症。

（2）诊断标准中只符合4项，但超声心动图可见冠状动脉壁粗糙、不光滑（提示冠状动脉炎，此型冠状动脉扩张少见），除外其他感染性疾病。

3．不完全川崎病的诊断参考下列几项：

（1）卡介苗接种处再现红斑。

（2）血小板显著增多。

（3）CRP、ESR明显增高。

（4）超声心动图示冠状动脉扩张或冠状动脉壁粗糙、不光滑。

（5）出现心脏杂音（二尖瓣关闭不全或心包摩擦音）。

（6）伴低白蛋白血症、低钠血症。

4．IVIG无反应型川崎病 川崎病患儿于发病10天内接受IVIG 2g/kg治疗，48小时后体温仍高于38℃或给药2～7天（甚至2周）后再次发热，并符合至少一项川崎病诊断标准，可考虑为IVIG无反应型川崎病或称IVIG非敏感型川崎病、IVIG耐药型川崎病、难治性川崎病。

【鉴别诊断】

需与猩红热、幼年特发性关节炎、颈淋巴结炎、渗出性多形红斑、药物过敏综合征、Stevens-Johnson综合征、中毒性休克综合征、EB病毒感染等疾病鉴别。

【治疗】

1. 控制炎症

（1）静脉输注丙种球蛋白（IVIG）：首选，宜发病10天内用药。单剂1～2g/kg，8～12小时输入。部分IVIG无反应，应尽早再次予IVIG 2g/kg一次静脉输注。应用过IVIG的患儿在9个月内不宜进行麻疹、风疹、腮腺炎等疫苗的预防接种。

（2）阿司匹林（ASP）：30～50mg/（kg·d）分3次口服，热退后3天逐渐减量至3～5mg/（kg·d）。持续应用6～8周；如有冠脉病变者需延长用药至冠状动脉恢复正常。

（3）糖皮质激素：可加重血液高凝状态，不宜单独使用。1%～2%的IVIG无反应型患儿再次应用IVIG仍无效，可考虑加用。泼尼松1～2mg/（kg·d），热退后逐渐减量，至2～4周停用。病情严重者可用甲泼尼龙冲击治疗3天，而后改为泼尼松2mg/（kg·d）口服，复查血清CRP正常后减为1mg/（kg·d），两周内逐渐减量至停药。

2. **IVIG 无反应型川崎病** 如果应用糖皮质激素治疗发热仍不退，可加用乌司他丁（中性粒细胞弹性酶抑制剂）或肿瘤坏死因子α（TNF-α）、单克隆抗体（Infximab）等特异性炎症细胞因子抗体治疗。乌司他丁常用剂量为 5000U/kg，缓慢静脉注射，每日 3~6 次，连用 1~3 天。

3. **抗血小板聚集** 除阿司匹林外可加用双嘧达莫 3~5mg/(kg·d) 口服。

4. **其他治疗** 根据病情给予控制心力衰竭、纠正心律失常、补液、保肝等对症、支持疗法，有心肌梗死时应及时进行溶栓治疗，严重冠状动脉病变需要进行冠状动脉旁路移植。

【预后】

本病属自限性疾病，大部分预后良好。1%~2% 的患儿可再发。经及时诊治，目前病死率已降至 0.5% 左右；未经治疗的患儿并发冠状动脉瘤者可达 20%~30%。应用大剂量 IVIG 后仍有 15% 的患儿发生冠状动脉病变。冠状动脉扩张和轻度冠状动脉瘤多于 3~6 个月消退。中度冠状动脉瘤约 50% 于 1~2 年消退，可遗留阻塞性病变如闭塞、阶段性或局限性狭窄。巨瘤预后不良，多不能恢复，并形成阻塞性病变。

（敬小青）

第十七章 青春期生理与疾病

第一节 青春期生理

一、青春发育与神经内分泌

1. 激素在青春期中的作用

(1) 促性腺激素释放激素（gonadotropin releasing hormone，GnRH）：GnRH 是由弓状核细胞 GnRH 神经元合成，从下丘脑正中隆起分泌进入垂体门脉系统并与垂体促性腺激素膜受体结合。全是由 10 个氨基酸组成的神经肽类激素，生物半衰期 4~6 小时。生物活性是调控垂体促性腺激素（gonadotrophin，Gn），即促黄体生成素（luteinizing hormone，LH）和促卵泡生成素（follicle-stimulating hormone，FSH）的合成与分泌，进而调控整个生殖功能。

(2) 垂体促性腺激素：FSH 和 LH 是由腺垂体促性腺激素分泌细胞合成分泌，其主要功能是调节性腺功能，并与青春发育的时间和发育调控有关。在女性，FSH 刺激卵巢分泌雌激素并且在青春期后期支持黄体形成。在男性，LH 刺激睾丸间质细胞分泌睾酮，在青春期后期，FSH 刺激并支持曲细精管的发育。

(3) 性腺激素：睾丸和卵巢在垂体的促性腺激素作用下分别在睾丸合成雄激素[主要是睾酮（testosterone，T）]，在卵巢合成雌激素（estradiol，E）[主要是雌二醇 E_2 和孕酮（progesterone，P）]。在女性，青春发育期雌激素水平进行性上升，并于月经初潮时达成人水平，导致女性内外生殖器官的分化。在男性，睾酮升高可促进男性外生殖器即阴茎增大及第二性征出现。

(4) 其他激素：如甲状腺激素，其对促进性器官发育及生殖功能有重要作用。适量的甲状腺素可刺激促性腺激素及性激素的分泌。

2. 下丘脑 - 垂体 - 性腺轴（hypothyalamic pituitary gonadal axis，HPG 轴）发育　在人类，妊娠 10 周胎儿下丘脑出现 GnRH，第 11~12 周下丘脑 - 垂体 - 性腺系统发生分化并起作用；妊娠 15 周时下丘脑与垂体建立门脉血管联系，垂体 Gn 开始脉冲性分泌；20~26 周 GnRH、Gn 分泌达高峰，提示妊娠中期以前下丘脑 - 垂体轴的功能已成熟，以后趋向抑制状态；妊娠末期下丘脑 - 垂体 - 性腺轴的负反馈调节作用增强，即该轴对性激素抑制作用的敏感性增强，使促性腺激素的水平下降。婴儿生后数天，性激素水平下降，GnRH 和 Gn 水平上升，并在生后几个月内呈现很大的波动。男婴 6 个月、女婴 1~2 岁血清促性腺激素处于低水平，并持续整个儿童期（约为 10 年），生殖器官处于静止状态，直至青春期启动。

二、青春发动及内分泌变化

1. 青春发动　青春发动包括肾上腺皮质发育、下丘脑 - 垂体发动及性腺发育。人类青春发动的机制十分复杂，确切的机制尚不明确。随着青春期的发生，促性腺激素脉冲分泌幅度的增加首先在夜间，然后持续一整天。随之性激素的分泌亦是先在夜间，然后持续一整天。青春期前小儿的 GnRH 分泌极少，下丘脑 - 垂体 - 性腺轴处于相对稳定状态。随着青春启动，下丘脑和垂体对性激素的负反馈抑制的敏感性逐渐下降，引起脉冲式 GnRH 分泌升高，增加了

Gn 分泌，进而性激素水平升高，性征出现，性器官发育并逐步成熟。

2．青春发育期的下丘脑-垂体-性腺轴变化　青春发育的内分泌变化关键是 GnRH 和 Gn 脉冲释放频率和强度的改变。GnRH 呈间歇性脉冲释放，并经门脉系统进入腺垂体，与垂体靶细胞膜受体结合后可促进 Gn 的合成及节律性脉冲释放。在青少年初期，Gn 的分泌集中于夜间睡眠时；在青春发育后期和成人期，Gn 的分泌每日 24 小时处于稳定状态。在 Gn 的刺激下，性腺分泌性激素促进第二性征发育。

3．肾上腺功能初现（adrenarche）　肾上腺功能初现比性腺功能初现早几年。血清中循环的脱氢表雄酮（dehydroepiandrosterone，DHEA）或雄烯二酮水平升高预示着肾上腺功能初现，并且血清脱氢表雄酮升高早于其产生的效应，如阴毛、腋毛的出现。

三、青春期性腺和性器官发育

1．女性

（1）卵巢：出生时卵巢直径 1cm，重 1g 左右，青春期前卵巢发育很慢，卵巢功能处于静止状态。青春期开始后迅速增长，月经初潮时，卵巢重量为成熟期的 30%，青春晚期逐渐发育成椭圆形，性功能开始活动。到性成熟期，卵巢大小约 4cm×3cm×1cm，重量 5~6g，女性一生排出 400~500 个成熟卵子并具有受精能力，成熟卵泡的直径达 16mm 以上。

（2）子宫：子宫出生时重 1.9g。青春期在雌激素的作用下宫体长度增加，发育前子宫呈管状，青春期发育后成为琵琶形，成人期子宫长约 7cm，宽 4cm，厚 2~3cm，宫腔容量约 5ml，青春晚期重量可达 23g，宫颈约占子宫长度的 1/3。

2．男性

（1）睾丸：青春期前保持婴儿状态，一般体积不超过 $3cm^3$，长径不足 2cm。约 12 岁开始发育，当体积达 $10cm^3$ 时，可有 55.3% 的男孩出现首次遗精。成人睾丸平均体积（18.6±4.8）cm^3，长平均 4.6cm，宽平均 2.6cm。睾丸增大的同时，组织学也发生分化、增殖等变化，发育中期出现遗精和精子产生，青春期发育完成后，每天大约产生 2 亿个精子。同时附睾、精囊和前列腺也逐渐成熟。

（2）阴茎、阴囊：青春期前阴茎增长很少，长度一般不超过 5cm，青春期开始增长，以后可达 12cm。阴囊皮肤从淡红并逐渐变深，皱褶增多并变松弛，最后呈成人状。

四、青春期发育临床分期

评估青春期发育的 Tanner 分期（女性、男性）见表 17-1 和表 17-2。

女孩乳房发育及阴毛出现（肾上腺功能初现）是青春期早期改变，大约发生在 11 岁（8~13 岁）。Tanner Ⅱ 期标志着性成熟或青春期发育的开始。要发育到 Tanner Ⅴ 期需要 4~5 年的时间。生长突增的高峰期通常发生在乳房初发育后的 1 年左右，相当于乳房发育的 Tanner Ⅲ~Ⅳ 期，月经初潮出现之前。月经初潮是发生相对较晚的青春期事件。之后女孩只长 2~5cm。

按照睾丸容积大小，将睾丸发育分为 4 期：青春前期（＜4ml）、青春早期（≥4ml 且 ＜12ml）、青春中期（≥12ml 且 ＜20ml）、青春晚期（≥20ml）。睾丸容积 ≥4ml 作为青春期已启动的标志。紧随其后出现的是阴毛发育，然后 1 年内出现腋毛。生长突增的发生相对较晚，出现年龄从 10.5 岁到 16 岁。声音变得低沉，脸上的毛发和粉刺是青春期早期的表现。

表17-1　评估青春期发育的Tanner分期（女性）

分期	阴毛生长	乳房发育	伴随变化
I	无阴毛	幼女型，仅乳头突出	
II	阴唇部长出稀少细长的浅玄色毛，直或稍弯曲	乳芽期，乳晕增大着色，乳晕和乳头微隆起，乳核直径不超过乳晕	生长速度开始增快
III	阴毛变粗而卷曲，毛色加深，但稀少，长于阴阜处	乳房和乳晕进一步增大，乳房大小超过乳晕，两者融合突起	生长速度达高峰，阴道黏膜增厚角化，出现腋毛
IV	阴毛分布成为倒三角形，但分布范围较成人小，未达大腿内侧皮肤	乳晕和乳头突出于乳房之上，形成第二个隆起	月经初潮（在III期或IV期时）
V	阴毛达成人女性的量和分布面积，成为明显的以耻骨上为底的倒三角形，向下扩展到大腿内侧皮肤	成熟期，乳头突起，乳晕回缩，乳晕和乳房又连续成一个半球形的大隆起	骨骺闭合，生长停止

表17-2　评估青春期发育的Tanner分期（男性）

分期	外生殖器	阴毛	伴随变化
I	青春前期幼稚型	无阴毛	睾丸体积$1cm^3$、$2cm^3$、$3cm^3$，长径$<2.5cm$
II	睾丸、阴茎及阴囊的早期生长	细小阴毛、色淡，在阴茎根部	早期声音改变、睾丸长径$2.5\sim3cm$
III	阴茎长度增长、增粗，阴囊和睾丸继续增大	阴毛黑粗、弯曲，阴毛分布在阴茎中部及周围	上唇有细绒毛，生长速度增快，睾丸最大长径$3.3\sim4.0cm$（睾丸模型$11\sim15cm^3$）
IV	阴茎龟头突出，阴囊色素加深	阴毛增粗、分布于大腿并扩展至耻骨上	腮部长出毛，睾丸长径$4.0\sim4.5cm$，体积$15\sim20cm^3$
V	成年的外生殖器	阴毛分布至下腹部中线呈菱形分布，中间少	胡须增多，睾丸最大直径$>4.5cm$，体积$25cm^3$

五、青春期身体构成和心理变化

1. **身高线性生长**　儿童在一般生长的基础上出现快速生长现象称为生长突增。进入青春期后，在神经内分泌作用下，青少年的身体迅速生长。但青春期生长突增发生和终止时间、突增幅度大小和突增的侧重部位都有明显的性别差异和个体差异。女孩生长的突增在青春期出现相对较早，一般在10岁左右开始，大多数在乳房Tanner III期达身高速度高峰（peak of height velocity，PHV），此时每年生长6~11cm，平均9cm。而男孩生长突增迟于女孩约2年，每年增长7~12cm，平均10cm。大多数女孩到月经初潮时身高已达到其最终身高95%以上，初潮后剩余的生长潜能已近耗竭。男孩青春期前的生长时间较女孩长，获得的身高比女孩稍多，至青春期整体PHV阶段，男孩身高增长多于女孩4~6cm，因此最终成人身高男性和女性可相差10~15cm，平均13cm。

2. **体重、肌肉和骨量**　男孩的突发性体重增长与突发性增高和肌肉增长同时发生；女孩则先是身高增长达顶峰，紧随其后是体重、肌肉的突发性增长。受肾上腺素和雄激素的影响，男性的肌肉增长幅度较女性明显，青春中后期，男性的肌力明显高于女性。男孩和女孩骨矿物质含量在青春期均增加。由于男女发育的早晚和程度不同，最终发育成熟后男性的净体重、骨量和肌肉是女性的1.5倍。

3．体脂　青春期前，虽然男孩身体非脂肪组织可能稍多，但两性脂肪量一般相似。与男孩不同，女孩体内脂肪于青春期继续增加，并于手臂和躯干积聚，主要集中于腹部及下肢。男孩在青春期身高突增开始后，非脂肪组织增长速度和时间都较女孩急速和漫长，脂肪减少。发育成熟后女性脂肪是男性的2倍。

4．体态、体型　形态发育方面，无论是身高、体重、肩宽、骨盆等指标，不同性别在发育高峰时间及发育量上均有明显差异。男性双肩峰距/双髂嵴距较女性增大，肩部明显增宽，四肢及躯干肌肉逐渐增多、发达呈身体高大、肩部宽阔、肌肉发达的男性体型。女性骨盆横径增宽、髋部增大，女性骨骼生长最显著和最早出现的特征之一是青春期臀部的宽度突增，加之髋、臀部的脂肪增多，最终形成相对身材矮小、骨盆宽大、臀部丰满的女性体型。

5．心理及智力　儿童进入青春期，出现了一系列巨大的体格和生理变化，给他们带来了复杂的心理变化。青春期少年对周围发生的事情具有丰富、强烈的感情，但他们尚不能正确地进行评价，经常过高估计自己的能力，因此青少年很容易冒险做自己力所不及或不熟悉的工作，需要成年人予以正确的引导，启发他们的辩证思维能力。进入青春期，青少年渴望独立，此时他们很注意周围人对自己的评价，对父母、教师的指导易出现逆反心理。青春期少年对于性有强烈的神秘感及好奇感，但他们羞于公开获得性知识，因此容易走上歧路，应注意开展性伦理道德教育。在智力方面，青春期是智力发展的重要阶段，此期记忆力增强，思维能力不断扩大，应注意培养青少年的思维能力，并帮助他们建立远大的理想。

（吴　迪　巩纯秀）

第二节　青少年的医学评价

从发育心理学的角度，青少年需要完成以下发育任务（developmental tasks）：①接受自己的身体、容貌特征，寻找和建立自我形象；②肯定自己性别认同，学习建立亲密关系；③与父母分离，争取更大的自主和独立；④为就业、婚姻和家庭生活做好准备。在此阶段，伴随青少年自我意识的建立，其独立意识逐步增强，急于摆脱社会对自己的束缚，并且渴望能够独立评价外界事物，但由于缺乏经验，加之此时青少年对性充满了好奇及求知欲，因此很容易被事物表面现象所迷惑，从而走上错误的道路，甚至不顾后果、染上恶习、影响健康。儿科医师应从个人成长的角度去探索青少年的健康问题，用友好开放的方式，进行非评判式的客观病史和信息采集会获得更准确的对青少年的评价。

一、接触青少年患者

1．访视

（1）建立信任：医师对青少年患者应持真挚、热情的态度，不要妄加评判。应注意对他们进行非言语暗示，必要时对自己的非语言访视给予关注与支持。医师应单独面见青少年，至少在访视中有部分时间与之独处，探讨他们的兴趣所在。

（2）资料保密：面谈时要订下保密原则，即告知青少年面谈内容未得到他们的同意，不予泄露（包括家长和学校）。但如果青少年准备自杀，伤害他人或吸毒病例须与家长及其他专业人士联系，以便给予帮助。

2．和父母及家人面谈　可了解既往病史、现今问题，亦可了解家庭成员的相互关系，帮助家庭，使之作出必要配合。

3．HEADSS问卷　洛杉矶儿童医院制订的HEADSS问卷是用于评估青少年心理社交及高危因素的一种有效方法。医师应由中立性质的问题开始,逐渐进入较敏感的问题。

(1) 家庭(Home):谁与青少年同住?与父母及兄弟姐妹的关系如何?曾否离家出走?

(2) 学业/职业(Education/Employment):青少年是否在上学?是否经常上学?有无旷课?有否留级?擅长哪些科目?哪些科目不及格?与老师及同学相处如何?如果不上学,询问就业情况。

(3) 活动(Activities):青少年课余有什么活动?与朋友一起有何活动?是否经常运动?有何兴趣及消遣?喜爱何种音乐?有什么朋友,最好的朋友是谁?每天有多少时间看电视、上网或玩电脑游戏?

(4) 药物(Drugs):朋友有无吸烟或饮酒者?自己是否也有这些习惯?朋友有无滥用药物?自己也滥用药物吗?如果有,是哪些药物?什么时候开始?有多频繁?是否曾尝试静脉注射?

(5) 性(Sex):开始约会吗?性取向(同性、异性或双性)?与伴侣的亲密程度?是否曾与伴侣发生性关系?第一次性行为的年龄?共有多少性伴侣?是否采取避孕措施?是否经常使用避孕套?有无染上性病?是否曾怀孕或堕胎?是否遭受过性侵犯?

(6) 自杀(Suicide):是否有伤害自己的行为?有无自杀念头?是否有自杀行为?

当问及敏感项目时,必须先以询问方式征得青少年同意,如"我可以问你一些私人问题吗?"并用第三者的提问法,如"时下很多青年人很早就开始有性行为,你试过性行为吗?"

二、体格检查

进行体格检查时,应注意保护青少年的隐私,这亦是了解青少年对身体生理所存在的疑问,予以解答及教育的一个最佳机会。

三、预期性指导(anticipatory guidance)

儿科医师借与青少年讨论青春期身体及情绪成长转变的机会,向青少年提供相关的健康指导,如烟酒、滥用药物对身心的影响;安全性行为及避孕的重要性;情绪及精神健康问题的处理;暴力及受伤的预防等。

四、干预措施

当患儿出现健康危险行为时,我们可采取以下3条干预策略:①建立学校-家庭-社会三联防治屏障;②以生活技能为主题的教育干预模式;③以学校为干预平台,促进青少年健康成长。

(吴 迪 巩纯秀)

第三节 青春期疾病与健康问题

一、性早熟

是指男童在9岁前、女童在8岁前出现第二性征。

【病因】

1. 中枢性性早熟 是指下丘脑-垂体-性腺轴的过早启动、由GnRH分泌和释放增加所引起的性早熟，又称为 GnRH 依赖性性早熟、真性性早熟或完全性性早熟，其过程呈进行性发展，直至生殖系统发育成熟。病因包括：

（1）特发性性早熟。

（2）颅内疾病：下丘脑错构瘤、累及下丘脑的肿瘤（如神经胶质瘤、星形细胞瘤、室管膜瘤等）、颅内畸形（蝶鞍上蛛网膜囊肿、脑积水等）、损伤（颅脑放疗、颅内创伤、感染等）。

2．外周性性早熟　各种原因引起的体内性类固醇激素升高至青春期水平，只有第二性征的早现，不具有完整的性发育程序性过程。病因包括：

（1）肾上腺疾病：先天性肾上腺皮质增生症、肾上腺肿瘤。

（2）肿瘤：卵巢颗粒细胞瘤、睾丸间质细胞瘤等。

（3）自主性腺活化：McCune-Albright 综合征、反复发作的自发卵巢囊肿。

（4）暴露于外源物质：性类固醇的食品、药品、化妆品等。

（5）严重的未治疗的原发性甲状腺功能减退。

3．青春发育变异　又称为部分性性早熟、不完全性性早熟。包括单纯乳房发育、单纯阴毛早现、单纯月经来潮。

【临床表现】

性早熟以女孩多见，女孩特发性性早熟的发生率约是男孩的 9 倍，而男孩性早熟以中枢神经系统异常为高发病因。

1．中枢性性早熟

（1）特发性性早熟：①第二性征提前、按程序发育：女孩最早征象是乳房发育，继而阴毛出现，最终月经来潮并具生育能力；男孩最早是双侧睾丸对称性增大，继而阴囊皱褶增加，阴茎增大、阴毛、胡须生长、声音低沉、排精等。②身体生长速度呈线性增长，可能出现骨骺早闭。

（2）中枢神经系统肿瘤引起的中枢性性早熟：可伴有或相继出现头痛等颅内压增高的相关症状、肿瘤压迫视神经的相关症状、性格和行为改变、癫痫发作等。

2．外周性性早熟　症状取决于异常分泌的激素的特性以及原发病的影响。如先天性肾上腺皮质增生者，其雄激素的增加导致儿童的男性化。卵巢颗粒细胞瘤则表现为乳房迅速发育、腹痛以及腹部包块等。

McCune-Albright 综合征大多数为女性患儿，表现为：①典型乳房快速发育；②乳房发育前或之后数月内发生阴道出血；③可伴有牛奶咖啡斑；④可因多发性骨纤维发育不良导致骨痛；⑤罕见皮质醇增多、甲状腺功能亢进等。

外周性性早熟可分为同性性早熟和异性性早熟：分泌雄激素的病变在男孩表现为同性性早熟，在女孩表现为异性性早熟。分泌雌激素的则相反。

3．青春发育变异　通常只出现一种第二性征，生长速率没有变化或轻微增长。

（1）单纯乳房发育：常见于 2 岁前。

（2）单纯阴毛发育：往往提示肾上腺疾患、暴露于外源性雄激素。

（3）单纯月经早现：注意阴道异常、性虐待、异物或肿瘤。

【辅助检查】

1．激素水平测定

（1）血、尿激素的测定：血清 FSH、LH、E_2、T 可了解垂体、卵巢（睾丸）的基本功能状态。性早熟男童的 T 通常升高，女童 E_2 水平升高往往提示外周性性早熟。LH 基础值可作为初筛，如 > 5.0IU/L，即可确定其性腺轴已发动，不必再进行 GnRH 激发试验。青春早期基础值仍处于青春前期，对不易判断或矛盾者，需行 GnRH 刺激试验。疑为先天性肾上腺皮质增生症应查血皮质醇、促肾上腺皮质激素、17α-羟孕酮、24小时尿17-酮类固醇等。测定绒毛膜促性腺激素（hCG）对生殖细胞肿瘤等的判断有意义。

(2) GnRH激发试验：静脉注射GnRH 2.5μg/kg或100μg/m², 于注射前（基础值）和注射后30、60、90分钟分别采血检测LH、FSH，正常LH峰值出现在15~30分钟，用放射免疫法测定时，LH峰值在女童应>12.0IU/L、男童>25.0IU/L、LH峰/FSH峰>0.6~1.0时可诊断中枢性性早熟；用免疫化学发光法（ICMA）测定时，LH峰值>5.0 IU/L、LH峰/FSH峰>0.6（两性）可诊断中枢性性早熟；如LH峰/FSH峰>0.3，但<0.6时，应结合临床密切随访，必要时重复试验，以免漏诊。

2. 骨龄　左侧腕骨片可判断骨龄是否超前，是性早熟诊断的重要支持，也是治疗、监测的重要指标。

3. 影像学检查

(1) 超声波检查：B超可用来做肾上腺、子宫、卵巢及睾丸部分的检查。女童中枢性性早熟时卵巢容积>1ml，并有大于等于4个直径≥4mm的卵泡，子宫容积>2ml；若卵巢不大而子宫长度>3.5cm并见内膜增厚，则多为外源性雌激素作用。

(2) CT及MRI：根据需要行头颅CT或MRI检查，特别是中枢性性早熟男童，以除外器质性病变。行肾上腺和性腺CT平扫或（和）增强可了解有无增大或是否存在肿瘤。

4. 其他检查　疑为甲状腺功能减退者测定T3、T4、TSH；疑为McCune-Albright综合征可查GNAS基因。阴道涂片细胞学检查可依据其细胞成熟度判断雌激素的影响。

【诊断】

1. 病史　①性发育变化，特别是第二性征变化的顺序、Tanner分期、生长速度；②生长发育相关的家族史、个人史；③外源性甾体制剂接触史，如药物（避孕药）、化妆品、食物等；④警惕提示中枢神经系统病变的警告症状（如头痛、视野缺损、抽搐等）；⑤智力和学习情况。

2. 体格检查　①身高、体重、上下部量比，绘制生长曲线图，生长速度每年>7cm提示生长加速。②判断性发育状况、Tanner分期。③皮肤色素沉着及痤疮。④全面神经系统检查。

3. 实验室检查。

【鉴别诊断】

虽然GnRH激发试验能大体上鉴别中枢性性早熟和外周性性早熟，但应鉴别以下情况：

1. 单纯性乳房早发育　即部分中枢性性早熟，GnRH激发后FSH明显升高（正常青春前期女童激发后也会升高），但LH升高不明显（多数<5IU/L），且FSH/LH>1。但值得注意的是，在无任何临床先兆表现的情况下，部分中枢性性早熟会转化为中枢性性早熟。因此，诊断部分中枢性性早熟后需定期随访，尤其是对乳房反复增大或持续不退者，必要时重复激发试验。

2. 由非中枢性性早熟转化而来的中枢性性早熟　如先天性肾上腺皮质增生症、McCune-Albright综合征等，必须在治疗原发疾病的过程中注意监测中枢性性早熟的发生。

【治疗】

1. 病因治疗　性早熟的治疗需明确病因。肿瘤可采用外科干预、放疗或化疗，先天性肾上腺皮质增生者和甲状腺功能减退者采用相应激素替代治疗。外源性激素所致者，停服药物可自行缓解。

2. 药物治疗　促性腺激素释放激素类似物（GnRHa）：适用于中枢性性早熟。治疗目的是停止或减慢第二性征发育，延缓骨成熟的加速，改善最终身高。首剂80~100μg/kg，2周后加强1次，以后每4周1次（不超过5周），剂量60~80μg/kg，剂量需个体化，根据性腺轴功能抑制情况以及骨龄情况酌情调整用药。

【随访】

1. 药物治疗 治疗过程中每 2~3 个月检查第二性征以及测量身高；首剂 3 个月末复查 GnRH 激发试验，如 LH 激发值在青春前期值则表示剂量合适；此后，对女童只需定期复查基础血清 E_2 浓度或阴道涂片，男童则复查血清 T 基础水平。每 6~12 个月复查骨龄 1 次，女童同时复查子宫、卵巢 B 超。

2. 诊断不明者 性早熟早期有时很难区分类型和发现器质性病变，因此必须定期随访，力求早期明确诊断、早期治疗。

二、青春期延迟

男童 14 岁仍无睾丸增大或睾丸开始增大后 5 年内不能发育成熟达正常成年男性水平，女童 13 岁仍无乳房发育或 15 岁后尚无月经初潮者，可诊断青春期发育延迟（delayed puberty）。正常男性睾丸容积大于 4ml，女性乳房发育至 Tanner Ⅱ 期，被视为青春期开始的标志。根据青春期发育延迟时间的长短或将来有无自主青春期发育，可将其分为暂时性青春期发育延迟和永久性青春期发育延迟两大类型。

【病因】

1. 暂时性青春期发育延迟

(1) 体质性青春期发育延迟（constitutional delay of puberty，CDP）：也称为体质性生长和青春期发育延迟（constitutional delay of growth and puberty，CDGP）。约 65% 的青春期发育延迟男童和约 30% 的女童是此类。

(2) 功能性低促性腺激素性性腺功能减退症：亦属于暂时性青春期发育延迟，常由慢性或消耗性疾病如糖尿病、哮喘、库欣病等或营养不良所导致的下丘脑-垂体功能障碍所致。

2. 永久性青春期发育延迟

(1) 低促性腺激素性性腺功能减退症（hypogonadotropic hypogonadism，HH）：下丘脑-垂体功能先天发育异常，如多发垂体功能低下，或后天疾患如颅脑放疗造成继发性垂体/下丘脑损伤所致。

(2) 高促性腺激素性性腺功能减退症：原发或者继发的睾丸或卵巢组织自身病变所致。后两者为永久性青春发育延迟，不经治疗终身都不会有第二性征的发育，需要进行生理剂量的终身性激素替代治疗。

【诊断】

1. 体质性青春期发育延迟 排他性诊断，需除外器质性病变，确诊需待 18 岁前患儿出现青春期发育。通过问诊获得全面的家族史，特别是父母及同胞的青春期发育史、身高等信息。

2. 功能性低促性腺激素性性腺功能减退症 通过全面问诊获得慢性病相关的关键信息（乳糜泻、甲状腺疾患、缺氧窒息史），以及用药史、营养状况和社会-心理方面的信息，继而进行相应的全面实验室检查，如生化、甲状腺激素等。

3. 低促性腺激素性性腺功能减退症 该病患者往往伴有双侧隐睾、尿道下裂或小阴茎，而肾上腺初现的体征（男童腋毛长出、女童阴毛长出）常发生在正常年龄范围。特殊面容、畸形、肥胖以及智力发育的评估异常往往提示遗传代谢病的可能。此类患者血 LH、FSH 均低，由于此类疾患有相当比例由颅内肿瘤占位造成，故头颅 MRI、催乳素检查是必要的。

4. 高促性腺激素性性腺功能减退症 LH 和 FSH 水平因缺乏性腺负反馈而升高，男性 T、女性 E_2 水平低下。需注意腹部放疗史或全身化疗史，疑为特纳综合征者需行染色体核型检查。

【鉴别诊断】

在病史采集、体格检查后，通过血清 LH、FSH 水平可初步鉴别出高促性腺激素性性腺功能减退症；根据正常的生长速率可初步判别出 CDGP 或特发型 HH，两者的确诊金指标是随访至18岁。对于生长速率低于青春期前的正常低线（<3cm/y）者，可根据体质量指数（BMI）的水平初步判断功能性HH和永久性HH的病因，进行相应的生化、头颅（垂体）MRI、催乳素、染色体核型等相关检查以进一步诊断。

【治疗】

1. 体质性青春期发育延迟多数不需要治疗，但对少数心理影响及治疗需要迫切者可以使用药物治疗。

2. 对于功能性低促性腺激素性性腺功能减退症，去除全身性慢性疾病的影响之后，可恢复正常的青春期发育。

3. 对于永久性低促性腺激素性性腺功能低下，根据具体情况，给予雄激素替代治疗或者促性腺激素注射。用药剂量在约3年内逐渐增至成人替代剂量；生殖能力的诱导需进行GnRH脉冲泵入治疗。

4. 对于高促性腺激素性性腺功能减退症，男孩在适当年龄（14~15岁后），用睾酮制剂替代治疗，可口服或通过皮下给药；女童需用雌激素替代治疗，剂量应逐渐增加，并在适当时候用药物建立人工月经周期。

三、月经紊乱

1. 月经不调 青春期早期女孩多发月经不调。乳房发育约2年后出现初潮，初潮平均年龄近年调查显示是11.6岁。最初的月经是无排卵的并且间期也是不规律的，这种不规律性可能持续2~5年。正常的排卵性月经通常间隔21~45天，从一次月经的第一天开始算起，至下次月经的第一天。经期持续时间平均为3~7天，如果多于7天则被认为是经期延长。一些青春期女孩在第一次月经周期中就有排卵。

2. 痛经（dysmenorrhea） 当规律的排卵周期建立起来后，痛经发生率较高。通常在月经出血的第1~3天。原发性痛经（primary dysmenorrhea）是指除外盆腔本身病变的情况下，经期出现盆腔疼痛，主要发生在初潮后的1~3年，24岁之前发生率递增，此时正常的排卵周期已经建立。病因是排出的卵泡形成黄体，孕酮水平下降，引起子宫内膜脱落，释放前列腺素和白三烯（leukotrienes）。前列腺素和白三烯的释放可以增加子宫张力，增加子宫收缩的频率，引起子宫内压力过高及子宫缺血，从而增加疼痛神经对缓激肽（bradykinin）及其他物理刺激的敏感度。初潮时发生的痛经需要行超声检查以除外潜在的结构性疾病，例如副中肾管（苗勒管）阻塞。原发性痛经是痛经最常见的类型，很多青春期女孩都有过类似经历。

继发性痛经（secondary dysmenorrhea）主要与盆腔病变有关，最常见的病因是子宫内膜异位症（endometriosis）或盆腔炎性疾病（pelvic inflammatory disease）。青春期女孩的子宫内膜异位通常是轻到中度的疾病，但是伴有流出道梗阻的女孩初潮后很快会出现严重的子宫内膜异位。子宫良性肿瘤（平滑肌瘤或者息肉）和宫内避孕器的使用引起的获得性痛经较少见。

痛经的类型通过病史和体格检查就可以确定。可以使用超声检查来确定生殖道梗阻病变。磁共振成像可能对诊断生殖道异常的复杂性疾病有帮助。子宫内膜异位和盆腔炎性疾病的确诊需要行腹腔镜检查。

当原发性痛经的症状造成患者严重困扰时则需要给予治疗。首选治疗是非甾体消炎药如布洛芬、萘普生，抑制前列腺素的合成，可以最大限度地缓解疼痛、减少经期血流量，但是对调整月经周期没有作用。

四、进食失调

饮食障碍（eating disorders）是青少年比较常见的慢性疾病，特别是女性多见。分为神经性厌食症（anorexia nervosa）、神经性贪食症（bulimia nervosa）、强迫性饮食障碍（强迫进食）及其他非特异的饮食障碍。

1. 神经性厌食　青少年女性神经性厌食的发病率为1.5%。发病率女：男接近20：1，且有家族聚集倾向。神经性厌食的病因与社会、环境、心理及生理事件有着复杂的交互关联。饮食障碍的早期发现是十分重要的。首发症状是饮食或运动习惯改变（对食物的迷恋、反复咀嚼、情绪改变等）。患儿通常有体型认知（体象）障碍，对非常瘦的体型却感觉很胖。父母对这种情况的反应是愤怒、自责，把焦点都放在孩子身上，而忽略这是一种疾病，甚至支持这种行为。

医师采集病史应该客观并做出鉴别诊断。出现以下情况时需考虑本病：拒绝将体重维持或超过所在年龄身高最低正常体重范围内；尽管体重过轻，仍强烈畏惧体重增加或变胖；否认体重过轻的严重性；初潮后女性出现闭经。

鉴别诊断包括胃食管反流、消化性溃疡、恶性肿瘤、慢性腹泻、吸收障碍、炎性肠病、下丘脑损害、甲状腺功能亢进、糖尿病及肾上腺皮质功能不全（Addison病）。另外，还需要考虑精神疾病可能（药物滥用、忧郁症、强迫症）。

厌食症的临床特点包括患儿穿着过大的、分层的衣物来隐藏自己身体的外观，面部及躯干会有毳毛，皮肤粗糙，心动过缓，体温过低，BMI下降，牙釉质侵蚀，肢端发绀。

治疗需要多学科综合治疗，包括制订饮食计划及个体和家庭的治疗。进食的完成需要通过患儿自愿规律摄入食物或者口服营养品或者经鼻胃管摄取食物。当生命体征平稳后，则需要和患儿及家属讨论一些治疗的细节。第一步是恢复患儿体重。当达到标准体重的80%时，患儿即可自由地按照个人意愿增加体重。

预后：死亡率为3%～5%（自杀、营养不良）。30%发展成贪食症，20%发展成持续性神经性厌食。

2. 神经性贪食　神经性贪食的诊断标准：反复发作暴食，至少连续3个月，每星期发作2次以上。女学生神经性贪食的发病率为5%。女：男为10：1。暴食发作时会大量进食平常禁止摄入的或（和）吃剩的食物，并以极快的速度摄入，随后即出现呕吐。过度的呕吐或服用泻药和利尿剂可以导致代谢紊乱。暴食和无限制过度饮食经常发生在有节食史的轻度超重的年轻女性中。

营养、教育、自我监控都有助于增加不良行为者的认知，使其努力改变饮食习惯。神经性厌食的患儿可能对抗抑郁药治疗有效，因为他们通常有人格障碍、冲动控制障碍及情感疾患的家族史。患儿对他们的行为感到窘迫、内疚、羞愧。自杀未遂及自杀死亡都是十分值得注意的问题。

五、冒险行为

医生有责任利用每一次机会询问青少年的各种危险行为。依次提出一系列问题，每次集中在某个问题上，并从中发现某些话题来让青少年谈自己的事情。医生必须让青少年产生信任并对孩子们感兴趣。有冒险经验的青少年常常考虑或试图再次尝试其他多种冒险行为。医生在给出建议之前收集信息很重要。当集中所有关于冒险行为的信息之后，医生可以选一到两条关于健康管理的内容来讨论，使青少年很自然地认为讨论的内容很可信。尽管青春期治疗的重点是社会心理问题，但仍要进行普通的体格检查。

（吴　迪　巩纯秀）

第十八章 常见急危重症

第一节 小儿心搏呼吸骤停与心肺复苏术

心搏呼吸骤停是指各种原因导致患儿突然出现心搏、呼吸及循环功能停止，一旦出现这种情况必须立即实施心肺复苏术。心肺复苏术（cardiopulmonary resuscitation，CPR）是一套完整的国际标准化的维持呼吸和循环从而挽救生命的人工操作技术，是抢救小儿心搏呼吸骤停的主要措施。CPR 包括两部分：基本生命支持（basic life support，BLS）和高级生命支持（advanced life support，ALS）。

【病因】

引起小儿心搏呼吸骤停的原因较多。常见有：新生儿窒息、婴儿猝死综合征、喉痉挛、喉梗阻、气管异物、胃食管反流、严重肺炎及呼吸衰竭等缺氧性因素；药物过敏、严重心律失常、中毒、代谢性疾病、心肌炎、心肌病、心力衰竭等心血管疾病因素；心血管介入治疗操作及各种意外损伤等。此外，伴有下列高危因素时应注意心搏呼吸骤停的发生：

1. 循环状态不稳定 如大量失血、难治性心力衰竭、低血压和反复发作的心律失常。
2. 急性进展的肺部疾病 如严重的哮喘、喉炎、重症肺炎、肺透明膜病等。
3. 外科手术后早期全身麻醉未醒及使用大量镇静剂引起中枢性抑制所致呼吸功能障碍。
4. 已建立人工气道的患儿气管插管发生堵塞或脱开。
5. 神经系统疾病病情急剧恶化致中枢性呼吸功能障碍以及外周性神经和肌肉疾病所致呼吸功能障碍。

临床上的一些操作可使有高危因素的患儿触发心搏呼吸骤停，常见的情况包括：

1. 气道吸引 能引起低氧、肺泡萎陷及迷走神经反射性心动过缓。
2. 不适当的胸部物理治疗 如拍背、翻身、吸痰等，可使更多的分泌物溢出、阻塞气道，也可使患儿产生疲劳。
3. 人工通气的撤离 任何形式的人工通气（如人工呼吸机的应用）的撤离，使患儿必须从以前的人工呼吸向自主呼吸转换时所致的呼吸功能不足；降低吸入氧浓度、撤离持续气道正压通气或机械通气、拔除气管插管等。
4. 镇静剂的应用 如麻醉剂、镇静药和止咳药的应用所致的呼吸抑制。
5. 各种操作 如腰椎穿刺时使呼吸屏住，可使心搏骤停。
6. 迷走神经的兴奋性增加 一些临床操作可引起迷走神经的兴奋性增加，如鼻胃管的放置、气管插管操作等。操作前使用阿托品、东莨菪碱等药物可减少迷走神经受刺激所致反射性心搏呼吸骤停。

值得强调的是工作人员平时应有良好训练，并且急救用品和药物都准备完好，随时备用并经常性检查以备救急之用。

【诊断】

临床表现为突然昏迷，部分有一过性抽搐，呼吸停止，面色灰暗或发绀，瞳孔散大和对光反射消失。大动脉（颈、股动脉）搏动消失，听诊心音消失。如做心电图检查可见等电位线、电机械分离或心室颤动（室颤）等。

心搏呼吸骤停的诊断需争分夺秒。患儿突然昏迷、意识丧失，无呼吸或仅为喘息样呼吸，10秒钟未能触及大血管搏动，即可诊断，而不必反复触摸脉搏或听心音、呼吸，以免延误抢救时机。

【急救处理】

小儿心搏呼吸骤停抢救的具体处理包括三方面：①紧急呼救，请求帮忙打急救电话，迅速了解并阻断病因。②同时争分夺秒实施CPR。③CPR的后续处理。

1. 基本生命支持（BLS） 发现患儿心搏呼吸骤停时，操作者应首先检查患儿有没有自主呼吸，同时触摸有没有大血管搏动（婴儿触摸肱动脉、儿童触摸颈动脉或股动脉）（图18-1），如果心跳呼吸停止或怀疑停止时，立即开始BLS。具体操作如下：

(1) 清理并开放呼吸道（Airway，A）：患儿应取平卧位，清理口腔及咽喉部异物或分泌物以保证呼吸道通畅（图18-2）。

(2) 人工呼吸（Breathing，B）：医院外可采用口对口人工呼吸（图18-3），有条件的情况下可采用气囊-面罩呼吸器进行人工呼吸。

(3) 恢复心跳和循环（Circulation，C）：如果心跳呼吸停止或怀疑停止时，立即进行人工心脏按压。人工心脏按压应与人工呼吸配合进行，心脏按压与人工呼吸的比例在儿童为单人操作时为30∶2，双人操作时为15∶2（图18-4）。

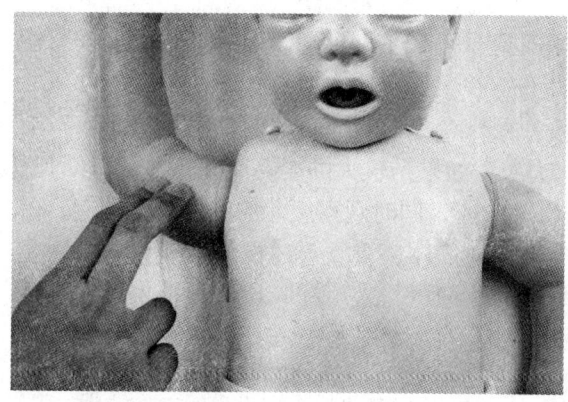

图18-1 触摸肱动脉

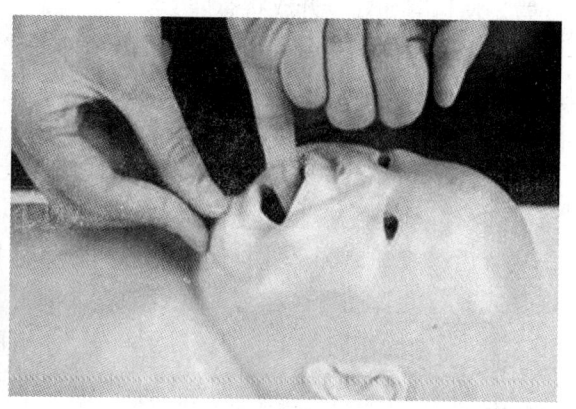

图18-2 清理口腔及咽喉部异物或分泌物

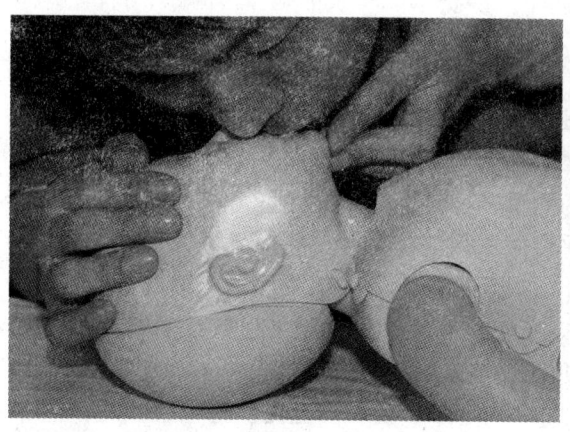

图18-3 口对口人工呼吸

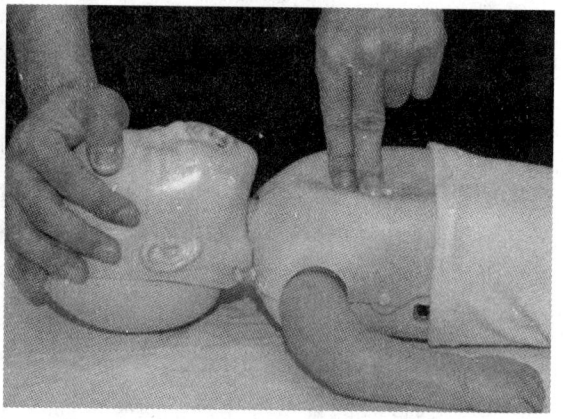

图18-4 人工心脏按压

儿童基本生命支持包括一系列支持或恢复心跳呼吸的有效通气或循环功能的技能。医务人员或非医务人员都可以进行基本生命支持，但平时应进行严格训练。

2. 高级生命支持（ALS） 为心肺复苏的第二阶段，由有经验的医护人员参与此时的抢救工作，并且常有明确的分工，协调处理呼吸、循环支持和辅助药物应用、输液、病情评估、监护、调整治疗方案及必要的病情记录。

3. 复苏后进一步处理　指为使复苏后的患儿进一步稳定所进行的进一步处理及监护，包括转运到监护病房及后续的生命支持和监护。

【处理程序】

心搏呼吸骤停一旦发生，必须争分夺秒立即实施现场抢救（first aid）。传统的心肺复苏按保持呼吸道通畅（Airway，A）、建立呼吸（Breathing，B）及建立人工循环（Circulation，C）的顺序进行。2010版心肺复苏指南强调从心脏按压而不是人工通气开始，强调高质量的心肺复苏，其步骤改为C—A—B，以保证心、脑等重要脏器的血液灌流及氧供应。新生儿窒息多由缺氧引起，因此新生儿复苏仍按A—B—C顺序进行。

1. 保持呼吸道通畅　小儿低氧血症和呼吸停止可能引起或造成病情急剧恶化和心搏停止。因此建立和维持气道的开放、保证通气是基本生命支持最重要的内容。首先应去除气道内的分泌物、异物或呕吐物，有条件时予以口、鼻等上气道吸引。采用仰头提颏法开放气道，将患儿头稍向后仰，抬高下颌，一只手置于患儿的前额，将头向背部倾斜处于正中位，颈部稍微伸展。另一只手的几个手指放在下颌骨的颏下，提起下颌骨向外上方，注意不要让嘴闭上或推颌下的软组织，以免阻塞气道。当颈椎完全不能运动时，通过推下颌来开通气道。也可放置口咽导管，使口咽部处于开放状态。

2. 建立呼吸　当呼吸道通畅后仍无自主呼吸时应采用人工辅助通气，维持气体交换。常用的方法有：

(1) 口对口人工呼吸：此法适合于现场急救。操作者先深吸一口气，如患者是1岁以下婴儿，将嘴覆盖婴儿的鼻和嘴，即口对口鼻将气吹入；如果是较大的婴儿或儿童，用口对口，拇指和示指紧捏住患儿的鼻子，保持其头后倾；将气吹入，同时观察患儿的胸廓是否抬起。停止吹气后，放开口和鼻孔，使患儿自然呼气，排出肺内气体。重复上述操作，直至自主呼吸恢复或改行气管插管。在置入气管导管之前，儿童胸外按压与人工呼吸比例为单人操作时为30：2，双人操作时为15：2。对于新生儿，如果为窒息性骤停，胸外按压与人工呼吸比例为3：1，如果为心脏疾病引起的骤停，按压与通气比例为15：2。口对口呼吸即使操作正确，吸入氧浓度也较低（<18%），操作时间过长，术者极易疲劳，故应尽快获取其他辅助呼吸的方法替代。

(2) 面罩-复苏囊人工通气：多为专业人员应用。在多数儿科急诊中，专业人员对婴幼儿可用面罩-气囊进行有效的通气。常用的气囊通气装置为自膨胀气囊，递送的氧浓度为30%~40%。气囊尾部可配贮氧装置，保证输送高浓度的氧气。带有贮氧装置的气囊可以提供60%~95%浓度的氧气。气囊常配有压力限制活瓣装置，压力水平在35~40cmH$_2$O。将连接于复苏气囊的面罩覆盖于患儿的口。正确的面罩大小应该能保证将空气密闭在面部，从鼻梁到下颏间隙盖住口鼻，但露出眼睛。用一只手将面罩固定在脸上并将头或下颌向上翘起。对婴幼儿，术者4、5指钩住下颌角向上抬，第3指根部抵住下颌，保证面罩与面部紧密接触。在面罩吸氧时，一定程度的头部伸展能保证气道通畅。婴儿和幼儿最好保持在中间的吸气位置，而不要过度伸展头部，以免产生气道压迫梗阻。

(3) 气管内插管人工呼吸：当需要持久通气时，或面罩吸氧不能提供足够通气时，应尽早使用气管内插管代替面罩吸氧。小于8岁的患儿用不带气囊导管，大于8岁的患儿可使用带气囊导管。导管内径的大小可用公式进行估算：内径（mm）=（16+患儿年龄）/4。插管后可继续进行气囊加压通气，或连接人工呼吸机进行机械通气。建立高级气道后，通气频率为8~10次/分（每6~8秒一次呼吸），与胸外按压不同步，每次呼吸时间为1秒，需见到明显的胸廓起伏。

3. 循环支持　心搏骤停的首要目的是恢复循环。应首先对患儿进行30次不间断胸外心脏按压，对新生儿或幼婴按压时可一只手托住患儿背部，另一只手用示指和中指置于胸骨中线乳头线下一指处进行按压（二指法），或两手掌及四手指托住两侧背部，双手大拇指置于上述位置按压胸骨（双掌环抱法）。对于1~8岁儿童，可用一只手固定患儿头部，以利通气；另一手的手掌根部置于胸骨下段，手掌根的长轴与胸骨的长轴一致进行按压（单掌法）。对于年长儿（＞8岁），应将患儿置于硬板上，将一手掌根部交叉放在另一手背上，垂直按压胸骨下半部（叠掌法）。每次按压与放松时间比例为1:1，按压深度为胸部厚度的1/3，儿童为5cm，婴儿约4cm。频率为100次/分，保证胸廓的弹回，并尽可能减少胸外按压的中断。按压1个循环后判断有无改善，观察颈动脉（对于1~8岁儿童）、股动脉搏动，瞳孔大小及皮肤颜色等。在临床上当触及大动脉搏动提示按压有效；如有经皮血氧饱和度监测，血氧饱和度上升也提示心脏按压有效。

4. 除颤　小儿较少使用电击除颤，经过胸外心脏按压往往能达到复苏效果，持续性室颤可予以电击除颤。除颤参数的选择是：单向波形或双向波形除颤首次剂量均从2J/kg开始；对于难以纠正的室颤，第二次或后续除颤应提升2~4J/kg，总剂量不超过10J/kg。每次电击后立即重新开始心脏按压复苏，尽可能缩短电击时胸外按压的中断时间。

5. 进一步处理　对于大多数患儿，尤其是新生儿在呼吸道通畅、呼吸建立后心跳可恢复。如胸外心脏按压仍无效，可试用药物。在心搏骤停时，最好静脉内给药，有时难以建立静脉通路，则可气管内给入，如阿托品、肾上腺素、利多卡因等。儿童气管内用药最佳剂量尚不肯定，气管内用药剂量应比静脉内用量稍大，才能达到同样的疗效。也可骨髓腔用药，骨髓腔注射用药与静脉内注射效果相同。

常用急救药物有：

(1) 肾上腺素：儿科患者最常见的心律失常是心跳停止和心动过缓，肾上腺素有正性肌力和正性频率作用。剂量：0.01mg/kg，（1:10 000溶液0.1ml/kg），静脉或骨髓腔内给药，或气管内给药0.1mg/kg。间隔5分钟可重复1次。

(2) 碳酸氢钠：心肺复苏术禁用碳酸氢钠。由于循环衰竭时碳酸氢钠在体内可增加CO_2生成，CO_2是脂溶性物质，更易通过细胞膜，可以加重细胞内酸中毒，从而导致脑细胞和心肌功能不全，改善通气和扩容一般可以纠正酸中毒。复苏后循环状况和呼吸功能良好，仍有较严重的代谢性酸中毒时才可考虑使用碳酸氢钠。

(3) 阿托品：使用指征为低灌注和低血压性心动过缓、预防气管插管引起的迷走神经性心动过缓、房室传导阻滞所引起的少见的症状性心动过缓。剂量为：6个月以下新生儿每次0.1mg/kg，其余年龄小儿为0.01~0.02mg/kg；儿童最大剂量不能超过1mg，青少年不超过2mg；静脉、气管内或骨髓腔给药，间隔5分钟可重复使用。

(4) 葡萄糖：心搏骤停复苏后，应快速进行床边的血糖检测。如有低血糖及时纠正。应立即给葡萄糖。剂量：0.5~1g/kg，可用25%葡萄糖溶液静脉注射。

(5) 钙剂：心肺复苏不主张使用钙剂。钙剂仅在确诊低血钙、高钾血症、高镁血症、钙通道阻滞剂过量时使用。剂量：葡萄糖酸钙100~200mg/kg（10%葡萄糖酸钙1~2ml/kg），氯化钙20~50mg/kg（10%氯化钙0.2~0.5ml/kg）。

(6) 利多卡因：室颤时可使用利多卡因。剂量：负荷量为1mg/kg，给予负荷量后即给静脉维持，剂量为20~50μg/(kg·min)。

6. 复苏后处理

(1) 合理氧疗法：氧也被认为是一种药物，有其毒性作用，但复苏后一段时间的氧疗是必要的。合理的氧疗法应为PaO_2=80~100mmHg，氧饱和度为95%~100%；应将FiO_2调整到保持这一标准需要的最低浓度。

(2) 低温疗法：低温疗法的疗效尚没有明确定论。循环恢复正常以前低温疗法（控制体温在 32～34℃）可降低脑细胞代谢以起到保护作用。心搏骤停复苏后早期仍然昏迷的婴儿和儿童也可以考虑进行低温治疗。

（王　斌　曾其毅）

第二节　颅内高压综合征和脑水肿

头颅由一个封闭的骨性容器加颅内容物构成，内容物对颅腔所施加的压力产生颅内压力。颅内容物包括脑组织、脑脊液和血液，由于颅内容量几乎是不可压缩的，儿童在骨缝及前囟闭合后容积没有弹性，内容物中任何一种成分的增加均会导致颅内压增高。

【病因】

1. 脑组织的容量增加　最常见的原因为脑水肿，包括：①血管源性脑水肿，如创伤、颅脑手术后、脑膜血管意外等；②细胞中毒性脑水肿，原因有中毒、缺氧、缺血、感染等；③占位性病变如肿瘤、脓肿等。

2. 颅内血容量的增加　原因包括：①二氧化碳蓄积，丘脑下部或脑干部位手术刺激血管运动中枢；②上腔静脉综合征、静脉栓塞等引起的静脉回流受阻；③高血压；④血容量过多；⑤疾病状态下的脑血流自动调节功能丧失等。

3. 脑脊液的循环障碍　如各种原因引起的不同类型的脑积水。

【病理生理】

脑灌注压为平均动脉压与颅内压之差值，脑血管有自动调节能力，在脑灌注压波动于一定范围时，可通过脑血管直径的自身调节来维持脑血流相对稳定，当这个机制不能代偿严重的颅内高压或存在明显的全身低血压时，即出现颅内压增加或降低。脑血管还对血液中氧和二氧化碳浓度的改变有反应，可因代谢需要而增加脑血流。

脑位于头颅骨腔内而受到保护，但由于钢性骨骼的包围而限制了其内容物的任何容量变化，颅腔内任何组织或液体成分的增加都不可避免地会增加颅内压。在新生儿和婴儿期有未闭合的囟门和骨缝，对颅内压的增高起到部分的代偿作用。

颅内容物的增加与颅内压力增加并非呈线性关系，较小的容量增加可通过颅骨腔的增大或增加脑脊液进入脊髓管代偿调节。当损伤引起的脑容量增加进一步发展时，颅内压快速增加，这时任何容量的增加将导致不成比例的颅内压显著增高。

颅内高压最直接和危险的后果是脑血流减少，而脑疝的发生相对较晚。有效灌注压等于动脉压与颅内压的差，故颅内压升高可直接影响脑血流，即脑血流随颅内压的升高而减少。当颅内压增高使脑灌注压低于脑血管自身调节范围时，将导致脑缺血。脑缺血可以产生或加重脑水肿，而脑水肿又是颅内高压的最常见原因，因此脑水肿和脑缺血往往互为因果，形成恶性循环。

【临床表现】

小儿颅内压增高的临床表现与发病原因、发展速度及病变所在的部位有密切关系。

1. 头痛　最常见的症状，压力越高，头痛越剧烈。因脑膜、血管或神经受挤压及炎症刺激引起，常为弥漫性、持续性、清晨较重。可因咳嗽、用力、大量输液加重。婴儿不会诉说头痛，常表现为烦躁不安、尖声哭叫，有时拍打头部。

2. 呕吐　与进食无关，常不伴恶心，以喷射性呕吐多见。

3. 头颅改变　婴儿颅内高压早期可出现前囟隆起，这也是一种压力代偿方式。晚期可出现骨缝裂开、头颅增大、浅表静脉怒张等。

4. 血压升高　为颅内压增高的代偿反应。

5. 眼部改变　头痛、呕吐、视乳头水肿是成人颅内高压的三大主症,但因小儿急性颅内压增高多见,故少见视乳头水肿。严重颅内压增高可有眼球突出、球结膜水肿、眼外肌麻痹、视野缺损等。重症脑积水可出现落日眼。意识障碍、瞳孔扩大、血压增高伴缓脉称 Cushing 三联征。

6. 其他常见症状　如意识障碍、体温调节障碍、肌张力改变、呼吸障碍及惊厥等在重症患儿均可见到。

7. 脑疝　颅内压升高到一定程度,脑组织可发生移位,挤入硬脑膜的裂隙或枕骨大孔,形成脑疝。小脑幕切迹疝因动眼神经受累,患侧瞳孔先缩小后扩大,对光反应迟钝或消失,眼睑下垂;由于脑干受压,可出现中枢性呼吸衰竭、意识障碍加重,继而血压、心率不稳定。枕骨大孔疝因延髓受压,患儿昏迷迅速加深,双侧瞳孔散大,对光反应消失,眼球固定,常因中枢性呼吸衰竭而死亡。

【诊断】

1. 病史中存在导致脑水肿或颅内压增高的原因,如感染、脑缺氧、中毒、外伤、颅内出血和占位性病变等。

2. 患儿有颅内高压的症状和体征,如头痛、呕吐、前囟饱满、血压升高、视乳头水肿,甚至脑疝表现等。

3. 若有条件应及时测定颅内压力,高于同龄儿童的颅内压力即可确诊。

【治疗】

积极降低颅内压,应尽快寻找病因并给予相应治疗。

1. 一般治疗　急性颅内压增高可导致患儿死亡,患儿应进入重症监护病房积极抢救治疗。应保持患儿安静、抬高头位。密切观察病情变化,及时给予各种对症治疗和支持疗法,如吸氧、止惊、降温、纠正水电解质平衡紊乱、保护和维持脑代谢功能等。

2. 病因治疗　如控制感染、纠正缺氧、及时去除颅内占位病变等。

3. 脱水疗法

(1) 渗透性脱水剂:如 20% 甘露醇,每次 0.5g~1.0g/kg,根据病情需要每 4~8 小时一次;重症患儿可用至每次 2g/kg。

(2) 利尿剂:重症患儿可用利尿剂配合渗透性脱水剂,如呋塞米每次 0.5~1.0mg/kg,每日 2~4 次。

(3) 胶体脱水剂:人白蛋白、血浆可单独或与其他脱水剂联合应用。

(4) 高渗盐水:在国内外临床实践中,有证据证实使用 3% 高渗盐水也能产生渗透效应,将脑组织间隙的水分带入血管腔,达到降颅压效果。对低血容量伴颅内高压患儿更有益处。

(5) 类固醇激素:常用于治疗脑水肿,它对肿瘤或感染引起的脑水肿有效,而对外伤和缺氧缺血性损伤效果较差。

4. 其他　如过度通气疗法、头部低温疗法、控制性脑脊液引流、控制血压、止痉等,可根据情况选用。

(王　斌　曾其毅)

第三节　脓毒症和脓毒性休克

脓毒症(sepsis)和脓毒性休克(septic shock)是儿科最常见的临床急危重症,也是儿童死亡的第一位原因,其发病机制和免疫动力学基础是全身炎症反应。因此,认识脓毒症和脓毒性休克必须认识和理解全身炎症反应综合征（systemic inflammation response syndrome，SIRS）。

SIRS 和脓毒症是儿科各种疾病都会发生或可能发生的病理生理及免疫反应过程。SIRS 是脓毒血症的免疫学基础，脓毒血症是 SIRS 病情恶化发展的结果。脓毒症死亡率较高，是医疗费用较高的常见的多发疾病。1991 年美国胸外科学会和危重病医学会（ACCP/SCCM）达成共识，提出了 SIRS、脓毒症和多器官障碍综合征（multiple organ dysfunction syndrome，MODS）的概念及相关的研究进展和免疫学理论，随后发起了脓毒症拯救运动。2004 年发表了"国际脓毒症指南"，2005 年国际儿科学界提出了这些概念的儿科版诠释，2008 年及 2012 年"国际脓毒症指南"都分别作了修订再版。这对降低危重病死亡率、降低医疗费用产生了非常重要的作用。认识和理解这方面的知识对儿科医师非常重要，下面作简要阐述。

一、全身炎症反应综合征

SIRS 是指因感染或非感染因素（包括应激和创伤）作用于机体而引起的一种自身应答性免疫反应。这种应答性免疫反应在针对性清除病因病原的同时，也对机体的组织细胞产生免疫性损伤，从而产生相应的临床表现。SIRS 可以单独存在，也可以是许多疾病的共同表现。

【病因与发病机制】

病因主要是感染、创伤和应激。在上述三种病因的作用下机体产生免疫应答，生成大量的免疫物质包括细胞因子、炎症介质以及其他免疫分子，启动复杂的炎性网络反应，这些免疫物质在清除病原、拮抗损伤的同时也对机体产生炎性损伤，这种炎性损伤称为宿主自身免疫损伤（host autoimmunol injury）。

发病机制主要是细胞介质和炎症因子的大量释放，如 TNF-α、IL-1、IL-2、IL-6、IL-8、IL-10、IL-13、白三烯、HMGB1 等的释放，损伤组织细胞特别是血管内皮细胞。损伤造成血管通透性增加，导致器官功能障碍。

【临床表现】

SIRS 是很多疾病的共同病理生理基础，其临床表现主要是炎症的一般症状和相应疾病的表现。

1. 一般症状　主要有发热、头痛、疲劳、乏力、食欲差等。
2. 相应疾病表现　主要是免疫损伤和轻度器官功能障碍的表现。
3. 诊断标准　"国际脓毒症指南"关于 SIRS 的诊断标准如下：

(1) 发热或体温不升：体温 > 38℃ 或 < 36℃。

(2) 白细胞升高或降低：白细胞 > 12×10^9/L 或 < 4×10^9/L。

(3) 呼吸增快：呼吸频率 > 相应年龄组正常值的两个标准差。

(4) 心率增快：心率 > 相应年龄组正常值的两个标准差。

上述四条标准符合其中两条，但必须包含第 3 或第 4 条的其中一条就可以诊断为 SIRS。

【治疗】

SIRS 的治疗首先要对原发病是感染性还是非感染性疾病进行鉴别以明确治疗方向。值得强调的是，炎症反应是自身免疫反应，并不等同于感染。创伤和应激也可引起炎症反应，但不一定有细菌或其他病原感染机体。因此，不能因为有炎症就要用抗生素。从 SIRS 的诊断标准也可以理解，白细胞高和发热不是抗生素应用的绝对指征，临床上一定要对此有清晰的概念。

1. 病因治疗

(1) 抗感染：有细菌、病毒或其他病原体感染患者应根据病原学检查结果及药敏实验结果尽早使用抗生素和相应抗病原药物。

(2) 病灶清除：有局部感染灶存在者应尽早去处病灶，如切开排脓、清创换药。

2. 抗炎治疗

(1) 非甾体消炎药：如阿司匹林和布洛芬，此类药物既可退热又可消炎，是较常用的药物。一般是短期使用。

(2) 糖皮质激素：此类药物具有较强的抗炎作用，可以小剂量、短疗程使用，但由于副作用较多，一般不主张使用或慎用。

(3) 抗过敏类药物：炎症也是一种超敏反应，抗过敏类药物对炎症反应有一定疗效。可应用异丙嗪、氯雷他定等药物短疗程使用。

(4) 清热解毒类中药：清热解毒类中药和清热解表的中药方剂对炎症均有很好的疗效，如金银花、板蓝根、大青叶、银翘、岗梅根、地胆头等中药和银翘散、桑菊饮等方剂，但需要辨证施治。

3. 对症治疗

(1) 支持疗法：补充维生素、能量及足量液体。

(2) 注意作息：适当休息，补充易消化的营养饮食。

二、脓毒症与严重脓毒症

脓毒症的定义是"感染引起的全身炎症反应综合征"。严重脓毒症（severe sepsis）的定义是"脓毒症伴有器官功能障碍"，脓毒症病情进一步恶化发展，出现微循环障碍和器官功能障碍即为严重脓毒症。脓毒症是普通病房和重症监护病房中常见的急危重症，发病率和病死率都较高，位居死亡率第一位。多年前美国的一项研究已显示，每年约有75万人发生脓毒症，其中大约有21万人死于脓毒症；世界上每天有1400人死于脓毒症，其死亡率高达28.6%。我国的一项对10家医院外科重症监护病房的流行病学调查研究显示，严重脓毒症的发病率为8.68%，病死率达到48.7%。脓毒症的治疗耗费大量财力和物质资源。鉴于脓毒症的重大危害，世界危重病学会发表了巴塞罗那宣言，发起"脓毒症拯救运动"。期盼通过"脓毒症拯救运动"使死亡率显著下降，医疗费用和资源耗费大幅度下降。经过20多年的努力，效果是显著的，脓毒症的死亡率已从30%左右下降至6%~8%。脓毒症的诊治关键在于对发病机制及其免疫动力学的正确认识。

【病因与发病机制】

1. 炎症与免疫失衡　脓毒症是免疫失衡性疾病。脓毒症的免疫动力学基础是炎症反应，机体的炎症反应是促炎机制和抗炎机制的动态平衡被破坏。引起脓毒症的病因有感染和非感染性，包括细菌（革兰阴性细菌、阳性细菌）、病毒、真菌、支原体、衣原体和寄生虫等。

先天性免疫的启动是通过模式识别受体（PRRs）对病原体相关分子模式（PAMPs）所启动的。模式识别受体中最为重要的一类是Toll-like receptors（TLRs，又称闸门样受体）。细菌是脓毒症的重要病因，革兰阴性菌的脂多糖以及革兰阳性菌肽聚糖和磷壁酸通过与之识别，进而通过激活细胞内核因子NF-KB、丝裂原激活的蛋白激酶MAPK等炎症通路，随之引发大量炎症介质和细胞因子释放（如IL-6、TNF-a、IL-1等）。启动一个复杂的由多种免疫分子和多系统参与的免疫反应网络。这种炎症介质和细胞因子的大量失控性释放称为"炎症介质瀑布"（mediator fall）和"细胞因子风暴"（cytokin storm），两者是脓毒症的重要发病机制。当病原微生物侵袭人体后，通过适当的免疫反应网络能够使之清除，并能有助于机体的恢复，但是当炎症反应失衡时会对机体造成严重损害。

脓毒症的免疫失衡包括：早期是免疫亢进（SIRS），中期是混合性免疫失衡（混合性拮抗反应综合征，mixed antagonist response syndrome，MARS），后期是免疫功能低下（hypo-immunol state），终末期是免疫麻痹（immunol-paralysis）。近年研究认为炎症可发展为脓毒症，病情不能有效控制，炎症反应的促炎机制和抗炎机制的动态平衡破坏，即促炎机制下调或抗炎机制上调，最后可导致代偿性抗炎反应综合征（compensatory anti-inflammatory response syndrome，CARS）。早期的 SIRS 阶段促炎症因子风暴能够导致机体免疫性损伤，脓毒症后期 CARS 所造成的免疫麻痹则能够导致严重继发感染的发生。

其他的病原性感染和非感染性炎症反应综合征的病情恶性进展也会导致上述免疫动力学改变。

2．炎症与凝血功能障碍　脓毒症是凝血功能障碍病。炎症反应与凝血机制发生交互作用（cross talk）会使两机制同时激活（both activation）。大量炎症因子一方面可以造成内皮细胞损伤、组织因子（tissue factor，TF）、Ⅷa、Ⅹa 的活性上调，另一方面能够使得蛋白 C、抗凝血酶系统功能下调、凝血机制过度激活，同时凝血系统的激活也会造成炎症反应的扩大。一方面过度免疫反应造成多器官损伤，表现为多脏器病变如心肌炎、肾炎、胰腺炎、肺炎、脑炎等；另一方面凝血机制激活使血小板早期增高，广泛微栓塞形成，随后继发血小板耗损性降低，凝血功能障碍，表现为出血倾向、全身性紫癜、皮下出血、消化道和呼吸道严重出血。严重时可导致弥散性血管内凝血（disseminated intravascular coagulation，DIC）和失血性休克。

3．炎症与微循环功能障碍　脓毒症也是微循环功能障碍病。脓毒症时各种炎性介质和细胞因子释放，如内毒素诱导的肿瘤坏死因子（TNF）、白细胞介素-1（IL-1）、白细胞介素-6（IL-6）等损伤内皮，内皮细胞被激活为促黏附和促血栓形成的细胞表型分子，促进活性氧（ROS）和活性氮（RNS）的产生，引起内皮细胞功能障碍，导致微循环血管床改变。此外，内皮细胞功能障碍、血小板和白细胞黏附、红细胞变形性下降均能导致微循环功能障碍。脓毒症时，组织微循环障碍表现为某些组织区域滞流和断流的毛细血管数量增加形成苍白区，称之为微循环虚弱单元（microcirculatory weak units，MWU）。若微循环的状况得不到改善，将会导致组织细胞氧摄取障碍，线粒体形态和功能损伤，进而导致 MODS。

4．炎症与氧化应激和线粒体功能障碍　脓毒症也是一种线粒体病。脓毒症时，过度的氧化应激反应造成氧化应激损伤，导致 MODS，是主要的死亡原因之一。越来越多的实验和临床证据表明，器官功能障碍的发展存在细胞及亚细胞水平病变，尤其是线粒体损伤。线粒体是细胞内的能量工厂，主要功能是通过氧化磷酸化作用合成 ATP，细胞 90% 的能量均由线粒体内的三羧酸循环产生，并以 ATP 上的高能磷酸键提供。缺氧可导致线粒体功能损伤，细胞能量代谢障碍并形成恶性循环。三羧酸循环又称为内呼吸，线粒体损伤导致的氧利用障碍称之为细胞病理性缺氧（cytopathic hypoxia）。微循环障碍和线粒体损伤互为因果，最终导致组织器官不可逆损伤，器官功能障碍称为微循环线粒体窘迫综合征（microcirculatory and mitochondria disdress syndrome，MMDS）。MMDS 发生在脓毒症较晚期，亦是脓毒症的主要死亡原因之一。

5．脓毒症的级联反应　脓毒症的免疫动力学特征是级联反应。脓毒症的炎症反应过程是通过核转录因子（Nf-kB）的作用诱发"细胞因子风暴"和"炎症介质瀑布"，导致病情急剧发展，这种机制被称为"级联反应"（cascade）。

总之，脓毒症的病情发展变化很快，其病理生理和免疫学特征是炎症因子的失控性释放导致宿主细胞的自身免疫性损伤、微循环障碍和组织细胞损伤所致器官功能障碍。

【治疗】

国际学界认为脓毒症的治疗没有特异性疗法（no tarcket therapy），也没有特效药（no magic bullet）。目前共识认为，脓毒症有效的治疗原则是：快速识别致病微生物、早期合理应用抗病原药物治疗、抗炎治疗、改善微循环、支持疗法和对症治疗。

1．控制病原　合理有效的抗生素治疗是脓毒症病原控制的重要措施。使用抗生素前要先做血液细菌培养及药敏试验，结果出来以前可结合经验使用广谱抗生素。在一些外科性病变患者,还要进行及时的清创、脓肿的切开引流等。

脓毒症也可由非感染因素引起(如应激和创伤),非感染性发病不可滥用抗生素。感染性患者及时应用有效的抗生素治疗,可以明显降低病死率。在脓毒症时不合理的抗生素应用是指未在发病的 24 小时内及时使用抗生素或者使用对致病菌不敏感的抗生素。

2. 抗炎治疗

(1) 非甾体消炎药(同 SIRS 的治疗)。

(2) 糖皮质激素:糖皮质激素在脓毒症中的使用有争议,可用于严重脓毒症伴有皮质功能严重不足,或儿茶酚胺药物抵抗的患儿。糖皮质激素有快速、强大而非特异性的抗炎作用,可减轻毛细血管扩张、阻止渗出和水肿、抑制白细胞的浸润和吞噬,从而减轻炎症症状。过往认为糖皮质激素高剂量可以增加死亡率,低剂量可以降低死亡率。2012 年"脓毒症拯救运动"指南中,对于激素的使用也仅仅推荐在脓毒症休克患者中小剂量、短期使用。目前的多项大规模临床回顾性分析以及临床研究表明,脓毒症时糖皮质激素的使用并没有降低患者的死亡率(即使证实患者具有肾上腺皮质功能不全),且可以肯定的是激素可有效加快休克状态的改善。

3. 控制血糖 合理控制血糖是近年来脓毒症治疗研究的进展之一。应激性高血糖在脓毒症患者中极为常见,研究发现应激性高血糖会增加患者不良事件的发生率。2008 年"脓毒症拯救运动"指南中推荐血糖控制目标在 150mg/dl 以下。但是对脓毒症时血糖控制仍然有争议,主要集中在"胰岛素强化血糖控制"还是"传统胰岛素血糖控制"。传统胰岛素治疗是血糖控制在 140~180mg/dl 即可,而胰岛素强化治疗的目标则为 80~110mg/dl。最近越来越多的研究发现,胰岛素强化治疗控制血糖与常规胰岛素控制血糖相比并没有使死亡率降低,反而低血糖的发生率明显增加。因此,血糖控制应适可而止。

4. 改善微循环 积极的液体复苏是改善微循环的有效措施。2004 年版脓毒症国际指南提出早期目标导向疗法(early goal directed therapy, EGDT),至今仍为主流治疗措施之一。早期目标导向治疗是指在对严重脓毒症或脓毒症休克患者早期(6 小时内)通过运用液体复苏、血管活性药物或者血液制品使得患者血流动力学达到较佳状态,可以提高生存率(详见"脓毒症休克治疗")。早期目标导向治疗的目标为:中心静脉压(CVP)达到 8~12mmHg,平均动脉压(MAP)达到 60~90mmHg,中心静脉氧饱和度($ScvO_2$)大于 70% 等。据流行病学调查资料统计,EGDT 能够改善微循环,使 28 天病死率明显降低。

5. 支持疗法 支持疗法应包括呼吸支持、循环支持、营养支持和器官保护,广义的支持疗法还应该包括强化护理。脓毒症时支持疗法对降低死亡率具有决定性作用。脓毒症所致急性肺损伤(ALI)/急性呼吸窘迫综合征(ARDS)患者可使用机械通气;脓毒症合并急性肾衰竭患者可使用血液透析;重症脓毒症患者可选用血液净化技术。

6. 其他疗法 中医中药治疗在抗炎、免疫调节、活血化淤和改善微循环等方面都有较好的作用,值得深入研究。

重组活化 C 蛋白(activated protein C,APC)治疗:APC 具有抗凝血和抗炎作用,近几年曾一度被认为是治疗脓毒症最有希望的疗法,也是美国 FDA 唯一批准用于脓毒症治疗的人工合成生物药物。但是,在随后的临床研究以及回顾性分析中发现,APC 并不能有效降低死亡率,并且有增加出血的风险。目前 APC 治疗脓毒症的疗效仍未得到一致肯定。

三、脓毒症休克

休克是指在病理因素作用下,患者机体因循环因素而致氧和营养物质发生供需矛盾,不能满足组织细胞代谢需要,导致组织器官出现功能障碍的病理生理过程。脓毒症休克是指严重脓毒症时细胞因子和炎症介质损伤血管内皮,致使毛细血管通透性增加,同时血管床扩张、广泛微栓塞形成，最终导致微循环障碍、有效循环不足、血流动力学不稳定，虽经积极的液体复苏仍不能纠正的休克。脓毒症休克临床上又称为感染性休克，它与其他类型休克的区别在于：一是严重脓毒症是休克的病因，二是积极液体复苏后血流动力学仍不能稳定，液体复苏效果不好。

【病因】

1. **感染因素** 病原微生物包括细菌、真菌、病毒、支原体、衣原体感染，引起脓毒症病情得不到控制，发展为严重脓毒症，往往容易发展为脓毒症休克，特别是严重的革兰阴性杆菌感染。菌体及其内毒素都可引起脓毒症休克。

2. **非感染因素** 非感染因素也可引起脓毒症休克，如创伤、药物中毒、高度应激，都可引起脓毒症，病情进一步恶化也可导致严重脓毒症，进而发展为脓毒症休克。其他类型的休克如失血性休克、过敏性休克等如不能及时纠正，也可迁延发展为脓毒症休克。

【病理生理机制】

脓毒症休克的病理生理和发病机制十分复杂。它涉及神经、心血管、内分泌、免疫和血液等多个系统，还涉及细胞学甚至亚细胞结构、分子生物学、生化代谢学、病理生理以及器官功能学等多学科，有许多东西还未被认识，仍在研究中。

1. **病原微生物感染启动炎症性免疫反应，激活炎症反应网络** 严重的免疫反应失衡是休克的主要病理生理基础。病原微生物及其毒素侵入机体，如革兰阴性杆菌和内毒素，激活巨噬细胞和单核细胞，通过抗原吞噬、处理和抗原呈递分别启动特异性和非特异性免疫。首先产生肿瘤坏死因子（TNF）、IL-1和IL-6，这三种细胞因子目前被认为是炎症网络的启动因子，它们激活并启动复杂的炎症网络，产生大量的细胞因子和炎症介质，多种白介素（如IL-3、IL-8、IL-10、IL-13等）和炎症介质（如组胺、NO、ROS、白三烯、前列腺素-E等）与血管内皮产生细胞黏附作用，损伤血管内皮，导致毛细血管通透性增加，血管内液体大量外渗，同时也使血管床内广泛微栓塞形成，早期血小板升高随后减少；炎症因子还可以使小动脉广泛扩张，造成有效循环不足、微循环功能障碍。休克早期因全身性的外周阻力血管小动脉扩张，心内外血管压力阶梯差加大、心排血量增加，血压得以短暂维持。这一代偿机制使尿量不会减少，外周皮肤温度也不下降（皮温不凉），早期临床表现为暖休克（warm shock）。

2. **微循环障碍导致组织细胞损伤、器官功能障碍** 脓毒症休克的主要病理生理特征是微循环障碍。由于毛细血管通透性增加，大量液体从毛细血管外渗，小血管扩张，血液潴留于血管床，使回心血量减少、有效循环不足，同时广泛微栓塞导致MWU形成，机体呈现严重微循环障碍。微循环障碍导致组织缺血缺氧、细胞内线粒体功能损伤、氧摄取（AO_2）障碍。线粒体三羧酸循环有氧代谢障碍进一步加重组织缺氧和酸中毒，最终导致严重的MODS，进一步发展为MMDS。近年来学术界认为MMDS是严重脓毒症和脓毒症休克的主要死亡机制之一。

3. **脓毒症休克分期** 按血流动力学状况，脓毒症休克分为三期，即代偿期、失代偿期和不可逆期。

(1) 代偿期：脓毒症休克早期血管扩张、外周阻力下降、心排血量增加，血压尚能维持正常，尿量不减少，肢端温度和皮肤温度暖。随着回心血量的减少，血压下降、尿量减少、肢端和皮肤温度变凉、血压开始下降，为维持重要器官的灌注，机体启动代偿机制，通过几方面机制进行代偿：①压力反馈代偿，当平均动脉压下降，刺激主动脉弓和颈静脉窦的压力感受器将信号反馈到血管中枢。血管中枢发出信号调节外周小动脉，使小动脉收缩、心率加快、血压升高、心排血量增加，从而维持血压和重要器官灌注。②化学感受器反馈代偿，当血压开始下降时，肾灌注减少引起肾素分泌，肾素转化为血管紧张II，血管紧张素II使血管收缩和醛固酮释放。醛固酮使水和钠离子重吸收，血容量增加。③激素反馈调节。病情进入危重状态使交感神经兴奋，儿茶酚胺分泌增加，心收缩力增强，血管收缩，维持血压暂时性正常。④组织间液回吸收增强。

(2) 失代偿期：当代偿机制不能使血压维持正常，出现微循环严重障碍，不能维持重要器官灌注，休克进入失代偿期。此时表现为血压下降、尿量减少甚至无尿、缺血缺氧性损伤、器官功能障碍和酸中毒。

(3) 不可逆期：病情恶化，微循环障碍和组织缺血缺氧加重，微血管广泛栓塞，器官功能障碍进入不可逆阶段，发生 DIC 和多器官功能衰竭（multiple organ failure，MOF）。

【临床表现】

1. 早期　患儿精神萎靡，意识不甚清晰，皮温暖，尿量尚正常，血压正常或偏高，心率快，并出现酸中毒（乳酸 > 4mmol/L）。

2. 失代偿期　意识模糊或昏迷，有的患儿出现抽搐、惊厥、呼吸浅速、血压低、脉搏微弱快速、尿量少或无尿；心音低钝，可见心律失常。可见明显出血倾向或活动性出血。

3. 不可逆期　失代偿期的临床表现加重，摸不到脉搏，无尿，皮肤冰冷，严重低血压甚至测量不到血压，微循环衰竭和器官功能衰竭。

【诊断】

休克早期诊断和早期处理非常重要。

1. 早期诊断　疲倦乏力，神志轻度改变，呼吸增快，脉搏快而细弱，皮肤温度暖，尿量不减少，血压正常或偏低（< 90/60mmHg），心动过速，乳酸 > 2.0mmol/L（正常值 < 1.4mmol/L）。

2. 休克明显期诊断　意识障碍，四肢及全身皮肤冷，见大理石样纹，血压很低（血压 < 80/50mmHg）甚至测不到，少尿或无尿，乳酸 > 2.0mmol/L。具有肝功能障碍、肾功能障碍和凝血功能障碍的表现和实验室结果。

【处理】

处理原则是：积极液体复苏和循环支持以保证组织供氧和营养物质；积极的病因治疗和对症处理以及时控制病情；预防和减轻器官功能障碍。

1. 血流动力学监测　应测量血压、脉率，留置尿管并动态测量尿量（UO）和尿比重；应尽快放置中心静脉导管和桡动脉导管，建立有创监测通道以测量 CVP 和 MAP。血流动力学稳定的指标是：CVP > 8 ~ 12mmHg（机械通气时应为 CVP > 15mmHg），MAP > 60mmHg，UO > 1ml/kg。

2. 积极液体复苏　应争分夺秒按 EGDT 实施液体复苏（见上述）。具体做法是：一旦诊断脓毒症休克即予 20ml/kg 晶体液静脉快速推注；若效果不好，紧接着给予 60 ~ 100ml/kg 晶体液或胶体液快速静脉注入，这段治疗时间称为"白金 10 分钟"；争取 1 小时内液体复苏成功称为"黄金 1 小时"（图 18-5）；随后根据有创监测 CVP、MAP 以及 UO 进行液体疗法，6 小时内微循环和组织氧供恢复正常。微循环正常的标准是血流动力学稳定即 CVP、MAP、UO 正常；组织氧供恢复，乳酸 < 1.4mol/L，这段治疗时间称为"前 6 小时"（first six hours）。

3. 循环支持　积极液体复苏效果不好，血流动力学不稳定，可给予去甲肾上腺素 0.02 ~ 0.1μg/(kg·min)，配合全面综合治疗，可帮助改善心肌收缩力、恢复小血管张力、提升血压，有助改善组织灌注，特别是冠脉灌注。最近几年来已不主张使用传统的多巴胺疗法，即不主张使用多巴胺改善肾流量的疗法。国际指南要求必须在 24 小时内进行积极全面的治疗，恢复正常组织灌注并保持血流动力学稳定，这段治疗时间称为"银一天"（silver day）。

4. 病因治疗　根据不同病因进行及时的病因治疗十分重要。如感染伤口的清创、切开排脓、引流等；发现感染原因必须尽早使用抗生素，研究表明感染后 1 小时内使用抗生素可使死亡率降低 30%。抗生素的使用原则是：使用前做血培养和药敏试验，有感染证据或有怀疑感染者，根据感染部位推测可能感染的细菌种类并使用相应抗生素，随后根据药敏试验结果调整抗生素。检验结果没有感染证据时必须立即停止使用抗生素。

5. 对症治疗 包括加强护理、注意保温、尽早给予胃肠营养、纠正酸中毒、维持电解质平衡。值得注意的是，休克微循环障碍时禁止使用碳酸氢钠纠正酸中毒。研究证实，使用碳酸氢钠可加重细胞内酸中毒从而加重细胞损伤。只能通过改善微循环、稳定血流动力学、维持血清白蛋白和血红蛋白（Hb）正常使酸碱平衡恢复正常。

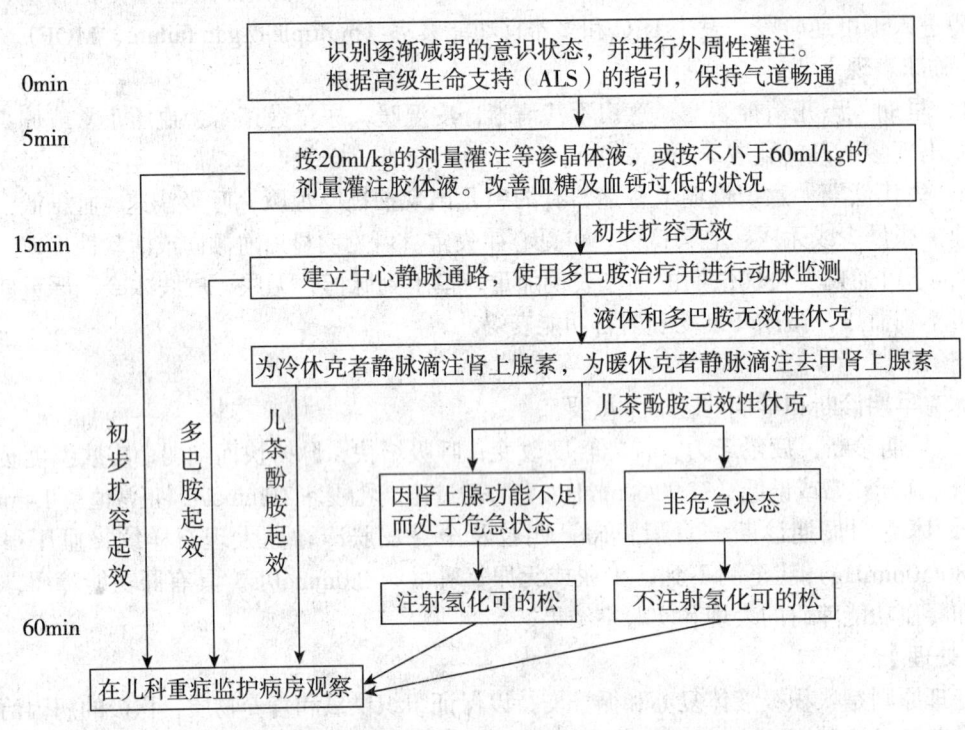

图18-5 感染性休克"黄金1小时"的复苏程序

总之，脓毒性休克的治疗是儿科的难题，很多影响因素和治疗思路还在不断探索，目前学术界认为必须抓住两个关键因素：时间和容量（timing & volum）。时间强调的是EGDT的实施应在"白金10分钟"、"黄金1小时"和前6小时，更强调在"银一天"（silver day），通过积极全面的治疗以恢复正常组织灌注并保持血流动力学稳定。任何治疗时间的延误必将带来严重后果。

（曾其毅）

第四节 气道异物吸入

气道异物吸入是指固体或液性物质误吸入气道内导致气道部分或完全堵塞造成的通气功能障碍。气道异物吸入是小儿急症之一，多发生于2岁以下的婴幼儿。美国一项统计显示，每年有3000多名儿童死于气道异物；我国小儿气道异物吸入的发病率和死亡率也较高。1974年美国医生亨利·海姆立克发明了一项手法排除气道异物的人工操作技术，1975年10月《美国医学会》杂志发表了该项技术并命名为海姆立克急救法。海姆立克急救法的普及使异物吸入死亡率大大降低。因此，大力在我国医务人员和广大公民中普及气道异物吸入的急救知识和海姆立克急救法（图18-6）十分必要。

【病因】

1. 小儿喉部保护机制及吞咽功能发育未成熟　婴儿牙未出齐，不能将食物充分嚼碎嚼烂，且其喉部保护机制及吞咽功能不全，因此极易将异物吸入气管。

2. 小儿喜用口感觉物品　通过口来识别物品，是婴幼儿认识世界的重要方式之一。婴幼儿喜欢将细小的东西放进嘴里，认识物品的质地。

3. 不良进食习惯　一些幼儿常边玩、边跑、边吃，也有些父母在吃饭时训斥孩子使其受惊吓而啼哭。这些不良习惯都易使孩子将异物吸入气管。

4. 不恰当的食物　有些食物表面光滑、细小、质轻，如花生米、瓜子仁、西瓜子、果冻、米花、葡萄等，很容易在进食时呛入气管。

【临床表现】

1. 症状　异物吸入咽喉部时，患儿往往出现呛咳；当异物造成呼吸道部分或大部分阻塞时，患儿会出现面色发绀、气促、呼吸困难，或出现不明原因的哭闹；若患儿无法咳嗽、发声，或无法呼吸时，则表示异物已完全阻塞气道。

2. 体征　呼吸道梗阻的体征如三凹征、呼吸窘迫等呼吸困难表现，气道完全阻塞者呼吸音消失，全身发绀，心跳、脉搏消失。

3. 肺部X线征　单侧或不完全性阻塞时有机会做X线检查，可见明显异物影及单侧或局部肺不张。

【急救处理】

异物吸入往往是非常危急的情况，需立即处理。气道完全阻塞所致大脑缺氧只需4分钟时间就能致脑细胞不可逆死亡，留下严重后遗症，严重者可危及生命。如气道阻塞不严重，可鼓励儿童通过咳嗽将异物排出。急救处理包括：海姆立克急救法和紧急气管镜异物取出手术。

1. 海姆立克急救法　如遇异物误吸气道致气道完全阻塞的紧急情况，可采用海姆立克急救法手法立即抢救（图18-6）。

（1）对于1岁以下的婴儿，具体操作是：

1）救护者跪下或坐下，将婴儿脸朝下放在膝盖上（图18-7）。

2）使婴儿头部低于胸部，并让其头部靠在救护者的前臂上。救护者前臂靠在自身的膝盖或大腿上，支撑婴儿。单手托住婴儿头部与下颌。

3）救护者用手掌在婴儿肩胛之间用力拍背5次。

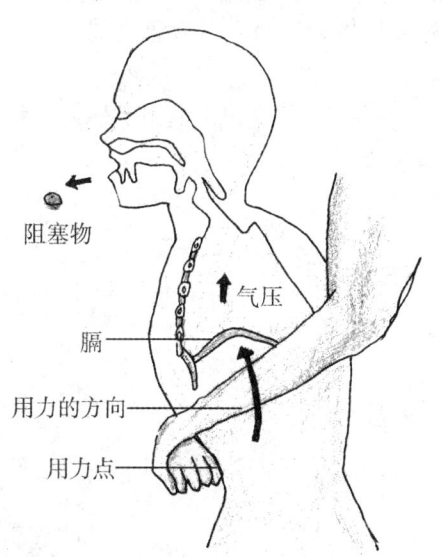

图18-6　海姆立克急救法原理图

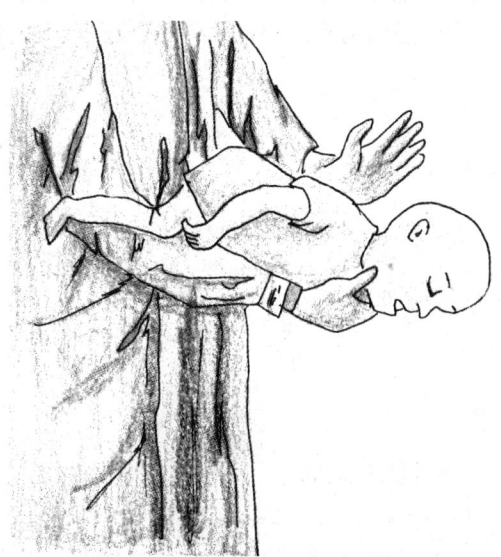

图18-7　婴儿海姆立克急救法操作图

4）手掌托住婴儿后脑，翻转婴儿，抱住婴儿，使其脸朝上，头部仍低于躯干。

5）在婴儿胸部中央两乳连线稍下进行 5 次胸部快速按压（图 18-8）。

6）重复 5 次拍背和 5 次胸外按压，直到异物清除或婴儿没有窒息感，千万不要抓起婴儿双脚倒吊拍打背部，不仅无法将气管异物排出，还会增加婴儿颈椎受伤的危险。

（2）对于 1 岁以上儿童，先询问是否有异物阻塞，再采用海姆立克急救法。

1）患儿坐位，救护者站或跪在患儿身后，并将双手环绕在患儿腰部，同时让患儿弯腰头部前倾（图 18-9）。

2）救护者一手握拳，使拇指掌关节突出处顶住患儿腹部正中线肚脐上方 2cm。

3）用另一只手抓牢握拳的手，向上向内快速拉压冲击患儿腹部。

4）反复快速拉压冲击，直到异物从气道内排出。青少年可采用站立式海姆立克急救法。

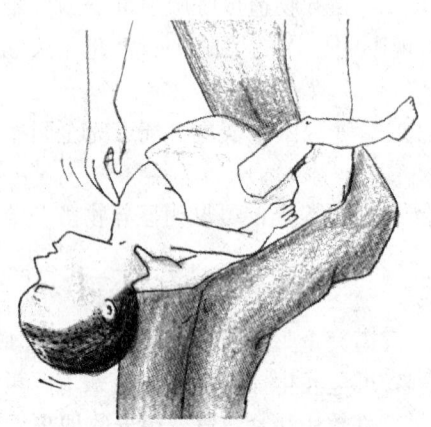

图 18-8　对婴儿应用海姆立克急救法后，将婴儿反转并进行胸部快速按压

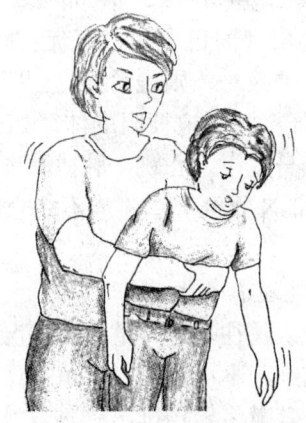

图 18-9　儿童海姆立克急救法操作图

2. 紧急气管镜异物取出手术　海姆立克急救法异物排出失败后应尽早进行急诊气管镜异物取出手术。

（1）手术适应证：海姆立克急救法异物排出失败，病情紧急者应立即行紧急气管镜异物取出手术；病情相对稳定，一般情况允许者可给予补液吸氧，并尽快做好术前准备及时手术。

（2）注意事项：手术前准备尽量不要搬动患儿以免异物在气管内移动而加重阻塞；转运手术室途中必须由有经验的医生和护士护送并准备好一切抢救器械随时应急抢救。

（李　宁　曾其毅）

第十九章 急性中毒

急性中毒（acute poisoning）是指具有毒性作用的物质通过不同途径进入人体后，在短期内损害或破坏人体某些组织和器官的生理功能或组织结构而引起一系列症状和体征。是儿科的常见急症之一。多发生在婴幼儿至学龄前期，婴幼儿时期常为误服药物中毒，而学龄前期主要为有毒物质中毒。小儿发生急性中毒的主要原因是儿童好奇、不能识别毒物，又喜欢吸吮及咀嚼到手之物，家长和保育人员粗心大意等。毒物多数通过消化道吸收、皮肤黏膜直接接触吸收以及呼吸道吸入三种途径。医源性误用药物则可有口服、肌内注射、静脉注射、灌肠等不同途径。90% 的中毒发生在家中，75% 因误服引起，绝大多数仅涉及一种毒物。

【中毒途径与原因】

1．经消化道吸收　为最常见的中毒形式，可高达 90% 以上。毒物进入消化道后可经口腔黏膜、胃、小肠、结肠和直肠吸收，但小肠是主要吸收部位。常见的原因有食物中毒、药物误服、灭鼠或杀虫剂中毒、有毒动物中毒、有毒植物中毒等。

2．皮肤接触中毒　小儿皮肤较薄，脂溶性毒物易于吸收；毒物也可经毛孔进入毛囊，通过皮脂腺、汗腺吸收。常见有穿着被农药污染的衣服、蜂刺、虫咬、动物咬伤等。

3．呼吸道吸入中毒　多见于气态或挥发性毒物的吸入。由于肺泡表面积大、毛细血管丰富，进入的毒物易迅速吸收，这是气体中毒的特点。常见有一氧化碳、有机磷吸入中毒等。

4．注入吸收中毒　多为误注药物。如毒物或过量药物直接注入静脉，则被机体吸收的速度最快。

5．经创伤口（面）吸收中毒　如大面积创伤而使用药物不当，可经创面或创口吸收中毒。

【中毒机制】

因毒物种类难以统计，故很难了解所有毒物的中毒机制。常见的中毒机制包括：

1．干扰酶系统　毒物通过抑制酶系统，通过竞争抑制、与辅酶或辅基反应或竞争及夺取酶功能所必需的金属激活酶等。

2．抑制血红蛋白的携氧功能　如一氧化碳中毒使氧合血红蛋白形成碳氧血红蛋白、亚硝酸盐中毒形成高铁血红蛋白，从而丧失携氧功能。

3．直接化学性损伤　最常见的是误服强酸、强碱等化学物质导致局部损伤。

4．作用于核酸　如烷化剂氮芥和环磷酰胺等，可使 DNA 烷化，形成交叉联结，影响其功能。

5．变态反应　由抗原-抗体作用在体内激发各种异常的免疫反应。

6．麻醉作用　吸入麻醉剂可以通过血脑屏障蓄积于脑细胞膜而抑制脑功能。

7．干扰细胞或细胞器的生理功能　某些毒物及代谢产物可以破坏细胞膜、细胞器的组织结构，干扰细胞膜的离子转运、膜的兴奋性以干扰能量代谢。

8．其他。

【毒物在人体内的分布与排泄】

1．毒物的分布　主要在体液和组织中，影响分布的因素有毒物与血浆蛋白的结合力、毒物与组织的亲和力等。

第十九章 急性中毒

2．毒物的排泄 可经肾、胆道或肠道排泄；部分毒物在肠内可被再吸收形成肝肠循环，导致从体内延缓排泄。其他排泄途径有经汗腺、唾液腺、乳汁排至体外；有害气体则经肺排出。

【临床表现】

常见中毒的特征及临床表现见表19-1。

表19-1 中毒常见的临床表现

临床表现	可能的毒物
惊厥	中枢神经兴奋剂、苯海拉明、异丙嗪、氨茶碱、利血平、氰化物、白果、蟾酥、毒蕈、山道年、有机磷、有机氯、异烟肼、奎宁、木薯、磷化锌、安妥、哌嗪、滴滴涕、氟乙酰胺、毒鼠强
昏迷	除上栏毒物外，尚有颠茄类（晚期）、中枢神经抑制剂
狂躁、幻觉	颠茄类、异丙嗪、氯丙嗪、乙醇、毒蕈、大麻、樟脑
肌肉麻痹	肉毒毒素、河豚、野芹、钩吻、乌头、毒蛇咬伤
呼吸困难而无明显发绀	一氧化碳、氰化物、砷、汞
呼吸缓慢	安眠药、镇静药、麻醉药
肺水肿	有机磷、安妥、氨水、水杨酸盐、毒蕈、毒气吸入
喉头水肿	腐蚀性化合物
气味	
蒜味	磷、砷、硒、碲、铊
硫臭	含硫化合物
杏仁味	氰化物
挥发性异味	乙醇、松节油、樟脑、氨水、汽油、煤油、来苏水、有机氯、乙醚
心动过速	肾上腺素、颠茄类、麻黄碱
心动过缓	洋地黄、夹竹桃、毒蕈、利舍平、蟾酥、奎宁、奎尼丁、锑、钡
口唇樱桃红	一氧化碳、氰化物
口干	颠茄类、磷化锌
流涎	有机磷、毒蕈、砷、汞、野芹、666、绿丹、水杨酸盐、吡唑酮类
黏膜糜烂	腐蚀性化合物
腹痛、吐、泻	磷、毒蕈、桐油（子）、蓖麻子、蟾酥、强酸、强碱
失明	奎宁、甲醇、绵马、一氧化碳、氯仿
色视	山道年、洋地黄、大麻、绵马
皮肤表现	
潮红	颠茄类、乙醇、烟酸、血管扩张剂、河豚
青紫而无呼吸困难	亚硝酸盐、吡唑酮类、苯胺类、磺胺类、非那西丁、呼吸抑制剂
黄疸	毒蕈、有机磷、磷化锌、引起溶血的药物
干燥	颠茄类
出汗	有机磷、毒蕈、蟾酥、砷、汞、水杨酸盐、吡唑酮类、666、氯丹、野芹
尿色	
棕褐	毒蕈、伯安喹啉及其他引起溶血的药物、毒物
深黄	有机磷、磷化锌、毒蕈
绿蓝	亚甲蓝、酚、麝香草酚、水杨酸苯酯（萨罗）
红	山道年（碱性尿）
发热	颠茄类、麻黄碱、磷化锌、硫氧嘧啶、白果、苯、发芽马铃薯

【诊断】

1. 详细询问病史 包括病前饮食生活情况，活动范围，家长是否从事接触有毒物质的职业，生活环境中有无杀虫剂、灭鼠剂等存在及家中有无常备药物。尽可能明确有无毒物接触史及毒物接触方式。

2. 症状 临床症状与体征常无特异性，首发症状常为吐、泻、腹痛、惊厥、昏迷，一般早期多不发热。健康儿童突然起病，且症状与体征用一种疾病难以解释时；集体或先后有数人同时发病，临床表现相似；生活环境、衣物、皮肤上常存在毒物线索；肤色、瞳孔、气味、口腔黏膜等存在有诊断意义的中毒特征（表19-1），均提示为急性中毒。

3. 毒品鉴定 是确诊中毒最可靠的方法，应收集患儿的呕吐物、血、尿、粪便或可疑物品进行毒品鉴定。相关特殊化验，如有机磷中毒时血胆碱酯酶活性降低，有重要参考意义，可酌情选用。

【治疗】

1. 尽快清除毒物

（1）口服中毒：采取催吐、洗胃、导泻及洗肠等措施。

1）催吐：是排除胃内毒物最简便和最好的方法。适用于服毒时间在24小时以内、神志清楚、一般情况尚好、年龄较大能合作的小儿，尤以在服毒的最初2~4小时以内进行催吐最好。神志不清、持续惊厥、油剂中毒、误服强酸强碱、严重心脏病及6个月以下婴儿应禁用催吐。方法：①物理刺激催吐：可饮水或下胃管注水后，再用压舌板或手指刺激患儿咽及咽后壁，促使呕吐，宜反复进行，直到吐出物变清无味为止。②药物催吐：可口服硫酸铜0.3~0.5g加水一杯，15分钟不吐可再服一剂；或1:5000高锰酸钾400~600ml；或吐根糖浆10~20ml加水一杯；或皮下注射阿扑吗啡0.06mg/kg。重危患儿催吐时应侧卧，以防误吸。

2）洗胃：最适合用于流质食物或水溶性毒物中毒，但胃内如有固体食块，往往堵塞胃管，使液体不能流出，此时应先催吐，至胃内固体食块吐净，再行洗胃。一般用于年长儿，多在4~6小时内进行，但不应受时间限制。除复合汞中毒外，均可用温盐水或温水洗胃，也可根据毒物选择合适的洗胃液（表19-2）。服腐蚀性毒物者一般禁止洗胃。多采用Y形管回流洗胃，患儿应取侧卧、头低位，每次注入液量不宜超过胃容量的1/2，回流液尽应可能抽出，反复进行，直至回流液清澈无味。拔出胃管前可将泻剂或解毒剂由胃管注入。

3）活性炭：10g活性炭可吸附1g有毒物质。能吸附的毒物种类较多，但对重金属、锂、碳氢化合物、乙醇等效果欠佳。儿童10~30g加入水或泻药山梨醇内口服，也可通过胃管注入。必要时重复使用，但不宜再与山梨醇合用，以防体液丢失过多引起脱水。口服活性炭后25%的患儿可出现呕吐，应注意防止误吸。

4）导泻：临床最常用的是硫酸镁或硫酸钠，依不同年龄用5~20g加水50~250ml口服（或以250ml/kg配成20%的溶液口服，可1~2小时服一次，直到出现肠鸣、排便）；也可用山梨醇每次最大量1g/kg口服，常与活性炭合用；或中药大黄粉6g，元明粉9g温水冲服。用泻药时应注意保持患儿水、电解质平衡。

5）洗肠：中毒4小时以上者，毒物主要存留在小肠或大肠，有些中毒可使肠蠕动减弱，泻药不能发挥很好作用时，洗肠尤为必要。可用0.9%温盐水或1%肥皂水1500~3000ml洗肠，将肛管与Y形管相连，作高位回流灌洗，直至洗出液变清。应记录灌入及排出液量，尽量避免液体保留在肠腔中导致大量吸收。

（2）皮肤黏膜接触中毒

1）立即脱去污染衣物。

2）用清水冲洗受污染的皮肤，强酸或强碱可用软干布轻拭后再冲洗。强酸用淡肥皂水或3%~5%碳酸氢钠溶液冲洗。强碱用3%~5%醋酸或食醋冲洗。有机磷用肥皂水（敌百虫除外）或清水冲洗。

3）皮肤、黏膜糜烂溃疡者，清洗后保持创面清洁，请外科进一步处理。

4）眼内溅入毒物，用0.9%盐水或清水冲洗至少5分钟后，转眼科处理。

(3) 吸入毒物：立即将患儿撤离现场，呼吸新鲜空气，保持气道通畅，必要时吸氧或进行人工通气。

2. 加速毒物排泄

(1) 利尿排毒

1）静脉输液：可先静脉注射25%~50%葡萄糖溶液40ml加维生素C 250~500mg，继用5%~10%葡萄糖溶液静脉滴注。静脉内输入碳酸氢钠，可增加尿的pH，促进弱酸毒物如水杨酸盐、苯巴比妥等的排出。

2）使用利尿剂：如呋塞米、甘露醇。理想的效果是最初一次利尿剂应产生每小时5ml/kg的尿，以后所有剂量应以每小时尿量6~9ml/kg为标准。

3）扩血管药：如酚妥拉明、多巴胺，用于肾功能不良、少尿者。

(2) 透析疗法：酌情用直肠透析、腹膜透析、人工肾。

(3) 换血疗法：血中毒物浓度极高时，可行全血或血浆置换。

(4) 血液灌注法：患儿血引出体外，用吸附剂吸收毒物后再输回体内。

(5) 高压氧疗法：适用于严重缺氧。一氧化碳中毒时，可促使正常血红蛋白的恢复。

3. 应用解毒剂

(1) 一般解毒：用中和、氧化、沉淀或吸附法，如强酸用弱碱（如肥皂水、氢氧化铝）中和，强碱用弱酸（如食醋）中和。牛奶、蛋清可作为吸附剂保护黏膜，且对重金属有沉淀作用（表19-2）。毒物未明确时，可用活性炭2份、氧化镁1份、鞣酸1份，每次1茶匙加水1杯口服。

表19-2 毒物局部拮抗剂及其作用

毒物	局部拮抗剂	作用
腐蚀性酸	弱碱（4%氧化镁、氢氧化镁、石灰水） 牛奶、豆浆、蛋清	中和作用
腐蚀性碱	弱酸（稀醋） 果汁、牛奶、蛋清	中和作用
生物碱类	1：5000高锰酸钾洗胃 2%碳酸氢钠洗胃 1%~4%鞣酸或浓茶 碘酊15滴加水500ml	氧化作用、沉淀作用
砷	硫代硫酸钠5~10g 豆浆、牛奶、蛋清 新配制的铁镁合剂（12%硫酸亚铁与20%氧化镁混悬液，用前等量混匀）	形成硫化物 沉淀作用 形成无毒的亚砷亚铁
汞	牛奶、豆浆、蛋清 2.5%碳酸氢钠洗胃 硫代硫酸钠5~10g	沉淀作用
无机磷	0.2%硫酸铜洗胃 1：5000高锰酸钾洗胃 3%双氧水洗胃	沉淀为磷化铜 氧化作用

续表

毒物	局部拮抗剂	作用
钡盐	2%～5%硫酸钠或硫酸镁	沉淀为硫酸钡
含氰化合物	硫代硫酸钠5～10g	形成无毒硫化物
铁	2%碳酸氢钠	生成碳酸亚铁
氟化物、草酸盐	石灰水、1%乳酸钙、葡萄糖酸钙或氯化钙牛奶	生成氟化钙或草酸钙
酚类	植物油	延迟吸收
水杨酸盐	5%碳酸氢钠50ml和5%葡萄糖150ml	减轻水、电解质紊乱
甲醛溶液	1%碳酸氨或醋氨 0.1%氨水	生成无毒物
碘	1%～10%淀粉、面糊、米汤	使不具活性

(2) **特效解毒剂** 诊断一旦明确，应尽快应用特效解毒剂（表19-3）。

4．**对症支持疗法** 针对不同病情，有计划地选择实施，主要包括：控制惊厥；抢救呼吸衰竭；抗休克；纠正水、电解质、酸碱平衡紊乱及贫血；保护重要脏器功能；预防、治疗感染；营养支持；做好监护工作。

表19-3 常见毒物的特效解毒剂

毒物	解毒剂	剂量、用法及注意事项
砷、汞、金、锑、铋、铜、铬、镍、钨、锌	二巯丙醇（BAL）	每次2.5～5mg/kg，肌内注射，最初2天每4小时1次，第3天每6小时1次，第4天后每12小时1次，7～14天为一疗程
	二巯基丙磺酸钠	5%溶液每次0.1ml/kg，皮下或肌内注射，第1天3～4次，第2天2～3次，3天后每天1～2次，共用3～7天，总量30～50ml
	二巯丁二钠(DMS)	对酒石酸锑钾解毒力强（为BAL的10倍），首次30～40mg/kg，静脉注射，以后每小时1次，剂量减半，共4～5次
	硫代硫酸钠	每次10～20mg/kg，配成5%～10%溶液，静脉注射或肌内注射，每天1次，3～5天；或10～20ml口服，每天2次（只能作用于胃肠道未吸收的毒物）
铅、锰、铀、镭、钒、铁、钴、硒、铜、铬、汞、镉	依地酸钠钙(Ca-Na$_2$-EDTA)	每次15～25mg/kg，配成0.3%～0.5%溶液静脉滴注（>1h），每天2次，每个疗程不超过5天，疗程间休息2天，总疗程依患儿反应而定
	去铁胺	治疗铁中毒，15mg/(kg·h)，静脉滴注，最大量每天6g
	青霉胺	治疗慢性铅中毒、汞中毒，10～30mg/(kg·d)，分4次口服，疗程5～7天，停药2天开始下一疗程
亚硝酸盐、苯胺、硝基苯、氯酸盐类、磺胺类	亚甲蓝	每次1～2mg/kg，配成1%溶液，静脉注射；或每次2～3mg/kg，口服。必要时1小时后重复上述剂量
	维生素C	每天0.5～1g，加在5%～10%葡萄糖溶液内静脉滴注，或每天口服1～2g（作用比亚甲蓝慢）

续表

毒物	解毒剂	剂量、用法及注意事项
氢氰酸及氰酸化合物 桃仁、杏仁、李子仁、樱桃仁、枇杷仁、亚麻仁、木薯	亚硝酸异戊酯	压碎安瓿，每 1~2 分钟吸入 15~30 秒，重复吸至亚硝酸钠注射为止
	亚硝酸钠*	1% 溶液 10~25ml（每次 6~10mg/kg），缓慢静脉注射（3~5 分钟）。注射前准备好肾上腺素，当血压急剧下降时，立即使用
	硫代硫酸钠*	每次 0.25~0.5g/kg，配成 25% 溶液，缓慢静脉注射（5~10 分钟）
	亚甲蓝*	每次 10mg/kg，配成 25% 溶液，缓慢注射，至口唇变暗紫色即停止
		*以上三种药最好先予亚硝酸钠，再用硫代硫酸钠；或先用亚甲蓝，再予硫代硫酸钠，重复剂量减半，血压下降时用肾上腺素
有机磷化合物 1605、1059、3911、美曲膦酯、敌敌畏、乐果、其他有机磷农药	解磷定（磷敌、PAM）、氯解磷定	每次 15~30mg/kg，配成 2.5% 溶液，缓慢静脉注射或静脉滴注，严重患儿 2 小时后重复，并与阿托品同时应用，至肌肉颤动停止、意识恢复。氯解磷定可作肌内注射
	双复磷	每次 4~8mg/kg，肌内注射或静脉注射
	阿托品	严重中毒：首次剂量 0.05~0.1mg/kg 静脉注射，以后每次 0.05mg/kg，5~10 分钟 1 次，至瞳孔开始扩大、肺水肿消退后改为每次 0.02mg/kg，皮下注射，30~60 分钟一次
		中度中毒：每次 0.03~0.05mg/kg，5~30 分钟 1 次，皮下注射，减量指征同上
		轻度中毒：每次 0.02~0.03mg/kg，口服或皮下注射，必要时重复以上治疗均在瞳孔散大后停药。密切观察 24~48 小时，必要时再给药。合并应用解磷定较单用阿托品效果好，且可减少阿托品用量
氟乙酰胺	乙酰胺（解氟灵）	每天 0.1~0.3g/kg，分 2~4 次肌内注射，连用 5~7 天，重症首次可用 0.2g/kg，与解痉药和半胱氨酸合用效果更好
烟碱、毛果芸香碱、新斯的明、毒扁豆碱、槟榔碱、毒蕈	解磷定、氯磷定或双复磷阿托品	对烟碱、新斯的明、毒扁豆碱中毒有效，剂量同上 每次 0.03~0.05mg/kg，皮下注射，15~30 分钟重复 1 次
阿托品、莨菪碱类、曼陀罗、颠茄	毛果芸香碱（匹罗卡品）	1% 溶液每次 0.5~1ml 皮下注射，15 分钟 1 次，对中枢神经系统中毒症状无效，故应加用短效巴比妥类药物，如戊巴比妥钠或异戊巴比妥
四氯化碳、草酸盐	葡萄糖酸钙	10% 溶液 10~20ml 加等量 5%~25% 葡萄糖溶液，缓慢静脉注射
氟化物	氯化钙	3% 溶液 10~20ml 加等量 5%~25% 葡萄糖溶液，缓慢静脉注射
麻醉剂 阿片 吗啡 海洛因	纳洛酮	每次 0.01mg/kg，静脉注射，开始 2~3 分钟 1 次，共 2~3 次，至麻醉药抑制作用消失，必要时重复

续表

毒物	解毒剂	剂量、用法及注意事项
可待因 哌替啶 美沙酮	烯丙吗啡	每次 0.1mg/kg，静脉或皮下注射（成人每次 5～10mg），必要时 10～15 分钟后再用 1 次，总量不超过 40mg
其他阿片类	麻黄碱	每次 1mg/kg，皮下注射或口服，必要时 4～6 小时 1 次
	戊四氮	10% 溶液每次 0.2～1ml，皮下或肌内注射，每 4 小时 1 次
	尼可刹米	25% 溶液每次 1～2ml，皮下或静脉注射，每 4 小时 1 次
	洛贝林	每次 3mg，皮下或肌内注射，必要时 20～30 分钟 1 次
	安钠咖	25% 溶液，每次 6～12mg/kg，皮下或肌内注射，必要时每 4 小时 1 次 以上药物最好交替使用
巴比妥类 水合氯醛	纳洛酮	剂量同前
	印防己毒素	每次 0.1～0.3mg/kg，肌肉或静脉注射，每 20 分钟重复 1 次，直至角膜反射恢复
	麻黄碱、戊四氮、尼可刹米、洛贝林、苯甲酸钠咖粉因	剂量同麻醉药中毒
	贝美格	0.5% 溶液 10ml 或 0.25% 溶液 20ml，加入 5% 葡萄糖液内静脉滴注或缓慢静脉注射，直至患儿苏醒
氯丙嗪（冬眠灵） 奋乃静	苯海拉明	每次 1～2mg/kg，口服或肌内注射，仅对抗肌肉震颤
安非他明	氯丙嗪	每次 1mg/kg，肌内注射，6 小时 1 次
阿司匹林	乙酰唑胺	每次 5mg/kg，口服或肌内注射，必要时 24 小时内重复 2～3 次
	碳酸氢钠	有严重酸中毒可用 5% 溶液 6ml/kg，静脉滴注，使尿保持碱性，可重复使用
	维生素 K_1	20～50mg 肌内注射，以预防出血
肉毒中毒	多价抗肉毒血清	1 万～5 万单位，肌内注射
河豚中毒	半胱氨酸	动物实验可很快解毒

（刘文君）

附录 常用检验项目参考区间

附录一 血液一般检验参考区间

全血细胞分析				
项目	英文缩写	标本类型	检测方法	参考区间
红细胞	RBC	全血	仪器法	
新生儿				$(5.2 \sim 6.4) \times 10^{12}/L$
婴儿				$(4.0 \sim 4.3) \times 10^{12}/L$
儿童				$(4.0 \sim 4.5) \times 10^{12}/L$
血细胞比容	HCT	全血	仪器法	35%～55%
平均红细胞体积	MCV	全血	仪器法	80～100fl
平均红细胞血红蛋白	MCH	全血	仪器法	27.4～34pg
平均红细胞血红蛋白浓度	MCHC	全血	仪器法	320～360g/L
网织红细胞（百分数）	RET%	全血	仪器法	
新生儿				3%～6%
儿童				0.5%～2.5%
网织红细胞（绝对值）	RET#	全血	仪器法	$(22 \sim 139) \times 10^9/L$
血红蛋白	Hb	全血	仪器法	
新生儿				180～190g/L
婴儿				110～120g/L
儿童				120～140g/L
白细胞	WBC	全血	仪器法	
新生儿				$(15 \sim 20) \times 10^9/L$
婴儿				$(11 \sim 12) \times 10^9/L$
儿童				$(8 \sim 10) \times 10^9/L$
白细胞分类（百分数）	DC	全血	仪器法	
中性粒细胞	NEUT	全血		50%～70% （新生儿至婴儿31%～40%）
嗜酸性粒细胞	EOS	全血		0.5%～5%
嗜碱性粒细胞	Baso	全血		0%～1%
淋巴细胞	LYMPH	全血		20%～40% （新生儿至婴儿40%～60%）
单核细胞	MONO	全血		3%～10%

续表

全血细胞分析				
项目	英文缩写	标本类型	检测方法	参考区间
血小板	PLT	全血		$(100 \sim 300) \times 10^9/L$
红细胞沉降率	ESR	全血	魏氏法	男：$0 \sim 15$mm/h 女：$0 \sim 20$ mm/h

凝血功能检查				
项目	英文缩写	标本类型	检测方法	参考区间
凝血酶原时间	PT	血浆	凝固法	$9.4 \sim 12.5$s（同时作正常对照，新生儿延长 $2 \sim 3$s）
活化部分凝血活酶时间	APTT	血浆	凝固法	$25.1 \sim 38.4$s
血浆纤维蛋白原	FIB	血浆	凝固法	$2 \sim 4$g/L
D-二聚体	D-Dimer	血浆	免疫比浊法	$0 \sim 0.256$mg/L
血浆抗凝血酶Ⅲ	AT-Ⅲ	血浆	发色底物法	$83\% \sim 128\%$

附录二　尿液一般检验参考区间

项目	英文缩写	标本类型	检测方法	参考区间
颜色	Color	随机尿	目测法	浅黄
透明度	Clarity	随机尿	目测法	清晰
葡萄糖（定性）	GLU	随机尿	干化学分析法	阴性
蛋白	PRO	随机尿		
定性		随机尿	干化学分析法	阴性
定量		24小时尿	邻苯三酚红钼络合显色法	<150mg/24h
胆红素	BIL	随机尿	干化学分析法	阴性
尿胆原	URO	随机尿	干化学分析法	$3.2 \sim 16.0$μmol/L 或 $-/\pm$
酮体	KET	随机尿	干化学分析法	阴性
比重	SG	随机尿	干化学分析法	随机尿 $1.003 \sim 1.030$ 新生儿 $1.002 \sim 1.004$
酸碱度	pH	随机尿	干化学分析法	pH $4.5 \sim 8.0$
亚硝酸盐	NIT	随机尿	干化学分析法	阴性
潜血	BLD	随机尿	干化学分析法	阴性
白细胞	LEU	随机尿	干化学分析法	阴性
沉渣检查		随机尿	尿离心后显微镜检查	
白细胞	WBC			≤ 5个/高倍视野

续表

项 目	英文缩写	标本类型	检测方法	参考区间
红细胞	RBC			<3个/高倍视野
管型	CAST			无或偶见
1小时尿沉渣计数		准确收集3小时尿	计数板显微镜检查	
红细胞	RBC			男<3万/小时
				女<4万/小时
白细胞	WBC			男<7万/小时
				女<14万/小时
管型	CAST			<3400/h

附录三　小儿脑脊液检验参考区间

项 目	英文缩写	标本类型	检测方法	参考区间
压力	CSFP		物理测压	
新生儿				0.29~0.78kPa
儿童				0.69~1.96kPa
细胞数（多为淋巴细胞）	WBC		计数板显微镜检查	
婴儿				$(0~20)\times10^6/L$
儿童				$(0~10)\times10^6/L$
细菌	BACT		涂片染色	阴性
蛋白总量	TP		邻苯三酚红钼络合显色法	
新生儿				0.2~1.2g/L
儿童				0.2~0.4g/L
蛋白定性	PRO		Pandy试验	阴性
葡萄糖	Glu		己糖激酶法	
婴儿				3.9~5.0mmol/L
儿童				2.8~4.5mmol/L
氯化物（以NaCl计）	Cl		离子选择电极法	
婴儿				110~122mmol/L
儿童				117~127mmol/L

附录四 血液生化、免疫、内分泌检验项目参考区间

生化检验项目				
项目	英文缩写	标本类型	检测方法	参考区间
总蛋白	TP	血清	双缩脲终点法	60～80g/L
白蛋白	Alb	血清	溴甲酚绿比色法	35～55g/L
球蛋白	Glo	血清	计算值	20～30g/L
白蛋白与球蛋白比	A/G	血清	计算值	(1.5～2.5)：1
蛋白电泳法（%）	STE	血清	丽春红S染色	
白蛋白				57～68
α_1球蛋白				1～5.7
α_2球蛋白				4.9～11.2
β球蛋白				7～13
γ球蛋白				9.8～18.2
钠	Na	血清	离子选择电极法	135～145mmol/L
钾	K	血清	离子选择电极法	3.5～5.5mmol/L
氯化物	Cl	血清	离子选择电极法	98～108mmol/L
总钙	Ca	血清	偶氮砷Ⅲ法	2.25～2.75mmol/L（新生儿3日内2mmol/L）
离子钙	Ca^{2+}	血清	离子选择电极法	1.12～1.27mmol/L
无机磷	P	血清	磷钼酸紫外终点法	1.1～1.80mmol/L
铁	Fe	全血	原子吸收分光光度法	7.52～11.82 mmol/L
铁	Fe	血清	亚铁嗪比色法	男：11.6～31.3μmol/L 女：9.0～30.4μmol/L
铁总结合力	TIBC	血清	亚铁嗪比色法	男：50～77μmol/L 女：54～77μmol/L
镁	Mg	血清	二甲苯胺蓝比色法	0.8～1.2mmol/L
铜	Cu	全血	原子吸收分光光度法	12.6～29.8μmol/L
锌	Zn	全血	原子吸收分光光度法	7.65～22.95μmol/L（新生儿偏低）
铅	Pb	全血	原子吸收分光光度法	<0.48μmol/L
空腹血糖	Glu	血清	己糖激酶法	3.9～6.1mmol/L（新生儿偏低）
口服葡萄糖耐量试验	OGTT	血清	己糖激酶法	空腹≤6.1mmol/L 2h≤7.8mmol/L
糖化血红蛋白	HbA_{1C}	EDTA抗凝全血	高效液相色谱法	4.5%～6.3%
乳酸	LAC	血浆/全血	酶法	<2.0mmol/L（空腹静脉血浆）；动脉血为静脉血乳酸水平的1/3～1/2；全血乳酸0.5～1.7mmol/L；新生儿末梢血乳酸水平比空腹静脉血浆值高50%

续表

生化检验项目				
项 目	英文缩写	标本类型	检测方法	参考区间
血液丙酮酸	PA	血浆/全血	酶法	<0.1mmol/L（空腹静脉血浆）；全血丙酮酸0.03～0.1mmol/L
D3-羟丁酸	RB	血清	酶法	0.03～0.30mmol/L
三酰甘油	TG	血清	GPO-PAP法	0.4～1.7mmol/L
总胆固醇	CHO	血清	胆固醇氧化酶法	1.8～5.20mmol/L（新生儿、婴儿偏低）
高密度脂蛋白胆固醇	HDL-C	血清	选择性直接法	1～1.55 mmol/L
低密度脂蛋白胆固醇	LDL-C	血清	选择性直接法	0～3.36 mmol/L
载脂蛋白-A1	apo-A1	血清	免疫透射比浊法	1～1.6 g/L
载脂蛋白-B	apo-B	血清	免疫透射比浊法	0.8～0.9 g/L
总胆红素	TBIL	血清	矾酸氧化法	2～19μmol/L
早产儿				<274μmol/L
足月儿				<205μmol/L
直接胆红素	DBIL	血清	矾酸氧化法	0～6.8μmol/L
间接胆红素	IBIL	血清	计算值	1.71～13.0μmol/L
总胆汁酸	TBA	血清	酶循环法	0～10μmol/L
肌酐	CREA	血清	肌氨酸氧化酶法	27～132μmol/L
尿酸	URIC	血清	尿酸酶比色法	119～416μmol/L
尿素	UREA	血清	脲酶比色法	2.9～8.2mmol/L
氨	AMM	血清	谷氨酸脱氢酶法	<54μmol/L
谷丙转氨酶	ALT	血清	速率法	5～40U/L
谷草转氨酶	AST	血清	速率法	5～40U/L
碱性磷酸酶	ALP	血清	速率法	
女：1～12岁				<500U/L
女：12岁以上				40~150 U/L
男：1～12岁				<500U/L
男：12～15岁				<750U/L
男：25岁以上				40～150 U/L
γ-谷氨酰转肽酶	GGT	血清	速率法	5～50U/L
肌酸激酶	CK	血清	速率法	25～200 U/L
肌酸激酶同工酶MB	CK-MB	血清	速率法	<15U/L
乳酸脱氢酶	LDH	血清	速率法	50～240 U/L
α-羟丁酸脱氢酶	α-HBD	血清	速率法	80～220 U/L
腺苷脱氨酶	ADA	血清	酶偶联速率法	0～25U/L
脂肪酶	LPS	血清	比色法	1～54U/L
淀粉酶	AMY	血清	酶法	25～125U/L

续表

免疫学检验项目				
项 目	英文缩写	标本类型	检测方法	参考区间
抗链球菌溶血素"O"	ASO	血清	速率散射比浊法	< 200U/ml
类风湿因子	RHF	血清	速率散射比浊法	< 30U/ml
C反应蛋白	CRP	血清	速率散射比浊法	< 8mg/L
铜蓝蛋白	CER	血清		210 ~ 530mg/L（新生儿及婴儿偏低）
免疫球蛋白G	IgG	血清	速率散射比浊法	
新生儿				7 ~ 14.8g/L
半月 ~ 6个月				3 ~ 10g/L
6个月 ~ 2岁				5 ~ 12g/L
2 ~ 6岁				5 ~ 13g/L
6 ~ 12岁				7 ~ 16.5g/L
12 ~ 16岁				7 ~ 15.5g/L
免疫球蛋白M	IgM	血清	速率散射比浊法	
新生儿				0.05 ~ 0.3g/L
半月 ~ 6个月				0.15 ~ 1.09g/L
6个月 ~ 2岁				0.40 ~ 2.39g/L
2 ~ 6岁				0.40 ~ 1.99g/L
6 ~ 12岁				0.40 ~ 2.6g/L
免疫球蛋白A	IgA	血清	速率散射比浊法	
新生儿				0 ~ 0.022g/L
半个月 ~ 6个月				0.03 ~ 0.82g/L
6个月 ~ 2岁				0.14 ~ 1.08g/L
2 ~ 6岁				0.23 ~ 1.9g/L
6 ~ 12岁				0.29 ~ 2.7g/L
12 ~ 16岁				0.81 ~ 2.32g/L
免疫球蛋白E	IgE	血清	化学发光免疫法	
1小时 ~ 1岁				≤ 29U/ml
1 ~ 2岁				≤ 49 U/ml
2 ~ 3岁				≤ 45 U/ml
3 ~ 9岁				≤ 52 U/ml
> 9岁				≤ 87 U/ml
补体C_3	C_3	血清	速率散射比浊法	0.85 ~ 1.93g/L
补体C_4	C_4	血清	速率散射比浊法	0.12 ~ 0.36g/L
内分泌检验项目				
项 目	英文缩写	标本类型	检测方法	参考区间
三碘甲腺原氨酸	T3	血清	化学发光免疫法	1.34 ~ 2.73nmol/L
甲状腺素	T4	血清	化学发光免疫法	78.4 ~ 157.4nmol/L

内分泌检测项目				
项　目	英文缩写	标本类型	检测方法	参考区间
游离三碘甲腺原氨酸	FT3	血清	化学发光免疫法	3.47 ~ 10.43pmol/L
游离甲状腺素	FT4	血清	化学发光免疫法	11.2 ~ 20.1pmol/L
促甲状腺素	TSH	血清	化学发光免疫法	0.2 ~ 7.0mIU/L
胰岛素	Ins	血清	化学发光免疫法	6 ~ 27U/L
C 肽	C-P	血清	化学发光免疫法	1.1 ~ 5.0μg/L

附录五　血液气体及酸碱分析参考区间

项　目	英文缩写	标本类型	检测方法	参考区间
血液酸碱度（37℃）	pH	动脉血	电极法	7.35 ~ 7.45（按体温修正的 H^+ 浓度 44.7 ~ 35.5nmol/L）
标准碳酸氢盐	SB	动脉血	计算值	21.3 ~ 24.8mmol/L
实际碳酸氢盐	AB	动脉血	计算值	21.4 ~ 27.3mmol/L
缓冲碱	BB	动脉血	计算值	45 ~ 55mmol/L
碱剩余	BE	动脉血	计算值	−3 ~ +3mmol/L
氧分压	PaO_2	动脉血	电极法	10.6 ~ 13.3kPa（新生儿、婴儿偏低）
氧饱和度	SaO_2	动脉血	计算值	91.9% ~ 99%
二氧化碳结合力	CO_2CP	血清	酶法	18 ~ 27mmol/L
二氧化碳总量	TCO_2	动脉血	计算值	24 ~ 32mmol/L
二氧化碳分压	$PaCO_2$	动脉血	电极法	4.3 ~ 6.0kPa（新生儿、婴儿偏低）

附录六　IgG 亚型检验参考区间

年龄 \ 型别	IgG1（mg/L）	IgG2（mg/L）	IgG3（mg/L）	IgG4（mg/L）
0 ~ 2 岁	1940 ~ 8420	225 ~ 3000	186 ~ 853	5 ~ 784
2 ~ 4 岁	3150 ~ 9450	360 ~ 2250	173 ~ 676	10 ~ 537
4 ~ 6 岁	3060 ~ 9450	605 ~ 3450	99 ~ 1221	18 ~ 1125
6 ~ 8 岁	2880 ~ 9180	440 ~ 3750	155 ~ 853	4 ~ 990
8 ~ 10 岁	4230 ~ 10 200	720 ~ 4300	127 ~ 853	19 ~ 932
10 ~ 12 岁	4230 ~ 10 600	760 ~ 3550	173 ~ 1730	16 ~ 1150
12 ~ 14 岁	3420 ~ 11 500	1100 ~ 4550	283 ~ 1250	37 ~ 1360
14 ~ 18 岁	3150 ~ 8550	640 ~ 4950	230 ~ 1960	110 ~ 1570

注：采集静脉血分离血清标本，采用 ELISA 法检测。

附录七 儿童外周血淋巴细胞计数及各亚群参考区间（%）

百分比 \ 年龄	0～5月	6～11月	1～1.5岁	1.5～2岁	2～2.5岁	2.5～3岁	>3岁
淋巴细胞总数 %	62%～72%	60%～69%	56%～63%	52%～59%	45%～57%	38%～53%	22%～69%
T淋巴细胞（CD3）%	55%～82%						55%～82%
T辅助性细胞（CD4）%	50%～57%	49%～55%	46%～51%	42%～48%	38%～46%	33%～44%	27%～57%
T抑制性细胞（CD8）%	8%～31%						14%～34%
B淋巴细胞（CD19）%	11%～45%						9%～29%
NK细胞（CD16）%	7%～11%						7%～11%

注：采集静脉血（EDTA抗凝），采用流式细胞技术检测。

附录八 乙型肝炎病毒（HBV）标志物检测临床意义

HBsAg	Anti-Hbs	HBeAg	Anti-HBe	Anti-HBc	临床意义
-	-	-	-	-	未感染HBV
+	-	-	-	-	急性乙肝潜伏后期；慢性HBV感染；HBV携带者
-	+	-	-	-	乙肝恢复期；注射乙肝疫苗或抗HBs免疫球蛋白
-	-	-	-	+	急性乙肝早期；既往感染HBV
+	-	+	-	-	急性乙肝早期，病毒复制，传染性强
+	-	-	-	+	急性或慢性乙肝
+	-	-	+	+	乙肝恢复期，开始产生免疫力
-	+	-	+	+	乙肝恢复期，已经产生免疫力
-	-	-	+	+	乙肝恢复期，尚未产生Anti-Hbs
+	-	+	-	+	急性或慢性乙肝，病毒复制，感染性强
+	-	-	+	+	急性乙肝趋向恢复，慢性携带者，传染性弱
+	-	+	+	+	急性或慢性乙肝，传染性中等

附录九　漏出液与渗出液鉴别要点

鉴别要点 \ 型别	漏出液	渗出液
病因	非炎症性	炎症性、肿瘤性、风湿性、物理化学性刺激等
颜色	淡黄色	草黄色（TB）、红色（出血性、癌性、风湿性、TB）、乳白色（乳糜）、绿色、脓性等
透明度	透明或微混	多混浊
比重	< 1.018	> 1.018
凝固性	不易自凝	易凝固
黏蛋白定性试验	阴性	阳性
蛋白定量	< 25g/L	> 30g/L
葡萄糖定量	与血糖水平相近	低于血糖水平
细胞计数	< 100×10^6/L	> 500×10^6/L
细胞分类	以淋巴细胞、间皮细胞为主	急性炎症多为中性粒细胞，慢性炎症、恶性肿瘤以淋巴细胞为主
细菌学检查	阴性	炎症感染者可找到病原体
乳酸脱氢酶（LD）	< 200U/L	> 200U/L
积液/血清 LD 比值	< 0.6	> 0.6

（宋文琪）

主要参考文献

1. 胡亚美，江载芳．实用儿科学．7版．北京：人民卫生出版社，2005．
2. 申昆玲．儿科学．2版．北京：北京大学出版社，2009．
3. 吴希如．儿科学．北京：北京大学出版社，2003．
4. 中国营养学会．中国居民膳食指南．拉萨：西藏人民出版社，2008．
5. 王卫平．儿科学．北京：人民卫生出版社，2013．
6. 胡亚美，江载芳．实用儿科学．6版．北京：人民卫生出版社，1997．
7. 段恕诚，刘湘云，朱启镕．儿科感染病学．上海：上海科学技术出版社，2003．
8. 王宇明．感染病学．2版．北京：人民卫生出版社，2010．
9. 江载芳．实用小儿呼吸病学．北京：人民卫生出版社，2010．
10. 杜军保．儿科心脏病学．北京：北京大学医学出版社，2013．
11. 杨思源，陈树宝．小儿心脏病学．4版．北京：人民卫生出版社，2012．
12. 张之南，郝玉书，赵永强．血液病学．2版．北京：人民卫生出版社，2011．
13. 吴希如，林庆．小儿神经系统疾病基础与临床．2版．北京：人民卫生出版社，2009．
14. 杨锡强．儿童免疫学．北京：人民卫生出版社，2002．
15. 中华医学会儿科学分会呼吸学组，《中华儿科杂志》编辑委员会．儿童社区获得性肺炎管理指南（试行）．中华儿科杂志，2007，45（2）：83-90．
16. 中华医学会儿科学分会呼吸学组，《中华儿科杂志》编辑委员会．儿童支气管哮喘诊断与防治指南．中华儿科杂志，2008，46（10）：745-753．
17. 中华医学会儿科分会血液学组，《中华儿科杂志》编辑委员会．儿童原发免疫性血小板减少症诊疗建议．中华儿科杂志，2013，51（5）：382-383．
18. 中华医学会儿科学分会免疫学组，《中华儿科杂志》编辑委员会．幼年特发性关节炎（多/少关节型）诊治建议．中华儿科杂志，2012，50（1）：20-26．
19. 中华医学会儿科学分会肾脏病学组．儿童常见肾脏疾病诊治循证指南（二）：紫癜性肾炎的诊治循证指南（试行）．中华儿科杂志，2009，47（12）：911-913．
20. 全国儿童风湿病协作组．儿童风湿病诊断及治疗专家共识（一）．临床儿科杂志，2010，28（10）：984-991．
21. Kliegman RM, Behrman RE, Jenson HB, et al. Nelson textbook of pediatrics. 18th ed. Philadelphia：Saunders, 2007.
22. Al-Herz W, Bousfiha A, Casanova JL, et al. Primary immunodeficiency diseases：an update on the classification from the international union of immunological societies expert committee for primary immunodeficiency. Front Immunol, 2011, 2：54.
23. Chinen J, Notarangelo LD, Shearer WT. Advances in basic and clinical immunology in 2012. J Allergy Clin Immunol, 2013, 131（3）：675-682.
24. Durandy A, Kracker S, Fischer A. Primary antibody deficiencies. Nat Rev Immunol, 2013, 13（7）：519-533.
25. van der Burg M, Gennery AR. Educational paper. The expanding clinical and immunological

spectrum of severe combined immunodeficiency. Eur J Pediatr, 2011, 170 (5): 561-571.
26. Ariga T. Wiskott-Aldrich syndrome; an X-linked primary immunodeficiency disease with unique and characteristic features. Allergol Int, 2012, 61 (2): 183-189.
27. Gennery AR. Immunological aspects of 22q11.2 deletion syndrome. Cell Mol Life Sci, 2012, 69 (1): 17-27.
28. Chun HH, Gatti RA. Ataxia-telangiectasia, an evolving phenotype. DNA Repair (Amst), 2004, 3 (8-9): 1187-1196.
29. Ozsahin H, Cavazzana-Calvo M, Notarangelo LD, et al. Long-term outcome following HSCT in Wiskott–Aldrich syndrome: collaborative study of the European Society for immunodeficiencies and European Group for blood and marrow transplantation. Blood, 2008, 111: 362–366.
30. Petty RE, Southwood TR, Manners P, et al. International league of associations of rheumatology classification of juvenile idiopathic arthritis: second revision, Edmonton, 2001. J Rheumatol, 2004, 31: 390-392.
31. Beukelman T, Patkar NM, Saag KG, et al. 2011 American College of Rheumatology recommendations for the treatment of juvenile idiopathic arthritis: initiation and safety monitoring of therapeutic agents for the treatment of arthritis and systemic features. Arthritis Care Res (Hoboken), 2011, 63: 465-482.
32. Lovell DJ, Giannini EH, Reiff A, et al. Etanercept in children with polyarticular juvenile rheumatoid arthritis. Pediatric Rheumatology Collaborative Study Group. N Engl J Med, 2000, 342: 763-769.

中英文专业词汇索引

1,25-二羟胆固化醇 1,25-dihydroxycholecalciferol, 1,25-$(OH)_2D_3$ 70
X-连锁多内分泌腺病、肠病伴免疫失调综合征 immune dysregulation, polyendocrinopathy, enteropathy and X-linked syndrome, IPEX 147
X-连锁高IgM综合征 X-linked hyper-IgM syndrome 145
X-连锁无丙种球蛋白血症 X-linked agammaglobulinemia, XLA 143
17α-羟化酶缺乏症 17α-hydroxylase deficiency 375
21-羟化酶缺乏症 21-hydroxylase deficiency, 21-OHD 374
18-羟化酶缺乏症 18-hydroxylase deficiency, 18-OHD 375
11β-羟化酶缺乏症 11β-hydroxylase deficiency, 11-OHD 375
Wiskott-Aldrich综合征 Wiskott-Aldrich syndrome, WAS 145
Chediak-Higashi综合征 Chediak-Higashi syndrome, CHS 147
DiGeorge综合征 DiGeorge syndrome 145

A

艾森曼格综合征 Eisenmenger syndrome 254

B

白细胞黏附功能缺陷 leukocyte adhesion deficiency, LAD 146
百日咳 pertussis, whooping cough 178
苯丙酮尿症 phenylketonuria, PKU 135
闭塞性细支气管炎 bronchiolitis obliterans 233
并殖吸虫病 paragonimiasis 199
病毒性脑膜炎 viral meningitis 341
病毒性脑炎 viral encephalitis 341

C

产伤 birth injury 127
肠病性肢端皮炎 acrodermatitis enteropathica 79
肠绦虫病 intestinal taeniasis 197
肠套叠 intussusception 212
常见变异型免疫缺陷病 common variable immunodeficiency, CVID 143
抽动障碍 tic disorders, TD 354
川崎病 Kawasaki disease, KD 396
传染性单核细胞增多症 infectious mononucleosis, IM 164
促红细胞生成素 erythropoietin, EPO 303

D

代偿性抗炎反应综合征 compensatory anti-inflammatory response syndrome, CARS 418
代谢性碱中毒 metabolic alkalosis 48
代谢性酸中毒 metabolic acidosis 47
胆红素脑病 bilirubin encephalopathy 114
低出生体重儿 low birth weight infant, LBW 84
低钾血症 hypokalemia 45
地中海贫血 thalassemia 317
癫痫 epilepsy 351
癫痫发作 seizures 351
碘缺乏 iodine deficiency 80
动脉导管未闭 patent ductus arteriosus, PDA 260
多关节型幼年特发性关节炎（类风湿因子阳性型） polyarticular JIA, rheumatoid factor positive 391
多关节型幼年特发性关节炎（类风湿因子阴性型） polyarticular JIA, rheumatoid factor negative 391

E

鹅口疮 thrush 203

F

法洛四联症 tetralogy of Fallot, TOF 261
反流性食管炎 esophagitis 205
房间隔缺损 atrial septal defect, ASD 259
房室传导阻滞 atrioventricular block, AVB 277
非伤寒沙门菌感染 non-typhoidal salmonellosis 181
肺大疱 pneumatocele 237
肺动脉瓣狭窄 pulmonary valve stenosis, PS 263
肺动脉高压 pulmonary hypertension 255
肺结核 pulmonary tuberculosis 183
肺念珠菌病 pulmonary candidiasis 189
肺吸虫病 pulmonary distomiasis 199

肺炎　pneumonia　234
肺炎支原体肺炎　mycoplasmal pneumoniae pneumonia，MPP　240
风疹　rubella　157
辅食添加　food supplement　27
负氮平衡　negative nitrogen balance　51
腹泻病　diarrheal disease　216

G

肝豆状核变性　hepatolenticular degeneration，WD　136
感知　sensation and perception　16
高级生命支持　advanced life support，ALS　410
高钾血症　hyperkalemia　46
高危儿　high risk neonate　84
共济失调毛细血管扩张症　ataxia telangiectasia，AT　146
钩虫病　ancylostomiasis　196
骨髓外造血　extramedullary hematopoiesis　303
过敏性紫癜　anaphylactoid purpura，AP　394

H

郝氏沟　Harrison's groove　73
赫什朋病　Hirschsprung disease，HD　214
呼吸道合胞病毒　RSV　232
呼吸性碱中毒　respiratory alkalosis　49
呼吸性酸中毒　respiratory acidosis　48
化脓性脑膜炎　purulent meningitis　337
蛔虫病　ascariasis　193
混合性拮抗反应综合征　mixed antagonist response syndrome，MARS　417
获得性免疫缺陷综合征　acquired immunodeficiency syndrome，AIDS　174

J

基本生命支持　basic life support，BLS　410
基础代谢率　basal metabolic rate　54
激素　hormone　362
吉兰-巴雷综合征　Guillain-Barré syndrome，GBS　344
急性白血病　acute Leukemia，AL　327
急性非淋巴细胞白血病　acute non-lymphocytic leukemia，ANLL　327
急性感染性喉炎　acute infectious laryngitis　230
急性呼吸衰竭　acute respiratory failure，ARF　247
急性淋巴细胞白血病　acute lymphoblastic leukemia，ALL　327
急性气管支气管炎　acute tracheo-bronchitis　231
急性上呼吸道感染　acute upper respiratory infection，AURI　228
急性肾衰竭　acute renal failure，ARF　294
急性炎症性脱髓鞘性多发性神经病　acute inflammatory demyelinating polyneuropathy，AIDP　344
急性支气管炎　acute bronchitis　231
脊髓灰质炎　poliomyelitis　162
继发性免疫缺陷病　secondary immunodeficiency，SID　139
贾第虫病　giardiasis　200
结核病　tuberculosis，TB　183
结核菌素纯化蛋白衍生物　purified protein derivative，PPD　184
结核性脑膜炎　tuberculous meningitis　186
结膜干燥斑　Bitot's spot　68
金黄色葡萄球菌肺炎　staphylococcal aureus pneumonia　240
惊厥　convulsion　346
精神发育迟缓　mental retardation，MR　359
静脉注射免疫球蛋白　intravenous immunoglubulin，IVIG　151

K

抗利尿激素异常分泌综合征　syndrome of inappropriate secretion of antidiuretic hormone，SIADH　237
抗原提呈细胞　antigen presenting cell　144
咳嗽变异性哮喘　CVA　243
溃疡性口炎　ulcerative stomatitis　204

L

蓝氏贾第鞭毛虫　*Giardia lamblia*　200
朗格汉斯细胞组织细胞增生症　Langerhans cell histiocytosis，LCH　333
流感嗜血杆菌肺炎　hemophilus influenza pneumonia　240
流行性感冒　influenza　171
流行性腮腺炎　mumps，epidemic parotitis　160
流行性乙型脑炎　epidemic encephalitis B　166

M

麻疹　measles　154
麻疹黏膜斑　Koplik's spots　154
慢性肉芽肿病　chronic granulomatous disease，CGD　146
毛细支气管炎　bronchiolitis　231
弥散性血管内凝血　disseminated intravascular coagulation，DIC　325
免疫缺陷病　immunodeficiency disease，ID　139
免疫重建　immune reconstitution　151

面神经征 Chvostek征 76

R

囊尾蚴病 cysticercosis 197
蛲虫病 enterobiasis, pinworm 195

N

脑膜脑炎 meningoencephalitis 342
脑性瘫痪 cerebral palsy 352
内分泌 endocrine 362
内分泌系统 endocrine system 362
尿崩症 diabetes insipidus, DI 366
脓毒症 sepsis 415
脓气胸 pyopneumothorax 237
脓胸 empyema 237

P

疱疹性口炎 herpetic stomatitis 203
疱疹性咽峡炎 herpangina 228
贫血 anemia 305
葡萄糖-6-磷酸脱氢酶 glurose-6-phosphate dehydrogenase, G-6-PD 315

Q

气道高反应性 AHR 241
前白蛋白 prealbumin, PA 68
前降钙素 PCT 237
前囟 anterior fontanel 13
曲霉菌病 aspergillosis 191
全身型幼年特发性关节炎 systemic JIA 390
缺碘性疾病 iodine deficiency disorder, IDD 80
缺铁性贫血 iron deficiency anemia, IDA 308

R

热性惊厥 febrile convulsion 349
人感染高致病性禽流行性感冒 highly pathogenic avian influenza 173
认知 cognition 18

S

少关节型幼年特发性关节炎 oligoarticular JIA 390
社区获得性肺炎 community acquired pneumonia, CAP 234
身高或身长 body height 6
深部真菌病 deep mycosis 188
神经系统 nervous system 15
生长激素缺乏症 growth hormone deficiency, GHD 363
生长监测 growth monitoring 25
生理性贫血 physiological anemia 303
生殖系统 breeding system 15
食物生热效应 thermic effect of food 54
视黄醇结合蛋白 retinol binding pretein, RBP 68
室间隔缺损 ventricular septal defect, VSD 257
室性心动过速 ventricular tachycardia, VT 276
手足口病 hand-foot-mouth disease, HFMD 169
水痘 varicella, chichenpox 159
四川并殖吸虫 Paragonimus szechuanensis 199

T

胎粪吸入综合征 meconium aspiration syndrome, MAS 97
陶瑟征 Trousseau征 76
特纳综合征 Turner syndrome, TS 133
体液免疫 humoral immunity 139
体重 body weight 7
头围 head circumference 7
脱水 dehydration 43

W

外胚层发育不良伴免疫缺陷综合征 anhidrotic ectodermal dysplasia with immunodeficiency, EDA-ID 148
微量营养素 micronutrints 78
维生素D_3 胆骨化醇, cholecalciferol 70
维生素D_2 麦角固醇, ergosterol 70
维生素D结合蛋白 vitamin D binding protein, DBP 70
维生素D缺乏性佝偻病 rickets of vitamin D deficiency 70
维生素D缺乏性手足搐搦症 tetany of vitamin D deficiency 75
维生素A缺乏症 vitamin A deficiency 67
卫氏并殖吸虫 Paragonimus westermani 199
胃食管反流病 gastroesophageal reflux disease, GERD 204

X

细胞免疫 cellular immunity 139
细菌性脑膜炎 bacterial meningitis 337
先天性肥厚性幽门狭窄 congenital hypertrophic pyloric stenosis 211
先天性风疹综合征 congenital rubella syndrome 157
先天性甲状腺功能减退症 congenital hypothyroidism 369
先天性巨结肠 congenital megacolon 214
先天性肾上腺皮质增生症 congenital adrenal

hyperplasia, CAH 373
腺病毒肺炎 adenovirus pneumonia 239
消化道念珠菌病 gastrointestinal candidiasis 189
消化性溃疡 peptic ulcer, PU 208
小于胎龄儿 small for gestation age, SGA 84
哮喘预测指数 API 243
心肺复苏术 cardiopulmonary resuscitation, CPR 410
心肌炎 myocarditis 264
锌缺乏症 zinc deficiency 78
新生儿 neonate, newborn 84
新生儿出血症 hemorrhagic disease of the newborn, HDN 110
新生儿低钙血症 neonatal hypocalcemia 125
新生儿寒冷损伤综合征 neonatal cold injury syndrome 106
新生儿呼吸窘迫综合征 neonatal respiratory distress syndrome, NRDS 99
新生儿坏死性小肠结肠炎 neonatal necrotizing enterocolitis, NEC 108
新生儿黄疸 neonatal jaundice 112
新生儿颅内出血 intracranial haemorrhage of the newborn 104
新生儿缺氧缺血性脑病 hypoxic-ischemic encephalopathy, HIE 101
新生儿溶血病 hemolytic disease of newborn, HDN 114
新生儿硬肿症 neonatal scleredema 106
新生儿窒息 asphyxia of newborn 93
猩红热 scarlet fever 177
胸围 circumference of chest 7
胸腺 thymus 144
选择性IgA缺陷 selective IgA deficiency 143
血友病 haemophilia 322

Y

牙齿 teeth 14
咽-结合膜热 pharyngo-conjunctival fever 228
严重先天性粒细胞减少症 severe congenital neutropenia, SCN 147
夜盲 night blindness 67

衣原体肺炎 chlamydial pneumonia 240
医院内感染 nosocomial infection 153
遗传病 genetic disease 128
遗传性球形红细胞增多症 hereditary spherocytosis, HS 314
遗尿症 enuresis 292
隐球菌病 cryptococcosis 190
婴儿肝炎综合征 infantile hepatitis syndrome, IHS 222
营养素 nutrient 50
幼儿急疹 exanthema subitum 158
幼年特发性关节炎 juvenile idiopathic arthritis, JIA 389
预激综合征 pre-excitation syndrome 274
原发型肺结核 primary pulmonary tuberculosis 185
原发性免疫缺陷病 primary immunodeficiency, PID 139
原发性免疫性血小板减少症 primary immune thrombocytopenia, ITP 320
原发综合征 primary complex 185
运动 motor 17

Z

再生障碍危象 aplastic crisis 315
早产儿 preterm infant 84
造血干细胞移植 haematopoietic stem cell transplant, HSCT 319
阵发性室上性心动过速 paroxysmal superventricular tachycardia, PSVT 274
支气管肺炎 bronchopneumonia 235
支气管淋巴结结核 tuberculosis of bronchial lymph-nodes 185
支气管哮喘 bronchial asthma 241
中毒型细菌性痢疾 toxic shigellosis 180
中枢性尿崩症 central diabetes insipidus, CDI 366
珠蛋白生成障碍性贫血 haemoglobinopathy 317
注意缺陷多动障碍 attention deficit hyperactivity disorder, ADHD 357
组织胞浆菌病 histoplasmosis 192
坐高 sitting height 7